神经外科手术与微创治疗

（上）

陈会召等◎主编

吉林科学技术出版社

图书在版编目（CIP）数据

神经外科手术与微创治疗 / 陈会召等主编. -- 长春：
吉林科学技术出版社，2017.9
ISBN 978-7-5578-3280-3

Ⅰ．①神… Ⅱ．①陈… Ⅲ．①神经外科学－显微外科
学 Ⅳ．①R651

中国版本图书馆CIP数据核字(2017)第229735号

神经外科手术与微创治疗
SHENJING WAIKE SHOUSHU YU WEICHUANG ZHILIAO

主　　编	陈会召等
出 版 人	李　梁
责任编辑	许晶刚　陈绘新
封面设计	长春创意广告图文制作有限责任公司
制　　版	长春创意广告图文制作有限责任公司
开　　本	787mm×1092mm　1/16
字　　数	480千字
印　　张	35
印　　数	1—1000册
版　　次	2017年9月第1版
印　　次	2018年3月第1版第2次印刷

出　　版	吉林科学技术出版社
发　　行	吉林科学技术出版社
地　　址	长春市人民大街4646号
邮　　编	130021
发行部电话/传真	0431-85635177　85651759　85651628
	85652585　85635176
储运部电话	0431-86059116
编辑部电话	0431-86037565
网　　址	www.jlstp.net
印　　刷	永清县晔盛亚胶印有限公司

书　　号	ISBN 978-7-5578-3280-3
定　　价	138.00元（全二册）

编委会

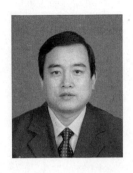

陈会召，男，生于 1967.04，工作单位：泰山医学院附属医院，副主任医师。1991 年 7 月毕业于潍坊医学院医学系，从事神经外科工作 26 年。擅长颅内肿瘤、脑血管病、颅脑损伤、颅脑先天性疾病及三叉神经痛等病的诊治，尤其对治疗重度颅脑损伤及复合伤的急救积累了丰富的临床经验。多次获得市优秀知识分子及先进工作者等荣誉。完成的课题 3 项、在省级以上刊物发表文章二十余篇、主编（参编）著作 3 部。

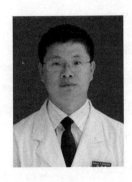

刘乃杰，男，1972 年 1 月出生，工作单位：吉林大学中日联谊医院神经外一科，主治医师。1997 年参加工作，主要研究方向是颅脑损伤、脑出血、脑肿瘤的治疗。特别是脊髓空洞症、脊柱及颅内肿瘤的临床治疗。参与多项省级项目，发表论文二十余篇，其中 SCI 收录 3 篇。

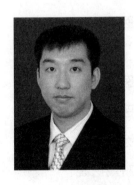

张鹏，男，1976 年生，现任职于河南省人民医院神经外科，副主任医师。毕业于中南大学湘雅医院，师从著名神经外科专家袁贤瑞教授，从事神经外科工作 17 年，手术经验丰富，显微技术熟练，对于颅底疾病的外科治疗研究深入。擅长颅底肿瘤、脑凸面肿瘤、脊髓肿瘤、脑血管病、重度颅脑损伤的治疗。尤其对于内镜下垂体腺瘤的微创切除及脑出血的微创治疗颇有研究。发表 SCI 论文 3 篇，核心期刊及国家级论文 10 余篇，参编专著一部，参与省部级课题及市级课题多项。

前　言

随着近年来神经外科的迅速发展,新技术、新观念不断涌现,国内神经外科取得了长足的进步,相当多的地方医院已能独立开展神经外科手术,并且建立了比较完善的神经外科重症监护和治疗系统,为正确、及时地治疗神经外科患者奠定了良好的基础。随之而来的手术治疗疾病的范围在不断扩大,手术操作技巧有很多改进与创新,出现了许多新的手术方式,传统的手术方法也在改变。为了反映神经外科临床研究方面的最新成果,更好地服务于临床诊断和治疗神经外科疾患,本编委会在参阅了大量国内外文献资料基础上,编写了此书。

本书共十一章,内容涉及神经外科常见疾病的临床诊治与护理,包括:中枢神经系统疾病医学影像诊断、颅脑损伤、脑脊髓血管病、颅脑肿瘤、先天性和后天性异常病变、脊髓疾病、癫痫的外科治疗、三叉神经痛、脑瘫畸形矫正手术、小儿神经外科疾病以及神经外科疾病护理。

书中对疾病的叙述涵盖了病因病理、症状表现、检查诊断方法、鉴别诊断、手术治疗方法与步骤以及术后并发症防治、预后及护理等内容,强调本书的临床实用价值。

本书在编写过程中,参考了许多神经外科相关专业内容的书籍文献,在此表示衷心的感谢。由于编委会人员均身担神经科外科一线临床工作,故时间及精力有限,虽然尽到最大努力,但难免出现诸多错误及不足之处,还望各位读者朋友给予谅解并提出意见及建议,以起到共同进步、提高神经外科诊治水平的目的。

《神经外科手术与微创治疗》编委会

2017 年 8 月

目　　录

第一章　中枢神经系统疾病医学影像诊断

第一节　颅脑先天畸形

颅脑先天畸形（congenital malformation of the brain）是出生时即存在的一类疾病，是由于胚胎期神经系统发育异常所致。自发性染色体突变、显性或隐性遗传、宫内因素（感染、缺氧、中毒等）为常见致畸原因，约60％患者致畸原因不明。

先天性颅脑发育畸形分为器官源性和组织源性两种，前者再按解剖结构分类，后者则按细胞结构分类。

1. 器官形成障碍

（1）神经管闭合畸形：①颅裂伴脑膨出、脑膜膨出，无脑畸形。②胼胝体发育异常。③小脑扁桃体延髓联合畸形。④丹迪－沃克综合征。

（2）憩室畸形：视－隔发育不良；前脑无裂畸形。

（3）神经元移行异常：无脑回畸形、巨脑回畸形、多小脑回畸形、脑裂畸形、灰质异位、半巨脑畸形。

（4）体积异常：脑过小、巨脑症等。

（5）破坏性病变：脑穿通畸形、积水性无脑畸形。

2. 组织发生障碍

（1）神经皮肤综合征：结节性硬化症、斯德奇－韦伯综合征、神经纤维瘤病、脑视网膜血管瘤病。

（2）血管畸形。

（3）先天性肿瘤。

一、胼胝体发育不全

胼胝体发育不全（agenesis of corpus callosum，ACC）是较常见的脑发育畸形，包括胼胝体缺如或部分缺如。

（一）临床表现

单纯胼胝体部分发育不良可无任何症状，常见症状是智力低下、癫痫。合并其他畸形时，症状较重。

（二）影像学检查方法的选择

CT和MRI可以清晰显示胼胝体发育不全的不同表现及伴随畸形，MRI正中矢状位可显示胼胝体全貌，有利于观察胼胝体缺如、部分缺如或变薄。

（三）病理生理基础

胼胝体发育异常的部位和范围与病变发生的时间以及胼胝体形成的次序密切相关。在胼胝体形成的起始时的病变导致胼胝体缺如或大部分缺如，仅见胼胝体膝部；后期的病变仅导致嘴部或压部的缺如，而膝、体部均存在。

(四)影像学征象

1.胼胝体缺如或部分缺如,变薄;大脑纵裂增宽与第三脑室前部相连;双侧侧脑室扩大、分离;第三脑室扩大上升介于侧脑室间;室间孔不同程度扩大和分离(图1—1)。

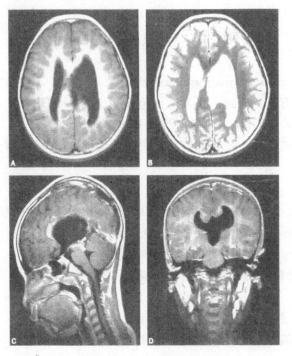

图1—1　胼胝体发育不全

A.横轴位 T_1WI;B.横轴位 T_2WI,示双侧侧脑室分离,近似平行排列;C.矢状位 T_1WI 增强扫描,示胼胝体体部后份及压部缺如;D.冠状位 T_1WI 增强扫描,示第三脑室上移至侧脑室之间

2.常见伴随畸形,如脑裂畸形、巨脑回、大脑半球纵裂囊肿、胼胝体脂肪瘤等。

二、小脑扁桃体下疝畸形

小脑扁桃体下疝畸形(Chiari malformation),又称 Arnold—Chiari 畸形,为先天性后脑畸形,表现为小脑扁桃体及下蚓部疝入椎管内,脑桥与延髓扭曲延长,部分延髓下移。

(一)临床表现

1.Chiari Ⅰ畸形

(1)最常见:好发于大龄儿童和成人,临床最轻且往往成年后才出现症状体征,常表现为轻度运动感觉障碍和小脑症状。早期诊断对患者预后很重,尤其在出现症状及并发症前,及时手术矫正或枕部减压效果较好。

(2)并发脊髓空洞症时,多出现感觉障碍、肢体乏力,肢体肌肉萎缩等症状,且随病情进展逐渐加重,预后较差。

2.Chiari Ⅱ畸形

(1)在新生儿中最常见,临床症状严重,临床常有发育迟缓、癫痫、呼吸暂停,下肢运动感觉障碍和小脑症状。

(2)并发症多,病情进展快,往往未成年即死亡。

（二）影像学检查方法的选择

MRI 是首选检查方法，能显示各种改变与伴发畸形。矢状位扫描可清晰显示小脑扁桃体下疝及其程度。CT 扫描并 CT 椎管造影也可用于检查 Arnold－Chiari 畸形。CT 薄层扫描及三维重建便于观察伴发的颅颈交界区骨骼畸形。脊髓造影及脑池造影已不用。

（三）影像学征象

Arnold－Ghiari 畸形分为四型。

1. Chiari Ⅰ 型

（1）小脑扁桃体下移经枕骨大孔疝入颈部上段椎管内。矢状位示小脑扁桃体下端变尖呈舌形，越过枕大孔水平 5mm 以上（正常＜3mm，3～5mm 为可疑）（图 1－2）。

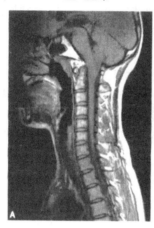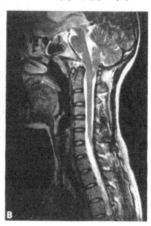

图 1－2　Chiari 畸形（Ⅰ型）

A. 矢状位 T_1WI；B. T_2WI，示小脑扁桃体下端变尖呈舌形，下移并经枕骨大孔疝入颈部上段椎管内；延髓轻度前下移位

（2）延髓形态、位置正常或轻度前下移位；第四脑室不下移，形态、位置正常。

（3）常伴脑积水。

（4）可出现颈段脊髓空洞症。CT 平扫时，表现为脊髓中央圆形液性低密度影。MRI 可见髓内管状扩张影，信号与脑脊液相仿，在 T_1WI 呈均匀低信号，在 T_1WI 上呈高信号高信号空洞中可见梭形或斑片状低信号，为脑脊液流空现象；空洞内可有间隔。

（5）可出现颅颈交界区骨骼畸形，颅底凹陷、寰枕融合畸形、寰椎枕化等。

（6）一般无其他脑畸形与脊髓脊膜膨出。

2. Chiari Ⅱ 型

（1）小脑扁桃体、小脑蚓部、延髓、第四脑室同时下移疝入颈部上段椎管内。

（2）脑干延长，脑桥下移。

（3）脑膜膨出。几乎出生时均存在。

（4）合并颅颈部骨骼畸形、脑积水、脊髓空洞症。

3. Chiari Ⅲ 型　最严重的一型，多见于新生儿或婴儿，为Ⅱ型伴有枕部或颈部脑或脊髓膨出，常合并脑积水。

4. Chiari Ⅳ 型　罕见，为严重小脑发育不全或缺如，脑干发育小，后颅凹扩大，充满脑脊液，但不向下膨出。

三、蛛网膜囊肿

颅内蛛网膜囊肿（arachnoid）指脑脊液在蛛网膜内局限性积聚而形成囊肿，可以是先天性或后天性的，先天性少见。

（一）临床表现

多见于儿童，且男性多余女性。通常无任何临床症状，可有头痛、头晕、听力下降、面瘫等，有时造成阻塞性脑积水。

（二）影像学检查方法的选择

CT 和 MRI 都可以对蛛网膜囊肿做出诊断，能够显示囊肿的性质、部位、大小及病灶周围情况，MRI 鉴别血肿和肿瘤液化等优于 CT。MRI 流体定量技术可以鉴别蛛网膜囊肿是否蜘蛛网膜下腔交通。MRI 弥散加权成像有利于蛛网膜囊肿与其他囊性占位如表皮样囊肿的鉴别。

（三）病理生理基础

好发于侧裂池、大脑半球凸面、鞍上池及后颅窝枕大池。蛛网膜囊肿由半透明的囊壁包裹脑脊液形成，囊壁由两层蛛网膜细胞组成其内、外壁，边缘与正常蛛网膜相连，囊壁具有分泌作用，因而可能随时间而增大。囊肿可推压脑和颅骨，引起发育畸形和颅骨菲薄、膨隆。真性蛛网膜下腔完全隔开，假性蛛网膜囊肿与蛛网膜下腔有狭窄的通道相连。

（三）影像学征象

1. CT 表现

（1）边缘锐利的圆形或卵圆形脑脊液样均匀低密度，囊内出血罕见，中颅窝多见。增强后扫描无强化。

（2）具有脑外占位的征象。脑皮层被推移、白质塌陷征等。

（3）颅骨增厚或变形。

（4）CT 脑池造影可区分是否与蛛网膜下腔相通。

2. MRI 表现

（1）囊肿的 MRI 信号与脑脊液信号一致，在 T_1WI 上呈低信号、在 T_2WI 上呈高信号，FLAIR 上呈完全低信号，DWI 亦呈低信号（图 1-3）。增强扫描，囊肿无强化。

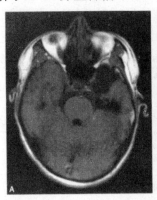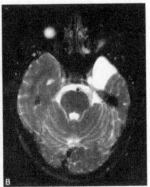

图 1-3　蛛网膜囊肿

A. 轴位 T_1WI；B. T_2WI，示囊肿信号与脑脊液信号一致，在 T_1WI，上呈低信号、在 T_1WI 上虽高信号

（2）磁共振相位对比电影法（phase-contrast cine MR）。流体定量检查可以鉴别蛛网膜囊肿与扩大的蛛网膜下腔。

四、结节性硬化症

结节性硬化症(tuberous sclerosis)是常染色体显性遗传的神经皮肤综合征,以发生在人体的任何器官的错构瘤或结节为特征,又称为 Bourneville 综合征。

(一)临床表现

在儿童更为多见,主要表现面部皮脂腺瘤、智力低下和癫痫,但不一定同时出现。其症状出现频率和严重程度随发病年龄不同。

(二)影像学检查方法的选择

CT 对钙化敏感,而 MRI 对发现皮层结货、脑白质内异位细胞簇更加敏感。增强扫描可以发现平扫不能显示的结节。

(三)病理生理基础

脑部是最常受累的部位,出现 4 种类型的病理改变。

1. 皮层结节　皮层结节最常发生在额叶,其次是枕叶,由巨细胞组成,结节中的髓鞘被溶解或紊乱。

2. 脑白质内异位细胞簇　脑白质内含有异位、簇状的巨细胞,排列方向呈放射状分布、浸润,从脑室的室管膜到正常的皮层或皮层结节。

3. 室管膜下结节　常发生于尾状核的表面,位于室管膜下,向脑室内生长,使室管膜层上抬,但和邻近的室管膜相连。易产生阻塞性脑积水,易钙化。

4. 室管膜下巨细胞星形细胞瘤　位于室管膜下或脑室内,在室间孔附近易发现。易产生阻塞性脑积水,易发生钙化。

(四)影像学征象

1. CT 表现

(1)皮层结节:呈低密度,钙化少见,增强后无强化,脑皮层扩大,脑回扩大、增宽。

(2)脑白质内异位细胞簇:皮髓质交界区或弥漫的脑白质内更低密度区,但一般平扫难以发现。

(3)室管膜下结节:位于脑室边缘,向脑室内突入,大小不等,一岁后可出现钙化(图 1—4A),部分表现为双侧对称、多发性,增强扫描结节明显强化,并可以发现平扫不能显示的结节。常见脑室扩大。

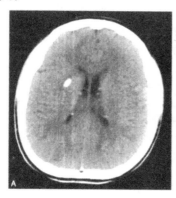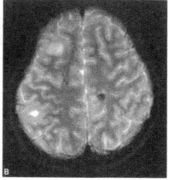

图 1—4　多发性硬化

A. CT,可见右侧基地节区钙化结节及双侧室管膜下多发钙化小结节;B. MRI,示多个皮层结节应,其中左侧额顶叶结节影伴有钙化而呈低信号

（4）少数合并脑内肿瘤：一般为室管膜下巨细胞星形细胞瘤。肿瘤基底紧连室管膜，向脑室内生长，平扫为等密度的软组织肿块，囊变、坏死区呈低密度，钙化区呈高密度，边界清晰。增强后呈中等度强化，囊变、坏死、钙化区无强化。

2. MRI 表现

（1）皮层结节：T_1WI 信号与脑实质相仿，T_2WI 呈高信号（图 1—4B）。

（2）脑白质内异位细胞簇：在 T_1WI 示不佳，T_2WI 表现为脑白质内异常高信号，放射状排列的高信号带更具特征性。

（3）室管膜下结节：在 T_1WI 上呈中等信号，T_2WI 呈高信号，钙化部分在 T_1WI、T_2WI 均呈低信号。增强后扫描结节强化，因钙化程度不同形式出现不同形式的强化，如圆形、环形、斑片状等。

（4）室管膜下巨细胞星形细胞瘤：在 T_1WI 呈等信号，T_2WI 呈高信号，钙化区呈低信号，增强后有明显强化。当肿瘤阻塞室间时，出现一侧或双侧脑室积水表现。

（原卫民）

第二节　颅脑外伤

随着社会的发展，由于基建、交通等造成的颅脑损伤较前有所增加，能否及时的评价外伤类别，实施有力的抢救措施是增加存活率、减少死亡率和后遗症的关键。

颅脑外伤（brain trauma）是由于外力作用于头部所致，外力大小、部位及速率不同可产生不同程度的损伤。因此，了解颅脑损伤机制对判断头皮损伤、颅骨骨折、脑实质损伤是十分重要的。

颅脑损伤多为闭合性颅脑损伤，少数为锐器、火器所致的开放性颅脑损伤，也可多种情况同时发生。

一、硬脑膜外血肿

（一）临床表现

硬脑膜外血肿（epidural hematoma）以急性者为最多，亚急性血肿、慢性血肿少见。主要表现为意识障碍，典型病例呈头部外伤→原发性昏迷→中间意识清醒（好转）→继发性昏迷，严重者出现脑疝。颅内压增高症常出现于中间清醒期，眼底检查多显示视神经盘水肿。中枢性面瘫、轻偏瘫、运动性失语等局灶症状亦较常见。

（二）影像学检查方法的选择

在急性期或超急性期 CT 为首选的影像学检查方法，在亚急性和慢性期 MRI 在颅脑损伤中的应用也得到肯定。若颅脑损伤伴有颈椎骨折时，应先摄平片（包括颈椎）或对颈椎骨折采取措施后，再作 CT 和 MRI 检查。

（三）病理生理基础

硬脑膜外血肿多为冲击点伤。动脉性硬脑膜外血肿为动脉破裂出血所致，由于血压较高和出血较大，常可以致硬脑膜外血肿迅速增大；静脉性硬脑膜外血肿为脑膜静脉、板障静脉和静脉窦破裂出血所致，由于静脉压较低，往往不再进一步快速进展。

(四)影像学征象

1. CT 表现

(1)血肿呈颅骨内板下梭形或弓形高密度区,边缘锐利、清楚,范围较局限(图1—5)。

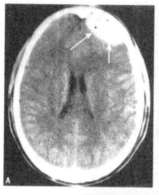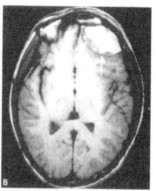

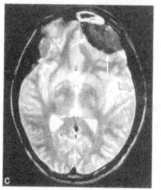

图1—5　硬脑膜外血肿

A. CT 示左额颅骨内板下梭形高密度区,边缘锐利、清楚;B、C. MRI 示左额颅骨内板下梭形异常信号,边界锐利、清楚。T_1WI血肿信号强度与脑实质相仿(B);T_2WI血肿则呈低信号(C)

(2)常并发颅骨骨折,且80%颅骨骨折位于血肿的同侧,骨窗位常可显示,薄层扫描时可见血肿内有气泡。

(3)硬脑膜外血肿可跨越硬膜附着点,但不可跨越颅缝。横跨半球呈压迫大脑镰向下的硬脑膜外血肿常见于静脉窦撕裂,往往需冠状位观察。

(4)一般不作增强扫描,慢性硬脑膜外血肿偶行 CT 增强扫描,可显见血肿内缘的包膜增强,有助于等密度硬脑膜外血肿的诊断。

2. MRI 表现

(1)MRI 可多轴位成像对了解血肿的范围优于CT。

(2)硬脑膜外血肿的形态与 CT 相仿,血肿呈梭形或弓形、边界锐利、清楚。

(3)血肿的信号强度变化,与血肿的期龄和所用 MRI 机的磁场强度有关。

(4)血肿内缘可见低信号的硬膜。

二、硬脑膜下血肿

(一)临床表现

硬脑膜下血肿(subdural hematoma)占颅脑外伤的10%～20%,三分之一患者可伴有骨折,但骨折部位与血肿部位关系不如硬脑膜外血肿密切。患者多有昏迷、单侧瞳孔散大和其他脑压迫症状,其中昏迷可逐渐加深成清醒后再昏迷。严重者可并发脑疝。腰穿可见血性脑脊液慢性硬脑膜下血肿的外伤史常较轻微,易被忽略,颅内压增高及脑压迫症状出现较晚。预后多属良好,并多能恢复正常生活和工作。如果硬脑膜下血肿合并严重的脑挫裂伤者往往预后稍差。

(二)影像学检查方法的选择

CT 是首选的影像学检查力方法,MRI 对少量、亚急性和慢性硬脑膜下血肿具有较好的诊断价值。

(三)病理生理基础

硬脑膜下血肿多为对冲伤,多为单侧性,双侧性硬脑膜下血肿以小儿多见。损伤后,着力点对侧在暴力冲击引起皮层桥静脉撕裂、出血、形成硬脑膜下血肿。由于蛛网膜无张力,血肿范围较广,形状多呈新月形。

(四)影像学征象

1. CT 表现

(1)急性期血肿呈颅骨内板下方新月形高密度区,血肿范围较广,可超越颅缝。亚急性期血肿呈新月形或过渡型(血肿内缘部分凹陷,部分平直或凸出)(图1-6)。慢性期血肿呈过渡型低密度区。

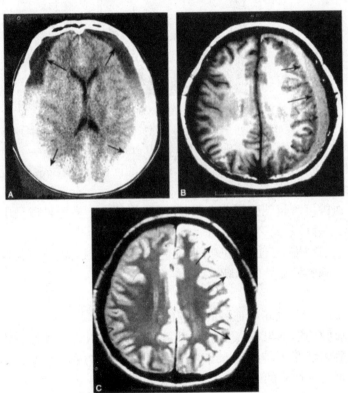

图 1-6　亚急性期硬脑膜下血肿

A. CT 示双侧额、颞、枕颅骨内板下方新月形异常密度,呈分层状,其上部呈低密度区,下部呈高密度区;B、C. MRI 示左额、颞、枕颅骨内板下方新月形异常信号,边界锐利、清楚在 T_1WI(B)和 T_2WI(C)上均呈高信号(注:A 与 B、C 不是同一患者)

（2）急性期血肿密度较均匀或呈低、高混合密度，这主要由于有活动性出血，血清回缩、血凝块溢出或蛛网膜撕裂脑脊液与血液混合所致。血肿密度改变随血肿期龄而异。一般不作增强扫描。

（3）额底和颞底的硬脑膜下血肿用冠状位图像有助确诊。

（4）硬脑膜下血肿可跨越颅缝。

（5）增大的血肿牵拉皮层静脉，约5%的患者可引起再出血。

2.MRI表现

（1）MRI信号改变，随血肿期龄而异，与硬脑膜外血肿相仿。

（2）形态与CT上相仿（图1-6）。

三、脑挫裂伤

（一）临床表现

脑挫裂伤（contusion and laceration of brain）很少出现原发性意识丧失，主要表现为颅内压增高症状及损伤部位的神经系统定位体征，常合并天幕裂孔疝和枕大孔疝的症状。脑皮质挫裂伤可伴有硬脑膜下血肿、硬脑膜外血肿和蛛网膜下腔出血，出现相应的症状。脑脊液化验呈血性。

（二）影像学检查方法的选择

CT是脑挫伤的首选检查方法，特别是对于重症患者、形成脑内血肿的患者。MRI对于轻症患者更好，可以显示早期、少量的脑挫伤；对于脑挫伤的随访及后遗症的显示更佳。

（三）病理生理基础

脑皮质挫伤是由于头颅受到不同加速/减速力的作用，导致大脑撞击颅板或硬膜皱褶，产生挫伤，此时挫伤常较广泛。局限性脑皮质挫伤也可见于凹陷性颅骨骨折。病理上，典型的挫伤呈皮层内点状、线状浅小血肿。外伤后24～48h点状、线状浅小血肿可融合成较大血肿。常伴有硬脑膜下血肿。

（四）影像学征象

约半数患者累及额叶、尤其额叶下端及额叶周边。大脑半球底部的挫伤少见。

1.CT表现　因时间不同而表现呈多样化。

（1）早期：可无或仅有轻微异常发现，典型表现为额叶、颞叶斑片状、不规则低密度区，其内常混有点状高密度出血灶（图1-7）。损伤后24～48h可见斑点、斑片状高密度区，约20%患者出现迟发血肿。脑皮质挫伤的部分病灶可融合形成脑内血肿。另外，脑皮质挫伤常伴硬脑膜下血肿或硬脑膜外血肿。增强扫描，脑皮质挫伤可见强化。

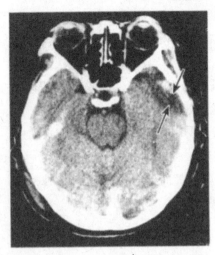

图 1-7 脑挫裂伤

CT 示左颞叶斑片状不规则低密度区,其内常混有点状高密度出血灶

(2)亚急性期:损伤几天后病灶周围出现水肿,可见占位效应,水肿及占位效应随时间推移而逐渐减少,直至消失。

2. MRI 表现　脑皮质挫伤的 MRI 表现变化较大,常随脑水肿、出血和液化的程度而异。

(1)非出血性脑皮质挫伤早期病灶在 T_1WT 呈低信号、在 T_2WI 呈高信号。常常在最初几天水肿区不断扩大,还可出现占位效应,随后水肿。随时间推移逐渐减退。病灶最终可完全吸收,或形成脑软化灶,伴局部脑室扩大和脑沟增宽。

(2)出血性脑皮质挫伤随着血肿内含成分的变化,信号强度的改变也有所改变。

四、蛛网膜下腔出血

(一)临床表现

外伤性蛛网膜下腔出血(subarachnoid hemorrhage,SAH)表现为外伤后剧烈头痛、继之呕吐,并可出现烦躁不安,意识障碍或抽搐,脑膜刺激征往往阳性。自发性蛛网膜下腔出血以40 岁左右发病最多,男性稍多。半数患者有发作性头痛的前驱期。昏迷常较浅,持续时间较短。出血后常有一段时间发热。血压升高,脑脊液血性。

(二)影像学检查方法的选择

CT 是急性蛛网膜下腔出血检查的首选。出血最初 24h 内 CT 显示率可达到 90%。但3d 后只有不到 50% 的 SAH 能被检出。MRI 的 FLAIR 序列可显示急性期、亚急性期以及临床怀疑 SAH 面 CT 检查为阴性的 SAH。后颅窝和基底池的脑脊液流动可干扰 FLAIR图像。

(三)病理生理基础

自发性蛛网脱下腔出血少见,多为外伤所致。蛛网膜下腔出血可因脑表面血管破裂(蛛网膜动脉和静脉)引起,也可为脑内血肿破入脑室系统,随脑脊液流动经第四脑室正中孔和侧孔进入蛛网膜下腔所致,前者常伴有脑挫裂伤。脑外伤所致的蛛网膜下腔出血常为局限性,主要位于挫伤表面或半球间裂;动脉瘤破裂所致常为弥漫性,脑底部、脑沟内蛛网膜下腔中堆积血块,整个蛛网膜下腔含血,可见局部或广泛脑水肿。镜下见动脉呈不同程度的不规则变性,纤维增生和坏死。

（四）影像学征象

1.CT 表现 沿蛛网膜下腔分布的线状高密度(图 1—8)。

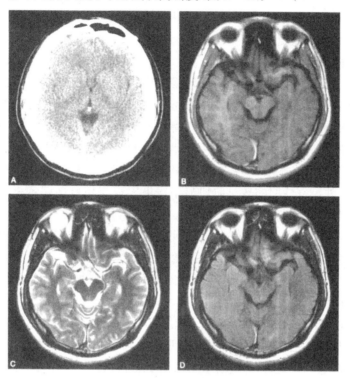

图 1—8 亚急性期蛛网膜下腔出血

A.CT 示后纵裂增宽、密度增高;B、C、D. MRI 示病灶在 T_1WI(B)、T_2WI(C)和 FLAIR(D)均呈高信号

2.MRI 表现 急性期多表现为阴性;亚急性期在蛛网膜下腔在 T_1WI 呈局限性高信号;慢性期在 T_1WI 和 T_2WI 上脑回表面尤其是小脑和脑干区可见极低信号线条影,代表含铁血黄素沉积。FLAIR 序列上,SAH 显示为蛛网膜下腔脑脊液异常高信号(见图 1—8)。

（原卫民）

第三节 脑血管疾病

一、脑梗死

（一）临床表现

好发于中老年人,男女发病比例相似。患者通常有某些未加注意的前驱症状(如头昏、头痛等),部分患者有短暂性脑缺血发作病史或高血压动脉硬化病史。患者多在休息或睡眠中发病,常表现为不能说话,一侧肢体瘫痪,但生命体征改变一般较轻。

（二）影像学检查方法的选择

CT 为脑梗死(cerebral infaiction)的首选影像学检查方法,但可遗漏部分早期病灶。CT

灌注成像(包括 Xe—CT 灌注成像)对超急性和急性脑梗死的诊断、治疗和预后有帮助。CTA 用于检查颈动脉和椎基底动脉系统的较大血管的异常,但难以显示小分支异常。MRA、MR—DWI、MR—PWI 检查是超急性脑梗死首选的影像检查方法,可判断是否存在可恢复性脑缺血组织,可同时观察颈动脉和椎基底动脉系统的较大血管的异常。MKS 检查也是行之有效的方法。但 MRI 对早期出血灶不敏感。

(三)病理生理基础

1.超急性期脑梗死　发病<6h。大体病理改变常不明显。在起病 1h 内电子显微镜可见神经细胞内线粒体肿胀造成的神经细胞内微空泡形成。数小时后光镜嗜伊红染色可见神经细胞胞质染色加深,尼氏体消失,核固缩、核仁消失。

2.急性期脑梗死　发病 6~72h。梗死区脑组织肿胀变软,脑回扁平,脑沟变窄,切面上灰白质分界不清,有局限性水肿形成,并在 24~48h 内逐渐达到高峰,即由最初的细胞毒性水肿发展到血管源性水肿。急性期的较早阶段显微镜下表观与超急性期者相似。急性期较晚阶段,神经细胞发生髓鞘脱失,急性坏死过程基本完成。

3.亚急性期脑梗死　发病 3~10d 坏死组织开始吸收,修复过程开始,逐步从梗死灶的周边向中心发展。表现为小胶质细胞向坏死区增生并吞噬坏死组织,此时星形胶质细胞增生活跃,内皮细胞增生形成新的毛细血管。当梗死区较大时,坏死组织常不能被完全清除,中央凝固性坏死区可长期存在。

4.慢性期脑梗死　发病后第 11d 起进入此期,可持续数月或数年。脑梗死所引起的脑组织不可逆性损害,代表脑组织破坏逐步达最终阶段。坏死的脑组织逐步液化和被清除,最终可能只留下一囊腔,其周围是胶质细胞增生所形成的胶质瘢痕,邻近的脑室、脑沟和脑池扩大,皮质萎缩。部分小的梗死灶可能没有囊腔,而只有胶质瘢痕,以后可逐渐缩小、消失。而较大范围的脑梗死灶中心凝固性坏死多难以完全清除,可长期存在。极少数可见梗死区营养不良性钙化。局灶性脑萎缩和囊变是慢性脑梗死的标志。

5.腔隙性脑梗死　腔隙性脑梗死(lacunar infarction)既往认为其可能是以下三种情况所造成的脑深部实质内小的空腔病灶:①小的梗死灶,即腔隙性脑梗死。②小的出血灶,即腔隙性出血。③血管周围间隙扩大。除了这些较常见的情况之外,脑深部小囊肿和脑室小憩室等也可造成影像表观近似的实质内腔隙。目前认为腔隙性脑梗死的定义为:脑深部小的穿动脉供血区域的小缺血性梗死灶,可能为小的穿动脉本身疾病或栓塞等他原因所致,以穿动脉本身动脉硬化(可能伴血栓形成)所造成的动脉阻塞最常见。

(四)影像学征象

1.CT 和 MRI 表现

(1)超急性脑梗死:常规 CT 和 MRI 常阴性。MRI 弥散加权成像呈高信号,CT 和 MRI 灌注成像呈低灌注状态(图 1—9)。

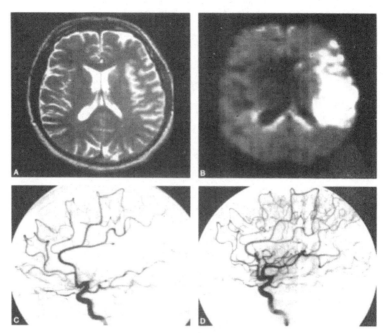

图 1—9　超急性脑梗死

A. 横轴位 T_2WI,示基本正常;B. DWI. 左半卵圆中心大片高信号;C. DSA. 示大脑中动脉闭塞;D. 溶栓后复查 DSA. 示大脑小动脉再通

（2）急性期:CT 可出现动脉高密度征、局部脑肿胀征和脑实质密度减低征（图 1—10）；MHI 的 T_1WI 呈低信号,T_2WI 呈高信号（图 1—11）。

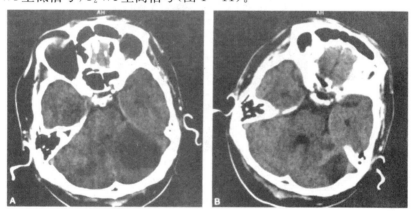

图 1—10　急性期脑梗死

A. 平扫 CT,示双侧小脑半球不均匀低密度区,第四脑室受限;B. 半月后复查 CT,示双侧小脑病变明显吸收

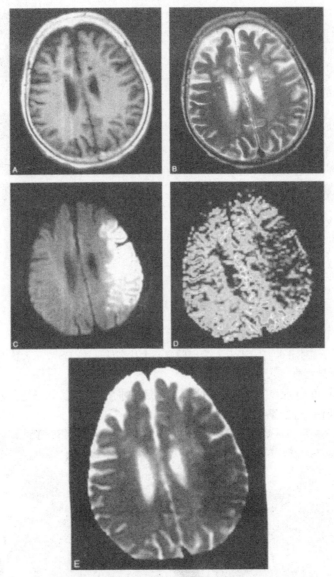

图 1—11 超急性期脑梗死

A. 横轴位 T_1WI;B. T_2WI,示双侧放射冠多发点状 T_1WI 低信号、T_2WI 高信号,代表腔隙性梗死,未见明确大片梗死征象;C. DWI,示左额顶叶大片高信号;D. PWI,示左大脑中动脉供血区 CBV 下降;E. ADC 图,示病变区 ADC 值降低

（3）亚急性期:常规 CT 和 MRI 表现同急性期,梗死区 DWI 呈低信号,PWI 可呈低灌注。

（4）慢性期:CT 呈低密度,与脑脊液密度近似(图 1—12);MRI 的 T_1WI 呈低信号,T_2WI 呈高信号,FLAIR 呈低信号,周边胶质增生带呈高信号,DWI 呈低信号(图 1—13)。脑梗死开始时占位效应不明显,4～7d 达高峰,以后逐渐消退。直到亚急性期才出现强化,典型性为梗死区脑回状强化。

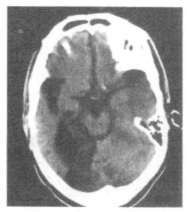

图1—12 慢性期脑梗死

平扫CT,示右枕叶大片不均匀低密度区,部分于脑脊液密度近似

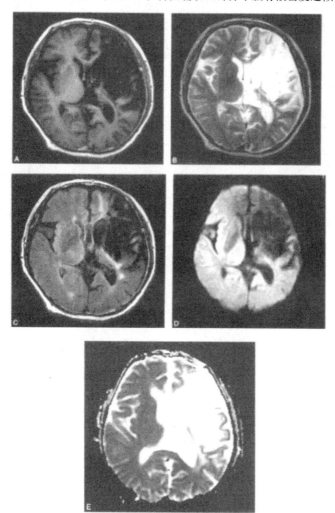

图1—13 慢性期脑梗死

A. 横轴位 T_1WI;B. T_2WI,示左额、颞叶大片 T_1WI 低信号、T_2WI 高信号;C. FLAIR,示病变呈低信号。

D. DWI,示病变呈低信号;E. ADC 图,示病变区 ABC 值升高

2. 出血性脑梗死　脑梗死可能继发出血,转变为出血性脑梗死,一般为脑实质内出血,少数拵脑实质出血的基础上再发生脑室内出血和蛛网膜下腔出血。

在出血的当时和以后的数天至十余天之内,CT 表现为原低密度现高密度区,若出血位于脑皮质区域表现为低密度区内、沿脑回分布的、散在点状或大片状高密度影(图 1—14)MRI 表现为在脑梗死的异常信号基础上,出现出血的异常信号。值得注意的是,神经病理检查发现将近 15% 的脑梗死区内伴有小出血灶,而多数时候这些小出血灶不为 CT 显示。

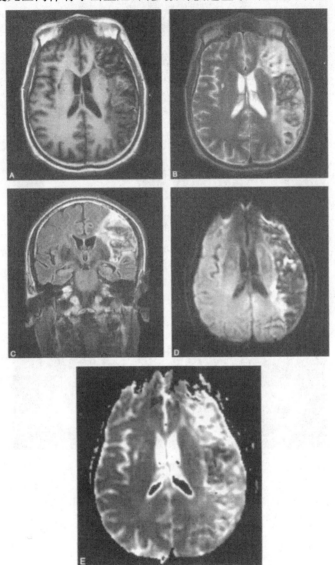

图 1—14　出血性脑梗死(伴含铁血黄素沉积)

A. 横轴位 T_1WI;B. T_2WI,示左额、顶、颞片大片 T_1WI 低信号、T_2WI 高信号,其内可见 T_1WI 等信号、T_2WI 低信号;C. FLAIK,示病变呈低至高混杂信号;D. DWI,大部分病变呈低信号;E. ADC 图,示病变 ADC 值升高

3. 腔隙性脑梗死　影像学表观与脑梗死类似,病灶直径多为 5～15mm 之间,一般没有占位效应(图 1—15)。

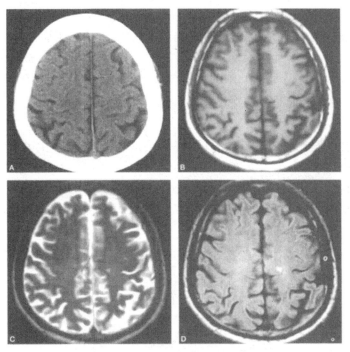

图 1—15　腔隙性脑梗死(急性期)

A. 平扫 CT,示正常；B. T_1WI；C. T_2WI；D. FLATK,示左侧半卵圆中心点状 T_1WI 低信号、T_2WI 高信号区,高 FLAJK 信号

二、脑出血

(一)临床表现

好发年龄介于 55～65 岁间,男女发病数相似。大多数患者有头痛、高血压病史。起病突然,多发生在白天精神紧张或体力劳动时,患者感剧烈头痛、头昏,继之恶心、呕吐,并逐渐出现一侧肢体无力,意识障碍。血压明显升高,脑膜刺激征阳性。

(二)影像学检查方法的选择

CT 是脑出血的主要检查手段,尤其在超急性和急性期。MRI 一般不用于检查超急性和急性期脑出血,原因是该期患者多不耐受较长检查时间的检查,且 MRI 也较难显示该期病灶。但 MRI 显示后颅窝、尤其是脑干的血肿较好。目前一般不用血管造影诊断脑出血。

(三)病理生理基础

颅内出血的分期：

1. 超急性期(4～6h)　出血区内红细胞完整,主要含有氧合血红蛋白,一般在出血 3h 后出现灶周水肿。

2. 急性期(7～72h)　血肿凝成血块,红细胞明显脱水、萎缩,棘状红细胞形成,氧合血红蛋白逐渐变为去氧血红蛋白,灶周水肿、占位效应明显。

3. 亚急性期

(1)亚急性早期(3～6d):红细胞内的去氧血红蛋白转变为高铁血红蛋白,上述改变先从血块的外周向中心发展,灶周水肿、占位效应仍存在。

（2）亚急性晚期(1～2周)：红细胞皱缩、溶解，并将高铁血红蛋内释放到细胞外。血块灶周水肿、占位效应减轻。血肿周围、血管周围出现炎性反应，并巨噬细胞沉积。

4.慢性期

（1）慢性期早期：血块周围水肿消失，炎性反应开始消退。血管增生，血块缩小，灶周反应性星形细胞增生，还有细胞外高铁血红蛋白和巨噬细胞，巨噬细胞内含有铁蛋白和含铁血黄素。

（2）慢性期晚期：血肿退变期，边缘有致密的胶原包膜，包括新生毛细血管、血管纤维基质、蛋白质、含铁血黄素等。

（四）影像学征象

1.CT 表现

（1）急性期（包括超急性期和急性期）

1）典型表现：脑内圆形、类圆形、线形或不规则形的高密度灶，CT 值在 50～80Hu 之间。血肿可破入脑室或蛛网膜下腔，破入脑室可形成脑室铸型。灶周水肿轻，血肿大者可有占位效应(图 1-16)。急性期一般不需增强，即使行增强检查，病灶亦无强化。

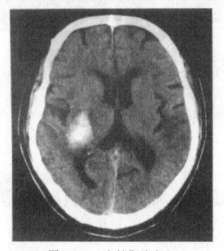

图 1-16　急性期脑出血
平扫CT,示右基底节区类圆形高密度灶,灶周可见低密度水肿带

2）不典型表现：血肿呈等密度，见于患者有凝血异常、血小板功能不全、血红蛋白下降、过多的纤维蛋白溶解反应、溶血反应、血块不收缩、出血性素质等；血块中出现液平，主要见于凝血功能异常；血肿密度普遍降低，并见液平，见于溶栓治疗患者中；灶周水肿极明显，可见于脑梗死后的出血患者中。

（2）亚急性期：血肿密度逐渐降低，呈等密度。可出现下列征象：

1）溶冰征象：血肿周边吸收，中心仍为高密度区(图 1-17)。

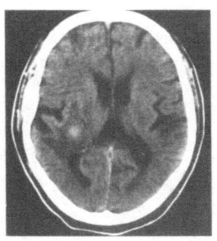

图 1—17　亚急性期脑出血

平扫 CT,示血肿密度逐渐降低,呈溶冰征象

2)占位效应、灶周水肿由明显而逐步减轻。

3)部分患者出现脑积水。

4)增强扫描,病灶呈现环形或梭形强化,如中央部分出血未吸收时,可呈"靶征"。

(3)慢性期:病灶呈间形、类圆形或裂隙状低密度(图 1—18)。

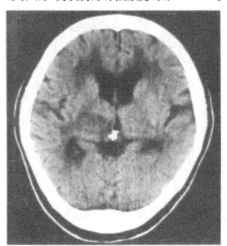

图 1—18　慢性期脑出血

平扫 CT,示病灶呈类圆形不均匀低密度

2. MRI 表现　在显示出血、判断出血时间和原因等方面有着独特的优势,MRI 信号能够反映氧合血红蛋白(oxyhemoglobin,OHB)→去氧血红蛋白(deoxyhemoglobin,DHB)→高铁血红蛋白(methemoglobin,MHB)→含铁血黄素(hemosiderin)的演变规律。

(1)超急性期:在初始阶段,血肿内容类似血液,为蛋白溶液。用中高磁场机成像时,在 T_1WI 上呈等信号;而用低磁场机成像时,在 T_1WI 可能为高信号,这可能与低磁场机对蛋白质的作用较敏感有关。由于氧合血红蛋白具有抗磁作用,造成 T_2 缩短,因此血肿在 T_2WI 上呈等信号、不均信号或高信号,在出血 3h 后可出现灶周水肿,占位效应亦轻,除非血肿很大。

(2)急性期:红细胞细胞膜完整,去氧血红蛋白造成局部磁场的不均匀,由于磁敏感效应加快了质子失相位,能显著缩短 T_2 值,但对 T_1 值的影响较小,血肿在 T_1WI 上呈略低或等信号,在 T_2WI 上呈低信号,灶周出现血管源性水肿,占位效应明显(图 1-19)。

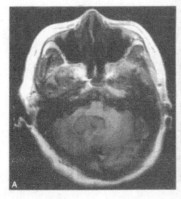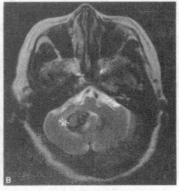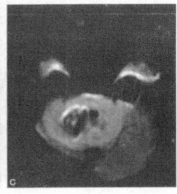

图 1-19 急性期脑出血

A. 横轴位 T_1WI;B. 横轴位 T_2WI,C. DWI,示右侧小脑半球可见不均匀的 T_1WI 低信号 T_2WI 低信号团块影,周围可见条带状 T_2WI 高信号的水肿征象

(3)亚急性期

1)亚急性早期:红细胞内的高铁血红蛋白造成 T_1、T_2 缩短。血肿中心在 T_1WI 上仍等信号,外周呈高信号,且高信号逐渐向中心扩展(图 1-20);在质子加权和 T_2WI 上,呈低信号。

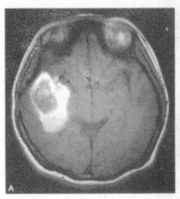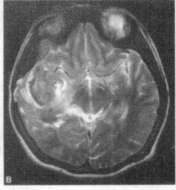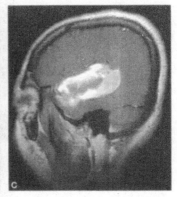

图 1-20 亚急性期脑出血

A. 横轴位 T_1WI;B. 横轴位 T_2WI;C. 矢状位 T_1WI,示右颞叶血肿外围呈 T_1WI 高信号、混杂 T_2WI 高信号,中心以等 T_1、等 T_2 信号为主

2)亚急性晚期:血肿溶血出现,高铁血红蛋白沉积在细胞外,T_1 缩短,T_2 延长。血肿在 T_1WI 和 T_2WI 上均呈高信号灶周水肿,占位效应逐渐减轻。

(4)慢性期

1)慢性期早期:血肿在 T_1WI 和 T_2WI 均呈高信号。病灶周围含铁血黄素环造成 T_2 缩短,在 T_1WI 上呈等信号,在 T_2WI 上里低信号水肿和占位效应消失。

2)慢性期晚期:典型者形成类似囊肿的 T_1WI 低信号,T_2WI 高信号灶,但周围仍可见低信号的含铁血黄素环(图 1-21)。

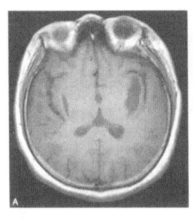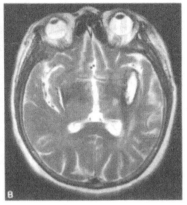

图1-21　慢性期晚期脑出血

A.横轴位 T_1WI；B. T_2WI，示双侧基底节区条形 T_1WI 低信号、T_2WI 高信号区，周围可见环形 T_2WI 低信号，为含铁血黄素沉积所致，在 T_1WI 上为等或稍高信号

总之，MRI 表现与血肿的期龄关系密切。

三、脑动脉瘤

(一)临床表现

中年人发病多见，动脉瘤(aneurysm)破裂约发生在 30～70 岁，临床可无症状或仅有头痛发作动脉瘤破裂一般有 3 种临床表现：①在用力、激动等情况下，血压升高而发病，呈剧烈头痛后马上昏迷。②剧烈头痛、恶心和呕吐，过一段时间后好转或昏迷。③极少患者无头痛等先兆，仅有意识障碍。动脉瘤还可引起神经压迫症状，这与其所在部位有关。如后交通动脉瘤可压迫动眼神经而引起动眼神经麻痹。

(二)影像学检查方法的选择

DSA 仍然是诊断动脉瘤的"金标准"MRA 可显示 3～5mm 大小的动脉瘤，显示 5mm 以上的动脉瘤较好，3D TOF 法常用于筛选 Willis 环动脉瘤 CTA 可发现约 2mm 的动脉瘤，且可较好地显示动脉瘤瘤颈，显示的 5mm 以上的动脉瘤较佳。

(三)病理生理基础

动脉瘤破裂出血与其大小相关：<5mm 的钟脉较少破裂(但存在争议，有人主张 6mm 以下的动脉瘤都应该干预治疗)；>8mm 的动脉瘤破裂更常见。

(四)影像学征象

1.CT 表现

(1)动脉瘤表现与瘤腔内有无血栓有关。

1)无血栓的动脉瘤；较小时平扫可以无阳性发现较大时，平扫呈圆形高密度区，增强扫描呈明显均匀强化。CTA 显示瘤体与动脉相连(图1-22)。

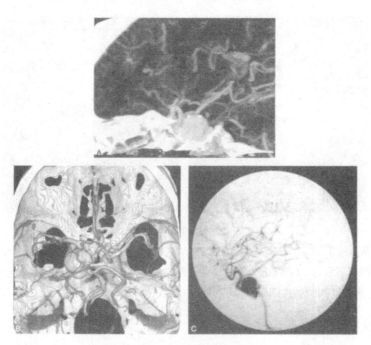

图1－22　颈内动脉动脉瘤

A. MLP CTA；B. VRT CTA；C. DSA，示囊状结节，与颈内动脉相连

2)动脉瘤伴部分血栓形成：呈圆球形阴影，中心或偏心为高密度，中间为等密度，周围为高密度边，分别代表动脉瘤内腔、动脉瘤血栓及动脉瘤外层纤维囊壁。增强扫描，中心和囊壁明显增强，称为靶征。

3)动脉瘤内完全为血栓组织充满：平扫呈等密度影，造影剂强化时仅出现囊壁增强。

(2)巨大的动脉瘤可出现占位效应，如脑室受压、移位等，但动脉瘤周围均无水肿。

(3)除薄壁动脉瘤外，有时瘤壁可见弧线状钙化影。

(4)动脉瘤破裂后，CT多不能显示瘤体，但可出现出血、水肿及脑积水，甚至还可引起脑疝等，其中以出血最为多见，常造成蛛网膜下腔出血，也可形成脑内血肿或破入脑室。

2.MRI表现　无血栓者，在 T_1WI、T_2WI 上均为圆形或椭圆形、梭形无信号区，边界清楚、锐利，有时可见载瘤动脉；有血栓者，在 T_1WI、T_2WI 上均为混杂信号。

3.血管造影(DSA)表现　可明确显示动脉瘤的部位、大小、形态数目，与载瘤动脉的关系动脉瘤表现为梭形或囊状，可有蒂与动脉干相连(图1－22)，出血或血肿形成时，动脉瘤轮廓模糊，邻近血管可发生痉挛和移位，但人口过窄或腔内有血栓可不显影。这时表现为假阴性。

四、颅内动静脉畸形

(一)临床表现

多在 20～40 岁间发病，80％患者在 50 岁前出现症状主要临床表现为出血，抽搐，进行性神经功能障碍，头痛。出血时出现头痛、呕吐、意识障碍、脑膜刺激征或脑实质损害的局灶体征如偏瘫等。约30％患者首发症状为抽搐；约20％以头痛起病，不到10％患者以进行性偏瘫或局灶性神经损害为首发症状。

（二）影像学检查方法的选择

增强 CT 能够发现绝大多数颅内动静脉畸形（arteriovenous malformation，AVM），CT 平扫还可显示 AVM 的钙化、局部脑组织萎缩等表现 MRI 显示 AVM 精确的位置和范围由于 CT，尽管 PC－MRA 可分辨 AVM 的不同组成（供血动脉、瘤巢和引流静脉），但目前 DSA 仍然是 AVM 诊断"金标准"。

（三）病理生理基础

颅内动静脉畸形常见于大脑中动脉分布区的脑皮质，其次在大脑前动脉分布区的脑皮质，AVM 为动、静脉之间存在直接沟通无毛细血管网，由粗大供血动脉、瘤巢和粗大纤曲的引流静脉组成，畸形血管粗细不等，可有扩张、纤曲，周围脑组织萎缩伴胶质增生可伴发出血、梗死、软化和萎缩。

（四）影像学征象

1. CT 表现

（1）无并发症时：平扫呈等密度病灶。增强扫描，呈虫曲状、点状、条索状或小片状增强。

（2）伴发血肿时：平扫可呈高密度、低密度及低、等、高混合密度病灶，前者提示为急性血肿，后两者常提示为慢性血肿。增强扫描，部分病例病灶周围可显示畸形血管随，部分病例病灶周围呈环状增强（图 1－23）。

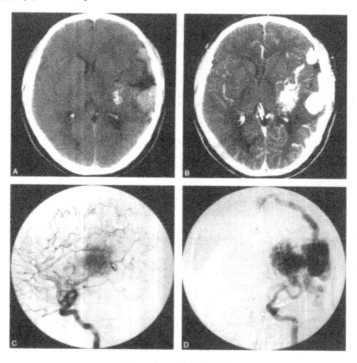

图 1－23　动静脉畸形

A. 平扫 CT，示左颞叶区低至高混合密度病灶，内有钙化；B. 增强 CT，示部分病灶明显强化，灶周可见畸形血管团；C. DSA 侧位动脉期，示脑内异常染色及静脉过早显影；D. DSA 后前位静脉期，示畸形血管团及粗大的引流静脉

（3）伴发梗死、软化和萎缩时：平扫呈低密度区，形态为楔形、不规则形或条形增强扫描，

除部分病例可显示畸形血管团外,大多不增强。

2. MRI 表现　可精确显示病灶大小和部位,可显示粗大的供血动脉和引流静脉、畸形血管团及并发的出血、囊变、血栓形成等(图1—24)。

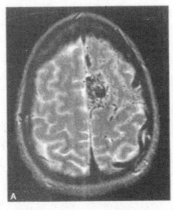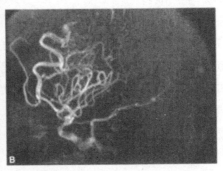

图1—24　动静脉畸形

A. T_2 WI,示左额顶叶类圆形病灶,内可见粗大、纤曲的血管流空影;B. MRA,示一簇畸形血管团,与扩大、纤曲的动脉及静脉相连,静脉过早显影,邻近血管显影不良或变细

3. 血管造影　一簇畸形血管团,与扩大、纤曲的动脉及静脉相连,静脉过早显影,邻近血管显影不良或变细。

五、宾斯旺格病

（一）临床表现

多见于65岁左右的老人,常有高血压、糖尿病、冠心病、心肌梗死、心力衰竭或心律失常等病史,患者逐渐出现记忆力减退、表情淡漠、注意力不集中、计算能力下降、行走和动作迟缓,并里进行性发展晚期可有尿失禁、偏瘫或四肢瘫。检查时发现面具脸、小步缓慢步态、四肢张力升高,网肢腱反射亢进,巴宾斯基征阳性。

（二）影像学检查方法的选择

MR 是宾斯旺格病(Binswanger disrase)又称皮动脉硬化性(subcortical arteriosclerotic encephalopathy)的主要的检查力法,显示皮层下小病灶较 CT 敏感,一般不用其他方法诊断本病。

（三）病理生理基础

常见的病理表现为脑白质斑块状或弥漫变性、变软,灰白质分界不清。镜下病理表现为神经元肿胀、细胞质固缩,小动脉壁增厚,管径变细,内有血栓形成。

（四）影像学征象

1. CT 表现　侧脑室旁片状低密度区,边界不清。内囊、丘脑和脑干常伴有多少不等的腔隙灶,可见脑萎缩改变(图1—25)。

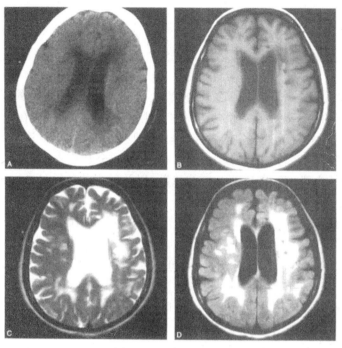

图1-25 宾斯旺格病

A. 平扫CT,示双侧侧脑室旁片低密度区边界不清,左侧可见多个点状更低密度区;B. T_1WI;C. T_2WI,示双侧侧脑室旁弥漫性斑片状 T_1WI 略低信号、T_2WI 高信号,无占位效应;左侧尚可见点状 T_1WI 低信号、T_2WI 高信号区;D. FLAIR,示斑片影呈高信号,左侧可见点状低信号(软化灶)

2.MRI表现 在 T_2WI 和 FLAIR 上显示为侧脑室旁多个或弥漫性皮层下斑片状高信号区,面积大于 $2mm \times 2mm$,无占位效应(见图1-25)。基底节和脑干常可见多发腔隙灶,可见弥漫性脑萎缩。

(原卫民)

第二章　颅脑损伤

和平时期颅脑损伤多见于交通事故、厂矿事故、自然灾害、坠落、跌倒、爆炸、火器伤,以及各种钝利器对头部的伤害。颅脑损伤常与身体其他部位的损伤合并存在。

①急诊脑外伤患者接诊处置:监测生命体征,观察意识状态,尤其是神志瞳孔等体征变化,询问病情,确定格拉斯哥昏迷评分法(GCS)及分型。全身检查,确定有无胸、腹、脊柱、四肢等合并伤,及时行头部CT检查,做出初步诊断,以及适当的急诊处置。根据病情决定就地抢救或直接进入手术室施行急诊手术。

②救治原则:抢救生命(心-肺-脑复苏),解除脑疝,止血,预防感染,多发伤或复合伤救治。

③各种类型的急诊手术:头皮和颅骨损伤的清创手术,颅内血肿钻孔引流术,颅内血肿标准开颅清除术。

④综合治疗:降低颅内压,改善脑循环,止血药物、抗癫痫药物及抗生素使用,保持水、电解质平衡,全身营养与能量支持。

⑤危重患者:抢救及监护,生命支持治疗。

⑥康复治疗:预防和对症治疗各种外伤后并发症,高压氧,功能锻炼,神经功能恢复,精神心理治疗。

第一节　头皮损伤

一、头皮血肿

头皮血肿多因头部钝器伤所致,根据血肿位于头皮内的具体部位又分为皮下血肿、帽状腱膜下血肿和骨膜下血肿。

(一)诊断标准

1.临床表现

(1)皮下血肿:局部肿块一般体积小,有时因血肿周围组织肿胀隆起,中央相对凹陷,易误认为凹陷性颅骨骨折。

(2)帽状腱膜下血肿:因帽状腱下组织疏松可蔓及范围较广。

(3)骨膜下血肿:其特点是限局于某一颅骨范围内,以骨缝为界。

(4)休克或贫血:帽状腱膜下血肿可蔓延至全头部,小儿及体弱者可导致休克或贫血。

2.实验室检查

(1)血常规化验:了解机体对创伤的反应状况,有无继发感染等。

(2)血红蛋白下降表明出血严重。

3.辅助检查

(1)头部X线摄片包括正位、侧位及血肿部位切线位平片。

(2)必要时可考虑行头部CT检查,以除外颅内异常。

（二）治疗原则

1. 非手术治疗　较小头皮血肿在 1~2 周左右可自行吸收，巨大的血肿可能需要 4~6 周吸收。采用局部适当加压包扎，有利于防止血肿继续扩大。为避免感染，一般不首选穿刺抽吸。

2. 手术治疗　巨大头皮血肿出现明显波动时，为促进愈合，可在严格消毒下行穿刺抽吸，其后加压包扎，尤其是儿童患者。包扎松紧要适当，过松起不到加压作用，过紧可能导致包扎以下疏松组织回流障碍，出现眶内及耳后积血，严重者可出现头皮坏死。

二、头皮裂伤

头皮裂伤系锐器或钝器伤所致。由于帽状腱膜具有纤维小梁结构的解剖特点，头皮血管破裂后血管不易自行收缩而导致出血较多，可引起失血性休克。

（一）诊断标准

1. 临床表现

（1）活动性出血：接诊时常能看到头皮创口有动脉性出血。

（2）休克：创口较大、婴幼儿、就诊时间较晚的患者可有失血性休克的临床表现。

2. 辅助检查（检查应在急诊止血后进行）

（1）头部 X 线，包括正位、侧位和创口部位切线位平片。

（2）必要时可考虑行头部 CT 检查，以除外颅内异常。

（3）需检查创口深度、污染程度、创底有无骨折或碎骨片。如果发现有脑脊液或脑组织外溢，需按开放性颅脑损伤处理。

3. 实验室检查

（1）血常规化验，了解机体对创伤的反应状况，有无继发感染等。

（2）血红蛋白和血细胞比容持续下降表明出血严重。

（二）治疗原则

头皮供血丰富，其清创缝合的时限允许放宽至 24h。多采用一期全层缝合。若缝合张力过大，可适当松解创口周围头皮，减少张力。其后注射破伤风抗毒素，并根据创伤情况应用抗生素、补液、输血等。

三、头皮撕脱伤

头皮撕脱伤多因发辫受机械力牵扯，使大块头皮自帽状腱膜下层或连同颅骨骨膜被撕脱所致。

（一）诊断标准

1. 临床表现

（1）休克：失血性休克或疼痛性休克或创伤性休克。

（2）活动性出血：接诊时常能见到自头皮创缘有动脉性出血。

2. 辅助检查（应在急诊止血后进行）

（1）头部 X 线，包括正位、侧位平片。

（2）必要时可考虑行头部 CT 检查，以除外颅内异常。

3. 实验室检查　血红蛋白和血细胞比容持续下降表明出血严重。

（二）治疗原则

治疗上应在止血、抗休克、备足血前提下，彻底清创，一期缝合头皮，如有头皮缺损，应行中厚皮片植皮术，对骨膜已撕脱者，可在颅骨外板上多处钻孔达板障，然后植皮。条件允许时，采用显微外科技术行小血管吻合、头皮原位缝合术，如获成活，可望头发生长。术后应采用广谱抗生素抗炎治疗。

（刘乃杰）

第二节　颅骨损伤

颅骨骨折系指颅骨受外力作用，导致颅骨连续性中断。一般而言，凡有颅骨骨折存在，提示外力较重，合并脑损伤的概率较高。但颅骨骨折患者不一定都合并严重脑损伤，而没有颅骨骨折的患者，也可能存在严重的脑损伤。根据部位可将颅骨骨折分为颅盖及颅底骨折；根据骨折形态分为线性和凹陷骨折，如因暴力范围较大与头部接触面积广，形成多条骨折线，分隔成多条骨折碎片者则称粉碎性骨折；而颅盖骨骨折端的头皮破裂称开放性骨折，颅底骨折端附近黏膜破裂则称内开放性颅骨骨折。开放性骨折及累及气窦的颅底骨折易合并骨髓炎或颅内感染。

一、颅盖骨线状骨折

（一）诊断标准

1. 临床表现　有明确的头部受力史，着力部位可见头皮挫伤及头皮血肿。

2. 实验室检查　同本章第一节。

3. 辅助检查

（1）头部 X 线，包括正位、侧位平片。

（2）必要时可考虑行头部 CT 检查，以除外颅内异常，CT 骨窗像可确定骨折形态，经重建的颅骨像可更好地反映骨折形态。

（二）治疗原则

单纯性颅盖骨线状骨折本身无须特殊处理，但应警惕是否合并脑损伤；骨折线通过硬脑膜血管沟或静脉窦所在的部位时，要警惕硬脑膜外血肿发生的可能。需严密观察并复查 CT。内开放骨折可导致颅内积气，应预防感染和癫痫。

二、颅底骨线状骨折

颅底部的线形骨折多为颅盖骨骨折线的延伸，也可由邻近颅底平面的间接暴力所致。据所发生的部位可分为颅前窝、颅中窝和颅后窝骨折。由于硬脑膜与前、颅中窝底粘连紧密，故该部位不易形成硬脑膜外血肿。又由于颅底接近气窦、脑底大血管和脑神经，因此，颅底骨折时容易产生脑脊液漏、脑神经损伤和颈动脉—海绵窦瘘等并发症，颅后窝骨折可伴有原发性脑干损伤。

（一）诊断标准

1. 临床表现

（1）颅前窝骨折累及眶顶和筛骨，可伴有鼻出血、眶周广泛淤血（"眼镜"征或"熊猫眼"

征),以及广泛球结膜下淤血。如硬脑膜及骨膜均破裂,则伴有脑脊液鼻漏,脑脊液经额窦或筛窦由鼻孔流出。若骨折线通过筛板或视神经管,可合并嗅神经或视神经损伤。

(2)颅中窝骨折如累及蝶骨,可有鼻出血或合并脑脊液鼻漏,脑脊液经蝶窦由鼻孔流出。如累及颞骨岩部,硬脑膜、骨膜及鼓膜均破裂时,则合并脑脊液耳漏,脑脊液经中耳由外耳道流出;如鼓膜完整,脑脊液则经耳咽管流向鼻咽部而误认为鼻漏。颅中窝骨折常合并有第Ⅶ、Ⅷ脑神经损伤,如骨折线通过蝶骨和颞骨的内侧面,尚能伤及垂体或第Ⅱ、Ⅲ、Ⅳ、Ⅴ、Ⅵ脑神经。如骨折端伤及颈动脉海绵窦段,可因颈内动脉-海绵窦瘘的形成而出现搏动性突眼及颅内杂音。破裂孔或颈内动脉管处的破裂,可发生致命性鼻出血或耳出血。

(3)颅后窝骨折线通过颞骨岩部后外侧时,多在伤后数小时至2d内出现乳突部皮下淤血(Battle征)。骨折线通过枕骨鳞部和基底部,可在伤后数小时出现枕下部头皮肿胀。骨折线尚可经过颞骨岩部向前达颅中窝底。骨折线累及斜坡时,可于咽后壁出现黏膜下淤血。枕骨大孔或岩骨后部骨折,可合并后组脑神经(第Ⅸ~Ⅻ脑神经)损伤症状。

颅底骨折的诊断与定位主要根据上述临床表现。淤血斑的特定部位、迟发性,以及除外暴力直接作用点等,可用来与单纯软组织损伤相鉴别。

2.辅助检查

(1)头部X线:确诊率仅占50%。摄颏顶位,有利于确诊;疑为枕部骨折时摄汤氏(Towne)位;如额部受力,伤后一侧视力障碍时,摄柯氏位。

(2)头部CT:对颅底骨折的诊断价值更大,不但可了解视神经管、眶内有无骨折,尚可了解有无脑损伤、气颅等情况。

3.实验室检查 对疑为脑脊液漏的病例,可收集耳、鼻流出液进行葡萄糖定量测定。

(二)治疗原则

1.保守治疗 单纯性颅底骨折无须特殊治疗,主要观察有无脑损伤及处理脑脊液漏、脑神经损伤等合并症。当合并有脑脊液漏时,需防止颅内感染,禁忌填塞或冲洗耳鼻,禁忌腰椎穿刺。取头高体位休息,尽量避免用力咳嗽、打喷嚏和擤鼻涕。可静脉或肌内注射抗生素。多数漏口在伤后1~2周内自行愈合。超过1个月仍未停止漏液者,可考虑手术。

2.手术适应证

(1)脑脊液漏不愈达1个月以上者,在抗感染前提下,经内镜或开颅手术修补硬脑膜,以封闭漏口。

(2)对伤后出现视力减退,疑为碎骨片挫伤或血肿压迫视神经者,应在12h内行视神经管减压术。

三、凹陷性骨折

凹陷性骨折见于颅盖部,好发于额骨及顶骨,呈全层内陷。成人凹陷性骨折多为凹陷及粉碎性骨折,婴幼儿可呈乒乓球凹陷样骨折。

(一)诊断标准

1.临床表现

(1)头皮血肿在受力点有头皮血肿或挫伤。

(2)局部下陷急性期可检查出局部骨质下陷。

(3)神经功能障碍当骨折片下陷较深时,可刺破硬脑膜,损伤及压迫脑组织而出现偏瘫、失语和(或)局灶性癫痫。

2.实验室检查　同本章第一节"头皮血肿"。

3.辅助检查

(1)头部X线:骨折部位切线位,可显示出骨折片陷入颅内深度。

(2)头部CT:不仅可了解骨折情况,且可了解有无合并脑损伤。

(二)治疗原则

1.保守治疗

(1)位于非功能区凹陷深度不足1cm的小面积骨折,无临床症状者不需手术治疗。

(2)新生儿的凹陷性骨折,应尽量采用非手术复位方法。如使用胎头吸引器置于骨折处,通过负压吸引多能在数分钟内复位。

2.手术适应证

(1)合并脑损伤或大面积骨折片陷入颅腔,导致颅内压增高,CT显示中线结构移位,有脑疝可能者,应行急诊开颅去骨片减压术。

(2)因骨折片压迫脑重要部位,引起神经功能障碍如瘫痪、癫痫等,应行骨片复位或清除术。

(3)开放粉碎凹陷性骨折,需行手术清创、去除全部骨片,修补硬脑膜,以免引起感染。

(4)在非功下陷大于1cm者,视为相对适应证,可考虑择期手术。

(5)位于大静脉处的凹陷性骨折,即使下陷较深,如无明显临床症状,可经观察,待充分准备后择期手术。

(张荣军)

第三节　脑损伤

脑损伤是指暴力作用于头部造成的脑组织器质性损伤。根据致伤源、受力程度等因素不同,以及伤后脑组织与外界相通与否,可将脑损伤分为开放性及闭合性脑损伤。前者多由锐器或火器直接造成,均伴有头皮裂伤、颅骨骨折、硬脑膜破裂和脑脊液漏。后者为头部受到钝性物体或间接暴力所致,往往头皮颅骨完整;或即便头皮、颅骨损伤,但硬脑膜完整,无脑脊液漏。根据暴力作用于头部时是否立即发生脑损伤,又可将脑损伤分为原发性脑损伤和继发性脑损伤,后者指受伤一定时间后出现的脑损伤,如颅内血肿和脑水肿。本节着重叙述原发性脑损伤。

一、脑震荡

脑震荡是指头部受力后在临床上观察到的短暂性脑功能障碍。脑的大体标本上无肉眼可见的神经病理改变,显微病理可有毛细血管充血、神经元胞体肿大、线粒体和轴索肿胀。

(一)诊断标准

1.临床表现

(1)意识改变:受伤当时立即出现短暂的意识障碍,可为神志不清或完全昏迷,常为数秒或数分钟,大多不超过半个小时。

(2)逆行性遗忘:患者清醒后多不能回忆受伤当时乃至伤前一段时间内的情况。

(3)短暂性脑干症状:伤情较重者在意识改变期间可有面色苍白、出汗、四肢肌张力降低、血压下降、心动徐缓、呼吸浅慢和各生理反射消失。

（4）其他症状：可有头痛、头晕、恶心、呕吐、乏力、畏光、耳鸣、失眠、心悸和烦躁等。

（5）神经系统检查：无阳性体征。

2.实验室检查　腰椎穿刺颅内压正常，脑脊液无色透明，不含血细胞，白细胞计数正常。

3.辅助检查

（1）头部 X 线：无骨折发现。

（2）头部 CT：颅内无异常。

（二）治疗原则

1.观察病情变化　伤后短时间内可在急诊科观察，密切注意意识、瞳孔、肢体运动和生命体征的变化。对于离院患者，嘱其家属密切注意头痛、恶心、呕吐和意识障碍情况，如症状加重应立即来院检查。

2.卧床休息　急性期头痛、头晕较重时，嘱其卧床休息，症状减轻后可离床活动。

3.对症治疗　头痛时可给予罗通定等镇痛剂。对有烦躁、忧虑、失眠者可给予地西泮、三溴合剂等药物。

二、弥漫性轴索损伤

弥漫性轴索损伤是加速或减速的惯性力所致的弥漫性脑损伤，由于脑的扭曲变形，脑内产生剪力或牵拉作用，造成脑白质广泛性轴索损伤。损伤可位于大脑半球、胼胝体、小脑或脑干。显微病理表现为神经轴索断裂。

（一）诊断标准

1.临床表现

（1）昏迷受伤当时立即出现昏迷，且昏迷时间较长。

（2）瞳孔和眼球变化变化：部分患者可有一侧或双侧瞳孔散大，对光反应消失。广泛损伤者可出现双眼向损伤对侧和向下凝视。

2.辅助检查

（1）头部 CT 扫描：可能发现大脑皮质与髓质交界处、胼胝体、脑干、内囊区或第三脑室周围有多个点或片状出血灶。

（2）头部 MRI 扫描：可较精确地反映出早期组织撕裂出血灶。

（二）治疗原则

1.同"脑震荡"。

2.脱水治疗。

3.昏迷期间加强观察，若病情恶化，及时复查 CT，如发现颅内血肿或严重脑水肿，需立即手术，清除血肿或行减压术。

三、脑挫裂伤

暴力作用于头部时，着力点处颅骨变形或发生骨折，以及脑在颅腔内的相对位移，造成脑的着力或对冲点。对冲伤和着力点伤，均可造成脑挫伤和脑裂伤，由于两种改变往往同时存在，故又统称脑挫裂伤。前者为脑皮质和软脑膜仍保持完整，而后者有脑实质及血管破损、断裂，软脑膜撕裂。脑挫裂伤的显微病理表现为脑实质点片状出血，水肿和坏死，脑皮质分层结构不清或消失,灰质与白质分界不清。脑挫裂伤常伴有邻近的限局性血管源性脑水肿或弥漫性脑肿胀。

（一）诊断标准

1.临床表现

（1）意识障碍:受伤当时立即出现,短者半小时、数小时或数日,长者数周、数月,有的为持续昏迷或植物生存。

（2）生命体征改变:常较明显,体温多在 38℃ 左右,脉搏和呼吸增快,血压正常或偏高。如出现休克,应注意全身检查。

（3）局灶症状与体征:受伤当时立即出现与伤灶相应的神经功能障碍或体征,如运动区损伤的锥体束征、肢体抽搐或瘫痪,语言中枢损伤后的失语,以及昏迷患者脑干反射消失等。

（4）颅压增高:为继发脑水肿或颅内血肿所致。尚可有脑膜刺激征。

（5）其他:患者清醒后有头痛、头晕、恶心呕吐、记忆力减退和定向力障碍。

2.辅助检查

（1）头部 X 线:多数患者可发现有颅骨骨折。

（2）头部 CT:了解有无骨折、有无脑挫裂伤和颅内血肿。

（3）头部 MRI:不仅可以了解具体脑损伤部位、范围及其周围脑水肿情况,而且尚可推测预后。但因检查时间较长,一般不作为首选检查方法。

3.实验室检查

（1）血常规:了解应激状况。

（2）血气分析:在迟缓状态可有血氧低、高二氧化碳血症存在。

（3）脑脊液检查:脑脊液中有红细胞或血性脑脊液。

（二）治疗原则

1.轻型脑挫裂伤患者通过急性期观察后,治疗与弥漫性轴索损伤相同。

2.抗休克治疗,如合并有休克的患者首先寻找原因,积极抗休克治疗。

3.重型脑挫裂伤患者应送重症监护病房。

4.昏迷患者应注意维持呼吸道通畅。

（1）呼吸困难者,立即行气管插管连接人工呼吸机进行辅助呼吸。

（2）对呼吸道内分泌物多,影响气体交换,且估计昏迷时间较长者,应尽早行气管切开术。

5.对伴有脑水肿的患者,应适当限制液体入量,并结合脱水治疗。

6.对脱水治疗颅内压仍在 40～60mmHg 时,因势必导致严重脑缺血或诱发脑疝,可考虑行开颅去骨瓣减压和（或）脑损伤灶清除术。

四、脑干损伤

头、颈部受到暴力后立即出现,多不伴有颅内压增高表现。脑干损伤的病理变化有脑干神经组织结构紊乱、轴索断裂、挫伤和软化。由于脑干内除有脑神经核团、躯体感觉运动传导束外,还有网状结构和呼吸、循环等生命中枢,故其致残率和死亡率均较高。

（一）诊断标准

1.临床表现

（1）昏迷:受伤当时立即出现,且昏迷程度较深,持续时间较长。意识障碍恢复比较缓慢,恢复后常有智力迟钝和精神症状。如网状结构受损严重,患者可长期呈植物生存。

(2)瞳孔和眼球运动变化:双侧瞳孔不等大、极度缩小或大小多变。对光反应异常。眼球向外下或内凝视。

(3)去大脑强直

(4)神经系统检查:病理反射阳性、肌张力增高、交叉性瘫痪或四肢瘫。

(5)生命体征变化

①呼吸功能紊乱:常出现呼吸节律紊乱,表现为潮式呼吸、抽泣样呼吸或呼吸停止。

②心血管功能紊乱:心率及血压改变多出现在呼吸功能紊乱之后。

③体温变化:多数出现高热,脑干功能衰竭后体温不升。

(6)内脏症状

①消化道出血:是脑干损伤后多见的一种临床表现。

②顽固性呃逆:症状持久,难以控制。

2.辅助检查

(1)脑脊液穿刺:腰椎穿刺脑脊液多呈血性,压力多为正常或轻度升高,当压力明显升高时,应除外颅内血肿。

(2)头部 X 线:可伴有颅骨骨折。

(3)头部 CT:在伤后数小时内检查,可显示脑干有点片状高密度区,脑干肿大,脚间池、桥池、四叠体池及第四脑室受压或闭塞。

(4)头部及上颈段 MRI:有助于明确诊断,了解伤灶明确部位和范围。

(5)脑干诱发电位:波峰潜伏期延长或分化不良。

(二)治疗原则

1.一般治疗措施同脑挫裂伤。

2.对一部分合并有颅内血肿者,应及时诊断和手术。对合并有脑水肿或弥漫性轴索损伤者,应用脱水药物和激素等予以控制。

3.伤后 1 周,病情较为稳定时,为保持患者营养,应由胃管进食。

4.对昏迷时间较长的患者,应加强护理,防止各种并发症。

5.有条件者,可行高压氧治疗,以助于康复。

(张荣军)

第四节　外伤性颅内血肿

外伤性颅内血肿形成后,随血肿体积不断增大,临床症状进行性加重,而引起颅内压增高,导致脑疝形成,危及生命,是临床上常见的继发性脑损伤的主要类型。早期及时清除血肿,可在很大程度上改善预后。

一、血肿分类

1.根据血肿的来源与部位

(1)硬脑膜外血肿。

(2)硬脑膜下血肿。

（3）脑内血肿。

（4）多发性血肿。

2.根据血肿症状出现的时间

（1）急性血肿：伤后 72h 以内出现症状者。

（2）亚急性血肿：伤后 3d～3 周内出现症状者。

（3）慢性血肿：伤后 3 周以上出现症状者。

二、硬脑膜外血肿

硬脑膜外血肿是指出血积聚于硬脑膜外腔与颅骨之间。出血来源与颅骨损伤关系密切，当颅骨骨折或颅骨在外力作用下瞬间变形，撕破位于骨沟内的硬脑膜动脉或静脉窦所引起的出血或骨折端的板障出血。在血肿形成过程中，除原出血点外，由于血肿的体积效应不断使硬脑膜与颅骨分离，又可撕破另外一些小血管，使血肿不断增大，最终出现脑受压的症状。

（一）诊断标准

1.临床表现

（1）意识障碍：意识改变受原发性脑损伤及其后的血肿形成的继发脑损伤的影响，常见有如下几种类型。

①原发性脑损伤较轻，如脑震荡，有一过性意识障碍，而血肿形成得不是很快，因此在脑疝形成前有一段数小时的中间清醒期，形成受伤后立即昏迷－清醒－再昏迷过程。

②原发性脑损伤较重，加之血肿形成较为迅速，此时无中间清醒期，仅表现为意识障碍进行性加重。

③原发性脑损伤甚轻或原发性脑损伤很局限，不存在原发昏迷，只当血肿增大脑疝形成后出现昏迷。

（2）头皮血肿或挫伤：往往在血肿形成部位有受力点所造成的头皮损伤。

（3）瞳孔变化：在血肿形成后的早期，患侧瞳孔一过性缩小，随之扩大，对光反应迟钝或消失；同侧上睑下垂。晚期对侧瞳孔亦散大。

（4）锥体束征：早期血肿对侧肢体力弱，逐渐进行性加重。晚期出现双侧肢体的去大脑强直。

（5）生命体征：表现为进行性血压升高、脉搏缓慢，以及体温升高。

（6）其他：昏迷前有头痛、烦躁不安、呕吐、遗尿和癫痫等。

2.辅助检查

（1）头部 X 线平片：约 90％病例伴有颅骨骨折。

（2）头部 CT 检查：该项检查可明确是否有血肿形成，血肿定位，计算出血量，中线结构有无移位及有无脑挫伤等情况，骨窗像对骨折的认识更加明了。硬膜外血肿典型表现为颅骨内板与脑表面有一双凸镜形密度增高影。

（二）治疗原则

1.非手术治疗　仅用于病情稳定的小血肿，适应证如下。

（1）患者意识无进行性恶化。

（2）无神经系统阳性体征或原有神经系统阳性体征无进行性加重。

（3）无颅内压增高症状和体征。

(4)除颞区外,大脑凸面血肿量<30mL,颅后窝血肿<10mL,无明显占位效应(中线结构移位<5mm),环池和侧裂池>4mm,治疗方法基本同脑挫裂伤。但特别需要严密动态观察患者意识、瞳孔和生命体征变化,必要时行头部 CT 复查。若发现病情变化或血肿增大,应立即行手术治疗。

2. 手术适应证

(1)有明显颅内压增高症状和体征的颅内血肿。

(2)CT 扫描提示明显脑受压的颅内血肿。

(3)幕上血肿量>30mL,颞区血肿量>20mL,幕下血肿量>10mL。

(4)意识障碍进行性加重或出现昏迷。

三、急性硬脑膜下血肿

硬脑膜下血肿是指颅内出血血液积聚于硬脑膜下腔。硬脑膜下血肿是颅内血肿中发生率最高者,同时可为多发或与其他类型血肿伴发。

急性硬脑膜下血肿是指伤后 3d 内出现血肿症状者。多数伴有较重的对冲性脑挫裂伤和皮质的小动脉出血,伤后病情变化急剧。

(一)诊断标准

1. 临床表现

(1)临床症状较重,并迅速恶化,尤其是特急性血肿,伤后仅 1~2h 即可出现双侧瞳孔散大、病理性呼吸的濒死状态。

(2)意识障碍有中间清醒或好转期者少见,多数为原发性昏迷与继发性昏迷相重叠或昏迷的程度逐渐加深。

(3)颅内压增高的症状出现较早,其间呕吐和躁动比较多见,生命体征变化明显。

(4)脑疝症状出现较快,尤其是特急性硬脑膜下血肿。一侧瞳孔散大后不久,对侧瞳孔散大,并出现去脑强直、病理性呼吸等症状。

(5)局灶症状较多见,偏瘫、失语可来自脑挫伤或(和)血肿压迫。

2. 实验室检查 同本章第三节"脑挫裂伤"。

3. 神经影像学检查

(1)头部 X 线:半数病例伴有颅骨骨折。

(2)头部 CT:在脑表面呈新月形或半月形高密度区,有助于诊断。

(二)治疗原则

治疗原则同本节"硬脑膜外血肿"。

四、慢性硬脑膜下血肿

慢性硬脑膜下血肿为伤后 3 周以上出现血肿症状者,好发于老年患者。血肿大多广泛覆盖大脑半球的额、顶和颞叶。血肿有黄褐色或灰色结缔组织包膜,血肿内容早期为黑褐色黏稠液体,晚期为黄色或清亮液体。

(一)诊断标准

1. 临床表现

(1)病史:多不明确,可有轻微外伤史或已无法回忆。

（2）慢性颅内压增高症状：常于受伤2～3个月后逐渐出现头痛、恶心、呕吐、复视、视物模糊、一侧肢体无力和肢体抽搐等。

（3）精神智力障碍：表现为记忆力减退、理解力差、智力迟钝、精神失常，有时误诊为神经官能症或精神病。

（4）局灶性症状：由于血肿压迫所导致轻偏瘫、失语、同向性偏盲、视盘水肿等。

2.辅助检查

（1）头部X线：可显示脑回压迹，蝶鞍扩大和骨质吸收。

（2）头部CT：颅骨内板下可见一新月形、半月形混杂密度或等、低密度阴影，中线移位，脑室受压。

（3）头部MRI：可确诊。

3.实验室检查

（1）血常规检查：了解机体状态。

（2）凝血功能及血小板检查：了解凝血因素是否正常。

（二）治疗原则

1.非手术治疗　对不适合手术的患者，可采用甘露醇脱水治疗。

2.手术治疗

（1）颅骨钻孔闭式引流术。

（2）骨瓣开颅血肿清除术，适用情况如下。

①闭式引流术未能治愈者。

②血肿内容为大量血凝块。

③血肿壁厚，引流后脑组织不能膨起者，手术旨在将血肿及血肿壁一并切除。

3.手术后并发症

（1）血肿复发或形成积液。

（2）引流管损伤脑组织或皮层血管。

（3）气颅。

（4）手术后感染。

（5）癫痫发作。

五、脑内血肿

脑内血肿多发生在脑挫裂伤最严重的伤灶内，常见的血肿部位有额叶底部、颞极及凹陷骨折处的深部，有时可与硬脑膜下血肿伴发，老年人好发于脑深部白质内。

（一）诊断标准

1.临床表现

（1）头部外伤史：受伤机制多为对冲伤。

（2）意识障碍：呈进行性加重或伤后持续性昏迷，很少有中间清醒期。如血肿破入脑室，意识障碍则更加明显。如系凹陷性骨折所致脑内血肿，则患者可能有中间清醒期。

（3）颅内压增高：症状一般较明显。

（4）局灶体征：与血肿所在部位有密切关系，可见有偏瘫、失语、癫痫等。

2.辅助检查

(1)头部 X 线:除外颅骨骨折,特别是凹陷性颅骨骨折。

(2)头部 CT:在脑挫伤灶附近或脑深部白质内见到圆形或不规则高密度或混杂密度血肿影,即可诊断。

3.实验室检查　同本节"慢性硬膜下血肿"的检查方法。

(二)治疗原则

同本节"硬脑膜外血肿"。

六、迟发性外伤性颅内血肿

迟发性外伤性颅内血肿(DTIH)是指头部外伤后首次影像学检查未发现血肿,经过一段时间后重复 CT 扫描,或手术发现的血肿,或原出血处逐渐扩大形成的血肿。迟发性血肿可发生在硬脑膜外、硬脑膜下和脑实质内,短者伤后数小时、数日,长者数周甚至数月。降低外伤性迟发性颅内血肿病死率和致残率的关键在于早期诊断和治疗。

(一)诊断标准

1.临床表现　出现以下情况,可考虑本病的可能。

(1)严重的临床症状,剧烈头痛、频繁呕吐、烦躁不安及有意识障碍,但是 CT 所显示的脑损伤却较轻微,少量出血、单纯颅骨骨折、蛛网膜下腔出血等。

(2)经正确恰当地治疗后伤者意识状态无好转或一度好转后又恶化。

(3)观察及治疗过程中出现新的神经系统损害表现,如偏瘫、失语、瞳孔散大等。

(4)出现局限性癫痫发作。

(5)伤后或术后,患者长时间处于低意识水平或减压窗外膨明显且张力较高。

(6)颅内压监测持续升高或一度平稳后突然升高。

2.辅助检查　首选头部 CT 检查,早期复查有助于及时发现原来无血肿区的新的血肿。

3.实验室检查　复查凝血功能,如有异常,则出现迟发性血肿的概率增加,需更加密切监测患者。

(二)治疗原则

1.早期发现,及时行血肿清除手术。

2.小血肿无手术指征,可采用保守治疗,脱水、抗生素、抑酸、营养、神经代谢药物等支持治疗,但必须严密观察病情和 CT 监测。

3.积极防治并发症。对并发脑疝病情严重者,清除血肿的同时可行广泛减压颅骨切除术。

4.如血肿发生在颅后窝且并发急性脑积水、急性颅内压增高者,应行脑室体外引流术,随即行血肿清除术。

(张荣军)

第五节　开放性颅脑损伤

颅脑开放性损伤除头部开放创伤外,常有不同程度的脑损伤、出血、水肿、感染等继发损害。与闭合性脑损伤相比较,除损伤原因不同外,因有创口存在,可有失血性休克、易招致颅内感染等特点。

一、诊断标准

1.临床表现

（1）明确病史：询问受伤时间、致伤物种类及经过何种处理。

（2）头部创口检查：应仔细检查创口大小、形状、有无活动性出血、有无异物及碎骨片、脑组织或脑脊液流出。

（3）意识障碍：取决于脑损伤部位和程度。局限性开放性损伤未伤及脑重要结构或无颅内高压患者，通常无意识障碍；而广泛性脑损伤，脑干或下丘脑损伤，合并颅内血肿或脑水肿引起颅内高压者，可出现不同程度的意识障碍。

（4）局灶性症状：依脑损伤部位不同，可出现偏瘫、失语、癫痫、同向偏盲、感觉障碍等。

（5）颅内高压症状：创口小、创道内血肿或（和）合并颅内血肿，以及广泛性脑挫裂伤而引起严重颅内压升高者，可出现头痛、呕吐、进行性意识障碍，甚至发生脑疝。

2.辅助检查

（1）头颅X线：了解颅骨骨折的部位、类型、颅内金属异物或碎骨片嵌入的位置等情况。

（2）头部CT：对诊断颅内血肿、脑挫裂伤、蛛网膜下腔出血、脑中线移位、脑室大小形态等有意义；亦可显示颅内异物及颅骨骨折。

3.实验室检查

（1）血常规检查：了解失血、失液情况。

（2）腰椎穿刺：主要了解有无颅内感染和颅内压情况，但要慎重。

二、治疗原则

1.非火器性颅脑损伤

（1）及时清创处理，预防感染应尽早清除挫碎组织、异物、血肿，修复硬脑膜及头皮创口，变有污染的开放性伤道为清洁的闭合性伤道，为脑损伤的修复创造有利条件。

（2）清创手术尽可能在伤后 6～8h 内行清创，但清创时间多取决于患者伤后来院就诊的时间。目前应用抗生素的条件下，早期清创缝合时间最晚可延长至48h。清创完毕应缝好硬脑膜与头皮。伤道与脑室相通时，应清除脑室内积血，留置脑室引流管。如果脑组织膨胀，术后颅内压仍高，可以不缝硬脑膜，并视情况做外减压（颞肌下减压或去骨瓣减压），伤后 24h 内，肌内注射破伤风抗毒素 1500U。

（3）特殊伤的处理：钢钎、钉、锥等刺入颅内形成较窄的伤道，有时因致伤物为颅骨骨折所嵌顿，在现场急救时不要贸然将其拔除；特别是伤在静脉窦所在处或鞍区等部位时，仓促拔出致伤物可能引起颅内大出血或附加损伤引起不良后果。接诊后应行头部正侧位及必要的特殊位置的 X 线平片，了解伤道及致伤物的大小、形状、方向、深度、是否带有钩刺和伤及的范围。如果异物靠近大血管、静脉窦，可进一步行脑血管造影、CT 等检查，查明致伤物与血管等邻近结构的关系。根据检查所获取的资料，分析可能出现的情况，研究取出致伤物法，做好充分准备再行手术。

（4）静脉窦损伤的处理：首先要做好充分输血准备。上矢状窦伤时，应先在其周边扩大颅骨骨窗，再取出嵌于静脉窦裂口上的骨片，同时立即以棉片压住窦的破口，并小心检查窦损伤情况。小的裂口用止血海绵或辅以生物胶即可止住,大的破裂口则需用肌筋膜片覆盖于裂口处,缝合固定,亦可取人工硬脑膜修补静脉窦裂口,以达到妥善止血。

2.火器性颅脑损伤的处理　火器性颅脑损伤包括及时合理的现场急救,快速安全的转送,在有专科医师和设备的医院进行早期彻底清创和综合治疗。其中颅脑穿透伤伤情较重,可分为:盲管伤,仅有射入口,致伤物停留在伤道末端,无射出口;贯通伤,投射物贯通颅腔,有入口和出口,形成贯通伤道,多为高速枪伤所致,脑损伤广泛而严重,是火器性颅脑损伤最严重者;切线伤,投射物与头部呈切线方向擦过,飞离颅外,射入口和射出口相近,头皮、颅骨、硬脑膜和脑组织浅层皮层呈沟槽状损伤,所以又称沟槽伤。

(1)现场急救与转送

(2)早期清创处理:清创的目的是把创道内污染物如毛发、泥沙、碎骨片、弹片异物、坏死碎化的脑组织、血块等清除,经清创后使创道清洁、无异物、无出血、无坏死脑组织,然后修补硬脑膜,缝合头皮,由开放伤变为闭合伤。清创要求早期和彻底,同时尽可能不损害健康脑组织,保护脑功能。伤后24h内,过敏试验阴性者,应肌内注射破伤风抗毒素1500U。

(3)术后处理:应定时观察意识、瞳孔、生命体征的变化和神经系统体征。观察有无继发性出血、脑脊液漏,必要时行CT动态观察。加强抗感染,抗脑水肿,抗休克治疗,术后常规抗癫痫治疗,加强全身支持治疗;昏迷患者保持呼吸道通畅,吸氧并加强全身护理,预防肺炎、褥疮和泌尿系感染。

(张荣军)

第六节　脑损伤的分级及预后

脑损伤的分级,便于评价疗效和预后,有利于对伤情进行鉴定。

一、Glasgow 昏迷评分法

此评分法适用于对伤情的临床评定,其评定项目见表2-1。将处于13～15分者定为轻度;9～12分者定为中度;3～8分者定为重度。

表2-1　Glasgow 昏迷评分法

睁眼反应		语言反应		运动反应	
能自行睁眼	4分	能对答,定向正确	5分	能按吩咐完成动作	6分
呼之能睁眼	3分	能对答,定向有误	4分	刺痛时能定位,手举向疼痛部位	5分
刺激能睁眼	2分	胡言乱语,不能对答	3分	刺痛时肢体能回缩	4分
不能睁眼	1分	仅能发音,无语言	2分	刺痛时双上肢呈过度屈曲	3分
		不语	1分	刺痛时肢体过伸	2分
				刺痛时肢体无反应	1分

二、伤情轻重分级

1.轻型(Ⅰ级)　主要指单纯脑震荡,没有颅骨骨折和意识丧失不超过30min者,有轻度头痛、头晕等自觉症状,神经系统、神经影像和脑脊液检查无明显改变,GCS在13～15分者为轻型。

2.中型(Ⅱ级) 主要指轻度脑挫裂伤或颅内小血肿,有或无颅骨骨折、颅底骨折及蛛网膜下腔出血,无脑受压,昏迷在 6h 以内,有轻度神经系统阳性体征,有轻度生命体征改变,GCS 为 9～12 分者为中型。

3.重型(Ⅲ级) 主要指广泛颅骨骨折,广泛脑挫裂伤,脑干损伤或颅内血肿,昏迷在 6h 以上,意识障碍逐渐加重或出现再昏迷,有明显的神经系统阳性体征,有明显生命体征改变,GCS 在 3～8 分者为重型。

三、Glasgow 预后分级(GOS)

1975 年 Jennett 和 Bond 提出伤后半年至 1 年患者恢复情况的分级。

Ⅰ级:死亡。

Ⅱ级:植物生存,长期昏迷,呈去皮质和去大脑强直状态。

Ⅲ级:重残,需他人照顾。

Ⅳ级:中残,生活能自理。

Ⅴ级:良好,成人能工作、学习。

四、颅脑损伤的后期并发症

1.外伤后癫痫。

2.交通性积水。

3.外伤后综合征或"脑震荡后综合征"。

4.促性腺激素减低性性腺功能低下。

5.慢性创伤性脑病。

6.阿尔茨海默病(AD) 颅脑损伤尤其是重型颅脑损伤,促进淀粉样蛋白的沉积。

附:颅内损伤风险的临床评价

(一)低度颅内损伤风险

1.临床表现

(1)无症状。

(2)头痛。

(3)头昏头晕。

(4)头皮血肿、裂伤、挫伤、擦伤。

(5)未出现中度和高度颅脑损伤的表现标准(无意识丧失等)。

2.治疗原则

(1)可以回家观察。

(2)出现以下症状立即随诊。

1)意识水平改变(包括不易唤醒)。

2)行为异常。

3)头痛加重。

4)言语含糊。

5)一侧上肢或下肢力弱或感觉丧失。

6)持续呕吐。

7)一侧或双侧瞳孔散大,用亮光照射时不缩小。

8)癫痫(痉挛或抽搐发作)。

9)受伤部位肿胀明显加重。

(3)在 24h 以内不要应用作用强于对乙酰氨基酚的镇静安眠药。不要应用阿司匹林或其他抗炎症药物。

(4)一般不需要行 CT 检查。

(5)非移位的线形骨折不需要治疗。

(二)中度颅内损伤风险

1.临床表现

(1)受伤当时或伤后有意识改变或丧失。

(2)头痛进行性加重。

(3)外伤后癫痫。

(4)年龄小于 2 岁(除非外伤轻微)。

(5)呕吐。

(6)外伤后遗忘。

(7)颅底骨折的征象。

(B)多发损伤。

(9)严重的面部损伤。

(10)可能存在颅骨穿通或凹陷骨折。

(11)儿童虐待。

(12)明显的帽状腱膜下肿胀。

2.辅助检查

(1)头部 CT:本组临床表现本身易于遗漏严重的颅内损伤,最常见的是出血性脑挫裂伤。

(2)头部 X 线:首选 CT 检查,只有在明确有凹陷骨折时此项检查才有重要意义。

3.治疗原则

(1)观察

1)院外观察:注意院外观察指标。

2)住院观察:如果患者的条件不符合院外观察的指标(包括无条件做 CT 检查),需要住院观察除外神经系统功能的恶化。

(2)院外观察指标

1)头部 CT 检查正常。

2)初次检查 GCS≥14 分。

3)未满足高度风险的标准。

4)未满足中度风险的标准。

5)患者当时神经系统功能正常(对受伤事件的遗忘是可以接受的)。

6)有清醒可负责的成年人监护患者。

7)患者在必要时能够方便地回到医院急诊室。

8)没有伴随的复杂情况(如没有可疑家庭暴力,包括儿童虐待)。

(三)高度颅内损伤风险

1.临床表现

(1)意识障碍,没有明确的药物作用、代谢疾病、癫痫发作等原因。

(2)局灶性神经系统体征。

(3)意识水平进行性下降。

(4)颅骨穿贯通损伤和凹陷性骨折。

2.治疗原则

(1)头部CT检查,住院治疗。

(2)如果出现局灶体征,通知手术室做好准备。

(3)病情迅速恶化者,应考虑急诊手术。

(张荣军)

第三章　脑脊髓血管病

第一节　脑缺血病变的外科治疗

从 20 世纪 80 年代开始,我国的疾病谱显示慢性病尤其是心脑血管病已逐渐成为因病死亡的主要原因。根据全国第 3 次死因抽样调查,心脑血管病已成为我国第一位的死亡原因。我国心脑血管病死亡率高于欧美国家 4～5 倍,是日本的 3.5 倍,甚至高于泰国、印度等发展中国家。急性脑血管病不但具有发病率高、致残率高、死亡率高、复发率高的"四高"特点,而且由此造成的经济负担尤其高,脑卒中给我国每年带来的社会经济负担达 400 亿元。MONI-CA 研究数据显示,目前中国脑卒中发生率正以每年 8.7% 的速率上升,脑血管病的年人群发生率在 150/10 万～200/10 万,其中缺血性脑血管病占 75%～85%。脑卒中筛查与防治是一项包括规范筛查、健康教育与生活行为指导、内科用药、外科手术与介入治疗、康复医学、专科护理、疾病管理等多方面内容的系统性工程。

脑缺血可分全脑性与局灶性,前者由于心脏停搏、严重心律不齐或系统性低血压等引起全脑血供障碍,属内科治疗范围;后者见于脑血管局部狭窄或阻塞,加上脑侧支循环不良而引起,其治疗包括内科和外科两法。随着现代影像学技术的不断发展,缺血性脑血管病的影像诊断有了显著提高,外科手术和新开展的介入治疗也都取得了很大的进步。在清醒猴脑卒中研究模型中,可见到下列 3 种脑缺血阈值:①神经功能缺血阈值:脑血流(CBF)由正常的每分钟 55～56mL/100g,降到 23mL/100g 以下时,出现肢体偏瘫。②神经元电活动缺血阈值:CBF<每分钟 20mL/100g,脑电活动减弱,CBF 每分钟 10～15mL/100g,电活动处于静息状态。③膜泵功能缺血阈值:CBF≤10mL/100g 时,ATP 耗尽的神经元释放 K^+ 浓度升高,并伴有神经元内钙超载和胶质细胞内 Na^+、Cl^- 和水异常增加,一般认为人类脑缺血治疗窗为缺血发生后 3～6h,如侧支循环好,大脑中动脉阻断 8h 恢复血流,预后仍好。局灶性脑缺血的中央区(又称暗带)神经元多处于膜泵功能衰竭,即使在短时间内恢复 CBF,仍不能存活。但是缺血的周边区(半暗带)神经元处于电活动或功能缺血阈之间,尚能耐受较长时间缺血而不发生死亡。现代外科治疗脑缺血就是利用半暗带的神经元耐受缺血的时间(治疗窗),采用各种方法恢复 CBF,挽救濒死的神经细胞。治疗窗的大小取决于缺血时间和有效侧支循环的建立。

一、颈动脉狭窄的外科治疗

(一)颈动脉狭窄的常见病因

1. 动脉粥样硬化　最常见,常多发,累及颈总动脉分叉、颈部颈内动脉、海绵窦内颈内动脉、基底动脉和大脑中动脉(MCA)等。在颈总动脉分叉的病变常同时累及颈总动脉的远心端和颈内动脉的近心端,病变主要沿动脉后壁扩展,提示局部脑血流冲击血管内膜所致。

2. 颈动脉纤维肌肉发育不良　为一种非炎症性血管病,以引起颈动脉和肾动脉狭窄为其特征。好发于 20～50 岁白种女性。常同时累及双侧颈动脉、椎动脉,但颈总动脉分叉常不受累(异于动脉粥样硬化)。20%～40%患者伴颅内动脉瘤。

3. 颈动脉内膜剥离　有外伤和自发两种。外伤者由于旋转暴力使颈过伸,颈动脉撞击于

C2 横突上。自发者常伴动脉粥样硬化和纤维肌肉发育异常。本病在血管造影上有下列典型表现：颈总动脉分叉远端颈部颈动脉呈鸟嘴状狭窄或阻塞，可延伸达颅底，有时伴动脉瘤。

（二）超声检查

1. 颈部动脉超声检查　可采用彩色血流、能量多普勒和高分辨率 B 超对颈动脉进行全面横向和纵向扫描，以获得颈总动脉、颈外动脉和颈内动脉（包括球部和远端）的完整图像。

彩色血流双功能超声扫描是一种无创性技术，可提供颈总动脉及其分叉、颈内动脉壁轮廓的清晰图像，并可显示颈动脉不同节段的涡流。虽然具有操作人员依赖性，但无神经系统损伤、容易操作，且可重复性强。为获得准确、可靠的结果，对该检查进行标准化至关重要。欧洲血管外科学会颈动脉狭窄患者的诊断和检查指南（2010 版）建议：在超声报告中测得的血流速度以及报告的狭窄程度，应当注明是采用基于相对于颈动脉球血管造影狭窄程度的欧洲颈动脉外科手术试验（European Carotid Surgery Trail，ECST）法，还是北美症状性颈动脉内膜切除试验（North American Symptomatic Carotid Endarterectomy Trial，NASCET）法。

能量多普勒成像和对比增强超声能更加准确地识别通过颈动脉狭窄部位的低血流，以及鉴别闭塞前狭窄状态与完全闭塞。高分辨率 B 超是一种评价动脉粥样硬化斑块结构特征的合适方法，可显示表面溃疡以及斑块内部回声和异质性。

通过计算机辅助分析与高分辨 B 超图像相结合，就能够对图像特征进行标准化分析，从而更加客观和准确地评价斑块的回声特性。在图像标准化之后，可采用 GSM（grey－scale median）来衡量斑块的总体回声特性和斑块内低回声区的像素百分比。欧洲血管外科学会颈动脉狭窄患者的诊断和检查指南（2010 版）指出：在图像标准化后，斑块表面溃疡、低 GSM（＜25）、斑块异质性和斑块内接近管腔位置的无回声区是斑块易损性的超声表现，针对该类患者应考虑选择适当的治疗并增高随访频率。

2. 经颅多普勒超声（transcranial Doppler，TCD）　使用 TCD 监测能检测和评价单侧无症状狭窄患者的对侧血液代偿程度。在压迫狭窄侧血管后监测血流方向变化，可用来判断当一侧血管闭塞时是否有充足的对侧代偿血流。如果存在充足的代偿血流，则没有必要对这类患者进行手术。

虽然没有Ⅰ级证据表明 TCD 必须作为颈动脉狭窄治疗的一种常规监测手段，但是普遍认为在手术过程中以及术后短期内进行 TCD 监测是有益的，尤其在高危患者术中 TCD 监测更有必要。术中 TCD 监测不但能监测到手术过程中剥离内膜时出现的任何栓子，还能通过 MCA 的流速提示术中有无应用临时颈动脉转流管的必要。术后早期 TCD 监测如果发现 MCA 血流速度下降，可能提示内膜剥离部位由于血栓形成而造成狭窄，需引起注意。如果血流速度明显加快，提示需警惕发生过度灌注综合征的可能。

（三）外科治疗的机制

研究显示，颈动脉管腔狭窄＜70％时，CBF 仍保持不变。可是，当狭窄≥70％，管腔横切面减少 90％，即引起显著 CBF 减少。由于脑有丰富的侧支循环，如脑底动脉环、颈内动脉与颈外动脉的交通支、软脑膜动脉之间的交通支等，即使脑动脉完全阻塞，可不引起任何神经功能障碍。动脉管腔内血栓形成或栓塞是错综复杂的过程，受多种因素相互作用：血液成分、血管壁内膜、局部脑血流的特征如流速、漩涡等。颈动脉粥样硬化引起管腔高度狭窄是上述诸因素所促成的血栓所致，因此颈动脉外科治疗之所以能防治脑卒中，不仅是增加 CBF，还有消除潜在的脑血栓和栓塞的根源。

（四）颈动脉内膜切除术

1. 手术适应证和禁忌证（根据 AHA2011 年指南推荐）

（1）适应证

1）对于近期发生短暂脑缺血发作（TIA）或 6 个月内发生缺血性脑卒中合并同侧严重（70%～99%）颈动脉狭窄的患者，如果预计围手术期并发症率和死亡率风险＜6%，推荐进行颈动脉内膜切除术（carotid endarterectomy，CEA）（Ⅰ类；A 级）。如双侧动脉均有狭窄，狭窄重侧先手术。如双侧狭窄相似，选择前交通充盈侧先手术。如颈动脉近端、远端均有病灶，应选近端先手术（Ⅰ类；A 级）。

2）对于近期发生 TIA 或 6 个月内发生缺血性脑卒中合并同侧中度（50%～69%）颈动脉狭窄的患者，如果预计围手术期并发症率和死亡率风险＜6%，推荐进行 CEA，这取决于患者的个人因素，如年龄、性别和并存疾病（Ⅰ类；B 级）。

3）近期有 TIA 发作，颈动脉狭窄虽然＜50%，但有溃疡斑块者。

4）无症状颈动脉狭窄者应根据狭窄程度、侧支循环、溃疡斑部位、CT 或 MRI 脑梗死灶，以及围手术期的预计并发症率等因素决定手术与否。

5）不建议给颈动脉狭窄＜50% 的患者施行 CEA（Ⅰ类；A 级）。

（2）禁忌证

1）中重型完全性脑卒中的急性期。

2）有严重冠心病或其他器质性病变者。

3）颈动脉狭窄范围超过下颌角，达颅底者。

4）颈动脉完全阻塞，并且血管造影显示没有侧支逆流到达岩骨段颈内动脉者。

（3）手术时间选择：迄今仍有争论。不论是 TIA 或完全性脑卒中，如不治疗，脑缺血或梗死的再发率明显增高，因此及时检查和治疗是必要的。如果无早期再通禁忌证，在 2 周内进行手术是合理的，而非延迟手术（Ⅱa 类推荐；B 级证据）。对急性颈动脉阻塞，如血管造影显示侧支循环血流可到达岩骨段颈内动脉者，应急诊手术。

（4）手术要点和注意事项

1）麻醉要点：可全麻或局麻，但不论用什么麻醉，均应保证脑和心脏的正常血供。因此，术时应监测动脉压、中心静脉压或肺动脉楔状压等。诱导麻醉宜用短程巴比妥类或依托咪酯（宜妥利，etomidate）。为避免插管时咳嗽，可静脉给予吗啡类药和利多卡因。皮肤切口用局麻药阻断浅颈丛，可减少全麻药用量。

2）手术方法：患者双肩下垫小枕，使颈部过伸，下颌转向手术对侧，上半身抬高 20°。沿胸锁乳突肌前缘做纵向皮肤切口。上方自乳突尖端开始，下方到达甲状软骨下缘，当斑块位置较高时，可将切口沿下颌缘向后上转折，以免伤及面神经下颌支。沿皮肤切口将颈阔肌切开。在切口的上部，有耳大神经在颈阔肌深面交叉而过，予以保留，以免术后耳部麻木。沿胸锁乳突肌前缘将深筋膜切开，游离胸锁乳突肌前缘。在切口的下段，向外牵开胸锁乳突肌后，即可见其深面的颈内静脉内侧缘游离，并向外侧牵开，结扎进入颈内静脉内侧面的分支（包括跨越颈动脉分叉的面总静脉）。暴露颈动脉，在颈动脉的表面、颈内静脉的内侧，可见舌下神经降支，它与颈动脉分叉并无固定的解剖关系，有时可在分叉下方 2～3cm 处。因此，应小心寻找和游离，向内侧牵开和保护之。颈外动脉常发出一肌支到胸锁乳突肌，在舌下神经降支暴露段中部交叉，将此动脉结扎后切断，即可将舌下神经向上牵开，置于术野边缘。在解剖过程中常会遇到小静脉丛,应先电凝或结扎后切断。

沿颈内动脉向上解剖 2～3cm,直至二腹肌的下后缘,如动脉硬化斑的上极超过二腹肌与颈内动脉的交叉点,可将二腹肌切断,再沿颈内动脉继续向上解剖。再沿颈内动脉向下解剖,直至分叉点下方 2～3cm,达动脉与肩胛舌骨肌的交叉点。如果硬化斑的下极在肩胛舌骨肌的下方,可将该肌向下牵开,不必切断。暴露颈外动脉第一部分以及甲状腺上动脉。用动脉夹或控制带将颈外动脉暂时阻断,用小动脉夹将甲状腺上动脉也暂时阻断,或用丝线予以结扎。暴露及解剖颈动脉窦时,应先用 1% 普鲁卡因将其封闭,阻断神经反射,一般不必去神经。如果颈内动脉因动脉硬化而有弯曲和扭折,可将颈动脉窦去神经后与四周分离,使动脉向前方牵引,以利显露。颈总动脉、颈内动脉和颈外动脉都解剖游离后,在颈总动脉与颈内动脉上各套上控制带。在阻断颈内动脉血流之前,静脉注射肝素 50mg,等待 5min,再将控制带收紧,以阻断颈动脉的血流。

为了在切除动脉内膜期间保持脑部有连续血流,争取较充分的手术操作时间,有学者提出需做颈动脉分流措施,即用一根分流导管插入动脉硬化斑近方的颈总动脉和远方的颈内动脉,将分流导管外的球囊打起,以使血液既不能流出动脉,又可经分流管向颅内供血。但目前其使用的适应证尚有争议。

通过麻醉师确定患者情况良好、适度上升血压后,就可以进行动脉内膜切除术。先用无损伤动脉夹将颈总动脉夹住,这样做可测定有无脑部供血不足,同时可减少血栓脱落机会。将甲状腺上动脉和颈外动脉(在甲状腺上动脉的远端)用动脉夹夹住。如颈内动脉已完全阻塞,则不必钳夹;否则也用动脉夹夹住。轻轻按摸暴露的动脉,就能找出动脉硬化斑的所在。在硬化斑的远方纵向切开颈动脉,在这里几乎经常能找到一个血凝块。放开颈内动脉上的动脉夹,如果血块尚未充分机化,则从颈内动脉远端来的血液逆流(来自脑底动脉环的血流)会将其冲出动脉切口。如颈内动脉已完全阻塞,这种现象并不发生,则可用 Fogarty 球囊导管在导丝的引导下插入颈内动脉的阻塞远端,打起球囊将动脉内的血凝块取出,直至血液逆流为止。如尝试数次后仍无逆流出现,表明血凝块已显著机化并与动脉内壁粘着,或血栓形成已深入颈内动脉远端,不能清除。于是放弃手术,不再继续进行。

如有逆流血液出现,再用动脉夹将颈内动脉在切口远方夹住,向动脉夹远方注入肝素。将动脉切口向下延长,直至硬化斑下方。确认颈内动脉切口以上无硬化斑后,将分流导管一端先插入颈内动脉腔内,打起关闭上的球囊,放开暂时阻断夹,使血流从颈内动脉远端反流经导管流出,然后将分流管的近端插入颈总动脉中,打起关闭上的球囊,松开暂时阻断夹,恢复颈内动脉中的血流。这部分手术操作要迅速和轻巧,不可使脑部缺血时间太长,注意勿将分流管阻断,或使动脉壁受压太重。

动脉内膜切除从颈总动脉开始,在硬化斑下端找出动脉内膜与中层间的分界面,沿此界面将硬化斑用剥离子轻轻剥离。剥离时注意勿使动脉壁的肌肉层受到损伤,保持动脉壁在术后仍具有一定强度,不致形成动脉瘤。硬化斑剥离后,局部动脉内膜缺失。沿此缺失区边缘有游离的动脉内膜,应予修剪平整。通常硬化斑长入颈内动脉数厘米,如长入长度较远,厚度较薄,可予切断,将颈内动脉中无法暴露的硬化斑保留,不予切除。硬化斑切除范围,下方到达颈动脉分叉点下方 2cm,上方到达颈内动脉的最远方暴露范围。颈外动脉内的硬化斑也尽可能予以切除。由于颈外动脉未曾切开,硬化斑的切除长度一般只有 0.5cm 左右。据 Persson 等(1980)的观察,切除这一小段硬化斑后,颈外动脉在术后常发生阻塞。因此,他常在颈外动脉上另做切口,在直视下切除其内硬化斑。

　　动脉内膜的切口边缘必须用缝结予以固定,使其紧贴在动脉壁上,否则动脉内膜将被血流冲击,继续从动脉壁上剥离,成瓣状将动脉腔阻塞或引起动脉腔狭窄。在颈总动脉内的内膜切口可不予缝合固定。

　　大块硬化斑切除后,仔细检视动脉壁上的粗糙面,将遗漏的小片硬化斑清除。清除方法可用小棉球轻轻揩拭。用生理盐水冲洗动脉腔,去除所有血凝块及硬化斑碎块。

　　动脉切口用6-0单股尼龙线缝合。分两段进行,用连续缝法,先从颈内动脉远端开始。第一针缝在动脉切口的稍上方,第二针缝在第一针的较远方,结扎。然后齐动脉切口上端缝合第三针,再向近端连续缝合,直至切口中段。缝针穿过动脉切口时,向前进方向倾斜45°,使一串缝线呈"W"形绕过脉切口。这样便于动脉切口对合后卷起,有利于止血,而且使动脉内壁更为平整。如果缝针穿过动脉切口时垂直于切口,不作倾斜,一串缝线将呈"N"形,不易将切口边缘对合后卷起。此缝合法仅适用于血管壁较软时。在使用人造血管时,由于人造血管壁较硬,缝合时无法卷起,仍以"N"形连续缝合较合适。然后从颈总动脉上的切口近端开始,同样先缝两针,结扎后连续向切口中段缝合。动脉切口缝合后最易发生漏血点是在切口远近两端点,缝合时的第一、二针就是为了防止漏血。

　　上下两连续缝合间相距1cm左右时暂停。卸去引流管的球囊,抽出引流导管,让血流短时间冲刷动脉腔,迅速收紧控制带,阻断血流。用肝素盐水反复冲净动脉腔后,将余下动脉切口缝合。这部分动作要迅速,以减少脑缺血时间。

　　放开动脉夹的次序:先放开颈内动脉上的动脉夹,使血液倒流进入颈外动脉;然后再将颈内动脉暂时再夹住;放开颈总动脉的动脉夹,使血流冲入颈外动脉;脉搏搏动5～6次后,再次开放颈内动脉的动脉夹,恢复脑部血流。这样的开放次序可使血管内的残留碎块冲入颈外动脉中(图3-1)。用间断缝线分层缝合伤口,用负压引流24～48h。

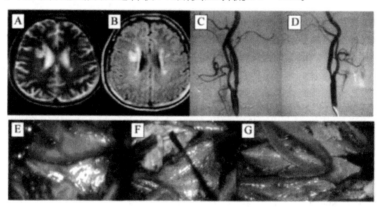

图3-1　颈动脉内膜剥脱术照片

　　MRI:A(T_2W)及B(FLAIR)示右侧半卵圆区脑梗死;DSA:C(侧位)及D(正位)示右侧颈内动脉起始端重度狭窄;颈动脉内膜切除术中照片;E. 临时阻断颈总动脉、颈内动脉、颈外动脉及其分支;F. 切开动脉壁,显微剥离子剥除斑块;G. 术中应用颈动脉转流管,并逐步缝合动脉管壁。

　　3)注意事项

　　a. 由于适当放大和良好照明是保证识别术野关键结构、小心切除血管腔表面疏松组织碎片、准确缝合动脉壁的重要条件,因此宜用显微镜或放大镜与头灯。

　　b. 术时监测可根据需要选用或采用:①脑电图(EEG)能很好地间接反映全脑血供,为无创性检查,但它不能反映局部脑血流(rCBF)变化和脑血栓的发生。②体感诱发电位(SEP):无创性检查,反映 CBF 变化较 EEG 敏感。③TCD:无创性检查,反映脑底动脉环各主要动脉的血液流速,可动态观察和发现脑栓塞,但不能了解脑皮质血供情况。④颈动脉残端压:有创性检查,方法简便,但残端压与 CBF 关系不恒定。

c. 术时分流管应用:尚有争论,有主张用、不用或选择性用 3 种态度。分流管主要优点是在颈动脉临时阻断时提供适当的脑血流,其主要缺点是诱发脑栓塞、需要大的手术暴露和影响血栓斑块远心端的观察。提示:术中电生理监测以 EEG 对 CEA 中是否应用转流管最具指导作用,SEP 潜伏期监测与 EEG 监测具有一致性,而 MEP 的敏感性较差。术中电生理监护有利于决定手术策略,避免手术并发症。

d. 颈动脉扩大缝合:切除血栓内膜后,直接缝合动脉壁还是用补片扩大缝合动脉壁。理论上,后者较前者提供较大的血管腔和 CBF,减少术后再狭窄和血栓形成的机会。但需较长时间缝合颈动脉壁,意味着较长时间阻断颈动脉,术后有发生修补片破裂出血或动脉瘤形成。有学者将术中颈内动脉的粗细作为是否应用补片的依据,认为颈内动脉直径<4mm 是使用补片扩大缝合的指征。

4)术后处理:术时监测脑和心脏功能等措施,要维持到术后 24～48h,并注意观察神经功能(包括意识、瞳孔、肢体活动),同时注意水、电解质平衡和颈部伤口检查。

清醒后即可口服阿司匹林片 100mg,每天 1 次。

5)并发症:常见脑梗死,可发生于术时或术后,围手术期脑卒中率为 2.2%～5.5%,其中 1/3 为可逆性脑缺血,1/3 为轻脑卒中,1/3 为重脑卒中。其他有脑出血、心肌梗死、伤口出血或感染、颅神经(舌下神经、迷走神经、面神经、耳大神经、舌咽神经)损伤。颈动脉再狭窄多发生于术后 6～12 个月,原位缝合颈动脉再狭窄率为 0%～50%,有症状颈动脉狭窄者复发率为 1%～2%。

2. CEA 的疗效　虽然 CEA 已有超过 50 年的历史,大样本随机对照研究结果显示 CEA 在有症状或无症状颈动脉狭窄治疗中疗效比药物治疗明显,可减少 TIA 加重和脑卒中发生。

对于重度症状性颈动脉狭窄的治疗,于 1991 年同时有 NASCET 和 ECST 两项随机对照研究,显示 CEA 能显著预防缺血性脑卒中的发生。NASCET 结果显示,对于症状性颈动脉狭窄为 50%～69% 的患者,CEA 治疗后 5 年所有同侧脑卒中的发生率为 15.7%,而药物治疗组为 22.2%。对于症状性颈动脉狭窄>70% 的患者,CEA 治疗后 2 年同侧脑卒中的发生率为 9%,而药物治疗组为 26%,且手术组所有脑卒中发生率、致残性脑卒中发生率和病死率也显著低于药物组。ECST 也显示,对于症状性颈动脉狭窄>70% 的患者,CEA 治疗后 3 年同侧脑卒中的发生率为 2.8%,而对照组为 16.8%。对于症状性颈动脉狭窄 80%～100% 的患者,CEA 治疗后 3 年所有大卒中发生率和病死率为 14.9%,而药物治疗组为 26.5%。因此,对于颈动脉狭窄为 70%～99%、症状性颈动脉狭窄侧神经功能症状不严重者,若 CEA 术中的重要并发症(脑卒中/死亡)<6%,则可考虑 CEA 治疗颈动脉狭窄。

由 NASCET、ECST 与退伍军人管理局症状性颈动脉内膜剥脱术试验(Veterans Affairs Cooperative Symptomatic Carotid Stenosis Trial,VACS)研究结果的综合分析发现,CEA 对于颈动脉狭窄为 70%～99% 获益最大,5 年可降低 15.3% 的死亡或任何脑卒中发生;CEA 对于颈动脉狭窄 50%～69% 也有一定的益处,5 年可降低 7.8% 的死亡或任何脑卒中发生。进一步分析显示,此类患者中男性、年龄>75 岁、刚发生梗死性脑卒中即接受 CEA 治疗(2 周内),CEA 的获益较高。因此,对于颈动脉狭窄为 50%～69%,考虑以 CEA 治疗必须保证术中并发症<3%;而对于男性或最近发生同侧大脑半球梗死性脑卒中,则 CEA 治疗获益较大。对于症状性颈动脉狭窄 30%～49%的患者,CEA 手术没有效果;狭窄 0%～29%的患者,手术增加脑卒中的风险。因此,CEA 不建议用于治疗症状性颈动脉狭窄<50%的患者。

有研究认为,对于无症状性颈动脉狭窄>50%,5 年内发生血管疾病的概率增加 50%。有 3 项随机试验比较无症状颈动脉狭窄患者 CEA 与内科治疗的疗效,包括退伍军人管理局无症状性颈动脉内膜剥脱术试验(Veterans Administration Asymptomatic Carotid Endarterectomy Trial,VAACET)、无症状颈动脉粥样硬化研究(Asymptomatic Carotid Atherosclerosis Study,ACAS)及无症状颈动脉外科试验(Asymptomatic Carotid Surgery Trial,ACST)。VAACET 对 444 例无症状性颈动脉狭窄>50%的男性患者随访,CEA 组脑卒中发生率为 1.2%,内科治疗组为 2.4%,两者无显著差异。ACAS 对 1662 例无症状性颈动脉狭窄>60% 的患者随访结果表明,CEA 组的 5 年同侧脑卒中发生率及术中并发症为 5.1%,而内科治疗组为 11.0%。ACST 纳入 3120 例经多普勒超声发现狭窄>60%的无症状性颈动脉狭窄患者,CEA 组的 5 年脑卒中发生率为 6.4%,而内科治疗组为 11.8%。分层分析发现,年龄<75 岁的患者获益显著。女性患者由于手术并发症高,男性患者相对获益明显。CEA 术后 30d 内脑卒中发生率和病死率为 3.1%。综合分析 VAACET、ACAS 及 ACST 研究结果发现,相对于内科治疗无症状颈动脉狭窄,CEA 能降低 3 年内 30%的脑卒中发生,然而绝对危险性的下降每年不到 1%。对于无症状性颈动脉狭窄<60%的患者不建议手术;≥60%的患者,手术需综合考虑,且要求围手术期脑卒中和病死率<3%。

(五)颈动脉颅外段狭窄支架血管内成形术

CEA 对由颈动脉血栓内膜引起的重度颈动脉狭窄和症状性中度颈动脉狭窄的治疗效果明显优于药物治疗,从而奠定了其在治疗颈动脉狭窄中的"金标准"地位。但 CEA 有创伤性,不适合于合并严重心肺疾病、延伸至颅内的颈动脉狭窄、以前接受过颈部放疗以及其他原因引起的颈动脉狭窄患者。相对于 CEA,颈动脉颅外段狭窄支架血管内成形术(Carotid Angioplasty and Stenting,CAS)具有微创、便捷、较少局部神经损伤等优势。一项全世界颈动脉支架置入术研究(Coward,2005)发现,在 12392 次治疗中,技术成功率超过 98%,脑卒中及死亡率为 4.75%,3 年颈动脉再狭窄率为 2.4%。

1.CAS 适应证(根据指南) 对于有症状的患者,具有平均或较低血管内操作并发症风险的,当颈动脉直径狭窄程度非侵袭性影像检查>70%或导管成像检查>50%时,CAS 可作为 CEA 的替代方案(Ⅰ类;B 级)。对于症状性严重狭窄>70%的患者,当狭窄超出手术能及、内科情况大大增加手术风险或存在 CEA 后再狭窄、放疗诱导的狭窄等特殊情况,可以考虑进行 CAS(Ⅱ b 类;B 级)。行 CAS 者其围手术期并发症率和死亡率应当<4%～6%(Ⅱa 类;B 级)。

CAS 特别适应证:不适合行 CEA 者:包括①高位颈动脉狭窄。②外伤性或医源性颈动脉狭窄伴有颈动脉夹层动脉瘤。③颈动脉内膜纤维组织形成不良。④肿瘤压迫性颈动脉狭窄。⑤一般情况差不能耐受手术。⑥CEA 后再狭窄。

2.CAS 禁忌证 CAS 禁忌证有:颈内动脉慢性完全闭塞者;颈动脉狭窄钙化斑明显成半圆形者;大片脑梗死急性期。

3.CAS 手术实施过程

(1)术前用药:术前 3d 口服阿司匹林 0.3qd;玻立维 0.75qd;术前 1d 静脉持续滴注尼莫

地平；术前应用低分子右旋糖酐扩容；术前肌内注射阿托品 0.5mg，预防术中迷走反射。

（2）操作方法

1）在颈内动脉狭窄远端放置保护装置。

2）预扩张：对于狭窄严重（血管腔直径<2mm），支架直接通过有困难者，可选用直径为 3.5～4.5mm 的球囊进行预扩张。

3）支架的选择：测定狭窄两端正常颈动脉的直径，决定需采用的支架型号和大小。

通常选择比拟成型血管最宽处直径大 1～2mm 的支架，一般颈内动脉在 5～6mm，颈总动脉在 8～10mm，支架的长度以能将病灶完全覆盖为宜。对于颈动脉狭窄治疗，通常采用自膨式支架。

4）放置支架：沿保护装置的微导丝输送支架，到达狭窄血管段适当位置释放自膨式支架。

5）行血管造影：检查支架放置的位置、解除狭窄的程度，以及血管狭窄段和远端的血流情况。

6）后扩张：如未行预扩张，支架放置后狭窄血管扩张程度<60%，可用球囊再次扩张狭窄部位。

7）造影证实支架放置满意后，撤扩张球囊、收回保护装置。

（3）注意事项

1）目前多主张预扩张时一步到位，避免支架放置后再扩张。

2）在球囊扩张前，给予阿托品 0.5～1.0mg 肌内注射。

3）操作中切忌反复扩张球囊，减少碎屑脱落而造成远端血管栓塞。

4）整个放置支架的操作过程中，需严密监测患者的神经功能状况及心率、血压，必要时给予升压药或者硝酸甘油以保持血压的平稳。

5）支架的准确释放是手术成功的关键。

（4）并发症

1）支架移位。

2）脑动脉远端栓塞：CAS 治疗中最令人担忧的并发症是碎片脱落引起的远端血管栓塞。栓子保护装置（emboli protection device，EPD）可减少施行扩张或支架放置时所引起的栓塞。但最新研究发现，在有或无栓子保护的 CAS 治疗后 MRI 未显示有明显的 DWI 差异。栓子保护装置包括近端或远端的球囊阻断、远端滤器。尽管远端 EPD 能够清除血栓碎片，但不能完全杜绝栓塞并发症。EPD 难以通过狭窄部位，造成血管的损害、阻断引起缺血，且不能保证所有的碎片被清除等都能够引起并发症。微孔滤器放置在颈内动脉狭窄远端，主要优点是不阻断血流，但相对有较大的外径和硬度，通过严重迂曲狭窄的操作相对困难。球囊阻断保护装置的外径相对较小，容易通过狭窄部位，但需要阻断血流。现尚无证据显示何种栓子保护装置的效果更佳。现多采用伞状滤过装置保护。如血栓形成，可行血管内溶栓治疗。

3）血管破裂：选择适当直径的支架，一般不超过狭窄段近端的 1.5 倍。一旦出现破裂，即采用球囊将破裂处动脉闭塞，并行外科治疗。

4）心动过缓和低血压：是对颈动脉窦刺激所致，可在手术前应用阿托品。

（六）CEA 与 CAS 疗效比较的循证医学证据

迄今为止，已有多项随机临床试验比较 CEA 与 CAS 对颈动脉狭窄的治疗，但是一些矛盾结果带来了广泛的争论。最初 Leisester 研究随机入选症状性颈动脉狭窄＞70％的患者，17 例患者接受治疗后被终止，CAS 组约 70％患者发生神经系统并发症，CEA 组为 0％。2001年颈动脉和椎动脉狭窄支架血管成形术和外科治疗研究（CAVATAS）显示，30d 内 CAS 组脑卒中和死亡率为 10.9％，而 CEA 组为 9.9％，两者无差异，但明显高于 NASCET 及 ECST 的发生率，此可能与病例的选取标准不同、使用支架置放术经验较少、较少使用栓子保护装置有关。1 年后 CAS 组及 CEA 组的再狭窄率分别为 14％和 4％，前者明显高于后者。3 年后同侧脑卒中发生率两组间无差异。2004 年高危患者保护装置下支架成形术和内膜剥脱术随机对照研究（SAPPHIRE）中，307 例高危患者分组进行使用 EPD 的 CAS 或 CEA 治疗，30d 内并发症（心肌梗死/脑卒中/死亡）在 CAS 组为 4.8％，CEA 组为 9.8％。1 年的并发症（心肌梗死/同侧脑卒中/死亡）在 CAS 组为 12.2％，在 CEA 组为 20.1％，CAS 组似乎优于 CEA。SAPPHIRE 结果明显不同于 CAVATAS，主要与研究设计（SAPPHIRE 的并发症特别包括心肌梗死，这是导致差异的主因）、病例选取、支架置放术的改进可能有关。然而，Ecker 等综合分析以往试验发现，高危患者进行 CAS 或 CEA 治疗，30d 内并发症（脑卒中/死亡/心肌梗死）在 CAS 组为 3.3％，CEA 组为 3.2％。2006 年颈动脉内膜剥脱和支架成形术试验（SPACE）中，1183 例症状性颈动脉狭窄＞70％的患者随机分为 CAS 组或 CEA 组，CAS 中27％的患者应用 EPD。30d 发生同侧卒中/死亡率在 CAS 组与 CEA 组分别为 6.84％和6.34％，两组之间无明显差异。法国卫生部主持的 EVA－3S 纳入了 527 例症状性颈动脉狭窄为 60％～99％的患者，试验由于安全性原因被提前中止。研究显示，30d 内脑卒中/死亡率，CAS 组（9.6％）显著高于 CEA 组（3.9％）；术后 6 个月脑卒中/死亡率在 CAS 组为11.7％，CEA 组为 6.1％，提示 CAS 比 CEA 带来的风险性更大。但 EVA－3S 研究中对进行介入操作的医生没有严格的要求，尽管 30d 脑卒中/死亡率在不同医生治疗之间没有差异，还是让人怀疑术者经验的差异影响了研究结果。2008 年 SAPPHIRE 的长期随访结果显示，3年的并发症（30d 内的死亡、脑卒中和心肌梗死及 31d～3 年的死亡和同侧脑卒中）在 CAS 组为 26.2％，CEA 组为 30.3％。对于高危的颈动脉狭窄患者，采用脑保护下的 CAS 治疗与CEA 相比较没有明显差异。

2005 年有两项计对以前发表的试验进行综合分析的研究，认为 CEA 与 CAS 的 30d 或 1年的脑卒中/死亡率无明显差异，CAS 有较低的颅神经损伤和心肌梗死发生。而 2008 年新的针对以前发表的试验进行综合分析研究认为，CAS 的 30d 内脑卒中/死亡率高于 CEA。

最新的 CREST 结果于 2010 年正式发表，患者来自美国 108 个中心、加拿大 9 个中心。其入选的有症状患者：3 个月内有 TIA、黑矇发作、轻度非致残性卒中，且颈动脉狭窄程度≥50％（DSA），或≥70％（超声）；无症状患者：狭窄程度≥60％（DSA），或≥70％（超声），研究主要终点复合指标包括：围手术期脑卒中、心肌梗死、死亡事件、4 年内同侧脑卒中；上述指标分析由不了解治疗分配的研究委员会来执行，并进行 NIHSS、修正 Rankin 评分、TIA－卒中调查问卷；查心肌酶、ECG；术后颈部超声检查；SF－36 短期健康状况调查表。参加试验的 477名外科医生需有下述资质：超过 12 例 CEA/年；有症状患者并发症和死亡率＜5％，无症状患者并发症和死亡率＜3％。同时，224 名介入医生获得下述资质：最近进行连续的 10～30 例CAS 病例，以及在培训阶段的参与情况都获得满意的评估。其 2502 例患者（47％有症状、53％无症状）被分析（随访时间中位数 2.5 年），其中 CAS 组 1262 例，CEA 组 1240 例，96.1％

的 CAS 使用了保护装置,90.0%的 CEA 采用了全麻。结果发现,对于所有患者,在围手术期脑卒中与死亡率 CAS 组高于 CEA 组(4.4% vs 2.3%,危险比:1.90;95%可信区间:1.21~2.98;P=0.005),而有症状组 CAS 脑卒中与死亡率为(6.0±0.9)%,明显高于 CEA 组的(3.2±0.7)%(危险比:1.89;95%可信区间:1.11~3.21;P=0.02)。在无症状患者中,CAS后脑卒中和死亡的发生率(2.5%)与 ACAS(2.3%)类似,低于 ACST(3.1%);CEA 后脑卒中和死亡的发生率(1.4%)低于 ACAS 和 ACS。因此认为,在围手术期 CEA 比 CAS 的脑卒中与死亡率更低,但心肌梗死与颅神经受损的比例更高一些。最近的一篇关于 CAS 与 CEA 疗效比较的 meta 分析(Bangalore,2011),选取 13 项临床随机对照研究中的 7477 例患者,结果显示 CAS 在围手术期脑卒中发生率要比 CEA 高 67%,而 CEA 的心肌梗死发生率比 CAS 增加 122%,得出 CAS 无论在围手术期还是中长期随访中都比 CEA 更易发生脑卒中的风险,但可以减少围手术期的心肌梗死与颅神经损伤的发生率。

二、颅内血管重建手术

颅内血管重建指用外科手术方法重新建立脑的侧支循环通路,包括颅内外动脉吻合(EIAB)、大网膜颅内移植、头皮动脉-硬脑膜动脉-颞肌-脑皮质血管粘连成形等方法。

（一）EIAB 的发展过程与相关研究的争论

早在 1951 年 Fisher 就提出颅内外血管之间搭桥治疗颅内血管阻塞疾病的理论,以后有不少实验室和临床做了尝试,均告失败。1961 年,Jackson 等首先在实验室应用显微外科技术吻合 2mm 直径的小血管获得成功,这一重大突破鼓舞了外科医生对脑皮质血管吻合的尝试。1966 年,Yasargil 及 Donaghy 首先在狗身上成功地把颞浅动脉(STA)与大脑中动脉(MCA)皮质支吻合;1 年后他把这一手术应用于临床,开创了应用显微外科技术重建颅内血管治疗缺血性脑血管病的新篇章。此后,各种各样的手术方法层出不穷。

较常用的手术方法有:①颅内外血管直接吻合术,如颞浅动脉-大脑中动脉吻合术(STA-MCA)、枕动脉-小脑后下动脉吻合术(OA-PICA)等。②颅内外血管搭桥术(EC-IC grafting operation),用以搭桥的血管多为静脉,有时也用人造血管或动脉。③大网膜颅内移植术,常分为带蒂和带血管两种。④其他,如头皮动脉-硬脑膜动脉-颞肌-脑皮质血管粘连成形,常用于治疗烟雾病。我国于 1976 年 3 月,首先由臧人和为一例闭塞性脑血管病患者做 STA-MCA 吻合治疗获得成功,引起了国内神经外科的广泛重视,掀起了手术治疗脑缺血性疾病的热潮,短时期内各省市较大医院均有大宗病例报道,累计可能达数千例之多,取得了一定的疗效。EIAB 作为治疗缺血性疾病的一种新方法,在应用初期难免有指征过滥的偏向。1985 年,国际上发起了由北美、西欧和亚太地区 100 余个医疗中心组成国际合作研究组,进行前瞻性随机分组治疗。内科组共治疗 714 例,外科组共治疗 663 例,结果发现 EIAB 并没有减少脑卒中发生的作用。EIAB 热潮迅速降温。但尽管 EIAB 的应用已明显减少,但围绕国际协作研究的方法和 EIAB 的应用仍然存在着争论,因为该试验没有将脑血流动力学损害作为独立因素进行分析。此后,很多学者提出对闭塞性脑血管患者中血流动力学损害的亚群行 STA-MCA 吻合术后,能够逆转"贫乏灌注"(misery perfusion),提高 rCBF,改善脑代谢。这使得本已受到冷落的 EIAB 在 20 世纪 90 年代中期得到了重新发展的机会,并由北美和日本在 21 世纪初再次进行了两次大规模的临床随机对照研究。

2011 年 11 月 JAMA 杂志上发表了北美颈动脉闭塞外科研究(Carotid Occlusion Surgery Study,CQSS)。该研究将脑血流动力学受损的患者作为纳入标准,用来比较单纯药物治疗组与药物治疗＋EIAB 的疗效,共有美国及加拿大 49 个临床中心与 18 个 PET 中心参与,分别有 97 例入选手术＋药物治疗组,98 例入选单纯药物治疗组。尽管血管吻合的通畅率围手术期达到 98%,随访时也达到 96%。氧摄取分数(oxygen extraction fraction,OEF)也由术前的 1.258 下降至 1.109,但是 30d 内的脑卒中发生率手术＋药物治疗组高达 14.4%,远高于药物治疗组的 2.0%;2 年的脑卒中发生率手术＋药物治疗组(21%)与单纯药物治疗组(22.7%)无明显差别。因此,研究认为行 STA－MCA 吻合术并不能减少颈内动脉闭塞的脑低灌注患者再发生脑卒中风险。可是,COSS 发表引起的争论问题比解决的多,如药物治疗"超出预计的疗效"。COSS 试验的研究者也认为手术组 2 年的再发脑卒中率并没有超出预计,但是药物治疗组的再发脑卒中率却明显低于预计(根据 20 世纪 90 年代末的文献数据)的 40%。因此认为,药物治疗的进展尤其是他汀类药物的广泛使用使疗效得到明显提升,是造成实验中止的主要原因。这一现象在另一项关于颅内支架的 SAMMPRIS 试验中也同样存在。因此很多研究者认为,COSS 研究中患者的入选标准存在问题,无法真正将高危患者入组。该研究采用半定量方法进行 OEF 评定,设定患侧与健侧 OEF 比值＞1.13 作为存在血流动力学障碍的指标首先受到质疑,这一方法可能影响了研究结果的准确性。Carlson 等(2011)认为,在 COSS 研究中采用的 OEF 比值对研究患者的入组存在极大问题。其次对手术者能力的质疑同样存在。尽管 COSS 研究对入选中心的医生资质有着严格的准入制度,但事实上这个准入制度仅仅是经过 2d 培训课程或者是在那些少于 10 例经验的医生指导下进行手术,因此手术者的水平受到了极大质疑。尽管手术的桥血管通畅率很高,但是并发症率相当可观。当然手术者仅仅是成功的一个重要环节,神经麻醉。术后监护及容量维持等都是必不可少的部分。笔者认为颅内外血管重建术仍适用于内科药物治疗无效或疗效欠佳者,2014 版 AAA 指南也持相同观点。

(二)EIAB 的临床应用

1.患者的选择　目前 EIAB 适应证可概括为如下几点:①TIA、轻－中型脑梗塞,经规则药物治疗半年后疗效不佳者(有再发)。②全脑血管造影证实颅内血管狭窄或阻塞伴侧支循环代偿不充分或颈内动脉狭窄或阻塞不适合 CEA 或 CAS。③CBF 测定有相关区域的脑血流低灌注或相关区域内细胞代谢仍维持在一定水平(PET/SPECT)。

禁忌证:①严重脑卒中发作急性期(4～6 周之内)。②梗死面积大,已有严重的神经功能后遗症(NIHSS 评分＞15 分,或 MRS 评分＞3 分)。③PET 提示相关缺血区域脑细胞代谢缺损。④严重全身性疾病。

2.手术方法　强调术中根据解剖的具体情况选择血管合适部位进行吻合,表 3－1 是各部位脑动脉的直径(Wollschlaeger,1967)。另外,手术中轻柔仔细地处理血管、熟练的显微血管吻合技术,以及选择创伤小且得心应手的手术器械是手术成功的重要保证。

表 3-1　各部位脑动脉的直径(参考值)

直径(mm)		动脉
右	左	
颈内动脉	3.70~4.55	3.70~4.51
大脑中动脉	1.87~3.10	1.94~3.16
大脑前动脉	1.17~2.34	1.33~2.44
脉络膜前动脉	0.17~0.60	0.13~0.62
脉络膜后动脉	0.30~1.58	0.28~1.54
椎动脉	0.92~4.09	1.60~3.60
基底动脉	2.70~4.28	
小脑后下动脉	0.70~1.76	0.65~1.78
小脑前动脉	0.38~1.26	0.36~1.21
小脑上动脉	0.73~1.50	0.72~1.49
小脑后动脉	1.49~2.40	1.44~2.27
皮质动脉	0.50~1.50	0.50~1.50

（1）STA－MCA术：STA－MCA皮质支吻合是应用最广泛的一种方法,但由于吻合的血管较细(平均直径1~2mm),提供的血流有限,约25~50mL/min。为了增加供血量,有下列几种技术：①增加供血动脉的口径,如利用锁骨下运动、颈总动脉、颅外动脉、颅外椎动脉作为供血动脉,经移植血管(如大隐静脉、桡动脉等)分别与颅内动脉吻合。这种方法可显著提高供血量,可达100mL/min。②增加承血动脉口径,如与侧裂内M2~3(直径3~4mm)或床突上颈内动脉(直径5~6mm)吻合。上述几种方法虽增加脑供血,而与STA－MCA相比,手术难度提高,术时需阻断脑血流的时间相应延长,术后并发症也相应增多。

手术在全身麻醉下施行。用甲紫溶液在头皮上将吻合用的颅外头皮动脉(常用颞浅动脉,也可根据动脉的直径和吻合的位置选用枕动脉或耳后动脉)的走向画出。皮肤切口有改良翼点与弧形切口两种。做弧形切口时,皮瓣坏死的机会较小,但对脑皮质的显露区域较小。笔者主张通常选用做改良翼点切口,切口尽量将颞浅动脉后支包入,手术时可充分利用颞浅动脉的前支与后支进行吻合,但如果术前造影看到颞浅动脉前支已与眼动脉吻合构成脑部侧支供血,则只能用颞浅动脉后支与大脑中动脉分支进行吻合。切口深达皮下,在颞肌筋膜浅层与深层之间皮瓣翻开。找到颞浅动脉,分离出其前后支。将颞肌连同颞上线以上的骨膜一并翻起,注意保护颞深动脉网免受损伤。额颞骨瓣成形,注意将脑膜中动脉主干与主要分支保留,并沿脑膜中动脉分支的两侧切开硬脑膜,暴露额颞脑皮层,选好皮层受体动脉。用浸有3%罂粟碱溶液的棉片覆盖皮层动脉,以防痉挛。

放好手术显微镜。使用双极电凝和显微外科器械,在16倍显微镜下(物距200mm)将颞浅动脉(或其他动脉)仔细从血管床上游离出来。四周应留少许组织,这样既可避免损伤动脉的滋养血管,又可留作牵引之间。所遇小分支用双极电凝或6－0尼龙线结扎后切断,注意勿使动脉干发生狭窄。要游离足够长度,使吻合时没有张力。但也不宜太长,以免发生扭折。游离好后,在动脉近端用动脉夹暂时夹闭,远端用丝线结扎后切断,用肝素盐水冲洗管腔,用2%普鲁卡因或3%罂粟碱棉片敷盖,以防痉挛。

在外侧裂上缘的脑皮质选出一个大脑中动脉分支,其直径应是1.0mm左右。在显微镜下,将选定做吻合的皮质动脉表面的蛛网膜用锐器切开,分离一段长约 5mm。将动脉的小穿通支用双极电凝后切断,使动脉能从皮质表面分开。在动脉与皮质间垫入一片橡皮片或硅胶片,以保护脑组织。将游离的颞浅动脉吻合端用锐性切割法剥去动脉管壁四周的软组织(外膜),使动脉外膜裸露约 2mm 长一段。再将吻合端修剪成斜口,将颞浅动脉通过颞肌切口引到皮质动脉附近。用两个无损伤微型动脉夹将皮质动脉游离段的两端夹住,暂时阻断血流。在其侧壁用显微剪刀做纵向切口或开成一个卵圆窗,窗口长 2～3mm。动脉腔用肝素盐水冲洗干净。将颞浅动脉的吻合端与皮质动脉切口行端—侧血管吻合。吻合时颞浅动脉的指向,要使其血流冲向皮质动脉的近端。吻合时用 10－0 单股尼龙丝无损伤缝线。先在皮质动脉切口两端做两个固定缝结,然后在两侧各间断缝合 6～10 针。先缝合反面,再缝合暴露面。缝线离吻合边缘的距离不宜过远,大致与管壁厚度相等,以免皱褶和内膜损伤,并可防止外膜卷入管腔,或误将对侧管壁缝住。最后 3 针缝线结扎之前,要将动脉腔内的空气和血块洗净。在吻合过程中要经常用 2%普鲁卡因冲洗动脉壁,用肝素盐水冲洗动脉腔。缝合完毕去除动脉夹。先松开皮质动脉远端的夹子,以防止远端栓塞,这时常可看到来自侧支的倒流血液。再松开皮质动脉近端的夹子,这时可见吻合口和颞浅动脉搏动,表明吻合口通畅。最后松开颞浅动脉上的夹子,这时可见皮质动脉搏动增强、管腔饱满、吻合口喷血。缝合口出血可用橡皮片轻压片刻,多可止之。如出血不止,可在出血处补缝一针。如发现动脉狭窄,应拆开重缝。止血后用罂粟碱盐水棉片将手术区动脉覆盖,以防痉挛(图 3－2)。

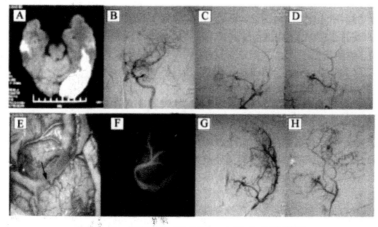

图 3－2　烟雾病颞浅动脉－大脑中动脉搭桥

A. MRI DWI 示左颞枕叶急性脑梗死;B. 脑血管造影发现左颈内动脉虹吸段、大脑中动脉起始段狭窄;C、D. 左侧颈外动脉未见颅内代偿;E. 颅内外血管吻合术中照片显示吻合口;F. 吲哚菁绿造影证实吻合口通畅;术后半年脑血管造影复查,左侧颈外动脉正(G)、侧位(H)造影示吻合口通畅,颈外动脉向颅内代偿良好

在动脉吻合时,可静脉滴注低分子右旋糖酐 500mL(加丹参液 16～24g)。手术室室温最好保持在 25℃左右,以减少动脉痉挛和血栓形成机会。

皮质动脉的选择:可按下述 3 项选用合适的皮质动脉进行吻合。①皮质动脉的位置,应邻近颞浅或其他准备吻合的颅外动脉。②皮质动脉的直径与颅外动脉相近,应>1mm,以1.4～1.8mm 为佳,直径要均匀。③皮质动脉的穿透支要少,在主侧半球更要尽可能避免牺牲穿透支,减少小灶脑组织梗死机会。Chater(1976)在 50 例尸体中研究了额极、颞极、角回 3个最常用皮质吻合区,发现角回的颞后动脉或角回动脉最符合上述要求。在 35%的人体中,此处的动脉直径可达 2mm(表 3－2)。

表 3-2　不同部位不同直径皮质血管的频数

血管直径(mm)	颞前区(%)	额后区(%)	角回区(%)
≥2	5	0	35
≥1.8	5	5	57
≥1.4	17	5	100
≥1.0	70	52	100

以前认为受体动脉应选在临床、血管造影或 rCBF 提示灌注不足之处。但 Chater(1978)认为,只要受体动脉有足够大小、吻合口良好,对于大脑中动脉阻塞患者,吻合后血液能够流向受体动脉的远近两方,能增加整个中动脉分布区的供血。对双侧颈内动脉阻塞者,还能对同侧或对侧大脑前动脉,甚至对侧大脑中动脉供血。

在选择吻合位置时,要考虑大脑中动脉的血流方向。①颈内动脉闭塞时,大脑中动脉由眼动脉和前、后交通动脉供血,其血流方向与正常相同,吻合应做在脑部缺血区的近侧。②大脑中动脉狭窄,动脉血流减少但方向不变,吻合口应尽量靠近动脉狭窄区。③大脑中动脉近端闭塞,缺血区由大脑前、后动脉的侧支供血,这时大脑中动脉内血流方向常与正常时相反,吻合口应尽量选在大脑中动脉的远侧部分,以便吻合后的血流方向与吻合前的血流方向一致(Donaghy)。

(2)OA-PICA 术:患者取坐位或侧卧位,头前屈用头架固定。做一侧马蹄形皮肤切口,从第 3 颈椎棘突开始,向上过枕外粗隆,在上项线上方弯向耳后乳突。将枕下肌从枕骨和寰椎后弓上分离后向下翻开,外侧直至乳突。枕下肌应在其枕骨附丽区后缘的下方切断,以留下部分肌肉组织,便于关颅时缝合。在近乳突时,应小心不要伤及位于肌层内的枕动脉。在乳突后内方的乳突沟中用扪诊找出枕动脉,用小圆头剪将枕动脉与四周组织分离,小分支用双极电凝器电凝后切断。枕动脉与四周组织粘着较紧,其四周有薄壁静脉丛包围,在其远端还与枕大神经包裹在同一个筋膜鞘内,这些因素都增加了枕动脉分离的困难。枕动脉位于二腹肌、头夹肌和头最长肌的深部,位于头半棘肌的表面。沿枕动脉向其近端解剖游离,一直至乳突沟内。在乳突沟内枕动脉的近端应尽可能游离得长些,以便获得充分的长度。游离充分时,有可能将枕动脉远端较细部分切除 1~2cm。吻合后枕动脉位于枕下,由乳突沟直接走行到后颅窝的吻合区。为使移植后枕动脉途径更直接,可将动脉深面的上斜肌切断。

做一侧枕下小骨窗。寰椎后弓也一并切除。纵向直线切开硬脑膜,其边缘向两旁悬吊。找出小脑后下动脉的延髓环,后者位于延髓旁,绕过延髓走行到小脑蚓部。在动脉下垫以硅胶薄片,将薄片的上下端分别缝合到骨窗边缘的硬脑膜或肌肉上,利用薄片的牵张将小脑后下动脉抬起。在小脑后下动脉上选定合适的吻合点后,将供血的枕动脉端进行吻合前准备,包括切取适当的长度,修整吻合口四周的组织,把吻合口切成鱼口状。然后在小脑后上动脉吻合口远近两端用动脉夹暂时夹住,在其侧壁上形成卵圆窗。先在吻合口腋部做定位缝结,用双针 9-0 尼龙线从血管腔里面向外缝合固定。吻合口的其余部分用间断缝法缝合。一般宜先缝后壁,再缝前壁。由于枕动脉壁比颞浅动脉厚,用 9-0 针线较合适;用 10-0 或 11-0 针线缝合时,缝针不易穿过枕动脉壁,容易弯折。

吻合满意后,先放开小脑后下动脉远端动脉夹,再松开近端夹,最后取下枕动脉的动脉来。小出血点用明胶海绵轻压片刻,多能止住。如出血不止,可补缝一针。取出硅胶片,复位小脑后下动脉。在枕动脉入颅腔与硬脑膜切口边缘的交叉点外,将硬脑膜向外侧做放射形切开,使枕动脉在硬脑膜缝合后由此裂孔进入颅腔。缝合枕动脉四周的硬脑膜时,不要太紧密,以免压榨动脉腔。由于脑脊液可从枕动脉四周渗出硬脑膜外,肌肉层缝合应紧密。切口缝合后枕动脉位于肌肉深部,沿水平方向进入颅腔。

伤口缝线在术后2周拆除。枕动脉搏动可在乳突后方摸出,如搏动消失则示动脉阻塞。

(3)大网膜颅内移植术实验证明,移植的大网膜与脑表面的蛛网膜可发生粘连,形成血管沟通,有助改善脑的血供,防治脑缺血病。Goldsmith(1978)首先将带蒂大网膜移植于颅内,治疗缺血性脑血管病。随着显微血管外科的应用,使游离带血管大网膜移植颅内成为可能,克服带蒂大网膜颅内移植长度和供血不足等缺点。

大网膜由4层腹膜折叠而成,自胃大弯的前后两层向下延伸,再与横结肠前后两层合并。其形类似围裙,被覆于小肠前面。大网膜内含有较多脂肪、血管网、淋巴循环、淋巴结和神经组织。大网膜的主要血管供应来自沿胃大弯行走的左右两侧胃网膜动脉而形成的胃网膜动脉弓。由这个动脉弓向下分出左、中、右3支大网膜动脉。在右侧还有一条大网膜副动脉从右胃网膜动脉外侧分出,向下发出若干分支分布于大网膜右侧裙缘处。此外,从胃网膜动脉弓上还发出一些大网膜短动脉,分别行走在上述主要动脉之间。大网膜中动脉在末梢部分出左右若干终末支,分别与大网膜左右动脉的终末支吻合而形成大网膜动脉弓。大网膜静脉均依此伴行。

上述动静脉分布常有变异。根据Alday、Upton和宁夏医学院解剖教研组共246例尸检资料,将大网膜动脉分为下列5种类型。Ⅰ型:大网膜中动脉在大网膜下1/3处分为2~3支,占77~85%。Ⅱ型:大网膜中动脉在大网膜中1/3处分为2~3支,占10~13%。Ⅲ型:大网膜中动脉在大网膜上1/3处分为2~3支,占3~7%。Ⅳ型:大网膜中动脉缺如,由大网膜左右动脉的分支构成大网膜动脉弓,占1~3%。Ⅴ型:脾动脉的分支未参与胃网膜动脉弓的构成而单独形成大网膜左动脉,故胃网膜弓不完整,占0~4%。

带蒂大网膜颅内移植术患者仰卧位。头转向对侧,术侧肩下垫小枕。手术分腹部和脑部两手术组同时进行。

大网膜的游离和剪裁:上腹部正中旁或正中切口,打开腹腔,检查大网膜有无缩短、粘连或纤维化后,把大网膜提出腹腔,平铺展开观察其血管分布,确定大网膜的血管类型。Ⅰ~Ⅳ型以大网膜右动脉为蒂,在无血管区将大网膜与横结肠分离,由左向右在胃大弯与胃网膜动脉弓之间将血管逐支结扎切断,使胃网膜动脉弓与胃大弯分开。Ⅴ型以网膜左动脉为蒂,结扎切断血管方法同Ⅰ~Ⅳ型,但方向相反,即沿胃大弯由右向左分离。按照Alday法裁剪延伸大网膜,即可得到足够长度的大网膜。将带蒂的大网膜由腹部切口上端引出腹腔,大网膜经过的腹直肌鞘、腹直肌和腹内线均应横切开2~3cm,以防关腹后使大网膜受压,影响血液循环。在胸、颈和耳后,每隔15~20cm做3~4cm长横切口,用长血管钳分别在胸、颈和耳后做3~4cm宽的皮下隧道,使之分别与腹和颅内切口相通。把大网膜经皮下隧道引到耳后切口,用温盐水纱布垫妥加保护。应防止大网膜经过皮下隧道时受压和扭曲。缝合腹腔、胸、颈皮肤切口。

大网膜颅内移植:做额颞顶大皮-骨瓣,翻向颞侧。剪开硬脑膜,翻向矢状窦。把大网膜由耳后切口引到颅内,平铺覆盖于大脑表面,并分别与蛛网膜和硬脑膜间断缝合数针,使其固定。缝合硬脑膜。切除骨瓣基底部分骨质,以防骨瓣复位时压迫大网膜。按常规关颅和缝合耳后肤切口。

（4）皮质粘连血管成形术：上述大网膜颅内移植术是其中一种。利用头皮动脉、硬脑膜动脉或颞肌与大脑皮质粘连，形成血管，这是一种简便、经临床和实验室研究证实有效的方法。主要适用于烟雾病和儿童患者。

（5）颅内外自体血管移植搭桥术（EC—IC grafting operation）理想的自体移植血管必须符合下列条件：①血管管径均匀，与皮质血管之比不应超过 2.5：1。②管壁适中。③取材容易，临床多采用大隐静脉、头静脉或桡动脉。

大隐静脉的游离和准备：在内踝前一横指处，沿大隐静脉做皮肤切口，向小腿近端延长。应围绕静脉两旁数毫米游离，保留大隐静脉外围的结缔组织，这样既可减少对血管的损害，又可利用结缔组织作为夹持血管之用。静脉的小分支用 5—0 尼龙线结扎，大分支则用 3—0 或 4—0 丝线结扎。如分支撕破产生静脉壁上破口，可用 7—0 尼龙线做褥式缝合。游离足够长度后，在取下移植大隐静脉前，应在静脉壁上用缝线做好定位点，便于取下后辨认移植静脉的远近端和前后壁，以防止血管扭曲。

结扎大隐静脉的远近端，取下移植段大隐静脉，用肝素盐水冲洗管腔，并做扩张管腔试验，扩张压力不可超过 26.5kPa（200mmHg），以免损伤血管。

上述准备工作完成后，即可行血管吻合（方法同前）。由于静脉瓣的关系，大隐静脉的远端先与颅外动脉吻合（端—侧或端—端吻合），另端再与颅内动脉吻合。

3.疗效与并发症

（1）疗效：2006 年日本颅外—颅内旁路术试验（Japanese EC—IC Bypass Trial，JET）公布中期研究结果，入选患者为症状性颈内动脉/大脑中动脉狭窄闭塞，患侧经乙酰唑胺激发试验证实脑血流灌注低于对侧的患者，随机进行 EIAB 手术或药物治疗，2 年后发现手术组脑卒中率明显下降。

（2）并发症：常见的并发症包括吻合血管闭塞、吻合口出血、脑梗死等。近年来发生于颅内外血管吻合后的神经功能障碍（失语、肢体偏瘫等）被一些学者认为是脑血流动力学改变以后的高灌注综合征所致，这些症状往往在术后 7d 内发生，并在短期内得以恢复，尤以烟雾病患者术后更为常见，文献报道比例为手术后 16.7%～28.1%。Fujimura 等（2011）应用 SPECT 证实 102 例次的烟雾病颅内外搭桥手术中，有 26 例次（21.5%）发生症状性的高灌注综合征，而同期 28 例动脉粥样硬化性血管闭塞或狭窄的颅内外搭桥患者无一例发生症状性高灌注综合征。Teo，Kejia MRCS 等（2013）同样证实颅外—颅内旁路术术后 17% 患者有经 SPECT 或 CTP 证实的症状性高灌注综合征，并发现 TCD 监测术后 MCA 的流速大于术前 50% 以上与高灌注的发生显著相关。

三、颅内动脉粥样硬化的血管内治疗

药物治疗是颅内动脉粥样硬化性疾病的基础治疗。对需血管内治疗的有症状的颅内动脉粥样硬化患者，应在治疗前联合服用阿司匹林与氯吡格雷，同时纠正高血压、血脂异常、糖尿病，以及戒烟等血管危险因素（Ⅱa 类推荐；B 级证据）。

（一）经皮血管扩张成形术

经皮血管扩张成形术（percutaneous transluminal angioplasty，PTA）系指经皮肤穿刺动脉，送入特制的球囊导管，扩张狭窄的动脉，以恢复或改善动脉供血。本治疗方法最早应用于四肢动脉、肾动脉和冠状动脉病变。脑动脉应用始于 1980 年，Sundt 等在治疗冠状动脉狭窄的启发下,用特制的导管扩张 3 例严重基底动脉狭窄患者。由于在脑动脉应用 PTA 受限于急性内膜夹层分离、血管破裂、血管弹性回缩以及术后残余狭窄率高等因素,使其疗效不理想,且有较高的并发症和危险性,曾一度被冷落。近 10 年来,由于微导管和血管内介入技术的发展,PTA 不但广泛应用于治疗冠状动脉、股动脉、肾动脉等狭窄病变,而且其在脑动脉的应用又重新引起兴趣,尤其是亚极限血管成形术(submaximal angioplasty)技术理念的应用,术中选择尺寸略小于目标管腔内径的球囊,可有效降低并发症的风险。虽然近年出现 PTA 治疗脑动脉成功的报道,但是由于脑动脉,特别是颅内脑动脉的解剖异于颅外动脉,如脑动脉管壁较薄,特别是内弹力层和肌层较薄,血管周围无软组织支撑,以及其供血的神经细胞对缺血的敏感性,因此在开展脑动脉 PTA 治疗时应慎重。

1. 适应证和禁忌证

(1)适应证:根据美国 2012 版颅内动脉粥样硬化血管内治疗的实践标准指南,对于未接受最佳药物治疗的有症状颅内动脉狭窄(70%~99%)患者,推荐给予最佳的药物治疗而非血管成形术(Ⅱa 级推荐;B 级证据)。对于最佳强化药物治疗失败的有症状颅内动脉狭窄(70%~99%)患者,可考虑行血管成形术(Ⅱb 级推荐;B 级证据)。

(2)禁忌证:出血性脑梗死、缺血性脑卒中急性期和脑动脉已完全闭塞。

2. 治疗要点

(1)麻醉:宜用局麻,以便治疗时可监测患者的神经系统功能和体征。患者不合作时,可改全麻。由于 PTA 治疗脑动脉狭窄有一定的危险性和并发症,因此治疗前应做好抢救和复苏的各项准备,以免措手不及。

(2)治疗要点

1)动脉穿刺部位:常用股动脉或腋下动脉。

2)全身肝素化:治疗全过程应维持全身肝素化,可用肝素 70u/kg,使凝血时间≥200s。

3)按 Seldinger 技术,穿刺动脉,在导丝引导下把 2.0mm(6F)导管送入颈部的颈内动脉或椎动脉。注入造影剂确定接近病变的路线。经可控方向的导丝送入不同直径的 Stealth 球囊导管,穿过动脉狭窄部。退出可控导线,送入有 Stealth 瓣的封闭金属丝,用含有造影剂的生理盐水膨胀气囊。一般扩张血管的压力为 608~1216kPa(6~12atm),维持 10~20s。在荧屏监视下确认狭窄被扩张。

4)扩张成功的标准:追求最大限度地扩张狭窄的脑动脉,常引起血管壁的损伤,结果可发生血管破裂或血管再狭窄或阻塞。研究证实,动脉管腔减小 50%,不会发生脑缺血。因此,PTA 纠正狭窄不必超过 50%,以获得适当脑血流为目的,而不是达到脑血管造影标准的狭窄消失。

5)Stealth 球囊导管的选择:有直径从 2~6mm 的 Stealth 球囊导管(按 0.5mm 递增),可根据狭窄段近端、远端正常血管直径和扩张需要选择。一般近端或中端椎动脉病变,选用直径 3~6mm 的球囊导管;远端椎动脉或基底动脉,选用 2~4mm 的球囊。选用球囊的长度应至少超过狭窄长度 5mm。

6)扩张完成后,排空球囊,经导管注入造影剂检查扩张的效果。如动脉管腔仍狭窄或球囊附近有造影剂滞留,可重复扩张 1~2 次,再重复脑血管造影,检查扩张效果和有否发生远端脑栓塞。治疗目的达到,可拔管。动脉穿刺点压迫 15min,确认不出血后敷盖消毒纱布。

7)为防止加重脑缺血,球囊扩张时间应控制于 10s,不超过 20s。

（3）疗效：Ferguson 报道 147 例患者，其中男性 98 例，年龄 34～85 岁，脑动脉狭窄≥70%，83% 患者经 PTA 扩张狭窄减至＜50%，5 例（3.4%）死亡。20 世纪 80 年代初有学者开始尝试球囊成形术治疗颅内动脉狭窄，但高并发症及高再狭窄率限制了这一技术的应用。直到近年来球囊导管与支架的柔顺性和压缩率不断提高，经皮腔内血管成形术和支架置入术逐渐用于治疗症状性颅内动脉狭窄。Marks 等报道，120 例患者共 124 处病灶进行单纯球囊扩张，总的围手术期 30d 脑卒中和死亡率为 5.8%，同期文献报道的围手术期脑卒中和死亡率为 4.8%～8%。

（二）颅内血管内支架成形术

用血管内置入支架以保持管腔通畅的构想由 Dotter 于 1969 年提出。早期，支架成形术被广泛用于冠状动脉、髂动脉等血管的狭窄性疾病，但由于脑血管结构的特殊性，用于脑血管狭窄治疗的研究较少。近年来，随着对脑血管病研究的深入、血管内介入治疗技术的成熟和完善，以及高性能支架的问世，血管内支架成形术在治疗颈、椎动脉狭窄性疾病中取得了较好效果，被认为是颇具前景的治疗手段。

1. 适应证与禁忌证　同上述经皮血管扩张成形术。

2. 支架种类

（1）球囊扩张支架：支架的使用可以大大降低因夹层分离而发生的急性动脉闭塞的风险，因此原、来主要应用于冠脉系统的球囊扩张支架已被用于颅内动脉粥样硬化治疗领域。目前绝大多数研究仅限于病例报道和单中心研究，缺乏大样本随机对照试验来明确其疗效和安全性。2004 年第一项使用球囊扩张裸金属支架进行的多中心前瞻性非随机研究 SSYLVIA（Stenting of Symptomatic Atherosclerotic Lesions in the Vertebral or Intracranial Arteries）显示，应用新型颅内支架治疗颅内动脉狭窄，技术成功率为 95%；术后 30d 脑卒中发生率为 6.6%，无死亡病例；6 个月内颅内动脉再狭窄率为 32.4%。随着技术不断成熟，其术后残余狭窄率要低于自膨式支架的优势得以显现，但也暴露出术中斑块挤压与移动堵塞穿支动脉的并发症，在治疗大脑中动脉与基底动脉时更为明显。

（2）药物洗脱支架：药物洗脱支架（drug eluting stent，DES）是针对裸金属支架在治疗后易形成支架内再狭窄而设计的，但是目前 DES 支架过于僵硬，在实际操作中往往难以通过颅内血管，使其应用受到限制。

（3）自膨式支架：目前，唯一获得美国 FDA 批准用于治疗颅内动脉粥样硬化的支架是自膨式颅内 Wingspan 支架。

3. 疗效　Gateway－Wingspan 系统，这种镍钛合金支架自 2005 年应用于临床并进行注册研究。2007 年来自美国的多中心研究中心率先报道了使用颅内支架 Gateway－Wingspan 系统治疗症状性颅内粥样硬化性动脉狭窄的效果，9 个月内共对 78 例患者 82 处狭窄血管进行了治疗，技术成功率为 98.8%；治疗前平均狭窄率为 74.6%，经过 Gateway 球囊扩张后降低到 43.8%，经过支架置入后进一步下降为 27.2%。总的围手术期并发症为 6.1%。Turk 等进一步研究 Wingspan 置入术后支架内再狭窄率（in－stent restenosis，ISR）发现，年龄≤55 岁的 ISR 明显高于年龄＞55 岁组，两组前循环的 ISR 均高于后循环；尤其在年龄≤55 岁组，床突上段病变血管最易发生 ISR；即便不考虑年龄，床突上段病变血管的 ISR 和症状性 ISR 均明显高于其他部位。2008 年 NIH 登记的多中心研究组报道了使用 Wingspan 支架治疗 129 例症状性颅内动脉狭窄为 70%～99% 患者的效果，技术成功率为 96.7%。治疗前平均狭窄率为 82%，经过支架置入术后降低到 20%。6 个月的并发症（30d 内任何脑卒中/脑出血/死亡率或 30d 后同侧脑卒中）为 14.0%，远期随访发现再狭窄率≥50% 的发生率为 25%（图 3－3）。

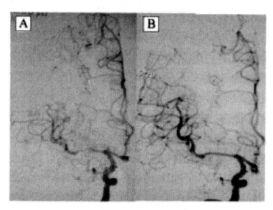

图 3－3　右侧大脑中动脉狭窄支架植入术

A. 术前右侧颈内动脉造影示右侧大脑中动脉 M1 段重度狭窄，远端血流灌注下降；B. 支架植入术后造影复查见狭窄明显缓解，右侧大脑中动脉区域血流灌注较术前明显增加

（三）支架与药物治疗对比的循证医学证据

SAMMPRIS(2011)试验是正规颅内支架唯一的一个前瞻性随机对照研究。试验将颅内动脉狭窄 70%～99%，且近期发生过一次 TIA 或脑卒中的患者随机分配到积极药物治疗组或积极药物治疗并行 PTAS(Wingspan 支架系统治疗)组中。主要终点为入组后 30d 或血管重建治疗责任病灶随访期内发生脑卒中或死亡，以及治疗 30d 后责任动脉区域发生卒中。结果显示，试验原计划募集 764 例患者，但是随机化分组治疗 451 例患者后，因为 PTAS 组的 30d 脑卒中或死亡率为 14.7%（非致死性脑卒中为 12.5%；致死性脑卒中为 2.2%），而药物治疗组的脑卒中或死亡率为 5.8%（非致死性脑卒中为 5.3%；致死性脑卒中为 0.4%）（P=0.002），支架的脑卒中和死亡率显著高于药物治疗而提前中止。

四、急性闭塞性脑血管病溶栓疗法

由于急性闭塞性脑血管病的发病基础主要是血栓形成和血栓栓塞。血栓是由血小板黏附并释放 ADP，使血小板相互作用和聚集，形成血小板栓子，然后纤维蛋白沉着，逐渐转化为纤维蛋白栓子。若采用溶栓剂溶解血栓，使血管再通，从而达到恢复脑血流的目的，应当是治疗急性闭塞性脑血管病的最理想措施。

早在 20 世纪 60 年代就有人开始了急性脑梗死的溶栓疗法，但由于并发症较多和效果不佳，这方面的研究一度中断。近年来，随着对脑缺血病理生理的深入认识，尤其是半暗区概念的提出，以及 PET 和 MRI 新技术的临床应用，使急性脑梗死的早期诊断和半暗区的直接检测成为可能，溶栓治疗再次引起人们的关注，并已成为治疗急性闭塞性脑血管病的热点。

多模式 MRI 用以确定脑组织可逆及不可逆损害区，评估缺血半暗带存在的范围和持续的时间，为超急性期溶栓治疗提供了客观全面的影像学证据。通过 MR 灌注加权成像(PWI)/弥散加权成像(DWI)不匹配区来确定缺血半暗带，被认为是判定缺血半暗带的有效方法。另有研究认为，当液体衰减反转恢复序列(FLAIR)/DWI 不匹配时提示患者发病时间可能在"溶栓时间窗"内，因此也可作为筛选适合溶栓对象的方法。

(一)适应证与禁忌证

急性闭塞性脑血管病溶栓疗法适应证和禁忌证根据中国急性缺血性脑卒中诊治指南2010 版。

1.静脉溶栓的适应证

(1)年龄 18～80 岁。

(2)发病 4.5h 以内[重组组织型纤溶酶原激活剂(rtRA)]或 6h 内[尿激酶(UK)]。

(3)脑功能损害的体征持续存在超过 1h,且比较严重。

(4)脑 CT 已排除颅内出血,且无早期大面积脑梗死影像学改变。

(5)患者或家属签署知情同意书。

2.静脉溶栓的禁忌证

(1)既往有颅内出血,包括可疑蛛网膜下腔出血;近 3 个月有头颅外伤史;近 3 周有胃肠道或泌尿系统出血;近 2 周内进行过大的外科手术;近 1 周内有在不易压迫止血部位的动脉穿刺。

(2)近 3 个月有脑梗死或心肌梗死史,但不包括陈旧小腔隙梗死而未遗留神经功能体征。

(3)严重心、肝、肾功能不全或严重糖尿病患者。

(4)体检发现有活动性出血或外伤(如骨折)的证据。

(5)已口服抗凝药,且 INR>1.5;48h 内接受过肝素治疗(APTT 超过正常范围)。

(6)血小板计数<$100×10^9$/L,血糖<2.7mmol/L。

(7)血压:收缩压>180mmHg,或舒张压≥100mmHg。

(8)妊娠。

(9)不合作。

3.动脉溶栓的适应证包括　发病≤6h,基底动脉闭塞≤48h;CT 或 MRI 检查没有发现梗死出血和颅内血肿表现;MCAO 患者,[131] Xe－SPECT 检查显示每分钟脑组织残存 CBF>15mL/100g;脑血管造影证实颅内血栓及其部位。

4.动脉溶栓的禁忌证　溶栓治疗以前临床表现已明显改善;CT 或 MRI 检查发现出血性梗死、颅内血肿和蛛网膜下腔出血表现;既往有出血倾向者和出凝血检查异常者;颅内动脉瘤、动静脉畸形、颅内肿瘤患者;近期内出现活动性消化性溃疡、胃出血、感染性心内膜炎、严重心功能不全、严重肝功能不全等。

(二)常用溶栓或取栓方法

1.静脉溶栓　目前,唯一得到临床随机对照试验证实能改善急性缺血性脑卒中(acute ischemic stroke, AIS)临床转归的治疗方法是对导致缺血事件的血凝块进行溶栓。1996 年,FDA 批准 rtPA 用于明确证实发病 3h 内,且头颅 CT 平扫排除脑出血的缺血性脑卒中患者的静脉溶栓治疗。2009 年,根据前瞻性随机安慰剂对照的欧洲急性脑卒中协作研究－Ⅲ(European Co－operative Acute Stroke Study－Ⅲ, ECASS－Ⅲ)的结果,推荐静脉 rtPA 溶栓治疗的时间窗延长至 4.5h。2012 版美国"急性缺血性卒中的血管内治疗:神经介入外科学学会实践标准委员会的报告"明确指出,动脉内治疗的应用不应妨碍有适应证的患者接受 rtPA 静脉治疗[美国心脏协会 American Heart Association(AHA)Ⅰ类推荐;A 级证据]。

2.动脉溶栓　动脉溶栓可将纤溶药直接注入血栓内部,因此所需剂量相对较小,理论上可降低脑和全身出血并发症的发生风险。动脉溶栓为某些经过精心选择的 AIS 患者提供了一种补充或替代静脉溶栓的治疗方法。目前的指南认为:动脉内药物溶栓可作为经过选择的发病时间<6h,且不适合静脉 rtPA 治疗的大脑中动脉闭塞所致严重脑卒中患者的一个治疗选择(AHA I 类推荐;B 级证据)。在有静脉溶栓治疗禁忌证(如近期手术)的患者中进行动脉内溶栓治疗是合理的(AHA IIa 类推荐;C 级证据)。在溶栓治疗过程中,正确选择溶栓对象是确保治疗成功和避免出现并发症的关键所在。

3. 血管内取栓装置 能够迅速实现脑组织再灌注的快速取栓方法已成为治疗缺血性脑卒中的一种具有吸引力的技术,理论上对于血小板含量低且纤维蛋白交联广泛、化学药物难以溶解的心源性脑栓塞较为理想。目前 FDA 批准,较多应用的取栓方法有 MERCI 取检系统(Concentric Medical Inc,Mountain View,California,USA)和 Penumbra 脑卒中系统(Penumbra Inc,Alameda,California,USA)。MERCI 装置专门设计用于摘取颈内动脉远端、大脑中动脉 M1 段和椎基底动脉这些主干动脉内的血栓,而不适用位于更远端脑动脉的血栓。美国 FDA 根据 2 项多中心前瞻性试验对 MERCI 取栓器的安全性和疗效的研究,批准该装置用于急性脑卒中的取栓治疗。Penumbra 系统是一种带有血栓分离导丝的抽吸导管,2007 年被 FDA 批准应用,系统内有一个 700mmHg 抽吸力的过滤管,便于将栓子从脑血管中吸出,不需要药物辅助治疗。Penumbra 关键性试验是一项单一队列的前瞻性研究,在 125 例大血管闭塞导致的中至重度急性脑卒中患者中评估了 Penumbra 抽吸导管系统的安全性和有效性。目前的指南认为:在经过选择的严重脑卒中患者中应用 Penumbra 抽吸系统或 MERCI 取栓装置在发病 8h 内进行动脉内取栓是合理的,尽管目前有关其改善临床转归的效果尚不清楚(AHA IIa 类推荐;B 级证据)。

4. 血管内支架置入取栓 自膨式支架置入治疗是通过微导管将支架置入到血管狭窄处后,释放支架撑开血管,达到血管成形、血流再通的一种治疗方法。新近研发出的 Solitaire FR 装置是一种治疗急性缺血性脑卒中的可回收支架,闭环设计使得其在部分或完全释放后可被收回,起到再通闭塞血管的作用。支架导管通过闭塞血管的血栓后,打开支架随后可被回收,而非被永久性置留,在回收时作为血栓摘除装置,将血栓取出。FDA 批准的一项前瞻性单组研究-急性脑卒中支架辅助血管再通治疗试验(Stent Assisted Recanalization in Acute Stroke,SARIS)报道 20 例患者的数据,支持急性脑卒中支架置入的相对安全性和血管造影显示的有效性。Machi 等使用 Solitaire FR 装置治疗 56 例缺血性脑卒中患者,其中 50 例(89%)得到血管再通,5 例(9%)出现手术相关并发症,26 例(46%)出院时 mRS 在 2 分。同时,多项研究也显示,应用 Solitaire FR 装置治疗缺血性脑卒中患者,血管再通率接近 85%。另一种 Trevo 装置非常柔软,易通过迂曲的血管,其远端的封闭设计可以一定程度上避免血管穿孔。San 等使用 Trevo 装置治疗 60 例缺血性脑卒中患者,其中 52 例(86.7%)血管再通,27 例(45%)临床症状好转,17 例(28.3%)死亡,7 例(11.7%)发生症状性颅内出血。Solitaire FR 和 Trevo 装置治疗大动脉闭塞缺血性脑卒中的适应证为:①大血管的闭塞(大脑中动脉、颈内动脉终末端、基底动脉)。②患者存在神经功能缺损表现。③前循环血管闭塞 6h 内,后循环血管闭塞 24h 内。目前的指南认为:此类血管内装置的效用尚未确定,但它们可能是有益的,也可考虑使用(AHA IIb 级推荐;C 级证据)。

5. 超声助溶技术 近年来超声助溶技术逐渐受到重视。超声可加速血栓破碎,从而增加溶栓药物与血栓的接触面积,延长溶栓治疗的时间窗,促进溶栓效果。其作用机制与机械效应、空化作用、微流作用等有关。Saqqur 等将 126 例患者随机分为对照组和试验组,对照组给予 rtPA 静脉溶栓治疗,试验组在对照组溶栓治疗的基础上,将 2MHzTCD 探头置于梗死动脉区域进行超声溶栓。结果显示,试验组溶栓后 2h 血管完全再通率为 25%,显著高于对照组血管的 8%,有统计学意义,临床预后也明显优于对照组。Hitchcock 和 Holland 报道,应用微气泡结合超声,不仅能够增强超声的空化效应,有明显的溶栓功效,而且可提高 rtPA 的溶栓效果。美国 EKOS 公司研发的超声溶栓增强设备,采用非空泡超声,能分开纤维蛋白网架,使溶栓药物渗入到血块内部。

6.动静脉联合溶栓或取栓治疗 静脉内溶栓操作简便、省时,但受药物剂量的限制和药物浓度被动稀释的影响,难以在血栓部位形成有效的药物浓度,从而影响治疗效果。而且,许多静脉内溶栓在治疗前多未行血管造影检查,难以确定病变类型,亦不能监测用药,较动脉溶栓有许多不足之处。

动脉内溶栓虽然操作复杂,较静脉溶栓费时,但只要导管操作技术熟练便可以省时。动脉溶栓前行脑血管造影可以确定病变类型来指导治疗,如治疗过程中造影证实血管再通,则可立即停药。目前的指南认为:在经过选择的发病时间<4.5h 的严重脑卒中患者中进行静脉/动脉联合治疗是合理的[AHA Ⅱa 级推荐,B 级证据;循证医学中心(Centre for Evidence Based Medicine,CEBM)2a 级推荐,B 级证据]。

1999 年的脑卒中急诊联合治疗(Emergency Management of Stroke,EMS)桥接试验,以及分别发表于 2004 年和 2007 年的 IMS-Ⅰ(Interventional Management of Stroke-Ⅰ)和 IMS-Ⅱ研究应用动静脉联合治疗。IMS-Ⅱ的结果证实了最初在 EMS 研究中观察到的动静脉联合溶栓的安全性和血管再通率增高,随访 3 个月的死亡率为 16%,较美国静脉 rtPA 试验(21%)和欧洲静脉 rtPA 试验(21%)明显降低,颅内出血率无明显差异(9.9% vs 6.6%),而且 3 个月的预后良好率明显好于单纯静脉用药(OR≥2.7)。IMS-Ⅰ和 IMS-Ⅱ均显示,单纯静脉溶栓治疗很少能够实现闭塞的大血管再通。几项病例系列研究都验证这一观点。目前,更大规模的Ⅲ期随机对照试验-IMS-Ⅲ旨在比较动静脉联合溶栓与单纯静脉 rtPA 溶栓的疗效。随着介入治疗技术的发展以及 FDA 不断批准新的装置,IMS-Ⅲ的动脉内治疗允许使用 EKOS 超声微导管、Penumbra 血栓抽吸系统以及 MERCI 取栓器。结果提示,虽然动静脉联合溶栓可显著提高血管再通率,但并未带来相应的临床转归改善。

(三)后循环脑卒中的血管内治疗

基底动脉闭塞虽然只占脑卒中的 6%～10%,但几项荟萃分析显示再通失败的患者临床转归普遍很差。基底动脉闭塞经静脉和动脉溶栓后的血管再通率及其临床证据报道差异很大,这可能与临床表现、发病机制及基础疾病的严重程度差异有关。系统分析显示,采用动脉和静脉溶栓治疗基底动脉闭塞的血管再通率均在 50% 以上。一项大样本前瞻性注册研究-基底动脉国际协作研究(Basilar Artery International Cooperation Study,BASICS)纳入 592 例患者,38% 的患者在发病 7h 后接受抗栓药、静脉溶栓或动脉内治疗。校正年龄、脑卒中严重程度评分和闭塞部位等多种因素后,血管内介入治疗在病死率或生活依赖方面并不优于静脉溶栓治疗。在使用 MERCI 和 Penumbra 取栓装置进行的临床试验中,后循环闭塞患者也被纳入,并且在与前循环脑卒中相同的治疗时间窗(发病后 8h)内接受治疗。结果显示,其血管再通率相近。目前的指南认为:血管内治疗对于后循环脑卒中的效用尚不明确,即使已超过前循环脑卒中的 6～8h 时间窗仍可能有益,可考虑使用(AHA Ⅱb 级推荐;C 级证据)。

（四）常用溶栓剂

溶栓药物通过纤溶酶原激活途径促进血栓溶解。目前已经用于临床的常用溶栓剂有 UK 和 rtPA，两者具有不同的药理特性，其中 UK 为非特异性溶栓剂，tPA 则具有纤溶特异性。

1. UK　是从人尿或人肾细胞培养物制得的一种蛋白酶，可直接激活血浆酶原而转化为血浆酶，无抗原性，以前在国内较广泛应用。一般推荐用 UK 进行静脉内溶栓的剂量为 600 万 u，UK 动脉内溶栓的剂量为 18 万～120 万 u。目前国内动脉和静脉内溶栓多使用 UK，用药总量为 50 万～250 万 u，用药时间不超过 2h，一般在 1h 内完成。

2. tPA 是一种相对分子质量为 70×10^3 的丝氨酸蛋白酶。目前临床使用的 tPA 主要是通过基因重组技术获得。tPA 可以单链或双链的形式存在，但两者的纤溶特异性基本相同。tPA 的作用原理：①可加速激活血浆酶原转化为血浆酶。②与纤维蛋白结合的 tPA 能加速纤维蛋白与血浆酶原结合，从而加速上述激活过程。③能增加血栓局部的血浆酶原浓度。tPA 的溶栓作用强，不良反应较少，国内外已广泛用于临床。欧洲急性脑卒中研究协作组（ECASS）的 tPA 静脉溶栓临床研究采用剂量为 1.1mg/kg，总量为 100mg，开始 1～2min 内给予 10% 的冲击量，其余量在 1h 内用完。美国国立神经病学与脑卒中研究所（NINDS）建议的 tPA 静脉溶栓剂量为 0.9mg/kg，最大剂量为 90mg，先予总量的 1/10 静脉冲击，其余量在 60min 内滴完。tPA 动脉内溶栓的剂量为 20～100mg。

（3）一些新型药物：如替奈普酶、瑞替普酶、纤溶酶和微纤溶酶，以及用于提高血栓溶解效果的联合疗法，如纤溶药和 GPⅡb/Ⅲa 抑制药、纤溶药和直接凝血酶抑制药等仍处于研究阶段。

（五）疗效与并发症

1. 疗效　在急性大脑中动脉脑卒中患者中进行动脉溶栓治疗的多中心随机对照试验业已完成－急性脑血栓栓塞 Prolyse 试验（the Prolyse in Acute Cerebral Thromboembolism Trial，PROACT）－Ⅱ（1999）研究在发病 6h 内动脉内使用重组尿激酶原（recombinant prourokinase，r－proUK）治疗大脑中动脉闭塞血管再通的疗效和安全性，结果显示血管的再通率为 66%，远高于对照组的 18%（P＜0.01），尽管动脉溶栓后 24h 以内症状性颅内出血的比例 10% 要高于对照组的 2%（P＝0.06），但是 90d 后的随访动脉溶栓组预后良好率 40% 显著高于对照组的 25%（P＝0.04）。Ogawa 等（2007）完成大脑中动脉栓塞局部溶栓干预试验（Middle Cerebral Artery Embolism Local Fibrinolytic Intervention Trial，MELT），结果显示治疗组的血管再通率为 73.7%，90d 时的预后优良率比例显著高于对照组（42.1% vs 22.8%；P＝0.045），而 24h 的颅内出血发生率（9% vs 2%，P＝0.206）和 90d 的病死率（5.3% vs 3.5%；P＝1.000）无显著性差异。这两项随机对照研究是支持动脉溶栓的主要循证医学证据。

2013 年《新英格兰杂志》同时刊登 3 篇 RCT 研究，对静脉溶栓与多模式血管内治疗进行比较，Gccone 等报道急性缺血性脑卒中局部或系统溶栓的扩大研究（SYNTHESISEXP）。362 例患者随机分配入静脉 tPA 和动脉 tPA＋机械碎栓，虽然全组患者起病 4.5h 内接收治疗，但动脉组为 3.75h，静脉组 2.75h。术后 3 个月，经调整人群差异后，患者存活、无病残率，动脉组虽比静脉组高 1.41 倍，但无统计学差异（P＝0.16），并发症两组无差别。研究结论是支持早期、快速静脉溶栓。本研究不足之处是治疗前没有无创性影像学资料证实血管阻塞。

Broderick 等报道血管内治疗缺血性脑卒中（IMS）Ⅲ期研究。患者在发病 3h 内随机入组。治疗 3 个月后，由于研究组与对照组疗效无差别而终止研究，但是严重病残率动脉组高于静脉组,分别为 40.8% 和 38.7%,其他并发症无差别。本研究缺点同 SYNTHESIS,缺乏治疗前证实大血管阻塞的影像学资料,这显然不利于动脉组,因为动脉溶栓更适合于血栓局部,且可避免无大血管阻塞动脉溶栓的风险。如仅限于大血管阻塞溶栓,改良 Rankin 评分的病残率动脉组和静脉组分别为 0～1,35% 和 19.8%(P=0.0098)。但这是事后(posthoc)分析,还须进一步研究证实,将发病 3h 内 NIHSS 评分≥10 分的患者以 2:1 的比例随机分为血管内治疗和静脉溶栓组。虽然前者的血管再通率远高于后者(81% vs 40%),但 3 个月时转归良好率(mRS 评分 0～2 分)并无显著性差异(40.8% vs 38.7%),血管内治疗组的无症状脑出血显著高于静脉组(27.4% vs 18.9%,P=0.01)。试验中期分析显示无效而提前终止。

Kidwell 等报道机械取栓和血管再通(MR RESCUE)研究,发病 8h 内患者经灌注影像检查后人组。虽然平均治疗窗有利于有半暗带(5h,58%),且有半暗带者预后较好,但该组患者中动脉取栓与静脉溶栓患者例数一样,均为 34 例,半暗带的不良预后中动脉组比静脉组高,分别为 30 例和 20 例。结果显示动脉法不比静脉法好。

综上所述,可得以下结论:①tPA 治疗急性脑卒中患者应越早越好。研究证实,延迟 30min 治疗可减少 10% 功能恢复(Khatri,2009)。②虽然目前研究显示静脉溶栓与动脉溶栓或血管内取栓在疗效上无差别,但是应进一步比较有明确大血管阻塞时两法的作用和差别。③鉴于目前适合静脉溶栓的患者不到 10%,积极开展新的治疗方法研究仍是当务之急。

2. 并发症

(1)再灌注损伤:溶栓后血管再通,缺血脑组织得以再灌注,不可避免地会出现再灌注损伤,可加重脑水肿或引起出血性转变。但近年研究发现,早期再灌注可改善预后,缩小梗死面积,早期再灌注的益处远远超过其损害作用。通常脑梗死发病 12h 内,缺血脑组织再灌注损不大,脑水肿较轻,而发病 12h 后则可能出现缺血脑组织过度灌注,加重脑水肿,甚至向脑出血转变。因此,严格掌握治疗时间窗,尽早行溶栓治疗,是减轻再灌注损伤的关键。

(2)脑出血:在溶栓治疗过程中,出血转化是急性缺血性脑卒中常见且最严重的并发症,也是溶栓治疗过程中最危险的因素,可表现为脑内血肿和出血性梗死。脑栓塞、大面积脑梗死及早期 CT 出现低密度影是出血转化的独立危险因素;高血糖、高血压、低密度脂蛋白胆固醇水平升高均可增加出血转化的发生率。对于大面积脑梗死伴有明显水肿的患者,应积极给予脱水治疗,同时监测血压、血糖,给予常规降脂治疗及稳定斑块。在发病 1 周内或病情变化时,应及时复查头部 CT,以明确和指导下一步的治疗。

虽然血管再通与症状改善密切相关,但血管再通并不总是意味着改善病情,病情改善尚取决于缺血程度、范围和缺血持续时间(治疗时间窗)等。因此,溶栓治疗后的临床效果与血管再通是不能完全等同的。血管内介入治疗对不同病因、不同部位血管闭塞的治疗策略及方法也不尽相同,目前血管内介入技术越来越多地应用于急性缺血性脑卒中患者的血管再通治疗,特别是对超过时间窗、静脉溶栓失败,以及不能满足静脉溶栓标准患者的治疗。随着神经影像学技术、介入材料及治疗理念的不断发展与进步,选择适合于患者的最佳个体化治疗方案,将使越来越多的缺血性脑卒中患者受益。

五、大脑中动脉血栓摘除

早在 1956 年 Welch 等就报道 1 例成功摘除大脑中动脉血栓治疗患者,此后,文献多次发表个案报道。最大组报道来自美国 Mayo 临床中心,其适应证和治疗窗:急性大脑中动脉栓塞,治疗窗(从动脉栓塞到手术再通血管的时间)应在 6~8h,少数患者如有良好侧支循环,可延长到 18h。

由于本病要求急诊手术,不可能做全面、详尽的各种检查,一般脑血管造影证实大脑中动脉栓塞、头颅 CT 无脑梗死和出血现象是必要的检查。应了解栓子的来源,来源于心脏或大血管的栓子多由血小板、纤维蛋白组成,阻塞大脑中动脉后,不易自行再通,手术时易于完整摘除。相反,动脉粥样硬化斑来源的栓子易碎,常阻塞大脑中动脉的远端,不易完整摘除。

全麻插管,并应用各种脑保护剂和措施,一般用翼点或改良翼点入路开颅。打开外侧裂蛛网膜,暴露大脑中动脉主干及其分支,必要时可暴露颈内动脉和大脑前动脉。结合术前血管造影,常可在大脑中动脉,分叉部(M1~2)看到管壁内灰白色栓子,其近心端血液暗红,提示血流淤滞。用暂阻断夹安放在阻塞大脑中动脉近端、远端后,切开栓子远心端的大脑中动脉(一般选粗侧 M2)。用挤牛奶式方法轻柔地把栓子从切口挤出。然后分别放开远端、近端阻断夹,一则利用远端逆流的血流把残存栓子冲洗出来,二则了解血流恢复情况和侧支循环的功能,以及判断有否广泛栓塞。最后用 9-0 或 10-0 单股尼龙线缝合动脉壁切口。术后大脑中动脉血流再通率 75%(16 例)。虽然术前全部患者都有中到重度神经功能障碍,术后为优(无神经障碍)10%、良(轻度神经障碍)25%、好(虽有中度神经障碍,但生活自理或可工作)35%、差 20%,死亡 2 例(10%)。

由于近年来动静脉溶栓及动脉取栓技术的日益成熟与推广,此项手术已较少开展。

六、大面积脑梗死去骨瓣减压术

大面积脑梗死占缺血性脑血管病的比例较少,但死亡率和致残率较高。临床上根据梗死部位可分为大脑和小脑梗死,大脑大面积梗死多由大脑中动脉(MCA)闭塞所致,占缺血性脑卒中的 10%~15%,Heinsius 对 3038 例脑卒中患者进行研究,发现引起大面积脑梗死的常见原因主要有:颈内动脉剥离、动脉硬化性颈内动脉闭塞、心源性疾病。小脑大面积脑梗死占脑卒中患者的 1.5%,Amarenco 等分析发现,心源性栓塞占 43%,动脉粥样硬化占 35%,其他原因占 22%。大面积脑梗死一经形成,表现为病情进行性加重,虽部分患者经溶栓和内科治疗有效,但仍有部分患者常规内科治疗无效,需行去骨瓣减压术。这种手术已在临床运用较久,近年报道有增多趋势。

(一)治疗机制

Forsting 和 Doerfler 分别进行了 MCA 闭塞后去骨瓣减压的动物实验研究,发现非手术组的死亡率为 35%,手术组死亡率为 0%,证实去骨瓣减压术可明显改善神经功能、减少梗死体积,且分别确定了最佳治疗时间窗为 MCA 闭塞后 1h 和 4h。由于 MCA 闭塞后再增加颅内压(ICP)则出现梗死灶扩大,加重缺血半暗区的脑水肿,使病情恶化,而去骨瓣减压术则增加颅腔容积,使 ICP 和脑组织压下降、脑灌注压增加,从而改善病情,推测可能通过软脑膜侧支血管的逆行灌注增加半暗区血流量,从而保护缺血半暗区尚未死亡的细胞,减少脑梗死面积。但也有人发现,去骨瓣减压术虽可使 ICP 和脑组织压下降,增加脑皮质的顺应性,但局部脑血流量(rCBF)并没有增加。由于动物实验设定的时间点有限,人类脑水肿的高峰期与其他动物不同,脑膜的侧支循环也不完全相同,因此目前动物实验确定的时间窗很难直接用于临床。

（二）大面积大脑梗死

1.手术时机和适应证　早期溶栓和常规内科治疗历来是治疗脑梗死的主要方法,已形成一套较完善的治疗方案,也是治疗大面积脑梗死的最基本和必要的手段。

对一部分大面积脑梗死的患者,经积极内科治疗后,病情仍进行性加重,若不进行减压手术,患者极有可能死亡,因此许多学者将此时进行的减压性手术称为"救命"性手术,是常规内科治疗的必要补充。去骨瓣减压术最早被用于解除当时无法定位的脑部肿瘤引起的颅内压升高,1905年Cushing曾对此作过详述。1935年Greco曾对1例大面积脑梗死患者施行去骨瓣减压术,以后有多位学者作过报道。这种治疗有4种目的:①保存生命。②阻止梗死扩大。③防止系统并发症。④有利于康复。

下列手术适应证已为大家采纳:

(1)患者经积极内科治疗无效,处于脑疝早期或前期。

(2)CT见大面积脑梗死和水肿,中线结构侧移≥5mm,基底池受压。

(3)ICP≥30mmHg(4kPa)。

(4)年龄≤70岁。

(5)排除系统疾病。

决定手术成败和远期功能恢复的一个关键因素是手术时机的把握。许多学者认为一旦有手术适应证,尽早手术可减少梗死面积,降低并发症,有利于以后康复。Reike认为进行手术最晚不能超过的时间是:瞳孔已有改变,并对脱水等治疗无反应,当瞳孔已散大固定后即不宜手术,并认为连续ICP监测可为早期手术提供指导作用,一旦脑干发生不可逆损伤,手术效果必差,Koadziolka认为在出现第一个脑干体征时,即一侧瞳孔扩大,对光反应消失时宜尽快进行开颅减压术。而Dalashaw则认为若神经功能进行性加重,不必等出现脑疝体征时即可行手术治疗。研究发现,去骨瓣减压缩小梗死灶的部位是在缺血半暗区,而缺血半暗区因缺血时间和缺血严重程度不同可发生动态变化,对符合手术适应证的患者尽早施行手术仍是一个影响预后的关键因素。

如何在早期预测发生难以控制的脑水肿的可能性对决定手术时机十分重要。Von Kummer等认为,若CT上低密度灶范围超过MCA区域的50%时,发生难以控制脑水肿的可能性约有85%。Berrouschot等认为,[99m]Tc—ECD SPECT能在缺血6h内预测到大面积脑梗死,其敏感度为82%,特异度为98%以上。Serena等通过对40例MCA脑梗死患者的血清进行研究,发现c—Fn和MMP—9水平显著升高($P < 0.001$),其中c—Fn>16.6ug/mL预测出现恶性脑水肿的大面积脑梗死的敏感度为90%,特异度为100%。曾进行去骨瓣减压术治疗大面积脑梗死的研究,发现GCS可作为判断病情和选择治疗时机的重要指标,本研究中虽然存活患者与死亡患者入院时GCS无显著性差异,但两者术前GCS却差异明显($P < 0.05$)。根据死亡患者术前GCS的中位数(为5),笔者认为若术前GCS<5分,即使行去骨瓣减压术,对挽救患者生命的作用也不大,故选择此种患者手术时应慎重。根据存活患者术前GCS的中位数(为7.5),笔者认为若GCS下降至7～8分时,应及时行减压术。因此,临床上应根据患者的神经系统症状和体征、连续CT检查、ICP监测、SPECT扫描和血液中细胞因子的动态变化进行综合分析和预测,决定最适合的手术时机。另外,对主侧半球大面积脑梗死,应慎重选

择手术,因为即使患者术后得以生存,生活质量也较差。

2.手术方法(图3-4) 采用全麻,患者取平卧位,患侧朝上,额颞顶部马蹄形或"倒问号"形切口,大骨瓣开颅,前方位于发际内近中线,后方达顶结节,向下延伸达中颅窝底。去除骨瓣,并咬除颞骨达颞窝,使骨窗面积至少达 15cm×15cm,于骨窗缘悬吊硬脑膜以防发生硬膜外血肿。星形切开硬脑膜即见到向外疝出的梗死脑组织,严格止血后减张缝合硬脑膜,以获得充分减压,缝合颞肌和切口。对存活患者可于术后行颅骨成行术。至于对术中是否切除缺血失活的脑组织仍有争议,多数认为不切除,因为目前无有效方法确定缺血坏死区和半暗区。但 Kalia 等根据 CT 和 Xe—CT 测定 rCBF 的方法做病变脑组织切除术。

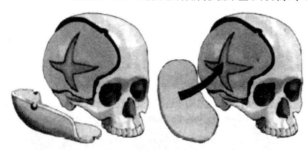

图3-4 标准去骨瓣减压手术示意图

3.预后评价 文献报道,大面积脑梗死合并脑疝的发生率为 15%～20%,死亡率高达80%～90%,也有报道为 30%～66%。Kalia 治疗 3 例患者,无一例死亡,所有患者于术后 6h内恢复到入院时的功能水平,随访 3 个月～3 年,全部恢复良好。Cater 治疗 14 例,3 例死于非神经系统原因,其余 11 例经 1 年康复治疗,8 例轻度至中度残废(BI>60,Barthel Index,表3-33 例重残。Rieke 等曾进行去骨瓣减压抢救大面积脑梗死的前瞻性非随机研究,发现手术组死亡率为 35%,致残率为 24%,而非手术组死亡率为 76%,致残率为 80%。3 项名 1 为DESTINY、DECIMAL 和 HAMLET 的前瞻性、多中心、随机对照研究发现,去骨瓣减压术显著降低大面积脑梗死的死亡率和改善神经功能,尤其在发病后 48h 内手术,至发病后 96h 再手术虽然可以降低死亡率,但并未显示手术可以改善神经功能。Steiner 等发现,术后死亡率与术前脑干听觉诱发电位存在显著相关性,与术前瞳孔、意识和体感诱发电位无相关性,而且所有 BI>60 的存活者术前脑干听觉诱发电位均正常。曾用前瞻性自身对照方法研究去骨瓣减压术治疗大面积脑梗死患者共 26 例,术后早期序列 CT 扫描可见中线结构移位逐渐减轻,伴随低密度病灶逐步缩小(图3-5),死亡率为 30.8%。共随访 14 例患者,术后 3 个月和 6 个月 GOS 分别为 3.6±0.8 和 4.0±0.8,与出院时 GOS 评分比较差异有统计学意义(P<0.05)。术后 3 个月和 6 个月 BI 分别为 68.9±29.4 和 77.5±28.3(P<0.05 其中术后 6 个月BI>60 者占 85.7%。按术后 6 个月 BI 判断患者恢复的情况:完全依赖(0～20)2 例,严重依赖(21～60)0 例,中等依赖(61～90)7 例,轻度依赖(91～99)2 例,生活自理(100)3 例。影响预后的因素有:梗死部位、梗死灶大小、年龄、有否系统性疾病,以及行减压术的早晚。

表3-3　Barthel 评分表

检查项目		评分
自理	需帮助	
(1)饮食	10	5
(2)洗澡	5	0
(3)梳洗(洗脸、刷牙、梳发)	5	0
(4)穿衣	10	5
(5)大便(有时需通便者＝需帮助)	10	5
(6)小便(有时需导尿者＝需帮助)	10	5
(7)上厕所	10	5
(8)上床或起坐(轻微帮助者得10分,能坐但需完全帮助者得5分)	10	5～10
(9)行走	15	10
(10)上楼梯	10	5

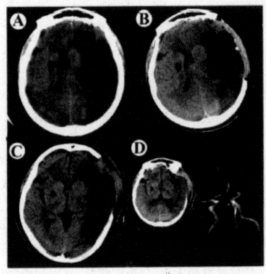

图3-5　左侧大面积脑梗死,经积极内科保守治疗无效后行去骨瓣减压术

CT 平扫:术前(A);术后 1d(B);术后 7d(C);出院时(D)和 MRA

(三)大面积小脑梗死

1.手术适应证及时机　小脑梗死后由于脑水肿而出现逐渐加重的占位效应,表现为脑干受压移位、第4脑室移位变形,伴有阻塞性脑积水,除表现小脑症状外,还有脑干损害和 ICP升高症状。Heros 曾根据小脑梗死的临床表现分为 3 期:早期为小脑症状;中期为脑干受压症状,但患者神志清楚;晚期患者昏迷,去脑强直,伴有呼吸、循环功能异常。由于大面积小脑梗死的死亡率极高,及时进行减压性手术的观点已在许多学者中达成共识,并认为手术是唯一有效的措施。

1956 年,Fairburn 和 Lindgren 等首先报道枕下减压术治疗大面积小脑梗死。Heros 认为手术目的不是针对脑梗死本身,而是针对脑水肿继发的脑干受压和脑积水,因此对小脑梗死患者应密切观察神经系统体征变化,定期复查头颅 CT 和 MRI。另外,决定是否进行手术治疗尚需对脑干原发性与继发性损害进行鉴别,若发病一开始就有脑干体征,表明为原发性脑干梗死,如早期结合脑血管造影和 MRI 检查则诊断更易明确。原发性脑干梗死不宜手术,继发性脑干受压则是手术指征。同时,患者的年龄和全身情况也是选择手术应该考虑的因素。

目前对手术时机的选择仍有争议,多数学者认为一旦患者出现神志改变即可手术。Chen 等认为内科治疗无效,病情加重,再拖延必然致死时则有手术指征。许多学者认为 Heros 的临床分期对手术时机的选择有指导作用。Hornig 根据这一分期在其治疗的 36 例患者中发现,中期患者虽可保守治疗持续一段时间,但多数于 24h 内出现继发性脑干损害和进入昏迷状态,一旦进入第三期则手术效果较差,因此他选择治疗的手术时间为第二期的早期,即使如此,他仍认为对进入第三期的患者,手术减压仍是唯一有效的选择。

2.手术方法　手术分为脑室外引流术和枕下减压术。若 CT 证实脑室扩大可行脑室外引流术,一般选择侧脑室的枕角进行穿刺。做枕下减压术时采用全麻,患者取侧卧位或俯卧位,头架固定,取正中或旁正中切口,根据病变部位切除一侧或双侧枕骨鳞部,上方达横窦,外侧达乙状窦,下方切开枕大孔,“十”字形切开硬脑膜,对疝出的梗死脑组织和小脑扁桃体予以切除。

虽然一些研究证实单纯脑室外引流术或枕下减压术对死亡率和功能恢复的影响没有明显差别,但由于单纯脑室外引流术后可出现小脑幕切迹上疝,以及梗死脑组织持续存在,脑干受压没有解除,部分患者仍可出现病情恶化,因此目前许多人主张两种手术均需要进行。Chen 主张先行脑室外引流,若病情加重及时行枕下减压术;而 Hornig 则认为先行枕下减压术,若伴有脑积水再行脑室外引流术。Kudo 通过比较单纯脑室外引流术(A 组,5 例)与单纯枕下减压术(B 组,20 例)发现,A 组 1 例恢复良好,重残 3 例,死亡 1 例;B 组 10 例恢复良好,中度残废 6 例,重残 2 例,死亡 2 例。因此,B 组的疗效好于 A 组,枕下减压术应该是优先考虑的手术。遗憾的是,该研究没有回答两种手术结合是否会提高疗效,因此对究竟先行哪一种手术和是否两种手术同时进行需要进一步临床前瞻性对照研究。

3.预后评价　文献报道小脑大面积梗死非手术治疗的死亡率高达80%,手术治疗的总体恢复率为63%。许多学者发现多数术前昏迷的患者于术后数小时到数天神志转清,CT 复查脑积水消失,脑干受压解除。Chen 治疗 11 例患者,无一例死亡,7 例于术后第 1d 好转,随访10～60 个月,2 例可参加以前的工作,6 例独立生活,3 例需他人照顾。Hornig 治疗 52 例小脑梗死,发现手术与非手术治疗对早期患者的预后无明显差别,对晚期患者手术治疗 23 例中死亡 5 例,非手术治疗 3 例中死亡 2 例。Juttler 治疗 56 例患者,死亡率39.3%,随访 3 年,mRS≤3 为 51.8%,mRS≤2 为 35.7%,mRS≤1 为 28.6%。影响预后的主要因素有:患者年龄、原发性脑干梗死、晚期患者,以及合并系统疾病等。

总之,大面积脑梗死病情重、进展快,死亡率和致残率高。对内科治疗无效的患者,在符合手术适应证的条件下及时行去骨瓣减压术往往不仅可挽救生命,还可减少脑梗死面积,改善神经功能。对大面积小脑梗死患者更应采取积极态度。

(张鹏)

第二节　烟雾病

烟雾病(moyamoya disease)是一种原因不明,以双侧颈内动脉末端、大脑中动脉和大脑前动脉起始部慢性进行性狭窄或闭塞为特征,并继发引起颅底异常血管网形成的一种脑血管疾病。1969 年日本学者 Suzuki 及 Takaku 首先报道,由于这种颅底异常血管网在脑血管造影图像上形似"烟雾",故称为"烟雾病"。烟雾状血管是扩张的穿通动脉,起着侧支循环的代偿作用。该病可合并动脉瘤及动静脉畸形(图 3—6)。

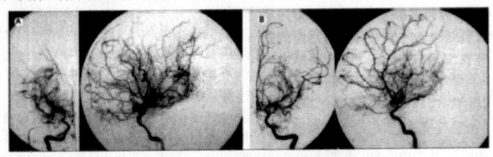

图 3—6 典型烟雾病脑血管造影表现

A. 右侧颈内动脉正侧位;B. 左侧颈内动脉正侧位,显示双侧颈内动脉末端至大脑前动脉、大脑中动脉起始段狭窄,并且颅底可见典型"烟雾状血管"

烟雾病不同于烟雾综合征和烟雾现象。烟雾综合征和烟雾现象由某些明确病因所引起,如动脉硬化、放疗后、脑膜炎、镰状细胞病、肿瘤、外伤、神经纤维瘤病、唐氏综合征,以及自发性颈内动脉闭塞等。

一、流行病学

烟雾病最早发现于日本(Takeuchi,1961),一度被认为仅发生于日本人。1962 年法国的 Subirana 报道了一组烟雾病后,世界各地陆续有这种疾病的报道。但总体而言,该病在中、日、韩等东亚国家高发。Kleinloog 等综合从 1962—2011 年中、日、美 3 国地区报道烟雾病文献,显示按 10 万人口计,日本发病率为 $0.35 \sim 0.94$,中国为 0.41. 美国为 $0.05 \sim 0.17$。欧洲发病率为 $0.03 \sim 0.1$。世界各地的差异还表现在临床上,例如亚洲成年患者多见脑出血,欧洲则不一定。这种地区之间的差异原因不明。

烟雾病的发病有一定的家族聚集性,约占全部烟雾病患者的 15%,有家族史的发病率更高,是正常人群的 42 倍。近来发现烟雾病相关基因位点有 17q25、8q23、6q25、12p12 和 3p24 等。其中 17q25 区域的环指蛋白 213(RNF213)的 C. 14576 G>A 变异是本病的易感基因变异,与家族遗传性关系密切。Miyawaki(2012)报道烟雾病患者中 85% 有 C. 14576 G>A 变异,与正常对照组相比有显著相关性($P < 0.0001$)。Miyawaki(2012)发现纯合型 C. 14576 G>A 变异患者发病年龄<4 岁,60% 以脑梗死为首发症状,与杂合型和野生型变异比 *,预后更差。Hong 等发现人类白血病抗原(HLA)—DRB1 * 1302 和 HLA—DQB1 * 0609 等位基因与家族性烟雾病关系密切。

男女发病比为 1:1.6。本病可见于任何年龄,发病年龄有两个高峰:第一个高峰在 4 岁左右,以缺血性发作为主;第二个高峰在 34 岁左右,以脑出血起病为主。但是,成年患者以缺血发作起病者也不少见。

二、病因和病理学

烟雾病的病因迄今不明。有下列各种病因和相关因素:免疫介导和炎症反应(Lin,

2012)、钩端螺旋体、EB病毒感染后引发血管免疫反应或遗传因素所致先天性血管内膜发育异常(Miyanaki,2012)、系统性红斑狼疮或神经纤维瘤病Ⅰ型等全身系统性血管病变的颅内表现。与类风湿因子、甲状腺自身抗体、抗磷脂抗体等自身抗体有关；与成纤维细胞生长因子、肝细胞生长因子、转化生长因子-β、血小板衍生生长因子、基质金属蛋白酶等相关。通过术中观察及组织学检查发现，烟雾病患者颅底动脉环的主要分支内膜细胞破坏，内弹力层不规则断裂，中膜平滑肌细胞从内弹力层断裂处向内膜增生，血管管腔不对称狭窄，管壁增厚。血管增厚主要为平滑肌细胞增生并伴有大量细胞外基质，而内膜及内弹力层几乎没有磷脂沉积，这与动脉粥样硬化不同(图3-7)。这些发现在儿童与成人之间无明显差别。烟雾病患者的心脏、肾脏及其他器官的动脉也可见到类似的病理改变，提示该病不单纯是脑血管疾病，有可能是一种系统性血管疾病。最近研究发现，病变血管中免疫球蛋白G(IgG)和钙结合蛋白S-100A，均呈阳性，表明免疫机制引起血管平滑肌细胞形态和功能的改变，使表达S-100A,的平滑肌细胞更容易从断裂的内弹力层突入细胞内膜，加快血管狭窄或闭塞。烟雾状血管是扩张的穿通支，可发生血管壁纤维蛋白沉积、弹力层断裂、中膜变薄，以及微动脉瘤形成等许多病理变化。烟雾状血管亦可发生管壁结构的破坏及继发血栓形成。这些病理改变是临床上烟雾病患者既可表现为缺血性症状，又可表现为出血性症状的病理学基础。

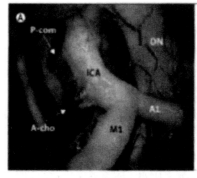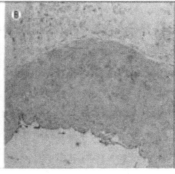

图3-7　烟雾病患者的颈内动脉末端及其分叉部术中照片

A.烟雾病患者的颈内动脉末端及其分叉部术中照片：可见颈内动脉末端及大脑前动脉、大脑中动脉起始段外径变细，但前交通动脉、后交通动脉及A1发出的穿通支直径正常；B.烟雾病患者颈内动脉末端组织学检查(HE染色)，显示颈内动脉末端内膜增厚、内弹力层不规则及中膜变薄

病变早期表现在颈动脉颅内段的远端、大脑前动脉和大脑中动脉的近端部分，偶然发生在交通动脉和大脑前动脉、大脑中动脉的远端部分。颈外动脉和身体其他部位的动脉有时也可发生类似的病理改变。在病变的早期阶段通常不累及Willis环的后半部分。脑底部出现烟雾状血管以及脑表面软脑膜血管形成异常血管网是本病的特征。这些烟雾状血管来源于Willis环，从脉络膜前动脉、颈内动脉和大脑后动脉，并与大脑前动脉和大脑中动脉的终末支相通。因此，它们很可能是扩张和扭曲的豆纹动脉及丘脑穿通动脉。这些异常的小动脉管壁的增厚和弹力层的重叠，导致管腔狭窄，还可使部分弹力层断裂、中间层纤维化和局部呈不规则扩张，形成微小动脉瘤。微小动脉瘤和血管扩张同时伴有不同程度的纤维化常常是导致破裂出血的原因。

Kono等研究发现，烟雾病患者软脑膜上的异常血管网并非病变时形成的新生血管，烟雾病患者软脑膜上血管的数量与正常人无明显差异，因此所形成的这种异常血管网是软脑膜动静脉血管扩张所致。Ikeda等对烟雾病患者的颅外血管进行研究，发现动脉的内膜呈进行性纤维化增厚,这种病理变化与颅内动脉相似。部分患者在肺动脉近端有血栓形成,与正常年龄和性别组对照,烟雾病患者的肺动脉、肾动脉和胰动脉的内膜明显增厚,在统计学上有显著意义($P<0.05$)。

烟雾病以动脉内膜缓慢、进行性增厚为特征,发生在单侧或双侧颈内动脉的远端分叉处,逐渐蔓延至邻近的 Willis 环前部,引起前循环近端动脉的狭窄和闭塞,造成正常脑血供减少,缺血部位的脑组织常常发生萎缩、软化,在显微镜下可以看到皮质下第二、第三层有坏死灶。

影响本病病情发展和预后的因素:①前循环近端主要动脉内膜增生的程度。②侧支循环血管的形成和代偿能力。③患者的年龄。

Ogawa 等研究发现,5 岁以内儿童的脑血流是成人的 2~2.5 倍,10~15 岁儿童的脑血流是成人的 1.3 倍。由此可见,年龄越小对脑血供的需求越多,因此年龄较小的儿童起病方式较为严重,常常伴脑梗死和癫痫发作。随着时间的推延,患者对脑血供的需求量减少,发病程度随之减轻,有些患者甚至可以出现自发性痊愈。

三、脑侧支循环系统

(一)侧支系统的组成

脑部血供的侧支系统由以下几个方面所组成。

1.脑内侧支吻合系统　脑表面和脑底部各有一套穿通血管吻合,均在侧脑室的外侧角。由于缺血的程度不同,这些血管吻合形成不同程度的烟雾状血管网,见于烟雾病或烟雾现象。

2.脑底交通系统　即 Willis 环。烟雾病早期主要累及 Willis 环前半部和邻近的血管,后期可累及 Willis 环的后半分。

3.皮质软脑膜血管吻合系统　主要是脑表面直径为 $200\sim600\mu m$ 的小血管之间直接的端端吻合。

4.硬脑膜血管吻合网　硬脑膜血管之间可相互吻合成网,如果没有含脑脊液的蛛网层,这种吻合网与脑表面直接接触,可向脑表面供血。因此,该系统在脑缺血时可用于侧支血供的来源。

5.颅外血管网　头皮、颅外肌肉和颅骨的血管可以相互交通成网,这种网的血供是相当丰富的,可以通过直接或非直接的方式与颅内血管沟通。

6.功能性侧支　高碳酸血症、颈交感神经切断或上颈部交感神经节切除等可增加脑血流。

7.颅底侧支吻合　该系统在颅底,通过颈动脉系统与椎动脉系统在颈部相互吻合。

脑血供的侧支循环系统可以相互吻合。脑表面有 3 层膜、脑脊液和颅骨,它们对脑组织的保护很重要,但是相互之间不仅很难形成侧支循环,还阻碍其他侧支与脑血管交通,尤其是侧支循环丰富的硬脑膜血管系统和颅外血管网系统几乎无法与脑表面吻合。

(二)分类

根据 Suzuki 的分类标准,烟雾病可分为 6 期。

1.Ⅰ期　病变呈缓慢、进行性发展,Willis 环的前半部,颈内动脉狭窄和阻塞,脑内侧支吻合系统(第一侧支)和皮质软脑膜吻合系统(第三侧支)起代偿作用,如代偿不足则可引起缺血性发作。

2.Ⅱ期　又称脑底异网症,脑内侧支吻合系统代偿性扩张,在脑底部形成异常血管网。

由于正常脑血管造影中没有这类血管,因此较易引起临床注意。但在这一阶段,皮质软脑膜血管吻合(第三侧支)在脑血管造影尚未显示而常被疏忽。

3. Ⅲ期 随着病变进展,颈内动脉血流进一步减少,脑内侧支吻合网变得更为明显,同时从硬脑膜来的侧支也开始在脑血管造影中显示出来,分别在脑表面和前颅底形成穹窿烟雾症和筛板烟雾症。

4. Ⅳ期 随着时间增长,皮质软脑膜血管吻合(第三侧支)、硬脑膜血管吻合(第四侧支)和颅外血管网(第五侧支)之间吻合增多,脑内侧支吻合系统(第一侧支)的作用逐渐减弱,并且在脑血管造影上逐渐消失。

5. Ⅴ期和Ⅵ期 通过颈外动脉系统,脑部得到足够的供血,使缺血性发作逐渐减少,甚至痊愈。

有时由于病程进展较快或脑底部交通系统(第二侧支)供血不够,颅内外侧支代偿系统来不及形成和发挥作用,导致脑供血不足而发生不可逆的脑缺血。因此,为解决脑缺血的问题,避免脑损害的发生有两种方法可供选择。①减少脑组织对血流的需要,等待脑侧支循环的自然形成。②通过外科手术,建立或促使脑侧支循环的形成。显然采取后一种方法较为合理。

四、临床表现

儿童及成人烟雾病患者临床表现各有特点。儿童患者以缺血症状为主要临床表现,包括短暂性脑缺血发作、可逆性神经功能障碍及脑梗死。成人患者的缺血症状和体征与儿童患者类似,但成人患者常以出血症状为主,具体症状因出血部位而异。少数患者可无症状,因体检或其他原因被发现,可能属疾病早期。

(一)脑缺血

1. 可表现为短暂性脑缺血(TIA)、可逆性神经功能缺失(RIND)或脑梗死。由于缺血性发作短暂,患者就诊或入院时症状已消失,因此从家属那里获得病史很重要,同时应该详细记录下列内容:首次发病年龄、发病方式(缺血性或出血性)、发作次数、严重程度、神经功能障碍,以及诱发因素和发生时间等。对于上次起病情况和病情变化过程也应记录,并且要弄清楚目前的体征是上次发作后残留的还是几次发作累积的结果。有些症状是家属无法提供的,要提示性询问患者,如感觉性发作、头痛和视觉障碍等。

2. TIA 发作常常与过于紧张、哭泣、应激性情感反应、剧烈运动、进餐、过冷或过热有关。此与过度通气引发血 CO_2 分压($PaCO_2$)下降有关。

3. 运动性障碍常为早期症状,约占 80.5%(Kurokawa,1985),主要表现为肢体无力甚至偏瘫。常有上述的诱发因素。见于 TIA、RIND 或脑梗死患者。

(二)颅内出血

近半数成年患者可出现颅内出血,出血往往不仅给患者带来严重的神经功能损害,还面临着反复出血的威胁。文献报道再出血率高达 28.3%~33%,年再出血率为 7.09%。烟雾病患者发生颅内出血主要有两个原因:烟雾状血管破裂出血或合并的微动脉瘤破裂出血。烟雾状血管破裂出血主要是由于持续的血流动力学压力使脆弱的烟雾状血管破裂,通常出血发生于基底节区、丘脑及脑室旁区域,且常常合并脑室内出血,微动脉瘤可位于侧支或烟雾状血管的周围或基底动脉分叉部或基底动脉与小脑上动脉交界处。烟雾病患者的椎－基底动脉系统在提供血流代偿前循环中往往起着重要的作用,相应的椎－基底动脉系统也承担着较大的血流动力学压力,这或许是诱发患者动脉瘤形成和造成蛛网膜下腔出血的一个重要原因。

目前有越来越多的证据表明,成年烟雾病患者可诱发非颅内动脉瘤破裂所致的蛛网膜下腔出血。另外一种导致烟雾病患者发生颅内出血的少见原因是脑表面扩张的动脉侧支破裂。

（三）癫痫

一些患者以癫痫发作起病,可部分发作或全身性大发作。

（四）不随意运动

不随意运动通常出现在一侧肢体表现舞蹈样动作。面部不随意运动在烟雾病较为少见,睡眠时不随意动作消失。

（五）头痛

部分患者伴头痛。头痛的原因可能与颅内血供减少有关。临床上显示许多伴头痛的烟雾病患者在做了血管重建手术后症状即自行消失。

（六）智力

烟雾病患者由于脑缺血而不同程度存在智商下降。根据 Matsushima 分型,Ⅰ型的平均智商为 111.4,Ⅱ型的平均智商为 88.9,Ⅲ型的平均智商为 68.9,Ⅳ型的平均智商为 63.9。由此可见,脑缺血程度越严重,对智商的影响越大。在患者治疗前和治疗后做智商（IQ）测定和发育商（DQ）测定,有助于对手术效果的评价。

五、临床分型

多用 Matsushima（1990）的烟雾病分型标准。

1.Ⅰ型（TIA 型） TIA 或者 RIND 发作每个月≤2 次,无神经功能障碍,头颅 CT 无阳性发现。

2.Ⅱ型（频发 TIA 型） TIA 或者 RIND 发作每个月>2 次,余同上。

3.Ⅲ型（TIA－脑梗死型） 脑缺血发作频繁,并后遗神经功能障碍,头颅 CT 可看到低密度梗死灶。

4.Ⅳ型（脑梗死－TIA 型） 脑梗死起病,以后有 TIA 或 RIND 发作,偶然可再次出现脑梗死。

5.Ⅴ型（脑梗死型） 脑梗死起病,可反复发生梗死,但无 TIA 或 RIND 发作。

6.Ⅵ型（出血型或其他） 侧支烟雾血管破裂出血或者微小动脉瘤破裂出血,并且无法归纳在上述各类者。

六、辅助检查

辅助检查对烟雾病的诊断与判断脑损害的程度和预后很重要,主要有以下几个方面。

1.各项常规实验室检查 多属正常。

2.头颅 CT Ⅰ型和Ⅱ型患者的头颅 CT 是正常的。在Ⅲ型和Ⅳ型患者中可见单一或多发性梗死灶,常位于灰白质交界处（"分水岭"带）呈斑点状或蜂窝状,伴不同程度的脑萎缩和蛛网膜下腔及脑室扩大。增强 CT 显示颈内动脉远端、大脑前动脉和大脑中动脉近端缺失。病变后期影响到 Willis 环,并且在脑底部出现烟雾状血管。在缺血的急性期（1～4 周）脑回可增强,脑出血的情况多发生在脑室附近,可破入脑室系统。

3.头颅 MRI 除可显示新、旧脑缺血改变及脑出血或脑萎缩,同时头颅 MRI 和头颅 MRA 常作为首选的筛选性检查外,还可显示基底节多发、点状的流空现象,以及颅内动脉远端和大脑前动脉、大脑中动脉近端的正常流空现象消失。MRA 对烟雾病来讲是一种有效的诊断手段,可显示 Willis 环与脑血管造影一致的信号强度改变,以及由于分布在整个基底节区的烟雾状血管所造成的点状信号改变。

Yamada 等(1992)将常规脑血管造影与 MRA 进行比较:对烟雾病确诊率脑血管造影为100%,MRA 为 83%。对床突上颈内动脉狭窄的发现率,脑血管造影为 100%,MRA 为88%。由此可见,对烟雾病的诊断,MRA 还不能完全替代脑血管造影。

4. 脑电图 Kodama 等对 25 例烟雾病患儿做了脑电图检查,脑后部的慢波主要发生在起病的早期(10 个月),颞叶中央的慢波发生在起病后的 28 个月,弥漫性低电压则发生在病情较长的患儿(约 56 个月)。过度换气期间,出现高电压慢波,在换气结束 20~60s 可再次出现高电压的慢波,Kodama 等称这种情况为"重建现象"(rebuilt-up phenomenon),见于 75% 患儿。烟雾病患儿过度换气可导致低碳酸性低氧症,使皮质表面的正常血管收缩而局部脑血流(rCBF)下降,引起低电压性慢波。过度呼吸后,开始扩张的皮质血管从深部烟雾状侧支循环血管处"盗血"而造成脑缺血,加上过度换气后呼吸抑制,使原有的缺血性低氧症加重,出现高电压性慢波。这种在脑电图上表现为"重建现象",是烟雾病的特征性变化。

5. 脑血流和脑代谢评价 SPECT、PET、PCT 及 PMRI 等脑血流评估手段为缺血性脑血管病的诊断提供了新方法,评价指标有脑灌注压(cerebral perfusion pressure,CPP)、脑血流量(cerebral blood flow,CBF)、脑血容量(cerebral blood volume,CBV)、达峰时间(time to peak,TTP)、平均通过时间(mean transmit time,MTT)及脑血管储备功能(cerebrovascular reserve,CVR)等。其中 CPP 为平均动脉压与颅内压的差。CBF 是组织内血流量;CBV 是血管床容积;MTT 是显影剂通过观测区的平均时间,主要是通过毛细血管的时间;TTP 指,对比剂首次通过脑组织观测区至峰值的时间。此外,PET 还可获得脑氧代谢率(cerebral oxygen metabolism rate,$CMRO_2$)、氧摄取分数(oxygen extraction fraction,OEF)以及脑葡萄糖代谢率(cerebral glucose metabolism rate,CMRglu)等反映脑代谢功能的指标。这些指标是用于评价脑血流灌注的理想方法之一,对指导临床医生选择最佳治疗方案及观察疗效也具有非常重要的意义。

6. 脑血管造影 脑血管造影是诊断烟雾病的金标准。典型的表现为双侧颈内动脉床突上段狭窄或闭塞;基底部位纤细的异常血管网,呈烟雾状;广泛的血管吻合,如大脑后动脉与胼周动脉吻合。可合并 ACA 和 MCA 近端狭窄或闭塞,约 25% 患者椎-基底动脉系统亦存在狭窄或闭塞。脑血管造影还可用于评价烟雾病的进展变化,用于血管重建手术后评价。

1969 年 Suzuki 和 Takaku 提出的根据脑血管造影表现不同将烟雾病分为 6 期的分期标准被普遍接受,并广泛应用于临床(表 3-4)。

表 3-4 烟雾病分 6 期的标准

分期	造影表现
Ⅰ期	颈内动脉末端狭窄,通常累及双侧
Ⅱ期	脑内主要动脉扩张,脑底产生特征性异常血管网(烟雾状血管)
Ⅲ期	颈内动脉进一步狭窄或闭塞,逐步累及大脑中动脉及大脑前动脉;烟雾状血管更加明显(大多数病例在此期发现)
Ⅳ期	整个 Willis 环甚至大脑后动脉闭塞,颅外侧支循环开始出现;烟雾状血管开始减少
Ⅴ期	Ⅳ期的进一步发展
Ⅵ期	颈内动脉及其分支完全闭塞,烟雾状血管消失;脑的血供完全依赖于颈外动脉和椎基底动脉系统的侧支循环

典型的发展过程多见于儿童患者而少见于成人患者,而且可以停止在任何阶段,少部分患者可发生自发性改善。

早期脑底部烟雾血管由颈内动脉供血,后期主要来自大脑后动脉,虽然供血动脉不同,但脑底部烟雾血管团的容积未发现明显改变。在后阶段软脑膜侧支血管有减少的倾向,并且大脑后动脉开始狭窄。

烟雾病的早期来自颈外的侧支血管较少见,后期可高达45%～67%。最常见的颈外侧支血管来自脑膜中动脉,也可来自上颌动脉,来自颞浅动脉和枕动脉的较为少见(占15%)。

七、诊断

患者出现自发性脑出血,特别是脑室内出血;儿童或年轻患者出现反复发作的TIA,应考虑该病,经辅助检查,可以明确诊断。

1997年,日本卫生和福利部研究委员会制定了烟雾病的诊断标准指南,见表3—5。

表3—5　烟雾病诊断指南

A. 脑血管造影是诊断烟雾病必不可缺少的,而且必须包括以下表现:
(1)颈内动脉末端狭窄或闭塞,和(或)大脑前动脉和(或)大脑中动脉起始段狭窄或闭塞。
(2)动脉相出现颅底异常血管网。
(3)上述表现为双侧性。
B. 当MRI及MRA能够清晰提示下述表现时,脑血管造影不是诊断必须的
(1)颈内动脉末端狭窄或闭塞,和(或)大脑前动脉和(或)大脑中动脉起始段狭窄或闭塞。
(2)基底节区出现异常血管网(在1个扫描层面上发现基底节区有2个以上明显的流空血管影,即可提示存在异常血管网)。
(3)上述表现为双侧性。
C. 烟雾病的诊断必须排除下列情形:
(1)动脉粥样硬化。
(2)自身免疫性疾病。
(3)脑膜炎。
(4)颅内新生物。
(5)唐氏综合征。
(6)神经纤维瘤病。
(7)颅脑创伤。
(8)颅脑放疗后。
(9)其他:镰刀型红细胞病、结节性硬化症等。
D. 对诊断有指导意义的病理表现:
(1)在颈内动脉末端内及附近发现内膜增厚并引起管腔狭窄或闭塞,通常双侧均有;增生的内膜内偶见脂质沉积。
(2)构成Willis动脉环的主要分支血管均可见由内膜增厚所致的程度不等的管腔狭窄或闭塞;内弹力层不规则变厚讀变薄断裂以及中膜变薄。
(3)Willis动脉环可发现大量的小血管(开放的穿通支及自发吻合血管)。
(4)软脑膜处可发现小血管网状聚集。
诊断标准:(无脑血管造影的尸检病例可参考D)
(1)确切诊断
1)具备A或B+C的病例可作出确切诊断。
2)儿童患者一侧脑血管出现A1+A2或B1+B2,同时对侧颈内动脉末端出现明显的狭窄也可作出确切诊断。
(2)可能诊断:A1+A2+C或B1+B2+C的单侧累及病例。

单侧烟雾病少见,如有典型临床表现和影像学特征,排除其他病因后可诊断为单侧烟雾

病,但不排除处于疾病早期(suzuki 分型Ⅰ～Ⅲ型)仅累及一侧血管。

许多疾病的继发改变与烟雾病相似,如合并神经纤维瘤病Ⅰ型、结节硬化、甲状腺功能亢进、镰刀细胞性贫血、唐氏综合征、纤维肌肉发育不良时,则诊断为烟雾综合征。另外,笔者认为,基于 MRI/MRA 作出烟雾病的诊断只推荐应用于儿童及其他无法配合进行脑血管造影检查的患者。

八、烟雾病可能伴随的疾病

烟雾病可能伴随肾动脉狭窄性高血压、颅内动脉瘤、脑血管畸形、原发性肺源性高血压、周期性斜颈和发育障碍等。

伴随烟雾病的脑动脉瘤有两种类型。

1.同普通颅内动脉瘤,以 Willis 环上的动脉瘤多见,但分布不同,主要位于基底动脉的顶端。这与本病的椎-基底动脉血流动力学负荷增大有关,其次发生在颈内动脉。大脑中动脉和前交通动脉瘤很少见。

2.烟雾血管或侧支血管上动脉瘤。这些动脉瘤如有足够的血供代偿或血管重建手术后可自行消失。

在成人这些动脉瘤是脑内出血、脑室内出血和蛛网膜下腔出血的原因之一。

九、麻醉

在烟雾病患者手术过程中,细致的麻醉操作非常重要。术前应尽量消除患者的顾虑,尤其对儿童任何操作都应细心、轻巧,并且恰当使用术前用药,尽量避免患儿因哭叫而发生过度换气。

在麻醉过程中应对患者做脑血流测定和特殊监护。烟雾病患者虽然脑血流减少,但仍能保留脑血管对 CO_2 反应的功能。在手术过程中应避免过度换气所造成的脑血流减少而加重神经功能的障碍。此外,在手术过程中要防止血压下降、不当脱水、高热等情况。这些都是加重脑缺血的原因。

术中监测 $PaCO_2$ 和血压。据报道,CO_2 保持在 45mmHg 左右,最高值在(46.3±6.9)mmHg,最低值在(39.6±5.1)mmHg;平均血压保持在 75mmHg 以上,即(138±18)～(87±24)mmHg,此组患者在术中及术后没有出现脑缺血性问题。

十、治疗

(一)药物治疗

用于烟雾病治疗的药物有血管扩张剂、抗血小板药物及抗凝药等,这些药物有一定的临床疗效,但有效性均无循证医学Ⅰ、Ⅱ级试验证实。有缺血症状的患者可考虑使用阿司匹林、噻氯匹定等药物,癫痫患者可予使用抗癫痫药物。目前尚无有效的药物能够降低烟雾病患者的出血率。

(二)外科治疗

烟雾病手术治疗疗效明显优于药物治疗,目前绝大多数的烟雾病患者采用外科手术治疗。烟雾病有进展性,因此诊断明确后即应手术。手术可分为直接和间接的血管重建手术。但是,目前手术方法很不统一,而且各种方法都还缺乏有循证医学证据的大宗病例报道。外科治疗方法包括 3 类:间接血管重建手术、直接血管重建手术以及组合手术。

直接血管重建手术包括:①颞浅动脉－大脑中动脉分支吻合术,最常用。②枕动脉－大脑中动脉分支吻合术,在颞浅动脉细小时采用。③枕动脉－大脑后动脉吻合术。

间接血管重建手术包括:①脑－硬脑膜－动脉血管融合术(encephalo－duro－arterio－synangiosis,EDAS)。②脑－肌肉血管融合术(encephalo－myo－synangiosis,EMS)。③脑－肌肉－动脉血管融合术(encephalo－myo－arterio－synangiosis,EMAS)。④脑－硬脑膜－动脉－肌肉血管融合术(encephalo－duro－arterio－myo－synangiosis,EDAMS)。⑤环锯钻孔,硬脑膜和蛛网膜切开术。⑥大网膜移植术。

在间接手术血管供体的选择上,根据不同术式术后随访血管造影得出的经验是:颞中深动脉和脑膜中动脉在术后引起的新生血管吻合要明显好于颞浅动脉,颞浅动脉作为间接手术的供体血管,效果很差,但是在直接手术中颞浅动脉是最好的供体血管。因此,笔者设计了新的手术方式,采用颞浅动脉－大脑中动脉分支吻合术结合颞肌贴敷、硬膜翻转贴敷的组合术式,并将之命名为"颞浅动脉－大脑中动脉分支吻合术＋脑－硬脑膜－肌肉血管融合术(STA－MCA anastomosis combined with encepho－duro－myo－synangiosis,STA－MCA＋EDMS)"。随访 DSA 发现,间接手术形成的脑膜中(副)动脉、颞中深动脉、蝶腭动脉均与皮层动脉形成不同程度的吻合,并较术前明显增粗(图 3－8);术后 CT 灌注显示,吻合侧术后皮质血流量、血容量及血流峰值时间以对侧为参照,与术前相比明显改善(图 3－9)。

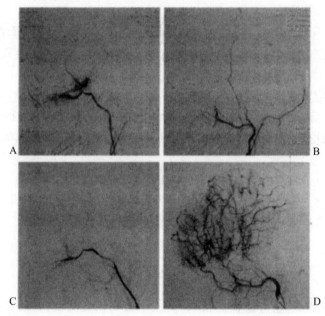

图 3－8　烟雾病Ⅳ期患者术前与术后 1 年 DSA 对比,A. 术前右颈内动脉造影;B. 术前右颈外动脉造影;C. 术后右颈内动脉造影,示颅内段完全闭塞,异常血管网消失;D. 术后右颈外动脉造影,示颞浅动脉吻合口通畅,颞中深动脉、脑膜中动脉、蝶腭动脉均较术前明显增粗,与皮质动脉吻合良好,术侧半球血供完全依赖颈外动脉

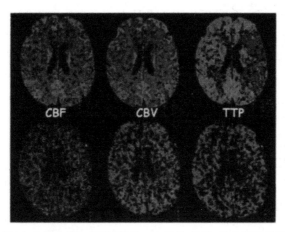

图 3-9 手术侧为左侧(白色箭头侧),CTP 图像。上排为术前,见左侧血流达峰时间明显延长;下排为术后,显示术后双侧 CBF、CBV 明显增加,TTP 明显缩短,恢复正常

1.手术时机 采用内科治疗仅半数患者在 4～5 年内缺血性发作消失,其余患者持续 7 年仍有缺血性发作(Fukuyama,1985)。烟雾病的缺血性发:作在自然病程中将持续很长一段时间,甚至 I 型患者也是如此,并且病程越长对智商的影响越大。据报道,如将智商定在 86 为正常,那么在烟雾病起病 4 年内 92％的患者智商是正常的,起病后 5～9 年 40％患者的智商是正常的,病程 10～15 年仅 33％患者的智商是正常的(Kurokawa,1985)。

因此,一旦烟雾病诊断明确应尽早手术。术后不但能改善脑缺血发作,智商也有不同程度的提高。Ishii 等(1984)报道 20 例烟雾病,术后一半患者智商明显改善。手术的方法尽量采用简单、易行、安全、有效的方法,如 EDMS。年龄<5 岁的患者(尤其<2 岁),脑梗死发生率高,病情发展较快,预后和康复率较差。同时,年龄越小,智商下降出现越早,手术治疗对此期年龄的儿童同样有价值。但是对于症状较少或者仅仅以头痛、癫痫和不随意运动为主要症状的患者,则应选择性采用手术治疗。

2.双侧手术问题 如患者一般情况好,可一次麻醉行双侧半球血管重建。如分期手术,有下列情况的半球应先手术:反复 TIA、优势半球、脑血流动力学研究显示脑血流量和灌注储备量减少较重。一般在首次间接手术至少 6 个月,患者神经系统症状和体征稳定,方行另一侧手术。

3.术后脑血管造影表现 手术成功的典型脑血管造影表现为颈外动脉的供血动脉在脑部形成明显的再生血管,脑底部的烟雾血管减少,术前存在脑表面的拱形烟雾血管减少或消失。根据笔者的经验,术后 4～6 个月随访脑血管造影,可看到手术侧头皮动脉和硬脑膜动脉、颞中深动脉扩张、增粗。术后 6 个月可看到发育良好的新生血管,烟雾血管减少甚至消失。随访 269 例,在 STA-MCA＋EDMS 术后,平均 6 个月随访血管造影,颞浅动脉的直径从术前平均 1.78mm 增至 2.54mm,桥血管(通常为后支)的血管口直径从术前平均 1.19mm 增至 1.76mm,预外动脉的其他分支与脑动脉之间形成的间接吻合相当充分,硬脑膜中动脉的平均直径从术前 1.09mm 增至 1.84mm,颞中深动脉的平均直径从术前的 0.92mm 增至 1.59mm,并有 42％患者术前造影中不显影的颞中深动脉前支术后平均直径为 1.03mm。因此,术后供体动脉口径的改变与再生血管的数量是判断手术效果较为客观的依据。

4.术后脑血流改变 以 TIA 和 RIND 为起病症状的患者,术后初期脑血流增加明显,但在脑梗死或脑出血患者改变不明显。随着颅内外血管吻合的建立和成熟,脑血流逐渐增加。

Hosaka（1988）报道一组病例，在术后最初 3 个月内脑血流改变不明显，以后脑血流逐渐增加，大多数患者在 6～12 个月后脑血流趋向稳定。此组病例脑血流平均增加 11.4%。笔者课题组 Xu（2012）等报道的结果表明，在一侧 STA－MCA＋EDMS 术后（100 例），有 18% 的患者双侧血流灌注均增加。从手术侧和对侧相同部位的 CT 灌注比值来看，rCBF 术后 1 周内增加 9.2%（从 1.00±0.25 增至 1.09±0.23，$P<0.05$）。6 个月后随访时，随着间接吻合的建立 rCBF 进一步增加 15.5%（从 0.98±0.26 增至 1.13±0.23，$P<0.05$）。缺血型与出血型患者术后血流动力学变化无显著差异。

5.STA－MCA＋EDMS 术中、术后并发症及预防

（1）脑梗死：常发生在患儿哭叫后。因此，术前、术中（麻醉时）和术后检查及换药等操作时动作要轻巧，避免患儿哭叫，当患儿哭叫不停时可用 5%CO_2 的氧气面罩。

（2）伤口感染。

（3）硬脑膜下和硬脑膜外血肿：由于烟雾病的侧支血管较丰富，如损伤这些交通血管常常造成硬脑膜外或硬脑膜下血肿，因此在手术中应尽量避免。

（4）供体动脉的损伤或受压：在分离供血动脉时应避免损伤，以免影响手术效果。

应避免供血动脉与脑表面接触成锐角，骨瓣复位时防止动脉受压。

十一、随访与结果

烟雾病的随访除临床症状和体征外，还需做脑血流、智商、脑血管造影等检查。

1.缺血型烟雾病患者的手术疗效　血管重建手术可以有效改善患者的血流动力学受损、减少患者缺血性脑卒中的发生率。对于儿童患者，直接血管重建手术能明显改善患儿脑缺血状态，脑血管造影显示在缺血区建立良好的侧支循环，还可使颅底烟雾状血管减少或消失。但对于年龄较小的患者，由于血管条件限制而只能施以间接血管重建手术，也可取得良好的临床疗效。30 岁以下成年缺血型患者，直接或间接血管重建手术都有一定的疗效，但间接手术效果不如儿童患者。30 岁以上尤其 40 岁以上患者间接手术效果不明显，应当尽量选择直接或组合血管重建手术。

围手术期的患者管理对临床疗效有很大的影响，主要是患者的血压及呼吸管理。高/低碳酸血症、高/低血压可引起严重的并发症。

2.出血型烟雾病患者的手术疗效　在大多数患者的随访过程中发现，烟雾状血管在血管重建手术后明显减少，甚至消失。脆弱的烟雾状血管破裂出血是烟雾病患者出血的重要来源之一。因此，血管重建手术后烟雾状血管内血流动力学压力减轻，其破裂出血的风险下降，这可能是血管重建手术能降低患者出血率的机制。但也有一些研究表明，血管重建手术并不能明显降低烟雾病患者出血率。笔者认为这些差异可能与烟雾病出血原因复杂有关。笔者课题组随访出血型烟雾病患者共 357 例，平均随访期 2.2 年，术后共发生出血 9 例，显著低于自然史中 7%～8% 的年出血率。

接受保守治疗的成人患者发生缺血性或出血性脑卒中的风险亦显著高于接受手术治疗组，Hallemeier 等的一项临床研究显示，一组包含 34 例接受保守治疗的烟雾病成年患者 5 年内反复发生起病同侧脑卒中的比例为 65%，5 年内发展为双侧血管均受累并出现临床症状的患者比例高达 82%。出血仍是成人烟雾病最为严重的表现，既往文献显示患者随访 2～20 年，成人患者出血的发生率为 30%～65%，且出血既可以发生在与前次相同部位，也可以发生

在与前次不同部位。烟雾病的一个临床特征是患者既可以发生缺血症状，又可以发生出血性脑卒中。

一项包含 1156 例烟雾病患者的 Meta 分析，平均随访时间为 73.6 个月，50%～66% 的患者病程进展，最终神经功能受损加重，仅 2.6% 的儿童患者出现缓解。

综合分析发现，患者病程进展取决于患者血管闭塞进展情况、侧支循环代偿情况、发病年龄、疾病症状及严重程度等。因此，烟雾病患者均应进行密切的随访，尤其是选择保守治疗的患者，以便能及时采取适当的手术治疗，预防脑卒中的发生。

（孟林）

第三节　自发性脑出血

脑出血是指原发于脑实质内的非外伤性出血。常形成大小不等的脑内血肿，有时可穿破脑实质成为继发性脑室内或蛛网膜下腔出血。在所有脑卒中患者中，脑出血占 10%～20%，死亡率达 50%。由于脑出血的发病年龄比脑梗死年轻，所以会出现丧失工作能力和照顾家庭的能力。

引起脑出血的病因很多，大多数是由于高血压病伴发的脑小动脉病变在血压骤升时破裂所致，称为高血压脑出血。本节内容主要叙述高血压脑出血。

一、发病机制

高血压病可导致全身各器官血管的病理性改变。脑血管在长期高压之下发生退行性变和动脉硬化，以适应高血压。其中脑小动脉管壁增厚，对抗高压，防止其后的脑微循环灌注压升高。这些变化在脑底的穿动脉中表现尤为严重。因此，脑出血的发病是由于脑血管解剖特点和血管壁的病理变化，以及血压骤升等因素综合所致。

1.脑血管解剖特点　脑小动脉的管壁较薄，中膜肌纤维较少，无弹力纤维层，外膜在结构上也远较其他器官的动脉薄弱。另外，脑底穿通支如豆纹动脉和丘脑穿通支等，均起源于主干血管的终末支，多与主干成 90° 角，这样的解剖特点使这些血管承受的管腔压力较脑内其他部位相同管径的血管大得多，使其成为高血压脑出血的好发部位。

2.血管壁的病理变化　高血压使脑小动脉管壁发生玻璃样变或纤维样变性，甚至发生局限在管壁的微小出血、缺血或坏死，内弹性纤维层受到破坏形成微小囊状动脉瘤或夹层动脉瘤。这种动脉瘤多见于 50 岁以上的患者，主要分布于基底神经节、桥脑、大脑白质和小脑的动脉穿支上。在血压骤升时，微动脉瘤破裂引起脑出血。

3.高血压是动脉管壁发生病理变化的最主要的原因。在血压骤升时，上述管壁的薄弱处就容易破裂出血。血压是脉冲性传导的，出血发生后的管壁破裂口会形成血栓，管壁也因血肿压迫而变得狭窄，血流阻力增大，出血多自行停止。

二、病理

高血压脑出血多为短暂性出血，血肿扩大多发生在出血的 6h 内，尤其在 3h 内。出血点周围局部的脑组织首先受到动脉血流的冲击产生原发性损害，继而形成脑内血肿。局部压力增高引起周围脑组织受压移位、缺血、水肿和坏死。血肿也因病程不同而呈不同状态，如凝固、液化或囊腔形成,血肿腔周围为软化带。由于出血、水肿造成局部静脉引流受阻而致软化带有较多的斑点状出血。急性期血肿周围脑水肿明显,半球体积增大,压迫该侧脑室使其明显变形,并向对侧移位,甚至形成脑疝,导致脑干受压扭曲,常为脑出血致死的直接原因。高血压脑出血在大脑基底节处最常发生,约占脑出血的 2/3。其中,壳核出血较多见,占 44%,丘脑出血占 13%,桥脑出血占 9%,小脑出血占 9%,其他部位约占 25%。

三、临床表现

高血压脑出血以 50～60 岁的高血压患者最多见,通常在情绪激动、过度兴奋、排便、屏气用力或精神紧张时发病。脑出血前常无预感,突然发生,起病急骤,往往在数分钟到数小时内发展至高峰。经较长病程发展到严重者较为少见。临床表现视出血部位、出血范围、机体反应和全身情况等各种因素而定。一般在发病时常突然感到头部剧烈疼痛,随即频繁呕吐,收缩压达 180mmHg 以上,偶见抽搐等;严重者常于数分钟或数十分钟内神志转为昏迷,伴大小便失禁。如脉率快速、血压下降,则为濒危征兆。临床上常按出血部位分类描述局灶性神经症状和体征。

1. 壳核、基底节区出血 最常见的高血压脑出血部位,多损及内囊。患者常常头和眼转向出血病灶侧,呈"凝视病灶"状和"三偏"症状,即偏瘫、偏身感觉障碍和偏盲;如果出血侧为优势半球,有可能失语。出血对侧的肢体发生瘫痪,早期瘫痪侧肢体肌张力、腱反射降低或消失,以后逐渐转高,上肢呈屈曲内收,下肢伸展强直,膝反射转为亢进,可出现踝阵挛,病理反射阳性,为典型的上运动神经元性偏瘫。出血灶对侧偏身感觉减退,针刺肢体、面部时无反应或反应较另一侧迟钝。如患者神志清楚配合检查时,还可发现病灶对侧同向偏盲。若血肿破入脑室,甚至充填整个侧脑室即为侧脑室铸型,其预后不良。

2. 桥脑出血 突然起病,在数分钟内进入深度昏迷,病情危重。桥脑出血往往先自一侧桥脑开始,迅即波及两侧,出现双侧肢体瘫痪,大多数呈弛缓性,少数为痉挛性或呈去脑强直,双侧病理反射阳性。两侧瞳孔极度缩小,呈"针尖样",为其特征性体征。部分患者可出现中枢性高热、不规则呼吸、呼吸困难,常在 1～2d 内死亡。

3. 小脑出血 轻型患者起病时神志清楚,常诉一侧后枕部剧烈头痛和眩晕,呕吐频繁,发音含糊,眼球震颤。肢体常无瘫痪,但病变侧肢体出现共济失调。当血肿逐渐增大破入第 4 脑室,可引起急性脑积水。严重时出现枕骨大孔疝,患者突然昏迷,呼吸不规则甚至停止。最终因呼吸、循环衰竭而死亡。

4. 脑叶皮质下出血 症状与血肿大小有关。一般出现头痛、呕吐、畏光和烦躁不安等症状,相应的脑叶神经缺损表现也比较突出。血肿扩大,颅高压症状明显。

四、放射学检查

头颅 CT 平扫为首选检查,可以迅速明确脑内出血部位、范围和血肿量,以及血肿是否破入脑室,是否伴有蛛网膜下腔出血等,也可鉴别脑水肿与脑梗死。血肿的占位效应可通过侧脑室的受压移位、大脑镰的移位及基底池的消失来推测,这有助于治疗方案的选择和预后的判断,还可根据血肿的部位和增强后的 CT 表现来鉴别其他病因,如血管畸形、动脉瘤、肿瘤等。

当怀疑引起脑出血的病因是高血压以外的因素时,进行 MRI 检查是有价值的,可以鉴别诊断脑血管畸形、肿瘤与颅内巨大动脉瘤等。但 MRI 检查费时较长,病情较重的急性病例在检查时,必须对患者的生命体征和通气气道进行监护,以防意外。另外,不同时期血肿的 MRI 表现也较为复杂,有时反而给诊断带来困难。

脑血管造影可以明确诊断动脉瘤或血管畸形,但是当脑血管造影阴性,特别是在脑内血肿较大时,应考虑破裂的动脉瘤或血管畸形被暂时受压而不显影;微小的血管畸形,血管造影也可为假阴性。

随着 MRI 技术的发展,白质纤维束示踪成像技术能够无创地研究大脑白质纤维束的形态和结构。1999 年 Mori 首次报道人的大脑白质纤维束。对于高血压脑出血的患者行 MR 弥散张量成像(DTI)和内囊白质纤维束示踪成像,可清楚看到内囊白质纤维束受血肿压迫、推移和破坏情况,并且计算出由患侧内囊追踪到的纤维束条目数少于健侧内囊。该技术显示脑出血后内囊白质纤维束的受累情况,为避开受压迫的锥体束进行血肿清除,降低神经功能的损伤创造有利条件(图 3—10、图 3—11)。

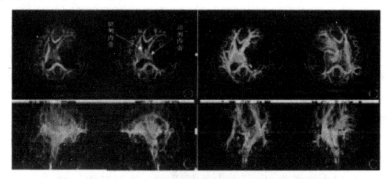

图 3—10　头颅 DTI 显示左侧基底节区内囊后肢血肿挤压锥体束

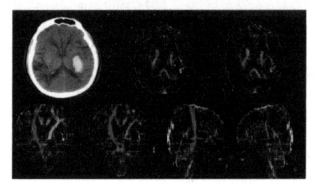

图 3—11　头颅 DTI 显示左侧基底节区内囊后肢血肿和锥体束成像

五、鉴别诊断

与高血压脑出血相鉴别的脑出血病因很多,应根据患者年龄、既往史及影像学检查进行鉴别。年轻患者多为脑血管畸形破裂出血;有慢性高血压病史者高血压脑出血为多;长期服用抗凝药物或在心肌梗死抗凝治疗过程中,可发生脑出血。出血的部位也很重要。典型的壳核或丘脑出血基本可以确定为高血压脑出血;脑叶皮质下出血者年轻人多因脑血管畸形破裂;脑叶皮质下出血的高龄患者,要考虑淀粉样脑血管病变所致的脑出血;明显的蛛网膜下腔出血提示动脉瘤破裂可能性大。脑转移瘤特别是黑色素瘤、绒毛膜上皮癌、肾上腺癌、乳腺癌、肺癌的脑转移灶,以及原发性脑肿瘤中的胶质母细胞瘤等也易出现自发性出血。其他引起出血的原因还有脑海绵状血管瘤、脑静脉血栓形成、脑梗死后出血、血液病和动脉炎等。

六、治疗

首先保持安静,减少不必要的搬动,保持呼吸道通畅,迅速将收缩压控制在140mmHg以内的安全范围。治疗脑水肿,降低颅内压。目前对高血压脑出血的外科治疗尚有争议,应根据患者的全身情况,血肿的部位、大小及病情的演变等进行具体分析。2010年美国自发性脑出血诊疗指南认为:高血压脑出血在超早期出血4h手术可能因增加再出血的风险反而有害,不推荐超早期手术治疗。手术指征是:①小脑出血后神经功能障碍进行性加重或有脑干、脑室受压,出现脑积水者,应当尽快手术清除小脑血肿,并做脑室外引流术;但不建议单一性脑室外引流术。②幕上脑叶出血>30mL,距脑表面不足1cm者可考虑开颅血肿清除术。③对于脑内血肿破入脑室或脑室内出血,可行脑室外引流术,但可能发生引流不畅或引流管堵塞。脑室内注射尿激酶、链激酶和重组组织型纤溶酶激活剂有利于脑室内积血溶化和引流,但有全身出血或脑室感染的风险。

应将合并全身重要脏器严重疾病的老年患者列入手术禁忌证,手术清除颅内血肿,未必会给他们带来好处,可能加重原有的疾病而不可逆转。口服抗凝药物的患者不是手术治疗的绝对禁忌证,根据对患者耐受手术的能力判断,可在心血管内科医生的指导下暂停抗凝药物;在凝血功能指标正常时进行手术,术后继续服用抗凝药物;但必须得到患者及其家属的知情同意,谨慎处理。

1.壳核出血 包括侵及内囊和外囊的血肿,以及血肿扩大突入岛叶或者破入脑室者。该部位出血在高血压脑出血中最常见,但在内外科治疗上争议最大。血肿较小、神志清楚的患者,内科保守治疗可以获得良好的效果,而手术治疗则可能增加创伤,影响患者的神经功能恢复。深部巨大血肿、已深度昏迷的患者,不论接受何种治疗,预后均很差。在血肿由小变大,患者由昏睡转至浅昏迷状态时,手术疗效较好。回顾文献报道,内外科治疗的对照研究虽多,但病例选择难以掌握。以上3种情况均包括在对照研究之内,但在临床实际工作中不易做到严格的随机对照要求,手术组的病例总是较内科保守治疗组严重,所以得出的结论多是内外科疗效基本相同。目前普遍认为,壳核出血的手术治疗可以采用微创技术清除大部分血肿,以解除血肿的占位效应,并迅速降低颅内压,减轻局部缺血,防止脑水肿的发展,以利于神经功能的恢复。因此,手术治疗一般选择<70岁的病例,血肿量>30mL或者血肿占位效应较大,中线结构移位较明显,内科保守治疗过程中病情进行性加重,患者意识状态处于昏睡至浅昏迷之间,GCS评分≥6分。

手术方法主要有骨瓣开颅血肿清除术、立体定向血肿抽吸术和小骨窗开颅血肿清除术。骨瓣开颅血肿清除术多采用改良翼点入路;皮质切口有经侧裂和颞叶两种。前者在手术显微镜下挑开外侧裂池蛛网膜,用脑压板轻柔牵开额叶和颞叶,避开大脑中动脉的分支。由于血肿将岛叶向外推移,所以不必分离太深即可看到岛叶。切开岛叶皮质约2cm,向后内方进入血肿腔。采用小号吸引器,避免强力吸引,轻柔地吸除血肿。血肿周壁的静脉性出血可用明胶压迫止血。术中及术后均需控制血压,清除血肿后,可去除骨瓣降低颅内压,有利于神经功能恢复,是一种较好的手术方式。

目前结合术前头颅MRI的DTI成像和白质纤维束成像技术,选择手术入路,在保护锥体束的前提下最大程度地清除血肿,可能给高血压脑出血患者的康复带来福音。

1965 年,Bense 首次将定向技术用于脑出血的治疗后。随着影像诊断学的发展,20 世纪 70 年代后期立体定向技术在脑出血治疗中的应用范围逐渐扩展。对血肿腔内的凝血块采用两个方法排除:一用螺旋钻等将血肿打碎后吸除,但不能直视下止血及减压效果差;二用纤溶药物溶化凝固的血肿,逐渐引流排空。目前纤溶药物应用较多的是尿激酶,用量为每次 6000IU,溶解在 3~5mL 生理盐水中,通过留置导管注入血肿腔内,夹管 2h 后引流;每 12~24h 重复 1 次,一般持续 3~5d。组织型纤溶酶原激活剂(tPA)能迅速溶化血肿;在脑内局部应用引起过敏反应、再出血和炎性反应极少。tPA 用量每次 1mg,夹管 2h 后引流,12~24h 重复用药直到血肿清除,总量 5~16mg,血肿在 5d 内可基本消失。

小骨窗开颅血肿清除术的创伤较骨瓣开颅小,又能克服立体定向穿刺血肿抽吸术不能直视下止血、减压效果差的缺点,应用较广泛。根据术前头颅 CT 扫描,选择血肿最大层面,在头部做该层面血肿中心投影标记。以此为中心,做平行于外侧裂投影线的颞部切口,长为 4~5cm,钻颅后扩大钻孔成直径为 2.5~3.0cm 的小骨窗。硬脑膜呈"十"字形切开,在颞上回切开皮质 1cm 左右,向内直达血肿腔。直视下清除凝固的血块和液体状血肿,勿损伤血肿壁,底部血块不可强行剥离。一般清除血肿 60% 左右,达到局部脑压明显降低即可。然后在血肿腔内留置内径 2mm 的硅胶引流管。术后即可复查头颅 CT,了解残余的血肿量。通过留置导管注入纤溶药物溶化、引流残留血肿。如原上海医科大学研制的基因重组链激酶(rSK),纯度和活性均高,已用于溶化血肿。采用小骨窗开颅清除部分血肿,术后 24h 将含有重组链激酶 5mg(50 万 IU)的生理盐水 3mL 加入自体血浆 1mL,经引流管注入血肿腔内,夹闭引流管 4h 后开放引流,每天 1~2 次。连续 3d 后,复查头颅 CT,拔出引流管。2 周后再次复查头颅 CT。

2. 丘脑出血　是指出血来源于丘脑或主要位于丘脑的血肿。巨大的丘脑血肿预后差,少量的丘脑血肿内科保守治疗预后较好。由于血肿位置深、手术创伤大、效果差,所以血肿较小时不宜采取手术治疗。如果血肿压迫第 3 脑室产生急性梗阻性脑积水,则须行脑室外引流术。血肿较大时可以考虑采取立体定向血肿抽吸术。

3. 桥脑出血　多发生在桥脑顶盖与桥脑基底连接处,此处为基底动脉的旁正中穿支供血。血肿可侵及中脑或破入脑室。MRI 检查可发现微小的桥脑出血,保守治疗预后良好,如果血肿位置偏向外侧,MRI 还可分辨血肿的软脑膜包膜,采用显微手术经第 4 脑室底入路,切开包膜清除血肿,有时会有良好的疗效。但桥脑出血往往预后较差。

4. 小脑出血　多发生在齿状核,小脑蚓部出血相对较少。由于后颅窝代偿空间小,一般认为当血肿量>10mL 时就可能对脑干产生较大的压迫作用,或压迫第 4 脑室产生急性脑积水。因此,对>10mL 的血肿多主张采取积极的手术治疗清除。如果有急性脑积水征象,应同时行脑室外引流术。对于深部贴近脑干的血肿,采用手术治疗还是内科保守治疗目前尚有争议。

5. 脑叶皮质下出血　多为皮质下动脉穿支出血,少数是壳核外囊出血,沿阻力较小的白质延伸到与之相连的脑叶。血肿多位于额叶或颞叶内。脑叶皮质下出血需要进一步检查以除外脑动静脉畸形和其他脑血管畸形、肿瘤和感染性动脉瘤等。治疗方法的选择主要根据意识和血肿情况来定。在患者意识清楚时,应抓紧时机进行 MRI 或脑血管造影检查以明确诊断;如果患者意识状态下降或已进入脑疝期,则需要急诊手术。手术一般采用骨瓣开颅术,颞叶内侧的血肿易引起颞叶沟回疝,应积极及时手术。

淀粉样脑血管病变所致脑叶皮质下出血的高龄患者,血肿清除难度很大,因为术中不易止血,而术后容易再出血,手术效果极差。

6.脑室内出血 虽然发病率低,但病势危重。根据 Graeb 脑室内出血评分标准,中、重度脑室内出血死亡率高达 60%～90%。采用单侧或双侧脑室外引流。术后应用重组链激酶溶化、引流脑室积血,疗效大为改观。方法:在基础加局部麻醉下,对 Graeb 评分 9～10 分患者,选择血肿量多的一侧行脑室额角穿刺,置入相当于 12 号导尿管粗细的硅橡胶管行侧脑室外引流。Graeb 评分>11 分者,做双侧侧脑室额角穿刺,血肿量多的一侧脑室置入较粗的硅橡胶管,外接无负压的接收袋;对侧脑室插入储液囊(Ommaya 囊)的脑室管,储液囊置于头皮下,接脑室外引流装置。术后第 1～3d,每天将重组链激酶 5mg(50 万 IU)溶于 3mL 生理盐水和 1mL 新鲜自体血浆的混合液中,经较粗的硅橡胶管注入脑室内,夹管 4h 后放开,行无负压引流;一般于术后第 5～7d 拔除脑室外引流的硅胶管。术后第 1、4、7d,2 周及 1 个月后复查头颅 CT。对侧通过储液囊的脑室外引流,根据 CT 复查情况,逐渐抬高脑室外引流装置,可以在术后 2 周内拔除。头皮下的储液囊长期保留,在发生急性脑积水时做应急的脑室外引流。

高血压脑出血术后处理非常重要,首先应控制血压,收缩压稳定在 140mmHg 水平;收缩压>200mmHg,常易引起再出血;其次应掌握颅内情况,及时复查头颅 CT。另外,针对术后全身并发症多,应及时对症治疗,稳定内环境。

七、高血压脑出血的预后、复发预防和康复

流行病学统计发现,患者年龄、出血部位、血肿体积、脑室出血量和 GCS 评分与高血压脑出血预后相关。出血量越大、年龄越大、术前 GCS 评分越低,预后越差。此外,还与患者家属对治疗的态度有关。高血压脑出血术后经常合并肺炎和肝、肾功能不全等,对术后治疗效果产生不利影响。严格控制高血压可降低高血压脑出血的发生率和复发。控制血压在 140/90mmHg 以内,有糖尿病和慢性肾脏疾病者血压控制在 130/80mmHg 以内。

口服抗凝药物预防血栓形成的患者,脑出血和复发的风险升高。应用抗血小板药物患者的脑出血复发风险明显低于应用抗凝药物者,故应结合患者具体情况选用有关药物。

高血压脑出血的患者早期进行肢体功能、言语功能的康复锻炼对其回归社会大有帮助。认知疗法、心理治疗和社会支持都会影响患者康复,故应尽早实施多学科的康复治疗,特别是调动社区和家庭力量,构建社区康复模式对促进患者的健康恢复有重要意义。

(张荣军)

第四节　自发性蛛网膜下腔出血

颅内血管破裂,血液流入蛛网膜下腔,称为蛛网膜下腔出血(subaranoid hemorrhage,SAH)。SAH 有创伤性和非创伤性之分,前者指颅脑外伤引起,后者又称为自发性 SAH(spontaneous SAH)。

一、发病率

自发性 SAH 发病率存在地区、年龄、性别等差别,各组统计数据差异很大,从 1.1/10 万到 96.0/10 万。研究方案设计、动脉瘤性 SAH 的独立划分等也可影响发病率的统计。WHO 动脉瘤破裂引起自发性 SAH 的年发生率为 2/10 万～22.5/10 万(Ingall,2000)。其中中国、印度和美洲中南部的发病率最低,日本和芬兰发病率较高。De Rooii(2007)系统复习得出除高和低发生率外的其他地区中位发生率为 9.1/10 万。近来 Feigin(2009)系统复习 56 项基于人口的研究,得出发病率为 2.16/10 万。必须指出,上述数据均低估,因为未包括院前死亡的患者。

自发性 SAH 女性多见,女：男为 1.24(95％可信区间 1.09～1.42),但是在 50 岁前,男多于女。儿童发病率为 0.18～2/10 万。发病率随年龄增长而增加,并在 60 岁左右达到高峰。最多见于 60～69 岁,但年龄进一步增大,发病率反而下降。

二、病因和危险因素

1. 自发性 SAH 的常见病因 自发性 SAH 的病因很多,最常见为颅内动脉瘤和动静脉畸形(AVM)破裂,占 57％,其次是高血压脑出血。其他病因见表 3－6。我院神经外科 1 年经 DSA 发现的 852 例自发 SAH 中,脑动脉瘤占 61.7％,脑 AVM 占 6.1％,硬脑膜动静脉瘘(AVF)占 5.6％,烟雾病占 4％,颈内动脉海绵窦瘘占 1.4％,脊髓 AVM 占 0.4％,脑瘤占 0.4％,海绵状血管瘤占 0.4％。但有些患者尸解时仍不能找到原因,可能为动脉瘤或很小的 AVM 破裂后,血块形成而不留痕迹。此外,大多数尸解未检查静脉系统或脊髓蛛网膜下腔,这两者均有可能成为出血原因。

表 3－6 自发性 SAH 的常见病因

血管病变	动脉瘤、AVM、动脉硬化、高血压、脑血栓、血管淀粉样变、系统性红斑狼疮、巨细胞性动脉炎、局灶性血管坏死、结节性多动脉炎、毛细血管扩张症、Sturge－Weber 综合征等
静脉血栓形成	怀孕、服用避孕药、创伤、感染、凝血系统疾病、消瘦、脱水等
血液病	白血病、霍奇金病、血友病、淋巴瘤、骨髓瘤、多种原因引起的贫血和凝血障碍、弥散性血管内凝血、使用抗凝药物等
过敏性疾病	过敏性紫癜、出血性肾炎、许兰－亨诺综合征等
感染	细菌性脑膜炎、结核性脑膜炎、梅毒性脑膜炎、真菌性脑膜炎、多种感染、寄生虫病等
中毒	可卡因、肾上腺素、单胺氧化酶抑制剂、乙醇、安非他明、乙醚、CO、吗啡、尼古丁、铅、奎宁、磷、胰岛素、蛇毒等
肿瘤	胶质瘤、脑膜瘤、血管母细胞瘤、垂体瘤、脉络膜乳头状瘤、脊索瘤、血管瘤、肉瘤、骨软骨瘤、室管膜瘤、神经纤维瘤、肺源性肿瘤、绒癌、黑色素瘤等
其他	维生素 K 缺乏、电解质失衡、中暑等

2. 自发性 SAH 的危险因素 相关危险因子如表 3－7 所示。

表 3-7　动脉瘤性 SAH 发病危险因素

危险因素	危险程度 *
吸烟	↑↑↑
酗酒	↑↑↑
高血压	↑↑↑
可卡因（和其他拟交感类药物）	↑
口服避孕药	↑↓
轻体重	↑↓
糖尿病	？
局脂血症	？
激素替代疗法	↓
动脉瘤部位、大小、形状	↑↑↑
患者年龄、健康状况	↑↓
饮食富含素食	↑↓

*　↑=危险性增加，↓=危险性降低，↑↓=尚有争议，？=不增加危险性。

（1）吸烟：是自发性 SAH 的重要相关因素，45%～75% 的 SAH 病例与吸烟有关，并呈量效依赖关系。经常吸烟者发生 SAH 的危险系数是不吸烟者的 2～3 倍，男性吸烟者发病可能性更大。吸烟后的 3h 内是最易发生 SAH 的时段。

（2）酗酒：也是 SAH 的好发因素，呈量效依赖关系，再出血和血管痉挛的发生率明显增高，并影响 SAH 的预后。队列和病例一对照研究显示，乙醇摄入>150g/周，危险增高 1.5～2.1 倍。

（3）拟交感类药物使用者易患 SAH：如毒品可卡因可使 SAH 的罹患高峰年龄提前至 30 岁左右。

（4）高血压症是 SAH 的常见伴发症，且与 SAH 的发病具有相关性。高血压与吸烟对诱发 SAH 具有协同性。文献报道，高血压见于 20%～45% 的 SAH 患者，患高血压者其 SAH 危险性是正常人群的 2.5 倍，若同时吸烟，发生 SAH 的危险性比不吸烟且无高血压的正常人高 15 倍，而且易发生新的动脉瘤。控制血压不仅可减少出血，还可减少发生新的动脉瘤。

（5）其他可引起动脉粥样硬化的危险因素如糖尿病、高脂血症：也可使 SAH 的发病率增高，但有争议。口服避孕药曾被认为增加 SAH 的发病率。最新研究认为，服用避孕药并不增加 SAH 的发病率，激素水平可能影响 SAH 的发病率。尚未绝经且不服用避孕药的女性患 SAH 的危险性比相仿年龄已闭经的女性低。未绝经女性如发生 SAH，月经期是高危时期。绝经期使用激素替代疗法能降低发生 SAH 的危险性。

（6）气候与季节：有认为寒冷季节或气温、气压剧烈变化易诱发动脉瘤破裂出血，但有反对意见。

三、病理

1.脑膜和脑反应　血液流入蛛网膜下腔，使脑脊液（CSF）红染，脑表面呈紫红色。血液在脑池、脑沟内郁积，距出血灶愈近者积血愈多，如侧裂池、视交叉池、纵裂池、桥小脑池和枕大池等。血液可流入脊髓蛛网膜下腔，甚至逆流入脑室系统。头位也可影响血液的积聚，仰卧位由于重力影响,血液易积聚在后颅窝。血块如在脑实质、侧裂和大脑纵裂内,可压迫脑组织。少数情况,血液破出蛛网膜下腔,形成硬膜下血肿。随时间推移,红细胞溶解,释放出含铁血黄素,使脑皮质黄染。部分红细胞随 CSF 进入蛛网膜颗粒,使后者堵塞,产生交通性脑积水。多核白细胞、淋巴细胞在出血后数小时即可出现在蛛网膜下腔,3d 后巨噬细胞也参与反应,10d 后蛛网膜下腔出现纤维化。严重 SAH 者,下视丘可出血或缺血,Neil－Wyer 在 54 例患者中,发现 42 例伴有下视丘和心肌损害,提示 SAH 后自主神经功能紊乱。

2.动脉管壁变化　出血后动脉管壁的病理变化包括典型血管收缩变化[管壁增厚、内弹力折叠、内皮细胞空泡变、平滑肌细胞缩短和折叠]以及内皮细胞消失、血小板黏附、平滑肌细胞坏死、空泡变、纤维化、动脉外膜纤维化、炎症反应等引起动脉管腔狭窄。目前虽然关于脑血管痉挛的病理变化存分歧,即脑血管痉挛是单纯血管平滑肌收缩还是血管壁有上述病理形态学改变才导致管腔狭窄。但较为一致的意见认为,出血后 3～7d(血管痉挛初期)可能由异常平滑肌收缩所致。随着时间延长,动脉壁的结构变化在管腔狭窄中起主要作用。

3.微血栓形成　由于出血后脑血管微循环障碍、炎症反应等因素,引起脑毛细血管血栓形成或栓塞。

4.其他　除心肌梗死或心内膜出血外,可有肺水肿、胃肠道出血、眼底出血等。SAH 后颅内病理变化见表3－8。

表3－8　SAH 颅内病理变化

（一）即刻反应	
1.出血	(1)蛛网膜下腔
	(2)硬膜下
	(3)脑内
	(4)脑室内
	(5)动脉瘤内
	(6)继发脑干出血
2.脑疝	(1)大脑镰下疝
	(2)小脑幕裂孔疝
	(3)枕大孔疝
3.急性脑积水	
4.急性脑肿胀	
（二）迟发反应	
1.动脉瘤再出血	
2.脑肿胀	
3.脑梗死	(1)血管痉挛
	(2)脑内血肿局部压迫
	(3)微血栓形成
	(4)全身低血压、颅压增高、低血容量、低钠引起脑灌注压降低
	(5)脑疝引起血管受压
4.慢性脑积水	

四、病理生理

1. 颅内压 由动脉瘤破裂引起的 SAH 在出血时颅内压会急骤升高。出血量多时,可达到舒张压水平引起颅内血液循环短暂中断,此时临床上往往出现意识障碍。高颅压对 SAH 的影响既有利又有弊:一方面高颅压可阻止进一步出血,有利于止血和防止再出血。另一方面又可引起严重全脑暂时性缺血和脑代谢障碍。研究表明,病情恶化时,颅内压升高;血管痉挛患者颅内压高于无血管痉挛者;颅内压≥15mmHg 的患者预后差于颅内压<15mmHg 的患者。临床症状较轻者,颅内压在短暂升高后可迅速恢复正常(<15mmHg);临床症状较重者,颅内压持续升高(>20mmHg)并可出现 B 波,表明脑顺应性降低。SAH 后颅内压升高的确切机制不明,可能与蛛网膜下腔内血块、脑脊液循环通路阻塞、弥散性血管麻痹和脑内小血管扩张有关。

2. 脑血流、脑代谢和脑自动调节功能 由于脑血管痉挛、颅内压和脑水肿等因素的影响,SAH 后脑血流(CBF)供应减少,为正常值的 30%~40%,脑氧代谢率(CMRO$_2$)降低,约为正常值的 75%,而局部脑血容量(rCBV)因脑血管特别是小血管扩张而增加。伴有脑血管痉挛和神经功能缺失者,上述变化尤其显著。研究显示,单纯颅内压增高须达到 7.89kPa(60mmHg)才引起 CBF 和 rCMRO$_2$ 降低,但 SAH 在颅内压增高前已有上述变化,颅内压增高后则加剧这些变化。世界神外联盟分级Ⅰ~Ⅱ级无脑血管痉挛的 CBF 为每分钟 42mL/100g(正常为每分钟 54mL/g),如有脑血管痉挛则为每分钟 36mL/100g,Ⅲ~Ⅳ级无脑血管痉挛的 CBF 为每分钟 35mL/100g,有脑血管痉挛则为每分钟 33mL/100g。脑血流量下降在出血后 10~14d 到最低点,之后缓慢恢复到正常。危重患者此过程更长。颅内压升高,全身血压下降,可引起脑灌注压(CPP)下降,引起脑缺血,特别对 CBF 已处于缺血临界水平的脑组织,更易受到缺血损害。

SAH 后脑自动调节功能受损,脑血流随系统血压而波动,可引起脑水肿、出血或脑缺血。

3. 生化改变 脑内生化改变包括乳酸性酸中毒、氧自由基生成、激活细胞凋亡路径、胶质细胞功能改变、离子平衡失调、细胞内能量产生和转运障碍等,这些都与 SAH 后脑缺血和能量代谢障碍有关。由于卧床、禁食、呕吐和应用脱水剂,以及下视丘功能紊乱,患者血中抗利尿激素增加等,可引起全身电解质异常,其中最常见的有:①低血钠:见于 35% 患者,常发生在发病第 2~10d。低血钠可加重意识障碍、癫痫、脑水肿。引起低血钠的原因主要有脑性盐丧失综合征和 ADH 分泌异常(SIADH)。区分它们是很重要的,因为前者因尿钠排出过多导致低血钠和低血容量,治疗应输入生理盐水和胶体溶液;后者是 ADH 分泌增多引起稀释性低血钠和水负荷增加,治疗应限水和应用抑制 ADH 的药物如苯妥英钠针剂。②高血糖:SAH 可引起高血糖,特别好发于原有糖尿病者,应用类固醇激素可加重高血糖症。严重高血糖症可并发癫痫及意识障碍,加重缺血缺氧和神经元损伤。近来发现出血急性期儿茶酚胺大量分泌可诱心肌病或心骤停、肺水肿,特别见于重症病。

4. 脑血管痉挛(cerebral vasospasm) 最常见于动脉瘤破裂引起的 SAH,也可见于其他病变如 AVM、肿瘤出血等引起的 SAH。血管痉挛的确切病理机制尚未明确。但红细胞在蛛网膜下腔内降解过程与临床血管痉挛的发生时限一致,提示红细胞的降解产物是致痉挛物质。目前认为血红蛋白的降解物氧化血红蛋白(oxyhemoglobin,oxyHb)在血管痉挛中起主要作用。除了能直接引起脑血管收缩,还能刺激血管收缩物质如内皮素-1(ET-1)和类花生酸类物质的产生,并抑制内源性血管扩张剂如一氧化氮的生成。进一步的降解产物如超氧阴离子残基、过氧化氢等氧自由基可引起脂质过氧化反应,刺激平滑肌收缩、诱发炎症反应(前列腺素、白三烯等),激活免疫反应(免疫球蛋白、补体系统)和细胞因子作用(白细胞介素－1)来加重血管痉挛。

5.非脑血管痉挛的因素　长期以来,在诊治延迟性脑缺血障碍时会遇到下列令人困惑的现象:脑血管痉挛与脑缺血部位和程度不一致;预防或缓解痉挛后不能减少脑缺血;影像学发现与病理多发、缺血性不一致,1/4～1/3脑缺血者无脑血管痉挛(Diringer,2013)。综合动物实验和临床观察,提出下列非脑血管痉挛的因素:①微血循环障碍:由于SAH引起脑自动调节功能丧失,微小血管持续痉挛而发生微血栓形成(Yundt,1998;Hirashima,2005)。②皮质扩散性抑制(CSD),SAH经夹闭脑动脉瘤和在皮质表面置放电极监测,发现出现脑缺血症状时,脑血管造影未见血管痉挛,但电极记录有跨皮质的去极化现象,MRI显示脑缺血灶(Weidauer,2008)。③炎症:SAH患者周围血中白细胞增高,无明显感染性发热,血和脑脊液中炎症细胞因子(IL－b,TNF－α)、髓过氧化酶增高(Gruber,2000;Schoch,2007)。

6.其他

(1)血压:SAH时血压升高可能是机体的一种代偿性反应,以增加脑灌注压。疼痛、烦躁和缺氧等因素也可促使全身血压升高。由于血压升高可诱发再出血,因此应设法控制血压,使之维持在正常范围。

(2)心脏:91%SAH患者有心律异常,少数可引发室性心动过速、室颤等危及患者生命,特别见于老年人、低钾和心电图上QT间期延长者。心律和心功能异常常可加重脑缺血和缺氧,应引起重视。

(3)胃肠道:约4%SAH患者有胃肠道出血。在前交通动脉瘤致死病例中,83%有胃肠道出血和Cushing溃疡。

五、临床表现

SAH是脑卒中引起猝死的最常见原因,许多患者死于就医途中,入院前死亡率在3%～26%。死亡原因有心脏骤停、脑室内出血、肺水肿,以及椎基动脉系统动脉瘤破裂等。即使送至医院,部分患者在明确诊断并得到专科治疗以前死亡。积累的文献报道,动脉瘤破裂后只有35%的患者在出现SAH症状和体征后48h内得到神经外科相应治疗。

1.诱发因素　约有1/3的动脉瘤破裂发生于剧烈运动中,如举重、情绪激动、咳嗽、屏便、房事等。如前所述,吸烟、饮酒也是SAH的危险因素。

2.先兆　单侧眼眶或球后痛伴动眼神经麻痹是常见的先兆,头痛频率、持续时间或强度改变往往也是动脉瘤破裂先兆,见于20%患者,有时伴恶心、呕吐和头晕症状,但脑膜刺激征和畏光症少见。通常由少量蛛网膜下腔渗血引起,也可因血液破入动脉瘤夹层,瘤壁急性扩张或缺血。发生于,真正SAH前2h至8周内。

3.典型表现　多骤发或急起,主要有下列症状和体征。

(1)头痛:见于80%～95%患者,突发,呈劈裂般剧痛,遍及全头或前额、枕部,再延及颈、肩腰背和下肢等。Willis环前部动脉瘤破裂引起的头痛可局限在同侧额部和眼眶。屈颈、活动头部和Valsalva试验以及声响和光线等均可加重疼痛,安静卧床可减轻疼痛。头痛发作前常有诱因:剧烈运动、屏气动作或性生活,约占发患者数的 20%。

(2)恶心呕吐、面色苍白、出冷汗。约 3/4 的患者在发病后出现头痛、恶心和呕吐。

(3)意识障碍:见于半数以上患者,可有短暂意识模糊至昏迷。17% 的患者在就诊时已处于昏迷状态。少数患者可无意识改变,但畏光、淡漠、怕响声和振动等。

(4)精神症状:表现为谵妄、木僵、定向障碍、虚构和痴呆等。

(5)癫痫:见于 20% 患者。

(6)体征:①脑膜刺激征。约 1/4 的患者可有颈痛和颈项强直。在发病数小时至 6d 出现,但以 1~2d 最多见。Kernig 征较颈项强直多见。②单侧或双侧锥体束征。③眼底出血(Terson 征),表现为玻璃体膜下片状出血,多见于前交通动脉瘤破裂,因颅内压增高和血块压迫视神经鞘,引起视网膜中央静脉出血。此征有特殊意义,因为在 CSF 恢复正常后仍存在,是诊断 SAH 的重要依据之一。视乳头水肿少见,一旦出现则提示颅内占位病变。由于眼内出血,患者视力常下降。④局灶体征:通常缺少,可有一侧动眼神经麻痹。单瘫或偏瘫、失语、感觉障碍、视野缺损等,它们或提示原发病和部位,或由于血肿、脑血管痉挛所致。

4.非典型表现

(1)少数患者起病时无头痛,表现恶心、呕吐、发热和全身不适或疼痛,另一些人表现胸背痛、腿痛、视力和听觉突然丧失等。

(2)老年人 SAH 特点:①头痛少(<50%)且不明显。②意识障碍多(>70%)且重。③颈硬较 Kernig 征多见。

(3)儿童 SAH 特点:①头痛少,但一旦出现应引起重视。②常伴系统性病变,如主动脉弓狭窄、多囊肾等。

5.分级　Botterell 最早对 SAH 患者进行分级,旨在了解不同级别进行手术的风险有无差异。临床分级作用不仅限于此,它对各种治疗的效果评价、相互比较都有重要作用,应用也更加广泛。有多种分级方法,大多根据头痛、脑膜刺激症状、意识状态和神经功能损害等来分级,其中应用广泛的是 Hunt 和 Hess 分级。对 SAH 患者的预后判断较为准确。一般,Ⅰ~Ⅱ级 SAH 患者预后较好,而Ⅳ~Ⅴ级患者预后不佳。以哥拉斯格昏迷评分(Glasgow coma score,GCS)为基础的世界神经外科联盟分级越来越受到人们重视,有利于各地区资料相互比较。3 种主要分级方法见表 3—9。Gotoh(1996)等前瞻性研究 765 例脑动脉瘤患者应用世界神经外科联盟分级表与预后的关系,发现患者术后预后与术前 GCS 有关(P<0.001),即术前 GCS 高分者预后较好,特别是 GCS 15 分与 14 分之间有显著差别(P<0.001)。但是 GCS 13 分与 12 分、7 分与 6 分之间差别不明显,影响Ⅲ级与Ⅳ级、Ⅳ级与Ⅴ级患者预后评估的准确性。欧洲脑卒中组织的脑动脉瘤和 SAH 指南(2013)介绍 PAASH(动脉瘤性 SAH 入院和预后)分类,认为该分类比 WFNS 更好,预后不良随级别增高更明显,级别间差异明显(表 3—10)。Chiang(2000)报道,如果各种分级和评分对预后评估有价值,必须以治疗前的分级和评分为准。SAH 分级与延迟脑缺血障碍和死亡率见表 3—11(Wojner,2004)。

表 3-9　SAH 临床分级表 1

级别	Botterell 分级(1956)	Hunt 和 Hess 分级 *(1968,1974)	世界神经外科联盟分级(1988)	
			GCS	运动功能障碍
1	清醒,有或无 SAH 症状	无症状或头痛,颈项强直	15	无
2	嗜睡,无明显神经功能缺失	脑神经麻痹(如Ⅲ、Ⅳ)中重度头痛,颈硬	13~14	无
3	嗜睡,神经功能丧失,可能存在颅内血肿	轻度局灶神经功能缺失,嗜睡或错乱	13~14	存在
4	因血肿出现严重神经功能缺失,老年患者可能症状较轻,但合并其他脑血管疾病	昏迷,中重度偏瘫,去大脑强直早期	7~12	存在或无
5	濒死,去大脑强直	深昏迷,去大脑强直,濒死	3~6	存在或无

* 如有严重全身系统疾病,如高血压、糖尿病、严重动脉硬化、慢性肺部疾病或血管造影显示血管痉挛,评级增加一级

表 3-10　SAH 临床分级表 2

分级	级别	GCS	预后不良 *(%)	预后不良 *(OR)
WFNS	Ⅰ	15	14.8	为参考值
	Ⅱ	13~14	29.4	2.3
	Ⅲ	13~14 伴局灶征	52.6	6.1
	Ⅳ	7~12	58.3	7.7
	Ⅴ	3~6	92.7	69
PAASH	Ⅰ	15	14.8	为参考值
	Ⅱ	11~14	41.3	3.9
	Ⅲ	8~10	74.4	16
	Ⅳ	4~7	84.7	30
	Ⅴ	3	93.9	84

* 预后不良定义为 GOS 1~3 或改良 Rankin 4~6

表 3-11　SAH 临床分级表 3

分级	延迟脑缺血(%)	死亡率(%)
Ⅰ	22	0~5
Ⅱ	33	2~10
Ⅲ	52	10~15
Ⅳ	53	60~70
Ⅴ	74	70~100

六、辅助诊断

1. CT(图 3-12)

(1)头颅 CT 平扫是目前诊断 SAH 的首选检查。其作用在于:①明确 SAH 是否存在及程度,提供出血部位的线索。②增强 CT 检查有时能判断 SAH 病因,如显示增强的 AVM 或动脉瘤的占位效应。③能了解伴发的脑内、脑室内出血或阻塞性脑积水。④随访治疗效果和

了解并发症。CT 检查的敏感度取决于出血后的时间和临床分级。发病 1h,90% 以上病例能发现 SAH 的积血,5d 后 85% 的患者仍能从 CT 片上检出 SAH,1 周后为 50%,2 周后 30%。CT 片上 SAH 的量和部位与血管痉挛的发生有很好的相关性。临床分级越差,CT 上出血程度越严重,预后越差。表 3-12 为根据 CT 上积血程度的 SAH Fisher 分级表。由于 Fisher 分级较粗糙,且发生血管痉挛危险性 4 级反比 3 级低,为了更准确识别和分类 SAH 与脑血管痉挛的关系,Zervas 等(1997)和 Frontera 等(2006)分别提出改良 Fisher 分级(表 3-13 和图 3-12、图 3-13)。

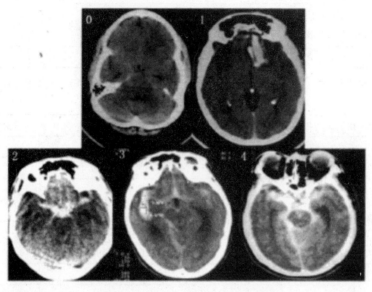

图 3-12　Zervas 改良 Fisher 分级

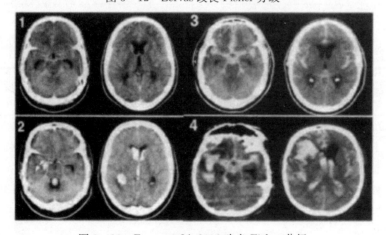

图 3-13　Frontera JA 2006 改良 Fisher 分级

1. 局灶或弥漫薄 SAH,无脑室出血(IVH):血管痉挛发生率 24%。

2. 局灶或弥漫薄 SAH,有 IVH:血管痉挛发生率 33%。

3. 局灶或弥漫厚 SAH,无 IVH:血管痉挛发生率 33%。

4. 局灶或弥漫厚 SAH,有 IVH:血管痉挛发生率 40%。

表 3－12　SAH Fisher 分级表

级别	CT 表现	血管痉挛危险性
1	CT 上未见出血	低
2	CT 上发现弥散出血,尚未形成血块·	低
3	较厚积血,垂直面上厚度＞1nim(大脑纵裂、岛池、环池)或者水平面上(侧裂池、脚间池)长×宽＞5mm×3mm	高
4	脑内血肿或脑室内积血,但基底池内无或少量弥散出血	低

表 3－13　改良 Fisher 分级表(Zervas 等,1997)

Fisher 分级	CT 表现	发生血管痉挛危险性(%)
0	未见出血或仅脑室内或脑室皮内出血	3
12	仅见基底池出血仅见周边脑池或侧裂出血	1438
3	广泛蛛网膜下腔出血伴脑实质出血	57
4	基底池、周边脑池、侧裂池较厚积血	57

(2)CT 灌注(pCT),由于现代螺旋 CT 快速成像,pCT 可发现早期无症状的脑缺血,因此值得提倡(图 3－14)。

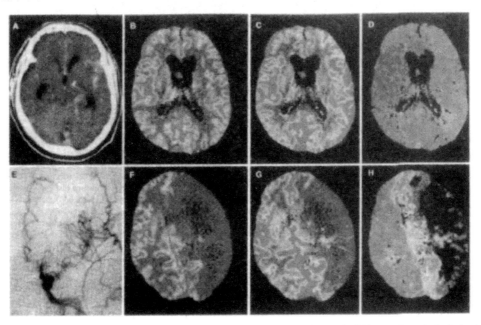

图 3－14　pCT:在入院平扫 CT(A)显示 SAH 时,pCT(B→D)已见左半球缺血现象。在临床出现延迟性脑缺血时,DSA(E)显示脑血管痉挛,pCT(F→H)示脑梗死

(3)CT 脑血管造影(CTA):由于 286～320 排 CT 的应用,CTA 灵敏度达 77%～97%,特异度达 87%～100%,可发现≥1mm 血管和动脉瘤。不但快速扫描成像分辨力提高,而且腔内成像技术可了解血管流速、动脉瘤壁搏动。

2.CSF 检查　腰穿 CSF 检查也是诊断 SAH 的常用方法。特别是头颅 CT 检查阴性者。但应掌握腰穿时机。SAH 后数小时腰穿所得 CSF 仍可能清亮。所以应在 SAH 后 2h 后行腰穿检查。操作损伤引起的出血有别于 SAH:①连续放液,各试管内红细胞计数逐渐减少。

②如红细胞＞250000/mL,将出现凝血。③无 CSF 黄变。④红细胞/白细胞比值正常,并且符合每增加 1000 个红细胞,蛋白含量增加 1.5mg/100mL。⑤不出现吞噬有红细胞或含铁血黄素的巨噬细胞,CSF 黄变是由于 CSF 中蛋白含量高或有红细胞降解产物,通常在 SAH 后 12h 开始出现。分光光度计检测可避免遗漏。一般在出血后 12h～2 周 CSF 黄变检出率 100％,3 周后 70％,4 周后 40％。腰穿属有创检查,可诱发再出血或加重症状,操作前应衡量利弊,并征得家属同意。

3. MRI　在 SAH 急性期,CT 的快速成像和分辨率优于 MRI;在 SAH 亚急性或慢性期,MRI 不逊于 CT,特别对后颅窝、脑室系统少量出血,以及动脉瘤内血栓形成、多发动脉瘤中破裂瘤体的判断等方面,MRI 优于 CT。MRA(time of flight)敏感度达 50％～80％,持异度达 100％,但有假阳性,可作为动脉瘤无创性筛查或随访。对 MRI 检查是否引起金属动脉夹的移位,有争议。故动脉瘤夹闭后,不了解动脉夹特性者,慎用高场强 MRI 复查(图 3-15～图 3-17)。

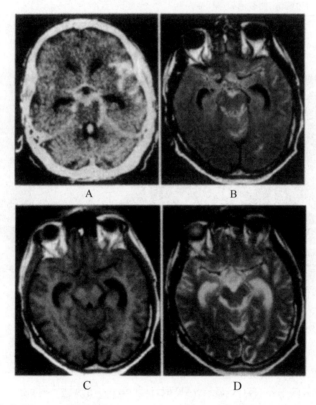

图 3-15　SAH 数天 CT(A)、MRI FLAIR(B)显示左侧裂皮质和基底池积血,T_1(C)、T_2(D)却未见异常

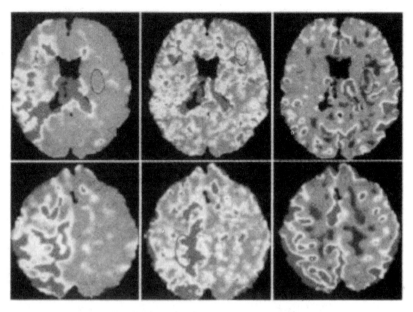

图 3—16 pMRI 显示左大脑缺血表现

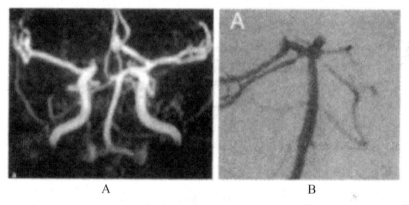

A | B

图 3—17 MRA 显示前交通动脉瘤(A)和基底动脉瘤(B)

  4.脑血管造影(图 3—18) 仍是本病的标准诊断方法,一般应行四血管造影,以免遗漏多发动脉瘤或伴发的 AVM。血管数字减影技术(DSA)已能查出大多数出血原因。如颈内动脉血管造影仍不能显示病变者,颈外动脉造影可能发现硬脑膜动静脉瘘。如颈痛、背痛明显,并以下肢神经功能障碍为主,应行脊髓血管造影除外脊髓 AVM、动脉瘤或新生物。血管造影是否引起神经功能损害加重,如脑缺血、动脉瘤再次破裂,目前尚无定论。造影时机:由于脑血管痉挛易发生在 SAH 后 2～3d,7～10d 达高峰,再出血好发时间也在此范围,因此目前多主张脑血管造影宜早,即出血 3d 内只要病情稳定,应行脑血管造影,以尽早进行病因治疗。如已错过 SAH 后 3d,则需等待至 SAH 后 3 周进行。在等待期间,如病情变化,仍可行血管造影检查。首次脑血管造影阴性者,2 周后(血管痉挛消退)或 6～8 周(血栓吸收)后应重复脑血管造影。

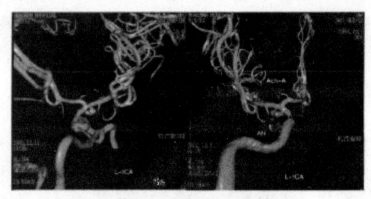

图 3—18　DSA 三维血管重建显示后交通动脉瘤

5. 经颅多普勒超声（TCD）　可以无创测得脑底大血管的血流速度，对临床 SAH 后血管痉挛有诊断价值，目前已作为 SAH 后血管痉挛的常规监测手段（图 3—19）。优点：实时、无创、床旁、重复进行。缺点：只能提供颅底大血管的流速，不能测定末梢血管的血流变化；需依靠操作者的主观判断；部分患者特别是老年患者颞窗较厚，探测不出血流信号。大脑中动脉的血流速度最常用来诊断血管痉挛。流速与血管痉挛程度呈正相关。大脑中动脉流速正常范围在 33～90cm/s，平均为 60cm/s 左右。流速＞120cm/s，与血管造影上轻中度血管痉挛相似；高于 200cm/s，为严重血管痉挛，临床上常出现缺血和梗死症状。因此，大脑中动脉流速＞120cm/s，可作为判断脑血管痉挛的参考标准。与血管造影显示的血管痉挛比较，特异度为100%，但敏感度为 59%。此外，流速增快速度也与临床缺血程度有关。Lindegaard 建议采用大脑中动脉与颅外颈内动脉流速的比值来判断血管痉挛，可以矫正全身血流改变对脑血流的影响，也可鉴别血管痉挛与脑充血和血液稀释的区别，从而更准确地评价脑血管痉挛。当比值＞3，血管造影可发现血管痉挛；比值＞6，可出现严重血管痉挛，临床可有缺血表现。除了测定脑血管流速外，TCD 还可用于评价脑血管的自动调节功能，但相应监测指标与临床表现的一致性尚有待进一步研究。

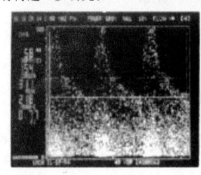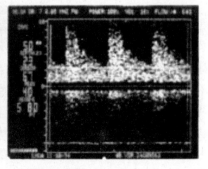

图 3—19　TCD 显示左大脑中动脉瘤流速＞200cm/s

七、诊断和鉴别诊断

首先应明确有无 SAH。突然发作头痛、意识障碍和脑膜刺激症及相应神经功能损害症状者，应高度怀疑 SAH。突发剧烈头痛的鉴别诊断如下所示。及时进行头 CT 检查，必要时腰穿，以明确出血。

对 SAH 前的先兆性头痛等症状应引起注意，并与偏头痛、高血压脑病和其他系统性疾病进行鉴别。

SAH引起的突发剧烈头痛,需与以下疾病引起的头痛进行鉴别。

1. 颅内

(1)血管性

a. AVM、硬脑膜AV瘘、烟雾病等(图3—20、图3—21)。

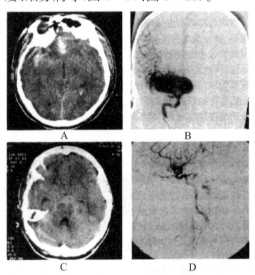

图3—20 AVM(A、B)和硬脑膜动静脉瘘(C、D)

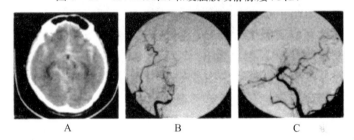

图3—21 烟雾病引起SAH,CT(A)显示出血;DSA(B、C)证实为烟雾病

b. 低颅内压。

c. 垂体脑卒中。

d. 静脉窦血栓形成。

e. 脑内出血。

(2)感染

a. 脑膜炎。

b. 脑炎。

(3)由新生物、颅内出血或脑脓肿引起的颅内压增高。

2. 良性头痛

(1)偏头痛。

(2)紧张。

(3)感染性头痛。

(4)良性疲劳性头痛。

（5）与兴奋有关的头痛。

3.来自颅神经的头痛

（1）由于肿瘤、动脉瘤、Tolosa－Hunt 征、Raeder 三叉神经痛、Gradenigo 征引起颅神经受压或炎症。

（2）神经痛，①三叉神经。②舌咽神经。

4.颅内牵涉痛

（1）眼球：①球后神经炎。②青光眼。

（2）副鼻窦炎。

（3）牙周脓肿、颞颌关节炎。

5.系统疾病

（1）恶性高血压、亚急性心内膜炎。

（2）病毒性疾病。

（3）颈段脊髓 AVF 可引起 SAH。对 DSA 颅内检查阴性者,应做脊髓血管造影（图 3－22）。

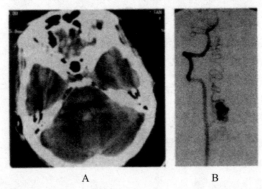

图 3－22　颈髓 AVM 引起 SAH 和第 4 脑室积血 CT 显示（A）,DSA 证实（B）

从临床表现鉴别 SAH 与颅内出血或缺血性脑卒中有时较为困难。一般有脑膜刺激症状、缺少局灶性神经系统症状和年龄相对较轻（＜60 岁）,SAH 的可能性较大。突发头痛和呕吐并不是 SAH 的特有症状,常不能以此作为与颅内出血或缺血性脑卒中鉴别诊断的依据。SAH 患者的癫痫发生率与颅内出血患者相似,但缺血性脑卒中患者较少发生癫痫。

临床怀疑自发性 SAH 后的诊断程序见图 3－23。

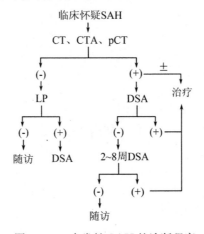

图 3－23　自发性 SAH 的诊断程序

确诊自发性 SAH 后,应进行 SAH 病因诊断。主要以脑血管造影或 3D－CTA 进行筛选。

但第一次脑血管造影可有 7%～30% 的患者不能发现阳性结果,称为"血管造影阴性 SAH"。其中又有 21%～68% 不等的患者在 CT 平扫时只表现为脑干前方积血,称为"中脑周围 SAH"(perimesencephalic SAH)(图 3－24),这是一种较为特殊、预后良好的自发性 SAH,占自发性 SAH 10% 左右。与血管造影阳性患者相比,年龄偏轻,男性较多,临床分级较好。CT 上出血仅位于脑干前方,不累及脑沟和脑室。再出血和出血后血管痉挛发生少,预后良好。目前原因不明,可能由静脉出血引起。但椎基动脉系统动脉瘤破裂出血也可有相似的头颅 CT 表现,故不能轻易诊断为中脑周围 SAH。

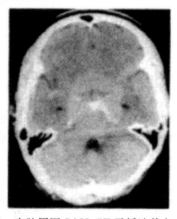

图 3－24　中脑周围 SAH,CT 示桥池前方少量积血

对脑血管造影阴性 SAH 者,应在 2 周左右重复脑血管造影,文献报道病因的检出率为 2%～22% 不等。

当确诊 SAH 的原因为多发动脉瘤破裂出血,应进一步识别破裂瘤体,以下几点可供参考。

①除外硬膜外动脉瘤。

②CT 片显示局部 SAH。

③在血管造影上破裂动脉瘤附近有血管痉挛或占位效应。

④大而不规则动脉瘤较小而规则者易破裂。

⑤定位体征有助诊断。

⑥重复血管造影,见动脉瘤增大和局部血管形态学改变。

⑦选择最可能破裂的动脉瘤,如前交通动脉瘤。

⑧最大、最近端的动脉瘤破裂可能性最大。

八、并发症

(一)神经系统并发症

1. 迟发性缺血性障碍(delayed ischmic deficit,DID)　又称症状性脑血管痉挛。由于脑血管造影或 TCD 提示脑血管痉挛者,不一定出现临床症状。只在伴有脑血管侧支循环不良情况下,rCBF＜每分钟 18～20mL/100g 时,才引起 DID。因此,脑血管造影和 TCD 诊断 SAH 后脑血管痉挛的发生率可达 67%,但 DID 发生率为 35%,DID 致死率为 10%～15%。

血管造影显示的血管痉挛常发生在 SAH 后 2~3d,7~10d 为高峰,2~4 周逐渐缓解。脑血管痉挛的发生与头颅 CT 上脑池内积血量有一定关系。DID 的临床表现:①前驱症状:SAH 症状经治疗或休息好转后又出现或进行性加重,血白细胞持续增高,持续发热。②意识由清醒至嗜睡或昏迷。③局灶体征,取决于脑缺血部位。如颈内动脉和大脑中动脉分布区,可出现偏瘫伴或不伴感觉减退或偏盲。大脑前动脉受累可出现识别和判断能力降低、下肢瘫、不同程度意识障碍、无动性缄默等。椎基动脉者则引起锥体束征、颅神经征、小脑征、自主神经功能障碍、偏盲或皮质盲等。上述症状多发展缓慢,经数小时或数天才达高峰,持续 1~2 周后逐渐缓解,少数发展迅预后差。DID 的诊断:一旦出现上述临床表现,即应做头颅 CT,排除再出血、血肿、脑积水等,并做 TCD 和脑血管造影进行诊断。CT 显示脑梗死有助于诊断此外,也应排除水、电解质紊乱,肝、肾功能障碍,以及肺炎和糖尿病等全身系统疾病,并可行相应检查。

2.再出血　是 SAH 患者致死致残的主要原因,死亡率高达 70%~90%。首次出血后 24~48h 为再出血高峰,特别是 6~8h,2 周内出血率为 20%~30%,以后则逐渐减少。半年后出血率为 3%。

3.脑积水　出血急性期脑积水发生率约为 20%,常同时伴有脑室出血。出血后期脑积水则多与 CSF 吸收障碍有关。慢性脑积水的发生率各家报道差异较大,从 6% 至 67% 不等,主要与脑积水判断标准、评价时间不同有关。在 3251 例动脉瘤引起的 SAH 患者中,15% 的患者 CT 检查可发现有脑积水,13.2% 的患者临床出现脑积水症状(Kassell,1990)。Vale 分析 108 例因动脉瘤破裂引起 SAH 并进行早期手术的患者情况,发现约有 20% 的患者在 SAH 后 30d 内需接受脑室腹腔分流手术。有再出血和脑室出血史的患者脑积水发生机会更多。

(二)全身系统并发症

严重的全身系统并发症是 23%SAH 死亡的原因,好发于危重患者和高级别患者。因此,防治 SAH 后全身系统并发症的重要性与防治 DID 和再出血一样重要,应引起重视。

1.水、电解质紊乱　常见低血钠,见于 35% 患者,好发于出血第 2~10d。可加重意识障碍、癫痫、脑水肿。引起低血钠原因:脑性盐丧失综合征和促利尿激素分泌异常综合征(SIADH)。应注意鉴别上述两个综合征,因为两者处理原则完全不同。脑性盐丧失综合征,是因尿钠排出过多导致低血容量和低血钠,治疗包括输入生理盐水和胶体溶液,不能限制水分,否则可加重血管痉挛和脑缺氧。SIADH 则因 ADH 不适当分泌增多,引起稀释性低钠血症和水负荷增加,治疗除补钠外,还包括限水和应用抑制 ADH 药如苯妥英钠针剂。

低血容量也为 SAH 后常见并发症,见于 50% 以上的患者中,在 SAH 后最初 6d 内血容量可减少 10% 以上。血容量降低,可增加红细胞的黏滞度,影响脑微循环,增加血管痉挛的易感性。扩容升高血压可防止因血管痉挛而引起的 DID。

2.高血糖　SAH 可引起血糖增高,特别是见于隐性糖尿病的老年患者。应用类固醇激素可加重高血糖症。严重高血糖症则可引起意识障碍、癫痫,可恶化脑血管痉挛和脑缺血。

3.高血压　多数 SAH 患者有代偿性血压升高(Cushing 反应),以应答出血后的脑灌注压降低,但过高的血压(收缩压持续维持在 180~200mmHg 以上)可诱发再出血,特别是不适当地降低颅内压,同时未控制血压。兴奋、烦躁不安、疼痛和缺氧等可促发血压升高。

(三)全身其他脏器并发症

1.心脏　心律失常见于 91% 患者,高龄、低血钾、心电图有 QT 间期延长者易发生心律失常。常见有室性、室上性心动过速、游走心律、束支传导阻滞等,多为良性过程,但少数患者因室性心动过速、室颤、室扑等而危及生命。以往认为心律失常的临床意义不大,但目前认为上述心律失常提示 SAH 诱发的心肌损害。约有 50% 的患者可有心电图异常,如 T 波倒置、ST 段压低、QT 间期延长、U 波出现。

2. 深静脉血栓形成　见于约 2%SAH 患者,其中约半数患者可发生肺栓塞。

3. 胃肠道出血　约 4%SAH 患者有胃肠道出血。因前交通动脉瘤出血致死的患者中,83% 有胃肠道出血和胃十二指肠溃疡(Cushing 溃疡)。

4. 肺　最常见的肺部并发症为肺炎和肺水肿。神经性肺水肿表现为呼吸不规则、呼吸道内粉红色泡沫样分泌物,蛋白含量高($>4.5g/dL$),见于约 2% 的 SAH 患者,最常见于 SAH 后第 1 周内,确切原因不清,与 SAH 后肺部毛细血管收缩、血管内皮受损、通透性增加有关。

九、治疗

(一)院前和急诊室处理

由于近 2/3 的 SAH 患者在获得专科治疗前死亡,因此提高院前和急诊室诊治水平是我们面临的挑战。控制过高的血压($>180mmHg$)和止血剂(如止血环酸)应用是行之有效的方法。

(二)病因治疗

病因治疗是 SAH 的根本治疗。动脉瘤的直接夹闭或血管内介入不仅能防止再出血,也为以后的血管痉挛治疗创造条件。

(三)内科治疗

1. 一般处理　包括卧床 14d,头抬高 30°,保持呼吸道通畅,限制额外刺激。避免各种形式的用力,用轻缓泻剂保持大便通畅,低渣饮食有助于减少大便的次数和大便量。

2. 监测　血压、血氧饱和度、中心静脉压、血生化和血常规、心电图、颅内压及每天的出入水量等。

3. 补液　维持脑正常灌注压,可维持正常血容量。

4. 镇痛　适当给予镇痛剂。大多数患者的头痛可用可待因控制。焦虑和不安可给予适量的巴比妥酸盐、水合氯醛或三聚乙醛(副醛),保持患者安静。

5. 癫痫　多主张围手术期预防癫痫,长期抗癫痫药只用于有癫痫者。脑内血肿、大脑中动脉瘤可用丙戊酸钠等,但注意丙戊酸钠会引起血小板减少,卡马西平降低尼莫地平效价。

6. 止血　虽然目前对止血剂在 SAH 治疗中的作用仍有争论,但是近来倾向于动脉瘤等出血病灶处理前短期应用,一旦病灶处理后即停用。使用方法如下:

(1)6-氨基乙酸(EACA):16～24g/d 静脉点滴,给药 3～7d,病情平稳后改 6～8g/d(口服),直至造影或手术。

(2)止血环酸(凝血酸):比 EACA 作用强 8～10 倍,且有消毒作用。应用剂量 2～12g/d,与抑肽酶(30 万～40 万 u)联合应用,疗效优于单独使用。

7. 控制颅内压　颅内压低于正常时,易诱发再出血;当颅内压接近舒张压时,出血可停止。因此,SAH 急性期,如颅内压不超过 1.59kPa(12mmHg),此时多属神经外科联盟分级Ⅰ～Ⅱ级,一般不需降低颅内压。当颅内压升高或Ⅲ级以上者,则应适当降低颅内压。表 3—14 示平均颅内压(MICP)变化与患者临床分级的关系,有利于指导降颅压药物的应用。

表 3-14 临床分级与颅内压变化间关系

Ⅰ～Ⅱ级	MICP<1.59kPa(12mmHg)
Ⅲ级	MICP 为 1.99～5.32kPa(15～40mmHg)
Ⅳ级	M1CP 为 3.99～9.97kPa(30～75mmHg)
Ⅴ级	MICP>9.97kPa(75mmHg)

一般应用 20%甘露醇 1g/kg 静脉点滴。

8.DID 的防治 目前 DID 治疗效果不佳,应重在预防。对血管痉挛引起者防治过程分为 5 步:①防止血管狭窄。②纠正血管狭窄。③防止由血管狭窄引起的脑缺血损害。④纠正脑缺血。⑤防止脑梗死。

主要措施有:

(1)3N 取代 3H,即维持血容量正常不扩容,维持血液浓度正常不稀释,血压维持正常不升高。因为循证医学Ⅰ级证据证实 3H 不仅效果不肯定且有害,如引发肺水肿。维持中心静脉压在 1.06～1.33kPa(8～10mmHg)或肺动脉楔压在 1.6～1.86kPa(12～14mmHg),维持正常血压,维持血球压积在 30%左右,可有效减少 DID 发生。

(2)钙离子拮抗剂:尼莫地平(nimodipine)是二氢吡啶类药物,目前临床运用较多的钙离子拮抗剂,为国内外指南推荐,具有Ⅰ级循证医学证据。一般应在 SAH 后 3d 内尽早使用,按 0.5～1mg/(kg·h)静脉缓慢点滴,2～3h 内如血压未降低,可增至 1～2mg/(kg·h)。采用微泵控制静脉输液速度,使点滴维持 24h,通常本药 50mL(10mg)经三通阀与 5%～10%葡萄糖溶液 250～500mL 同时输注。由于尼莫地平易被聚氯乙烯(PVC)吸收,因此应采用聚乙烯(PE)输液管。静脉用药 7～14d,病情平稳,改口服(剂量 60mg,每天 3 次)7d。

(3)其他:依达拉嗪、依尼尔(法舒地尔)、Statin 可用,但仍缺乏高级别循证医学证据支持。21－氨基类固醇作为一种自由基清除剂,抗炎药物如布洛芬、甲泼尼松、硫酸镁、内皮素受体 A 拮抗剂等已证实无效。

(4)重组组织型纤维蛋白酶原激活剂(nPA):近年来,SAH 治疗中带观念性改变的是由原来使用抗纤溶药物以防止再出血,改为使用尿激酶和 rtPA 等纤溶药物,以减少脑缺血损害的发生。一般在动脉瘤夹闭后,清除基底池血块,经导管用 rtPA 2.5～60 万 u q8h(或尿激酶 3～6 万 u/d)基底池缓滴和引流。

(5)腔内血管成形术(transluminal angioplasty):Zubkov 在 1984 年最早采用腔内血管成形术来治疗血管痉挛,目前此项技术在临床得到较为广泛的应用。当血管造影证实血管痉挛后,并在症状性血管痉挛出现以前进行治疗,这是治疗成功的关键,一般应在 SAH 后出现血管痉挛 24h 内进行治疗。有 60%～80%的治疗患者临床症状可得到显著改善。由于使用中少数病例出现动脉瘤或动脉破裂,目前趋于采用药物进行药物性成形术,取代机械性成形术。一般用 0.5mg 尼莫地平、6000～12000u 尿激酶灌注,然后用 0.2%罂粟碱 1mL,以 0.1mL/s 的速度重复多次灌注。整个过程在 DSA 监控下进行,并全身肝素化。

9.其他并发症的治疗 心电图异常者应给予 α 或 β 肾上腺素能受体阻滞剂,如心得安。水、电解质紊乱,以及高血糖、脑积水等并发症治疗与其他疾病中的治疗相同,不再赘述。

十、预后

影响 SAH 预后的因素很多,病因、血管痉挛和治疗方法为主要因素。病因不同,差异较大。AVM 引起的 SAH 预后最佳,而血液系统疾病引起的 SAH 效果最差。动脉瘤破裂的死亡率在 55％左右。动脉瘤破裂未经手术夹闭,可再次发生出血。最常发生于第一次 SAH 后 4～10d。每天发生率为 1％～4％。前交通动脉瘤再出血的概率最大。第二次出血的死亡率为 30％～60％;第三次出血者几乎是 100％。但在第一次 SAH 后 3～6 个月再出血的危险性显著降低,以后出血的死亡率可能不会超过第一次出血的死亡率。患者的年龄、性别和职业,以及第一次发病的严重程度,与复发似无关联,但高血压可能增加其危险性。

血和 CSF 生物标记预测动脉瘤性 SAH 患者的预后:Sanchez－Pena(2008)单中心前瞻研究认为 S－100β 增高者预后不良,但 Amiri(2013)认为无关。胶质纤维酸蛋白(GFAP)、反应蛋白(CRP)血中浓度增高与病情的预后不良有关(VOS,2006;Fountas,2009)。

DID 也是 SAH 患者致死致残的主要原因,约有 13.5％动脉瘤破裂引起的 SAH 患者因 DID 死亡或残废。在致残患者中,约 39％因 DID 而起。

随着对 SAH 病理生理研究的深入和治疗方法的改进,其预后已有很大改善。Cesarini 对一地区 20 多年内动脉瘤破裂引起的 SAH 预后进行分析,发现近 10 年来 Hunt 和 Hess 分级Ⅰ级和Ⅱ级,患者发病后 6 个月死亡率明显低于前 10 年(16％与 34％),临床症状和生存质量也优于以前。但 Hunt 和 Hess 分级Ⅲ级～Ⅴ级患者的死亡率无明显改善。

对 SAH 患者首次血管造影未发现病因者,预后与头颅 CT 上积血分布情况有关,中脑周围 SAH 患者预后较好,再出血的概率也小于其他患者。这些患者的死亡率仅 6％,而找到动脉瘤的患者死亡率约为 40％。除此之外,其他血管造影阴性 SAH 患者也比动脉瘤破裂引起的 SAH 预后佳。文献报道约 80％血管造影阴性 SAH 患者能恢复正常工作,而只有 50％的动脉瘤破裂引起的 SAH 患者能恢复健康。

(张荣军)

第五节　脑动脉瘤

一、概述

(一)流行病学

脑动脉瘤(intracranial aneurysm)破裂引起蛛网膜下腔出血约占所有脑卒中的 2％～7％,但是却占脑卒中死亡的 27％。按人口算,其年发病率为 2％～27％/10 万人,其中高发生率见于芬兰和日本,低发生率见于非洲、印度、中东和中国。引起地区发生率差异的原因不清楚,可能与环境、饮食、种族(遗传)或医疗卫生条件等有关。虽然在有些地区,脑动脉瘤引起蛛网膜下腔出血的死亡率有所下降,但近 40 年来其发生率没有明显变化。大组尸体解剖发现,成人中未破裂脑动脉瘤患病率 1％～6％,其中大多数动脉瘤很小。成人脑血管造影中脑动脉瘤(无症状)患病率 0.5％～1％。脑动脉瘤可见于任何年龄,但以 50～69 岁年龄组好发,约占总患病率的 2/3。女性较男性稍多发,前者约占 56％。但是在 50 岁以前,男性多见于女性,50 岁以后则女性多见(图 3－25)。在出血的患者中,约 1/3 在就诊前死亡,另 1/3 死在医院,仅 1/3 经治疗得以存活。可见脑动脉瘤仍是当今人类致死致残常见的脑血管病。本病具有昼夜和季节倾向,如清晨和晚间易发,可能与血压波动有关。与季节和气温变化有关,天冷引发血管收缩和血压增高。

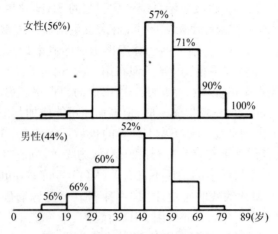

图 3-25 脑动脉瘤的年龄和性别分布

（二）动脉瘤的分类、病因和病理

脑动脉瘤可按动脉瘤的大小、部位、病因和病理等进行分类（表 3-15,表 3-16）。一般认为直径＜6mm 的动脉瘤不易出血。过去认为巨大型动脉瘤很少破裂出血,现在发现约 1/3 巨大型动脉瘤以出血为首发症状。

表 3-15　脑动脉瘤的分类

（1）大小
1）小型　≤1.5cm
2）大型　1.5～2.4cm
3）巨型　≥2.5cm
（2）部位
1）颈动脉系统
①颈内动脉：岩骨段、海绵窦、床突旁（颈眼）、后交通、脉络膜前、颈内动脉分叉。
②大脑前动脉：A1、前交通动脉、A2～3、胼周、胼缘。
③大脑中动脉：M1、M2～3、M3～4。
2）椎基动脉系统
①椎动脉。
②小脑后下动脉（中央型、周边型）。
③基底动脉干。
④小脑前下动脉（中央型、周边型）。
⑤小脑上动脉（中央型、周边型）。
⑥基底动脉分叉。
⑦大脑后动脉（中央型、周边型）。
（3）病理
1）囊状动脉瘤。
2）层间（夹层）动脉瘤。
3）梭状动脉瘤。

表3-16 脑动脉瘤的发病因素

(1)囊状动脉瘤

1)血流动力学

①血流量增加:AVM、因对侧动脉阻塞、发育不良、颈动脉与基底动脉存在交通支。

②血压增加:主动脉狭窄、多囊肾、肾动脉纤维肌肉发育不良。

2)血管壁结构

①后天性:内弹力层变性、镰状细胞贫血、炎症、外伤、肿瘤。

②先天性:家族性、遗传性、Ⅱ型胶原缺失等。

3)其他

①烟雾病。

②巨细胞动脉炎。

(2)梭形动脉瘤

1)动脉硬化。

2)遗传性。

3)血管结构性。

4)感染性。

5)放射性。

6)其他:主动脉弓狭窄、巨细胞动脉炎。

(3)层间动脉瘤

1)外伤。

2)动脉硬化。

在脑动脉瘤中最常见为囊状动脉瘤,约占85%,它具有以下特点而异于其他类型动脉瘤:①起源于动脉分叉处,通常位于某一分支(如后交通动脉)的起始端。②瘤体的方向与载瘤动脉的血流方向一致。③位于载瘤动脉弯曲的外侧缘。④瘤体附近常伴有穿通小动脉。⑤有瘤颈,常可用特制的夹夹闭(图3-26)。由于颅内脑动脉的管壁的中层发育不良,缺少外弹力层,因此颅内脑动脉较颅外动脉易发生动脉瘤。显微镜检可见囊状动脉瘤的瘤壁中层很薄或缺如,内弹力层缺少或仅残存碎片,内膜增厚,瘤壁仅由内层和外膜组成,其间有数量不等的纤维变或玻璃样变性组织。免疫组化染色见Ⅰ型胶原和纤维连接蛋白混杂。层连接蛋白、Ⅲ和Ⅳ型胶原、血管生成因子和转化生成因子α等表达降低,结蛋白(维持平滑肌完整性的主要间接肌丝)不表达、SMemb(肌球蛋白重链亚型)高表达或SM2低表达。与未破裂动脉瘤比,破裂者的纤维连接蛋白表达更高,内皮损伤更重,玻璃样变更明显。大体检查动脉瘤,特别是破裂者呈不规则状,壁厚薄不一,可有一或多个子瘤。破裂点常在瘤顶部。动脉瘤患者的颅内外动脉常见网状纤维减少,分布不规则,纤维长度变短,缺乏Ⅲ型胶原,提示动脉系统内存在异常,利于动脉瘤形成。

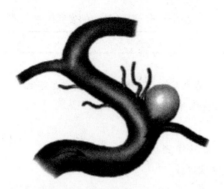

图 3—26　囊状动脉瘤的典型解剖特点

　　层间动脉瘤又称夹层动脉瘤(dissecting aneurysm)。它和梭形动脉瘤(fusiform aneurysm)在过末认为很少发生于颅内,近来由于神经影像学的发展,其发生率增多。如在椎动脉瘤中,囊状动脉瘤占 50%～60%,层间动脉瘤占 20%～28%,梭形动脉瘤占 10%～26%。颈和椎基动脉系统均可发生层间动脉瘤和梭形动脉瘤,但以椎基动脉好发。层间动脉瘤和梭形动脉瘤大多沿血管长轴异常扩大,少数在 CT 和 MRI 上可呈椭圆或近圆形,但血管造影上可显示异常扩张和弯曲的管腔,易与囊状动脉瘤鉴别。层间动脉瘤可位于内膜与肌层或肌层与外膜之间,由于动脉壁剥离,引起真管腔狭窄,血管造影出现"线征"(string sign)(图 3—27)。如动脉瘤真腔、假腔均畅通,造影剂在其内滞留。有时难以从血管造影区分层间和梭形动脉瘤:需借助 MRI。层间动脉瘤有下列 MRI 特点:①血管腔内有内膜瓣。②瘤内有双腔。③假腔内有亚急性血块。

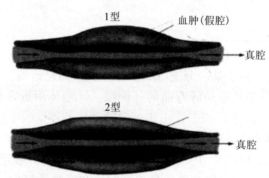

图 3—27　层间动脉瘤的两种类型

1 型:由于假腔充满血块,引起真腔不规则狭窄("线征");2 型:真假腔均通畅,造影剂可在腔内滞留

　　(三)遗传学和有关研究

　　虽然有家族史特别是一级亲属患颅内动脉瘤者,其患颅内动脉瘤的概率比常人高 2.5～7倍,但是,由于颅内动脉瘤发生发展和出血的原因错综复杂,涉及遗传变异与环境或与引起非遗传疾病危险因素之间的相互作用,加之遗传变异的作用仅是适度,因此基因间或基因与环境间的相互作用,在脑动脉瘤发生发展的作用仍有很大的争议。

　　1.颅内动脉瘤伴随的遗传性疾病

　　(1)Eblers—Danlos 综合征(EDS):是一组异质性疾病,因胶原Ⅲ型异常和基因突变所致,伴有不同结缔组织异常。最常见的症状是皮肤异常松弛、关节过度活动、自发动脉血管破裂和皮肤瘀斑。EDS 有九种类型,EDS 4 型又称血管型,常伴颅内动脉瘤和颈内动脉海绵窦漏,动脉瘤可呈囊性或梭形,位颈内动脉系统。

(2)Marfan综合征:为常染色体显性遗传病,乃因原纤维蛋白1(fibrillin-1)基因突变,该基因位染色体15q21.1。近发现染色体3p24.1的TGFBR2为Marfan综合征Ⅱ型的病因,影响心血管、眼睛和脊髓系统。虽然临床表现多样,但特征表现为瘦长体型、关节过度活动、鸡胸或漏斗胸、脊柱侧弯或滑脱,典型面容为长头、后缩颌或颧骨发育不良、眼球内陷。颅内动脉瘤常位颈内动脉。

(3)弹性假黄瘤(pseudoxanthoma elasticum,PXE):为多系统遗传病的原型,表现病理性矿化在结缔组织沉积,可发生在皮肤、眼和心血管等。ABCC6可能是致病基因,其编码一个AB输送蛋白(ABCC6)。可是PXE与颅内动脉瘤的关系目前仍缺乏证据。

(4)常染色体显性多囊肾病(autosomal dominant polycystic kidney disease,ADPKD):除肾囊肿,肝、膜等也可发生囊肿。85%家族性ADPKD有多囊肾病(PKD1)基因突变;该基因位染色体16p13.3,其余则由位染色体4q31-23,的PKD2基因突变所致。ADPKD在人群中的患病率为1%,伴颅内动脉瘤的危险性是4.4(95%C1,2.7~7.2)。因此对ADPKD患者推荐筛查颅内动脉瘤。

(5)神经纤维瘤病Ⅰ型(NF1):神经纤维瘤病Ⅰ型发生率为1/3000~5000。约90%患者有下列特征表现:皮肤咖啡奶油痣、神经纤维瘤、虹膜Lisch结节(错构瘤)。常伴视神经胶质瘤、嗜铬细胞瘤、腰骶硬脊膜扩张、脊柱侧弯、蝶骨发育不良、中或大型动脉狭窄或破裂、动脉瘤或瘘形成等。颅内动脉瘤可囊性、梭形或夹层。由于伴全身动脉异常,增加血管内介入治疗的困难。本病为NF1基因突变,其编码蛋白为neurofibromin。

2.颅内动脉瘤的基因研究 综合文献有关北美、法国、荷兰、日本、芬兰颅内动脉瘤基因关联研究,有关位点有:染色体1p34.3-p36,13.2q,4q,5p15.2-p14.3,5q22-q31,7q11.2-q22.1,8q,9p21,11q24-q25,12p,14q23-q31,17cen,19q12-q13和XP22。上述染色体区域中潜在候选基因有串珠素(perlecan)、聚糖(versican)、弹力(elastin)、胶原1A2型、序列变异rs767603,肿瘤坏死因子(配体)超家族成员13B(TNFRSF13B)、激肽释放酶(kallikrein),全基因组关联分析,日本的同胞配对中发现与染色体5q22-23、14q22、7q11有关,其中7q11.2也称颅内囊性动脉瘤1(AN$_1$B$_1$)。可是,上述关联或全基因组关联分析,由于样本较小、重复性差和相互矛盾等,所得结论存在争论。例如,染色体5p12.2-14.3中钙黏蛋白相关基因(CTNND2)与神经元细胞粘连、组织形态发生和完整性有关,可是未见其与动脉瘤有关。目前较可信候选基因有Perlecan和其基因单核苷酸多态(SNPs)在5q22-31位点附件的versican,与胞外基质调控有关,其SNPs与荷兰人患脑动脉瘤有关(P=0.006),纤维母GF1、原纤维蛋白-2(lyslsoxidase)赖氨酸氧化酶等的SNPs与日本人脑动脉瘤有关联,5q23.2异常与欧洲人群收缩压增高有关(GoalE1,2013)。

3.动脉瘤壁变性和破裂的机制 为适应血流动力学和机械性损伤,正常动脉的肌层和内膜层可增生。当内膜受损,平滑肌可迁移和增生,在损伤处形成肌内膜增生垫。这种动脉壁的肌内膜增生是管壁适应血液动力学的反应还是修复管壁薄弱,迄今仍不清楚。组织学研究显示,颅内动脉瘤破裂是直接血流应切力作用,瘤壁基质变性和去细胞化,导致瘤壁损伤与修复失衡,最后发生动脉瘤破裂。虽然现在仍不清楚各种因素(如抽烟、高血压、性别等)在动脉瘤破裂所起的确切作用,但是资料显示蛋白水解、程序死亡、炎症和血流应切力等与动脉瘤壁变性和破裂有关。

(1)蛋白水解:正常情况下,颅内动脉的细胞外基质的成分不停的合成和降解,但是取得一定的平衡。可是,动脉瘤(特别是破裂者)的调节瘤壁重塑的基质降解蛋白酶活性或表达明显增高。基质金属蛋白酶-2(MMP-2)和-3(MMP-3)能降解弹力蛋白,失活胶原。破裂瘤壁的MMP-2和MMP-9的mRNA比未破瘤壁高,弹力酶也上调,发生胶原降解处瘤壁细胞内出现能吞噬胞外基质蛋白的内肽酶和组织蛋白酶(cathepsin)D。血清内弹力酶可增加。

(2)凋亡:正常颅内动脉壁上很少有凋亡细胞,但是动脉瘤壁上特别破裂者常见凋亡细胞,平滑肌细胞数量减少,提示凋亡在动脉瘤发生发展和破裂中的作用。可是,引发凋亡的原因不明。与下列原因可能有关:炎症细胞释放的细胞因子为肿瘤坏死因子(TNF)-α或炎症激活丝裂原活化蛋白激酶(JNR)家族信号通路和凋亡信号通路。

(3)炎症:颅内动脉瘤壁(特别是破裂者)上有巨噬细胞、T细胞和B细胞、免疫球蛋白和抗体及激活补体存在,涉及抗原表达的基因如主要组织相容复合物Ⅱ基因表达上调,提示炎症和过继免疫反应参与动脉瘤的形成和破裂。

(四)自然病程

了解和正确掌握一个疾病的自然病程是很重要的,它不仅是评价和衡量各种治疗方法的疗效和优劣,而且是阐明各种疗法、预后的重要指标。特别是随着神经影像学技术的发展,无症状或仅有轻微症状的动脉瘤发现增多,对这些患者应该怎样处理才是正确?另外研究发现许多因素可以影响脑动脉瘤的自然病程,如遗传性、全身情况、伴随各系统病变、动脉瘤的解剖部位,以及与其有关的病理生理异常等。因此,通过对这些因素的研究和正确处理,也关系到疗效的提高。

对于脑动脉瘤,任何一种治疗的预后是否比其自然病程为好,是评价这治疗的重要指标。由于动脉瘤有破裂与否,其自然病程截然不同,因此下面分别讨论之。

1.未破裂脑动脉瘤 参见本节相关内容。

2.破裂脑动脉瘤 破裂脑动脉瘤的自然病程明显差于未破裂者。综合文献大组病例报告,首次破裂脑动脉瘤患者的病死率,在入院前为15%~30%,入院第1d为32%,第1周为41%,第1个月为56%,第6个月为60%。再出血率,48h内为高峰,约为6%,继以每天递增为1.5%,2周累计为21%,以后出血率趋于下降,年出血率为3.5%。再出血的病死率明显增高,第2次出血和第3次出血的病死率分别为65%和85%。

3.影响自然病程的因素

(1)临床分级的级别:临床分级越高,病死率和病残率越高。这是因为高级别者(如Ⅲ、Ⅳ和Ⅴ级)再出血率、脑血管痉挛发生率均较高。

(2)脑血管痉挛:脑血管痉挛直接影响患者的病残和病死率。有症状的脑血管痉挛的发生率为30%,其中1/3患者经治疗可康复,1/3患者病残,1/3患者死亡。

(3)动脉瘤破裂的诱发因素:举重物、情绪激动、咳嗽、屏气、用力大小便、房事等是常见的诱发因素,他们通过对血压、血流动力学和颅内压的影响而促发动脉瘤破裂出血。

(4)动脉瘤破裂的前驱症状和体征:如头痛、眩晕、感觉或运动障碍等(详见临床表现)。前驱症状发生与动脉瘤扩大、少量出血等有关,经2~3周后常发生大出血。有前驱症状未及时诊治者预后较无前驱症状者差,相反如及时诊治,预后大可改观(表3-17)。

表 3－17 前驱症状对动脉瘤自然病程的影响

	A组(小量出血继大出血)	B组(仅小量出血)	C组(仅大量出血)
患者数	25	9	53
血管痉挛(%)	48	67	32
＞Ⅲ级(%)	60	11	25
病死率(%)	52	0	23

(5)动脉瘤大小(表 3－18):脑动脉瘤要多大才破裂出血? 文献上各家的报道不一,有直径 4mm、7mm、7.5mm、≤10mm 等,而多数人同意 McCormick(1970)的意见,即≥6mm 的动脉瘤容易破裂出血。但是必须指出,McCormick 的资料来于尸体解剖,常低估动脉瘤的直径,加之破裂的动脉瘤常较原来缩小,以及活体上动脉瘤会比尸检时所见大,因此对待具体患者,应以机动灵活态度来看待动脉瘤的大小。

表 3－18 破裂动脉瘤的直径(136 例患者 191 个动脉瘤尸检资料)

直径(mm)	动脉瘤数	破裂动脉瘤数
21～50	11	11(100%)
16～20	6	5(83%)
11～15	16	14(87%)
6～10	54	22(41%)
3.2～5	75	2(3%)
2～5	29	0(0%)

(6)年龄(表 3－19):一般认为 50 岁以后的患者预后较年轻者差,可能与年老患者常合并系统性疾病有关。

表 3－19 年龄对自然病程的影响

年龄(岁)	首次出血死亡率	再次出血死亡率
0～9	50	0
10～19	0	57
20～29	19	42
30～39	37	73
40～49	35	63
50～59	47	84
60～69	55	100
70～79	74	

(7)性别:女性较男性好发脑动脉瘤破裂,约为 1.6 倍,特别在 50 岁以后,可能与内分泌和女性寿命较男性长有关。George(1989)在 214 例破裂脑动脉瘤中发现女性有较高的脑血管痉挛发生率,预后也较差。同时女性患者患有颈动脉纤维肌肉发育不良的比例较高,达 23%。

(8)多发性脑动脉瘤:大组临床病例和尸检发现,多发性脑动脉瘤的发生率分别为 14.1%(7.7%～29.8%)和 23.5%(18.9%～50%),以 2～3 个动脉瘤多见。文献报告最多动脉瘤在一个患者为 13 个。Mount 等(1983)在随访 116 例多发性脑动脉瘤患者,发现再出血率较只有单发脑动脉瘤的患者高,为 31%,预后显然也差。Qureshi 等(1998)分析 419 例脑动脉瘤患者,127 例(30%)有多发脑动脉瘤。在单因素分析中,女性、吸烟者好发多发性动脉瘤,在多因素分析中,前述两因素仍与好发多发性动脉瘤有关。

(9)高血压(表 3—20):有高血压的脑动脉瘤患者预后较无者差,其相对危险性高达 2.8。

表 3—20　高血压对脑动脉瘤自然病程的影响(欧洲 1076 例患者的研究)

	高血压	无高血压
平均年龄(岁)	55	47
临床分级 I、II(%)	34	43
颅外动脉硬化(%)	23	13
颅内动脉硬化(%)	35	18
外科手术(%)	48	66
2 年病死率	59	42
I、II级的病死率	52	22
再出血病死率	100	75

(10)眼底出血:包括视网膜出血、玻璃体膜下出血或玻璃体内出血,后两者又称 Terson 综合征。在动脉瘤出血引起蛛网膜下腔出血中,Terson 综合征发生率为 16.7%～27.2%,患者的病死率为 50%～90%,远高于无此征者。

(11)遗传因素:7%～20%脑动脉瘤者有家族史(Norrgard,1987;de Braekeleer,1996),他们患病的年龄常较轻,好发多发性和对称性(或称镜照性)动脉瘤,预后较无家族史者差。其他遗传性结缔组织病也常合并脑动脉瘤,系统性疾病如纤维肌肉发育不良、主动脉弓狭窄、多囊肾、Marfan 综合征、神经纤维瘤病 I 型、Ehlers—Danlos 综合征、α_1 抗胰蛋白酶缺乏症、镰状细胞瘤、假黄瘤弹性树胶症、遗传性出血性毛细管扩张症、结节硬化等。患纤维肌肉发育不良症者脑动脉瘤发生率高达 20%～40%,而且易发生严重脑血管痉挛。

(12)系统和环境因素:妊娠、生产前后均易并发脑动脉瘤破裂出血,除与颅内压变化有关外,激素也起一定作用。研究发现停经前女性脑动脉瘤蛛网膜下腔出血发生率较低,停经后则明显增高,如补充雌激素可使发生率降低。吸烟、嗜酒和滥用可卡因者的脑动脉瘤破裂出血为正常人的 3～10 倍。Solomon(1998)认为吸烟诱发 α 抗胰蛋白酶的蛋氨酸活化部氧化,使其数量减少,弹性硬蛋白酶却明显增高。血清中蛋白酶与抗蛋白酶失衡可使各种结缔组织包括动脉壁降解,促使脑动脉瘤形成。另外吸烟可加重出血后脑血管痉挛。

(13)脑血管发育异常和血流动力学异常:颈动脉—基底动脉吻合支续存在者易发生脑动脉瘤,如在 232 例有三叉动脉残留者 14%发生脑动脉瘤,而且大多数动脉瘤位于三叉动脉及其附近。脑底动脉环先天(如一侧颈动脉或大脑前动脉)或后天(如结扎一侧颈动脉)异常者,其健侧动脉易发生动脉瘤。另外供血丰富的 AVM 常合并动脉瘤,其中 59%动脉瘤位于 AVM 主要供血动脉上,不治者病死率高达 60%。相反如切除 AVM,有时动脉瘤可自行消失。

(14)免疫因素:Ostergard(1987)在 18 例破裂脑动脉瘤患者血中,发现 13 例有较高的环状免疫复合物,21 例对照组中仅见 3 例。而且发现这些复合物与脑血管痉挛关系密切。Ryba 等(1992)发现简单的免疫试验可预测脑动脉瘤患者的预后,即术前抗体滴定度高者,术后易发生严重神经并发症。而且在 59 例死亡患者中发现较高发生率的无型 DR 点伴有 DR7 显型。由于这方面的研究例数较少,免疫因素对脑动脉瘤自然病程的作用还有待深入研究。

(五)脑动脉瘤的分布

90%以上脑动脉瘤分布在脑底动脉环附近,其中大多数位于颈动脉系统。表3-21总结7组共12349例脑动脉瘤患者,经血管造影和手术证实脑动脉瘤的分布情况。多为单发,复发者约见1/4患者。

表3-21　脑动脉瘤的分布(12349例)

颈内动脉	37.3%
大脑前动脉	35.7%
大脑中动脉	19.1%
基底动脉/椎动脉	7.9%

(六)脑动脉瘤的诊断

1.临床表现

(1)前驱症状和体征:发生率为15%~60%,包括头痛、单侧眼眶或球后痛伴动眼神经麻痹、恶心呕吐、头晕等。按病理生理可分为三类:①微量出血或渗漏。②动脉瘤扩大。③脑缺血。半数前驱症状和体征在大出血发生一周内发生,90%在6周内发生。Jakahsson(1996)等回顾性分析422例破裂脑动脉瘤患者,以具有下列特征性头痛为前驱症状:①头痛发生在大出血前,并缓解。②突发、剧烈、前所未有的头痛。发现84例患者(19.9%)有此头痛,其中34例(40.5%)被医生忽略。75%患者发生在大出血前2周内。经外科治疗预后良好者,有前驱头痛组为53.6%,无前驱头痛组为63.3%。如前驱头痛发生在大出血前3天内,预后良好率仅为36.4%。因此,如能正确发现前驱症状和体征,及时诊治,可获得较高疗效和较好的预后。

(2)典型表现:为动脉瘤破裂出血引起蛛网膜下腔出血的症状和体征。

1)头痛:见于大多数患者,骤发劈裂般剧痛,可向颈、肩、腰背和下肢延伸。

2)恶心呕吐、面色苍白、出冷汗。

3)意识障碍:见于半数以上患者,可短暂意识模糊至深度昏迷。少数患者无意识改变,但畏光、淡漠、怕响声和震动等。

4)精神症状:表现谵妄、木僵、定向障碍、虚构和痴呆等。

5)癫痫:见于20%患者,多为大发作。

6)体征:①脑膜刺激征:在发病数小时至6d出现,但以1~2d最为多见。Kernig征较颈项强直多见。②单侧或双侧锥体束征。③眼底出血,可为视网膜、玻璃体膜下或玻璃体内出血(Terson综合征)。多见于前交通动脉瘤破裂,因颅内压增高和血块压迫视神经鞘,引起视网膜中央静脉出血。此征有特殊意义,因为在脑脊液恢复正常后它仍存在,是诊断蛛网膜下腔出血的重要依据之一,也是患者致盲的重要原因。Frizzell等(1997)在99例脑动脉瘤蛛网膜下腔出血中发现17%有眼内出血,其中8%有Terson征,在有意识障碍史患者中Terson征发生率几乎100%。可是迄今此征未得到神经内外科医生重视,未及时找眼科医生会诊,故它的发生率较低。床旁直接眼底镜检查发现率较低,宜用间接眼底镜检查。视乳头水肿少见,一旦出现多提示颅内压增高。由于眼内出血,患者视力常下降。④局灶体征:通常缺少。可有一侧动眼神经麻痹、单瘫或偏瘫、失语、感觉障碍、视野缺损等。它们或提示原发病变和部位或由于血肿、脑血管痉挛所致。

（3）非典型表现：①老年患者、儿童和少数成人无头痛，仅表现全身不适或疼痛、发热或胸背痛、腿痛、视力和听力突然丧失等。意识障碍在老年人多见且重。②部分未破裂动脉瘤（包括巨大型动脉瘤）引起颅内占位病变表现。

2.破裂动脉瘤患者的临床分级　Botterell 最早对自发性蛛网膜下腔出血患者进行分级，旨在了解不同级别的手术风险差别。其实临床分级的作用不仅于此，还可对各种治疗的效果进行评价和对比，并对预后评估等。临床曾有多种分级方法，大多根据头痛、脑膜刺激症状、意识状态和神经功能障碍等来分级，其中应用最广泛的是 Hunt 和 Hess 分级。它按意识障碍程度、头痛轻重、颈项强直程度和局灶神经缺失等分级，但上述分级标准缺乏统一标准，可靠性和价值欠缺，以哥拉斯格昏迷评分（Glasgow coma scale，GCS）为基础的世界神经外科联盟分级曾以简便、易统一和操作受到重视。

但是，Gotoh（1996）等前瞻性研究 765 例脑动脉瘤患者应用世界神外联合会分级表与预后的关系，发现患者术后预后与术前 GCS 有关（P<0.001），即术前 GCS 高分者，预后较好，特别是 GCS 15 分与 14 分之间有显著差别（P<0.001）。但是 GCS 13 分与 12 分，7 分与 6 分之间的差别不明显，影响Ⅲ级与Ⅳ级，Ⅳ级与Ⅴ级患者预后评估的准确性。Oshiro EM（1997）等提出以 GCS 为基础的另一分级表 PAASH（与预后有关分级），经临床检验证实比世界神经外科联盟的可靠，与预后关系更密切。随着级别增高，患者预后差由 14.8% 增达 93.9%，危险指数由 3.9 增至 84。欧洲指南推荐用它。上述 4 种分级见表 3-22。近来，Chiang（2000）报道如果各种分级和评分对预后评估有价值，必须以治疗前的分级和评分为准。

表 3-22　自发性蛛网膜下腔出血临床分级表

级别	Botterell 分级（1956）	Hunt 和 Hess 分级（1968,1974）	世界神经外科联盟（1988）		PAASH
			GCS	运动功能障碍	GCS
1	清醒，有或无 SAH 症状	无症状或轻度头痛、颈项硬	15	无	15
2	清醒，无明显神经功能缺失	脑神经麻痹（如Ⅲ、Ⅳ）中～重度头痛，颈项硬	13～14	无	11～14
3	嗜睡，神经功能丧失，可能存在血肿	轻度局灶神经功能缺失，嗜睡或错乱	13～14	有	8～10
4	严重功能缺失，老年患者合并其他脑血管病	昏迷，中～重度偏瘫，去大脑强直	7～12	有或无	4～7
5	濒死，去大脑强直	深昏迷，濒死	3～6	有或无	3

3.辅助诊断

（1）头颅 CT：头颅平扫 CT 是目前诊断脑动脉瘤破裂引起蛛网膜下腔出血的首选方法。它有下列作用：①明确有否蛛网膜下腔出血（SAH）及程度，提供出血部位的线索。②结合增强 CT 检查，有时能判断出血病因，如显示增强的 AVM 或动脉瘤的占位效应。③能了解伴发的脑内、脑室内出血或阻塞性脑积水。④随访治疗效果和并发症的发生。CT 检查的敏感性取决于出血后的时间和临床分级。发病后 1h，90% 以上病例能发现 SAH，5d 后 85% 的患者仍能从 CT 片上检出 SAH，1 周后减为 50%，2 周后 30%。CT 片上 SAH 的量和部位与血管痉挛的发生有很好相关性。临床分级越差，CT 上出血程度越严重，预后越差。表 3-23 为 Fisher 和改良 Fisher CT SAH 分级（图 3-28）。

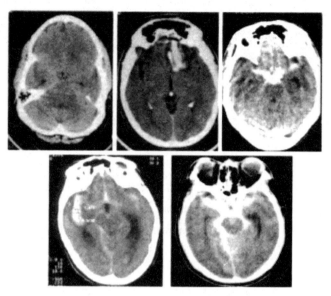

图 3－28　脑动脉瘤破裂出血 CT 表现

表 3－23　SAH CT 分级表比较

级别	Fisher 分级	改良 Fisher 分级	血管痉挛(%)
0		未见出血或仅脑室内出血或脑实质内出血	3
1	CT 上未见出血	仅基底池出血	14
2	CT 上发现弥漫出血,尚未形成血块	仅周边脑池或侧裂池出血	38
3	较厚积血,垂直面上厚度＞1mm(大脑纵裂,岛池,环池)或者水平面上(侧裂池,脚间池)长×宽＞5mm×3mm	广泛蛛网膜下腔出血伴脑实质内血肿	57
4	脑内血肿或脑室内积血,但基底池内无或少量弥散出血	基底池和周边脑池、侧裂池较厚积血	57

　　值得注意的是 CT 发现与 SAH 的关系也受时间的影响。如果在发病后≥4d 做 CT,CT 所见与可能发生 SAH 无关系,也即 CT 无预测 SAH 的价值。因此,SAH 后应尽早做 CT,Fisher 分级所报道的病例均在发病后 24h 内做 CT。由于 Fisher 分级仅把患者分成发生 SAH 机会高或低,为了更准确识别和分类 SAH 后脑血管痉挛,Zervas 等(1997)提出改良 Fisher 分级,经临床验证准确、可靠。近来,Frontera JA(2006)发现,不论局灶或弥漫性蛛网膜下腔出血是薄还是厚,伴脑室出血比不伴者的脑血管痉挛发生率均显著增多。

　　(2)脑脊液检查:也是诊断本病方法之一,特别是头颅 CT 检查阴性者(Ⅱ级 B 证据)。与头颅 CT 配合应用可以发现本病前驱头痛症状,但应掌握腰穿时机。SAH 后 1～2h 腰穿所得脑脊液仍可能清亮,所以应在 SAH 后 2h 后行腰穿检查。操作损伤与 SAIL 区别主要在于:①连续放液,各试管内红细胞计数逐渐减少。②如红细胞＞25×10⁸/L,将出现凝血。③无脑脊液黄变。④RBC/WBC 比值正常,并且符合每增加 1000 个红细胞,蛋白含量增加 1.5mg/100mL。⑤不出现吞噬红细胞或含铁血黄素的巨噬细胞。此外,SAH 后颅压常增高。脑脊液黄变是 CSF 中蛋白含量高或含有红细胞降解产物,通常在 SAH 12h 后出现,检查最好采用分光光度计,避免肉眼检查遗漏。一般在出血后12h~2周,脑脊液黄变检出率100%,3周后70%,4周后,40%。由于腰穿属创伤性检查,而且可能诱发再出血和加重神经障碍危险,因此,检查前应衡量利弊和征得家属同意。

(3)头颅MRI:过去认为头部MRI很难区分急性SAH和脑组织信号,近来发现,MRI的FLAIR对SAH检出率与CT检查一样,在亚急性或慢性期则优于CT(Ⅱ级证据)。对颅后窝、脑室系统少量出血,以及动脉瘤内血栓形成、判断多发动脉瘤中破裂瘤体等,MRI优于但价贵、操作不便是其缺点。特别是动脉瘤夹闭后,头MRI检查是否会引起金属动脉夹移位,目前说法不一。

(4)MRA,CTA:MRA对脑动脉瘤的检出率可达到81%,但其分辨率和清晰度还有待提高。目前它只作为脑血管造影前一种无创性筛选方法(图3-29)。CTA是近年来出现另一种无创性脑血管显影方法。患者静脉注射非离子型造影剂后在螺旋CT或电子束CT上快速扫描和成像。目前CTA应用于:①CT检查怀疑脑动脉瘤者。②未经手术的脑动脉瘤的随访。③SAH后血管造影阴性者或急诊患者病情不允许做血管造影者。④有动脉瘤家族史或既往有动脉瘤病史者。CTA的灵敏度为77%~97%,特异性为87%~100%,可发现直径≤3mm动脉瘤,但其敏感性下降,为40%~90%。近来Hashimoto等(2000)认为CTA可作为常规脑血管造影阴性的SAH者进一步检查手段,特别适用于常规血管造影难发现的小动脉瘤。似是,CTA有假阳性和假阴性,又受扫描与摄片参数和条件的影响,因此CTA还有待进一步提高。

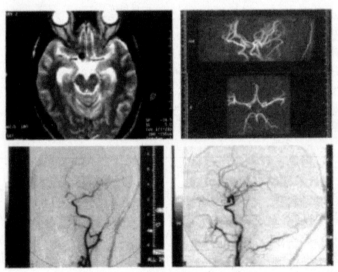

图3-29　前交通动脉瘤在MRT$_2$W(A)、MRA(B)和DSA(C)的表现

(5)脑血管造影:脑血管造影仍是本病的经典诊断方法。一般应做四血管造影,以免遗漏多发动脉瘤或伴发的动静脉畸形。血管数字减影技术(DSA)已能查出大多数出血原因如血管造影仍不能显示病变者,选择性颈外动脉造影可能发现硬脑膜动静脉瘘。如颈痛、背痛明显,并以下肢神经功能障碍为主,应行脊髓血管造影以期发现脊髓动静脉畸形、动脉瘤或新生物。首次DSA阴性者,应在2周(血管痉挛消退后)或6~8周(血栓吸收后)重复做DSA(Ⅲ级证据)。血管造影能否加重神经功能损害,如脑缺血、动脉瘤再次破裂,目前尚无定论。造影时机:由于脑血管痉挛易发生在SAH后2~3d,7~10d达高峰,再出血好发时间也在此期

间,因此目前多主张脑血管造影宜早或宜迟,避开脑血管痉挛及再出血高峰期,即出血 3d 内或 3 周后。但是,对危重患者,不应受此限制,在征得家属配合下,可做脑血管造影。大组病例显示脑血管造影病残率为 0.5%,死亡率<0.1%。

(6)经颅多普勒超声(TCD):由于血流速度与血管腔横切面成反比,即与血管腔半径平方成反比。采用 TCD 可以无创伤地测得脑底大血管的血流速度。特别精确,稳定测定大脑中,动脉近端的流速,对临床诊断 SAH 后血管痉挛有重大价值(Ⅱ级证据)。Seiler 发现,SAH 后 4~10d 大多数患者大脑中动脉流速>80cm/s(正常为 60cm/s),最大流速>200cm/s 者有发生脑缺血可能。同时也发现 TCD 流速增高的时限与脑血管造影血管痉挛的时限相似。大脑中动脉流速高于 120cm/s,对于判断血管造影上的血管痉挛特异度为 100%,但敏感度为 59%。另外,TCD 检查和 TCD 阻断试验可预测颈内动脉阻断后脑血流动力学的变化,为安全阻断颈内动脉和术后扩容提供一个较可靠的指标。

(七)无症状脑动脉瘤的筛选检查

由于脑动脉瘤破裂出血致死致残率高,无症状脑动脉瘤手术死亡率<2%,致残率<5%,因此及时发现和处理无症状脑动脉瘤很有必要。目前认为对下列人群应做筛选检查:

1.有一级亲属中至少≥2 人动脉瘤者,应筛查,如仅 1 人患脑动脉瘤者,则不必(Ⅲ级 C 证据)。

2.染色体显性遗传多囊肾者。

Ronhainen 等(1990)在 396 例脑动脉瘤患者中,37 例(9%)有家族史。在染色体显性遗传多囊肾中 5%~10% 发生脑动脉瘤,如又合并脑动脉瘤家族史则发生率达 20%~25%。

(八)迟发性缺血性障碍

迟发性缺血性障碍(delayed ischemic deficit,DID),又称症状性脑血管痉挛。由于脑血管造影或 TCD 显示脑血管痉挛者,不一定有临床症状。只有伴脑血管侧支循环不良时,rCBF 每分钟<18~20mL/100g 时,才引起 DID。因此,脑血管造影和 TCD 诊断 SAH 后脑血管痉挛的发生率可达 67%,但 DID 发生率为 35%,致死率为 10%~15%。由于血管造影显示的血管痉挛常发生在 SAH 后 2~3d,DID 则多见于出血后 3~6d,7~10d 为高峰。

1.DID 临床表现　①前驱症状:SAH 的症状经治疗或休息而好转后,又出现或进行性加重,外周血白细胞持续增高、持续发热。②意识由清醒至嗜睡或昏迷。③局灶体征,取决于脑缺血部位,如颈内动脉和大脑中动脉分布区,可出现偏瘫伴或不伴感觉减退和偏盲。大脑前动脉受累可出现识别和判断能力降低、下肢瘫、不同程度意识障碍、不动性缄默等。椎基动脉者则引起锥体束征、脑(颅)神经征、小脑征、自主神经功能障碍、偏盲或皮质盲等。上述症状多发展缓慢,经数小时或数日才达高峰,持续 1~2 周后逐渐缓解。少数发展迅速者,预后差。

2.DID 的诊断　一旦出现上述临床表现,即应做头颅 CT 和 CT 灌注(pCT),排除再出血、血肿、脑积水等,了解脑缺血,并做 TCD 和脑血管造影。CT 见脑梗死则有助诊断。另外,也应排除水、电解质紊乱,以及肝、肾功能障碍、肺炎和糖尿病,并做相应的检查,有利于权衡应用钙拮抗剂。

3.引发 DID 的原因

(1)脑血管痉挛

a.平滑肌收缩:脑血管痉挛是继发于血管平滑肌长期、持续性收缩。由于蛛网膜下腔内血块释放出血红蛋白,激活钙/钙调蛋白所依赖肌球蛋白轻链激酶,后者促使肌球蛋白轻链的磷酸化,诱发肌动蛋白和肌球蛋白交联,导致平滑肌收缩。平滑肌收缩需有足够的三磷腺苷和钙,特别是胞外钙的储存比胞内钙更重要。虽然肌丝激活依赖钙和高能磷酸物,但是持续数天或数周的慢性血管痉挛更需要有收缩蛋白,蛋白激酶 C 卢(Rho)激酶、蛋白氨酪酸激酶,以及它们的信号通路参与。由于这种持续、慢性平滑肌收缩不仅管壁有非功能性损伤,而且有超结构损伤如内皮细胞空泡化、紧密连接消失、内弹力层断裂、肌层斑点状坏死等。过去对血管造影所见血管痉挛引起管腔狭窄的原因有争议,现在已清楚在急性期(出血 3~5d 发生,持续 2~3 周),痉挛动脉内膜因平滑肌持续收缩而受损,发生水肿和形成附壁血栓,以及管壁坏死。急性期管壁少有炎症反应。蛛网膜下腔出血 2~3 周后,受损血管内皮下有炎症细胞浸润和积聚,内膜下增生而导致管壁增厚、管腔狭窄,这说明血管扩张剂无效的原因。血浆外补体 C_{3a} 和可溶性细胞粘连分子(ICAMs)升高与易发脑血管痉挛和预后不良有关。

b. 内膜损伤:包绕脑动脉的血块内的氧化血红蛋白的氧化作用,产生去氧血红蛋白、超氧化阴离子自由基和类脂氧化物,有害的羟自由基和脂质过氧化物渗入管壁,损伤内膜和平滑肌细胞,通过耗竭内源性一氧化氮血管扩张和血管张力调节的重要因子或激活内皮素(血管收缩因子),使其过度表达,两者失衡而引发血管痉挛。

(2)非脑血管痉挛的原因:由于脑血管痉挛与脑缺血的部位和程度有时不一致;预防和缓解脑血管痉挛后脑缺血却不见减少(Macdonald RL,2011);影像学和病理检查发现多发脑梗死灶或 1/4~1/3 DID 患者根本无相应脑血管痉挛(Diringer MN,2013)。因此,近来质疑脑血管痉挛是 DID 唯一病因的呼声增多。现归纳如下:①微循环障碍:脑缺血时,脑血管自动调节功能会使缺血区血管扩张,缓解脑缺血。可是由于此功能丧失,引发脑的微循环障碍,导致微血栓形成(Yundt RD,1998,Hirashima Y,2005)。②皮质扩散性抑制:SAH 可引起大脑跨皮质和严重的去极化,使脑电静息、局部脑代谢和血供紊乱,构成脑继发性损伤(Weidauer S,2008)。③炎症:SAH 除引起周围血中白细胞增多外,可引起蛛网膜下腔和脑组织内炎症细胞因子(IL-6,TNF-α 等)和髓过氧化酶高表达,且出现在 DID 前面,提示预后不佳。

上述血管痉挛、微血栓形成、脑栓塞、皮质扩散性抑制和炎症等都可促发 DID 和脑梗死。如患者出血后很快死亡,脑梗死来不及形成;如患者经抢救成活,临床可出现 DID,CT 和 MRI 可发现脑梗死。大组脑动脉瘤破裂死亡尸检资料显示,脑梗死发生率 20%~30%,而且与时间有关,即 3d 内死亡脑梗死率为 19%,4~14d 为 48%,>14d 为 70%。另外,症状性脑血管痉挛 CT 显示脑局灶性低密度,并不一定伴不可逆脑梗死,经积极治疗,低密度灶可消失。

(九)破裂脑动脉瘤的非手术治疗

患者应在重症监护室(ICU),由训练有素的医生和护士监护。

1.一般治疗　包括绝对卧床 14~21d,头抬高 30 度,限制额外刺激,注意环境安静,适当给予镇静止痛剂,并保持水、电解质平衡等。

2.监测　意识、瞳孔、体温、呼吸、血压、EKG、血氧饱和度、中心静脉压、血生化和血常规等检测。

3.止血　目前对止血剂在 SAH 治疗的作用仍有争论。一般认为,抗纤溶药物能减少 50% 以上再出血,可是由于抗纤溶促进脑血栓形成,延缓蛛网膜下腔中血块的吸收,从而易诱发缺血性神经并发症、脑积水等,抵消其治疗作用,且对总预后无助益。但是,也可能由于止血剂减少再出血,使患者能生存更长时间而易发生 DIC 等并发症。目前欧美指南主张对患脑血管痉挛低风险者,近期手术或介入治疗者用止血剂,术后即停用(Ⅱ级证据);对延期手术或

不能手术者,应使用抗纤溶剂以防止再出血。但是有妊娠、深静脉血栓形成、肺动脉栓塞等时为禁忌证。使用方法如下:

(1)6-氨基己酸(EACA):16～24g/d 静脉点滴,给药 3～7d,病情平稳后改 6～8g/d(口服),直至造影或手术。

(2)止血环酸(凝血酶):比 EACA 作用强 8～10 倍,且有消毒作用。应用剂量 2～12g/d,与抑肽酶(30 万～40 万 u)联合应用,疗效优于单独应用。

4.控制颅内压　颅内压波动可诱发再出血。Wardlaw(1998)用彩色 TCD 监测,发现当颅内压降低时,脑动脉瘤可变大,搏动减弱;当颅内压增高时,动脉瘤可变小,搏动增强。提示颅内压变化可诱发动脉瘤破裂。临床也常见腰穿或脑室引流不当可引起出血。颅内压低可诱发再出血;颅内压接近舒张血压时,出血可停止,但脑灌注压也明显降低,易发生脑梗死。因此,SAH 急性期,如颅内压不超过 2.66～3.99kPa(20～30mmHg),此时患者多属 Ⅰ～Ⅱ级,一般不需降低颅内压。当颅内压升高或Ⅲ级以上者,则应适当地降低颅内压。表 3－24示平均颅内压(MICP)变化与患者临床分级的关系,有利于指导降颅压药物的应用。一般应用 20％甘露醇 1g/kg 静脉点滴。

表3－24　平均颅内压与动脉瘤病例的临床分级关系

级别	平均颅内压幅度
Ⅰ～Ⅱ级	MICP<1.59kPa(12mmHg)
Ⅲ级	MICP=1.99～5.32kPa(15～40mmHg)
Ⅳ级	MICP=3.99～9.97kPa(30～75mmHg)
Ⅴ级	M1CP>9.97kPa(75mmHg)

5.控制血压　由于缺乏随机对照研究,对血压控制有争论。观察性报告提示控制血压可减少再出血危险,但增加继发性脑缺血。因此,一般人认为动脉瘤未夹闭者收缩压>186mmHg,应适度降低,维持平均动脉压在 90mmHg 以上。

6.控制血糖　高血糖见于 1/3 患者,且与患者不良预后有关。纠正高血糖能否改善预后尚不清楚,小样本研究提示可降低入院 14d 的感染率(Ⅲ级),故血糖>10mmol/L 者应处理。

7.体温　发热见于半数患者,特别是伴脑室出血和重症者,与不良预后有关。引起体温增高原因,1/5 为非感染,与出血引发炎症反应有关。Todd MM 等(2005)报告动脉瘤术中亚低温(33℃)与对照组比,未见好处。因此目前仅对发热者处理(Ⅱ级)。

8.下肢深静脉血栓形成的预防　穿弹力袜和间隙性气压按摩(Ⅱ级),动脉瘤夹闭后 12h或介入闭塞后可用低分子右旋糖苷肝素(Ⅱ级)。

9.癫痫　已有癫痫者应该用抗癫痫药,预防术后早期癫痫,美国指南建议用(Ⅱ级),欧洲不建议用。长期预防用药均不建议,但脑内血肿、顽固高颅压、脑梗死和大脑中动脉瘤者则可长期用药(美国Ⅱ级)。

10.症状性脑血管痉挛(DID)的防治　目前症状性血管痉挛治疗效果不佳,应重在预防。防治过程分为五步:①防止血管痉挛。②纠正血管狭窄。③防止由血管狭窄引起的脑缺血损害。④纠正脑缺血。⑤防止脑梗死。

主要措施有如下:

(1)扩容、升压、血液稀释治疗(hypervolemia, hypertension, hemodilution,简称 3H 疗法):此法虽然可用于预防,也可治疗血管痉挛。但是缺乏高级别循证医学证据支持,加之肺水肿等并发症,目前多主张 3N(normal),避免低血容量、维持正常血压和适度血稀析(Ⅰ级证据)。不对患者限水,维持中心静脉压在 0.49～1.17kPa(5～12cmH_2O)或肺动脉楔状压在 1.6～1.86kPa(5～15mmHg),并维持血细胞比容在 30%～35% 左右,有效减少血管痉挛发生。一旦发生 DID,在心肺功能允许下可升高血压(Ⅱ级)。晶体(如葡萄糖液、林格液)与胶体(如白蛋白、鲜血)比为 3:1,注意滴速。

(2)钙离子拮抗剂:尼莫地平(nimodipine),这种二氢吡啶类药物是目前临床应用较多的钙离子拮抗剂,可改善患者预后,但非脑血管痉挛(Ⅰ级)。一般应在 SAH 后 3d 内愈早用愈好,按 0.5～1mg/h 静脉缓慢注射,2～3h 血压无降低者,可增至 1～2mg/h。静脉,注射应维持 24h,因此宜用微泵控制输液速度,通常本药 50mL(10mg)经三通阀与 5%～10% 葡萄糖溶液 250～500mL 同时输注。静脉用药 7～14d,病情稳定,改口服(剂量 60mg,3 次/d)7d。

(3)其他药物:已证实 21-氨基类固醇、内皮素受体拮抗剂(clazosantan)、硫酸镁无效(Ⅰ级)。Statin 正在临床试验。依达拉嗪、依尼尔(法舒地尔)的疗效仍需大样本随机对照研究验证。针对非血管性痉挛 DID 的治疗目前仅限于实验(动物)或临床病例报告。

(4)颅内蛛网膜下腔血块清除或置入血管扩张剂:在夹闭动脉瘤后,蛛网膜腔置管引流,并经导管注入重组组织纤维蛋白酶原激活剂(rtPA)或尿激酶等纤溶药物,以加速溶血块,减少脑缺血损害的发生。经导管用 rtPA 2.5 万～60 万 u,q8h(或尿激酶 3 万～6 万 u/d)基底池缓滴和引流,或在蛛网膜下腔置入含尼卡地平或罂粟碱的缓释丸。上述均为小样本、回顾性研究,虽有效,但待进一步证实。

(5)腔内血管成形术(transluminal angioplasty):最初用来治疗血管痉挛,但目前研究发现其预防效果更佳,即在症状性血管痉挛出现以前,血管造影证实血管痉挛后。由于机械性血管成形术使用中少数病例出现动脉瘤或动脉破裂,目前趋向于采用药物性成形术取代。用 0.5mg 尼莫地平、600～1200u 尿激酶灌注,然后用 0.2% 罂粟碱 1mL,以 0.1mL/s 的速度,重复多次灌注。或用依尼尔、CDH(毛喉素衍生物)经生理盐水稀释后局部灌注,整个过程在 DSA 监控下进行,并全身肝素化。

(6)其他并发症的治疗:心电图异常者应给予 α 或 β 肾上腺能受体阻滞剂,如普萘洛尔。水、电解质紊乱常见低血钠,引起原因有脑性盐耗综合征和促利尿激素(ADH)分泌异常综合征(SIADH)。前者是尿钠排出过多导致低血容量和低血钠,治疗应包括输入生理盐水和胶体溶液,不限制水分。SIADH 则因 ADH 异常分泌增多,引起稀释性低钠血症和水负荷增加,治疗除补钠外,还包括限水和应用抑制 ADH 分泌药物,如苯妥英钠针剂等(Ⅱ级)。

(十)脑动脉瘤的手术治疗

1.治疗时机 脑动脉瘤治疗的目的是防止再出血和因出血引发一系列的并发症,如延迟性脑缺血。因此,选择最佳的手术治疗时机一直是争论的问题。神经外科医生曾尝试早期开颅手术夹闭动脉瘤,可是由于在出血早期,脑肿胀和神经系统功能不稳常增加手术的困难,导致围手术期的病死率和病残率较高;相反,手术延期即出血 2 周后进行,上述困难较少,疗效也较好。可是,等待手术期间可伴有 12% 再出血、30% 的局灶性脑缺血并发症,特别是 15% 患者在出血第一天内再出血(Ohkuma H,2001),导致相当部分患者死亡和病残。

20 世纪 70 年代以来,由于显微外科技术进步;90 年代由于血管内介入技术的出现和发展,脑动脉瘤治疗效果不断提高,脑动脉瘤早期手术数量不断增多。较高质量的循证医学研究出现,支持早期手术。例如,Haley Jr EC(1992)用前瞻流行病学、非随机方法,比较北美 27

个医学中心共 722 例患者,发现术后良好预后率早期手术(<3d)为 70.9%,晚期手术(≥14d)为 62.9%。De Gans K 等(2002)荟萃分析 268 篇研究,选出符合要求的 11 篇共 1814 例患者,比较早期(<3d)和晚期手术的疗效。结果:术前患者状况良好者(WFNS 1~3)早期手术的预后显著比晚期手术好,WFNS 4~5 级者也有此趋势,但统计学未达到显著差异。甚至 WFNS 4~5 级者早期手术(<12h)并无增加术后生活不能自理者的数量(Laidlaw JD,2003)。虽然老年人常伴不良预后,但不应排除早期手术,因为这些患者常有脑内血肿、脑血管代偿力差,同年青危重患者一样易发生延迟脑缺血(Bohman LE,2011)。目前唯一循证医学Ⅰ级证据的报告—国际蛛网膜下腔出血脑动脉瘤研究(ISAT)中,开颅手术和血管内介入均分别在出血 1.8d 和 1.1d 进行。因此,美国动脉瘤蛛网膜下腔出血指南(2012)和欧洲脑动脉瘤和蛛网膜下腔出血指南(2013)均推荐:出血的脑动脉瘤应尽早手术治疗(<3d)。此推荐不受患者临床分级、多发动脉瘤、患者年龄的限制。

对出血 3~14d 患者的处理,目前无统一意见。虽然这期间脑动脉瘤再出血不如早期多,但易发生延迟性脑缺血。因此,如患者情况稳定,可密切观察,等待 14d 后手术;如患者再出血风险高,则可酌情手术治疗。

对下列情况应延迟手术:①复杂动脉瘤、巨型动脉瘤。②术时需较长时间暂时阻断载瘤动脉者。

2.治疗方法的选择　可供选的治疗方法有显微外科动脉瘤夹闭(简称夹闭)和血管内介入(简称介入)术。过去对夹闭或介入谁更好一度争论不休,2002 年发表 ISAT 证实:术后一年不良预后为 30.9%(夹闭)和 23.5%(介入),显然介入比夹闭好。2005 年和 2009 年 ISAT 分别报告长期随访结果:因复发需再处理早期 2.9%(夹闭)和 8.8(介入),后期 0.9%(夹闭)和 8.6%(介入),介入比夹闭高 8 倍。再出血为 0.3%(夹闭)和 0.6%(介入),介入比夹闭高 2 倍。上述情况多见 40 岁以下(图 3-30)。根据欧美有关指南介绍如下。

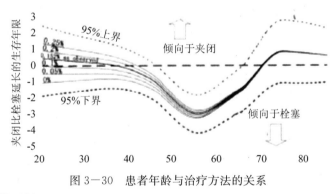

图 3-30　患者年龄与治疗方法的关系

(1)美国指南(2012)

1)在条件许可时应尽早进行夹闭或介入,可减少大多数患者再出血(Ⅰ级证据)。

2)应尽可能完全闭塞动脉瘤(Ⅰ级证据)。

3)应多学科(包括夹闭和介入)讨论,根据患者和动脉瘤的特点做出治疗决定(Ⅰ级证据)。

4)可夹闭可介入的动脉瘤应先选择介入(Ⅰ级证据)。

5)夹闭或介入后,如无禁忌证,患者应影像学随访,时间和方法可因人而定,如见具临床意义的残瘤动脉瘤或复发,应再夹闭或介入(Ⅰ级证据)。

6)夹闭更适用于下列患者:①伴大的脑内血肿(<50mL)。②大脑中动脉瘤(Ⅱ级证据)。

7)介入更适用下列患者:①年龄(>70岁)。②重症(WFNS 4~5级)。③基底动脉瘤顶端动脉瘤(Ⅱ级证据)。

(2)欧洲指南(2013)

1)应在神经外科和神经放射科之间讨论,做出最佳治疗决定。

2)患者应尽可能参与或告知讨论和决定事宜。

3)可夹闭或介入的动脉瘤应首选介入(Ⅰ级证据)。

4)夹闭或介入的选择与下列因素有关:①患者:年龄、合伴病、有否脑内血肿、SAH分级、动脉瘤大小、位置和形状,以及侧支循环(Ⅲ级证据)。②医生:经验、能力、技巧(Ⅲ级证据)。③医院:设备设施和整体水平(Ⅲ级证据)。

5)利于夹闭的因素:①患者年轻。②伴脑内血肿(Ⅱ级证据)。③动脉瘤、位大脑中动脉、胼同动脉或宽颈动脉瘤或动脉瘤伴有动脉分支(Ⅲ级证据)。④有不利于介入的血管因素或动脉瘤因素(Ⅰ级证据)。

6)利于介入的因素:①>70岁(Ⅱ级证据)。②不伴脑内血肿(Ⅱ级证据)。③动脉瘤位后循环或瘤颈或单叶形状(Ⅲ级证据)。

7)不应仅根据年龄排除老年患者治疗,应根据患者临床和身体状况做决定。

3.血管内介入　颅内动脉瘤手术夹闭的治疗方式,由于其历史悠久,发展较为成熟,其安全性和有效性已经得到公认。而随着血管内介入材料的进步和发展,血管内治疗的安全性和有效性也在不断提高。

(1)麻醉:颅内动脉瘤介入栓塞,原则上尽可能采用气管插管全身麻醉。便于术中呼吸、血压等生命体征的管理,也能保证术中使患者静止不动,避免出现身体移动而产生伪影,使路径图像模糊,利于术者完成精细操作。

(2)治疗程序:术前核对患者姓名、性别、年龄、住院号等基本信息,核对患者各项术前检查、排除手术禁忌。与患者及家属充分沟通,告知可能的治疗结果和预后情况,取得患者及家属理解与配合。

麻醉完成后留置导尿,严格依无菌原则消毒铺巾、穿刺置鞘,将适当规格的导引导管在超滑导丝引导下超选至将要治疗的动脉瘤所在的颈内动脉或椎动脉。根据造影结果选择可充分显露瘤体、瘤颈及载瘤动脉的角度作为工作角度,做好路径图后,选择合适的微导管(必要时可行蒸汽塑形),在微导丝支撑引导下超选至动脉瘤腔内,若微导管稳定且瘤颈小,即可根据动脉瘤大小选择适当规格的微弹簧圈逐步填塞瘤腔,直至致密填塞,在此过程中可反复造影,了解填塞情况。填塞满意后,撤出微导管,复查造影。如果动脉瘤形态复杂(宽颈、梭形、夹层等),可能需要借助支架辅助技术、球囊辅助技术、双导管技术等。如果动脉瘤位于小血管远端,微导管难以到位,而动脉瘤以远处无重要血管结构时,也可选用更细的漂浮微导管超选至动脉瘤处行液体胶栓塞。

(3)介入材料学:由于GDC的柔软性好,可控性强,手术操作方便、安全,成功率高,已被广大神经外科和神经介入医师接受。为了更好地提高动脉瘤的栓塞程度,尤其是GCC难以栓塞的宽颈动脉瘤,各种改良的弹簧圈被不断开发。

1)Matrix弹簧圈(Boston公司)—Matrix是共聚物涂层的铂金弹簧圈,被覆共聚物涂层聚乙二醇—聚乳酸,其体积占弹簧圈总体积的70%,在90d内可在体内完全吸收。与传统

GDC相比，其致血栓能力更强，能促进动脉瘤腔内纤维结缔组织增生，故有望降低动脉瘤再通率，同时栓塞后动脉瘤的体积可随共聚物的吸收而缩小。但这一材料在脑动脉瘤中的应用尚不成熟，Smith等报道的最新临床试验结果显示，Matrix弹簧圈较之在即时填塞率、随访稳定性及再次治疗率等几方面均未见明显优势。因此其临床价值有待进一步验证（图3—31）。

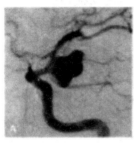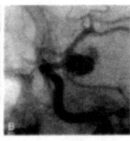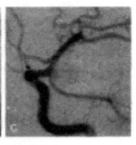

图3—31　使用Matrix弹簧圈治疗后交通动脉瘤

2）HES（Hydrocoil Embolic System）弹簧圈（Microvention公司）—即Hydrpcoil，在铂圈表面被覆水凝胶涂层Hydrogel是一种遇水膨胀的丙烯酸共聚物（图3—32）。HES弹簧圈被置于血液中后，弹簧圈即开始自膨，待膨胀完全，直径达原来的3～9倍。值得一提的是这种水凝胶物质并不像血栓那样容易降解，因此能够在瘤腔内提供更加稳定的填塞结构。因此这种能在体内自发膨胀的生物弹簧圈有望提高动脉瘤的完全栓塞率和降低远期再通率。Cloft等报道了Hydrocoil将裸圈32％的瘤腔填塞率提高至73％。Gaba等同样认为，使用Hydrocoil能够使用较少的弹簧圈并提高动脉瘤腔的填塞密度，使得复发率和再次治疗率均明显下降。一项使用Hydrocoil栓塞动脉瘤的临床前瞻性试验（Hydrocoil Endovascular Occlusion and Packing Study，HELPS）初步证实了Hydrocoil的手术安全性，进一步长期随访结果有待报道。

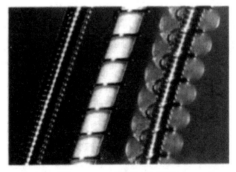

图3—32　HES示意图

3）32P—coil放射性弹簧圈—将32P离子植入普通弹簧圈表面制成放射性弹簧圈，32P的原位放射作用能促进动脉瘤瘤腔纤维化和瘤颈新生内皮生长，从而有望降低动脉瘤远期再通率（图3—33）。32P释放的β射线穿透力极弱，不接触弹簧圈的组织免受放射影响。Raymond等在犬类动物中采用此类弹簧圈进行试验，并证实了其减低了栓塞后动脉瘤再通的作用，但其对周围正常组织的损害目前并不能被排除。

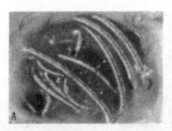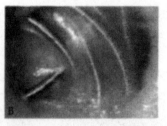

图 3—33　A.普通弹簧圈瘤颈处新生内膜较薄;B.32P—coil 放射性弹簧圈瘤颈处新生内膜较厚

4)纤毛弹簧圈－通过将涤纶纤毛覆于弹簧圈表面,增强弹簧圈的致血栓性,可用于载瘤动脉的闭塞;对于巨大动脉瘤、宽颈动脉瘤、破裂动脉瘤的子囊(破裂处)也有一定的疗效(图 3—34)。

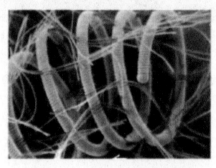

图 3—34　纤毛弹簧圈示意图

5)Cerecyte 弹簧圈及 Nexus 弹簧圈－均为表面修饰弹簧圈,前者是在弹簧圈系统内部置入 PGLA 涂层,其作用原理是在栓塞过程中保持弹簧圈的顺应性,后者则是通过表面聚合物与血液的共同作用诱发血栓形成,降低动脉瘤再通率。

此外,一些辅助的设备同样开始用于动脉瘤栓塞手术:

1)球囊－Jacques Moret 在 1992 年首次将其用于动脉瘤栓塞手术。其作用主要是重塑载瘤动脉形态。而如今,根据不同的形态、顺应性及示踪性,球囊已被开发成不同的种类。这给一些既往认为更适于开颅手术的动脉瘤,例如大脑中动脉动脉瘤的介入治疗提供了有力的辅助(图 3—35)。

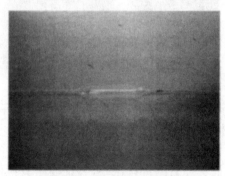

图 3—35　常用球囊示意图

2)球扩支架－球扩支架作为球囊的补充辅助装置对宽径动脉瘤或者大型动脉瘤有着良好的治疗效果。早期颅内支架主要使用的是冠脉球扩支架。但是其柔软度和推进能力一直广受争议。此后虽然这些缺点都有所改善,但是 Kessler 等依然认为这一装置带来了很高的出血或缺血并发症率,主要的原因来自于支架操作过程中对载瘤动脉或穿支的损伤。因此球扩支架对于手术者的技术要求很高(图3—36)。

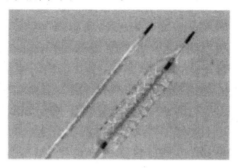

图3—36 常用球扩支架示意图

3)自膨式支架—自膨式支架较之于球扩支架对所操作血管造成夹层或破裂的可能性减小,支架的放置过程中也没有球扩支架繁复的导丝交换过程。目前临床上最为常见的用于治疗动脉瘤的支架包括 Neuroform 支架、Enterprise 支架及 Leo 支架。它们之间由于网格形态、材质和柔顺性的不同,有着各自的优势和缺点,被适用于各种不同的动脉瘤的栓塞治疗。而现在,EV3 公司的 Solitaire AB 支架凭借着独特的形态设计和顽强的支撑力正被临床医师逐渐接受(图3—37)。

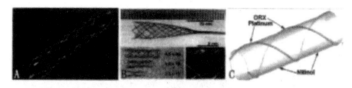

图3—37 常见的自膨式支架

A. Neuroform 支架;B. Enterprise 支架;C. Leo 支架

(4)技术选择

1)单纯弹簧圈栓塞:对窄颈(瘤颈≤4mm)小动脉瘤(直径 4～10mm)可行单纯弹簧圈栓塞,先选择直径约等于动脉瘤直径的三维弹簧圈作为成篮弹簧圈,为继续填塞二维弹簧圈提供稳定的框架结构,有利于致密填塞瘤腔和防止弹簧圈突入至载瘤动脉。篮筐编好后,依次选择直径递减的弹簧圈填塞瘤内空隙,直至致密填塞(图3—38)。

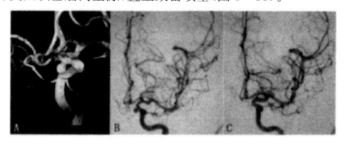

图3—38 单纯弹簧圈栓塞右侧颈内动脉眼段动脉瘤

2)双微导管技术:对瘤颈较宽、预计弹簧圈成篮不易稳定、栓塞过程中弹簧圈较易突入载瘤动脉内的动脉瘤,或大型窄颈动脉瘤,单根微导管在栓塞过程中弹簧圈较难均匀分布而不能致密填塞者可采用双微导管技术。将两根微导管分别超选至动脉瘤腔内,微导管头端位置可不同,交替送入弹簧圈,使其互为支撑,观察弹簧圈稳定后,再依次解脱,交互编织的弹簧圈在动脉瘤腔内的稳定性强,不易突入载瘤动脉。大动脉瘤的栓塞,尽可能将两根微导管置于动脉瘤内的不同区域,先用一根微导管进行填塞,再用另一个微导管填塞残余腔隙,以充分提高填塞程度,减少复发概率(图3－39)。

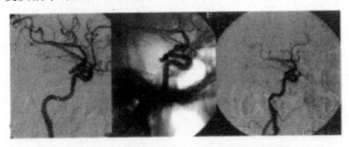

图3－39 尽微导管技术栓塞后交通动脉瘤

3)球囊辅助技术:对相对宽颈的动脉瘤,预计单纯弹簧圈填塞易致弹簧圈突入载瘤动脉者,也可考虑采用球囊辅助栓塞技术(remodeling)(图3－40),先将微导管超选至动脉瘤腔内,再将 HyperGlide 球囊或 HyperForm 球囊跨动脉瘤颈放置,同时行全身系统肝素化,以防球囊充盈时载瘤动脉内血栓形成。弹簧圈填塞过程同单纯弹簧圈填塞方法,若弹簧圈无突入载瘤动脉趋势,可暂不充盈球囊,若发现弹簧圈有突出倾向,则充盈球囊封堵瘤颈后再继续填塞弹簧圈,弹簧圈填塞完成后先泄去球囊解除封堵作用,观察弹簧圈稳定后再行解脱,若弹簧圈不稳定则暂缓解脱,重新充盈球囊,重新填塞弹簧圈以调节其位置,直至弹簧圈稳定后方可解脱。致密填塞后,在球囊充盈状态下撤出微导管,再泄去球囊然后撤出。

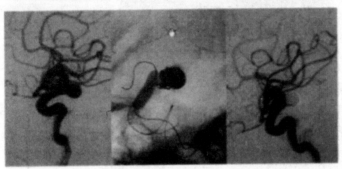

图3－40 球囊辅助下致密栓塞后交通动脉瘤

4)支架辅助技术:对于宽颈动脉瘤、梭形动脉瘤、夹层动脉瘤、大型或巨大动脉瘤,以及微小囊泡样动脉瘤均可采用支架辅助技术,使动脉瘤栓塞更致密,以期降低其再通复发,支架辅助技术较为复杂,可分如下几种:

a. 支架先释放技术:先将选定的支架跨瘤颈释放,再将微导管经支架网眼空隙超选入动脉瘤腔内,或先将微导管超选入动脉瘤内,再将支架跨瘤颈释放并覆盖微导管。再经微导管进行弹簧圈填塞。

b. 支架后释放技术:支架导管先置于动脉瘤颈处的载瘤动脉内,但并不释放支架,而是先行填塞弹簧圈,弹簧圈填塞完成后再释放支架覆盖瘤颈。

c. 支架半释放技术:先将支架跨瘤颈部分释放,覆盖部分瘤颈,弹簧圈填塞完成后再释放另一半支架。

d. 冰激凌支架技术:可应用于动脉分叉处的宽颈动脉瘤,如基底动脉尖部动脉瘤、大脑中动脉分叉部动脉瘤、前交通动脉瘤等。将开环支架(如 Neuroform)一端释放于动脉瘤腔内,再在瘤腔内填塞弹簧圈,使支架形如冰激凌杯托住后填塞的弹簧圈,避免弹簧圈突入分叉部载瘤动脉,故形象的称其为冰激凌技术(图3-41)。

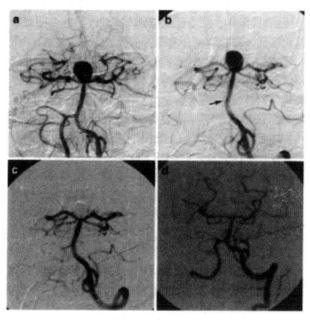

图3-41 冰激凌技术治疗基底动脉顶端动脉瘤

但凡采用支架辅助技术,均需术中全身系统肝素化,术前术后双联抗血小板聚集(阿司匹林、氯吡格雷)治疗。对动脉瘤破裂急性期者,若术中确需支架辅助者,因术前无法抗血小板药物准备,术中可经鼻胃管或经肛肠给予负荷剂量的抗血小板药物。若患者家属不能接受急性期抗凝、抗血小板治疗可能造成的风险,也可待急性期过后经正规药物准备后再治疗。

5)血流导向装置技术:目前的血流导向装置主要有带膜支架和密网眼支架两类。带膜支架可应用于没有重要穿支血管的颈内动脉动脉瘤或椎动脉动脉瘤,国内多家医院临床试验证实疗效确切,再通复发率低,但目前尚未正式上市。密网眼支架目前国外主要应用 Pipeline,文献报道效果较好,但并发症率较高,远期效果有待观察,目前也尚未进入国内市场。血流导向装置必须经充分抗血小板聚集治疗准备,因此不能应用于动脉瘤破裂急性期患者。

6)液态胶栓塞技术:如果动脉瘤位于小血管远端,普通微导管难以到位,而动脉瘤以远处无重要血管结构时,也可选用更细的漂浮微导管超选至动脉瘤处行液体胶栓塞。如小脑前下动脉动脉瘤、小脑后下动脉动脉瘤、小脑上动脉动脉瘤及大脑后动脉远端的动脉瘤等。对大型或巨大型动脉瘤,因弹簧圈栓塞耗费巨大,也可考虑采用 Onyx-500 进行栓塞,但必须采用严格的球囊辅助保护技术,确保 Onyx 不会外溢方可实施,否则可致脑梗死发生。

7)血管闭塞技术:对于一些难治性巨大动脉瘤或梭形动脉瘤,可行载瘤动脉闭塞术。事先必须行暂时性球囊阻断试验(BOT),证实患者有良好的侧支循环及临床耐受后,才能用球囊、弹簧圈或液态栓塞剂行永久阻断。如果侧支循环代偿不好,必须先行血管搭桥手术,再行载瘤动脉闭塞。但是对于能耐受 BOT 的患者仍然可能发生缺血的结果,即使已行颅内外血管搭桥术也不能完全避免。BOT 及血管闭塞需要术中进行全身肝素化,这对刚发生 SAH 的患者来说是个问题,因此仅用在不能直接手术夹闭或直接弹簧圈栓塞,且如果不治疗而风险极高的病例。

(5)新兴技术与进展:血流转向(flow diversion)装置(图3—42)。

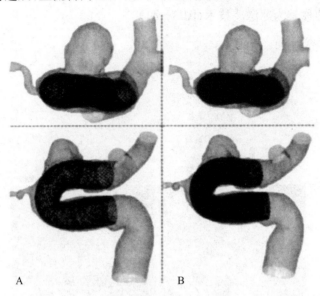

图3—42　血流转向装置
A. Silk 支架;B. Pipeline 支架

在20世纪90年代中期,随着球囊塑性辅助动脉瘤栓塞技术在临床上的应用,将一些介入治疗不可治的动脉瘤变为可治。而进入21世纪之后,由于支架辅助技术的不断成熟,血管内治疗在动脉瘤治疗中的应用范围得到进一步的拓展。这类颅内支架通过10%的金属覆盖面积覆盖于载瘤动脉管壁及动脉瘤瘤颈之上,起到了类似脚手架的作用—通过支架的网格,将弹簧圈安全的置入动脉瘤腔内,金属物的遮挡有效地防止弹簧圈脱出于动脉瘤颈,保留了载瘤血管的通畅性。同时支架减少了动脉瘤颈的面积,减少了弹簧圈的用量进而降低了栓子脱落事件的概率。如今,随着支架辅助技术的不断发展和创新,更多数量的动脉瘤倾向于微创的血管内治疗。但即便如此,一些大型的宽径动脉瘤或难治性非囊性复杂动脉瘤,血管内治疗仍然存在较高的手术风险和复发率,而这一现实促成了血管内治疗技术的一场新的变革。2001年,Benndorf 等首先报道了通过两个支架重叠的技术治疗了一个已破裂的椎动脉夹层动脉瘤的病例。此后 Doerfler 及 Fiorella 也相继报道了他们使用支架重叠技术治疗难治性动脉瘤的经验,提示通过支架金属覆盖面积的提高,可以有效地减少动脉瘤腔内的血流量及血流速度,通过血流淤滞进而形成血栓及内膜重构。同时也保存了载瘤血管侧支的通畅。这些促成了更多神经介入医师及支架开发工程师针对动脉瘤的血流动力学变化进行更深一步的研究,同时使得血流转向成为了一种新的治疗动脉瘤的理念。Radaelli 等通过血流动力学的研究后发现,动脉瘤治疗的最终目的是重建血管壁并纠正动脉瘤造成的血流动力学紊乱。而支架重叠技术在临床运用中具有良好效果。

通过计算机血流动力学分析,提示30%~50%的金属覆盖率可以显著地减少动脉瘤腔内血流。而在动物模型提示支架网孔密度18孔/mm³可以达到最理想的动脉瘤远期闭塞率。这些结果均提示,紧密的网孔结构对于血流转向是十分有必要的,网孔密度的提高伴随的是动脉瘤的闭塞倾向的提高。

Pipeline 栓塞装置是一种由75%的镍铬合金及25%的铂丝线构成的带网孔的管型装置,

可以对载瘤血管提供 30％～35％ 的金属覆盖率。网孔面积为 0.02～0.05mm² 。其瘤颈覆盖面积是 Neuroform 支架的 3 倍。至 2010 年 8 月，已有 1178 个动脉瘤接受了 Pipeline 的治疗。Silk 装置则是一种柔韧的密网自膨式支架，可以提供充分的血流转向及载瘤血管腔内重建。它是由 48 条镍钛合金丝线和铂制微金属条（d＝35μm）共同编制成的末端膨大的管型装置。对目标血管提供 35％～55％ 的金属覆盖率，网孔直径为 110～250μm 。至 2010 年 3 月，约有 1500 个动脉瘤已接受了 Silk 装置的治疗。

　　针对血流转向装置的临床试验目前已完成三项－Pipeline 装置治疗颅内动脉试验（PITA）、布达佩斯单中心研究及 Silk 临床注册研究。另有两个关于 Pipeline 的大型临床试验分别在土耳其的安卡拉及阿根廷的布宜诺斯艾利斯进行。而最近国外杂志又报道了一项关于 Silk 支架的回顾性研究。其中 PITA 试验是由欧洲神经外科协会所认证的多中心研究。该试验入选了 31 例传统介入治疗方法失败的未破裂宽径动脉瘤患者。平均的瘤颈宽度为 5.8mm，动脉瘤直径为 11.5mm。其中 48％ 的病例使用单纯 Pipeline 治疗，52％ 则是使用 Pipeline＋弹簧圈治疗，6 个月的随访结果提示 93.3％ 的患者动脉瘤完全不显影，而致死率及永久致残率分别为 0％ 及 6.5％。而此后，作为 PITA 延续的布达佩斯研究同样印证了 PITA 的结果：对 19 个大型或巨大动脉瘤进行治疗后，6 个月随访提示 17 个动脉瘤取得完全闭塞，而所有 18 例患者中出现 4 例并发症，其中 1 例患者死亡，1 例残留永久神经功能障碍。在 17 例被 Pipeline 覆盖的眼动脉中，有 1 例发生急性闭塞，2 例发生慢性闭塞，但幸运的是均未出现临床症状。阿根廷的同行们同样报道了良好的临床结果，63 例经 Pipeline 治疗的动脉瘤在 3 个月、6 个月、及 12 个月的闭塞率分别为 56％、93％、95％。而来自安卡拉的数据显示 12 个月的动脉瘤闭塞率同样达到 95％，仅有 0.8％ 的患者发生载瘤动脉狭窄。此外国外还有一些针对 Pipeline 治疗大型或巨大型梭形动脉瘤的报道，同样取得了令人鼓舞的结果。而关于 Silk 支架，同样也有一些重要的大规模的临床实验结果。其中 Silk 临床注册研究是具有最重要影响力的研究，其数据涵盖了 18 个中心的 70 例动脉瘤患者。其中 37％ 为梭形动脉瘤，而大型或巨大型动脉瘤占 74％。在实际操作中，在 21％ 的手术过程中发生了支架置入困难的情况，且更有 10％ 出现了术中血栓形成。手术相关并发症导致 1％ 的患者出现永久性神经功能障碍，而 3％ 的患者死亡。4 个月的随访时间段中，48％ 的动脉瘤完全闭塞，26％ 瘤颈残留。14％ 的患者发生载瘤动脉拥塞，另有 6％ 出现动脉狭窄。而远期致残率及致死率分别为 4％ 及 8％。土耳其安卡拉的一组临床试验数据报道了 20 例前循环动脉瘤远期的动脉瘤闭塞率为 75％，载瘤血管闭塞率为 5％。根据目前的临床试验数据显示 Pipeline 发生功能严重出血并发症的概率为为 75％，其致残率及致死率为 0.75％ 和 1％，而 Silk 发生出血并发症等概率为 0.8％。相交于其他类型的支架，血流转向装置发生中期缺血性并发症的概率相对低，远期有待进一步随访数据。

　　但血流转向装置依然有一定的局限性。譬如血流转向装置仍然有一定的致栓性，在动脉瘤破裂的急性期使用双联抗血小板治疗显然增加了动脉瘤二次破裂致死的风险。因此有学者提出，在急性期可使用弹簧圈辅助血流转向装置的治疗方式降低因抗血小板治疗导致的出血风险。但目前，支持这种治疗手段的证据并不充分。其次血流转向装置由于其密网设计，给进一步的支架内弹簧圈填塞增加了极大的难度，尤其是当长期随访动脉瘤残留需要进一步处理的患者，增加了进一步血管内治疗的难度。另外，目前针对血流转向装置致栓性的评估依然不充分，这有待各项临床试验取得长期的随访结果。而相应的针对血流转向装置的抗血小板用药方案仍旧悬而未决。

尽管如此,作为一种新兴的血管内治疗手段代表了动脉瘤治疗的全新理念。通过血流动力学重建正常血管的结构成为了目前神经介入医师最感兴趣的话题。目前在至少有 6 个关于血流转向装置的多中心研究及 2 个单中心的研究正在进行或计划进行。但是在国内,血流转向装置的应用仍然受制于技术产权引进等多方面的问题。在目前仅有首都医科大学附属宣武医院等少数中心参与了 Silk 支架的国际多中心临床研究,而个别中心正积极自制密网支架治疗脑动脉瘤。但血流转向装置的应用在国内目前仍处于起步阶段,有必要建立关于血流转向装置治疗脑动脉瘤全国多中心的临床及影像学数据库,并通过数据分析来分享我们的经验,这对血流转向装置在国内的规范化应用有着重要的指导意义。

血流转向装置可以通过两种方法实现:①使用专用的密网丝低孔率支架,Pipeline 或 Silk 支架。②使用其他支架组成重叠支架、X 形或 Y 形支架。Pipeline 和 Silk 支架的特性:Pipeline,推荐血管直径 2.5～5.0mm,支架较硬,径向支撑力大,可以扩张夹层动脉瘤的狭窄处;Silk 支架,推荐血管直径 2.0～5.5mm,释放较为容易。此外带膜支架—支架被覆共聚物薄膜以彻底与病变动脉瘤隔绝也可能作为血流转向的工具,也是理论上最为理想的动脉瘤治疗方式。带膜支架能够在血循环中屏蔽动脉瘤并重建载瘤动脉,是治疗颅内巨大、宽颈或梭形动脉瘤的理想选择,但只能用于无重要侧支或穿支发出的动脉节段。与裸支架相比,带膜支架有更强的诱导内皮增殖和致血栓的作用,也更难于被送入颅内靶点。柔软、易于输送和具有良好生物相容性的颅内专用带膜支架有待发展。

(6)并发症及处理

1)动脉瘤破裂:是栓塞治疗最险恶的并发症,一旦发生,死亡率极高,应立即抢救。若此时微导管已进入动脉瘤腔,可迅速继续放置微弹簧圈,直至致密填塞,多数可自行止血;若此时微导管尚未到位或估计有一定难度时,应立即停止栓塞,中和肝素,采取保守治疗或急诊手术治疗。也有可能用球囊暂时封堵载瘤动脉及动脉瘤颈以控制出血。

2)弹簧圈异位栓塞:可导致血栓形成或直接堵塞动脉末端而脑缺血,应尽量避免。一旦发生,应进行抗凝治疗,多数患者可用介入或手术方法将弹簧圈取出。

3)严重血管痉挛:可经导管在痉挛血管局部灌注尼膜同或罂粟碱,多可缓解,严重者可行球囊扩张成形处理。同时全身静脉扩容治疗,静脉持续维持尼膜同或法舒地尔等血管解痉药物。

(7)疗效

1)未破裂动脉瘤:文献报告,颅内未破裂动脉瘤血管内治疗的死亡率达到 1.8%,预后不良率(包含死亡)达到 4.7%左右。随着手术者对血管内治疗技术的经验不断积累,患者总体预后良好率呈逐年上升趋势,2004 年后治疗的患者预后不良率为 3.1%,显著低于 2001—2003 年间治疗的患者(4.7%)。而 2000 年前的患者预后不良率更高达 5.6%。值得注意的是,采用如果液体材料进行栓塞,其风险显著高于单纯弹簧圈栓塞(8.1% vs 4.9%)。血流转向装置目前的总体预后不良率为 11.5%左右。从现有文献数据分析发现,近年来血管内治疗的疗效较过往显著提高。这不仅和血管内治疗的技术发展和普及相关,同样与动脉瘤疾病谱的变化有一定的相关性。近两三年来,关于大型的后循环动脉瘤血管内治疗的报道较之以往明显减少;与此同时,血管内治疗的适应证也在逐渐放宽,部分脑动脉瘤治疗中心的患者选择血管内治疗的比例达到 80%以上,这些原因直接促成了血管内治疗的疗效至少在表面上似乎大有提高。

一些新技术和新材料的应用虽然扩大了血管内治疗的适应证,但同时也增加了手术的风险。早期宽颈动脉瘤似乎是介入手术的巨大挑战,但如今配合新的材料,采用新技术可以对这类动脉瘤进行致密栓塞。但尽管技术上看似不难做到,但介入操作的空间本身较小,复杂的技术直接导致风险的提升。Moret 提出的球囊辅助瘤颈重塑技术使得大量宽颈动脉瘤患者获益,但部分学者提出这一技术使得并发症率较之单纯弹簧圈栓塞提高了 11.1%。总结近几年文献来看,这一技术的安全性较高,使用球囊辅助患者的预后与单纯弹簧圈栓塞相仿。支架的使用又是一个里程碑式的节点,在它的帮助下,几乎所有的动脉瘤都可以通过介入治疗,而近些年的文献也认为,使用支架的预后良好率与单纯弹簧圈栓塞无差异。大型及巨大动脉瘤患者正越来越多地接收血流转向装置的治疗,致死率和病残率分别为 8% 和 4%。

动脉瘤栓塞术后复发并不少见,即使在完全致密栓塞后也可能出现,为了防止动脉瘤进一步生长和潜在的 SAH,可能需要再次栓塞治疗或手术治疗。因此,影像学随访十分必要。目前尚无资料可以确定影像学随访的最佳时机,在完全致密栓塞术后,很多医生建议术后 6个月造影随访,额外的影像学随访取决于初次随访时动脉瘤的表现。在最近的 501 个动脉瘤栓塞术后,动脉瘤一年以上的随访中,平均 12.3 个月时发现的复发率为 33.6%,大约 50% 的复发动脉瘤在术后 6 个月时复查造影并未发现复发,因此,血管内栓塞治疗的动脉瘤有必要进行长期影像学随访监测,动脉瘤未达到完全栓塞时,影像学随访应更加频繁。

铂金弹簧圈的伪影对 MRA 和 CTA 的影像学质量有一定影响,最近,钆增强的 MRA 技术有所进步,可以作为弹簧圈栓塞治疗后的动脉瘤随访的有效非侵袭性影像学检查手段,颅骨平片检查能够发现弹簧圈压缩变形,可以筛选出部分动脉瘤复发再通的患者。对支架辅助栓塞的患者,MRA 和 CTA 都有明显伪影,严重影响对结果的判断。因此,超选择性插管全脑血管造影是影像学随访的首选方式。

2)破裂动脉瘤:受制于抗血小板药物对破裂动脉瘤造成的风险,破裂动脉瘤的治疗方式相对比较单一,使用弹簧圈栓塞辅以必要的球囊辅助技术可能是更为稳妥的办法。ISAT 研究纳入 9559 例 SAH 患者中的 2143 例随机分组接受手术或血管内治疗,纳入标准是术前评价认为可被两种治疗方法中的任意一种成功治疗。1 年后不良预后:血管内治疗组和手术夹闭分别为 23.5% 和 30.9%,提示前者优于后者。8 年后随访,动脉瘤复发需再处理,血管内介入和手术夹闭分别为 8.6%,手术组仅为 0.9%,再出血率,血管内介入和手术夹闭分别为0.6% 和 0.3%,说明长期疗效手术夹闭优于血管内介入。另一项 Barrow 研究在今年发布了3 年随访结果,显示在破裂动脉瘤患者中使用介入治疗使得预后良好率较外科手术提升了5.8%。但遗憾的是,尽管介入技术发展很快,但在动脉瘤闭塞率、远期复发率及再治率等多个方面仍处于劣势。

然而不可否认的是,血管内治疗从此作为一项重要的破裂脑动脉瘤微创治疗手段,越来越得到临床医生的重视。目前公认,血管内治疗转归的主要决定因素是患者术前的神经功能状况,即取决于首次出血的严重程度而非治疗手段的选择。由于形态学的原因,大脑中动脉瘤难于用弹簧圈栓塞治疗,而其手术夹闭的效果通常好于其他部位的动脉瘤。后循环动脉瘤采用手术夹闭的方式通常比较困难,采用血管内栓塞治疗效果更好。同时 SAH 的合并症和并发症也会影响手术夹闭或血管内治疗的选择,例如如果存在脑实质性大血肿可能倾向,于开颅手术,目的在于夹闭动脉瘤的同时能够清除血月中,降低颅内压,相反,神经功能缺损评分较差或有明显脑水肿或无占位效应时,开颅手术风险较高,但对血管内治疗难度影响不大,采用急性期栓塞联合减压术的综合治疗策略也可能获得成功。

4.显微外科治疗

(1)脑动脉瘤的手术治疗包括:

1)直接夹闭(切除)手术:用特制的动脉瘤夹夹闭动脉瘤颈使其与脑循环隔离,可以阻止动脉瘤的再出血和增大。对有占位效应的动脉瘤夹闭成功后尽可能切除瘤体或用针穿刺瘤体,放出其内残血,既可减少占位效应,又可判断瘤颈有否完全夹闭。

2)包裹或加固动脉瘤:对于无法手术夹闭的动脉瘤(基底动脉主干的梭形动脉瘤、有明显分支起于瘤顶或瘤颈部分在海绵窦内),可以使用某些材料包裹动脉瘤壁,以加固瘤壁和减少再出血。包裹材料有自体肌肉、海绵、止血纱、可塑性树脂、Teflon 和纤维蛋白胶、医用生物蛋白胶等。

3)孤立术:通过手术有效阻断动脉瘤近端及远端的载瘤动脉使其孤立于脑循环。此法用于不能或不适宜夹闭瘤颈的动脉瘤、术时动脉瘤颈部破裂无法夹闭、梭形或层间动脉瘤等。手术方法有两种:①颅内外孤立术,即动脉结扎部位一个在颅外(如颈部颈动脉或椎动脉),一个在颅内动脉瘤的远端。②颅内孤立术,分别在颅内结扎动脉瘤近、远端的载瘤动脉。本法处理动脉瘤时也阻断脑组织一些血液循环通路,因此仅适用于有良好侧支循环的患者。但是应注意,即使有良好侧支循环,术后因动脉痉挛、血管管腔内血栓形成等因素干扰,患者仍可能发生脑缺血。

4)近端结扎+旁路血管重建术:即结扎动脉瘤的载瘤动脉近端,以降低动脉瘤内的血流速度和张力,促使动脉瘤内血栓形成,从而达到减少动脉瘤体积和破裂出血,甚至闭塞动脉瘤。根据 Willis 环代偿情况可使用急性阻断法和慢性阻断法。如患者载瘤动脉结扎后其远端供血区侧支循环不充分,需先行颅内外血管架桥术,确保载瘤动脉供血区的血供,然后处理动脉瘤。根据动脉瘤部位不同可选用颞浅动脉-大脑中动脉架桥术、枕动脉-小脑后下动脉架桥术、颈外动脉-大脑中动脉架桥术和颈外动脉-大脑后动脉架桥术等。

5)动脉瘤切除、血管重建术:切除动脉瘤后,把载瘤动脉两断端重新吻合。此术用于巨大型动脉瘤、梭形动脉瘤等。由于需较长时间阻断载瘤动脉,因此要求有良好的侧支循环。

6)动脉瘤旷置、血管重建术:不直接处理动脉瘤,而是通过桥血管将颅外或临近动脉的血流引向载瘤动脉的远端,使得载瘤动脉段废用后逐渐血栓形成,也可永久阻断载瘤动脉的近端,使其成为盲端后逐步诱发血栓形成。适用于瘤颈暴露困难、构型复杂无法满意塑形或瘤颈钙化无法夹闭、瘤体有重要穿支血管发出等情况。

7)"抽吸减压"后瘤颈塑形夹闭:可用头皮针穿刺动脉瘤体部或用针穿刺颈部颈内动脉,用抽吸血液,使动脉瘤张力降低、瘤体缩小,并清晰地显示瘤颈、载瘤动脉及各穿支血管的关系,通过合理选择各种类型的瘤夹并进行组合,在重塑载瘤动脉或穿支的前提下最大程度地夹闭动脉瘤。

(2)颅内动脉瘤的直接手术夹闭治疗:动脉瘤夹闭术的基础是根据术前影像学检查选择合适的手术入路,在手术显微镜下充分显露载瘤动脉及动脉瘤颈,准确辩认瘤周组织结构,再将瘤颈两侧分离到可安放动脉瘤夹的程度,最终选择合适动脉瘤夹稳妥地夹闭瘤颈。

1)麻醉:全身麻醉。复杂或难治动脉瘤如巨大型动脉瘤,术时需较长时间阻断脑动脉者可加用亚低温麻醉(32～34℃)。麻醉插管时咳嗽或屏气可诱发动脉瘤破裂,因此,插管前

20min 肌注可待因 1mg/kg,可减少插管咳嗽反应。一切可能引起疼痛的操作,如腰穿、插导尿管,深静脉或动脉穿刺、放置头架等,都应在麻醉完成后进行,以免刺激机体引起血压增高,导致动脉瘤破裂。

2)控制颅内压

①调整体位:应注意避免颈部过屈或伸位,头部应高于心脏水平 10～15°。

②静脉注射甘露醇。

③腰椎穿刺放脑脊液,有利于降低颅内压,既减轻脑组织牵拉,利于动脉瘤暴露,又有利于术后引流血性脑脊液。可在麻醉后置管,硬脑膜切开后,方开始引流脑脊液。硬脑膜切开前,过早引流脑脊液,有诱发动脉瘤破裂和脑疝的可能。

④人工过度通气。

⑤术中脑室穿刺。

3)手术入路

①翼点入路:Yasargil 翼点入路是颅内动脉瘤手术的经典入路途径,除了远端大脑前动脉动脉瘤和远端大脑中动脉瘤,几乎所有的前循环动脉瘤及部分后循环动脉瘤均可采用此入路。该入路不仅能够暴露颈内动脉及其主要分支的全程,而且可通过侧裂经颈内动脉起始段开始分离暴露,便于术中临时阻断载瘤动脉的近端,以控制出血。

②经纵裂入路:远端大脑前动脉瘤通过旁正中经纵裂入路手术,而远端大脑中动脉瘤则采用仰卧或侧卧位、额颞部开颅的手术方法。在这两种病例中,神经导航有助于设计手术入路。

③其他入路

a.海绵窦入路:主要用于海绵窦内动脉瘤和颈眼动脉瘤。患者腰穿留针后仰卧于腰部开洞的手术床上,头向对侧旋转 30 度,并略后仰。做经眶-颧弓的改良翼点开颅(颈眼动脉瘤者不必锯断颧弓),如不暴露岩骨段颈内动脉(ICA),应暴露颈部 ICA,以便术时阻断 ICA。也可用 2 号 French Fogarty 气囊导管置于岩骨段 ICA(经股动脉),利于术时控制 ICA 之用。经硬膜外磨除前床突和视神经管。但是对于巨大型动脉瘤或放射学显示动脉瘤的颈或顶易被损伤时,在硬膜外只磨空前床突中央部,其骨壳留待硬膜下直视摘除。在硬膜外磨前床突时,不应开放腰穿针放液,因为脑脊液存在有一定保护作用。切除前床突和视神经管骨质,暴露 ICA 第二段(C2)。剪开硬膜后,按常规打开外侧裂蛛网膜,暴露床突上 ICA 根据需要打开 ICA 近和远环,夹闭颈眼动脉瘤。根据硬膜、骨性结构、神经血管结构,海绵窦可分为 11 个三角,它们包括前内侧三角(Dolence 三角)、内侧三角(Hakuba 三角)、上三角(Fukushima 三角)、外侧三角(Parkinson 三角)、后外侧三角(Glasscock 三角)、后内侧三角(Kawase 三角)、后下三角、内听道前三角、内听道后三角、前外侧三角(Mullan 三角)和远外侧三角。处理海绵窦动脉瘤,主要用上三角和外侧三角。

上三角的进入:沿视神经长轴剪开视神经硬膜鞘,利于牵拉视神经,充分暴露眼动脉。打开 ICA 远端环,达到眼神经后方,利于向两侧牵开 ICA。暴露介于 ICA 远端和近端环之间的 C3。进一步打开 ICA 近端环,即进入海绵窦,可暴露 C4(ICA 海绵窦水平段)的内侧面。进入海绵窦,遇静脉出血,可沿 ICA 两旁填塞明胶海绵,床头抬高 15 度～30 度,出血多可止住。

外侧三角的进入:首先确认小脑幕游离缘、动眼神经进入海绵窦点(滑车神经位于动眼神经后下方,常难找到)和三叉神经第 1～2 支(V1～2)。沿动眼神经走行下方作与其平行的硬膜切口,约 8mm 长,从眶上裂处把海绵窦外侧三角的外层从 V1～2 上剥下向后翻开,由于外侧三角内层壁存在,不会引起静脉出血。暴露 C4 外侧面和位于 C4 表面的展神经(常分为 2 支)。如把外层壁再向后、向下剥,暴露 V3 和半月节,打开麦氏囊;如切断 V3,把半月节牵开,可暴露 C5(ICA 从岩骨孔进入海绵窦)。

上三角入路可与外侧三角入路结合起来,充分暴露海绵窦 ICA。

对小型和有瘤颈的动脉瘤,可按一般动脉瘤常规游离和夹闭。对大型和有动脉粥样硬化的动脉瘤,应在暂时阻断载瘤动脉后,用数个动脉瘤夹夹闭瘤颈,安放第一枚夹应远离硬化斑且稍远离瘤颈,其他夹则平行首枚放,并靠近瘤颈安置。如瘤体巨大,可用逆行抽血法(Dallas 法),即在颈动脉和床突上 ICA 阻断下,经颈 ICA 抽血,使瘤体塌陷而形成瘤颈,用特制带环的夹夹闭动脉瘤。对巨大梭形动脉瘤,直接夹闭是不可能的,可做动脉瘤孤立＋用移植桡动脉或大隐静脉分别与颈部或岩骨 ICA 与床突 ICA 吻合。由于不需切开海绵窦,可避免支配眼球运动神经的损伤,但是必需阻断 ICA 血流 1～2h。

b. 硬膜外颞极入路:适用于基底动脉瘤,特别是位于鞍背上方的高位基底动脉瘤,这些动脉瘤不宜用颞下入路或翼点开颅经外侧裂入路。本入路的优点:保留颞极桥静脉、减少脑牵拉损伤、提供几乎 90 度范围的宽大术野和视野。颞下入路是从基底动脉的外侧方显露动脉瘤。翼点入路从前外侧暴露基底动脉和动脉瘤,硬膜外颞极入路则既可从前外侧,又可从外侧同时暴露基底动脉和动脉瘤。如结合硬膜下切除后床突和鞍背(上斜坡),可暴露基底动脉中段动脉瘤。

体位、皮肤切口同常规翼点开颅,但需切除眶外侧壁和颧弓。先从前外侧把硬膜从中颅窝分离,暴露圆孔、眶上裂,继颅前窝,达筛前上动脉。咬或磨除蝶骨嵴,达眶上裂。咬或磨除眶上裂、圆孔、视神经管的骨质。磨除前床突。

颞极固有硬膜和海绵窦外侧壁外层分离:在手术显微镜下,可清晰见到眶上裂附近颞极固有硬膜与眶筋膜的分界。用镊子夹起颞极硬膜,用刀或剪作锐性切割或钝性分离,把颞极固有硬膜从眶筋膜上分离,遇脑膜眶血管可双极电凝后切断。形成解剖层面向后扩大,外界达圆孔、卵圆孔(近骨孔处切开硬膜,用丝线牵拉,使硬膜向内侧剥离,可透过纤维膜见 V2、V3 神经),内界和后界达小脑幕游离缘,暴露海绵窦,通过菲薄的结缔组织和脑神经鞘膜构成的膜(即海绵窦外侧壁的内层)可见海绵窦内结构。我们认为先从圆孔处切开硬膜外层,见 V2 后,在 V2 表面潜行分离硬膜,分别向 V3 和眶上裂方向扩大硬膜外层分离,这样不仅容易分离硬膜,而且不易损伤眶上裂神经,后者的神经共同鞘与硬膜外层分界不清。近中线的小脑幕切迹的束带,需用刀小心切开,并向后解剖,使其与海绵窦外侧壁的内层和动眼神经鞘膜分离。安放自动牵开器,用脑压板可把颞叶连同硬膜向后牵开。

硬膜切开:沿外侧裂剪开硬膜,并向视神经方向延伸,打开视神经鞘的硬膜,再沿额叶底部向内侧切开硬膜 2～3cm,呈 L 型。打开 ICA 远环,使 ICA 可活动。改颞叶牵拉方向,向后外侧。将额叶向后内侧牵开。

脚间池的进入:打开外侧裂前下端 2cm,暴露床突上 ICA、A1 和 M1。打开海绵窦上三角(沿Ⅲ、Ⅳ脑神经之间)和Ⅲ脑神经进眶上裂硬膜点,使Ⅲ、Ⅳ脑神经可以活动。根据需要可向外或内牵开 ICA。此时拓宽进入蝶鞍、后床突和脚间池的入路。打开脚间池的蛛网膜,暴露基底动脉和动脉瘤。为利于暴露脚间池和减少对Ⅲ脑神经损伤,用脑压板把颞叶和Ⅲ脑神经一起向外上方牵开,比把Ⅲ脑神经从颞叶和脑干上游离后,再牵拉颞叶所造成的损伤和术后

Ⅲ脑神经麻痹要小。说明Ⅲ脑神经耐受牵拉的能力比想象的大。根据需要可磨除后床突，利于控制近端基底动脉。按常规分离并处理动脉瘤。

后床突、鞍背（上斜坡）磨除：应在直视下磨除。由于上斜坡无神经血管结构，仅在后床突下外侧有Ⅲ脑神经和海绵窦内侧壁（其内有神经血管），在磨除骨质时应注意。切除上斜坡可暴露基底动脉中段动脉瘤。应注意上斜坡切除后有时开放蝶窦，可用骨蜡封闭，防止术后脑脊液漏。

关颅：严密缝合硬膜，可取颅骨膜片修补硬膜缺口。复位骨瓣、眼眶、颧弓，分层缝合颞肌、头皮切口。

c. 扩大硬膜外颅中窝入路（岩骨前入路）：适用于基底动脉主干（指介于小脑上动脉起始点至椎基动脉连接处的基底动脉）动脉瘤，它们大多位于小脑前下动脉发源点附近，沿中下斜坡分布，过去常用颞下入路和小脑幕上下联合入路（乙状窦后），对脑组织牵拉、损伤重，术野狭小深在，暴露不好是它们的缺点。扩大硬膜外颅中窝入路是硬膜外颞尖入路的发展，可克服上述入路的缺点。

患者仰卧：腰穿留针，头90度转向对侧，头架固定。作额颞皮瓣，向前翻开。锯断颧弓。作4cm×4cm直角骨窗，使其2/3位外耳道前方，1/3位后方。咬除颅中窝底骨质，接近棘孔和卵圆孔。

硬膜外操作：沿岩骨嵴抬起硬膜，找到弓状隆突，然后向前内侧剥离硬膜，找到岩浅大神经和鼓室盖（手术显微镜下，间断冲水，有利岩浅大神经寻找）。对颅中窝底骨性隆起如影响暴露可磨平。在棘孔处电凝、切断硬膜中动脉，向后外侧剥离和抬起硬膜达V3和岩嵴。进一步剥离硬膜与V3的粘连，硬膜向内侧进一步抬起。此时确定下列定位标志：①岩浅大神经与三叉神经的交点。②三叉神经穿越小脑幕孔。③弓状隆突与岩嵴交点。④岩浅大神经延线与弓状隆突的交点。

岩尖磨除：用金钢钻沿岩浅大神经走行方向，磨除骨质，暴露膝状神经节及其内方的内听道。磨除内听道表面骨质，暴露其内硬膜。磨除内听道硬膜与弓状隆突（其内部结构为上半规管）之间的骨质，即内听道后三角，暴露内听道上、后方颅后窝硬膜。磨去内听道前方骨质达岩下窦，暴露颅后窝硬膜。耳蜗位于内听道前三角的外1/2处，即膝状神经节和内听道与岩浅大神经管裂孔所成角内，该处骨质致密，易与无结构的松质骨区别。切断岩浅大神经，与其平行磨除V3后外侧骨质（即Glasscock三角），暴露岩骨段ICA。磨除麦氏窝下面的骨质，达破裂孔，此时整个岩尖已被磨除，可见展神经穿越岩嵴和小脑幕的Dorello管。

硬膜切开：在三叉神经孔内侧方切断岩上窦，剪开颞叶后方表面的硬膜，抬起颞叶，剪开小脑幕直达幕切迹缘。沿硬膜切口向下剪开颅后窝硬膜，充分暴露基底动脉主干、小脑前下动脉和展神经。

关颅：完成硬膜内操作后，硬膜只能部分缝合，其缺损可用带蒂骨膜或筋膜修补。外加自体脂肪和生物胶加固，以防术后脑脊液漏。按常规关颅。

d. 岩骨后入路：适用于基底动脉主干动脉瘤。根据岩骨切除的多少，岩骨后入路可分为迷路后入路（保留听力）、经迷路入路和经耳蜗入路（最大限度切除岩骨）。

患者侧卧，头架固定。沿耳朵做一个L型皮肤切口，切口前端沿对耳屏前下下降达颧弓根，切口后肢沿乳突后下降达乳突后1cm、乳突尖下方1cm。皮瓣翻开后，小芯游离和保留骨膜和颞筋膜，供术毕修补硬膜之用。做L型游离骨瓣，暴露颞叶和后颅窝硬膜。切除乳突和根据暴露需要磨除迷路、耳蜗,暴露横窦、乙状窦全长、岩上窦、中颅窝和乙状窦前硬膜。

在下颞叶处切开硬膜,沿乙状窦前扩大硬膜切口,结扎岩上窦,再向上达颈静脉孔附近。切口小脑幕。此时幕上下均显露。用脑压板把乙状窦向后牵开,颞叶向上牵开,充分从侧方暴露基底动脉干上部、小脑前下动脉、(Ⅴ、Ⅶ、Ⅷ)脑神经。必要时可沿乙状窦后切开硬膜,可把乙状窦向前牵开,增加对后组脑神经和椎动脉的显露。

关颅:夹闭动脉瘤后,缝合硬膜,取骨膜和颞筋膜(带蒂)加强硬膜切口关闭。外加自体脂肪加固,复位骨瓣,缝合头皮切口。

e. 枕下外侧入路:适用于椎动脉瘤,特别是巨大型者。患者侧卧位,肩膀向前和向下牵开。

皮肤切口:从颈$_{4\sim5}$沿正中线切开皮肤,过枕大孔达枕外粗隆下方2cm,再与上项线平行达乳突后方,转向下至乳突尖下方。横断枕后肌肉,使其部分肌肉和筋膜留在枕骨上,便于手术结束时缝合肌肉和筋膜。用骨膜撬把肌肉从枕骨鳞部剥下,连同皮瓣一起向外下方翻开。暴露枕鳞、枕大孔和颈$_{1\sim2}$后弓或椎板。在解剖颈$_{1\sim2}$时,要注意保护椎动脉和颈$_2$背根。

骨质切除:做枕下开颅。咬除外侧颅骨,暴露乙状窦达颈静脉孔。磨除部分枕骨髁、颈静脉结节。

硬膜内操作:沿骨窗外缘剪开硬膜,切口下缘位于椎动脉穿入硬膜内侧。略微用脑压板牵开小脑,即可满意暴露下脑干和椎动脉等结构。

关颅:严密缝合硬膜切口,分层缝合肌肉和皮肤切口。

f. 锁孔入路:该术式优点在于缩小手术范围,选择精确的径路,根据"门镜"效应,以最小的创伤抵达动脉瘤进行夹闭。常用眉弓锁孔入路、翼点锁孔入路、颞下锁孔入路等,主要用于前循环动脉瘤,大脑后动脉和基底动脉末端的动脉瘤。

患者取仰卧位,头高15~20°,后屈10°,并向对侧偏20~40°。在眉部中、外侧作隐蔽的皮肤切口,长约4~5cm。于眶上额骨作直径2.5cm左右的骨窗开颅。

磨出眶缘内层骨质及突出于骨窗缘的蝶骨嵴后,弧形剪开硬膜。抬起额叶底部,打开蛛网膜下腔。根据术中需要,选择性开放侧裂池、视交叉池、颈动脉池、脚间池及终板池,以完成载瘤动脉及动脉瘤的充分暴露。

4)释放脑脊液和清除颅内血肿:释放脑脊液是松弛脑组织和获得足够解剖空间的重要一步。整个入路的策略需要巧妙设计,使脑脊液能够通过入路中不同的步骤得以逐步释放。

①对于翼点入路而言,除了处理朝向下的前交通动脉瘤,首先可以打开侧裂池、视交叉池和颈动脉池,如果需要,接下来可以通过终板造瘘的方式,来进一步释放脑脊液来松弛脑组织。如果终板无法到达,那么可以打开位于脚间池和视交叉之间的 Lilequist 膜,深入脚间池来释放更多的脑脊液。

②在经纵裂入路中,脑脊液首先从纵裂池和胼胝体周围池释放。该脑池相对来说位置比较表浅,只有有限较少的脑脊液能够放出。如果脑组织仍然张力较高,那么可以有2种处理方案:在术野的外侧缘用脑室引流管进行侧脑室穿刺,或者游离同侧的胼周动脉,向外侧移动5~10mm,然后用双极穿破胼胝体进入侧脑室。

③在颞下入路中,首选的方法是腰椎穿刺引流释放50~100mL脑脊液。术中,还可通过中颅底,通常是在天幕边缘从脚间池,进一步释放脑脊液。

④在乙状窦后入路中也需放置腰椎穿刺引流,接下来可以通过向下倾斜显微镜来从枕大

池或小脑脑桥角池来进一步释放脑脊液。

⑤乙状窦前入路或枕大孔外侧入路均需行腰椎穿刺引流,然后可以从小脑脑桥角池来进一步释放脑脊液,脑桥前池以及小脑延髓池也可以到达。

⑥在存在巨大颅内血肿、缺乏手术空间的情况下,可根据血肿的位置(注意避开功能区,如 Broca 区)做一个皮层的小切口,清除部分血肿,从而获得更多的手术空间,但要注意小心避免动脉瘤意外破裂,否则难以在血肿腔控制出血。当清除血凝块时,无论是夹闭动脉瘤前还是夹闭以后,都必须尽可能精细操作,以免损伤穿支动脉。利用生理盐水冲洗法有助于将血凝块从附着的周围结构上分离出来。剩余的大块血肿只有当破裂动脉瘤夹闭后才能进行清除。

5)动脉瘤的暴露:当脑组织张力下降后,就可以进行解剖分离动脉瘤。在几乎所有的动脉瘤中,都应当遵循从近端方向向远端载瘤动脉分离的方法,直到解剖暴露动脉瘤。尤其对于破裂动脉瘤,更强调定位和尽快的控制近端载瘤动脉。动脉瘤的邻近区域暴露后,接下来的解剖步骤都应以获得对动脉瘤近端血管控制为目的。只有当完成对近端血管的控制后,再游离载瘤动脉远端,然后暴露瘤颈,最后才暴露瘤体。这样操作易于控制动脉瘤突然破裂出血。常见动脉瘤术中动脉暴露的顺序为:

①颈内动脉海绵窦段、眼动脉段动脉瘤需先在颈部暴露颈总、颈内动脉。

②后交通动脉瘤或颈内动脉分叉部动脉瘤需先暴露床突上颈内动脉颅内段。

③散前交通动脉瘤,先暴露颈内动脉颅内段,然后是同侧和对侧 A1 段。

④大脑中动脉动脉瘤,先暴露颈内动脉颅内段,然后是大脑中动脉。

6)暂时阻断动脉与控制性降压:降压麻醉(血压维持在 6.67～8kPa)虽能减少动脉瘤破裂,利于动脉瘤游离,但是全身血压降低不仅影响全脑供血,加重蛛网膜下腔出血所致的脑自动调节障碍,而且因其他重要脏器供血也减少,给原有潜在器质病变者带来不利。另外一旦需暂时阻断脑动脉,全身降压将加重脑缺血。常压下暂时阻断脑动脉或暂时脑动脉阻断伴轻度升压,仅使脑动脉局部压力降低,比全身降压更有效地减少动脉瘤内的压力,因此更有利动脉瘤游离和夹闭。由于脑其他部位和全身血压不受影响或轻度升高,不仅保证它们的供血,而且通过侧支循环使手术部位的脑血循环在某种程度下得到维持,从而提高脑对缺血的耐受力。

暂时阻断夹应用指征:

①防止游离动脉瘤时引起动脉瘤破裂。

②对体积大、瘤内压力高的动脉瘤,可起到缩小瘤体积和减低瘤内张力的作用,利于安放动脉瘤夹。

③需切开动脉瘤取出其内血栓机化物或近瘤颈的钙化斑者。

④需重建载瘤动脉的广基瘤。

⑤术时动脉瘤破裂。

⑥采用"Dallas"法(逆行抽血减压)时。

暂时阻断动脉的注意事项:A. 动脉夹宜选用夹力<40～80g 者,如 Scoville 夹等。B. 脑动脉耐受阻断的最大时限变化较大,应根据患者年龄、临床分级、侧支循环功能、动脉瘤部位、阻断动脉部位和方式等精心决定阻断时间。C. 需长时阻断者,应行 SEP、MEP 电生理监测,并间断恢复血循环 5～10min。D. 应配合应用脑保护剂。E. 阻断结束后用含 3‰罂粟碱溶液

的棉片湿敷动脉数分钟,以松弛血管平滑肌。

7)脑保护方法:通过 PET 研究,发现早期依据脑灌注压(CPP)下降脑缺血损伤可分为三个阶段:①脑血容量(CBV)代偿阶段:当 CPP 开始下降时,由于脑自动调节功能使毛细血管前阻力血管扩张,导致 CBV 增加,从而维持脑血流(CBF)和脑氧代谢(CMRO2)不变。②氧摄取率(OEF)代偿阶段:当 CPP 进一步下降,超过脑自动调节功能,代偿性血管扩张已达极限,CBF 开始降低,OEF 增加以维持 CMRO2。如果 CBF 降低不多,从血中摄取的氧和葡萄糖还能维持脑正常的代谢和功能。③失代偿阶段:当 OEF 达 90%,失代偿即发生,CBF 进一步下降,CMRO2 也下降,脑功能受损。为了保证暂时阻断血管顺利进行,防止可能发生的脑缺血性损伤,可按上述三个阶段设计脑保护措施,即增加残余 CBF 和提高缺血耐受性两个方面。

增加残余 CBF:

a. 升血压:正常情况下,当用药物改变血压时,脑自动调节功能可限制 CBF 变化,即维持较恒定的 CBF。但是,暂时阻断脑动脉时,阻断远端的穿通血管处于极度扩张状态,它们可被动地随全身血压改变而变化。因此,轻度升高平均动脉压(较术前提高 10%～30%),通过侧支循环可安全地增加阻断血管区域的 CBF。

b. 血液稀释:虽然在正常情况下,血粘度变化对脑灌注几乎无影响,但是在缺血时轻微血粘度降低即可显著地改善脑血供。当血细胞比容减低达 3.0%～32%,虽然红细胞携带氧减少,但由于 CBF 增加,对氧输送的能力反而增加,但血细胞比容过低,红细胞携氧能力降低带来的不利将超过血粘度降低而增加 CBF 所带来的好处。在应用本法时应避免脱水剂。

2)增加缺血耐受性:通过生理或药物方法以降低脑代谢、预防自由基等损伤,从而达到增加神经组织对缺血的耐受能力。

a. 生理方法:高温可增加缺血神经细胞损伤,降温则有保护作用。降温的脑保护机制:降低脑代谢率、减少神经介质的释放、减少钙和钙离子异常内流、减少白三烯的产生等。在脑血流恢复早期,降温还可以减轻再灌流损伤。由于深低温和超深低温并发症多,现已少用,目前多用亚低温(32～34℃),在麻醉后降温,脑血流恢复,1h 后逐渐复温。

b. 药物方法:①甘露醇:甘露醇除了能减轻脑水肿,还有降低血粘度、增加血容量、改善局灶脑血供和自由基清除作用。铃木(1984)首先应用"仙台鸡尾酒"(20% 甘露醇 500mL＋地塞米松 50mg＋VitE300mg)静滴于暂时脑动脉阻断。近来 Ogilvy 等发现亚低温＋升血压＋甘露醇联合应用的作用较各单独应用的作用强。一般在阻断动脉前 1h 静脉点滴甘露醇(2g/kg)。②巴比妥类和依托咪酯(etomidate,宜妥利):巴比妥类可引起可逆性、与剂量有关的抑制脑代谢率和 CBF。当它引起 EEG 显示等电位时,提示达到巴比妥类药物最大作用浓度,在此时 CMRO2 和 CBF 大约减低 50%。此外,巴比妥类还有自由基清除、减少游离脂肪酸形成和改善局灶脑血供、减轻脑水肿的作用。后两种作用在于巴比妥类可引起正常脑血管收缩,由于缺血区脑血管麻痹,出现血流多流向缺血区(所谓"反盗血")。由于全脑 CBF 降低 CBV 也降低,引起颅内压降低,从而更改善脑血供和缓解脑水肿。依托咪酯是一种短效麻醉剂,其作用似巴比妥类,但无巴比妥类对心血管抑制的副作用。上述两药物应在脑动脉阻断前使用,最迟不能晚于阻断后 30min。因为缺血发生后 4h 用药反而加重病情。使用时应注意:

EEG、心血管、肺功能等监测。③苯妥英钠:有增加糖原贮存、减少 ATP 消耗和减少缺血对神经元损伤。可与"仙台鸡尾酒"联合应用。剂量 6～8mg/kg。

8)动脉瘤的处理

①动脉瘤游离:不必游离和处理瘤体。但是有时瘤体将瘤颈或载瘤动脉覆盖,不得不先游离瘤体。此时要特别小心,因瘤体顶部壁较薄,易破裂出血。有时其表面有血凝块或粘连,解剖时将它们分离可引起出血,应特别注意。可暂时阻断载瘤动脉下进行上述操作。对伴脑内血肿者,应先清除血肿,再处理动脉瘤。

②动脉瘤颈的分离及夹闭:动脉瘤颈夹闭是动脉瘤手术中最理想的方法,即将动脉瘤排除血循环之外,又保留载瘤动脉血流的通畅。围绕瘤颈用刀、剪等锐性器械切割蛛网膜,避免钝器撕扯蛛网膜。然后用钝头探针轻轻插入瘤颈两旁,探出一个通道,利于动脉夹通过。瘤颈夹闭后,应检查动脉夹的位置是否满意,有否把神经或穿通小血管误夹,载瘤动脉有否因瘤颈钳夹而发生扭曲或狭窄。如动脉夹的位置不满意,应取下重放,直至满意。动脉瘤颈处理时可在暂时阻断载瘤动脉下进行,特别是动脉瘤粘连较严重、瘤壁较薄、瘤颈较宽者。

③动脉瘤颈电凝后夹闭:当瘤颈较宽不能直接夹闭时,可用双极电凝镊轻轻夹住瘤颈,在低电流下将瘤颈电烙变细,然后再行夹闭。电凝瘤颈时,要确认双极电凝镊把瘤颈全部夹住,电凝时作挤压和松开动作,并滴注生理盐水,防止镊尖与瘤壁粘着。经上述两法夹闭的动脉瘤,均应用针穿刺瘤体,排除瘤内残血,并验证瘤颈是否完成夹闭。如瘤体经穿刺排血后又重新充盈,且穿刺针眼不停冒血,说明瘤颈未完成夹闭或瘤体还有其他供血动脉,应给予相应处理。

④动脉瘤切开清除血栓机化物后夹闭瘤颈:当动脉瘤体积较大(如大型或巨型动脉瘤)、瘤颈有硬化斑时,可暂时阻断载瘤动脉,切开瘤体,用吸引器或超声吸引器等清除其内血栓机化物或硬化斑,再将瘤颈夹闭。

⑤动脉瘤切除:一般只夹闭瘤颈,未必切除瘤体。对于大或巨型动脉瘤,为解除动脉瘤对神经血管的压迫,可在瘤颈夹闭后,游离和切除动脉瘤。但是当瘤壁与重要神经血管结构粘连较紧时,不要勉强切除,可遗留小片瘤壁。

⑥动脉瘤电凝:对于小(1～2mm)而无瘤颈的动脉瘤或动脉壁异常隆起(瘤壁薄者除外),可在低电流下用双极电凝镊电凝,使动脉瘤凝固皱缩。

⑦管型夹夹闭动脉瘤:采用特制的管状动脉夹(Sundt 夹),套在动脉上,并将瘤颈夹闭。适用于瘤颈因手术入路或其他原因不能直视下游离,特别是载瘤动脉上有破口。本法缺点是可能将瘤颈邻近的神经和血管组织误夹。Sundt 管形夹有多种规格,直径 2.5～4.0mm,长度 5～7mm,可根据需要选用。

9)术中动脉瘤破裂的处置:动脉瘤在分离和夹闭的任何步骤中都可能破裂。对于那些粘连在周围脑组织,尤其是硬膜上的动脉瘤,破裂的风险是最高的,较大幅度手术操作和对周围结构的牵拉都可能牵拉动脉瘤体导致动脉瘤术中破裂。一旦发生破裂,首先可通过吸引和用脑棉压迫出血部位的方式进行控制。术者不得匆忙尝试直接夹闭动脉瘤,因为这样很容易导致撕裂动脉瘤基底,甚至载瘤动脉。

术时各个时期动脉瘤破裂出血及处理:

在动脉瘤游离前：如发生在全麻气管插管时，开颅、硬脑膜剪开或牵拉脑组织等时。

预防：①避免插管时剧烈咳嗽和血压波动。可插管前半小时肌注可待因 1mg/kg。②麻醉要达到适当深度，不可过浅。头皮切口可加局部麻醉药，减少因切皮疼痛引起血压突然升高。③避免颅内压突然波动或降低。术时经腰蛛网膜下腔或侧脑室放脑脊液，应在硬脑膜剪开后，放液应缓慢。④牵拉脑组织要轻柔，不可粗暴或过分牵拉。

处理：①迅速药物降压（如用硝普钠），使平均血压在 6.67～8kPa（50～60mmHg）。②阻断夹闭颈动脉：用于动脉瘤位颈内动脉者。③中止手术：用于硬脑膜或头皮尚未切开的患者。④迅速暴露和处理动脉瘤。

在动脉瘤游离时：较常见。

预防：①应在直视下轻柔地游离动脉瘤，对纤维束带应锐性切割。②应遵循动脉瘤处理的原则，即先游离载瘤动脉近、远端，再游离动脉瘤。对复杂动脉瘤，可在暂时阻断载瘤动脉下游离动脉瘤。

处理：①迅速暂时阻断载瘤动脉，制止出血，并处理动脉瘤。②用两把吸引器迅速清除术野血液，找到动脉瘤破口，用一把吸引器对准出血点，防止血液继续流入术野，并迅速游离和处理动脉瘤。

在动脉瘤夹闭时：最常见。

预防：除与游离动脉瘤时防止动脉瘤破裂的措施一样外，还应在充分游离瘤颈后，施行夹闭操作。夹闭时，动脉瘤夹两头端应超过瘤颈，缓慢夹闭瘤颈，松夹时也应缓慢和轻柔，不全夹闭瘤颈或粗暴急速松夹，均可能导致出血。

处理：①当动脉夹尚未完全合拢即发生动脉瘤出血，而且随着夹子逐渐合拢，出血有增多趋势，这种情况多提示瘤壁上有破口，即应迅速取下夹子，出血可自停或用③～⑥法处理。②当动脉夹把瘤颈夹住后发生动脉瘤出血，多提示瘤颈未完全夹闭，应按③～⑥法处理。③吸引游离法（Poppen法）：用一把大号吸引器把动脉瘤吸住，迅速夹闭瘤颈。应注意本法只适用于瘤颈已完全游离好者，如应用不当，反引起动脉瘤破口扩大。④压迫止血法：取比破口略大的明胶海绵片，将其头端修剪并插入动脉瘤破口，外盖小棉片，吸引器轻压片刻，常可止血，并迅速游离和处理动脉瘤。注意切忌盲目乱压迫，后者不仅达不到止血目的，反加剧脑肿胀。⑤暂时阻断载瘤动脉或破口近端瘤体，血止后迅速酌情处理动脉瘤。⑥双极电凝法：仅适用于破口小且边缘整齐者。在上述各法控制出血下，用低强度、短脉冲电流，在滴注盐水防止镊尖与瘤壁粘连下进行破口封闭。当控制出血以后，游离动脉瘤的基底部并上先导夹。小型的薄壁动脉瘤可能因瘤颈撕脱而破裂出血。在临时阻断动脉以后，应该尝试通过融合部分载瘤动脉壁进行夹闭的方式进行瘤颈重建。如果因部位深在，还可以采用 8/0 或 9/0 缝线连续缝合的方式来缝扎破裂部位，或者用无损伤夹修复出血部位，再采用永久夹夹闭，辅以胶水加固。动脉瘤夹闭后需用血流监测装置如超声多普勒检查载瘤动脉和瘤内血流，以确认瘤内无血流。或术中脑血管造影，证实瘤颈夹闭完全，载瘤动脉通畅。

10）术中监护技术

A. 微血管多普勒超声（microvascular Doppler）：动脉瘤夹闭术中，运用微小探头探测并记录动脉瘤、载瘤动脉及其分支的血流速度和频谱，根据所得结果可了解动脉瘤是否夹闭完全、血管有无痉挛,以及调整动脉瘤夹等,具有简单易行、无创、安全等特点,尤其对瘤颈粗、甚至无明显瘤颈的巨大动脉瘤手术具有指导意义。

B. 内镜辅助技术:在夹闭动脉瘤的过程中应用内镜不仅可以放大视野。而且还可以从不同位置、角度观察动脉瘤及其周围的解剖结构,降低了夹闭时的盲目性和术中动脉瘤破裂的风险,显著提高了动脉瘤夹闭的准确率。

C. 荧光血管造影术:在动脉瘤夹闭过程中采用特殊造影剂(如吲哚菁绿)作为血管示踪剂对脑血管进行造影,能清楚地显示直径<1mm的微小血管,可以反复多次观察术中颅内动脉瘤夹闭是否完全,有助于术中及时纠正动脉瘤夹的误夹,减少动脉瘤颈的残留,从而提高了颅内动脉瘤夹闭术的治疗质量。这一技术的优点在于其实时性,能在术中发现动脉瘤颈残留或载瘤动脉及穿支损伤,减少术后再出血或脑梗死的发生率,同时分辨率较高,较之DSA更容易观察到术野中细小的穿通血管。同时可在术中多次重复造影,操作简便,对手术操作影响较小。但其不足之处在于穿透力弱,无法显示被脑组织、血凝块或动脉瘤夹覆盖的血管。因此实际使用过程中需要清除术野,甚至牵拉动脉瘤夹或血管进行暴露。Washington(2013)报道,术中荧光血管造影与术中DSA的吻合率达75.5%,而4.1%的患者通过单纯术中荧光造影获益。可以预见,随着该技术的不断普及和成熟,将会有广阔的应用前景。

11)术后处理:除按一般开颅术处理外,还应注意脑血管痉挛的防治:①手术中除补足失血量外,应多输200mL血。②尼莫地平应该在保证正常血压状态的情况下应用,每小时0.25～0.5mg/kg静脉点滴(溶于葡萄糖溶液中,避光点滴),术后5～7d后,减量改口服,应用14d。③保持良好的脑灌注。可输血或静脉注射白蛋白、血浆,使中心静脉压维持在1.06～1.33kPa(8～10cmH$_2$O)或肺动脉楔状压1.60～1.86kPa(12～14mmHg)。血压不宜过高或过低,一般收缩压维持在16～20kPa(120～150mmHg)。使血钠维持于140mmol/l,减轻脑水肿。动脉瘤经妥善处理后,可根据颅内积血情况,进行脑脊液外引流。可选用脑室穿刺或腰穿引流的方法放出血性脑积液,有利于防治血管痉挛。注意外引流管口的位置需高于侧脑室水平10～15cm左右。

12)脑积水的处理:约30%的急性蛛网膜下腔出血的患者可在不同阶段出现不同程度的脑积水,并导致颅压升高、灌注压减低。对脑积水患者可采用脑室外引流术,术中可同时放置颅压监测装置,进行颅内压监测,使脑灌注压>70mmHg。脑室外引流口需高于侧脑室水平10～15cm。术中放脑脊液速度要慢,不要使脑压下降过快。

13)疗效:显微外科手术完全夹闭动脉瘤后极少复发。M. Akyuz(2000)等在平均44.6个月内,对136例患者开颅手术夹闭的166个动脉瘤进行远期DSA随访,其中7例已知残留的动脉瘤中,5例保持稳定,1例自发性血栓形成,另有1例动脉瘤扩大。完全夹闭的动脉瘤中,未见复发,但另见两例新发动脉瘤。Thornton(2000)等统计了1397例1569个动脉瘤,手术夹闭后有瘤颈残留的占5.2%,其中7例发生再出血,年再出血率为1.9%。这些良好的影像学结果在大型随机对照研究中也得以验证。在最为著名的国际多中心研究ISAT中,开颅动脉瘤夹闭术在1年随访时动脉瘤闭塞率为81%,远高于血管内治疗的58%,1年内的再出血率仅为0.9%。而在最近由美国Barrow中心组织的BRAT研究中,开颅手术后出院时动脉瘤闭塞率为85.1%,3年随访时这一数据达到87.1%,远高于介入组的出界时的57.9%及随访时的 52.2%。而在 2000 年在芬兰进行的世界上首次关于动脉瘤开颅手术与介入疗效比较的临床研究中也报道，开颅夹闭术的远期动脉瘤闭塞率为 86%，高于介入组的 76.9%。随着各类术中监护水平的提高，动脉瘤的总体疗效还在不断进步。

显微外科的影像学疗效虽然具有优势，但因开颅造成的创伤使患者的临床预后并未体现出与影像学预后相一致的优势。尤其是追求微创化治疗的 21 世纪，显微外科手术的应用受到了极大挑战。对于破裂动脉瘤，几项随机对照研究均显示，开颅手术的残死率高于神经介入。以 ISAT 为例，术后 1 年随访患者残死率高达 31%，远高于介入组的 24%。这一对比在 6 年随访时得到扭转，原因在于介入治疗的部分患者再出血后导致预后不良。而 BRAT 研究中，出院时 mRS>2 分者在开颅组中占 30%，高于介入组的 24.8%。但研究总体趋势仍可发现，这一数据远期在两种治疗方法中似乎并无差异。对于未破裂动脉瘤，手术残死率总体低于破裂动脉瘤。Theodora(1998)总结了 1996—1999 年手术治疗的 2460 例患者，总体死亡率 2.6%，并发症率为 10.9%。Johnson(2001)报道的手术预后不良率为 24.8%，死亡率 3.1%，分别高于介入组的 9.6% 及 0.6%。Kim(2010)报道的并发症率及死亡率分别为 8.4% 及 0.4%，高于介入组的 6.3% 及 0.2%。而大规模的临床研究 ISUIA 报道术后 30d 内死亡率为 2.8%，1 年死亡率为 3.4%。破裂动脉瘤根据入院时临床分级 Hunt－Hess 分级进行分组统计，低级别(Hunt－Hess Ⅰ～Ⅲ级)术后 1 年病残率为 15.6%，死亡率为 8.5%。而高级别(Hunt－Hess Ⅳ～Ⅴ级)患者中病残率 11.1%，死亡率达到 37%，总体预后不良。

(2)颅内动脉瘤的间接手术

1)动脉瘤孤立术：结扎动脉瘤的载瘤动脉，包括动脉瘤的供血和引流动脉，使其孤立于动脉系统之外。此法用于不能或不适宜夹闭瘤颈的动脉瘤、术时动脉瘤颈部破裂无法夹闭、梭形或层间动脉瘤等。手术方法有两种：①颅内外孤立术，即动脉结扎部位一个在颅外(如颈部颈动脉或椎动脉)，一个在颅内动脉瘤的远端。②颅内孤立术，分别在颅内结扎动脉瘤近、远端的载瘤动脉。本法处理动脉瘤时也阻断脑组织一些血液循环通路，因此仅适用于有良好侧支循环的患者。但是应注意，即使有良好侧支循环，术后因动脉瘤痉挛等因素干扰，患者仍可能发生脑缺血。

2)动脉瘤包裹加固：适用于：①不能夹闭、切除或孤立的动脉瘤，如梭状动脉瘤等。②行内凝的动脉瘤。加固材料有特制的纱布片、棉花片、肌肉片和明胶海绵等，可与生物胶一起应用，以提高疗效。

3)颅内－外动脉搭桥术结合载瘤动脉阻断或动脉瘤孤立术：采用颅内－外动脉搭桥术重建脑侧支循环确保载瘤动脉供血区血供，然后再行载瘤动脉阻断或孤立。常用的方法有颞浅动脉－大脑中动脉搭桥术、颈外动脉－大脑中动脉搭桥术等。该方法适用于手术夹闭或血管内介入治疗困难的复杂动脉瘤，或因侧支循环代偿不良，无法耐受闭塞载瘤动脉的动脉瘤。

在国内率先进行关于这一技术的研究，通过颅内外血管搭桥手术，重建脑血流途径，再封闭载瘤动脉，在保证正常脑供血的前提下达到治愈动脉瘤目的(图 3－43)。同时在国内率先提出腕部桡动脉是一种理想的用于重建脑内血流量的移植血管。经过长时间的技术推广和交流，国内多数神经外科中心已经能够开展常规脑血流重建手术。

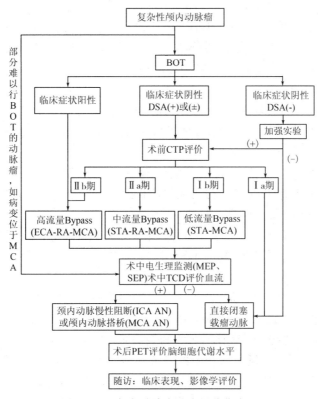

复杂性颅内动脉瘤

↓

BOT

↓

临床症状阳性 | 临床症状阴性 DSA(+)或(±) | 临床症状阴性 DSA(-)

加强实验

↓(+) →术前CTP评价 (-)

Ⅱb期 | Ⅱa期 | Ⅰb期 | Ⅰa期

高流量Bypass (ECA-RA-MCA) | 中流量Bypass (STA-RA-MCA) | 低流量Bypass (STA-MCA)

术中电生理监测(MEP、SEP)术中TCD评价血流

(+) (-)

颈内动脉慢性阻断(ICA AN) 或颅内动脉搭桥(MCA AN) | 直接闭塞载瘤动脉

术后PET评价脑细胞代谢水平

随访：临床表现、影像学评价

部分难以行BOT的动脉瘤，如病变位于MCA

图 3-43 复杂动脉瘤诊疗规范化疗程

4)缺血耐受性评估手段(图 3-44)

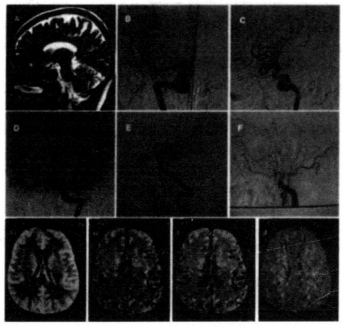

图 3-44 常用评估手段

A～C.右侧颈内动脉眼段巨大动脉瘤；D～F.BOT提示前后交通动脉代偿较差,血流速度缓慢；G～J.即时CTP提示临时阻断侧低灌注

A. 术前球囊闭塞试验(BOT)：球囊闭塞试验是一种广泛用于术前评估动脉闭塞后脑组织耐受性的方法和技术，但仍有部分患者 BOT 试验能够耐受，且动脉阻断后出现脑缺血症状。其主要并发症主要包括：动脉夹层分离、假性动脉瘤、血栓形成、血管痉挛和穿刺部位的血肿等，有些并无症状，有些会引起一过性或永久性神经功能缺损。匹兹堡大学的 Mathis 等于 1995 年报道了 500 例 BOT 病例，并发症占 3.2%，而无症状者占 1.6%，一过性的神经功能缺损占 1.2%，永久性神经功能缺损占 0.4%。如加上各种辅助方法和技术，从以往的报道来看，并发症的发生率不超过 15%(包括有症状和无症状并发症)。可见，相对于诊断性脑血管造影来说，BOT 的并发症发生率并不高。

BOT 临床阳性及阴性的定义：将不可脱球囊充盈置于载瘤动脉近端，观察时间 30min。在颈动脉闭塞期间，观察患者的神经功能变化，同时 DSA 检查 Willis 环的代偿程度。若出现神经功能缺损，则为 BOT 临床阳性。反之则为阴性。

BOT 加强实验：指在 BOT 实验基础上，通过降低血压 20～30mmHg，观察时间 20～30min，观察患者的神经功能变化，同时 DSA 检查 Willis 环的代偿程度。若出现神经功能缺损，则为 BOT 加强实验临床阳性。反之则为阴性。

DSA 影像阳性(＋)的定义：动脉闭塞侧的毛细血管期较正常对侧显影晚 1.5s 以上。

DSA 影像弱阳性(±)的定义：动脉闭塞侧的毛细血管期较正常对侧显影晚 1.0～1.5s。

DSA 影像阴性(－)的定义：动脉闭塞侧的毛细血管期较正常对侧显影晚＜1.0s。

B. CT 灌注(CTP)：CTP 是一种较新的血流动力学评价技术，具有快速准确的优点，其基本原理是造影剂通过脑组织时将引起 CT 密度的变化，利用动态扫描的方式获得造影剂首次通过脑组织时的时间—密度曲线，根据一定的数学模型计算即可获得包括 CBF、CBV、TTP 和 MTT 在内的多种血流动力学参数，其中，TTP 被认为是反映脑血流动力学损害的最敏感指标。以往研究结果显示 CTP 可以在常规 CT 或 MRI 阴性时发现异常。

采用 CTP 对其血流动力学进行分期，如表 3—25，Ⅰ期为 CVR 代偿期，CBF 尚可维持正常，伴随 TTP 的延长及 CBV 的正常或上升；Ⅱ期 CVR 失代偿出现 CBF 下降，伴随 TTP 延长及 CBV 的正常或者下降。研究表明这种分期可以较准确地反映低灌注所致的脑局部微循环的病理生理学状态，具有较大的临床应用价值。

表 3—25　不同分期的脑血流动力学参数特征

	TTP	MTT	CBF	CBV
Ⅰ～a 期	延长	正常	正常	正常
Ⅰ～b 期	延长	延长	正常	正常或上升
Ⅱ～a 期	延长	延长	轻度下降	正常
Ⅱ～b 期	延长	延长	明显下降	下降

在 CTP 的分析中，我们将阻断侧的 CBF、CBV 及 TTP 除以对侧镜像区域的相应值，得到 rCBF、rCBV 及 rTTP 等相对值。通过采用这种半定量的方法我们可以有效地解决 CTP 绝对值可靠性较差的问题，这也是目前 CTP 的应用中被普遍接受的分析方法。通过这种方法可对 BOT 状态下的脑血流动力学进行准确的测量和有效的分期。

C. 电生理监测脑运动诱发电位(MEP)和体感诱发电位(SEP)：在术中还可以通过电生理监测脑运动诱发电位(MEP)和体感诱发电位(SEP)，及时发现脑缺血对脑功能的影响。随着用于引出 MEP 的全静脉麻醉和多脉冲刺激技术的成熟，术中应用 MEP 监测来连续评价运动皮质和运动通路功能完整性已经可行,其变化规律还可能有助于对术后脑功能的影响做出预测和评价。在术中临时阻断载瘤动脉后每间隔 2min 重复 MEP 监测,并持续行 SEP 监测,以波幅下降 50% 为警示。初步研究结果表明其监测结果可能作为判断复杂动脉瘤是否必须搭桥的一项指征。脑电活动是脑功能变化的客观反映,目前主要应用于脑功能区、脊髓、颅底、颈动脉狭窄、主动脉动脉瘤等疾病手术,它们能在术中及时发现手术操作引起的神经系统机械性或缺血性损伤,提醒术者立即采取干预措施,去除损伤因素,避免或减少不可逆的神经损伤。MEP 问世之前,有学者采用脑电图连续监测或用 SEP 检测感觉系统并推测运动通路的功能,但是感觉和运动通路在解剖位置和血液供应上不尽相同,临床上常有患者运动功能受损而 SEPs 正常的报告。单纯用 SEP 监测运动通路的假阳性率和假阴性率均高。经颅电刺激肌源性运动诱发电位(TES-mMEPs)是利用经颅电刺激大脑皮层或脊髓,使锥体细胞轴突产生一个去极化的动作电位,这个动作电位始于皮质运动区,沿着皮质脊髓束下降到 α 运动神经元和肌肉,并可以在沿着运动传导通路的多个位点或骨骼肌上被记录到。随着用来引出 TES-MEP 的全静脉麻醉和多脉冲刺激技术的成熟,术中应用 TES-MEP 监测来连续评价运动皮质和运动通路功能完整性已经可行。然而因为肌源性 MEP 的不稳定性、多相性和高度敏感性,以及脑缺血损伤比直接机械性损伤更为复杂,监测指标的异常程度与临床神经功能后果之间的关联性尚未完全得到证实,所以报警标准较难确定,目前临床上尚无统一标准。而对于引起 MEP 异常或消失的手术操作,运动系统究竟能耐受多久而不影响其运动功能也不清楚。国内有学者通过脑缺血动物模型证实,在 MEP 波幅完全消失后 5min 内是相对安全时间,超过 5min 后去除缺血因素,可能出现脑梗死,超过 10min 则几乎不可避免脑梗死。但该结论是否适用于临床,能否提供一个相对安全的时间治疗窗,仍有待研究。另外,MEP 监测中可能直接刺激皮质下白质而引起皮质脊髓束兴奋,因而在监测皮质血流灌注方面不及 SEP。所以 SEP 与 MEP 可对运动区血流的监测提供相互补充的信息。

D. 正电子发射型断层(positron emission computed tomography,PET):PET 代表了当代最先进的无创伤性高品质影像诊断的新技术,虽然对于脑缺血的检查具有很高的敏感性,但是由于 PET 检查价格昂贵,尚不能全面开展。目前主张将 PET 用作部分患者术后脑血流改善后细胞代谢水平的评价。结合这些新兴的可用于定量研究的脑血流动力学和脑功能学评估方法,可以制定出量化的指标用于筛选出适合于脑血流重建术患者。

E. 手术流程(图 3-45):术前常规行双侧桡动脉 Allen 试验,并作改良 Allen 试验,即在阻断桡动脉后,分别监测各指尖血氧饱和度,5min 内无下降视为通过加强试验。根据术前血流动力学检查结果采用三种不同重建方式:①颞浅动脉-大脑中动脉搭桥术(STA-MCA)系低流量搭桥。②颞浅动脉-桡动脉-大脑中动脉搭桥术(STA-RA-MCA),系中等流量搭桥。③颈外动脉-桡动脉-大脑中动脉搭桥术(ECA-RA-MCA),系高流量搭桥。吻合侧翼点或改良翼点开颅,于颧弓根处保护颞浅动脉主干;STA-MCA 搭桥者须分离保护颞浅动脉前后分支。ECA-RA-MCA 不必分离颞浅动脉,但须在同侧颈部另作切口,暴露并分离该侧颈总动脉、颈内动脉和颈外动脉;额颞小骨窗,直径约 3cm,分开侧裂,找到大脑中动脉 M2 分叉部,近分叉部选择合适 M3 分支作搭桥受血段。同时在吻合侧对侧前臂,自腕部起行 S 形皮肤切口,沿桡动脉走行分离结扎桡动脉分支,根据供受体血管间距离选取合适桡动脉长度作移植段血管。采用 9~0 或 10~0 单股尼龙线,分别将移植血管两端吻合于供受体血管的侧壁上,吻合完成后用多普勒探头及吲哚菁绿造影检验吻合口通畅。

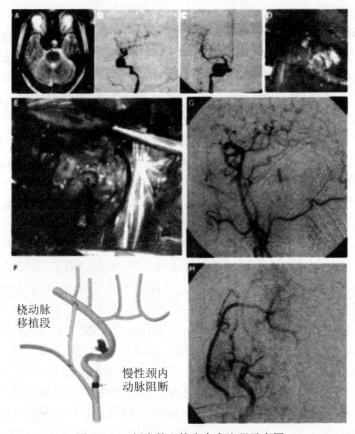

图 3—45　颅内外血管吻合术流程示意图

A～C. 右侧颈内动脉眼段巨大动脉瘤；D. 取移植血管一段吻合于手术侧大脑中动脉 M2 段；E. 一端吻合于颈外动脉；F. 颈内动脉慢性阻断；G～H. 桥血管通畅，右侧颈内动脉及动脉瘤不显影

F. 小结：复杂动脉瘤的颅内外血管重建术在近几年成为热点，同时也标志着未来动脉瘤治疗的趋势。

二、巨大型脑动脉瘤

巨大型脑动脉瘤（giant intracranial aneurysms）指直径≥2.5cm 的脑动脉瘤，它们在分布、临床表现和诊断治疗等方面不同一般中小型动脉瘤。

（一）发生率和分布

巨大型脑动脉瘤约占脑动脉瘤的 2%～5%，其分布异于一般中、小型脑动脉瘤，总结文献 1488 例巨型脑动脉瘤，49%分布于颈动脉，13%大脑中动脉，11%大脑前动脉，26%分布在椎基动脉（图 3—46）。女性好发，多在 3.0～60 岁起病。

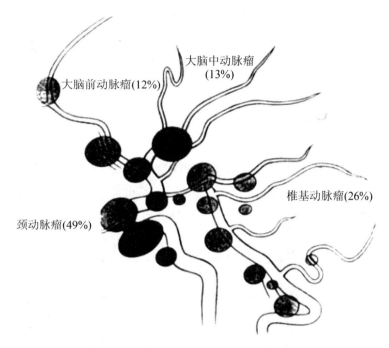

大脑中动脉瘤
(13%)

大脑前动脉瘤(12%)

椎基动脉瘤(26%)

颈动脉瘤(49%)

图 3—46 巨大型脑动脉瘤的分布

(二)临床表现

1. 颅内占位表现 为巨型脑动脉瘤的主要表观,依所在部位不同可表现眶后痛、复视或眼睑下垂,以及大量鼻出血等(海绵窦内动脉瘤)、不对称性视野缺损、单侧视力减退(颈眼动脉瘤),癫痫、智力减退伴视野缺损(颈内动脉分叉动脉瘤),精神症状伴视野缺损(前交通动脉瘤),癫痫、轻偏瘫(大脑中动脉瘤),共济失调、痴呆、眼肌麻痹和 Weber 征(基底动脉分叉动脉瘤),展神经麻痹、脑积水、痴呆和锥体束征(基底动脉主干动脉瘤),桥小脑角征如听力减退、半侧面部感觉异常、面瘫等(椎基动脉汇合处动脉瘤),后组脑神经麻痹、四肢轻瘫、呼吸困难等(椎动脉瘤)。

2. 蛛网膜下腔出血 发生率 14%～35%。虽然巨型脑动脉瘤内常有血栓形成,约见 40%病例,但仍容易出血。由于巨型动脉瘤的瘤壁张力高,较小型动脉瘤更易引起大出血。按 Laplace 定律:T(动脉瘤壁张力)＝PR/2e,P 为瘤内压力,R 是瘤直径,e 为瘤壁厚度,可见瘤越大,瘤内压越大,瘤壁承受张力亦更大。年出血率 6%,比一般脑动脉 3%出血率高。

(三)病理

形态上可呈囊性或梭形,前者多发生在载瘤动脉的分叉部,但在瘤体很大时,难区分囊性或梭形。

巨型脑动脉瘤很可能由于小型动脉瘤发展而来,因此其发生发展似小型者,在先天和后天动脉壁缺损基础上,受血流冲击下,经反复出血和修复过程,逐渐增大。巨型动脉瘤常无肌层,仅有少量弹力和肌纤维。瘤内常有层叠的血栓提示瘤内血流旋涡,瘤壁受长期的动脉搏动和血流冲击,发生血栓沉积。Sutherland 等(1982)用[111]铟标记的血小板和[99m]锝标记的红细胞的双重核素技术,发现半数巨型脑动脉瘤内有血小板沉积,且易发生远处脑动脉栓塞,引起脑缺血。瘤内血栓并不能减少动脉瘤破裂出血。不治的巨型脑动脉瘤,2 年和 5 年因出血死亡率可达 68%和 85%～100%,幸存者多病残。

（四）诊断

1.**血管造影** 为本病主要诊断方法。由于巨型脑动脉瘤内常有血栓，因此血管造影只显示动脉瘤的内腔，要了解巨型动脉瘤体积，还需做 CT 或 MRI。

2.**头颅 CT** 可显示巨型动脉瘤的圆形瘤体，增强时的"靶征"（图3-47）（瘤壁环形增强，中央瘤腔也增强，它们之间的血栓不增强）。薄分层（0.5～1.0mm）扫描，可看清除血管造影不能清楚显示的动脉瘤和载瘤动脉的关系，了解前床突、视神经管、筛窦气房、枕骨髁和颈静脉结节等，以便经颅底入路切除骨质时作参考。

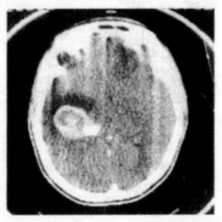

图3-47 巨型大脑后动脉瘤的CT"靶征"

3.**头颅 MRI** 可显示动脉瘤与邻近神经血管结构的关系，区分新、老血栓（图3-48）。

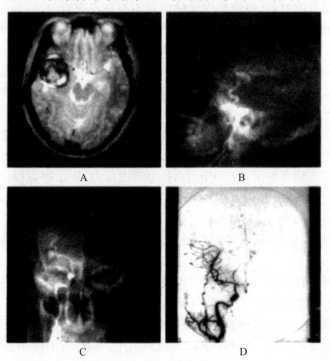

图3-48 巨大大脑中动脉瘤

A. MRI 显示瘤体内新、老血栓；B、C 脑血管造影显示动脉瘤腔和大脑中动脉被向上和内侧推移；D. 术后动脉瘤颈夹闭和瘤体切除

（五）手术治疗

术前应根据患者的具体情况、神经影像学表现、脑侧支循环功能的估测等选择手术方式，如瘤颈夹闭、动脉瘤切除＋脑血管重建、载瘤动脉结扎伴或不伴颅内外动脉吻合术等。

1.瘤颈夹闭（图3—49）　应作为本病治疗的首选方法，特别适合有瘤颈、动脉瘤位于颈内动脉床突旁或床突上段、大脑中动脉、前交通动脉、基底动脉分叉处、椎动脉等。但是，由于瘤体巨大、瘤颈宽及重要穿通支和脑动脉分支与动脉瘤关系密切，使瘤颈夹闭困难或不可能。尤组病例报告直接手术成功率30％～80％（表3—26）。手术入路的选择、术时暂时阻断脑动脉、应用"逆行性抽血"或瘤体切开取栓、特种瘤夹应用等是提高手术成功的重要因素。对于基底动脉或大脑后动脉巨型动脉瘤，由于位置深在，载瘤动脉常被瘤体遮盖，术时难以达到控制载瘤动脉，因此更增加手术的难度，常需采用降温、体外循环下手术。

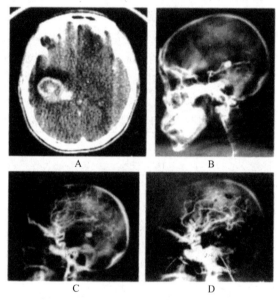

图3—49　巨型大脑后动脉瘤

A.CT显示典型的"靶征"；B和C.选择性椎动脉和颈动脉造影均显示动脉瘤；D.开颅动脉瘤切除后10d，脑血管造影证实动脉瘤已消失，银夹位置良好

表3—26　巨大脑动脉瘤外科治疗的疗效

作者	（年）	例数	直接手术(%)	优良率(%)	病残(%)	死亡(%)
Hosobuchi	1979	40	18	80	15	5
Drake	1979	174	72	72	16	13
Onuma	1979	32	75	63	20	16.7
Kodama	1982	49	?	61	16	22
Yasargil	1984	30	?	67	23	10
Whittle	1984	32	32	75	20	17
Symon	1984	35	80	86	8	6
周良辅	1988	41	60	95	5	0
Ausman	1990	62	?	84	11	5
Sundt	1991	332	57	81	6	13
Shibuya	1996	73	?	79	12	8
Lawton	1995	171		87	8	5
Sanai	2010	117		84	3	13

2.动脉瘤切除＋脑血管重建　适用于不能直接夹闭的大脑中动脉、颈内动脉、大脑前动脉和椎动脉瘤。动脉瘤切除后在颅内重建(端端或端侧吻合)脑动脉。Sundt(1991)报道25例患者,术后优良率84％,差4％,死亡12％。我们对1978—1988年14例巨型脑动脉瘤直接或间接手术＋脑血管重建进行随访,无死亡,无脑缺血并发症,全部优良。

3.载瘤动脉阻断或动脉瘤孤立术或切除伴或不伴颅内外动脉吻合　载瘤动脉近端阻断可降低动脉瘤内压力,促使瘤内血栓形成,从而达到减少动脉瘤破裂出血。如载瘤动脉远端也参与供血,则需结扎载瘤动脉远、近端,称动脉瘤孤立术。

(1)颈动脉结扎:使用于动脉瘤位海绵窦段、床突旁段和少数床突上段颈内动脉。本法简便有效,术后血管造影发现83％动脉瘤消失或缩小,但脑缺血发生率为28％(颈总动脉结扎)和49％(颈内动脉结扎)。虽然通过各种术前脑侧支循环功能测定(见"暂时脑动脉阻断")、术时EEG、rCBF和颈动脉残端瘤注压测定等,脑缺血并发症明显减少,但仍不能绝对避免。因此,对侧支循环欠佳者,宜用Crutchfield夹做慢性颈动脉阻断,对侧支循环差者,宜慢性阻断＋颅内外动脉吻合术。由于一侧颈动脉阻断后,将增加对侧颈动脉的血流量,有促使对侧新的动脉瘤形成,因此对年轻患者,应结扎颈动脉＋颅内外动脉吻合术。表3－27总结文献报告的疗效。

表3－27　颈动脉阻断＋颅内外动脉吻合治疗脑动脉瘤的疗效

作者	年份	例数	结果			
			优	良	差	死亡
Ferguson	1977	3	3			
Drake	1979	13	6	1	1	5
Hopkins	1979,1983	13	7	1	3	2
Gelber	1980	10	10			
Bockhom	1981	4	2	2		
Roski	1982	11	6	4		1
Heros	1983	5	2	2		1
Peerless	1983	15	15			
Spetzler	1985	23	22		1	
Morgan	1986	8	6	2		
Sundt	1991	61	41	9	4	7
周良辅	1993	15	14	1		

(2)椎动脉结扎(图3－50):适用于一侧椎动脉供血的椎动脉瘤或椎基动脉瘤,特别是层间动脉瘤,而对侧椎动脉功能好者。Drake(1995)用此方法治疗8例巨大椎基动脉瘤,7例结果优良。Shilbata(1982)总结文献31例椎动脉瘤中,椎动脉结扎死亡率为41％(1970年前)、7％(1970年后)。

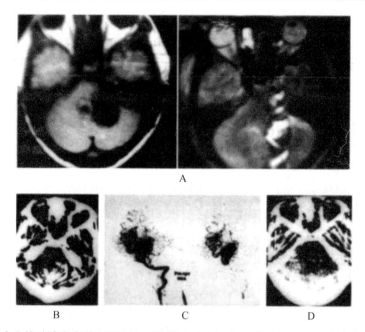

图3—50　巨大左椎动脉瘤术前 MRI(A),CT(B)和 DSA(C)和术后 CT(D)。注意术后增强 CT,动脉瘤已不显影,受压第4脑室已恢复正常形态

(3)基底动脉结扎:用于不能夹闭的基底动脉瘤,而双侧后交通动脉功能良好者,造影中可见基底动脉通过颈动脉显影。结扎基底动脉位置应在小脑上动脉与大脑后动脉之间,注意不要伤及穿通支。总结1980年前文献报告9例患者,术后良好5例(56%)、差2例、死亡2例(22%)。steinberg(1993)随访201例患者,椎动脉结扎治疗椎动脉瘤较基底动脉结扎治疗基底动脉瘤优良率高,分别为87%与64%。

为减少载瘤动脉结扎后脑缺血并发症,曾尝试颅内外动脉吻合,但疗效欠佳。Sundt (1986)用大隐静脉在颈动脉和大脑后动脉之间架桥＋椎基动脉结扎治疗9例患者,优良4例(44%)。Wakui 等(1992)用桡动脉在颈外动脉和大脑后动脉之间架桥治疗一例巨大椎动脉瘤,术后恢复良好,但有共济失调。

三、未破裂脑动脉瘤

未破裂脑动脉瘤有无症状和有症状两类,前者指多发脑动脉瘤,因其中脑动脉瘤破裂出血而发现其他未破裂者。

(一)流行病学

迄今缺乏基于入口的流行病学资料,下列资料来自基于医院的资料,有回顾性或前瞻性分析,随访时间长短不一,患者平均年龄分布较广,由于这些异质性影响所得结论。

1.患病率　尸检为0.4%(回顾性研究)～3.6%(前瞻性研究)CT 和 MRI 检出率为3.7%(回顾性研究))～6.0%(前瞻性研究)。可见因研究方法和对象不同患病率也不同。

2.出血率　Britz GW 等(2011)收集22483例患者,平均随访7.49年,410例出血(出血率1.82%),其中动脉瘤直径<10mm 为0.43%,>10mm 为2.16。我们收集1966—2012年文献报告34046例患者,脑动脉瘤无症状年出血率为1.91,有症状则6%。

3.影响出血的因素　①动脉瘤直径:大组病例支持>7mm 动脉瘤易出血,且随直径增大,出血率也增高(Ⅱ级证据)。②动脉瘤部位:易出血部位为椎基动脉、后交通动脉。③年龄:与患者年龄呈负相关,即年青者较老年者更易出血,且随着年龄增长,出血风险增大。④血压:高收缩血压和长期未控制高血压者易出血。⑤抽烟:烟龄越长越易出血。⑥多发动脉瘤与单发动脉瘤一样,则多发者不增加出血风险。⑦症状:有症状脑动脉瘤较无症状者易出血。多因素分析,抽烟、高血压和脑卒中家族史均为独立危险因素,OR(危险比)分别是3.0、2.9和1.6。高胆固醇和常体育活动可降低脑动脉瘤发生,分别为0.5和0.6(Vlak MH,2013),其中高胆固醇降低动脉瘤形成与以往文献相佐,需进一步研究证实。

(二)处理

对有症状未破裂脑动脉瘤(表3-28),应积极治疗,因所引起的症状可能与小出血或脑动脉瘤增大有关。对无症状未破裂者的处理,一直有争论。综合欧美有关指南经验,我们认为在作出决定前不仅要评价未破裂脑动脉瘤本身(如动脉瘤大小、部位等),还应考虑患者因素,如年龄、身体状况、家族史以及诊治医院和医生因素(设备、技术力量和经验)。在此基础上作出个体化的处理决定。

表3-28　未破裂脑动脉瘤出血率

作者(年)	病例数	出血例数	随访时间(年)	年出血率(%)
Locksley(1966)	34	9	≈4	7
Heiskanen(1981)	61	7	10	1.1
Winn(1983)	38	10	7.7	1
Juvela(1993)	142	27	14	1.4
Asari(1993)	54	11	3.6	1.9
Taylor(1995)	18179	217	—	2
Yasui(1997)	234	34	6.2	1.3
Ruikel(1998)	1725	—		2.3
Isuia(1998)	1692	54		0.8
Jurela(2000)	142	34		1.3
Tsutsumi(2000)	62	7	4.3	1.3
Monita(2012)	5720	—	—	0.75
Lee(2012)	5963	163	3	2.7
小结	34046			1.91

1.随访和观察　适用于＜7mm未破无症状脑动脉瘤、老年患者。应定期随访脑血管造影如MRA或CTA,测量动脉瘤直径,并告诫患者戒烟、控制血压。

2.治疗

(1)适应证:①动脉瘤直接≥7mm。②小动脉瘤在随访中增大。③动脉瘤位椎基动脉、后交通动脉。

(2)治疗方法选择:虽然血管内介入治疗较开颅治疗更微创,但长期疗效(如动脉瘤复发、再出血)不理想,欧洲指南(2013)推荐:患者年龄＜60岁首选开颅手术,患者年龄≥60岁或有开颅手术禁忌者,选血管内介入。

四、新发脑动脉瘤

新发脑动脉瘤指在与原来脑动脉瘤解剖上无关的部位发生新的(de novo)动脉瘤。必须与动脉瘤复发(regrowth)鉴别,后者指原发动脉瘤经夹闭或介入后,又复发或其邻近发生新的动脉瘤。本病最早由 Graf 和 Hambg(1964)报告。过去认为新发现动脉瘤发生率低、破裂出血少,近来随着 CAT 和 MRA 的普及和对脑动脉瘤患者长期随访,新发脑动脉瘤有增多趋势,其破裂出血的后果与一般动脉瘤一样,致死致残率高。因此,新发脑动脉瘤应引起神经外科医生重视。

(一)患病率

其年患病率 0.37%～4.15%。David CA(1999)对 102 例脑动脉瘤患者平均随访 4.4±1.6 年,1.8%患者有新发脑动脉瘤。Juvela S(2001)随访 87 例患者,平均历时 18.9±9.4 年,15 例(0.17%)患者发生 19 个新发脑动脉瘤,年发生率为 0.84%(95% CI 0.47%～1.39%)。Tsutsumi K(2001)用脑血管造影随访 112 例脑动脉瘤术后患者,平均 9.3 年,年新发脑动脉瘤 0.89%。Yoneska Y(2004)对 483 例脑动脉瘤蛛网膜下腔出血随访 22 年以上,12 例(2.5%)有新发动脉瘤。Wermer MJ(2005)用 CTA 筛查 610 例患者,平均随访 8.9 年,14 例(2.3%)有新发脑动脉瘤,年发生率 0.37%(95% CI 0.23%～0.6%)～1.2%(95% CI 0.93%～1.55%)。Brunean M(2011)用脑血管造影随访破裂脑动脉瘤 10 年以上,发现 30%患者有新的动脉瘤,其中年新发脑动脉瘤为 4.15%。Kemp WJ(2013)在 611 例有长期影像学随访患者发现 37 例(0.6%)新发脑动脉瘤。

(二)年龄和性别

女性多见。好发于 30～60 岁年龄段。

(三)危险因素

1.女性。

2.抽烟,每天数量比烟龄更重要。

3.高血压。

4.家族史。

5.多发脑动脉瘤。

6.一侧颈动脉闭塞。

(四)破裂出血时间

指上次出血或发现新动脉瘤至出血时间长短不一。3 月～15.1 年。原有出血史者比无出血者要长,前者为 12±6.5 年,后者为 3～6 个月。

(五)新发动脉瘤与原发动脉瘤

偶发脑动脉瘤出血率很低。在国际多中心未破裂脑动脉研究(ISUA)中,五年累积出血,＜7mm 脑动脉瘤颈内动脉系统为 0(无出血史)和 1.5%(有出血史);椎基动脉为 2.5%(无出血史)和 3.4%(有出血史)。新发脑动脉瘤＜7mm 者年出血率 2.9%,五年为 14.5%(Kemp Ⅲ WJ,2013),则比偶然发现的脑动脉瘤要高。新发脑动脉瘤中,有出血史与无出血史两组之间,无明显差别,均以女性多见,抽烟和高血压为特征。

（六）发生机制

有下列二种学说：

1.血管先天或后天因素引起管壁薄弱　由于女性在绝经后和（或）抽烟，易发生脑动脉瘤，故推测雌激素有抑制脑动脉瘤形成作用，抽烟有拮抗雌激素的作用。病理检查也发现绝经后大脑动脉壁的胶原成分减少。近来研究发现，雌激素与抗胰蛋白酶 α_1 之间失衡，使弹力酶性增高，抗胰蛋白酶 α_1 活性下降，促使脑动脉瘤形成和破裂。动物实验证实，动脉局部用弹力酶可诱发囊状脑动脉瘤形成和破裂（MiskokziL，1998）。

2.血液动力学因素　高血压、一侧颈内动脉闭塞等原因可改变脑动脉血流动力学，加重对脑动脉脆弱局部的冲击，引起动脉壁变性、坏死而形成动脉瘤或破裂。约4％新发脑动脉瘤者有颈动脉闭塞史。

（七）临床表现、诊断和处理

同一般脑动脉瘤。因此，对本病重在预防与及早发现和处理。

1.提高认识　脑动脉瘤出血不是一次事件，须终身随访，即使原发脑动脉已经夹闭或介入，可采用无创或有创性方法（CTA 或 MRA），必要时 DSA。

2.戒烟　脑动脉瘤患者虽经治愈原发动脉瘤，也应戒烟，早戒比晚戒好。

3.发现新发脑动脉瘤　可酌情介入或夹闭治疗。

由于本病少见，迄今文献均属回顾性，大多为病例报告，加之对脑动脉瘤患者长期影像学随访有困难，所收集的资料和结论难免有偏倚。因此，还有待前瞻性、大组病例研究验证。

五、外伤性脑动脉瘤

（一）发生率

外伤性脑动脉瘤（traumatic cerebral aneurysms）是由头部穿透性或非穿透性外伤引起。在 CT 应用以前，脑血管造影常用于头外伤诊断，尚有可能早期发现本病，现在头外伤多用 CT 诊断，因此影响本病的发现。一般报告外伤性脑动脉瘤占脑动脉瘤的 0.15％～4％，在火器伤中占 1％。

（二）临床表现

1.前驱症状　颅脑外伤可轻可重，一般多伴颅骨骨折、脑挫裂伤和（或）血肿，半数有意识障碍。

2.出血　见于50％患者。一般从头部外伤至脑动脉瘤形成历时 2～3 周（可以从几小时～10 年），因此本病典型表现为伤后延期脑出血，根据外伤脑动脉瘤的部位，可表现蛛网膜下腔出血、硬脑膜下出血、脑内出血或混合出血。

3.鼻出血　见于海绵窦内、岩骨段外伤性颈动脉瘤破裂，可引起大量鼻出血，导致失血性休克（图3—51）。

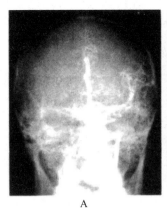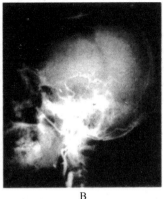

图 3—51　外伤性海绵窦动脉瘤

A. 外伤性海绵窦动脉瘤出血,血管造影正位片显示动脉瘤。注意患者因大量鼻出血,作鼻咽部填塞压迫;B. 急诊作动脉瘤孤立术和颞浅动脉与大脑中动脉吻合。术后血管造影显示动脉瘤不显影,吻合血管通畅。注意颈内动脉在颈部和颅内(银夹)分别被阻断

4. 脑神经损伤　表现Ⅱ、Ⅲ～Ⅳ脑神经障碍,可动脉瘤或血肿压迫或颅内压增高所致。

5. 原因不明神经系统恶化　表现伤后不能以外伤解释的突发轻偏瘫或意识障碍。

Wauer(1961)提出颅底颈内动脉外伤动脉瘤三联征:单盲、颅底骨折、反复大量鼻出血。Bavinzski(1997)报告大量鼻出血和单盲分别见于 71%、51%患者,相反,床突上颈内动脉、岩骨颈内动脉和大脑前动脉远端或皮质动脉瘤则表现延期蛛网膜下腔出血、头痛或昏迷、轻偏瘫等。

(三)外伤脑动脉瘤形成的机制

一般穿透伤比非穿透伤更易引起外伤动脉瘤。穿透伤可分为:①低速伤,如刀、螺丝刀、猎枪等引发的脑动脉瘤发生率为 10%～12%。②高速伤,如弹片、子弹等引发的脑动脉瘤为0.1%～8%。可见致伤物的速度与动脉瘤形成呈负相关。原因不详。床突上颈内动脉、大脑前动脉远端动脉瘤一般不伴骨折,但床突处硬膜环的束缚作用,可助床突上颈内动脉受伤。皮质动脉瘤可伴穹隆部颅骨线形或凹陷骨折。岩骨和海绵窦颈动脉瘤总伴有颅底骨折。Unger(1990)报道 78 个蝶骨骨折中,5 例(6.4%)颈内动脉受损,其中 2 例形成假性动脉瘤。Resnick(1997)报道 55 例颈动脉管骨折中,6 例颈动脉受损,其中 2 例形成假性动脉瘤。

(四)部位

2/3 在大脑中动脉和大脑前动脉远端分支,1/3 在颅底颈内动脉。少见部位有脑膜中动脉、脉络膜前动脉、胼周动脉、大脑后动脉、小脑上动脉、小脑后下动脉和椎动脉。

(五)诊断

脑血管造影仍是本病主要诊断方法,CTA 和 MRA 可做为无创性筛查或随访。在脑血管造影中外伤性脑动脉瘤表现不规则、局灶脑血管扩张,多位于非血管分叉处,多无瘤颈,多在动脉后期或静脉早期显影,排空慢。

由于外伤性脑动脉瘤形成需一定时间,因此,第一次血管造影阴性者,应间隔数周后重复造影。Uzan(1998)提出本病诊断程序(图 3—52)。

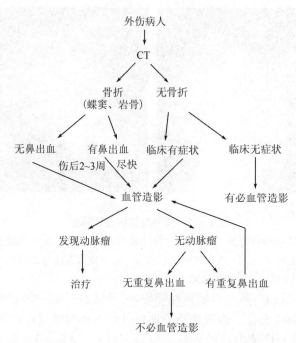

图 3—52 外伤性脑动脉瘤的诊治程序

（六）病理和自然病程

大多数为假性动脉瘤，瘤壁为血肿机化而成，少数为真性动脉瘤或混合动脉瘤，因动脉壁内弹力层和中层局灶受损演变而成。

本病少数可血栓形成而自愈，大多数破裂出血，致死率达≥50%。

（七）治疗

外科手术或血管内介入治疗或两者联合治疗是本病主要疗法（图 3—53），由于本病多为假性动脉瘤，无瘤颈，在设计治疗方案时应考虑术时动脉瘤出血和不能颈瘤夹闭的几种处理方法，如载瘤动脉阻断，对动脉末梢的动脉瘤可不引起脑缺血，对近端者则应配合血管重建术。如上述两法均不行，则行动脉瘤包裹。外科手术死亡率 20%～22%，血管内介入治疗无手术死亡，缺血并发症 4.6%～10.34%。两者的优良率＞60%。

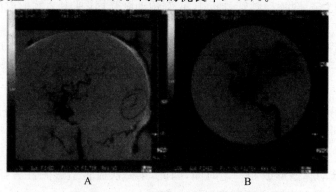

图 3—53 外伤性海绵窦颈内动脉瘤

A. 血管内介入前动脉造影；B. 介入后动脉造影

六、感染性脑动脉瘤

感染性脑动脉瘤又称细菌性或真菌性动脉瘤。本病较少见,但随着耐药菌株增加和免疫抑制剂应用,近有增加趋势。本病未及时发现和治疗,因破裂出血常会致命。

(一)发生率

约占脑动脉瘤 2.5%～6.2%,在小儿可达 10%。在亚急性心内膜炎中,4%～15%患者特发性细菌性脑动脉瘤(表 3－29)。由于一些动脉瘤无症状,上述数据有可能低估本病真正发生率。

表 3－29　63 例细菌性脑动脉瘤的分布 *

部位	%
近端	
颈内动脉海绵窦段	11
颈内动脉床突上段	21
远端	
大脑前动脉	16
大脑中动脉	43
大脑后动脉	9

＊18%为多发性脑动脉瘤。

(二)病理和发病机制

取决于致病源、播散机制、诊治时限和机体免疫状况。基于瓣膜的心内膜炎的细菌栓子径血管入颅,影响脑动脉远端,如大脑中动脉的分支占 60%,且多发(30%)。颅底病灶如海绵窦炎,经血管外间隙引发病变。动物实验发现,细菌栓子阻塞小动脉后,引起动脉壁的外膜和中层变化。推测虽然脑小动脉缺少滋养血管,但是细菌可经阻塞动脉菲薄的壁,侵入 Virchow－Rokin 间隙,进入外膜层。虽然细菌栓子经动脉入颅,动脉壁的炎症变化以外膜和肌层为主,弹力层和内膜最后受累。在搏动性血流冲击于受阻血管的坏死管壁或再通血管薄弱的管壁,引起局灶性扩张而形成动脉瘤。在未用抗生素治疗的动物,脑动脉瘤形成于细菌栓塞后 1～3d。如用抗生素,脑动脉瘤常在 1 周前后形成。动脉瘤多为梭形,质脆易破溃。

(三)临床表现

本病可见于 34d 新生儿至 78 岁老人,平均年龄 30 岁。大多数患者有先天性或风湿性心脏病史,又患有亚急性心内膜炎。少数可无心脏病史,但有咽喉炎史、支气管、牙齿手术或泌尿外科或产褥热史或院内感染。危险因素有:免疫功能低下(如系统性红斑狼疮、Burkitt 淋巴瘤、静脉滥用药等)。

临床表现有:

1.原发病表现　上述各种感染表现。

2.神经系统表现　突然发病的脑梗死、脑栓塞或脑出血,后者可有蛛网膜下腔出血、脑内出血,见于半数患者,也可有脑膜脑炎、脑脓肿。

(四)诊断

诊断同一般脑动脉瘤的诊断程序,对有上述感染病史的蛛网膜下腔出血或脑内出血者,应考虑本病可能。正规血培养应间隔 1h 连续抽血 3 次。实验和临床研究发现,细菌性脑动脉瘤可在发病后1～2d(未用抗生素)或7d(用抗生素)形成,在细菌性脑栓塞治疗期间(一般6周),随时有脑动脉瘤形成或破裂,因此,对首次MRA和(或)DSA阴性者,应隔1～2周重复检查。

(五)致病菌

常见有链球菌、葡萄球菌,占57%～91%,其他有:凝固酶阴性葡萄球菌、嗜酸杆菌、放线杆菌、假单胞菌、奈瑟菌、肠道球菌等,真菌有麦菌、藻菌、念珠菌、囊球菌等。应用抗生素后,培养可阴性。

(六)治疗

1. 原发病治疗 如颅内无急诊情况(如出血),应处理心内膜炎等。针对病原菌用药至少4～6周或培养阴性。除非动脉瘤扩大,未破裂者应先用药,用药1周后重复血管造影。先用药物治疗指征:①动脉瘤起源大血管近端且不能牺牲的血管。②堵塞动脉瘤可致严重并发症。③用药后动脉瘤缩小。④真菌动脉瘤。药物治疗时,应随访血管造影。

2. 外科手术指征为 ①破裂的细菌性脑动脉瘤。②有占位征。③抗生素治疗后动脉瘤仍扩大或不消失。另外也需考虑到动脉瘤所在部位和手术难度。动脉瘤壁脆且与周边组织粘连,使瘤颈夹闭常不可能。对非功能区,动脉末梢的动脉瘤可切除或载瘤动脉阻断伴/不伴血管重建术,或改血管内介入治疗。海绵窦段者(多先有栓塞性海绵窦征)、多发性者,可先内科治疗,不好者再血管内介入治疗。表3-30为近端和多发脑动脉瘤的疗效。

表3-30 近端和多发性细菌性脑动脉瘤的疗效

治疗方法	总数	死亡
近端动脉瘤		
外科	3	1
内科	9	6
多发动脉瘤		
外科	6	0
内科	11	0

七、脑动脉瘤合并脑动静脉畸形

大约在15例脑动静脉畸形(arterovenous malformation,AVM)患者中有1例合伴脑动脉瘤;100例脑动脉瘤患者中有1例合伴AVM。如何正确处理这两种病变,特别是出血来源不明时很是困难。原则上应首先治疗有症状的病变,并尽可能在治疗方案中包括另一病变。

(一)发生率

2.7%～34%脑AVM合并脑动脉瘤,其中动脉瘤在AVM的供血动脉上占83.7%,在无关动脉上占14.2%。AVM合并的动脉瘤常是多发,AVM大小与合并动脉瘤的比例有关,如<2cm AVM,不合并动脉瘤;2～5cm AVM,13%合并动脉瘤;>5cm AVM,37%合并。而且多见椎基动脉瘤。

(二)病因

迄今未完全清楚,有下列三种理论:

1. 先天性学说 AVM和动脉瘤形成均是胚胎时期血管系统发育异常的结果。多见女性。

2.后天性学说 AVM血流"短路"产生的高血流长期作用于动脉壁上,引起变性和动脉瘤形成。多见男性。

3.无关学说 AVM和动脉瘤同时发生是偶然事件,不存在病理生理的内在关系。

（三）分类

Kedekop等(1998)提出下列分类,有利诊断和治疗。

1.畸形巢内动脉瘤 常在血管造影的静脉期相前出现,动脉瘤在畸形血管团内。

2.血流有关脑动脉瘤 ①近端动脉瘤:位于床突上颈内动脉、脑底动脉环、大脑中动脉主干及其主要分支、大脑前动脉主干和前交通动脉、椎基动脉主干等。②远端动脉瘤:位于前述以外的脑动脉,即脑动脉远端(或末梢)分支上。

3.无关脑动脉瘤 位于不供应AVM的脑动脉上。

按上述分类,在632例AVM中,35例(5.5%)为畸形巢内动脉瘤,71例(11.2%)为血流有关脑动脉瘤,5例(0.8%)为无关脑动脉瘤。畸形巢内动脉瘤比血流有关脑动脉瘤易破裂出血,两者分别为72%和40%(P<0.001),后者出血17%来自动脉瘤,21%为AVM,其余分不清楚。

（四）自然病程

不治者年出血率7%~10%,比不伴动脉瘤的AVM出血率高。危险因素:①与AVM或动脉瘤大小无关。②合并血流有关的近端动脉瘤(OR=2.11)或巢内动脉瘤。③出血史。

（五）诊断

1.同一般脑动脉瘤的诊断 下列提示存在出血危险:

(1)畸形巢内动脉瘤。

(2)深静脉引流。

(3)静脉瘤。

(4)AVM回流不畅或受阻。

(5)穿通动脉供血。

(6)深部AVM或脑室附近AVM。

(7)小AVM是否较大AVM易出血? 有争议。Peret(1996)认为过去认为小AVM好发出血,仅反映小AVM少引起癫痫或神经系统障碍,并非易出血。

2.出血源判断 一般讲单纯脑内出血,多为AVM引起,单纯蛛网膜下腔出血则为动脉瘤所致,两者皆有时,则难以判断。

（六）治疗

并非所有AVM合并的脑动脉瘤均需治疗,它们中有一些在AVM闭塞后自行消失。研究显示,100%闭塞AVM后,血流有关的远端动脉瘤80%消失,近端动脉瘤仅17%缩小,4%消失,不全闭塞AVM后,远端动脉67%消失,近端动脉瘤不仅不缩小,有时反增大或破裂出血。因此,对近端动脉瘤,应在栓塞AVM时一起栓塞或AVM栓塞后择期手术。

八、妊娠与脑动脉瘤

脑动脉瘤破裂出血常是灾难性的,如发生在孕妇或产妇更增加危险性和处理难度。随着医学发展,特别是妊娠围期保健的重视,孕妇和产妇死于子痫、感染和传染病等已明显降低,脑动脉瘤等引起的颅内出血渐引起注意。40岁以下女性脑动脉瘤破裂中半数以上与妊娠有关。

（一）发生率

由于统计和研究方法不同，以及受到时代、地区等因素的影响，妊娠期发生脑动脉瘤破裂的发生率差异较大，据 Hateman BT(2012)分析美国国家住院数据库(1995—2008)中与妊娠有关蛛网膜下腔出血发生率为 5.8/10 万，死亡率 4.1%。Kim YW(2012)分析韩国住院数据库(1998—2009)妊娠期有关动脉瘤破裂危险性在怀孕期为 1.4%(95% CI,1.35～1.57)，在生产期为 0.05%(95% CI,0.04～0.06)，其中剖腹产高达 70.18%(95% CI,64%～76%)，尤其在未破脑动脉瘤的孕妇。在妊娠期颅内出血中，脑动脉瘤与 AVM 比为 1.3∶1。一般人群中，脑动脉瘤好发高峰为 50～69 岁。蛛网膜下腔出血病因中脑动脉瘤与 AVM 比为 6.4∶1，其中破裂组为 8.4∶1，未破裂组为 2∶1，按年龄分析，20～29 岁组中脑动脉瘤与 AVM 比为 1∶1，30～34 岁中，则为 3.5∶1。可见，妊娠期蛛网膜下腔出血中，脑动脉瘤与 AVM 的发生率接近，不同于一般人群。

（二）妊娠期血流动力学与激素

1. 血容量　妊娠早期，血容量就增多，在 32 周达高峰并维持到生产。一般较妊娠前血容量增加一半，相当 1600mL。经产妇和多胎孕妇增加更明显。其中血浆增加 1300mL，红细胞增加 400mL，血球压积下降从 37%～48%→32%～42%，可出现稀释性贫血。产后，血容量渐恢复正常。

2. 血压和心输出量　妊娠初期，血压下降，收缩压下降 10～15mmHg，舒张压下降 20～25mmHg，妊娠中期以后血压回升正常。侧卧时心输出量增加，较妊娠前增加 30%～50%，达 4～6L/min，主要是心搏出量增加。妊娠后期，心搏出量渐下降，但心率增快。生产时，心输出量和血压随每次子宫收缩而增高。产后，心输出量仍增加，但心率变慢。

3. 高凝状态　纤维酶元和其他凝血因子增加。

4. 激素　妊娠期间雌激素、孕酮、绒毛膜促性腺激素、弛缓素均增高，已知它们中一些成分可作用于结缔组织和血管床。

（三）妊娠与脑动脉瘤

上述妊娠围期血流动力学和内分泌变化对脑动脉瘤形成和(或)破裂起到一定作用。此外对主动脉弓、脾动脉等也会引起夹层动脉瘤形成和出血。Wed 和 Drake(1990)报告 1 例 34 岁怀孕 20 周女性，手术夹闭小脑上动脉，但瘤颈有小部分残留。在以后 16 周动脉迅速增大，变成巨型动脉瘤。

妊娠期脑动脉瘤破裂出血的时间一般好发于妊娠后期、生产期。血压和心搏出量增加比血容量增加更明显，更具重要性。Weci(1996)收集文献 363 例患者，80% 患者在妊娠期破裂出血，其中前 3 个月 6%，中 3 个月 21.75%，后 3 个月 52.75%。生产时破裂占 5.3%，产后占 14.7%。

（四）妊娠期脑动脉瘤的自然病程

自然病程同一般人群的脑动脉瘤。流行病学研究显示妊娠并不增加动脉瘤破裂出血。

（五）诊断与鉴别诊断

1. 诊断　虽然妊娠期脑动脉破裂少见，但一旦发生，后果严重，死残率高。因此对育龄女性突发头痛应想到本病。迅速诊治。

2. 鉴别诊断　应与子痫、脑炎、脑膜炎、颅内静脉血栓形成、脑瘤等鉴别。表 3—31 为本病与子痫的鉴别要点,应注意 17％子痫死亡者有蛛网膜下腔出血。

表 3－31　妊娠脑动脉瘤出血与子痫的鉴别

表现	子痫	出血
起病	隐蔽	突起
头痛	中度	剧烈
恶心呕吐	少而轻	多而重
近期体重	明显增加	多无变化
近期舒张血压	明品增高(＞90mmHg)	同平常
全身水肿	明显	多无
视力障碍	明显	可有可无
癫痫	有	可有可无
昏迷	有和重	可有可无
反射亢进	明显	可有可无
脑膜征	可有可无	明显
蛋白尿	明显	见 15％患者
血小板	25％患者降低	多无
肝功能	多异常	多无
腰穿	多正常	多不正常
CT 和 MRI	多正常	多不正常
DSA	多正常	脑动脉瘤、AVM

（六）治疗

原则上同一般人群脑动脉瘤的处理,但必须考虑下列问题。

1. 外科治疗　①破裂脑动脉瘤应尽早手术或血管内介入治疗。在脑动脉瘤外科手术时,应尽量避免降压麻醉。②生产时或近临产时脑动脉瘤破裂,先开颅夹闭动脉瘤,再经阴道(会阴切开)或剖腹生产。③未破裂脑动脉瘤可选择性手术或血管内介入治疗,但是一旦发现动脉瘤有增大趋势,即应尽早治疗。

2. 内科治疗　同一般蛛网膜下腔出血的治疗。但要注意:①抗癫痫药－有癫痫者,应该用抗癫痫剂。无癫痫者是否应预防服药? 鉴于抗癫痫剂对胎儿有毒副作用,对无癫痫的孕或产妇,可不用抗癫痫药。②脱水剂:甘露醇等脱水剂可引起宫内低灌注、胚胎高血钠和高血渗,应引起注意。③皮质类固醇、尼莫通等的应用有争论,后者在动物胚胎有致畸和中毒发生。

（3）妊娠和生产:①脑动脉瘤夹闭后,应按正常情况继续妊娠和生产。②脑动脉瘤因某种原因未处理,应尽量缩短第二产程,结合会阴切开助产或剖腹产。

（七）预后

影响预后因素:①高龄初产。②高血压。③凝血障碍病,特别是高凝病。④抽烟。⑤合并其他病灶颅内静脉血栓形成。⑥诊治延误。

九、脑瘤伴发脑动脉瘤

（一）发生率

据文献报道为 0.2％～2.3％,在 1065 例脑瘤中合并脑动脉瘤 3 例(0.28％)。由于 CT

和MRI已作为脑瘤的主要诊断方法,仅在少数情况下才做全脑血管造影,以及部分患者有多发性动脉瘤,因此,实际脑瘤合并脑动脉瘤的发生率可能还要高。可见于任何年龄,但50岁以后好发。

(二)发生机制

1.血流动力学 脑瘤引起局部脑血流量增加,加上脑动脉壁先天或后天发育缺损而导致脑动脉瘤形成。临床上大多数患者的动脉瘤靠近脑瘤,位于同一侧颅腔,甚至动脉瘤长在脑瘤内。可是少数脑动脉瘤远离脑瘤,与后者血供无关系。

2.创伤、放射等损伤 脑瘤手术或脑瘤放射治疗对邻近脑动脉的损伤,以及肿瘤对血管壁直接浸润,可造就动脉瘤。

3.遗传因素 神经纤维瘤Ⅰ型者除脑和周围神经长瘤外,2%可伴动脉瘤。

4.原因不明 难以上述学说解释者,例如Licate(1986)报道在脑瘤切除后3年和16年分别发生脑动脉瘤。我们有一例患者在脑瘤症状出现前16年就出现脑动脉瘤引起的动眼神经麻痹症状。

(三)伴发脑动脉瘤的脑瘤

以脑膜瘤最多见,占29.3%~44%,次之为胶质细胞瘤(27.5%~38%)、垂体瘤(11%~20.6%)、淋巴瘤、颅咽管瘤、脊索瘤、上皮样囊肿、皮样囊肿和脉络膜丛瘤等。

(四)临床表现

1.以脑瘤引起高颅压或局灶神经系统症状为主,脑动脉瘤不引起症状,仅在血管造影、手术或尸检时发现,占55%~69%。

2.以脑动脉瘤破裂引发出血为主要表现,或脑瘤症状与颅内出血症状皆有,占31%~45%,值得指出的是,以脑瘤诊断入院和手术者,可因脑动脉瘤突然破裂,有的被及时发现,有的仅在尸检证实。因此,提高对本病认识,及时诊治,具有重要的现实意义。

(五)诊断

应用CT和MRI,脑瘤的诊断常无困难。脑动脉瘤治疗后出现颅内压增高或局灶神经体征者,应CT和MRI检查。但是,对脑瘤者什么情况下应做脑血管造影检查?迄今无统一看法。我们认为,高质量薄层CT或MRI可发现直径<3mm的动脉瘤。一般直径<6mm的动脉瘤破裂出血的机会较少。因此,如果高质量、薄层CT或MRI检查未见可疑脑动脉瘤者,可不必做脑血管造影;否则应做全脑血管造影。对以蛛网膜下腔出血起病的脑瘤,除考虑脑瘤引起外,应想到合并脑动脉瘤可能,并进行脑血管造影检查。

(六)治疗

外科治疗有症状的脑瘤或脑动脉瘤,已为公认。可是,对无症状的脑动脉瘤应如何处理?脑瘤手术与脑动脉瘤手术是一期还是分期做?迄今无统一意见。

1.无症状脑动脉瘤 每年出血率为1%,可是20岁青年患者,其一生破裂出血率上升达16%。因此,对无症状的脑动脉瘤应结合患者年龄、动脉瘤大小、部位和患者全身情况综合考虑。对年青患者,动脉瘤和脑瘤且位于可手术部位,应争取外科手术;反之,可用血管内介入治疗脑动脉瘤。

2.手术时机 由于脑瘤术后,颅内压和脑血流均可发生变化,易诱发脑动脉瘤破裂,因此,在条件允许下应争取同时处理脑动脉瘤,特别是两个病灶邻近或经一个手术入路可以达到者。如需应用不同手术入路,则可分期手术。应结合临床情况决定处理脑瘤和脑动脉瘤的先后次序,分期手术的间隔时间不宜过长,并应在间隔期密切随访患者。

近来,随着医学的发展,脑瘤或脑动脉瘤的治疗疗效显著提高,可是,两者合伴时,治疗的'疗效仍较差,死亡率40%～70%,特别是合伴多发性脑动脉瘤时。因此,提高本病的诊治水平仍有待努力。

(七)预后

与原发脑瘤病理性质和动脉瘤自然病程有关。因恶性脑瘤进展和动脉瘤破裂是致死主要原因。动脉瘤和脑病部位也影响预后。

十、血管造影阴性的蛛网膜下腔出血

(一)原因

有7%～30%(平均15%)蛛网膜下腔出血者脑血管造影未见动脉瘤。综合文献报告,有下列原因。

1. 未被发现脑动脉瘤 产生原因有血管痉挛、出血后动脉瘤破坏或自发血栓形成、瘤颈狭窄或造影技术不当、读片有误等。因此,这些患者再出血的危险性很大,需重复高质量、全面的脑血管造影。Friedman(1997)收集近15年文献报告452例第一次脑血管造影阴性蛛网膜下腔出血,再次血管造影发现脑动脉瘤率3.6%～49.7%,平均23%。

2. 非脑动脉瘤性蛛网膜下腔出血 包括:①血管病变－隐匿性动静脉畸形、烟雾病、海绵状血管瘤、动脉硬化、高血压、脑血栓、血管淀粉样变、系统性红斑狼疮、巨细胞性动脉炎、局灶性血管坏死、结节性多动脉炎、毛细血管扩张症、Struge－Weber征等。②静脉血栓形成－妊娠、服用避孕药、创伤、感染、凝血系统疾病、严重消瘦或脱水等。③血液病－白血病、何杰金病、血友病、淋巴瘤、骨髓瘤、各种原因引起的贫血和凝血障碍,以及使用抗凝剂和弥散性血管内凝血等。④过敏性疾病－过敏性紫癜、出血性肾炎、许兰－享诺综合征等。⑤感染－各种脑膜炎(细菌、结核、梅毒、真菌等)、寄生虫病等。⑥中毒－可卡因、肾上腺素、单胺氧化酶抑制剂、酒精、安非他明、乙醚、CO、吗啡、尼古丁、铅、奎宁、磷、胰岛素、蛇毒等。⑦肿瘤－脑胶质瘤、脑膜瘤、血管母细胞瘤、垂体瘤、脉络膜乳头状瘤、脊索瘤、肉瘤、骨软骨瘤、室管膜瘤、神经纤维瘤、肺癌脑转移、绒癌、黑色素瘤等。⑧其他－维生素K缺乏、电解质失衡、中暑等。

上述这些病变大多经系统检查、有关化验检查、头颅CT和MRI检查等明确诊断。

3. 中脑周围蛛网膜下腔出血(perimesencephalic subarachoid hemorrhage,PNSH) 指一种预后良好、脑血管造影阴性而CT显示中脑周围出血。1980年vanGijn和van Dongen首先提出,现已为大家公认。

(二)中脑周围蛛网膜下腔出血的发生率

PNSH占阴性脑血管造影的21%～68%,非脑动脉瘤和脑动静脉畸形的8%～11%。CT检查时间、脑血管造影方法和技术,对PNSH诊断指标判断等是影响其发生率的因素。

(三)定义和解剖

中脑周围诸脑池包括脚间池、脚池、环池和四叠体池。脚间池前上界为Liliequist膜,其向上延伸达乳头体改称间脑膜,向外侧延伸,形成覆盖在双侧颞叶钩回,并在中线相连的膜,此膜把脚间池和颈动脉池和视交叉池分隔。脚间池下界为中脑膜,此膜把脚间池和桥脑前池分开。一般间脑膜厚而无孔隙,故可阻挡静脉血从脚间池进入交叉池。颈动脉池与脚池相通,后者通脚间池。中脑池常不完整,因基底动脉穿行其间。因此,颈动脉池和桥脑前池内出血是异于脚间池内出血,后者多是静脉出血,压力低。

基于上述解剖特点和 CT 发现,目前多采用 Rinkel 等(1991)提出的 PNSH 定义:在头颅 CT 上可见出血位中脑前方,伴/不伴环池前部、侧裂池底部出血;除微量血外,前大脑纵裂和侧裂内未完全被血充盈;除侧室枕角处脑室系统无积血,MRI 检查可见出血延伸到延髓前方。在 52 例 PNSH 中,96%脚间池积血伴 46%延伸到一侧或双侧交叉池、37%达侧裂底部。88%环池受累伴 19%延伸到四叠体池,17%出血可延伸到后大脑纵裂。但是有报告基底动脉瘤出血可延伸到交叉池,以及出血延伸到侧裂池底部和前大脑纵裂是不可靠的,应从 PNSH 中排除。

(四)临床表现

同一般蛛网膜下腔出血,但是本病平均年龄 50 岁(3~70 岁),男性好发,合并高血压少见(仅见 3%~20%患者),发病时少有意识障碍,全部患者就诊时处于 Hant 和 Hess 分级Ⅰ~Ⅱ级,

(五)诊断

正确诊断本病应注意:①典型临床表现,即无高血压、无抽烟,出血时无昏迷史,发病时头痛,发病后处于 Hunt 和 Hess 分级Ⅰ、Ⅱ级。如不具备上述表现,虽不排除 PNSH,但应怀疑其他病因。②早期 CT 检查。由于发病≥3d,血液被清除,将影响诊断准确性。早期 CT 诊断 PNSH 中,1 周复查 CT,92%出血消失。相反,出血数天后复查 CT 仍见中脑周围广泛积血,则多见脑动脉破裂。③血液分布。出血仅见中脑周围或桥脑池前部,诊断本病无疑。如出血延伸到交叉池、侧裂池或大脑纵裂池,应注意排除其他病因。④正确的脑血管造影,应包括 4 血管造影、各种投照角度。违背上述各点,均应重复脑血管造影。由于 DSA 有创性和 CTA、MRA 敏感性提高,对拟诊 PNSH 者可用 CTA 或 MRA 代替 DSA,并进行随访。

(六)病因

迄今不明。有认为出血来源静脉、毛细血管,有认为来源小动脉如脑干腹侧小动脉、豆纹动脉和丘脑穿通支等。从尸检和 MRI 资料支持静脉出血学说。

(七)治疗

同一般蛛网膜下腔出血,但少发生迟发性脑缺血,因此不必用尼莫通等。

(八)并发症

1.再出血　明确诊断 PNSH169 例随访 8~51 个月,未见再出血。相反其他脑血管造影阴性出血者,2%~5%再出血。

2.脑积水　PNSH 者脑室可暂时扩大,但很少因脑积水需做分流,文献报告仅见 2 例(1%)。其他原因出血者因脑积水需分流术从 0~15%。

3.血管痉挛　虽然脑血管造影血管痉挛率在 PNSH 为 3%~20%(首次造影)或 42%(出血 2 周后),但症状性脑血管痉挛发生率 PNSH 仅 1%~5%,其他原因者从 0~31%。发生此差别的原因不明。

4.其他　如低血钠、心脏异常等,在 PNSH 与动脉瘤破裂出血无差别。

(九)预后

本病预后良好。Van Calenbergh(1993)回顾性研究 294 例蛛网膜下腔出血,平均随访 8 个月,良好率 PNSH100%,其他原因 88%,脑动脉瘤 64%。Rinkel(1991)对 77 例 PNSH 平均随访 45 个月,除 5 例不能复工(其中 3 例与 PNSH 有关),余均生活、工作正常。

（十）处理程序

本病急性期处理同一般蛛网膜下腔出血。是否需复查脑血管造影？对早期头颅 CT 诊断 PNSH 或 CT 阴性者,而首次脑血管造影满意,大多数人不主张复查脑血管造影。因为文献报道 51 例 PNSH 重复血管造影全部阴性(图 3－54)。

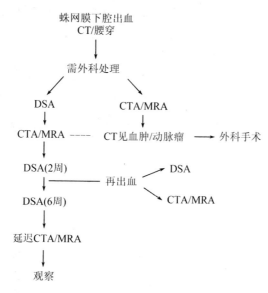

图 3－54　血管造影阴性的蛛网膜下腔出血的处理程序

（陈会召）

第六节　脑动静脉畸形

一、概述

脑血管畸形是一种先天性脑血管发育异常,分为脑动静脉畸形（AVM）、海绵状血管瘤、静脉畸形、毛细血管扩张症及混合型,其中以脑 AVM 为最多见。混合型包括 AVM 和海绵状血管瘤、AVM 和毛细血管扩张症、AVM 和静脉畸形、静脉畸形和海绵状血管,存在于同一病灶。

脑 AVM 是脑的动脉和静脉之间保持原始交通、毛细血管的发育发生障碍的情况下所形成的异常血管团。由于其内部脑动脉与静脉之间无毛细血管而直接沟通形成数量不等的瘘道,自供血动脉流入畸形血管团的血液,通过畸形血管团的瘘道直入静脉,再汇聚成引流静脉流入静脉窦。由于缺乏毛细血管结构而产生一系列脑血流动力学的改变,出现相应的临床症状和体征。

脑 AVM 患者的男女比例为 1.3～2.1。80％在 11～40 岁发病,最多见于 20～30 岁青年。脑 AVM 可发生于脑的任何部位,病灶在左、右侧半球的分布基本相等。90％以上位于幕上,其中 65％分布于大脑皮质,以顶、额、颞叶多见,枕叶略少。小脑幕下的 AVM,占 10％以下,见于小脑半球、小脑蚓部、小脑桥脑角和脑干等部位。

二、病因和病理

脑 AVM 在形态学上由供血动脉、异常血管团及引流静脉 3 部分组成。血管团大小不等,小的在脑血管造影中不显影,但病理组织学上如同典型的 AVM;大的涉及整个大脑半球。常呈锥体形,锥体的基底部位于皮质,尖端深入白质,往往与脑室的脉络丛相连。供血动脉一至多支,管径明显大于该区域的正常动脉。引流静脉扭曲而扩张,可膨大成瘤样,静脉内可见鲜红的动脉血和血流旋涡。血管团周围有异常小血管增生,畸形团内血管间隙和畸形团周围通常有变性的神经组织。临床上没有颅内出血症状的 AVM,在周围的变性组织中常有陈旧出血的痕迹。位于脑表浅的 AVM,表面的蛛网膜和软脑膜增厚,或呈白色或有含铁血黄素沉着。畸形团内的血管壁厚薄不匀,动脉壁的弹力纤维减少或缺如,平滑肌菲薄或缺如,并有玻璃样变、粥样硬化和钙化,部分血管壁甚至仅由单层或增生的内皮细胞和胶原纤维组成;静脉壁更薄,局部管腔内常有血栓形成。

随着患者年龄增长,AVM 团有增生扩大趋向,常见的原因有:①由于畸形血管壁结构不正常,长期在高流量的血液冲击下,管壁损伤、管腔扩大,AVM 体积随之增大。②畸形团内局部血栓形成,导致其他部位血管腔扩大,以承受高速度的血流。③畸形血管团内动静脉瘘道的盗血致使周围脑血管长期扩张,可能会加入 AVM 团。④分子生物学研究结果表明,畸形团附近脑组织释放血管内皮生长因子,可促成血管增生而加入血管团。据统计,有 10%~58%的 AVM 伴发动脉瘤。动脉瘤常发生在血流动力学改变的血管上,如主要供血动脉的近端或远端、深部的供血动脉及畸形团内的动脉等。由于 AVM 组织解剖学的异常造成血流动力学的长期紊乱,而后者又促使组织病理学的进一步改变,这种渐变过程是多数患者到 20 岁以后才突然出现症状或症状加重的重要因素。

三、发病机制

AVM 常以颅内出血和脑盗血引起的症状起病。发病的根本原因是 AVM 病灶中动静脉之间缺乏毛细血管结构,动脉血直接流入静脉,血流阻力骤然减少,导致局部脑动脉压下降、脑静脉压增高,于是产生一系列血流动力学的紊乱和病理生理过程。

1. 出血　多种因素可引起颅内出血:①大流量的血液使管壁结构异常的动脉扩张扭曲,血管壁进一步受损破坏,一旦不能承受血流压力时局部破裂出血。②AVM 伴发的动脉瘤破裂出血,出血率达 90%以上。③大量血流冲击畸形血管团的引流静脉,管壁较薄的静脉局部扩张呈囊状或瘤状,易破裂出血。④由于大量血液通过 AVM 内的动静脉瘘道,由动脉迅速注入静脉,局部脑动脉压下降,致使病灶周围脑组织得不到正常的灌注,出现"脑盗血"现象。长期的缺血,周围区域的小动脉处于扩张状态,管壁结构随之发生改变,在全身血压急骤上升时,这种扩张血管有破裂出血可能。

AVM 大小与出血危险有一定相关性。小型 AVM(直径<2.5cm)的出血率相对较高,因为这类畸形血管的口径较小,动脉压下降幅度小,管壁亦薄,因此在较高压力的血流冲击下,血管破裂的机会较大。相反,大型 AVM(直径>5cm)的血管口径较大,动脉压下降幅度亦较大,血管壁较厚,破裂的机会则较小。

AVM 的部位与出血亦有一定的关系。深部病灶如位于脑室、脑室旁、基底节、丘脑、脑岛等处出血率高于半球 AVM,尤其是脑室或脑室旁的病灶,因其周围缺乏脑组织的支撑,出血率更高,常为脑室内出血。深部病灶一般较小,供血动脉短,口径亦小,动脉压高,AVM 易破裂。同时深部 AVM 的引流静脉常为深静脉,发生狭窄的机会多,易导致静脉高压,而引起静脉或 AVM 团破裂出血,尤其是仅有深静脉引流者。

2.脑盗血　由盗血导致脑缺血的范围比畸形血管团大,由此产生的症状和体征亦比单纯由病灶造成的功能改变广泛。盗血的严重程度与 AVM 的大小有关。畸形血管团越大,盗血量越大,脑缺血的程度越重。小型 AVM 盗血量小,脑缺血较轻,甚至不引起缺血,可不出现临床症状。严重的缺血可引起癫痫或 TIA 或进行性神经功能缺失,如躯体感觉障碍或偏瘫等。

3.脑过度灌注(luxury perfusion)　大量的脑盗血使邻近脑组织内的血管扩张,以获取较多的血流供应脑组织的需要。动脉壁长期扩张而变薄,血管自动调节功能下降,阈值上限降低,甚至处于瘫痪状态。一旦脑灌注压升高,超过脑血管自动调节功能阈值的上限时,动脉不仅不收缩反而急性扩张,脑血流量随灌注压呈线性递增,即产生脑过度灌注。表现为局部静脉压升高,周围脑组织静脉血流受阻而突然出现脑肿胀、脑水肿、颅内压增高和广泛的小血管破裂出血等。特别是在巨大型高流量的 AVM(直径>6cm)切除后极易发生。1978 年,Spetzler 将这一现象命名为“正常灌注突破现象(NPPB)”。文献报道,中大型 AVM 术后,脑过度灌注现象发生率为 1%～3%,巨大型 AVM 脑过度灌注发生率 12%～21%,其致残率和病死率高达 54%。这种现象在 AVM 的血管内介入治疗中亦可发生,是 AVM 治疗过程中可能发生的最严重的风险。

4.颅内压增高　AVM 本身没有占位效应,但也有不少患者表现为颅内压增高征。AVM 中动脉血直接进入静脉,导致脑静脉压增高,阻碍周围脑组织的静脉回流而使脑组织长期淤血和水肿、颅内压增高。位于脑深部病灶的引流静脉扩大成球状的静脉瘤或脑室内出血堵塞脑脊液循环通路,或脑静脉高压影响脑脊液的吸收或出血致蛛网膜下腔的闭塞或蛛网膜颗粒的堵塞而脑脊够吸收减少,引起阻塞性或交通性脑积水,也可导致高颅压。此外,出血引起的脑内血肿及血肿周围的脑水肿也是颅内压增高的重要原因。

四、分类和临床分级

AVM 分类没有统一标准,下面介绍 3 种分类法。

1.按 AVM 团大小分类　Drake(1979)根据畸形血管团的最大径将 AVM 分为:①小型,最大径<2.5cm。②中型,最大径在<2.5～5.0cm 之间:③大型,最大径>5cm。如最大径>6cm,划入巨大型。

2.按血管造影显示的形态分类　Parkinson 等(1980)将 AVM 分为:①多单元型,有多根动脉供血和多根静脉引流,血管团内有多处动静脉瘘,此类最多见,占 82%。②一单元型,由一根供血动脉和一根引流静脉组成一个瘘口的小型 AVM,占 10%左右。③直线型,一根或几根供血动脉直接进入脑部大静脉或静脉窦,占 3%左右。④复合型,颅内外动脉均参与供血,回流亦可经颅内外静脉窦,少见。

3.按 AVM 立体形态分类　1982 年,史玉泉对 65 例灌注塑料铸成立体模型的 AVM 按形态分类,分为:①曲张型,增粗和扩张的脑动脉和脑静脉绕成一团,团内有多处动静脉瘘口,此型最多见,占 65%。②帚型,动脉如树枝状,其分支直接与静脉吻合。③动静脉瘤型,动静脉扩大呈球囊状,整团 AVM 就如生姜块茎。④混合型,上述 3 种类型共存于一个病灶。后 3 种类型各占 10%左右。

AVM 的临床分级对于制订治疗方案,确定手术对象和方法,预测术中的困难程度,估计术后效果,比较各种治疗方法和手术方法的优缺点是十分必要的。1984 年,史玉泉制订了一个 AVM 四标准分级法,根据脑血管造影所示,将 AVM 的大小、部位、供血动脉和引流静脉等 4 项因素各分为 4 个等级,给予评分(表 3-32)。

表 3-32　史玉泉法分标准

项目	Ⅰ级	Ⅱ级	Ⅲ级	Ⅳ级
大小	小型,直径<2.5cm	中型,2.5~5cm	大型,5.0~7.5cm	大型,>7.5cm
部位和深度	表浅,非功能区	表浅,在功能区	深部,包括大脑半球内侧面,基底节	涉及脑深部重要结构如脑干、间脑等
供应动脉	单根大脑前或大脑中动脉的表浅支	多根大脑前或大脑中动脉的表浅支或其单根深支	大脑后动脉或大脑中和大脑前动脉深支,椎动脉分支	大脑前、中、后动脉都参与供血
引流静脉	单根,表浅,增粗不明显	多根,表浅,有静脉瘤样	深静脉或深、浅静脉都参与扩大	深静脉,增粗曲张呈静脉瘤

两项因素评分都为某一级别则定为该级,如只有一项因素评分高于其他 3 项时,则将该项减去半级。

1986 年,Spetzler 及 Martin 制定的分级方法将 AVM 的大小(最大径)、部位和引流静脉等作为主要指标分别评为 0~3 分,再综合分为 6 个等级。其中,部位在神经功能区,如感觉或运动皮质区、语言中枢、视觉中区、丘脑、内囊、小脑深部、小脑脚等及其邻近区域记 1 分,如明显涉及脑干和下丘脑直接归入第Ⅵ级,其他部位为 0(表 3-33)。3 项指标评分的总和,即为 AVM 的级别(表 3-34)。

表 3-33　Spetzler-Martin 分级标准

项目	记分
AVM 大小(血管团最大直径)	
小(<3cm)	1
中(3~6cm)	2
大(>6cm)	3
AVM 部位	
非重要功能区	0
重要功能区	1
引流静脉	
浅静脉	0
深静脉或深浅静脉都参与	1

表3—34　Spetzler—Martin分级

级别	大小			部位		引流静脉		总分
	<3	3~6	>6	非功能区	功能区	浅	深	
Ⅰ	1			0		0		1
Ⅱ	1				1	0		2
	1			0			1	2
		2		0		0		2
Ⅲ	1				1		1	3
		2			1	0		3
		2		0			1	3
			3	0		0		3
Ⅳ		2			1		1	4
			3		1	0		4
			3	0			1	4
Ⅴ			3		1		1	5

　　Ⅰ级与Ⅴ级分别只有1种组合,Ⅱ级和Ⅳ级分别有3种组合,Ⅲ级则有4种组合,Ⅵ级是涉及脑干和下丘脑者。这类分级法在国际上应用较广泛,与史氏分级法有异工同曲之妙。Spetzler—Martin分级法的Ⅰ级与史氏分级法的1与1.5级相当,前者的Ⅱ级与史氏分级法的2级,前者的Ⅲ级与史氏分级法的2.5级相当,前者的Ⅳ、Ⅴ级与史氏分级法的3、3.5级相当。Ⅰ、Ⅱ级的AVM手术切除难度较小,无手术死亡率甚至无致残率出现。随着级别越高,致残率越高,而且有病死率。

五、临床表现

　　AVM常见的临床表现有以下几种。

　　1.出血　一般多发生于青年人。起病突然,常在体力活动或情绪激动时发病。剧烈头痛,伴呕吐;神志可清醒,亦有不同程度的意识障碍,甚至昏迷;出现颈项强直等脑膜刺激症状、颅内压增高征或偏瘫、偏身感觉障碍等神经功能损害表现。如果是AVM脑浅表面的血管破裂,引起蛛网膜下腔出血(SAH);如破裂的是较深的血管则引起脑内血肿;邻近脑室或脑室内的AVM破裂常为脑内血肿伴有脑室内出血或仅脑室内出血。位于脑实质内的血管团的血管破裂,引起脑内血肿的机会多。通常没有颅内动脉瘤出血凶险,因动脉瘤多位于脑底动脉环,破裂时血液充塞颅底蛛网膜下腔,引起严重的脑动脉痉挛。AVM第1次出血的患者80%~90%可以存活,而动脉瘤第1次出血时存活率只有50%~60%。AVM出血亦可反复发作,最多可达十余次。而且随着出血次数增多,症状和体征加重,病情恶化。综合文献资料,未破裂的AVM每年有2%~4%的出血率,而破裂出血过的AVM第1年再出血的危险性约6%,第2年起每年亦为2%~4%再出血,与未破裂者相似。AVM出血患者的年死亡率为1%,总死亡率10%~15%。永久性重残率每年2%~3%。

　　2.抽搐　约有一半以上患者癫痫发作,表现为大发作或局灶性发作。以额叶、顶叶及颞叶的AVM抽搐发病最多,尤其是大型、大量盗血的患者。癫痫发作可为首发症状,也可发生于出血或伴有脑积水时。

3.头痛 半数以上患者有长期头痛史,类似偏头痛,局限于一侧,可自行缓解。出血时头痛较平时剧烈,多伴呕吐。

4.进行性神经功能障碍 主要为运动或感觉性功能障碍。常发生于较大的 AVM,因大量脑盗血引起脑缺血,出现轻偏瘫或肢体麻木,最初短暂性发作,随着发作次数增多,瘫痪可加重并成为永久性。此外,脑内多次出血亦可引起神经功能损害加重。脑盗血导致脑组织长期缺血,可出现脑萎缩,进展较快,神经功能障碍进行性发展亦较快较重。

巨大型 AVM 尤其是涉及双侧额叶的 AVM 可伴有智力减退,癫痫及抗痫药物亦可影响智力发育,或促使智力障碍的发展。较大的 AVM 涉及颅外或硬脑膜和伴有硬脑膜动静脉瘘时患者自觉颅内有杂音。幕下的 AVM,除 SAH 外,较少有其他症状,不易发现。

六、辅助检查

1.头颅扫描CT 平扫时未出血的 AVM 呈现不规则的低、等或高密度混杂的病灶,呈团块状或点片状,边界不清。其内部高密度可为新鲜小出血点、含铁血黄素沉着、胶质增生、血栓形成和钙化。一般无占位效应,周围无明显的脑水肿征象。注射造影剂后,表现为明显的斑点状或团状强化,有时可见与血管团相连的供血动脉或引流静脉迂曲的血管影(图3—55)。病灶周围可出现脑萎缩,脑室扩大或脑积水等。颅内出血时 CT 扫描有蛛网膜下腔积血或脑内血肿,亦可伴脑室内出血。脑内血肿的周围脑组织水肿,脑室受压、移位,甚至中线移向对侧。

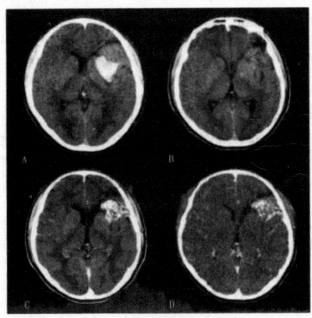

图3—55 AVM的CT表现

A. 为出血期,伴脑内血肿;B. CT 平扫,脑内血肿已吸收;C. 增强后,病灶不规则明显强化;D. 快速 CT 增强扫描

2.头颅 MRI 检查 快速流动的血液、呈涡流形式的血流在 MRI 图像上无论是 T_1 加权或 T_2 加权均呈低信号或无信号的条管状或圆点状的"流空"血管影,AVM 则为这类"流空"血管影组成的团块状或斑块状病灶,边界不规则,常可显示粗大的供血动脉和引流静脉进出血

管团。注射增强剂后,部分血管影强化。MRI 检查对于后颅窝的 AVM 诊断明显优于 CT 扫描,其不存在颅骨伪迹的影响。此外,MRI 图像中,可十分清晰地显示 AVM 与周围脑重要结构的毗邻关系,以弥补脑血管造影的不足,为设计手术入路和估计预后提供更详尽的资料。

3. DSA 数字减影血管造影(DSA)是 AVM 最重要的诊断手段。AVM 的特征性表现,在动脉期摄片上可见一根或数根异常增粗的供血动脉走向一团块形状不规则的畸形血管病灶,同时有扩张、扭曲的引流静脉早期显现。大脑皮质 AVM 的引流静脉汇入上、下矢状窦、横窦和乙状窦等居多,深部病灶可由深静脉引流入直窦,再到横窦。幕上 AVM 的供血动脉可来自同侧颈内动脉的大脑前动脉、大脑中动脉分支,或椎基动脉的大脑后动脉分支;通过脑底动脉环,对侧颈内动脉或椎基动脉分支也可参与供血。幕下 AVM 主要由椎基动脉系统的分支供应。同时,幕上、幕下的病灶都可接受颅外动脉系统的供血,因此,应常规做全脑六血管造影。病灶远侧的脑动脉常因盗血而充盈不良或不充盈。如有较大的脑内血肿时,可出现无血管区,正常脑血管发生移位。较小的 AVM 血管团被血肿压迫可不显影,待血肿吸收后再作脑血管造影时才出现。因此,在出血急性期脑血管造影未见畸形血管团的患者,应在 1～2 个月后随访检查,以免漏诊。

4. 三维计算机断层扫描血管造影(3D－CTA)和磁共振血管成像(MRA)检查 3D－CTA 与 MRA 是现代医学影像设备和先进的计算机三维重建技术发展的结晶。3D－CTA 与 MRA 所得到的颅内 AVM 图像均能清晰地显示 AVM 血管团、主要供血动脉和引流静脉。两者都为无创性检查,简便,费用比 DSA 低,并发症亦少。3D－CTA 对立体形态结构描述好,并能显示与颅底颅骨结构的关系;扫描时间短,可用于出血急性期检查。MRA 无须注射造影剂,亦无射线辐射,血管成像分辨力和清晰度好,但立体形态描述较差。3D－CTA 与 MRA 技术的不断发展和完善具有广阔的应用前景。

七、诊断和鉴别诊断

对于自发性 SAH 或脑内出血的年轻患者应考虑颅内 AVM,特别是伴有癫痫发作、无明显颅内压增高者更应怀疑。头颅 CT 扫描可提供重要的诊断依据,MRI 检查基本可确诊。DSA 无论对于诊断或治疗方案的拟定都是必需的。出血急性期,尤其是出现脑疝危象,来不及做 DSA 检查者,又急需手术清除血肿的患者,建议作 CTA 检查,对了解 AVM 的大小、部位与血肿的关系,指导手术有很大的帮助。

AVM 需与其他引起自发性颅内出血的常见疾病相鉴别,如海绵状血管瘤、颅内动脉瘤及高血压脑出血等。海绵状血管瘤出血常发生于年轻人,可以是 SAH 或脑内出血,一般出血量都比较少,不出现明显症状,而不少患者以癫痫发作起病。DSA 常为阴性。CT 平扫表现为边界清晰的圆形或类圆形高密度病灶,内可有钙化,周围无脑水肿;增强后病灶明显强化。当海绵状血管瘤出血时,病灶可扩大,随血肿吸收又缩小,但随着时间的推移海绵状血管瘤在 CT 复查时永远存在。海绵状血管瘤在 MRI 的 T_1 加权图像上,大多呈等信号或稍高信号,如有近期出血可表现为明显高信号。病灶周围有一环形的由含铁血黄素形成的低信号区。在 T_2 加权上病灶为不均匀高信号,可夹有低信号,病灶周围亦有低信号环。增强时可强化。颅内动脉瘤出血常发生于中老年人,发病高峰于 40～60 岁,多引起 SAH,病情较重,昏迷较深;可有动眼神经麻痹,而偏瘫等运动感觉障碍少见,以癫痫起病更少见;CT 与 MRI 检查除非是大型或巨大型动脉瘤有可能显示动脉瘤影,因此动脉瘤必须靠 DSA 检查确诊。高血压脑出血多发生于50岁以上的高血压患者,出血部位最常见于基底节内囊丘脑区,很快就出现三偏症,即偏瘫、偏身感觉障碍和同向偏盲,轻者伴剧烈头痛、呕吐、重者数分钟或数十分钟即可意识丧失而转入昏迷。

AVM亦需与出血的肿瘤相鉴别,如恶性胶质瘤、脑膜瘤、实体型血管母细胞和脑转移瘤等。脑肿瘤患者常有明显的颅内压增高征,神经功能障碍呈进行性发展,DSA所显示的异常血管不如AVM成熟,供血动脉往往不增粗,引流静脉可早现,但不扩张不扭曲。此外,依据各类肿瘤特有的影像放射学的表现可以鉴别。

八、治疗

脑AVM的治疗目的是防止和杜绝病灶破裂出血,减轻或纠正"脑盗血"现象,改善脑组织的血供,缓解神经功能障碍,减少癫痫发作,提高患者的生活质量。目前,AVM的治疗方法主要有AVM病灶切除术、血管内介入栓塞术和立体定向放射外科治疗。后两种方法在近20年中迅速地发展,由于创伤小,相对比较安全,常为患者所选择,但从远期效果来看要做到彻底治愈还有困难。因此,要达到上述治疗目的,最合理的治疗是手术切除病灶。可是由于AVM的大小、部位、供血动脉和引流静脉等因素的影响,不是每一例AVM都能做到全切除,特别是范围广泛或深在的重要部位病灶,具有较高的手术死亡率和致残率,所以要从多方面来权衡手术利弊,严格地掌握手术指征。同时有机地结合血管内介入治疗和放射外科治疗,取得更好的疗效。

1. 显微手术切除术　应用显微外科技术手术切除524例患者的531个AVM病灶。术后脑血管造影,DSA或3D-CTA等复查,全切除率达98.8%以上。全组仅2例死亡,手术死亡率为0.38%。术后神经功能障碍好转或保持术前的无功能障碍状况占88.8%,轻残8%、重残2.8%,获得良好效果。

(1)AVM手术切除病例的选择:笔者总结多年来的临床经验,认为AVM手术切除适应证为:①有颅内出血史,脑血管造影显示AVM属史氏分级1～3.5级者,包括位于大脑皮质,大脑内侧面,外侧裂区、胼胝体、侧脑室、脑室旁、纹状体内囊丘脑区、小脑半球及小脑蚓部等部位均可考虑手术切除。但对位于下丘脑及其附近、小脑脚、脑干和小脑桥脑角等处的病灶,必需慎重对待,出血后能生存已不容易,手术损伤可能会带来极严重的后果。②无颅内出血史,位于大脑浅表非功能区,前额、顶、枕叶内侧面、小脑半球等部位直径<5cm的AVM,可选择手术切除。③无颅内出血史,但有药物控制无效的顽固性癫痫或严重的进行性神经功能缺损等,病灶切除可能有助于症状改善者。④巨大型、高流量的AVM,经过血管内介入栓塞部分病灶后1～2周内作病灶切除。⑤急性颅内出血的患者,当脑内血肿致使脑疝形成,危及生命时应急诊手术,一般情况下以清除血肿减低颅内压挽救生命为主,除非术前已作脑血管造影检查,可考虑作AVM切除。不应为切除病灶,不顾患者情况强行脑血管造影,这样只会加重病情发展,延误抢救时机。因为AVM近期再出血的发生率,不像颅内动脉瘤那样高,及时正确的保守治疗可使大多数无脑疝形成的患者渡过急性期。当全身状况和神经功能改善并稳定后,做脑血管造影检查,在有充分准备的前提下行AVM切除术。目前3D-CTA在出血急性期确定AVM病灶部位、大小有重要的参考价值,有助于指导清除血肿,而且检查无创伤、只需几分钟内可完成扫描,在患者做好术前准备送往手术室的途中也可进行检查。如3D-CTA能清楚显示AVM病灶及供血动脉、引流静脉,手术条件及术者技术可以安全切除

AVM 病灶时,可以在清除血肿同时切除 AVM 病灶。⑥老年患者,心肺功能难以忍受麻醉和手术者,伴有其他系统严重疾患而 AVM 切除无助于改善生存质量或生存期限者,应视为禁忌证。⑦手术可能带来的并发症和后遗症影响患者从事的职业,特别是未出过血、无任何临床表现而偶尔发现的 AVM,必须让患者及其亲属充分理解手术的目的和后果,权衡利弊后作出治疗选择。

(2)AVM 手术切除的条件:①术前须有详尽的影像放射学资料,如 CT、MRI、DSA 或 CTA、MRA 等。②在手术显微镜或手术放大镜下进行操作,由于 AVM 手术野较大,使用放大倍数 3～5 倍的手术放大镜较为合适。③使用能调节吸力的细管吸引器头进行脑组织和血管的解剖分离。采用性能良好的双极电凝器和双极电凝镊止血,备有钛合金 V 形显微血管夹和动脉临时阻断夹。一般情况下为避免颅内遗留金属异物,影响术后影像放射学检查效果,以双极电凝止血为主。动脉临时阻断夹为防止术中大出血时临时阻断大动脉而准备。④良好平稳的麻醉状况十分必要,因此需要有经验的麻醉医师配合。大型、巨大型 AVM 切除时要进行短暂的系统降压麻醉,防止术中发生脑过度灌注现象。⑤由于影响 AVM 切除效果的因素诸多,手术切除的要求较高,病灶必须完整摘除,才能减少术中出血和防止发生不可收拾的大出血,因此手术者必须具有熟练的显微神经外科操作技能及良好的临场应变心理素质和能力。

(3)麻醉、体位和开颅术的原则:AVM 切除术应采用气管内插管全身麻醉,建议在麻醉中维持轻度低血压状态。患者体位根据病灶部位不同而异。额、颞叶 AVM 取仰卧位,头偏向健侧;额后、颞后、顶、枕叶 AVM 采用侧卧位,病侧在上;顶、枕叶者亦可取坐位;后颅窝 AVM 可取坐位或侧卧位。体位要求头部位置不影响颈静脉的回流,AVM 在皮质表面的基底面最好与地面基本平行,这样对脑组织的牵拉最小。摆好体位后,头部用头架固定。皮瓣与骨瓣设计,一般都要适当地扩大,特别对中、大型 AVM,有利于畸形血管团、供血动脉、引流静脉及皮质标志的识别和定位,也有利于发生意外大出血时的处理。

(4)AVM 手术切除的步骤:AVM 切除术步骤大致可分为:

a. 识别和阻断供血动脉:骨瓣成形翻开后,小心地剪开硬脑膜,将硬脑膜与皮质的粘连及硬脑膜与 AVM 构通的小血管——电凝后切断,再轻轻地把硬脑膜翻开。如果操作粗暴,把硬脑膜与 AVM 的粘连血管扯断,致使畸形血管破裂出血,不仅要花费更多的时间去止血,还会影响手术竞技状态,更重要的是一旦主要引流静脉出血,可能造成手术失败。如果硬膜静脉是 AVM 的主要引流静脉,即把硬脑膜静脉和围绕该静脉的一小块硬脑膜留在 AVM 上,不可阻断。通常在皮质表面仅看到供血动脉或引流静脉的局部,看不到畸形血管团,依据 DSA 和 MRI 提供的信息及供血动脉或引流静脉的走向来判断 AVM 的位置。首先辨别供血动脉和引流静脉。供血动脉比同一部位的正常脑动脉明显增粗,搏动有力;引流静脉亦比同一部位的正常脑静脉明显扩张,常形成静脉瘤,静脉内流动的是鲜红的动脉血,可有血流旋涡,但管壁较供血动脉薄,无搏动触及。供血动脉确定后,在显微镜或放大镜下将动脉表面的蛛网膜剪开,游离动脉并跟踪到进入 AVM 团处,电凝后切断。深部供血动脉在皮质表面无法找到,只能根据 DSA 上供血动脉的位置,在分离 AVM 团时尽早在相应部位找到供血动脉,并阻断之。切断主要血供来源,是减少出血使手术顺利地进行的重要措施之一。

b. 分离畸形血管团:解剖分离畸形血管团时,要尽可能少地切除脑组织,即要求紧靠病灶的边缘进行分离。通常在正常脑组织与 AVM 团之间有一薄层肉眼可鉴别的胶质组织,可沿此层分离。出过血的 AVM,其部分边缘常为出血后形成的残腔或瘢痕组织,有助于确定 AVM 的位置,也为解剖分离带来方便,但结缔组织增生的瘢痕内可混杂畸形血管,亦应切除。分离过程中,常会碰到进出畸形团的血管,此血管往往管壁较薄,电凝时不易收缩,必须耐心止血。有时难免分人畸形团,此时出血可能较凶,往往电凝不能止住,反而越烧灼出血越多,只能采取棉片覆盖适度压迫,使其止住。但在脑组织创面上的较大出血点,一定要用双极电凝烧灼止住。单用棉片压迫会导致脑内或脑室内血肿,直至脑组织膨出才被发现,造成严重后果。有深部动脉供血的 AVM,在分离时应尽早地将这些主要血供阻断。AVM 团呈圆锥形,其尖端,常达脑室壁,可有脉络膜动脉和室管膜下的血管参与供血,这些血管部位深、管壁薄、血流压力高,电凝止血很困难,有时需用钛合金夹夹闭,此时手术者千万不能急躁,要暴露清楚出血部位,看准出血点,轻巧地操作,将血止住。此外,分离过程中不仅牵拉脑组织要轻,而且牵拉畸形团也要轻,用力过重会造成出血,特别是压迫主要引流静脉,阻断血液回流,在供血动脉没有完全切断的情况下,畸形血管团会骤然膨胀,多处破裂出血,后果不堪设想,因此助手也应该是具有一定临床经验的神经外科医师,不仅有较熟练的手术技巧,还能协助手术主刀处理应急状况。

c. 结扎和切断主要引流静脉:在分离畸形血管团时部分较小的浅表引流静脉可以烧灼切断,但主要引流静脉应在畸形病灶完整游离后再用丝线结扎切断。在引流静脉汇入静脉窦以前,可有较细小的动脉直接注入引流静脉或静脉窦,应将这些动脉电凝切断。如果深静脉引流,畸形团分离后,就在病灶附近烧灼或夹闭引流静脉,不要再向深处跟踪,以免损伤深部重要结构。

d. 彻底止血:AVM 病灶完整切除后,将覆盖脑组织创面上的棉片,轻轻地小心移去,检查残腔有无残留的病灶和出血点。如果发现残留 AVM 应切除之,否则会出血不止。将出血点彻底止住,然后请麻醉师将血压慢慢回升到正常水平,如有再出血,应继续止血,直到用生理盐水反复冲洗不见一缕血丝为止。

(5)术中、术后出现脑过渡灌注现象的处理:巨大型高流量的 AVM 手术切除后,脑过度灌注的发生率为 12%～21%,一旦发生,致残率和死亡率可达 54% 左右,是 AVM 手术治疗的严重危机。术中常发生在病灶切除的最后阶段,而术后则在手术后的第 1～2d 发生,表现为手术残腔壁渗血和出血,周围脑组织水肿。如果发现脑组织创面广泛渗血或出血,脑组织逐渐膨出,在排除脑内血肿发生后应意识到出现脑过度灌注现象。此时应镇静,请麻醉师将血压降到平均动脉压 70～80mmHg 及作间歇性过度换气。手术者积极止血,逐步将每个出血点都止住。术后要求麻醉师给予平稳地慢慢苏醒,避免出现血压猛然升高、屏气、咳嗽或躁动用力。同时人工控制低血压维持 48h 左右。手术后第 1～2d,应 CT 随访。特别是患者出现意识改变或神经功能损伤加重时,应立即行 CT 检查,如果手术残腔有少量渗血伴严重脑水肿,有明显的占位效应,可采用去骨瓣减压并加强脱水。是否手术清除残腔内的血肿应视出血多少来定。一般经过上述处理可以渡过危险,脱水剂应使用 2 周左右再逐渐减量到停用。

2. 显微手术、血管内介入栓塞和立体定向放射外科的综合治疗　显微外科手术、血管内介入栓塞和立体定向放射外科在脑 AVM 治疗中均已广泛地应用。但对于大型、巨大型 AVM 或位于重要结构、脑深部的病灶,单一的治疗方法较难达到理想的疗效。近年来,将 2 种或 3 种治疗手段综合应用的研究显示,可以明显地提高 AVM 的治愈率,降低致残率和死亡率。

（1）血管内介入栓塞加手术切除术：此两种方法的联合应用开展最广泛。Demeritt 等（1995）报告两组 Spetzler－Martinw 法Ⅲ～Ⅴ级 AVM 患者的治疗研究，前组 89％的患者采用（NBCA）栓塞加手术切除，后组 68％的患者为单一手术切除。术后 1 周和长期随访的 GOS 评分表明，前组术前血管内介入栓塞可缩小 AVM 体积，术中出血亦少，有利于分离血管团和全切除。术前分次进行血管内栓塞对预防术中、术后发生脑过度灌注现象有较大的意义。一般认为，栓塞后 1～2 周手术最合适，而用 NBCA 栓塞发生血管再通，以 3 个月后为多见。因此，手术可适当延迟。目前栓塞材料 onyx 的应用，在减少并发症和提高栓塞率等方面起很大的作用。对与血流动力学相关的动脉瘤或动静脉瘘等危险因素进行靶向栓塞，称为"靶点栓塞"，提高二期显微外科手术的安全性。在近 7 年内，单纯介入栓塞和将介入栓塞作为综合治疗的一部分，共计治疗 258 例 AVM 患者，畸形血管团完全栓塞的患者 48 例（18.6％），达到 90％以上的大部分栓塞患者 69 例（26.7％）（图 3－56、图 3－57）。术后神经功能障碍好转或保持术前无功能障碍状况 232 例（89.9％），轻残 19 例（7.4％），重残 7 例（2.7％）。血管内介入栓塞已是 AVM 手术切除前的重要辅助手段。

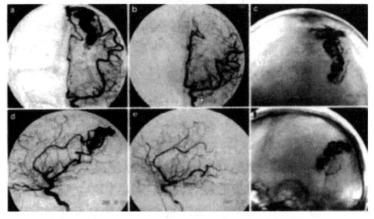

图 3－56　AVM 的血管内介入栓塞治疗，病灶全栓塞

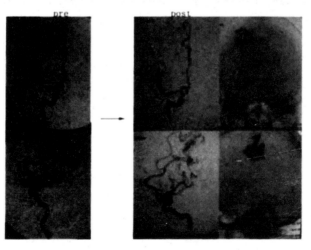

图 3－57　AVM 的血管内介入栓塞治疗，病灶大部栓塞

（2）血管内介入栓塞加立体定向放射治疗：应用立体定向放射外科，γ－刀、X－刀、射波刀

等治疗脑 AVM 具有无创伤、风险小、住院时间短等优点,但单一放射治疗的疗效不如血管内介入栓塞加立体定向放射外科联合治疗。Mathis 等(1995)报道 24 例直径>3cm 的 AVM,血管内栓塞后放疗,2 年后随访 DSA,12 例(50%)病灶完全消失;而直径 2.7cm 左右仅行放疗的 AVM,完全闭塞率为 28%。放疗前血管内栓塞可使 AVM 体积缩小,减少放射剂量,减轻周围脑组织的放射反应,可提高治愈率。血管内栓塞闭塞 AVM 并发的动脉瘤和伴发的大动静脉瘘,也可降低放疗观察期间再出血的风险,

1994—1995 年伽马刀治疗的资料完整的 72 例 AVM,其中,AVM 直径<3cm 45 例,直径 3~6cm 27 例;平均周边剂量 20.6Gy。51 例行血管造影等影像学随访,AVM 完全闭塞率为 56.9%;体积<10cm³,周边剂量>20Gy 组完全闭塞率较高。头疼、癫痫的缓解率达 81.8%。6 例于 γ-刀治疗后发生自发性脑出血。分析结果表明 AVM 体积<10cm³、位于功能区或部位深在的 AVM 适合 γ-刀治疗,周边剂量以 20~25Gy 为宜。

2008—2011 年应用射波刀治疗 50 例脑 AVM,病灶体积 2.1~22cm³,平均 7.8cm³。其中,15 例为体积>10cm³ 大型 AVM。以 CT 和 MRI 定位扫描,10 例同时用 3D 脑血管造影定位。射波刀照射范围包括 AVM 畸形血管团和部分引流静脉。对已经做过栓塞治疗的大型 AVM,照射范围包括 AVM 已栓塞、未栓塞部分和部分引流静脉。对引流静脉和 AVM 已栓塞部分的剂量适度降低。根据 AVM 的体积大小采取不同的照射次数,一般 1~3 次:体积<3cm³,只照射 1 次。照射剂量 18~28Gy,平均 23Gy。放疗后患者定期复查 MRI。射波刀治疗结果,治疗后 6 个月到 1 年半中,3 例再次出血;治疗后 6 个月~1 年 20 例患者 MRI 检查显示有脑水肿,15 例临床症状加重需要脱水和激素治疗:其中 14 例恢复正常,1 例遗留瘫痪症状。MRI 和 DSA 复查表明 40 例(80%)AVM 基本闭塞,10 例病灶缩小但未闭塞。射波刀治疗栓塞后的大型 AVM,如果只照射未栓塞部分,很难完全闭塞。基底节区 AVM 射波刀治疗后 1 年均出现脑水肿,经过高压氧治疗和对症治疗,症状改善。分次照射额叶、枕叶小体积 AVM,闭塞率高,脑水肿反应轻。

(3)立体定向放射治疗加显微手术切除术:大型的脑 AVM 亦可以立体定向放射治疗作为手术切除前的辅助手段。放疗后 AVM 团内血栓形成、体积缩小、血管数目减少,将大型 AVM 转化为并发症低的病灶,有利于手术操作,提高手术成功率。而手术又将放疗无法闭塞的动静脉畸形切除,提高治愈率。

(4)综合治疗的指征:Deruty 等(1995)建议,直径<3cm 而浅表的 AVM 作手术切除,直径<3cm 而深在的病灶行放射外科治疗。直径>3cm 的 AVM,先行血管内栓塞,如果 AVM 完全消失,不再进一步处理,但需随访;如果直径仍>3cm,手术风险大的病灶暂作保守治疗,也不主张放疗;病灶缩小,直径<3cm,浅表者可手术切除,深部者进行放射外科治疗。

(陈会召)

第七节　隐匿性血管畸形

隐匿性血管畸形(cryptic vascular malformations)是指脑血管造影中不显影的血管畸形(angiographically occult vascular malformations),包括:海绵状血管瘤、毛细血管扩张症以及静脉血管畸形。它们在脑血管造影中不显影的原因有:病变较小,缺乏明确的供血动脉,病灶内血栓形成等。它们具有下列特点:①年轻患者发病。②多无诱发因素如外伤、高血压或血

液病等。③脑出血或癫痫是常见表现。④出血部位多见于脑深部白质、脑室、脑干。⑤血管造影阴性。

一、海绵状血管瘤

海绵状血管瘤(cavernous angiomas,CA)又称海绵状血管畸形(cavernous malformation, CM),因其外表形态似海绵,故得其名。随着 MRI 的运用,海绵状血管瘤成为临床上神经外科最常见的血管畸形之一。在神经病理科所统计的 2010—2011 年手术治疗的颅内良性病变中,海绵状血管瘤(病理上呈典型表现的 CA)仅次于脑膜瘤,排名第 2,约 200 例。对该病的流行病学、病因、临床表现、自然史有着很好的了解,才能指导临床上合理的诊治。

(一)流行病学

综合 1984 年以来大组尸检资料(52435 例)海绵状血管瘤发现率为 0.34%～0.53%,平均 0.47%。在脑血管畸形中的比例为 5%～15%。虽然临床上发病年龄多见于 20～50 岁,但其实多在儿童阶段甚至更早期就有症状发生。

海绵状血管瘤呈现两种发病形式:散发性和家族性。散发性多表现为单个病例和单个病灶。家族性多表现为多个病灶和多个病例,有遗传倾向。目前常见的遗传方式符合染色体显性遗传。

(二)病因学

遗传易感性是家族性海绵状血管瘤发病的重要学说。从 20 世纪 90 年代,位于 7 号染色体长臂的 CCM1 基因在一个西班牙裔家族中被发现,标记海绵状血管瘤的基因研究进入一个新的时代。经过对许多家族性海绵状血管瘤的探索,3 个主要的基因被标记出来,被命名为 CCM1/KRIT1,CCM2/MGC4607 和 CCM3/PDCD10。CCM2 位于 7 号染色体断臂,CCM3 位于 3 号染色体长臂。目前在被检测出来的家族性海绵状血管瘤的基因中,CCM1/CCM2/CCM3 及其变异占总数 70%～80%。通过对一个多发海绵学血管瘤家系中 21 位成员的分析以及测序,鉴定出一个新的位于 CCM1 上的突变位点(1292 delAT)。目前,海绵状血管瘤发病机制研究的热点从 CCM 基因家族转变到 EntMT。

其他诱因如常规放疗、病毒感染、外伤、手术、出血后血管性反应均被认为可能诱导海绵状血管瘤的发生,特别是儿童放疗诱发海绵状血管瘤比一般人群高 6 倍。

(三)病理学

大体上,CA 为边缘清楚的紫红色桑葚样病灶,从数毫米到数厘米不等,尸检病灶平均直径为 4.9cm(Otten,1989),外科手术标本平均直径 2.2cm(Yasagil,1988),与 AVM 不同的是 CA 无高流量或扩张的供应动脉和引流静脉。质地可软或硬,取决于其内的含血血管、血栓、钙化和骨化成分。周边脑组织常胶质增生,有含铁血黄素沉着。光学显微镜下 CA 由缺乏肌层和弹性纤维的大小不等的海绵状血管窦组成。血管间只有少量的结缔组织而无脑组织是 CA 病理学特点。血管管腔大小不等,内壁为一层扁平的内皮细胞,无基膜。病灶内可见玻璃样本、钙化、囊变、胆固醇结晶、不同阶段的出血。血管壁可有玻璃样本及增厚。病灶周围存在大量含铁血黄素沉着。提示病灶曾发生多次隐性出血。病灶周围脑组织胶质增生。

(四)临床表现

癫痫和出血是临床上发现该病最常见的临床症状。随着现代人就医意识的增强,因各种原因就诊而偶然发现的无临床症状的海绵状血管瘤的比例逐渐增高。

1.无症状　轻微头痛可能是唯一主诉。常因此或其他原因或体检做影像学检查而发现本病。此外,家族性多发海绵状血管瘤的患者,尽管颅内存在多个病灶,但仍有40%的患者无明显临床症状。

2.出血　从尸检、手术标本或影像学常可发现病灶内有不同阶段的出血(图3-58A、B),然而在血流动力学上,海绵状血管瘤属于低压、低流量的血管畸形,因此它的出血一般很少突破囊壁,在周边脑组织形成所谓的"大出血"(图3-58C、D、E),其导致结果为压迫或推移周边脑组织而不像恶性肿瘤侵袭脑组织。少数病例报道海绵状血管瘤出血引起的硬膜下血肿。从临床症状上,出血可不伴有明显症状,或伴有头痛、意识障碍、急性/亚急性神经功能缺损和癫痫等症状。为了更规范地研究海绵状血管瘤的自然史及预后因素,Al-Shahi,S,R(2008)建议对海绵状血管瘤患者的出血进行如下定义:急性/亚急性的临床症状(包括头痛、癫痫发作、意识障碍、新发/加重的局灶神经功能障碍)联合以下一种或数种出血的证据(包括病理、放射、术中所见或仅仅有脑脊液化验)证实有新发的病灶内/外的出血。该定义排除了海绵状血管瘤直径增大而无出血证据,以及含铁血管素环的出现这两种情况。

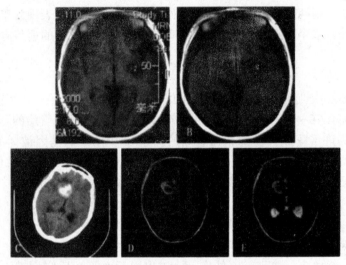

图3-58　海绵状血管瘤出血的影像学表现

A(T_1W)、B(FLAIR)显示左侧基底节混杂信号,为不同时期的出血 C(CT)、D(T_1W)、E(T_2W)显示右基底节血肿,伴局部轻度水肿

3.癫痫　可表现各种形式的癫痫。CA较发生于相同部位的其他病灶更易发生癫痫。原因可能是CA对邻近脑组织的机械作用(缺血、压迫)及继发于血液漏出等营养障碍,病灶周边脑组织常因含铁血黄素沉着、胶质增生或钙化成为致痫灶。其中约40%为难治性癫痫。癫痫的发作或加重,可能与病灶急性/亚急性的出血相关。

4.局灶神经功能障碍　脑实质深部(基底节、脑干、丘脑)及脑实质外(海绵窦、烦神经)的海绵状血管瘤常引起的临床症状。这是因为这些部位包含重要的神经、传导束及其核团,海绵状血管瘤的出血刺激(即使少量出血)或机械压迫都可能引起相应的急性神经功能障碍。当血肿吸收和机化后,症状逐渐缓解。值得注意的是,深部海绵状血管瘤的不同部位,引起的症状不尽相同,尤其是桥脑海绵状血管瘤。往往病灶很大,但症状很轻微或无症状。这是因为桥脑内有很多足够的空间允许上行/下行传导束受到海绵状血管瘤的压迫而不受损伤(图3-59、图3-60)。

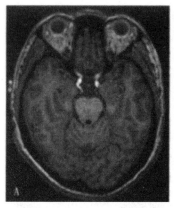
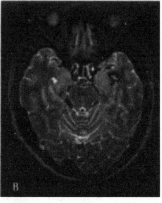

图 3—59 海绵状血管瘤癫痫的影像学表现

A、B 患者,女,44 岁,主诉"发作性似曾相识感伴发冷 6 个月",患者发作次数频繁,每天至少 5 次,严重影响患者生活质量,临床考虑为颞叶性癫痫,在 EEG 病灶定位和监测下全切除肿瘤。术后患者症状发作次数显著减少

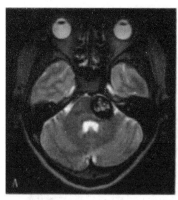
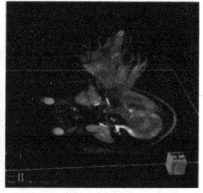

图 3—60 脑干海绵状血管瘤

患者,女性,25 岁。主诉为头痛 10 余年,近半年偶发耳鸣和复视。神经系统体检除了双侧锥体束征可疑阳性外,余无明显阳性体征。T_2 加权(A),表现为桥脑背外侧一个典型的海绵状血管瘤。DTI 图片(B),表现为传导束位于病灶内侧,受到压迫,无明显受损:术后患者恢复良好

(五)影像学表现

1. MRI 检查 MRI 是诊断海绵状血管瘤最主要的影像学手段。典型的 MRI 表现为:在 MRI T_1、FLARI 和 T_2 加权图像上,海绵状血管瘤表现为中央呈网状混杂信号的核心(不同时期出血及其产物),周围为低信号环(含铁血黄素沉着)。新近出血者,病灶周围脑组织可有水肿。然而随着 MRI 技术的发展,更高场强和更多 MRI 序列在临床上的运用,海绵状血管瘤的诊治得到惊人的发展。目前通过影像学和病理学特征联合起来,把海绵状血管瘤病灶分成 4 个类型。

Ⅰ类:出血急性型(<3 周),T_1 加权高信号,T_2 加权高或低信号的病灶(取决于正铁血红蛋白的比例),伴局灶水肿;亚急性型(3～6 周),T_1、FLARI 加权病灶中心呈高信号,伴周边低信号带。

Ⅱ类:在 MRI T_1 和 T_2 加权图像上,表现为中央呈网状混杂信号的核心,周围为低信号环,为典型的海绵状血管瘤的 MRI 表现。提示病灶处于活动期,可能伴随症状反复发作。

Ⅲ类:病灶的核心在 T_1 加权呈现等/低信号,在 T_2/GRE 加权上呈现低信号,周边有低信

号的晕圈。合并病灶内或周边有慢性陈旧性出血和含铁血黄素信号(图3—61)。

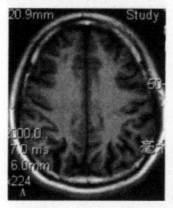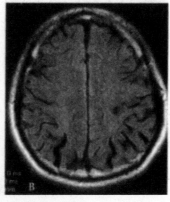

图3—61　左顶叶海绵状血管瘤

患者,男性,28岁,主诉"发作性右侧肢体乏力半年",患者平均2个月发作一次,每次发作时间很短,数秒后恢复。予抗癫痫治疗后,随访一年未发作

Ⅳ类:T_1和T_2很难显示,在T_2/GRE序列呈现低信号的微小点状病灶。这提示是海绵状血管瘤处于早期阶段(图3—62)。

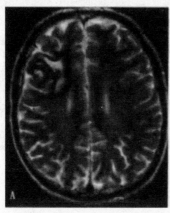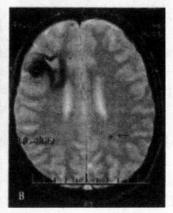

图3—62　A(T_2)、B(T_2/GRE)右额病灶经手术切除和病理诊断为海绵状血管瘤,术前MRI除显示右额病灶,还见左顶深部有一异常信号(箭头所指)

上述分类中,Ⅰ和Ⅱ类最易再出血和引起相应症状。

既往认为增强MRI除了用于鉴别诊断脑肿瘤外,对海绵状血管瘤的诊疗价值不大。近来,随着高场强和高分辨率的图像系统生成,增强MRI能够清楚地观察到海绵状血管瘤是否伴随着静脉畸形(静脉发育性异常)。静脉发育性异常主要价值有:①提示该患者为非基因遗传非家族性海绵状血管瘤患者。②提示神经外科医生术中注意避免损伤该静脉畸形,以免造成静脉性缺血或出血发生。

T_2/GRE(梯度回波)序列:与常规的T_2/SE(自旋回波)序列和T_2/FSE(快速自旋回波)序列相比,由于含铁血黄素在T_2/GRE序列上能够表现为特征性的低信号,很长一段时间内,T_2/GRE序列被推荐用于观察和诊断单发/多发、散发性/家族性海绵状血管瘤,具有很高的灵敏度。随着SWI出现后,T_2/GRE序列更多用于显示静脉系统。

SWI(敏感加权成像)序列:对铁离子以及脱氧血红蛋白有着非常高的灵敏度,是目前唯一能够确定未出血海绵状血管瘤和毛细血管扩张病的影像学方法。通过数个临床研究分析,现在普遍认为 SWI 发现家族性海绵状血管瘤病灶数目的灵敏度高于 T_2/GRE 序列(图 3—63)。

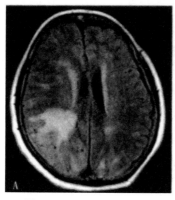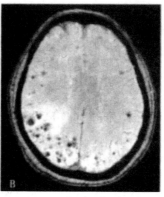

图 3—63 B(SWI)比 A(T_2)显示更多的海绵状血管瘤病灶

2.CT 扫描 诊断价值不如 MRI,但可作为 MRI 前的检查。表现为边界清楚的结节状病灶,略高或高密度或混杂密度,后者提示钙化、出血或囊变;很少表现为低密度。注射造影剂有轻度强化或不强化。

(六)自然史

随着影像学在临床上的普及以及长时间随访资料的积累,目前对海绵状血管瘤的自然病程有着深入的了解。

1.出血 出血是海绵状血管瘤最主要的临床表现之一。一般情况下,其所造成的危险不如 AVM 出血那么严重。既往回顾性分析的数据提示每年每一个患者的出血率为 1.3%～2.3%,或每年每一病灶的出血率为 0.1%。但回顾性数据分析有其局限性。在各类前瞻性研究的数据提示年出血率从 0～0.6%(偶然发现无出血史)或 0.4%～4.5%人/年(有出血史),或 0%(浅表病灶)～10.6%(脑干和基底节病灶)。对肿瘤包膜外出血(出血在肿瘤外围)出血率高达 25.2%。目前文献上报道的影响年出血率的因素有:既往出血史、年龄、性别、怀孕与否、病灶大小、病灶部位、病灶数目等因素,目前公认确定的危险因素只有既往出血史,而其他因素如年龄、性别、怀孕与否、病灶大小、病灶部位、病灶数目仍存在争议。

2.再次出血 重要部位(脑干、基底节等)的海绵状血管瘤再次出血所造成的急性神经功能缺损是目前临床上不可避免要面对的难题之一,也是直接决定手术的重要指证之一。Al—Shahi 等对 137 个患者进行 9177 人/年的长时间随访,发现次出血的年出血率随着距离首次出血发生的时间的延长逐渐递减,从首次出血后的第 1 年的 19.8% 逐渐递减到第 5 年的 5.0%。有趣的是,再次出血率与性别相关(女性＞男性),而与病灶部位不相关。

3.癫痫 常是难治性癫痫。

(七)治疗

海绵状血管瘤的治疗主要分为保守治疗、手术治疗、放射治疗。

1.保守治疗 基于本病的自然史,对于无症状,或仅有轻微头痛、癫痫控制良好、位于深部的未出血的病灶,建议保守治疗。保守治疗包括:

(1)定期随访头颅 MRI 平扫(包括 T_2/GRE 序列),观察病灶是否增大或出血,有否新发病灶。

(2)告知患者该病出血时可能产生的症状和征兆,并尽快就诊。

(3)对有癫痫症状的患者,积极抗癫痫治疗,遵照癫痫治疗原则。

(4)对多发或家族性海绵状血管瘤的患者,建议其亲属筛查头颅 MRI。

2. 放射治疗　常规放疗无明显效果,同时有可能诱发海绵状血管瘤的发生,目前不推荐。

立体定向放射治疗(伽马刀、射波刀)对海绵状血管瘤疗效不是很确切,数个临床研究表明放射治疗对海绵状血管瘤的作用只是降低再次出血的概率,无法跟手术全切后零再出血率相比。对海绵状血管瘤引起的癫痫症状的疗效不确定,有文献报道对术后癫痫的控制率从25%~64.3%。

治疗指征主要有:

(1)保守治疗无效,且手术难以到达的脑实质深部(基底节、丘脑、脑干等)的出血性海绵状血管瘤。

(2)术后残留。

(3)一部分脑实质外的海绵状血管瘤(如海绵窦海绵状血管瘤)。

(4)患者存在手术禁忌证或拒绝手术。

3. 手术治疗　手术治疗是预防海绵状血管瘤再出血,达到切除病灶的零再出血率的治疗方案。在癫痫的控制上,文献报道大约80%左右的患者在进行全切手术后,癫痫症状消失。对于部位处于脑实质深部(脑干、丘脑、基底节、松果体区等)的海绵状血管瘤,外科手术本身具有较高的致残率,需对海绵状血管瘤病灶的特点(具体部位、是否凸向软脑膜/室管膜、是否具有占位效应、病灶的影像学特点等)进行个体化分析,权衡利弊选择是否外科切除。

4. 治疗策略

(1)轻微症状或偶然发现的无出血证据的海绵状血管瘤:根据海绵状血管瘤的自然史特点,发现病灶后5年内发生首次出血的累计概率为2.4%(95% CI 0.0~5.7)。这个发生率比AVM出血的概率低,且海绵状血管瘤的第1次出血很少发生危及生命的事件。如果从单纯预防海绵状血管瘤出血的角度来进行治疗,需充分考虑手术所造成的可能后果及引起海绵状血管瘤出血的高危因素及其他因素。一个重要的因素是年龄,年龄越轻,累计的年出血率在其生命期内越高。另一个因素为性别,虽然目前对育龄女性怀孕是出血的高危因素仍存在争议,但是从临床考量其仍视为值得参考的高危因素之一。

病灶部位是另一个必须考虑的因素。功能区和脑实质深部的海绵状血管瘤,其出血可能会产生急性神经功能障碍,如偏瘫、失语、面瘫、感觉障碍等症状,这些神经功能障碍可能完全恢复,可能不可逆。现代神经外科已经进入微创外科时代,神经导航能精准定位功能区的病灶,脑实质浅表部位(包括功能区)的海绵状血管瘤术后发生并发症(新发的神经功能障碍)已很少见。因此根据风险/受益的原则,对年轻、病灶部位位于脑实质浅表(包括功能区)的无症状/轻微症状患者,推荐手术治疗;对年轻、病灶部位位于脑实质深部但手术相对容易到达的无症状/轻微症状患者推荐手术治疗;对部位位于脑实质深(脑干、丘脑、基底节)并且手术推以达到的无症状/轻微症状患者,建议保守治疗、密切观察。

(2)脑实质浅表部位出血的海绵状血管瘤:由于海绵状血管瘤再次出血的年出血率随着距离首次出血发生时间的延长逐渐递减,因此对进行性神经功能障碍或急性颅内压增高的患者需进行急诊手术。手术不仅解除神经压迫和降低颅压,而且术中全切病灶能够预防再出血。对既往有明确的影像学资料且明确出血病灶是海绵状血管瘤的患者,在无明显手术禁忌证的情况下择期手术和早期手术。对最初出血灶只是怀疑有海绵状血管瘤,可酌情:

1)密切观察,病理证实是海绵状血管瘤者无须进一步处理,术后定期随访头颅MRI探查有无其他新发病灶。

2)密切观察,急诊行其他诊断性检查(如血管造影)进一步明确出血病灶性质,怀疑海绵状血管瘤可择期手术。

3)密切观察,待血肿吸收后,再次行 MRI 检查明确病灶是否海绵状血管瘤,若怀疑海绵状血管瘤建议择期手术。

(3)脑实质深部出血的海绵状血管瘤:脑实质深部包括脑干、丘脑和基底节(松果体区 CM 在松果体区肿瘤章节里描述),这些部位主要包含重要的神经、传导束及其核团,这些部位的海绵状血管瘤的出血,往往引起各种症状的急性发生,并且很快推向高峰。而血肿吸收和机化后,症状可能得到缓解。但是随着病灶反复的出血,症状能够得到缓解的概率逐渐降低。因此对以下几种情况可进行手术:

1)病灶部位相对容易到达(手术入路的选择尽可能减少损伤正常脑组织、脑干病灶向外生长到达软脑膜表面)。

2)反复出血(至少 2 次以上)。

3)神经功能障碍快速/进行性恶化。

4)明显占位效应。

5)海绵状血管瘤包膜外出血,这种情况往往很致命,笔者认为具有急诊手术的指征。

针对每个脑实质深部,特别是邻近重要功能核团或者传导束的海绵状血管瘤,术前功能 MRI 评估及计划、选择最佳手术入路、术中功能 MRI 导航和电生理监护等显著降低术中损伤和术后神经功能障碍的发生率(图 3－64)。除了比较常用手术入路外,可酌情选用一些不寻常的手术入路,如经鼻内镜切除脑干 CM、从对侧经胼胝体区入路切除基底节 CM,经胼胝体入路切除中脑 CM、从对侧经纹状体入路切除基底节 CM 等。

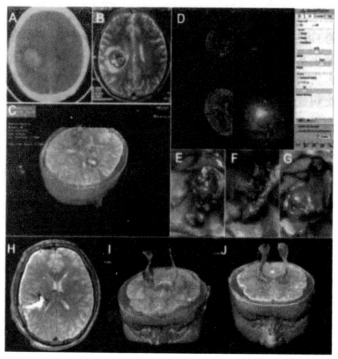

图 3－64　男性,23 岁。左侧肢体麻木 1 个月。CT、MR 显示右侧基底节 CA(A～B);术前 T₂加权与 DTI 融合,显示 CA 与锥体术的位置关系,帮助选择手术入路(C);术中导航引导下寻找到 CA(D);术中皮层下刺激探查 CA 周围锥体术的位置,避免损伤(E～G);术后 T₂加权与 DTI 融合,显示病灶全切,锥体术未伤及(H～J)

4. 癫痫起病的海绵状血管瘤　虽然经过外科手术全切后,大约 80% 以癫痫起病的海绵状血管瘤患者,癫痫症状消失或得到改善,但由于外科手术本身具有风险,因此对药物治疗后能够良好控制的癫痫者海绵状血管瘤可保守治疗。对药物控制不佳、顽固性癫痫的海绵状血管瘤的患者则推荐手术治疗。术前评估患者癫痫的状态很重要,通过 EEG 和其他一些检查,确定癫痫病灶部位是否和 MRI 上的海绵状血管瘤的病灶部位符合。术中电生理检测、尽可能切除海绵状血管瘤周边的含铁血黄素圈有助于术后癫痫的控制。文献报道,提示术后癫痫控制的有利因素有:

(1)手术病灶及其周围含铁血黄素的切除程度。

(2)癫痫病程小于 1～2 年。

(3)术前癫痫发作频率(只有一次或数次发作)。

(4)病灶直径<1.5cm。

其他因素如病灶部位、年龄和性别目前还没有发现与术后癫痫控制的关系。对幕上位置较深、手术不易到达的海绵状血管瘤可以尝试做放射外科治疗。术后仍要继续抗癫痫药物治疗。

5. 多发病灶的海绵状血管瘤　对多发海绵状血管瘤病灶治疗的根本目的是切除有症状(出血/癫痫)的责任病灶。

在影像学上常看到其中一个特别大,多次出血或部位与患者症状/体征一致的责任病灶(图 3-65)。在不增加手术风险的情况下,可把责任病灶及其周围的海绵状血管瘤一起切除。然而对癫痫起病的多病灶海绵状血管瘤的治疗一直存在难题其一,很难精准地确定癫痫病灶(即使通过 EEG 等技术检测癫痫灶),二,癫痫责任病灶与该患者影像学上明显的有出血危险的无症状病灶往往不一致。

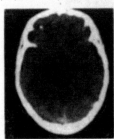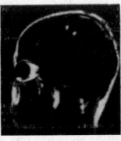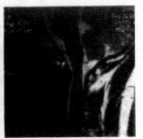

图 3-65　患者,女性,36 岁,因"突发剧烈头痛一次"入院,行 CT 扫描提示右额点状高密度灶,行头颅 MRI 和脊髓 MRI 检查发现多发病灶,行右额病灶切除术,术后病理证实为海绵状血管瘤

因此,应严格和谨慎制订多发海绵状血管瘤的手术指征,根据风险/受益原则慎重考虑。临床上保守治疗为主,需要严密随访头颅 MRI,注意增大的病灶、有出血倾向的病灶和新发病灶。

6. 脑实质外的海绵状血管瘤

(1)海绵窦海绵状血管瘤(CSHs)和海绵状血管畸形均由单层内皮细胞围绕的血窦构成,以往认为属同一种病理疾病,但近期研究发现两者的生物学特性有所差异。海绵窦海绵状血管瘤极少出血,呈缓慢膨胀性生长,表现海绵窦压迫症状,目前更倾向于是一种良性肿瘤性病变。

a. 临床表现:CSHs 起源于海绵窦内脉管系统,呈膨胀性扩张,一般无出血或囊变。肿瘤生长缓慢,因而临床上起病隐袭、进展缓慢,常在中老年发现。由于早期症状缺乏特征性,就诊时病灶常为大型或巨大型,出现Ⅱ、Ⅲ、Ⅳ、Ⅴ、Ⅵ颅神经功能障碍和海绵窦压迫症状,如头痛、视力减退、复视、眼球突出、眼睑下垂、面部麻木、外展和动眼神经麻痹等,部分患者以癫痫发作为首发症状。本病女性多见,无遗传倾向。症状常在孕期加重,分娩后减轻,可能与雌、孕、促性腺激素水平有关。本中心有1例患者即因孕后头痛发现,分娩后症状缓解。Ohata认为血压增高后肿瘤包膜张力增高,也可导致症状暂时加重。

b. 影像学表现:与其他海绵窦内肿瘤难以鉴别,早期文献报道术前误诊率40%左右。近来,随着对该病的认识增加,误诊率有所下降,目前在10%~20%。而CSHs的影像学诊断,对选择放射外科或开颅手术、选取手术入路、设计放射等剂量曲线和边缘剂量,都是必不可少的。通过回顾性分析2006年1月至2009年12月133例海绵窦病变的影像学特征,提出T_2加权的超高信号,信号均一,哑铃样外形和鞍区浸润等这个影像学特点,当四者同时作为CSHs的诊断标准时,敏感度为87.5%,特异度96.3%,精确度为94.7%。

c. 分类:海绵窦海绵状血管瘤可分为海绵型和桑葚型两类。海绵型基质少、血窦多,切开后出血汹涌难以控制。可通过压迫瘤体、电凝包膜使瘤体收缩,全身降压或阻断供血动脉使包膜张力下降,利于肿瘤整块全切。桑葚型质地偏向于实质性肿瘤,压迫、降压或电凝肿瘤包膜后皱缩不明显。应分离肿瘤边界,完整摘除肿瘤。

d. 治疗:手术治疗和放射外科治疗是目前最主要的治疗手段,随着对该病的深入研究,以及立体定向放射外科技术的成熟,目前该病的治疗策略从传统的外科手术治疗逐渐过渡到放射外科治疗。

(a)手术治疗:海绵窦内肿瘤采用硬膜外入路能够充分暴露其内神经、血管,可早期截断脑膜垂体干来源的肿瘤血供,术野出血不会污染蛛网膜下腔,并可避免牺牲颞叶回流静脉,因而优于硬膜下入路。对CSHs尤为如此。回顾性分析1996年1月至2010年6月中海绵窦海绵状血管瘤的患者共75例,其中手术者53例,选择硬脑膜外入路40例,肿瘤全切率85.0%,术后远期KPS评分优于术前;而硬脑膜下入路全切率仅15.4%,术后症状加重。

尽管如此,仍有术中出血之虞。早期曾采用术前栓塞、术中控制性降压和亚低温脑保护、颈部ICA暴露等方法控制出血,术中出血平均达1700.0mL,术后输血1416.6mL。现今可采用自体血回输、ICA球囊阻断等技术,提高手术的安全性。

手术中,由于肿瘤体积大、位置深、血供丰富、包绕ICA,因而强调要将海绵窦外侧壁外层完全翻起,充分显露三叉神经半月结,并在此基础上充分游离三叉神经分支,以便从三叉神经分支间隙或Parkinson三角进入海绵窦。当肿瘤巨大时,可全身降压或用双极电凝假包膜,使肿瘤皱缩,以利游离。术中应设法找到肿瘤的主要供血动脉—脑膜垂体干,它通常位于肿瘤后内侧,或前内侧间隙,用双极电凝后切断,可显著减少肿瘤的张力和出血,利于进一步分离肿瘤边界。

目前,手术局限性主要在于鞍区肿瘤残留和外展麻痹。肿瘤长入鞍区时,可沿肿瘤生长通路将其小心游离、牵拉,但因视角欠佳,肿瘤质地较软,阻力较大时易形成断端,残留鞍区肿瘤。外展神经穿经海绵窦内,若为肿瘤包绕,术后常见外展麻痹,部分外展神经仅被推挤,术后功能可保留。

(b)放射外科治疗:早期由于CSHs全切率低,部分患者仅作活检,常有患者需行术后放疗,其治疗效果却超出预期。随着伽玛刀、射波刀的出现,放疗损伤减轻,而肿瘤控制效果进一步改善。放射外科从手术的辅助治疗措施,逐渐变为首选治疗方法,尤其是年老体弱而瘤体较小者。

1999 年,首先报道了 1 例术后残留的 CSHs,经伽玛刀治疗后瘤体缩小,且无颅神经损伤症状。Thompson、Kida 和 Peker 等也有类似报道。资料中 6 例 CSHs 接受伽马刀,平均随访 54 个月,均明显缩小在此过程中,我们采用的周边剂量逐步下降,但是同样有效。早期组有 1 例在伽玛刀治疗后 3 个月手术,病理见 CSHs 内血栓形成,血管周围大量胶原增生,这可能是解释手术中出血少的原因;同时表明伽玛刀能够闭塞 CSHs 内血窦,缩小肿瘤。

视神经属放射易损器官,较大 CSHs 采用伽玛刀治疗仍有损伤视神经之虞。据统计,10～12Gy 辐射量引起放射相关性视神经损伤发生率低于 2%。射波刀作为一种分次放疗的治疗方式,在治疗大型或巨大 CSHs 时可将周边辐射剂量减少到 10Gy 或者更小。我们采用总量 21Gy,分 3 次给予,这可以使治疗更加合理规范,剂量梯度更加平均。资料中大型 CSHs4 例,巨大 3 例,随访 7～36 个月,未发现视神经放射性损害,肿瘤近期控制效果良好。

目前放射外科治疗策略:对于较小的海绵窦海绵状血管瘤,用放射外科治疗可以很好地控制肿瘤生长,术后的神经功能恢复亦优于手术;对较大的病灶,分次射波刀治疗近期效果良好,远期效果尚有待观察。

(2)其他部位:多为个案报告,有眼眶内、视神经和视交叉、内听道、小脑镰等。诊断和治疗同一般海绵状血管瘤,由于生长部位特殊,多以手术为主。

(3)与其他脑瘤共生或长在其他脑瘤内,后者有神经鞘瘤、神经节细胞瘤、间变星形细胞瘤、少突胶质细胞瘤等,可位于桥脑小脑角,大脑半球、鞍旁、颅神经、椎管内等。诊断较困难,除要想到本病可能性外,主要依靠手术和病理检查。

(八)预后及随访

海绵状血管瘤总体预后良好。随访是很重要的。手术切除只能预防手术区海绵状血管瘤的出血和控制癫痫,然而长期随访的结果显示,即使没有家族性基因存在,手术区外其他地方海绵状血管瘤病灶形成的现象也是很常见的。

二、毛细血管扩张症

毛细血管扩张症(capillary telangiectasias)又称毛细血管畸形,既往认为是一种少见的临床血管畸形。近来随着头颅 MRI 技术的发展,在临床上的发现率有所增高。由于绝大多数的毛细血管扩张症病灶没有明显的供血动脉和异常的引流静脉,故在脑血管造影上不显影。

(一)流行病学

根据大宗的尸检结果,估计其发生率大约为 0.3%。Oslser－Weber－Rendu 综合征(遗传性出血性毛细血管扩张症)为常染色体显性遗传病,发生率为 1～2/10 万,临床表现为皮肤以及主要脏器多发性毛细血管扩张,可伴有呼吸道和脑的 AVM 或瘘。患者出生时正常,20～30 岁起发病。

(二)病因

单发的毛细血管扩张症病因不明,目前认为是先天性疾病,根据组织胚胎学推断可能在妊娠第 2 个月脑毛细血管退化定位错误引起。也有认为可伴随海绵状血管瘤的增大过程中产生。

(三)病理学和病理生理学

经典的组织学表现,病灶一般为淡粉红色(甲醛固定后为暗褐色,似出血斑点)。体积一般较小(直径<1cm),偶见个案报道大型的毛细血管扩张(直径5cm)。其本质是脑实质内一堆扩张、扭曲的毛细血管畸形,显微镜下可见神经组织内有许多细小、扩张,且由大小不一的薄壁毛细血管组成,只看一层内膜细胞,未见明显的弹力纤维及平滑肌组织。其引流静脉扩张,但供应动脉正常。在病变毛细血管间有神经组织,这是本病有别于海绵状血管瘤的特点。另外,本病多不伴邻近脑组织胶质增生或出血,极少数病例可有钙化和血管瘤样钙化。

本病可见于中枢神经系统的任何部位,最多见于桥脑近中线处,次之为大脑皮质、脑室旁白质等。有时为多发,可伴其他血管畸形,如 CA 或 AVM 等,但伴发多发性 CA 者未见报道。有认为血管扩张症和 CA 是同一疾病的不同阶段。

(四)临床表现和自然史

由于病灶一般较小,多位于脑"静区",故通常无症状,呈脑血管造影不显影的血管畸形,即使出血,毛细血管扩张症的出血率最低和危险性最小,因此被认为是一种具有良性自然病史的疾病。常见尸检或 MRI 检查时偶然发现。

Gross BA(2013)在最近的文献回顾性分析了203例案例报道上,只有6%的患者有症状。各类报道有少数毛细细扩张症破裂出血,可引起头痛、运动和感觉障碍等。不同于其他血管畸形的是,癫痫在这类病灶的临床表现中罕见,因此寻找癫痫的病因中,在考虑毛细血管扩张症之前需排除其他原因。

典型的桥脑毛细血管扩张症出血所表现的症状,往往有别于桥脑高血压出血者。后者出血位于桥脑中间,累计网状系统、桥脑底部和交感神经通路,故起病骤然,伴昏迷、四肢瘫痪、去大脑强直、针尖样瞳孔、高热和呼吸异常等,预后差。毛细血管扩张症出血多局限在桥脑背外侧,不影响网状系统,因此没有意识障碍,只引起部分桥脑综合征。遗传性毛细血管扩张症的诊断标准:①反复鼻衄。②单个特征区(如唇、口腔、指甲、鼻或胃肠道)发生毛细血管扩张症。③脑、肺、肝和脊柱发生 AVM。④家族史。

(五)影像学表现

由于毛细血管网内的血流和脑皮质内的血流相仿,故 CT、MRI 平扫本病常不显影,也无水肿、无占位效应或钙化。由于病灶出血少见,故一般也无含铁血黄素。

在回顾性分析的5个中心的影像学表现中,MRI 的 T_1 和 T_2 加权多均呈等信号,T_1 呈低信号的为37%,T_2 呈高信号的49%。增强后大多数病例可见轻度强化。不过,这些 MRI 表现对毛细血管扩张症的诊断无显著特异性。随着 MRI 技术和发展,毛细血管扩张病灶信号在 T_2/GRE 序列中信号明显降低这一发现具有重要意义。Lee 等总结在 GRE 序列上的信号损失时诊断这类疾病(毛细血管扩张症和海绵状血管瘤的 MRI 分类的Ⅳ类)的必要条件。这个发现也是支持毛细血管扩张症和海绵状血管瘤是同一病变的不同时期的证据之一。

DWI 被认为可以作为一个辅助的序列鉴别脑桥部位毛细血管扩张症和其他病变(炎症、缺血、肿瘤)。

(六)治疗

根据本病的自然史,无症状患者很少被发现,隐性出血者预后良好,故一般无须治疗。如果怀疑为出血性毛细血管扩张症引起者,外科处理的临床诊疗计划与其他颅内出血性疾病相似。对有症状的病灶和需排除肿瘤出血或海绵状血管瘤者,可手术探查。

三、静脉畸形

静脉血管瘤(venous angiomas)又称静脉畸形、发育性静脉异常(developmental venous anomaly)。静脉畸形可分为浅表型和深部型。浅表型指深部髓静脉区域通过浅表髓静脉引流入皮质静脉;深部型指皮质下区域引流入深部静脉系统。

（一）流行病学

静脉性血管畸形是最常见的颅内血管畸形,人群发生率在0.25%~0.5%。1978年,Sarwar和McCormick在4069例尸检中发现165例血管畸形,其中63%为静脉畸形。发病率在不同的研究中有所不同,在具有代表性的回顾性分析影像学检查中,发病率在0.5%~0.7%。

（二）病因

多数认为静脉畸形为先天疾病,男女发病率差不多,目前没有证据表明具有家族遗传性。目前病因学说主要是胚胎发育障碍学说。妊娠45d,脑的端脑中有许多为"静脉水母头"的结构,它们是有扩张的中央静脉和许多小的深髓静脉组成。妊娠90d,这些静脉结构发育为浅和深静脉系统。如静脉的正常发育受阻,则早期的静脉引流形式保留;也有认为发育中的皮质静脉系统部分阻塞,引起代偿性扩张的髓静脉。

静脉畸形常伴发海绵状血管瘤或其他血管畸形,提示局部血流的增加等血流动力学改变可能会诱发静脉畸形。

不管是先天或后天原因,目前主流观点认为静脉畸形是脑静脉系统一种正常范围内的代偿变异,而非病理学改变。

（三）病理

组织学的经典描述由McCormick在1966年提出,大体标本上,可见静脉畸形有异常扩张的静脉结构的血管组成,这些静脉结构呈放射状排列,向一根引流静脉集中,该引流静脉一次引流表浅或深部血液,这种形态被称为星簇(star duster),国内学者形容其形态类似为"水母头",因此既往有人命名该病为静脉水母头。纤维镜下的表现可见,畸形的血管虽然为正常的静脉结构,由薄层内皮细胞核胶原组成,一般缺乏平滑肌和弹性纤维,但管壁可有玻璃样变性、增厚,管腔大于正常静脉。病灶无供血动脉或异常毛细血管网。出血、钙化、血栓形成较少见。

（四）伴发疾病

最常见伴发脑实质内海绵状血管瘤。文献报道海绵状血管瘤中20%~30%伴有静脉畸形。组织学上区分两者的标准时病变血管间是否存在正常脑组织以及血管管腔的大小。也可伴发其他血管性或非血管性病变,如脑实质外海绵状血管瘤、肿瘤、脱髓鞘疾病、动脉瘤、AVM、DAVF、烟雾病及头面眼的血管病变等。静脉畸形常引流远离这些病灶的正常脑组织的回流血液,少数情况下也引流这些病灶本身。

（五）临床表现

在血流动力学方面,本病为低排低阻型,因此出血可能性小。临床上常无症状,因其他原因做影像学检查而被发现。少数可有以下表现:

1. 头痛、恶心、呕吐等非特异性症状　虽然大多数明确该病诊断的患者出现头痛,但是头痛很少该病直接造成。

2. 出血　出血风险是任何血管畸形至关重要的临床表现。案例报道血管畸形内的血栓形成可能继发颅内出血。回顾性研究发现年出血率在0.22%~0.61%,前瞻性研究数据认为年出血率为0.68%,症状性出血率0.34%。数据同时表明,该病症状性出血时,很少发生致死致残或需要手术治疗的情况。

由于静脉畸形常伴发海绵状血管瘤或其他血管畸形,出血很有可能是由后者引起。因此怀疑静脉畸形出血者需排除其他可能引起这些症状的原因(如最常见的伴发海绵状血管瘤)的可能。海绵状血管瘤手术时,应注意保护邻近的静脉畸形,以免正常脑组织发生静脉性梗死。

3.癫痫 少见,机制不清。Gamer 等报道 100 例静脉畸形中有 5 例发生癫痫,但因无组织学诊断,故难以明确癫痫与静脉畸形的关系。

4.血栓形成 罕见,静脉畸形的引流静脉的血栓形成能够引起静脉性梗死和继发颅内出血。

(六)影像学诊断

1.脑血管造影 静脉畸形的诊断一般依靠脑血管造影、在脑血管造影上,典型的静脉畸形在静脉期表现为不同数量的髓静脉放射状排列组成单一静脉干,形如"水母头"。静脉干汇入硬膜静脉窦或 Galen 静脉系统,动脉期和毛细血管器无异常表现,无 AVM 样的静脉早期显影。

2.CT 扫描 CT 平扫无异常发现,无占位和水肿表现;增强 CT 表现为线型或曲线型高密度引流入深静脉、硬膜静脉窦或皮质静脉。CTA 通过三维重建可清楚地看到这些病变。

3.MRI 检查 MRI 平扫表现与 CT 相似,T_1 加权和 T_2 加权成低信号,T_2 加权上引流静脉可呈现血管流空影,增强后病灶可有轻度强化,向皮质静脉、深静脉或静脉窦引。既往报道 T_2 加权上静脉畸形通常为高信号,后来认为这些信号不是病灶本身的信号,可能是周边区域静脉高压或缺血的信号,也可能周边的畸形脱髓鞘信号。

(七)治疗

由于静脉畸形自然病程良好,一般无须手术治疗。必须认识到静脉畸形也是脑组织静脉回流的一部分,因此手术切除会导致严重的静脉梗死。Senegor 等报道切除后颅窝静脉畸形,术后 4d 死亡,尸检证实脑干和小脑静脉性梗死。

在出血的情况下,原则上对静脉畸形本身不进行任何处理。可行血管造影诊断该病,以及排除其他可能引起出血的血管畸形。待出血吸收后建议行高场强 MRI 判断是否合并海绵状血管瘤。

四、脑血管畸形的混合形式

并不是所有的血管畸形仅有单一的表现形式,它们可以表现为混合形式。常见的混合形式有 6 种,包括:

1.海绵状血管瘤和静脉畸形。

2.海绵状血管瘤和毛细血管扩张症。

3.毛细血管扩张症和静脉畸形。

4.AVM 和海绵状血管瘤。

5.AVM 和毛细血管扩张症。

6.AVM 和静脉畸形。

随着头颅 MRI 技术和新的序列在临床方面的运用,血管畸形的诊断在敏感度和特异度方面有着质的提高,对一些血管造影不显影的血管畸形的包括越来越多。目前这类混合形式的发病率和自然病程都不是很清楚,也不清楚混合型病灶是两种不同血管畸形之间的过渡形式还是偶然发生在同一部位,因此很多有趣的学说和争论,有认为海绵状血管瘤合并其他畸形的情况,其他畸形出血的时候所产生的一些生长因子会促进海绵状血管瘤的发生发展。目前文献上报道的混合形式和脑血管畸形越来越多,然而还没有对其长期自然史的研究。临床上 1 和 2 比较常见,处理原则:处理容易引起症状的海绵状血管瘤和真性 AVM,保护静脉畸形。

(张鹏)

第八节　颈动脉海绵窦瘘

颈动脉海绵窦瘘(carotid cavernous fistular,CCF)是颈动脉及其分支与海绵窦之间形成动静脉交通而产生的临床综合征,根据发生的原因分为外伤性和自发性颈动脉海绵窦瘘两大类。

一、外伤性颈动脉海绵窦瘘

外伤性颈动脉海绵窦瘘(traumatic carotid cavernous fistular,TCCF)是指由外伤造成颈动脉海绵窦段主干或其分支破裂,与海绵窦之间形成异常的动静脉交通而造成一系列特殊的临床综合征外伤原因有:①头面部损伤,尤其是颅底骨折。②医源性创伤,如血管内治疗、海绵窦手术和经蝶窦手术等误伤颈内动脉窦内段等。

(一)海绵窦解剖

海绵窦(cavernous sinus)是指位于蝶鞍两侧的两层硬脑膜间的不规则腔隙,左右各一。由于海绵窦内有许多纤维小梁,将腔隙分隔成许多相互交通的小腔,形状如海绵而得名。每侧海绵窦前起眶上裂的内侧端,向后达颞骨岩部尖端,长约 2cm,内外宽 1cm。在横切面上,海绵窦略呈尖端向下的三角形。上壁向内与鞍膈相移行;内侧壁的上部与垂体囊相融合,下部以薄骨板与蝶窦相隔;外侧壁较厚,又分为内外两层,内层疏松,外层厚韧。两侧海绵窦在前床突的前方借海绵间前窦相通,在后床突之后借海绵间后窦相沟通。因而在蝶鞍周围形成了一个完整的环状静脉窗,称为环窦(circular sinus)。

海绵窦内有颈内动脉和第Ⅵ对展神经通过,其外侧壁有第Ⅲ～Ⅴ对脑神经。在前床突以前的海绵窦外侧壁中,自上而下通过第Ⅳ对滑车神经、第Ⅲ对动眼神经和眼神经,上颌神经则离开外侧壁斜向外走行。颈内动脉在海绵窦内折转向上。在前床突和后床突之间的海绵窦外侧壁的内层中,由上而下依次排列着动眼神经、滑车神经、眼神经和上颌神经。窦腔内有颈内动脉和外展神经通过,后者在前者的表面,颈内动脉在窦内上升并折转向前(图 3－66)。TCCF 常发生于此段。

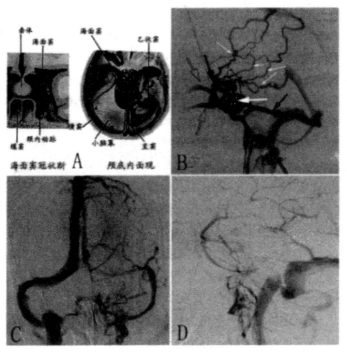

图 3－66　A. 海绵窦模式图；B. TCCF 时颈内动脉侧位像，于动脉早期海绵窦与相关的静脉显影（大白箭头），如眼上、下静脉（空箭头）、蝶顶窦（大黑箭头）、侧裂静脉（多个小白箭头）和岩上窦（小黑箭头）均提前呈现；C、D. 正常情况下，血管造影时海绵窦呈现于静脉晚期或静脉窦期（空箭头）

海绵窦主要接受大脑中静脉、额叶眶面静脉和眼静脉等的血液。海绵窦内的血流方向，主要是向后经岩上窦、岩下窦分别汇入乙状窦、横窦或颈内静脉。海绵窦与颅内、颅外静脉的交通十分广泛。向前经眼上静脉、内眦静脉与面静脉相交通；经眼下静脉与面深部的翼静脉丛相交通。向上经大脑中静脉与上矢状窦、横窦相交通。向后经岩上窦与乙状窦或横窦相交通，经岩下窦与乙状窦或颈内静脉相交通。向下经卵圆孔、破裂孔等处的导静脉与翼静脉丛相交通。广泛交通的颅内外静脉也就成为颈动脉海绵窦瘘的静脉回流和临床症状的解剖学基础。颈内动脉经过海绵窦内时，颈内动脉壁借窦内被覆着内皮细胞的结缔组织与海绵窦内的血流隔开。但发生颅底骨折时，窦壁和内部的颈内动脉破裂而沟通，导致颈内动脉的动脉血与窦内的静脉血，相混，形成动静脉瘘，窦内压力骤升。由于眼静脉内没有静脉瓣，海绵窦内血液逆向流入眼静脉，致使其扩张和眼球搏动性前突。患者主诉耳鸣，于患侧眼球或颞部听诊时可闻及搏动性杂音；若压迫患侧颈总动脉，杂音消失或减轻。

（二）病理生理

1. 盗血　大量血液经颈内动脉破口流入海绵窦，当患者前交通动脉、后交通动脉发育不良时，可以引起颈内动脉远端供血不足，产生脑缺血及眼动脉灌注不足。瘘口血流量越高，盗血量越大，病程越急，症状也越重。当瘘口小、盗血量小、Willis 脑动脉环交通良好时，病程缓慢，症状也较轻或不明显。

2. 引成静脉扩张、淤血　大量的颈动脉血直接进入海绵窦，造成窦内静脉压升高，血液流向与海绵窦交通的周围静脉产生各种症状。最常见的是经眼上静脉向前方流入眼眶，引起搏动性突眼、眶周静脉怒张、眼底静脉淤血、视乳头水肿、眼部结膜充血和眼外肌不全性麻痹等。其次，当血流向后经岩下窦、横窦及乙状窦引流时，眼部症状可能轻微而颅内杂音明显。血流向上经蝶顶窦流入侧裂静脉、皮层静脉及上矢状窦时,可出现颅内静脉扩张和颅内压升高甚至蛛网膜下腔出血。血流向下经颅底引流至翼窝,则可引起鼻咽部静脉扩张,易导致鼻出血。另外,如果血流向内侧引流,也可通过海绵间窦引起对侧海绵窦症状(图3-67)。

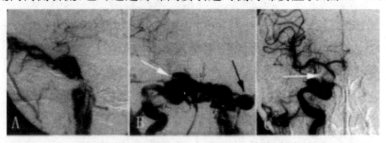

图3-67 患者女性,28岁,头部外伤3个月,左侧突眼伴颅内杂音1个月

A. 右侧颈内动脉侧位像显示 TCCF;B. 颈内动脉正位像显示:瘘口在右侧颈内动脉海绵窦段(白箭头),通过海绵间窦(空箭头)引流向对侧眼静脉(黑箭头),引起对侧眼部症状;C. 显示球囊封闭瘘口术后,颈内动脉正位像,瘘口及其异常引流消失、颈内动脉通畅

3. 出血 外伤性颈动脉海绵窦瘘伴有硬脑膜血管畸形或过度扩张的静脉破裂引起颅内出血;眼底静脉持续淤血引起视网膜静脉破裂出血影响视力、视野;鼻腔及鼻咽部静脉扩张破裂引起鼻出血;也可形成假性动脉瘤造成反复鼻出血。

(三)临床表现

1. 头痛 多见于早期,疼痛位于眼眶部位,随着病程迁延头痛常会逐步减轻。

2. 搏动性突眼 由动脉血流入海绵窦,逆行充盈眼静脉引起。大多数情况突眼侧为病变侧,但如果海绵间窦发达时,可发生对侧突眼或双侧突眼。如果角静脉,即内眦静脉发达,异常血流可以通过面静脉回流入颈外静脉,不出现搏动性突眼或轻微突眼。患侧眼球向前突出并有与脉搏相一致的眼球跳动。手触摸眼球可感到眼球的搏动及血液流过时的颤动感。

3. 颅内杂音 患者有颅内杂音的主诉,听诊检查时,在患者眼眶、额部、外耳乳突部、颞部,甚至整个头部听到不同程度的与心律一致的血管性杂音;压迫患侧颈总动脉,杂音减轻或消失,而压迫对侧颈总动脉则杂音不消失甚至更响。动脉血流入海绵窦后可向岩上、下窦或翼丛静脉引流,异常血流在此区域形成涡流,特别是向岩下窦引流时更易出现颅内杂音。杂音如机器轰鸣样连续不断,夜晚及安静时尤为明显,患着难以忍受、烦躁不安。

4. 球结膜水肿 由于通过眼上静脉或眼下静脉异常引流导致眶内组织的正常回流障碍。患侧眼眶内、眼内眦、眼结膜和视网膜等部位静脉怒张充血、水肿,严重时眼结膜翻出眼睑之外,眼睑闭合困难并发暴露性角膜炎。

5. 眼球运动障碍 海绵窦内高压致使窦内和窦壁的眼球运动神经功能障碍。TCCF治愈后,大多数患者可以恢复。患侧眼球运动不全麻痹时,可伴有复视,以展神经麻痹常见。复视的恢复慢于眼球运动支功能的恢复。

6. 中枢神经功能障碍 单纯 TCCF 一般不会引起中枢神经功能障碍。严重的"盗血"伴有侧支循环发育不良的患者,则有可能引起正常脑组织的血液灌注不足而出现神经功能症状。但值得注意的是 TCCF 的神经功能障碍多数情况下是由于外伤直接造成的。

7. 蛛网膜下腔出血(SAH) 只占颅内 SAH 的 1.41%,多数由于静脉高压引起皮质静脉破裂出血。TCCF 的自发性蛛网膜下腔出血需要与外伤直接所致的 SAH 鉴别。

8. 鼻出血 出血量常较可观,甚至引起失血性休克。多数由于鼻腔及鼻咽部静脉扩张破裂所引起,少数为蝶窦内假性动脉瘤破裂出血造成。外伤也可直接导致蝶窦内膜供血动脉的假性动脉瘤形成,引起反复鼻出血。

9.视力下降　多数情况下 TCCF 不会引起视力改变,少数患侧视力下降,甚至失明。视力下降的原因有以下几种:①外伤造成的原发性视神经挫伤。②长期颅内压增高造成的视力、视野变化。③眼底静脉持续淤血引起视网膜静脉破裂出血影响视力。④严重"盗血"引起视神经供血不足。⑤角膜溃疡、白斑形成。

(四)影像学分型

1.Parkinson 分型　TCCF 分为两型:Ⅰ型为颈内动脉海绵窦段本身破裂,与海绵窦直接形成交通;Ⅱ型为颈内动脉海绵窦段的分支断裂,形成与海绵窦的直接交通。

2.Barrow(1985)分型　将海绵窦区的动静脉瘘分为 4 型:A 型为单一的、高流量的瘘,主要是由于外伤导致颈内动脉海绵窦段破裂或海绵窦内颈动脉瘤破裂引起;B 型仅有颈内动脉硬脑膜支供血的海绵窦瘘;C 型仅有颈外动脉供血的海绵窦瘘;D 型为颈内、外动脉均供血的海绵窦瘘。

3.我国某医院分型　由于以上分型是根据供血动脉的不同而分,不能体现不同类型的TCCF 与临床表现的关系;另外,Barrow 分型中的 B、C 和 D 型其瘘口位于邻近海绵窦的硬脑膜内。因此,应归类于自发性海绵窦硬脑膜动静脉瘘(DAVF)。有人也曾根据其静脉引流的不同进行分型,虽然体现了临床表现的不同,却忽略了由于供血动脉的不同而要采取的治疗方式和预后的不同。

与海绵窦有关的动脉有颈内、颈外动脉系统。当 TCCF 产生后,海绵窦的引流方式有 5种:①前方引流:特点是眼静脉明显增粗,通过面静脉引流,从而产生搏动性突眼、颅内血管性杂音和海绵窦充血、压力增高的征候群。②后方引流:特点是岩上、岩下窦增粗,与颅内血管性杂音的形成和传导有关。③上方引流:蝶顶窦扩张,向皮层静脉和脑深静脉引流,与蛛网膜下腔出血和脑出血有关。④通过海绵间窦向对侧引流:出现对侧或双侧临床症状;若角静脉发育良好,则不出现眼部症状。⑤混合性引流:上述引流方式混合出现,多伴有颈内动脉远端的"盗血"现象。

因此,可将外伤性颈动脉海绵窦瘘按动脉供血方式分为 3 型,即Ⅰ型:单纯颈内动脉供血;Ⅱ型:颈内动脉、颈外动脉均参与供血;Ⅲ型:双侧 TCCF。

每型中按静脉引流方向的不同分成 2 个亚型,即 a 亚型:包括向前、后、对侧的引流,此 3种引流方式主要与临床表现有关;b 亚型:同时伴有上方引流,具有潜在的颅内出血危险。

该医院分型的优点如下:①简单、容易记忆。②既包括动脉的供血又包括静脉的引流方式,克服以往分型的不足;仅仅通过对 DSA 的分析,就能对临床表现和潜在的危险性一目了然,如:a 亚型:可能会出现同侧、对侧或双侧的搏动性突眼、球结膜充血水肿和颅内杂音等;b亚型:皮质静脉和脑深部的静脉引流,就提示存在颅内出血的危险因素,可能其突眼、球结膜水肿、颅内杂音等临床表现并不严重,但更应提高警惕,防止突发性颅内出血。③对治疗方式的选择具有指导意义,Ⅰ型选用颈内动脉入路闭塞瘘口即能达到治愈的目的;Ⅱ型选用颈内动脉和颈外动脉的联合治疗或经静脉入路才能达到治愈;Ⅲ型的治疗有时较困难,首选治疗的一侧应力争保持颈内动脉的通畅,才能为另一侧的治疗方式选择留有较大的余地;反之,另一侧的治疗可能会有相当大的麻烦。④为预后的判断提供依据。⑤对治疗经费的预算有所帮助。⑥便于资料的分型统计、随访和总结(表 3—35)。

表 3—35 某医院 TCCF 影像学分型

Ⅰ型	单一颈内动脉供血
Ⅱ型	Ⅰa型：前、后、对侧的引流
	Ⅰb型：伴有上方引流的混合性引流
	颈内动脉、颈外动脉均参与供血
	Ⅱa型：前、后、对侧的引流
	Ⅱb型：伴有上方引流的混合性引流
Ⅲ型	双侧 TCCF
	Ⅲa型：前、后、对侧的引流
	Ⅲb型：伴有上方引流的混合性引流

（五）辅助检查

1. CT 和 MRI 检查 CT 或 MRI 的增强扫描上可见到明显扩张的眼静脉；眼球突出，眼外肌充血增厚，眼睑肿胀，眼结膜水肿，鞍旁结构密度或信号明显增高；增粗的皮质引流静脉及伴随的脑水肿以及颅脑外伤性改变，如颅骨、颅底骨折、脑损伤和颅内血肿等。

2. 经颅多普勒超声（TCD） 无创、实时地了解颈动脉海绵窦瘘的血流动力学参数：①测定患侧颈内动脉的血流。②经眼眶测定眶周静脉的异常频谱，协助诊断颈内动脉海绵窦瘘。③经骨窗探测颅内血流，可了解盗血情况。④指示血流方向。

3. 单光子发射电子计算机体层扫描（SPECT） 是脑灌注及脑代谢的无创检查方法。

（六）诊断

1. 外伤史 诊断 TCCF 必须有外伤病史。如果没有外伤史而出现突眼、颅内杂音和结膜充血、水肿等临床表现，应考虑自发性海绵窦 DAVF。

2. 临床表现 有搏动性突眼、颅内杂音、结膜充血水肿和鼻出血等症状，结合头部外伤史，诊断并不困难。

3. 头颅 CT 和 MRI 检查 显示眼球突出及眶内眼静脉或颅内引流静脉增粗及伴随脑组织水肿；TCD 和 SPECT 检查有助于诊断。

4. 脑 DSA 检查 是最重要的确诊手段，必须常规进行双侧颈内动脉、椎动脉和颈外动脉正侧位选择性造影，明确诊断、全面了解 TCCF 供血和引流静脉情况。DSA 检查显示，TCCF 中：①供血动脉：单侧单一颈内动脉供血占 88%，单侧颈内动脉和颈外动脉供血为 8.5%，双侧颈动脉供血为 3.4%。②瘘口位置：颈内动脉海绵窦段。③引流方向：向眼静脉引流占 96.6%，向岩上窦、岩下窦引流占 88%，向皮质静脉引流占 25.4%，通过海绵间窦向对侧引流占 8.5%；绝大多数 TCCF 的引流不是单一的，各种引流方向可以混合出现。TCCF 的临床表现，如搏动性突眼、颅内血管性杂音、球结膜水肿充血、眼球运动障碍、视力减退、神经功能障碍和蛛网膜下腔出血等，均与海绵窦充血、压,力增高及回流静脉的方向有关。

5. TCCF 血管造影的特殊要求 ①健侧颈内动脉造影摄正位片时，压迫病变侧的颈动脉判断前交通动脉的代偿状况。②椎动脉造影摄侧位片时，压迫病变侧的颈动脉，一是观察后交通动脉的代偿情况，二是通过后交通动脉的返流显示 TCCF 的瘘口位置及大小。如果看不清楚瘘口，可以通过增加摄片的帧数（8～12 帧/s）来显示瘘口。

（七）鉴别诊断

TCCF 应与以下疾病相鉴别：①突眼性甲状腺功能亢进、眶内及眶后肿瘤或假性肿瘤，均无搏动性突眼和血管杂音,可资鉴别。②眶内血管性病变,如海绵状血管瘤、动脉瘤和动静脉畸形等,鉴别比较困难,尤其是与流量较小的 TCCF 鉴别更加困难,需依赖脑血管造影检查。③海绵窦血栓性静脉炎或血栓形成,症状与颈动脉海绵窦瘘十分相似,但没有搏动性突眼和血管杂音。④眶壁缺损,可以是先天性、外伤性或肿瘤性。当眶顶缺损时,脑组织从缺损处向外膨出,引起突眼,并且因脑搏动传至眼球而出现眼球搏动。但无血管杂音,可加以鉴别。

(八)治疗

外伤性颈动脉海绵窦瘘不易自愈,如不治疗,5%～10%患者可发生颅内出血或大量鼻出血。其颅内杂音也难以忍受。大量的脑盗血可引起脑功能及视力障碍,甚至完全失明。特别是当 TCCF 出现以下情况时需要紧急处理:①鼻出血,可为假性动脉瘤破裂。②急性视力下降,因眼内急性高压及淤血、缺氧引起。③颅内出血,多与皮质静脉引流破裂。④突发性神经功能障碍,与 TCCF 严重"盗血"且侧支代偿不充分有关。对少数症状轻微、发展缓慢的患者可考虑保守疗法和颈部压迫疗法,但绝大多数外伤性 CCF 应作积极治疗。治疗原则:①闭合或堵塞瘘口,并保持颈内动脉的通畅。②力求一次治疗达到最佳效果。③因本症的自然病死率及病残率都较低,应以安全、高效的方法为首选。对阻断脑的主要供血动脉应取慎重态度。如确属必要,必须做好各种术前的脑缺血耐受力的试验。目前 TCCF 治疗首选血管内介入治疗;若介入治疗困难或先前颈内动脉已被结扎者可考虑直接手术。

1. 血管内介入治疗　绝大多数病例可通过 1 次或数次血管内治疗达到治愈。

(1)栓塞途径:最常用的是股动脉穿刺、置导管经颈动脉入路。如颈动脉已结扎闭塞或颈内动脉迂曲狭窄,插管困难,或瘘口过小,球囊无法通过时,也可选择经眼(面)静脉、岩上窦和岩下窦入路。眼(面)静脉入路。

(2)常用栓塞材料和方法

a. 可脱性球囊栓塞法:用于经动脉途径的栓塞治疗,适于 TCCF 瘘口流量大、球囊易进入者。易操作,创伤小,并发症少。在 X 线透视下将带球囊的导管送入瘘口内,用等渗造影剂充盈球囊,再经导引管注入造影剂,如显示瘘口闭塞,颈内动脉通畅时,可解脱球囊,最理想的是球囊位于颈内动脉外腔的海绵窦内,造影时海绵窦不再显影,颈内动脉血流通畅,此时患者自觉颅内杂音消失,听诊时也无杂音闻及。如一个球囊不能将瘘口堵塞,也可放入数个球囊。有时将瘘口和颈内动脉同时堵塞或球囊内造影剂过早泄漏使球囊变小、移位,导致瘘口再通。颅底骨折的碎骨片刺破球囊也会引起瘘口再通或瘘口太小。在上述情况下必须更改治疗方法。

b. 微弹簧圈栓塞法:微弹簧圈由铂丝或钨丝制成,直径 0.33mm～0.36mm,可通过微导管,进入海绵窦内后,将微弹簧圈送入瘘口。利用弹簧圈本身的机械栓塞作用和其所带的呢绒纤维迅速诱发海绵窦内血栓形成,瘘口即被血栓封闭,而颈内动脉保持通畅,达到合理的治疗目的。该方法不仅可用于动脉途径,也可用于静脉途径进行栓塞。

c. 液体栓塞剂:目前很多学者使用 Onyx 栓塞 TCCF 的效果良好,也可以与微弹簧圈结合,作微弹簧圈栓塞的补充或用于栓塞参与 TCCF 供血的颈外动脉分支。液体栓塞剂可用于动脉途径,也可用于静脉途径进行栓塞治疗。

d. 带(覆)膜支架栓塞法:在血管内置入一种带生物一物理屏障的支架,在保持病变动脉通畅的同时隔离病变使其内部形成血栓。应用带膜支架的主要顾虑是释放后可能封闭病变动脉发出的脑穿支或侧枝动脉,具体操作一定要在 X 线透视下进行,仔细辨认穿支动脉开口,避免穿支动脉闭塞。术后需常规服用抗凝和抗血小板药物,防止支架内血栓形成及迟发性血管狭窄或闭塞。

(3)血管内治疗的并发症

a. 动脉途径栓塞常见并发症:①穿刺部位血肿,由穿刺插管造成的出血,一般在拔管后认真压迫穿刺部位可以避免。②颅神经麻痹,出现率约为30%,其中外展神经受累最常见。③假性动脉瘤形成,无症状的假性动脉瘤无须处理,大多可自行闭合;有症状者可试用弹簧圈栓塞。④脑梗死,球囊等各种栓塞剂误入载瘤动脉造成局部甚至半球脑梗死,出现失语、肢体麻痹等神经功能障碍,严重者还需手术干预。⑤脑过度灌注,长期严重盗血的患者当瘘口关闭而颈内动脉保持通畅时,患侧半球血流骤然增加,可出现头痛、眼胀等不适,严重时还可发生脑水肿和颅内出血。

b. 经静脉途径栓塞常见的并发症有:①血液向皮层静脉或眼上静脉转流,引起颅内出血及视力恶化;瘘口栓塞之后可能出现急性视力下降,但多数患者在短期内可好转。②其他,由操作引起静脉破裂出血、颅神经麻痹以及栓塞剂逆流到颈内动脉系统引起脑和视网膜梗死等。

2. 手术治疗　目前,由于绝大部分病例可通过一次或多次血管内介入治愈或缓解症状,直接手术修补漏口越来越罕见。简单介绍几种修补漏口的手术方法。

(1)经海绵窦颈内动脉修补术:直视下修补海绵窦的颈内动脉破口。手术方法有以下几种。

a. Parkinson手术:通过海绵窦外侧壁的滑车神经下缘,三叉神经眼支上缘及鞍背到斜坡连线所构成的Parkinson三角,进入海绵窦,沿窦内的颈内动脉找到瘘口,夹闭或缝合。

b. Doleng手术:采用翼点切口,打开岩骨颈动脉管二临时阻断颈内动脉,暴露颈内动脉海绵窦段,进行修补或结扎。

c. 白马手术:通过海绵窦上壁,后床突前外侧缘、动眼神经入口前缘和颈内动脉穿过硬脑膜处三点之间的内侧三角区,修补瘘口。

以上几种手术,创伤和风险较大,成功率不高,难以推广应用,仅适用于各种方法失败后的最后尝试。

(2)海绵窦电凝固术:血液内的血小板、红细胞和白细胞表面带负电,而铜丝等金属丝表面带正电,将33～40号的裸露铜丝插入海绵窦内,使血液内的有形成分凝集于铜丝周围形成凝血块而封闭瘘口,达到治疗目的。铜丝可经眼上静脉插入,也可开颅后经蝶顶窦、大脑中静脉或从海绵窦壁直接插入。铜丝插入后再通以直流电0.2～0.8mA可加速窦内血栓形成。术中监听颅内杂音作为指标。一旦杂音消失,表示瘘口已接近闭塞,即可结束手术。一般通入阳极电流后10～30min即可有血栓形成。本治疗术后颈内动脉的通畅率较高,但有时瘘口的闭合不全,已很少采用。

二、自发性颈动脉海绵窦瘘

自发性颈动脉海绵窦瘘又称海绵窦硬脑膜动静脉瘘(DAVF),是颈动脉海绵窦瘘(CCF)的一种类型。其瘘口海绵窦侧壁硬脑膜及其周围硬脑膜。供血动脉主要为颈外动脉的分支脑膜中动脉、颌内动脉分支、咽升动脉脑膜支,以及颈内动脉海绵窦内分支、脑膜垂体干、下外侧干、眼动脉脑膜支和咽升动脉前支等。

眼静脉是常见的引流静脉,此外,还有岩上窦、岩下窦、斜坡静脉丛和蝶顶窦等。

(一)病因

病因不清。大多数学者认为海绵窦 DAVF 是一种获得性病变,继发于硬脑膜窦内血栓形成;由于 DAVF 可发生于小儿,有人认为也可能是先天性疾病。

1. 获得性因素 大部分患者成年起病,常见诱因有头部外伤、颅脑手术和可致高凝状态的疾病,如感染、蝶窦炎、海绵窦炎、妊娠和口服避孕药等;部分 45 岁以上的中老年妇女发病,可能也与更年期内分泌改变、雌激素水平下降有关。

海绵窦硬脑膜窦内血栓和伴随的静脉高压与海绵窦 DAVF 的发生有密切关系。正常情况下,在海绵窦附近的硬脑膜内存在的细小动静脉交通支处于关闭状态。当上述各种因素引起硬脑膜窦内血栓形成或伴有静脉引流受阻,静脉内压力增高,导致这些细小动静脉交通支开放,动脉与静脉间形成短路,使动脉血直接进入海绵窦硬脑膜静脉,静脉扩张和迂曲。通过侧支交通血流可流向其他静脉窦以及皮质静脉。

2. 先天性因素 少数人年幼起病,有的患血管肌纤维发育不良。可以同时伴有其他复杂的先天性畸形,如由 Galen 静脉引流的动静脉畸形和脑动静脉畸形等。

总之,目前海绵窦 DAVF 的确切病因不甚明了,但 DAVF 属于脑静脉性疾病或脑静脉窦性疾病已被广大学者所认可。

(二)临床表现

海绵窦 DAVF 的临床表现主要取决于引流静脉的部位、大小,与供血动脉关系不大。临床上可无任何症状,可能发生致命的脑出血。常见的临床症状有:①突眼,占 50%。②颅内杂音,50%~70%的患者会出现,多为病变侧附近的连续,收缩期-舒张期杂音,压迫病变侧颈总动脉杂音减弱。③颅内出血,表现为蛛网膜下腔出血、硬膜下出血和脑内血肿等。④视力减退,占 27%,严重者完全失明,即使瘘口闭塞也不会好转,较轻的视力下降在治疗后可以恢复。⑤头痛,不少患者主诉头痛,多为钝痛或偏头痛,主要原因为海绵窦内压力增高导致颅内压增高,或扩张的动静脉刺激硬脑膜,或三叉神经半月节受压,以及少量蛛网膜下腔或硬膜下出血对脑膜的刺激所致。其他症状可有球结膜充血水肿、眼球活动受限和复视等。

(三)辅助检查

1. 头颅 CT、MRI 检查 可显示迂曲扩张的眼静脉和眼部的继发性改变,还能发现脑水肿和颅内出血等;MRI 上,在紧邻瘘口的硬脑膜出现曲张的"流空"血管信号。

2. DSA 检查 通过 DSA 明确海绵窦 DAVF 的瘘口位置、供血动脉的来源和引流静脉的流向,对海绵窦 DAVF 作出诊断和分型,了解血管构筑、与临床表现和预后间的关系等,对治疗方案的设计、制定具有决定性作用。

(四)诊断

自发性 CCF 以中老年及妊娠妇女多见,病程一般较长,表现为头痛、突眼、颅内杂音、视力减退等症状,诊断一般不难。头颅 CT、MRI 扫描有突眼、脑水肿、脑出血等改变,可显示增粗的眼静脉或皮质静脉,如 MRI 发现海绵窦壁及紧邻硬脑膜的"流空"影,更有诊断意义。确诊需依靠全脑血管造影。

(五)治疗

一般认为症状稳定的患者,可先行保守治疗。除非患者有进行性视力障碍,才考虑早日手术。

1. 保守疗法和颈动脉压迫法　本病25％～30％可自行血栓形成而症状缓或消失,因此在发病早期、症状较轻、瘘口流量小、没有皮质静脉引流、病情发展缓慢和没有急剧视力下降的患者可先作一段时间观察,以期自愈;或采用颈动脉压迫法,通过压迫颈总动脉,减少动脉血供和增加静脉压,促进海绵窦内血栓形成,该法还可作为其他治疗方法的补充手段。用手指或Mata架将颈总动脉压向颈椎横突,直到颞浅动脉搏动消失为止,最初每次压迫10s,每小时数次,以后压迫持续时间逐步延长,至每次压迫30s;如果压迫准确,患者会自觉杂音减轻或消失。一般4～6周后可治愈。压迫时须注意有无脑缺血症状出现,如无力、麻木、失明等,一旦出现须立即停止。Halbach建议用健侧手指压迫,若出现脑缺血则健侧手指会无力而自然终止压迫;另一种压迫法是压迫内眦外上方眼上静脉和头皮静脉交界处,以提高眼上静脉压力,降低瘘口动静脉压差,促进血栓形成。但有皮质引流静脉的患者不合适进行静脉压迫治疗,因为压迫静脉会导致颅内静脉压升高而引起静脉性脑梗死或破裂出血。

2. 血管内介入治疗　颈部压迫法无效,或有明显皮质静脉引流,或视力急剧下降者则需及早行血管内治疗。不要求病灶完全消失,次全闭塞亦能使患者得到临床改善。多数患者在以后均可获得影像学和临床上的完全治愈。栓塞方法和材料与前述的TCCF相似,原则是尽可能将栓塞剂注入动静脉瘘口附近或内部,以直接闭塞瘘口。栓塞剂有铂制弹簧圈、液体黏合剂、Onyx胶、真丝线段、可脱球囊等。可经动脉栓塞;经动脉栓塞困难,应考虑经静脉栓塞,常用方法是经眼上静脉或经颈内静脉、乙状窦、岩上窦或岩下窦到海绵窦,用栓塞剂栓塞海绵窦,闭塞瘘口。

3. 放射外科治疗　通过放射效应促使血管内皮增生,中断动静脉的异常吻合,最终达到瘘口闭塞的治疗目的。亦可作为血管内介入治疗的一种辅助疗法。

(夏玲洋)

第九节　硬脑膜动静脉瘘

硬脑膜动静脉瘘(dural arteriovenous fistula,DAVF),又称硬脑膜动静脉瘘样血管畸形。供血动脉经过位于硬脑膜的瘘口,引流至脑膜静脉窦,或皮质或深部静脉,前者造成静脉窦内涡流和高压并向邻近的桥静脉反流;后者造成脑静脉内压增高、回流障碍、迂曲扩张,甚至破裂出血。DAVF是一类较少见的血管性病变,占颅内动静脉畸形的10％～15％,但随着诊断技术的提高,近来有增多趋势。

一、发病机制

DAVF的发病机制一直有争议。多数人认为DAVF是一种获得性疾病,在头部外伤、手术或血液高凝性疾病诱发静脉窦内血栓形成;或者由于肿瘤压迫、静脉窦发育障碍导致静脉窦狭窄、分隔、扭曲,致使静脉窦内压力增高,最终导致DAVF形成。1994年,Terada等首次通过动物实验证实,静脉窦压力增高可以导致DAVF形成。也有观点认为部分小儿病例属先天性疾病,这部分患者常伴随Galen静脉畸形和脑实质内的动静脉畸形。

病理研究发现,DAVF的瘘口是由位于静脉窦壁的大量新生的动静脉吻合血管构成的,而周围结构存在缺血性改变,且血管内皮生长因子(vascular endothelial growth factor,VEGF)及其受体VEGFR－1和VEGFR－2、碱性成纤维细胞生长因子(basic fibroblast growth factor, bFGF)、转化生长因子(transforming growth factor, TGF)、缺氧诱导因子 1 (hypoxia—inducible factor—1, HIF—1)呈普遍的阳性表达。CT 和磁共振灌注成像提示瘘口周围存在血流淤滞和局灶性脑灌注不足,并可在治疗后恢复。PET 扫描提示脑灌注不足的严重程度可能与自然预后相关,其中脑血流影响较小的患者,病情可以常年保持静止而不必手术治疗。

笔者采用颈部动静脉吻合造成颅内静脉窦高压的动物实验表明,脑灌注不足和慢性脑缺血是从静脉窦高压到 VEGF 和基质金属蛋白酶(matrix metalloproteinase, MMP)高表达过程中的重要一环,VEGF 和 MMP9 协同,促进硬脑膜动静脉间异常新生血管的形成。实验中,VEGF 可以在硬膜、蛛网膜、枕叶皮质和基底节广泛表达,但有差异。硬膜中 VEGF 位于血管内皮细胞胞质和血管周围的基质,实验早期即为阳性,并呈持续的强阳性表达;皮质则在接近横窦、矢状窦的枕叶胶质细胞和蛛网膜血管中持续广泛表达;深部脑组织只在胶质细胞和少数血管内皮细胞表达,在早期较明显,4 周时多转为阴性。硬脑膜上 MMP9 和 VEGF 的表达几乎同步。

因此,DAVF 形成的关键在于诱发静脉窦压力升高,静脉窦血栓、狭窄或肿瘤压迫静脉窦均为危险因素。静脉窦高压引起局灶性脑灌注下降,导致该区域血管生成活性因子大量表达,在促使硬脑膜侧支静脉血管开放、扩张同时,动静脉之间生成大量新生血管,最终形成了DAVF。

二、自然史

缺乏大规模的硬脑膜动静脉瘘入口发病率,据芬兰 Piippo A 等 2013 年的一项研究认为其人群发病率为 0.51/10 万人。本病自然病程差异较大,起病有急有缓,有些患者为偶然发现或有轻度耳鸣等症状,这类患者大多数维持多年不变,少数可自行闭塞,但也有可能逐步进展,并出现颅内出血和进行性神经功能障碍。

如何判断轻症患者的自然病程尚有难度,但是静脉窦或瘘口压力的下降有可能促使疾病自愈。例如,有些脑膜瘤合并 DAVF 的患者,在解除脑膜瘤对静脉窦的压迫后,DAVF 自愈可能性较大。未能彻底治疗的大静脉窦旁的 DAVF,若是瘘口血流明显下降,静脉反流消失,也有自愈可能。海绵窦 DAVF 血流量低、症状轻者,通过压迫供血动脉降低瘘口血流,有可能促使瘘口血栓形成而自愈。

颅内出血是 DAVF 的最主要危害,占首发症状的 25%～40%,男性、高龄、既往有出血史、有神经功能障碍、出现皮质静脉或深部静脉反流是出血的高危因素。据统计,无出血史者年出血率约 1.5%,既往有出血史者年再出血率高达 7.4%;出现皮质静脉反流且合并神经功能障碍者年出血率也在 7.4%～7.6%。芬兰 227 例患者中位随访期 10 年,发现横窦和乙状窦 DAVF 对患者生存影响不大,而其他部位或有皮质静脉返流者影响明显。

三、分类和分型

早期 Herber 根据瘘口部位将之分为后颅窝、前颅底、中颅底和海绵窦 DAVF,Djindjian 和 Merland 则分为单纯 DAVF 和混合性 DAVF,前者仅限于硬脑膜,后者除硬脑膜外还同时累积了头皮和颅骨。

1995 年,Borden 和 Cognard 根据 DAVF 静脉引流方式分别提出分型方法。Borden 将

DAVF 分为 3 型。Ⅰ型：向硬膜静脉或静脉窦引流，无皮质反流静脉；Ⅱ型：向静脉窦引流，造成静脉窦高压，再从静脉窦向皮质静脉返流；Ⅲ型：仅向皮质静脉反流而无静脉窦回流。Ⅲ型又分 4 种情况：①瘘口位于静脉窦壁，但不与静脉窦腔沟通。②直接在脑膜供血动脉和桥静脉之间形成瘘口。③硬膜动脉与静脉窦沟通，但该静脉窦的远近端均闭塞。④在脑膜供血动脉和脑膜静脉之间形成瘘口，该脑膜静脉只通过桥静脉引流。Davis 对 102 例 DAVF 颅内出血和神经功能障碍情况进行统计分析，结论是Ⅰ型预后♯较好，极少出现颅内出血或神经功能障碍(2%)，Ⅱ型 38%～40%患者有颅内出血或神经功能障碍，Ⅲ型出血机会极大(79%～100%)，预后不良。Cognard 将 DAVF 分作 5 型：Ⅰ型，血流通过瘘口直接引流到静脉窦，静脉窦内血流无逆流；Ⅱ型，引流到静脉窦后造成静脉窦高压，出现静脉窦内逆向血流，其中Ⅱa尚无皮质或深部桥静脉反流，Ⅱb出现皮层或深部桥静脉返流；Ⅲ型，直接引流到皮层或深部桥静脉，不伴静脉扩张；Ⅳ型，直接引流到皮质或深部桥静脉，伴静脉扩张；Ⅴ型，向脊髓表面引流。Borden 分型和 Cognard 分型有相通之处，均得到广泛认可，不仅用于疾病严重程度的评估，也可以指导治疗方式的选择。

根据统计资料，按照瘘口的部位，依次为海绵窦(33.3%)、小脑幕(25.9%)、横、乙状窦或窦汇(13.0%)、前颅底(11.1%)、上矢状窦(11.1%)和其他(5.6%)，Borden 分型Ⅰ型 29.6%，Ⅱ型 29.6%，Ⅲ型 40.7%。其中前颅底、小脑幕和颅颈交界区以 BordenⅢ型为主；上矢状窦、横、乙状窦或窦汇附近以Ⅱ型较多，也有Ⅰ型或Ⅲ型，合并远端静脉窦狭窄或闭塞最为常见；海绵窦 DAVF 多为Ⅰ型。

四、临床表现

DAVF 引起的病理生理变化导致患者出现一系列症状。包括：①静脉高压和盗血导致功能区脑灌注不足，可引起局部神经功能障碍、癫痫，甚至静脉性脑梗死。②静脉高压导致全脑灌注不足、颅高压以及导水管压迫引起脑积水，可引起定向力下降、双眼视力减退、嗜睡甚至昏迷。③静脉迂曲扩张可产生占位效应，尤其是深静脉和后颅静脉扩张后对脑干和颅神经影响明显。④静脉破裂引起蛛网膜下腔或脑实质出血，出血可位于瘘口附近，或远隔部位。⑤异常的静脉血流对附属器的影响，如眼静脉回流障碍引起凸眼和视力下降，颅底大静脉窦血流冲击引起颅内杂音等。总之，静脉高压是引起 DAVF 严重症状的主要原因，可以源自瘘口附近，也可以发生于远隔部位或多处，甚至颅内 DAVF 向脊髓静脉引流而引起脊髓症状，或者脊髓 DAVF 引起脑干缺血、压迫等症状，须注意鉴别。

根据统计资料，DAVF 的男女比例为 2.6∶1，平均发病年龄 42.4 岁。病程可长可短，短者以自发性颅内出血起病，并在数小时内进行性加重，长者表现为数十年的隐性头痛或颅内杂音。约 1/4 患者表现凸眼、球结膜水肿、患侧视力减退等，1/4 患者首发为自发性蛛网膜下腔出血或脑内血肿，1/4 患者首发进行性脑功能障碍，包括偏侧肢体乏力、中枢性面瘫、共济失调等，其他表现为颅内杂音、颅神经麻痹、癫痫发作，以及头痛、定向力下降、视力减退、行走困难等慢性颅高压症状。临床表现和 Borden 分型的关系见表 3—36。

表 3-36 54 例颅内 DAVF 患者的临床表现和 Borden 分型

	Borden Ⅰ 型	Borden Ⅱ 型	Borden Ⅲ 型	合计
颅内出血	0	4	9	13
进行性脑功能障碍	0	4	11	15
慢性颅高压	0	3	4	7
颅内杂音	8	3	0	11
颅神经麻痹	1	0	3	4
凸眼、球结膜水肿、患侧视力减退	12	2	1	15
症状不明显	1	2	2	5

五、影像学特征

术前应行全面的 CT、MRI 和 DSA 检查有利于疾病的诊治和预后判断。

（一）CT 和 MRI

颅内迂曲扩张的静脉在 CT 表现为等高密度条索影，MRI 表现信号流空，深部静脉回流者出现脑干周围的流空或静脉瘤样改变。

（二）DSA 检查

应行全脑血管造影，明确供血动脉、引流静脉和瘘口部位，并用于 Borden 分级。①前颅底 DAVF100％有来自筛前、筛后动脉的供血，少数还有颈外动脉供血，瘘口的静脉端常形成静脉瘤，经额极静脉返流至上矢状窦、海绵窦或直窦。②海绵窦 DAVF 供血可来自颈内动脉海绵窦段的硬膜分支或颈外动脉分支，主要为颈内动脉的脑膜垂体干分支、颈外动脉的脑膜中动脉或颌内动脉分支，可以多向引流至眼静脉、翼丛、岩下窦或经海绵间窦到对侧海绵窦，较少向皮质静脉反流。③上矢状窦瘘口位于上矢状窦壁或邻近硬膜，供血以一侧或双侧的脑膜中动脉为主，也可来自大脑前动脉或大脑后动脉的脑膜支。④小脑幕或横、乙状窦 DAVF 的供血可以来自幕上硬膜（脑膜中动脉后支），幕下（脑膜后动脉、椎动脉或小脑后下动脉硬膜分支），小脑幕（脑膜垂体干的小脑幕分支，小脑上动脉分支）。造影发现约 1/3 患者合并单侧横、乙状窦闭塞。

（三）CTA 和 MRA 检查

为微创或无创性血管造影，但是它们难以区分瘘口的血流动脉变化和动静脉结构，若直接用于术前诊断易于漏诊，且难以分类和分型，但是可用于术后随访，发现阳性变化再行 DSA 检查。

（四）其他

根据 DAVF 的发病机制，针对脑灌注的检查有可能对疾病的自然预后和严重程度判断提供新的考量。CT 和磁共振的灌注成像，以及 SPECT 和 PET 成像可用于判断静脉高压对局部脑血流的影响，磁共振弥散张量可用于评估脑回流障碍和低灌注导致的脑损伤严重程度，并在术后随访对比。

六、治疗

（一）DAVF 的治疗指征

DAVF 需要外科处理的指征尚未完全统一。由于静脉引流方式是影响疾病预后的最相关因素，存在静脉窦高压，特别是出现皮质或深部静脉返流者必须进行及时、有效的外科干预。因此 Borden Ⅱ型、Ⅲ型的患者均需要治疗,特别是出现引流静脉迂曲、瘤样扩张者,需尽早治疗以防破裂出血。

对 Borden Ⅰ型病例是否需要治疗争议较大。主张治疗者认为疾病有可能会进一步发展,治疗更加棘手;主张不处理的依据是这些病变有可能长期不进展,甚至自行闭塞,而不恰当的治疗反而可能诱发出更多的供血动脉,瘘口更加弥散,使疾病更为复杂和危险。

我们研究后认为,Borden Ⅰ型病例有下列情况者,可考虑治疗:①临床症状明显者,应该积极治疗,包括颅内压增高、视乳头水肿、影响视力者。②有局灶性神经功能障碍进行性加重者,如严重影响生活的头痛和颅内杂音者。③症状不明显,但为单瘘口,由单支供血和单支引流,手术或介入又易于到达,为防止疾病进展,也可以治疗。④存在慢性低灌注,可以列为 Borden Ⅰ型患者是否需要治疗的判断依据之一。根据动物模型研究的结果,可利用 CT 或 MRI 灌注成像技术,将 Borden 病例分成两类:一类无低灌注状态,另一类虽然尚未出现静脉返流,但静脉窦压力较高,导致局部血流淤滞、小血管扩张,出现血容量升高和血流量下降。后者瘘口进展的可能性更大,而且血流淤滞和低灌注作为一种病理状态,也需要治疗。

(二)DAVF 的治疗策略和方法

1. 治疗策略　已从阻断供血动脉改向阻断瘘口或瘘口的静脉端,这与脑内 AVM 的治疗策略有所不同。原因在于硬脑膜动脉呈网状分布,单纯阻断影像学上可见的供血动脉并不能完全阻断所有供血动脉,瘘口通过细小的硬膜血管网继续获得血供,并通过唧筒效应促使硬膜新的粗大的供血动脉形成。相反,DAVF 的引流静脉结构相对简单,阻断后形成的逆行血栓可以迅速封闭瘘口,由于瘘口位于硬膜夹层内,静脉近端阻断后导致的一过性瘘口内压力升高也不会引起破裂出血(表 3-37)。

表 3-37　54 例颅内 DAVF 患者的瘘口供血动脉和引流静脉

供血动脉	引流静脉或静脉窦	
海绵窦(n=18)	颌内动脉(72.2%)	眼静脉(44.4%)
	颈内动脉海绵窦段分支(55.6%)	岩下窦(44.4%)
	咽升动脉(22.2%)	对侧海绵窦(11.1%)
	筛后脉(5.6%)	岩上窦(11.1%)
小脑幕(n=14)	脑膜中动脉后支(64.3%)	
	脑膜垂体干(57.1%)	皮质桥静脉(50.0%)
	枕动脉(28.6%)	小脑幕静脉窦(28.6%)
	小脑上动脉(14.3%)	深静脉(21.4%)
	大脑后动脉(7.1%)	
横、乙状窦或窦汇(n=7)	枕动脉(85.7%)	静脉窦(85.7%)
	脑膜后动脉(57.1%)	皮质桥静脉(14.3%)
	脑膜垂体干(42.9%)	
前颅底(n=6)	筛前筛后动脉(100%)	额极静脉(100%)
	颈外动脉(13.6%)	
上矢状窦(n=6)	脑膜中动脉(100%)	上矢状窦(100%)
	枕动脉(33.3%)	
枕大孔区(n=2)	椎动脉硬膜支(100%)	脊髓前静脉(50%)颅内静脉丛(50%)
蝶底窦(n=1)	颌内动脉、颈内动脉	侧裂静脉

DAVF 的治疗应强调阻断瘘口或紧靠近瘘口的静脉端,远端静脉必须保留,处理 Borden Ⅱ型,DAVF,必须辨明瘘口位于静脉窦的确切部位,一旦误将远端静脉窦堵塞,不仅影响正常静脉回流,而且显著增加瘘口和反流静脉的压力,导致静脉性脑水肿,甚至出血。同时,静脉压升高而动脉压相对下降,导致脑灌注压下降。一旦<70mmHg 将迅速出现脑灌注不足。引起皮质血管源性脑水肿和血—脑屏障破坏的可能,严重者将致静脉性脑梗死。

具体而言,对海绵窦 Borden Ⅰ型瘘口可采用经动脉途径栓塞瘘口,或者经静脉途径填塞海绵窦。其余部位的 Borden Ⅰ型瘘口必须保持引流静脉窦的通畅,可采用经动脉或静脉途径栓塞瘘口,也可开颅行静脉窦孤立术(sinus skeletonization),即沿着静脉窦走向将其周围硬脑膜剪开,缝合时用人工硬膜隔开,可阻断所有通往瘘口的血管网。对 Borden Ⅱ型瘘口,如局部静脉窦已无回流功能,可将该段静脉窦栓塞,或者开颅连同窦壁的瘘口一并切除,反流桥静脉在近静脉窦处电凝切断。对 Borden Ⅲ型病变,仅需在近硬膜处阻断瘘口引流静脉,就可迅速形成逆行血栓,阻断瘘口。

最近对于大静脉窦旁 DAVF 的病理结构特征有了新的认识,认为瘘口可能存在于静脉窦壁附近小的静脉窦腔,它与主要静脉窦腔相通,填塞后可以达到阻断瘘口目的,又能保持主要静脉窦腔的通常。以往这种现象被认为仅偶然存在,而 Kiyosne H 等重新回顾其用 3D—DSA 造影的全部 25 例横乙状窦患者,100%发现存在这种异常的小静脉窦腔。这为今后更好地从静脉途径治疗大静脉窦旁 DAVF 提供了很好的治疗思路。对 Borden Ⅱ型合并该段静脉窦狭窄的患者,尝试用支架支撑和扩张狭窄的静脉窦壁,随访发现瘘口可能会自行闭塞,可能也是得益于支架对小的静脉窦腔的压迫造成瘘口自闭。而如何在开颅手术中辨明这一重要结构,尚缺乏报道。

2.治疗方法　有栓塞、手术和放射外科 3 种以及它们的联合法(表 3—38)。

表 3—38　颅内 DAVF 介入和开颅手术后 DSA 结果比较(DSA 随访 41 例)

	介入		开颅手术	介入与手术联合	合计
	动脉途径	静脉途径			
痊愈	6	7	9	3	25
缓解	8	1	2	2	13
复发或加重	1	0	0	2	3
合计	15	8	11	7	41

(1)栓塞:有经动脉和静脉两种途径。动脉途径即经供血动脉接近瘘口,推注胶水通过瘘口,阻断瘘口和瘘口的静脉端。难点主要在于微导管到位困难,栓塞时阻断动脉端过近则易复发和瘘口复杂化,过远阻断回流代偿静脉则引起静脉性脑梗死。新型液体栓塞剂 Onyx 的应用使得经动脉进行瘘口栓塞更为可控。由于一般不会粘连管头而导致拔管困难,推注胶水可以更为缓慢,而硬脑膜血管可以承受较大的推注压力,故而可以配比黏性较高的胶水,在较大推力下,以缓慢的速度将之从动脉末端推过瘘口到引流静脉近端。而较大的压力在闭塞主要瘘口同时,也弥漫到周围血管网,使得瘘口血流的阻断更为彻底。因此,近年来经动脉栓塞的应用有增多趋势。

经静脉途径即通过静脉窦途径达到瘘口,直接阻断瘘口和瘘口静脉端,近来在临床上也逐渐得到推广。静脉途径栓塞的问题在于:①患者往往合并静脉窦狭窄和血栓形成,微导管难以通过。②对 Borden Ⅱ型患者,如瘘口未闭全而将静脉窦堵塞,正常回流进一步受阻,反而加重皮质反流。③对 Borden Ⅲ型小脑幕 DAVF,常需经深静脉途径才能达到瘘口,深静脉壁薄、易出血,且容易引起静脉性脑梗死。目前的适用范围:①累及的静脉窦已丧失正常的静脉回流功能。②累及海绵窦、横窦乙状窦区的 DAVF。治疗时也可开颅后直接穿刺病灶邻近静脉窦或通过扩张引流静脉逆向进入,采用金属丝、弹簧圈、明胶或球囊栓塞瘘口,更适用于远端静脉窦已经闭塞者。

(2)开颅手术:仍为较常采用的治疗手段。手术目的是孤立、电凝、切除 DAVF 累及的硬膜和邻近静脉窦,切断动脉化的皮质引流静脉的通路。对位于静脉窦壁的复杂性瘘口,静脉窦孤立术可阻断供血动脉,控制出血,并为进一步寻找瘘口和回流静脉提供操作空间。对 Borden Ⅲ型瘘口,在靠近瘘口部位夹闭引流静脉是迅速彻底的治疗方法,关键在于:①术前应明确回流静脉的位置并据此选择合适的手术入路。②硬膜上广泛的淤曲血管易出血和阻挡视野,应尽量选择硬膜外接近瘘口和早期控制动脉端血供。③术中准确辨认异常引流血管并在其离开硬膜处阻断。该血管为逆行引流,可以安全阻断,但其远端汇入的引流代偿静脉,因为静脉高压,也可迂曲扩张,必须加以保护。术中导航有利于辨明瘘口位置。手术入路的选择:对 2 型瘘口,应充分显露受累段静脉窦,以备该段静脉窦骨骼化后切除。对 3 型瘘口,根据引流静脉的位置,选取合适的手术入路。例如,从岩上窦引流者,如为岩上窦内侧段受累,可用岩骨前或扩大中颅底硬膜外入路;如为岩上窦外侧段受累,可用乙状窦前入路,沿岩上窦上下切开硬膜,在小脑幕上下表面均可直视的情况下,从瘘口后方切开小脑幕,扩大显露。对岩静脉引流而岩上窦未受累者(3 型),也可采用幕下小脑上外侧入路或颞下入路,前者缺点在于术野狭小,迂曲的静脉团易阻挡瘘口,后者面临颞叶的过多牵拉以及从幕上切开小脑幕时损伤幕下静脉的危险。另外,向岩下窦引流者,可取远外侧入路。对位于直窦者,在行后方入路的同时,如果发现有多处瘘口,可行静脉窦骨骼化。对直接向 Galen 静脉引流者可采用幕下小脑上正中入路。对多支供血、多向引流的复杂型病例,术前先栓塞阻断部分或大部供血,使引流静脉张力下降,有利于开颅出血的控制和瘘口探查。术中采用吲哚青绿荧光造影,有助于发现和确认瘘口,并保证瘘口的完全切除。

(3)放射外科:近年来,放射外科如伽玛刀、直线加速器等已开始用于治疗某些类型的 DAVF,甚至用于危险性较高的小脑幕 DAVF,并报道瘘口可能在 2 年内自行闭塞。但目前缺乏远期疗效评价,对治疗剂量和适应证也没有定论,并且放射外科起效时间长,对存在皮质静脉反流,甚至静脉曲张的高危病例,在瘘口闭塞前仍可能出血,一般不宜采纳。因此,放射外科主要用于近期出血风险较低者,或者其他治疗风险较大的病变,或者针对开颅或介入手术之后的残留瘘口。

(4)联合治疗:用于单一治疗难以奏效的多支供血和多向引流的复杂型 DAVF。例如,Lucas 回顾手术和栓塞治疗小脑幕 DAVF,单纯栓塞治愈率为 31%,手术治愈率为 78%,联合使用栓塞和手术治愈率达 89%。术前栓塞优点在于:①减少板障血流,开颅时出血减少。②小脑幕静脉迂曲扩张程度减轻,减少暴露的困难。③血流下降,瘘口复杂性降低。术中 DSA 和 B 超检查有助于寻找和判定瘘口。总之,手术利于治疗位置单一的 Borden Ⅲ型瘘口。介入则擅长于沿着大静脉窦分布的弥散的 Borden Ⅱ型瘘口,两者之间存在一定互补性,而术后残留可再次手术、介入或放射外科治疗。

七、不同部位的 DAVF 和治疗方法

（一）前颅底 DAVF

一般为 BordenⅢ型，供应动脉通常来自于眼动脉的分支筛前动脉或筛后动脉，少数主要来自颈外动脉，瘘口常偏于一侧，该侧额极静脉常呈静脉瘤样扩张，流入上矢状窦。文献报道约 95.5% 的前颅底 DAVF 能通过手术治疗获得满意效果（图 3－68）。手术采用额底硬膜外入路或硬膜下入路。硬膜外入路在术前留置腰穿，术中释放脑脊液后，逐步剥离前颅底硬膜，在筛板处可见供血的筛前、筛后动脉。边剥离硬膜边将其电凝后切断，进入硬膜下将萎瘪的静脉瘤连同该处硬膜一并切除。硬膜外入路可以在硬膜外早期控制动脉端，所以一般不需要做术前栓塞，缺点在于损伤嗅神经，术后失嗅，选用单侧硬膜下入路有利于保留嗅觉，适用于额底静脉迂曲扩张程度较轻，瘘口偏于一侧者。术中行单额过中线骨瓣，先处理患侧瘘口，电凝瘘口端回流静脉并切除静脉瘤，然后切开大脑镰根部探查对侧，术中注意保留对侧的嗅神经。血管内介入治疗有导致失明的危险，必须避开视网膜中央动脉，治愈率也低于开颅手术（表 3－39）。

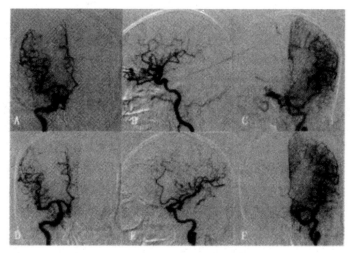

图 3－68　前颅底 DAVF，术前 DSA 提示双侧颈内动脉眼动脉供血的前颅底 DAVF（A、B 右侧颈内动脉正、侧位，C 左侧颈内动脉正位），术后双侧颈内动脉造影（D、E 右侧颈内动脉正、侧位，F 左侧颈内动脉正位）瘘口不再显影

表 3－39　颅内 DAVF 介入和开颅手术后 DSA 结果比较（DSA 随访 41 例）

	介入			手术			介入与手术联合		
	治愈	好转	加重或复发	治愈	好转	加重或复发	治愈	好转	加重或复发
海绵窦	11	6	1	0	0	0	0	0	0
上矢状窦	1	0	0	1	0，	0	0	0	0
小脑幕	0	2	0	4	2	0	1	2	2
横乙状窦、窦汇	1	0	0	2	0	0	1	0	0
蝶底窦	0	0	0	0	0	0	1	0	0
前颅底	0	0	0	1	0	0	0	0	0
枕大孔	0	1	0	1	0	0	0	0	0
合计	13	9	1	9	2	0	3	2	2

（二）上矢状窦DAVF

大多为BordenⅡ型，供血以一侧或双侧的脑膜中动脉为主，也可来自大脑前动脉或大脑后动脉的脑膜支。治疗方法有外科手术或介入治疗，以前者疗效较好。手术采用沿受累段矢状窦表面大的"S"型皮肤切口，开颅时板障出血汹涌，所以不用铣刀，而是一边用磨钻磨出骨槽，一边用骨蜡止血，留到薄层内板后将之咬开。备血充分后迅速抬起骨瓣，将硬脑膜从颅骨内板剥离，并同时用纱布压迫硬膜的出血。翻开骨瓣后，电凝出血点，结扎粗大的硬膜动脉，迅速控制出血。而后沿静脉窦两旁剪开硬膜，并电凝来自大脑镰的血供。必要时与矢状窦平行切开和电凝大脑镰，特别是有供血动脉来自大脑后动脉的脑膜支、脑膜垂体干等。用多普勒探查矢状窦内涡流是否消失，探查矢状窦两旁有无反流的桥静脉，紧贴矢状窦将之电凝后切断。此时可见皮质表面的浅静脉张力迅速下降、颜色变暗。血管内介入治疗常采用经脑膜中动脉闭塞瘘口，但经单支脑膜中动脉往往难以将那些筛状多发的瘘口完全闭塞，为追求治愈，有时会有部分胶水进入静脉窦内，造成静脉窦狭窄甚至闭塞。而保持静脉窦的通常是避免复发的重要因素之一。因此，此型虽然介入栓塞与开颅手术的短期效果相仿，我们仍主张以手术治疗为主（图3-69），对供血动脉少、瘘口结构较为简单、导管到位准确者，可以尝试栓塞治疗，对复杂瘘口常需要反复栓塞。少数上矢状窦DAVF为BordenⅢ型，与BordenⅡ型的区别在于Ⅲ型患者矢状窦内无涡流，术中用多普勒探查可知。手术只需紧贴矢状窦将引流静脉电凝后切断。手术暴露瘘口方便、疗效确切，可首先考虑。

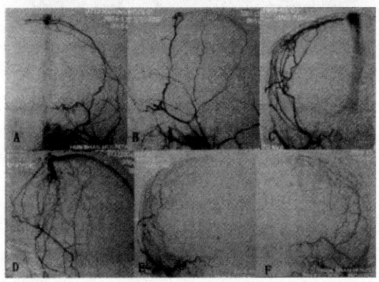

图3-69 上矢状窦DAVF，术前DSA提示双侧颈外动脉供血的上矢状窦DAVF（A、B.术前左侧颈外动脉正、侧位片；C、D.术前右侧颈外动脉正、侧位片），BordenⅡ级，术后双侧颈外动脉造影（D、F.术后右侧、左侧颈外动脉、侧位片）示瘘口不再显影

（三）横乙状窦DAVF

血供来源有4个方向：小脑幕、幕上硬膜动脉、幕下硬膜动脉和颅外动脉穿越颅骨供血。可采用开颅手术、血管内介入或手术与介入的联合治疗。由于手术操作难度较大，开颅时出血多汹涌，横窦、乙状窦区DAVF的手术死亡率和严重病残率约为15%。横窦、窦汇DAVF采用幕上下大的马蹄形切口，打开骨瓣的方式与上矢状窦DAVF相似，形成幕上下的联合骨瓣，也可先形成幕上骨瓣，再将幕下骨质咬除（图3-70）。沿横窦上下剪开硬脑膜后，分别从

幕上下探查小脑幕,切断小脑幕动脉供血,合并桥静脉反流者,紧贴小脑幕将该静脉电凝后切断。如静脉窦已闭塞,可将畸形血管团连同静脉窦一起切除。对出现逆向血流,已无正常引流功能的静脉窦段,在手术处理瘘口后,静脉窦压力下降,可能恢复一定的回流功能,保持该段静脉窦的通畅有利于防止复发,近来开始受到重视。乙状窦垂直段和颈静脉球附近 DAVF 手术难度较大,常有穿越岩骨的众多供血动脉,可先形成内侧幕上下骨窗,然后用磨钻磨除岩骨的乳突后部。骨质磨除范围要求充分暴露需要处理的静脉窦,一般需要暴露出垂直段前缘的硬膜和岩上窦的后部,有时需采加用远外侧切口,暴露颈静脉孔。Firakotai 等报道 4 例颈静脉球 DAVF,采用经髁入路,其中 3 例治愈,1 例症状好转。

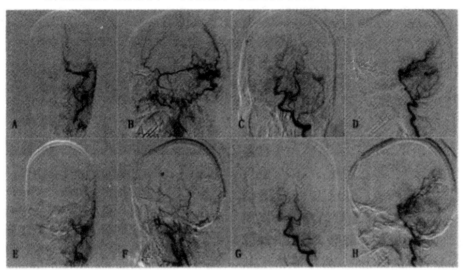

图 3-70 左侧横乙状窦 DAVF,术前 DSA 提示左侧颈外动脉(A,B)和左椎动脉(C,D)供血的左侧横乙状窦 DAVF,术后左侧颈外动脉(E,F)和左椎动脉(G,H)造影示瘘口不再显影

（四）小脑幕动静脉瘘

小脑幕动静脉瘘症状严重、治疗棘手。其出血率和进行性神经功能障碍率分别高达 79%～92%和 58%～74%,未彻底治愈者易复发并复杂化,属 DAVF 治疗的难点。可采用血管内介入、外科手术或联合治疗。

小脑幕的供血主要有 3 个来源:①颈内动脉海绵窦段:可经脑膜垂体干发出基底小脑幕动脉和经海绵窦下动脉发出幕缘动脉。基底小脑幕动脉向后外侧沿小脑幕岩尖结合部的前部走行,分为小脑幕内侧动脉和小脑幕外侧动脉。幕缘动脉向外越过展神经,向上后方在滑车神经附近进入幕缘。如果幕缘动脉缺如,将由来自脑膜垂体干的分支替代。②小脑上动脉的主干或头侧干进入幕下附近发出脑膜支,在游离缘中部进入幕缘。③大脑后动脉近端发出脑膜支,绕脑干,在游离缘下方靠近幕顶处进入小脑幕,同时供应上蚓部和下丘。另外,小脑幕上表面与幕上内层硬膜连续,供血动脉可为脑膜中动脉的延续;下表面与幕下硬膜连续,供血动脉可为咽升动脉的脑膜后动脉分支、椎动脉或枕动脉的脑膜支的延续。这些动脉分支分别跨过岩上窦和横窦的上缘或下缘,供应小脑幕。

正常情况下,小脑幕静脉窦起辅助桥静脉和深静脉回流的作用。小脑幕不同部位的桥静脉其形成的小脑幕静脉窦的分布和引流区域有一定规律。幕上桥静脉主要分布于小脑幕后外侧,包括 Labbe 静脉等,向岩上窦、横窦交界或横窦外 1/3 引流;幕下桥静脉大多分布于后部内侧,来源以小脑蚓部为主,少数小脑半球来源的桥静脉可位于小脑幕后部的中外 1/3。此外,基底静脉、小脑中央上静脉或其他深静脉属支可以不经 Galen 静脉直接注入小脑幕静脉窦,它们常于游离缘附近注入平行于直窦的单独的小脑幕静脉窦。一般每条桥静脉可单独形成一条小脑幕静脉窦,有时也见两条桥静脉汇成同一条小脑幕静脉窦。根据上述小脑幕桥静脉的分布规律,小脑幕 DAVF 累及的返流静脉,幕上以后外侧最主,幕下以后内侧为主,小脑幕前半部桥静脉少,但游离缘可有深静脉属支或岩静脉。

Lewis 等收集文献 45 例加上他们自己 9 例小脑幕 DAVF 患者的资料,归纳出小脑幕 DAVF 供血来自脑膜垂体干 67%,脑膜中动脉 65%,枕动脉 57%,大脑后动脉 24%,小脑上动脉 22%,脑膜后动脉 19%,咽升动脉 17%,副脑膜中动脉 15%。回流静脉的特点为皮质静脉 30%,中脑静脉 24%,小脑蚓部静脉 22%,岩静脉 22%,脊髓静脉 13%,Galen 静脉 13%,桥脑静脉 9%,基底静脉 7%,Rosenthal 静脉 7%。

小脑幕 DAVF 以 BordenⅢ型最常见,少数为 BordenⅡ型。Ⅱ型和Ⅲ型的区分方法:①Ⅱ型引流静脉晚于静脉窦显影,Ⅲ型引流静脉早于静脉窦显影。②Ⅱ型伴静脉窦狭窄多见。③Ⅲ型引流静脉高压更明显,静脉瘤多见。④术前先行颈外供血动脉栓塞,使血流减慢,有助于分型。手术和介入均为常用的治疗手段。

手术入路的选择应根据瘘口的类型、部位以及引流静脉的情况综合考虑。根据引流静脉和瘘口在小脑幕的解剖部位,我们把小脑幕 DAVF 作如下分型:①小脑幕游离缘型:瘘口在小脑幕游离缘及其邻近的小脑幕,引流静脉为基底静脉、中脑外侧静脉、幕上下桥静脉或脊髓静脉。②小脑幕外侧型:瘘口位近横窦、乙状窦的小脑幕,向颞、枕、顶叶皮质静脉反流。③小脑幕内侧型:瘘口位于近直窦和窦汇的小脑幕上,向小脑表面的软脑膜静脉回流。大多数游离缘型小脑幕 DAVF 可采用前岩骨入路处理,硬脑膜外磨去颞骨岩尖,在岩上窦内侧切开小脑幕,电凝闭塞动脉化引流静脉和电凝小脑幕,该入路并可早期阻断小脑幕游离缘动脉。小脑幕外侧型经颞下入路,电凝和切开小脑幕。小脑幕内侧型经枕叶下小脑幕入路,电,凝切开小脑幕及其下引流静脉。另外,小脑幕内侧型 DAVF 常合并窦汇附近的 BordenⅡ型瘘口,常采用后方入路、幕上下联合开颅,在探查小脑幕瘘口的同时,便于大静脉窦的孤立。枕下经双侧小脑幕和大脑镰入路可用、于直窦的孤立。

介入栓塞一般选择动脉路径,若微导管能够准确到位,推注胶水闭塞瘘口及其静脉端,则可治愈。难度在于复杂病例的供血动脉多而细小,微导管难以到达瘘口附近。对未能治愈的患者,应采用伽玛刀治疗,并密切随访。总之,小脑幕 DAVF 治疗难度大、复发率高。熟悉小脑幕静脉窦的解剖结构,仔细分析 DSA 影像学特征,准确判断瘘口的类型、部位以及引流静脉的情况,灵活选用手术或介入治疗,有助于提高治愈率。

(五)海绵窦动静脉瘘

欧美人群 DAVF 最好发于横乙状窦,而亚洲人最常见于海绵窦。海绵窦 DAVF 主要由颈外动脉分支供血,并向岩上窦、岩下窦、翼丛和眼静脉回流,但很少向皮质反流,因此该区的 DAVF 可表现为搏动性突眼、耳鸣,但少有自发出血。根据供应动脉的来源,又可分为 4 种类型:A 型:颈内动脉和海绵窦之间的直接沟通,又称颈动脉海绵窦瘘,常因外伤直接造成,常被另列为一类疾病;B 型:由颈内动脉的脑膜支供血;C 型:由颈外动脉的脑膜支供血;D 型:由颈内和颈外动脉的脑膜支联合供血。血管内介入治疗是本病的最佳治疗方法(图 3—71)。B 型 DAVF 可经动脉或经静脉栓塞供应动脉。目前趋向于经静脉栓塞,减少因动脉栓塞引起脑缺血损害。可用途径包括岩下窦、翼丛、面静脉、颞浅静脉、对侧海绵窦、眼静脉等。C 型 DAVF 可栓塞供应动脉而达到治愈目的。对于 D 型 DAVF 因兼有颈外和颈内动脉分支供血,完全闭塞畸形血管常有困难。Kin DI 报道 56 例经静脉途径治疗海绵窦 DAVF56 例,总有效率为 91%,治愈率 51.8%,并发症包括外展麻痹等一过性神经功能障碍(10.7%),颅内静脉破裂(5.4%),脑干静脉回流障碍致水肿、梗死(3.6%)。由于海绵窦 DAVF 多为 Borden Ⅰ 型,且海绵窦内纤维分隔明显,压迫颈部大动脉后血流缓慢,可能促使静脉窦血栓形成而自愈。对栓塞困难的 Borden Ⅱ 型海绵窦 DAVF 也有选择栓塞与开颅手术结合治愈的报道。

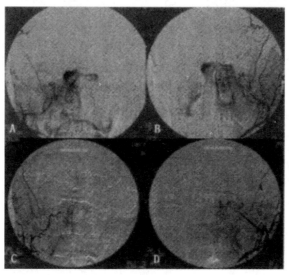

图 3-71　双侧海绵窦 DAVF,术前双侧颈外动脉造影正位片示双侧海绵窦 DAVF(A,B);经岩下窦填塞海绵窦,复查造影示瘘口不再显影(C,D)

(六)枕大孔区 DAVF

颅颈交界区 DAVF 较为罕见,多数为 Borden Ⅲ 级,供血动脉主要来自一侧或双侧椎动脉的脑膜支,少数来自小脑后下动脉或脑膜后动脉。引流静脉可向上引流至颅内,或向下经脊髓表面静脉引流至椎旁。向颅内引流的静脉迂曲扩张后出血,导致后颅窝脑干周围分布的蛛网膜下腔出血,这是枕大孔区 DAVF 最常见的临床表现。瘘口位置靠近背侧或位于侧方者可选择手术治疗,电凝闭塞瘘口可获治愈。少数瘘口偏于腹侧,手术显露较困难,目前倾向于介入栓塞,特别是单支供血者。术后患者应行 DSA 脑血管造影,对有残余者应行伽玛刀治疗。

(七)其他

蝶底窦 DAVF(图 3-72),位于海绵窦的外侧,应与海绵窦 DAVF 鉴别。由于与侧裂浅静脉沟通,在蝶底窦压力升高后可向侧裂静脉反流,常以自发性出血为首发症状。以手术治疗为主。手术取改良翼点切口,咬除蝶骨嵴至眶上裂,咬除蝶底窦区眶外侧壁及中颅底部分骨质,切断 DAVF 的部分颅外血供。剪开硬膜后可见侧裂表面粗大的引流静脉及静脉球。此时应轻轻牵拉引流静脉向颅底方向分离,探查至蝶底窦的瘘口处,电凝出硬脑膜的引流静脉端和其邻近硬膜,在引流静脉迅速萎陷后切断引流静脉。

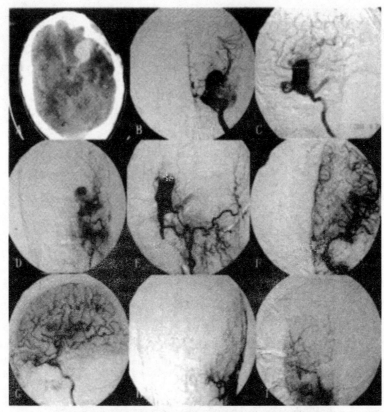

图3—72 左侧蝶底窦 DAVF,突发头痛、呕吐起病,CT 提示蛛网膜下腔出血伴左侧裂内血肿(A),DSA 提示由左侧颈内(B,C)、颈外(D,E)动脉联合供血,向侧裂浅静脉引流并形成静脉瘤。手术电凝阻断瘘口和其近端静脉,并切除静脉瘤,术后颈内(F,G)、颈外(H,I)动脉造影示瘘口不显影,颅内血循环恢复正常

八、预后

无论介入栓塞或手术治疗,获得影像学痊愈者预后较好。Borden Ⅲ级有残留的患者,易于复发,术后应行伽玛刀治疗并长期随访。Borden Ⅱ级患者治疗后血流量下降,有可能长期缓解,特别是海绵窦 DAVF,血流下降后配合压颈甚至可能治愈。但也有部分患者复发。特别是瘘口处理不当,直接在瘘口近端闭塞供血动脉者,病灶易复发且血流结构更为复杂,患者症状加重。Borden Ⅰ级患者症状不重者可保守治疗并长期随访。

(夏玲洋)

第四章　颅脑肿瘤

第一节　脑膜瘤

脑膜瘤有颅内脑膜瘤和异位脑膜瘤之分。前者由颅内蛛网膜细胞形成，后者是指无脑膜覆盖的组织器官发生的脑膜瘤，主要由胚胎期残留的蛛网膜组织演变而成。好发部位有头皮、颅骨、眼眶、鼻窦、腮腺、颈部、三叉神经半月节和硬脑膜外层等。一般为单发，少数为多发。本节主要讨论颅内脑膜瘤。

一、发病状况

由影像学和尸体解剖研究得到的女性亚临床型脑膜瘤的发生率为 2.8%（Krampla，2004；Vernooij，2007）。儿童患病率为 0.3/10 万，成人为 8.4/10 万。其中女性脑膜瘤发病率为 8.36/10 万人年，男性为 3.61/10 万人年，女性发病率约为男性的 2 倍。在生育高峰年龄，这一比例可达到最高的 3.15：1（Claus，2005）。然而，青春期以前，男性的脑膜瘤发病率却高于女性。随着年龄增加，脑膜瘤的发病率也逐渐增加。

脑膜瘤约占原发于颅内肿瘤的 30%，是仅次于胶质瘤的颅内第二大发病率的肿瘤（表 4－1）。汇总医院神经外科从 1950—2010 年所有脑脊髓肿瘤 51894 例中，脑膜瘤 9903 例（脊膜瘤除外），约占 19.1%，主要分布在大脑凸面、矢镰旁、前中颅底、天幕和后颅底（表 4－2）。其中从 2001—2010 年，经手术和病理证实的脑膜瘤病例共 7084 例（占同期所有手术的肿瘤 19.4%），其中男性 2123 例，女性 4961 例，男女病例数之比为 1：2.3。50～60 岁年龄段为肿瘤最好发年龄。按 WHO 中枢神经系统肿瘤（2007 版）分类，WHO Ⅰ级（6507 例，约 91.9%）WHO Ⅱ级（369 例，约 5.2%），WHO Ⅲ级（208 例，约 2.9%），而以 WHO Ⅰ级的纤维型（3556 例，约占总体的 50.2%）和脑膜上皮型（2061 例，约占总体的 29.1%）最多。

表 4－1　脑膜瘤的发生率

人群（每 10 万人）	颅内 0.3～8.4，椎管内 0.08～0.3
颅内肿瘤	15%～24%（男性 20%，女性 36%）
椎管内肿瘤	22%～43%（男性 21%，女性 58%）
男：女	1：2（颅内），1：5（椎管内）

二、发生部位

脑膜瘤可见于颅内任何部位，但幕上较幕下多见，约为 8：1，好发部位依次为大脑凸面、矢状窦旁、大脑镰旁和颅底（包括蝶骨嵴、嗅沟、桥小脑角等）（表 4－2）。

表 4-2 颅内脑膜瘤的分布

部位	某医院	Cushing	Chan	Jaaskelainen	Kallie
	1950—2010 年(9903 例)	1938 年(295 例)	1984 年(257 例)	1986 年(657 例)	1992 年(9367 例)
大脑凸面	35.0	18	21	25	22
矢状窦旁	8.0	22	31	21	27
大脑镰旁	6.8	2	*	10	*
蝶骨嵴	9.1	18	14	12	23
中颅窝	3.5	3	2	3	*
嗅沟前颅底	5.6	10	8	8	18
鞍结节	8.4	10	5	10	*
颅眶	1.3	?	1	?	?
小脑幕	6.5	5.1			
桥脑小脑角	6.2	2.3			
枕大孔	1.0	<1	16	3	10
斜坡	3.8	<2			
小脑凸面	1.4	?			
脑室	3.4	?	?	?	?

*:发生率已包括在其上面部位的数字内。

三、脑膜的胚胎学和组织学

脑膜包括 3 层组织:硬脑膜、蛛网膜和软脑膜,由于后 2 层脑膜常相互粘连,与硬脑膜比,它们显得柔软,故它们又称软脑膜。在妊娠 22～24d,发育的神经管被一层单细胞组织围绕,这层组织以后形成软脑膜。在妊娠 33～41d,整个神经系统被来自间充质的多层组织包绕,它们以后形成蛛网膜和硬脑膜。蛛网膜有两种细胞构成:一种形成蛛网膜的梁柱细胞,附着在软脑膜上,构成蛛网膜下腔。另一种为蛛网膜屏障细胞,与硬脑膜毗邻,它们之间没有腔隙。蛛网膜有一种特殊结构—蛛网膜绒毛,在脑脊液循环通路的吸收环节中起重要作用。这些绒毛可突入静脉窦内,静脉的内皮细胞与蛛网膜颗粒(扩张或增大的绒毛)或蛛网膜帽细胞接触。蛛网膜本身无血管,硬脑膜血供有重要临床意义,因为它是脑膜瘤赖以生存的条件。

四、病因学

脑膜瘤的病因迄今不完全清楚。实验性各种致癌因素,只能造成恶性脑膜瘤。胚胎发生阶段形成 3 层脑膜:软脑膜、蛛网膜和硬脑膜。蛛网膜细胞能合成几种赖蛋白和粘连分子,因此能对脑膜的损伤作出直接的纤维修复反应(Russell,1989。Smith,1994)。现在较一致的意见认为脑膜瘤来源于蛛网膜细胞—其证据为:①蛛网膜细胞是一种网状内皮系统的细胞,能演变为其他细胞,如受刺激,它能演变成具阿米巴运动的吞噬细胞。在组织修复过程中它又可演变为纤维母细胞。此特征与脑膜瘤的多种细胞形态类型相似。②蛛网膜向硬脑膜里伸进许多突起,称为蛛网绒毛,后者扩大而形成蛛网膜颗粒,它主要分布于大静脉窦的壁(如上矢状窦、窦汇、横窦)和静脉窦的静脉分支附近,以及颅底的嗅沟、鞍区(鞍结节、鞍隔、鞍旁)、斜坡上部、第Ⅲ～Ⅺ对脑神经出颅腔的骨孔附近(特别是卵圆孔、内听道、颈静脉)。而脑膜瘤也是好发于上述部位。蛛网膜绒毛细胞巢在显微镜下呈旋涡状排列,有钙化的砂砾小体,这些改变与脑膜瘤的结构相似。少数脑膜瘤发生于不附着脑膜的部位,如脑实质内、脑室内、松果体内等。可能这些脑膜瘤起源于异位蛛网膜细胞或脉络丛细胞。

由于蛛网膜细胞的很少分裂,因此脑膜瘤的发生必须有外因,如病毒感染、放射照射、外伤、遗传因素或者内源性如激素、生长因子等。

(一)外伤

头部外伤在脑膜瘤发病过程中的作用尽管被怀疑,但对于这一问题迄今没有明确的答案。早在 1884 年 Keen 就报道脑膜瘤的发生与外伤有关。Cushing(1938)在 313 例脑膜瘤中发现 33% 有外伤史,其中 24 例在肿瘤部位的脑组织有瘢痕、凹陷骨折等外伤性痕迹。但是也有反对意见,Annegrs(1979)报道长期随访 2953 例头外伤者,亦未见有比一般人群更高的脑膜瘤发生率。因为颅脑外伤后患者需要接受更多的影像学检查,所以脑外伤增加脑膜瘤发病率的现象可能仅仅是一种检出偏倚(Joseph,2010)。Ewing 提出外伤后发生脑膜瘤的诊断标准:①可靠的头颅外伤史。②外伤部位必须完全确定。③肿瘤起源必须在外伤的部位。④伤后相当长一段时间后才发生肿瘤。⑤肿瘤性质必须明确。

(二)病毒感染

病毒感染在脑膜瘤发生的作用已研究 20 余年,大多集中在 DNA 病毒、乳多泡病毒家族(如猴病毒 40、BK 和其他猴病毒 40 样病毒等。虽然在人类脑膜瘤中常发现大量乳多泡病毒的 T 抗原,但是这些病毒不能在实验动物身上产生脑膜瘤(Rachlin,1991)。虽然研究发现用原位杂交技术和不同的病毒 DNA 探针,在 3/7 脑膜瘤中找到猴病毒 40 有关的核酸系列,将人类脑膜瘤中分离出猴病毒 40 克隆,但它们与自然发生的猴病毒 40 在调节和增强活动方面颇为不同(Martin,1991;Ibelgaufts,1982)。Jacques Grill(2005)发现,利用有复制能力的病毒 Ad E1Luc 检测到脑膜瘤球体中有腺病毒浸润,而感染了复制能力不足的病毒 Ad Luc 仅限于脑膜瘤球体的外层结构。因此,他们认为利用有复制能力的腺病毒感染脑膜瘤细胞将导致肿瘤裂解。尽管上述研究提示这些 DNA 病毒可能在脑膜瘤发生上起一些作用,但确切因果关系仍有待阐明。因为肿瘤发生是多步骤的过程,病毒感染正常的蛛网膜细胞可能只起一定作用。

(三)放射线

放疗可治疗某些不能手术切除的肿瘤,但放疗应用不当却又会促发脑膜瘤等发生,表面看来似乎矛盾,但事实确如此。放射线可通过直接或间接机制损伤 DNA,导致肿瘤发生。Modan(1974)报道 1100 例儿童曾用深度 X 线治疗头癣,长期随访发现 19 例发生颅内脑膜瘤,为正常儿童的 4 倍。这些脑膜瘤附近的头皮、颅骨和脑组织均有放疗的痕迹。Ghin(1993)报道 15 例儿童在高剂量放疗后发生脑膜瘤,大多为良性,仅 1 例为多发。综合文献可见放疗剂量越大、患者越年轻,发生肿瘤的潜伏期越短(表 4—3)。

表4-3 放疗诱发脑膜瘤的年龄和潜伏期

放疗剂量	诊断时平均年龄(岁)	放疗至发现时平均时间(年)
低剂量(<1000rad)	44.5	35.2
中剂量(1000~2000rad)	32.3	26.1
高剂量(>2000rad)	34.2	19.5

一项病例-对照研究(2004)发现,经受过全口腔X线透视的患者的脑膜瘤发病风险明显增加(OR2.06,95%CI1.03,4.17),尽管剂量-反应关系未得到明确。

(四)家族史

对于家族史和脑膜瘤发病关系的研究并不多。Maimer等检测瑞典脑肿瘤患者配偶和一级亲属肿瘤的发病率,发现脑膜瘤的增加其患者一级亲属的脑膜瘤发病风险增加(SIR2.2,95%CI1.4,3.1)。Hemminki等发现1~2名一级家属患脑膜瘤的罹患者,其他一级家属的患病风险增加(SIR1.6,95%CI1.3,42.0,SIR5.0.95%,CI0.9.14.8),Claus EB等报道,脑膜瘤患者一级家属的脑膜瘤发病率高于正常人(OR4.4,95%CI1.6,11.5)。但是家族中多人罹患脑膜瘤的例子还是很少见的,并且这样的家族现多归类于遗传的NF2变异。到目前为止,尚没有联合或隔离的脑膜瘤家族研究报道。

(五)激素和生长因子受体

由于脑膜瘤可在妊娠期增大和常伴乳腺癌,因此对脑膜瘤的神经激素作用已进行了不少研究,发现脑膜瘤细胞有下列受体:孕酮受体、雌激素受体、雄激素受体、糖皮质激素、生长激素受体、神经张力素受体、多巴胺受体、泌乳素受体、上皮生长因子受体、血小板衍生生长因子受体、胰岛素样生长因子受体、转化生长因子受体、干扰素α受体、白介素σ受体、纤维母生长因子受体、内皮素受体等。研究肿瘤细胞受体的目的是为了了解它们在肿瘤发生发展的作用,以便指导临床诊断和治疗。但是这些受体的研究相当复杂,有正反两方面的意见,有学者认为类固醇激素和多肽生长因子附着细胞膜,并与细胞膜上受体相互作用,引发胞内一系列反应,从而影响细胞的增殖。但是,它们在脑膜瘤病因的潜在作用更有争议。本文简要介绍几个相关受体。

1.雌激素受体 意义:①脑膜瘤血管丰富,容易出血。动物实验注射雌激素可使肿瘤血管细胞通透性增高,毛细血管脆性变大,故肿瘤易出血(Alman,1975)。②丙酸睾丸酮抑制雌激素对肿瘤受体的影响,可减少肿瘤血管,延缓肿瘤生长。脑膜瘤中雌激素受体(ER)阳性率为26%,远较孕酮受体低。雌激素受体在脑膜瘤发生中的作用仍有争议。从Donnell等在1979年首次报道雌激素受体以来,目前已有大量研究发现其阳性率达0~94%。雌激素受体与性别、年龄、病例亚型和受体亚型的关系尚未确定,但是初步的数据表明在这些因素中雌激素受体的确有差异。哈佛大学附属伯明翰、妇产科医院的一项34个病例研究表明雌激素受体亚型α、β存在差异,44%的脑膜瘤表达ER-αmRNA,68%的脑膜瘤表达EK-βmRNA。虽然ER-α和EK-β都能结合雌激素并激活与雌激素反应效应相关的基因,但是在不同的器官中,它们可能引发不同的生物学反应。因此,对于这类受体的靶向治疗因器官不同而作用不一,或同一器官中因受体亚型不同而作用不同。

2.孕酮受体 意义:①脑膜瘤患者在月经或妊娠期神经症状可加重,此时孕酮增高。②恶性脑膜瘤患者孕酮增高。③CT扫描显示瘤周水肿者孕酮常增高。④抗孕酮剂(如避孕药)可抑制肿瘤生长,用于肿瘤不全切除或复发性脑膜瘤。但也有反对意见,认为脑膜瘤无孕酮受体,体外脑膜瘤增殖与孕酮无关(Adams,1990)。多数脑膜瘤都有孕酮受体(PR),达40%~100%,但其与年龄、性别和病例亚型的关系仍不明确。Hsu等在一项70例患者研究中发现,女性患者中PR阳性率比男性患者高,但与年龄、病例亚型和PR值无关。良性脑膜瘤PR阳性率(96%)比恶性脑膜瘤高(40%),PR状态与分裂指数和级别呈反比,因此良性脑膜瘤预后较好。尽管大多数脑膜瘤含有孕酮受体,但是其作用、功能仍不清楚。在一项裸鼠移植脑膜瘤的研究中,实验组裸鼠每天注射10mg/kg抗孕酮药物米非司酮,3个月后发现实验组肿瘤体积达到基线的25%,这证明了抗孕酮药物对脑膜瘤生长有抑制作用。有报道发现在停用长效孕激素受体的激动剂后,颅内多发脑膜瘤出现明显的缩小甚至消失(Vadivelu,2010)。

3.雄激素受体 阳性率约为65%,体外研究发现雄激素拮抗剂有抑制脑膜瘤细胞增生(Adams,1990)。总之,虽然研究显示脑膜瘤有上述3种性激素受体,但对它们在脑膜瘤病因中的作用仍有争议。因此目前认为雌激素受体的活性并不确定,孕激素受体存在且有重要功能,雄激素受体则有待进一步研究(Black,1993)。研究表明雄激素受体的阳性表达率与级别呈正相关。核定位研究表明雄激素受体具有一定的作用,但是体外的研究结果不一(Takei,2008;Leaes,2010)。与雌激素和孕酮受体相比,目前对雄激素受体的作用、临床价值了解甚少。

4.生长因子受体 脑膜瘤有血小板衍生生长因子-α和但仅19%为β-血小板衍生生长因子受体阳性,无α受体。而且此因子的同形二聚体-BB可使cfos癌基因活性水平增高,也观察到肿瘤细胞分型增高、生长增快:相反血小板衍生生长因子拮抗剂如曲匹地尔(trapidil)有抑制肿瘤生长,且其抑制作用与剂量呈正相关(todo,1993)。曲匹地尔与溴隐亭联合应用有协同作用,较单独使用药物好。而与Akt和MAPK等信号通路相关的血小板衍生生长因子,可能在肿瘤的生长中也起着重要作用(Johnson,2011)。

五、分子生物学

Vager-Capodane(1993)在75例脑膜瘤患者中发现72%有染色体克隆异常,19%染色体22为单体型,15%有结构和编码异常,11%出现染色体端粒联合现象。复合的染色体异常伴端粒染色体常见于间变型脑膜瘤,正常染色体组型或染色体22呈单体型则主要见于良性脑膜瘤。除染色体22异常外,染色体1,3,6,7,8,10,12,14,18,X和Y异常也有报告(Arnoldus,1992;Smith1994),近来,随着分子生物学技术的发展,可对脑膜瘤患者的染色体进行分析和制图。大多数认为脑膜瘤的基因在22号染色体长臂的22q12.3-qter,位于肌球蛋白与原癌基因SIS之间(Rouleau,1987)。它是一种抑癌基因,与神经纤维瘤病Ⅱ型的基因(NF2,merlin,22q12.2)有相似位点。因此,瘤细胞内单体型22染色体丢失,继之发生随机事件或此肿瘤的抑癌基因或SIS发生突变,引起细胞失控生长,导致脑膜瘤。一旦激活,癌基因促进肿瘤细胞形成。在染色体22q上的其他基因如BAM22(ADTB1,b-衔接蛋白adaptin)、MN1、LARGE、INI1等,可能与脑膜瘤的发生也有关联。另外,在哺乳动物广泛存在原癌基因(DNA系列)。癌基因h-ras,c-fos,c-myc,c-erb和c-sis的RNA信使在脑膜瘤细胞中提高(Black,1994)。RNA信使c-myc,c-fos分别在72%和78%肿瘤中提高5倍以上。脑膜瘤呈不典型或恶性变与癌基因c-myc水平肯定有关系。在无家族史或神经纤维瘤的脑膜瘤患者中32%~60%有神经纤维瘤2型基因突变。但是,肿瘤组织学与原癌基因表达的调控丧失可能在脑膜瘤早期和瘤细胞增殖的发展中起作用。

常见脑膜瘤与神经纤维瘤病Ⅱ型合并发生,后者又称中枢性神经纤维瘤病,表现双侧听神经瘤,22染色体丢失。脑膜瘤患者中70%也表现22号染色体丢失(Black,1993;Rachlin,1991;Smith,1994)。两者丢失相同的抑癌基因。因此一旦抑癌基因的等位基因缺失,继之发生异常或突变,肿瘤即发生发展。乳腺癌患者也丧失22号染色体,她们也可以发生脑膜瘤,说明两者之间存在内在联系。相反,神经纤维病Ⅰ型的基因住在17号染色体,这些患者很少发生脑膜瘤。

肿瘤细胞的生物学行为向恶性转化,即良性向不典型和间变的转化,而恶性肿瘤的复发率明显较良性的高,这可能也是脑膜瘤容易复发甚至恶变的原因之一。染色体1p、6q、10、14q、18q的缺失,1q、9q、12q、15q、17q、20q的延长,Notch、WNT、IGF等信号通路的活化,端粒酶表达失活或hTERT表达激活,都会使良性脑膜瘤向不典型转化。染色体6q、9q、10、14q的缺失,NDRG2的高度甲基化,17q23的延长,则会使肿瘤向间变转化(图4-1)(Riemen-schneider,2006)。虽然缺少大样本的资料,一项前瞻性的研究通过荧光原位杂交(FISH)检测了70例脑膜瘤患者肿瘤染色体1、9、10、11、14、15、17、22和性染色体,发现除了患者的年龄和肿瘤的组织学分级外,染色体14的缺失也是预测肿瘤是否复发的独立因素。

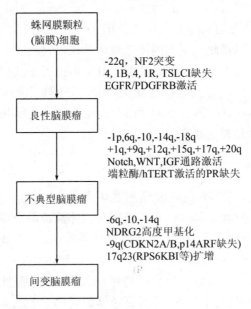

图4-1　脑膜瘤发生和发展相关基因的改变(仿Riemenschneider MJ,2005)

六、病理

(一)大体病理

脑膜瘤可小如针头,为尸检偶尔发现,大如苹果,重达1890g。肿瘤形状依其所在部位而异,一般有3种形态:①球状,最常见,多见于脑表现或脑室内,前者与硬脑膜紧密粘连,并嵌入邻近脑组织中。后者与脉络膜丛紧密相连。②扁平状(毡状),位于脑底,其厚薄不一,一般不超过1cm与颅底硬脑膜广泛粘连。③马鞍状(哑铃状),位于颅底的骨崎上或硬脑膜离缘,如蝶骨崎、大脑镰、小脑幕、视神经包膜的脑膜瘤。脑膜瘤多有一层由结缔组织形成的包膜,其厚薄不一。瘤表面光滑或呈结节状,常有血管盘曲。瘤质地坚韧,有时有钙化、骨化,少数有囊变。肿瘤多呈灰白色,剖面有旋螺纹,少数由于出血或坏死,瘤质变软、色暗红,可呈鱼肉状。脑膜瘤与脑组织之间的界面可光滑、分叶状、指状突起和呈浸润生长,后两种情况肿瘤常无包膜。

脑膜瘤可侵入静脉窦、颅骨、颞肌和头皮。颅骨可因破坏或反应性骨增生而形成外生或内生骨疣。肿瘤血供大多来自于肿瘤粘连的硬脑膜(颈外动脉系统供血),少数来自皮质动脉(颈内或椎基动脉)。静脉回流多经硬脑膜附着处。肿瘤与脑之间有时黄色液体囊腔,邻近脑组织可有程度不同的水肿,水肿范围与肿瘤大小不成比例。有时脑水肿剧烈,似恶性胶质瘤或转移瘤。有时水肿发生在远离肿瘤处,而使诊断和手术定位发生错误。产生脑水肿的原因复杂,与肿瘤所在部位、组织学特性、瘤细胞分泌功能、脑皮质的完整性、脑组织静脉回流和水肿液回流到脑室的通道有关。

(二)组织学分型

WHO 于 1979 年统一了脑瘤的分类,把脑膜瘤分成 9 型,但是其中良、恶性脑膜瘤分别不清楚,恶性者的标准也不明确。因此,1993 年 WHO 对脑瘤分类重新做了修改,在新的分类中脑膜瘤增加了几个亚型:微囊型、分泌型、透明细胞型、脊索瘤样型、淋巴浆细胞丰富型和化生型。同时把脑膜分成 3 型,即典型(G I 脑膜瘤、非典型(G II)脑膜瘤和间变(G III)脑膜瘤。表 4-4 比较了从 1979—2007 年脑膜瘤分型的演进。

表 4-4　WHO 脑膜瘤分型的比较

1979 年	1993 年	2000 年	2007 年
典型	典型(G I)	WHO I 级	WHO I 级
脑膜内皮细胞型	脑膜内皮细胞型	脑膜上皮型	脑膜上皮型
纤维型	纤维型	纤维型	纤维型
过渡型	过渡型	过渡型	过渡型
砂砾型	砂砾型	砂砾型	砂砾型
血管瘤型	血管瘤型	血管瘤型	血管瘤型
—	微囊型	微囊型	微囊型
—	分泌型	分泌型	分泌型
—	淋巴浆细胞丰富型	淋巴浆细胞丰富型	淋巴浆细胞丰富型
—	化生型	化生型	化生型
—	透明细胞型	—	—
—	脊索样型	—	—
血管母细胞型	—	—	—
血管周围细胞型	—	—	—
—	非典型(G II)	WHO II 级	WHO II 级
乳头状型	乳头状型	不典型	不典型
—	—	透明细胞型	透明细胞型
—	—	脊索瘤样型	脊索瘤样型
间变型	间变型(G III)	WHO III 级	WHO III 级
恶性脑膜瘤	恶性脑膜瘤	间变型	间变型
脑膜肉瘤	脑膜肉瘤	横纹肌型	横纹肌型
		乳头型	乳头型

免疫组化分析:利用现代分子生物学技术,采用肿瘤标记物定量地判断肿瘤的增殖活性,

从而评价肿瘤的侵袭性,是近年来发展起来的新方法。肿瘤增殖活性的测定是传统组织病理学的很好补充,越来越受到重视。在脑膜瘤和神经纤维瘤病中,标记的溴基脱氧尿苷(bro-modeoxyuridine)指数与肿瘤的复发率以及复发时间相关,从而有可能根据基于溴基脱氧尿苷指数的计算公式来制定再次手术的时间表。在组织学上良性的肿瘤,溴基脱氧尿苷指数平均为 0.02%～0.9%,间变型肿瘤标记指数为 1.5%～2%,而恶性脑膜瘤为 9%～13%。由于溴基脱氧尿苷指数是检查 S 期细胞的有丝于此测定肿瘤增殖活性的方法包括免疫组化染色,观察分裂比率,溴基脱氧尿苷必须在取瘤前经静脉注入,取一些增殖相关的核蛋白表达,如:MIB−1(或 Ki−67)下标本需固定在 70%乙醇,再用石蜡包埋。其他可用等。高指数提示恶性变,但是放疗过的肿瘤也会引起 MIB−1 增高,因此临床应用还须注意。

其他用于鉴别良恶性脑膜瘤的方法有:①E−钙粘蛋白:良性脑膜瘤表达阳性,恶性脑膜瘤不表达。②分泌酸性蛋白富含半胱氨酸(SPARC):为一种脑外基质相关蛋白,在良性脑膜瘤不表达,在侵袭性脑膜瘤不论级别均高表达,故可用于评估具有侵袭性良性脑膜瘤。③Ets转录因子和尿激酶型纤溶酶原(u−PA)激活物在恶性脑膜瘤表达比良性高。④染色体核型:脑膜瘤良性为 34%,不典型为 45%,间变为 70%。

所以,脑膜瘤的病理诊断应包括病理分类、肿瘤分级、肿瘤增殖活性测定和手术切除的Simpson 分级。

1. WHOⅠ级脑膜瘤(图 4−2)

(1)脑膜上皮型脑膜瘤:细胞呈多角形,边界不清,排列成巢状。胞浆丰富,胞核较大,圆形,位于细胞中央。核染色质纤细成网,1～2 个小核仁。间质中嗜银纤维少。其特征性结构是:细胞排列成不同大小的同心圆性。旋涡中有小血管。小血管壁可发生透明性变、钙化和砂砾小体。本型细胞可发生退行性变呈所谓黄色瘤样,也可呈鳞形上皮样改变。后者细胞排列呈团块,很像转移瘤,特别在冰冻切片诊断中应注意鉴别。

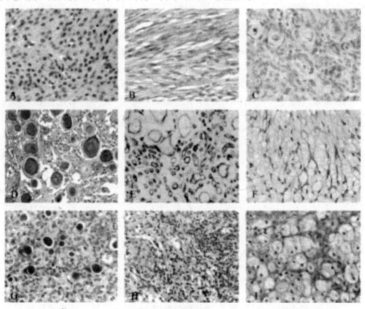

图 4−2　WHOⅠ级脑膜瘤各亚型的组织学表现

A. 脑膜上皮型;B. 纤维型;C. 过渡型;D. 砂砾型;E. 血管瘤型;F. 微囊型;G. 分泌型;H. 淋巴浆细胞丰富型;I. 化生型

（2）纤维型脑膜瘤：细胞及其核均呈长梭形，胶原纤维较多。肿瘤瘤细胞形成宽的束状结构，胞内胶原数量不等，有时胶原沉积显著。胞核有时排列网状，类似神经纤维瘤。细胞排列成疏松的同心圆漩涡。发生退行性变时可出现星形细胞瘤改变，似星形细胞瘤，但磷钨酸苏木精染色为阴性，可期借以区别。

（3）过渡型脑膜瘤：其特点为脑膜上皮细胞型、纤维型或两型之间的过渡成分存在。细胞排列成旋涡形，常有一个血管在旋涡中央。细胞呈梭形，胞浆内有细胞原纤维。在旋涡中央有时是砂砾小体，后者由同心层的钙盐沉积组成，估计是变性细胞钙化的结果。

（4）砂砾型脑膜瘤：此型脑膜瘤富含砂砾体，在排列成旋涡状的细胞中央有很多砂砾小体，在偏振光照射下砂砾小体呈双折射，似不完全的十字，数量多大于背景的肿瘤细胞。砂砾体常可汇集，形成不规则钙化体，偶尔也可形成骨。此型脑膜瘤的新生瘤细胞常表现为过渡型脑膜瘤漩涡状结构特点。有些肿瘤几乎完全被砂砾体所替代，以致很难找到其间的脑膜上皮细胞。此型脑膜瘤好发于胸段脊髓，常见于中年妇女。

（5）血管瘤型脑膜瘤：此型脑膜瘤富含血管，管腔小至中等，管壁厚薄不均。大部分管腔小，伴明显的管壁透明样变性。中等至显著的退行性核异形常见，可伴邻近脑组织大面积水肿，但此型脑膜瘤绝大多数在组织学及临床特征方面表现为良性（Hasselblatt，2004）。鉴别诊断包括血管畸形和血管母细胞瘤，这取决于血管数目的多少及偶尔瘤细胞未表现出脑膜上皮特征。该亚型不同于血管外皮瘤，因为血管瘤型脑膜瘤在临床上不表现侵袭性生物学行为。

（6）微囊型脑膜瘤：此型脑膜瘤以包突细长包绕含有灰白色嗜伊红黏液的微囊为特点。多形细胞多见，但该型良性。与血管瘤型脑膜瘤相似，可见邻近脑组织水肿（Paek，2005）。囊可大可小，多有细胞外液积储而成，瘤细胞为脑膜内皮细胞，但旋涡排列不明显。此型多见于男性患者，有别于脑膜瘤好发于女性。

（7）分泌型脑膜瘤：该亚型特点是存在灶性上皮细胞分化，上皮内微腺腔里含有 PAS 染色阳性，嗜伊红物质。该结构称为假砂砾体（Kepes，1975），免疫组化染色 CEA 和其他上皮和分泌标记物呈不同程度的阳性反应，而周围瘤细胞 CEA 和角蛋白均呈阳性反应。此型脑膜瘤与血中 CEA 水平有关，肿瘤切除后 CEA 水平下降而复发时又升高（Louis，1991）。肥大细胞可见，并可出现明显的瘤周脑组织水肿（Tirakotai，2006）。

（8）淋巴浆细胞丰富型脑膜瘤：此型脑膜瘤富含大量慢性炎细胞浸润，常掩盖不明显的脑膜上皮成分。此型极为罕见。瘤内有生发中心和含有 Russell 体的浆细胞，常伴高 γ-球蛋白血症。瘤切除后此症消失，复发时又重新出现。因其生物学行为与炎症过程相似，将其独立列为一个临床病理分型仍存在争议（Bruno，2004）。该型脑膜瘤合并全身血液系统异常，包括高球蛋白血症和缺铁性贫血已有报道（Gi，1990）。

（9）化生型脑膜瘤：此型脑膜瘤具有显著的灶性或散杂间叶组织成分，包括骨、软骨、脂肪、黏液或黄色瘤组织，可单个或共同存在。这些组织成分存在的临床意义尚不清楚。有时术中表现有助于骨化性脑膜瘤与此型脑膜瘤侵犯颅骨相鉴别。

2. WHO Ⅱ级脑膜瘤（图 4-3）

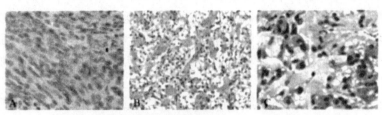

图 4-3　WHOⅡ级脑膜瘤各亚型的组织学表现

A. 脊索样型；B. 透明细胞型；C. 不典型。

(1)脊索瘤样型脑膜瘤：此型脑膜瘤组织学上类似脊索瘤，在富含黏液基质背景下，嗜伊红瘤细胞条索状或小梁状排列，常见空泡状细胞。此类脊索样区常见散在的典型脑膜瘤组织。间质大量慢性炎性浸润，常分布不均。在瘤间质内产生黏性物质，不限于生长在颅底中线结构上。没有上皮细胞膜抗原，细胞角化素的强烈反应，仅半数 S-100 蛋白染色(＋)。脊索样脑膜瘤体积通常较大，好发于幕上，次全切除复发率很高(Couce,2000)。少部分患者可伴血液系统疾病，如 Castleman 病(Kepes,1988)。

(2)透明细胞型脑膜瘤：此亚型失结构，含有多角形瘤细胞，胞浆透明，胞浆富含糖原，血管周围及间隙富含胶原沉积。此亚型少见，由于糖原沉积、淀粉酶敏感的胞浆透亮，细胞 PAS 染色呈阳性。典型的脑膜瘤特点少见，漩涡状结构模糊，无砂砾体。肿瘤好发于桥脑小脑角和马尾部，儿童及青年患者多见。透明细胞型脑膜瘤生物学行为更具侵袭性，复发常见，偶见脑脊液播散(Oviedo,2005;Zorludemir,1995)。

(3)不典型脑膜瘤：该亚型肿瘤核分裂活性增高，伴有三个或更多地如下特点：细胞密度高。小细胞大核，核浆比例高，核仁明显。无定型或片状生长方式和局部"海绵状"或"地图样"坏死。核分裂象增多到≥4/10HPF(0.16mm²)，上述标准与高复发率呈正相关关系(Perry,1997)。同样，不同参数记分总和(或)细胞分裂≥5/10HPF 也与高复发率相关(Jaaskel-ainen,1986。Maier,1992)。非典型脑膜瘤 MIB-1 标记指数中等。

3. WHOⅢ级脑膜瘤(图 4-4)

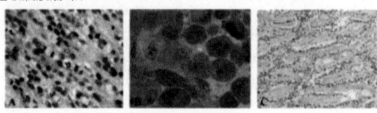

图 4-4　WHOⅢ型脑膜瘤各亚型的组织学表现

A. 间变型；B. 横纹肌型；C. 乳头型。

(1)间变(恶性)脑膜瘤：此亚型脑膜瘤组织学上恶性特点比不典型脑膜瘤多。这些特点包括：明显的恶性细胞学特点：癌样、黑色素瘤样、高级别肉瘤样或高分裂指数≥20/10HPF(0.16mm²)，符合以上特点的肿瘤相当于 WHOⅢ级，平均生存期不足 2 年(Perry A,1999)。仅肿瘤浸润脑组织一个指标不足以诊断间变型脑膜瘤(Perry A,1999)。如同胶质瘤一样，脑膜瘤的恶性进程是一个随异形性及间变性而增加的连续过程，所以有时也会遇到介于不典型和间变型之间的脑膜瘤。

(2)横纹肌脑膜瘤：此型脑膜瘤少见，含片状分布的横纹肌样细胞，细胞圆形，核偏位，染色质常开放，核仁明显，富含漩涡状细丝或紧密光泽的包涵体样嗜伊红胞浆。横纹肌样细胞形态同发生在其他部位的此类肿瘤细胞相似,尤其是在肾脏及脑非典型畸胎样/横纹肌样瘤。横纹肌样细胞可能随复发而变得越来越显著。横纹肌样脑膜瘤大多具有高度增殖活性和其他恶性肿瘤的组织学特征,有些甚至伴有乳头状结构。此型脑膜瘤临床过程常呈侵袭性,相当于 WHOⅢ级(Kepes,1998;Perry,1998),少部分肿瘤仅有灶性横纹肌样特点,缺乏其他组织学特征,其生物学行为待定。

(3)乳头型脑膜瘤:此亚型脑膜瘤罕见,肿瘤组织大部分由血管周围假乳头结构构成,复发时此结构显著增多。乳头型脑膜瘤好发于儿童及青年患者,75%病例侵及局部和脑组织,55%复发,20%转移(大多至肺死亡率大约在 50%(Kros,2000;Pasquier,1986)。由于肿瘤的侵袭性生物学行为(Ludwin,1975),此亚型定为 WHOⅢ级。

恶性脑膜瘤占脑膜瘤总数的 2%～12%。与非典型脑膜瘤一样,多见于男性(不同于良性脑膜瘤),好发于 50 岁以后和小脑幕上。常见症状:头痛、癫痫、轻偏瘫、个性改变、头皮和颅骨上无痛肿块。病程多短于 1 年。好发矢旁或大脑凸面,可发生其他部位的转移(表4-5)。放射影像表现:①CT 上呈高密度伴中央坏死呈低密度,表面不规则可呈"蘑菇状"生长。周围脑水肿。无钙化。半数呈不均匀增强。②MRI:T_2 加权为高信号,与脑组织之间无边界,伴广泛脑水肿、骨质破坏和经骨孔向外生长。本型脑膜瘤软而富血管,术时易用吸引器吸除,但是瘤与脑组织间边界不清楚。因此手术疗效欠佳,5 年内复发率为 33%～78%(Mahmood,1993;Jaaskelaine,1986)。平均术后生存率为 2～5 年(Wilson,1994;Goldsmith,1994)。

表4-5　恶性脑膜瘤转移的部位

部位	发生百分率
肺	32%
肝	16%
淋巴结	11%
骨骼	8%
肾	6%
其他,	27%

﹡包括胰、甲状腺、纵隔、乳腺。

其他有一些具有特殊表现的脑膜瘤简述如下。

(三)多发性脑膜瘤

多发性脑膜瘤指颅内有≥2 个互不相连的脑膜瘤,且不伴神经纤维瘤病。如伴神经纤维瘤病,则称脑膜瘤病。发生率:尸检为 8.2%～16%,临床大组病例为 0.9%～8.9%(Parent,1991;Russell,1989)。随着 CT 和 MRI 检查的广泛应用,相信发生率将增高。多发性脑膜瘤可同时,也可间隔数年出现,最长达 20 年。瘤数从数个至十数个,可局限一处或分散颅内不同区域或伴椎管内脊膜瘤。分子生物学研究发现,多发脑膜瘤的 NF2 基因突变率较一般脑膜瘤高,可达 83%。发生多发脑膜瘤的途径可能为:①肿瘤沿蛛网膜下腔播散。②多中心或不同肿瘤来源。有家族史,后天因素为放射照射也可引起。在病理组织学上与单发者无显著差异,但多发脑膜多为砂砾型,脑膜瘤病则多为纤维型。多发脑膜瘤大多见于女性,平均年龄50 岁,以小脑幕上大脑凸面和矢旁多见。

(四)囊性脑膜瘤

少见。多发生在小脑幕上、大脑凸面。根据囊肿与周围脑组织的关系,可分下列 4 种类型：①瘤内型：囊肿完全位于肿瘤内。②瘤边型：囊肿位于肿瘤的边缘，但仍完全在瘤内。③瘤周型：囊肿位于肿瘤周围，但实际位于邻近的脑组织内。④瘤旁型：囊肿位于肿瘤与脑组织的分界面中间，既不在肿瘤内，也不在脑组织内。囊肿可大可小、囊液黄色，含高浓度蛋白质（可达 35mg/L）。囊壁和壁上瘤结节可找到脑膜瘤细胞。囊肿形成原因：有多种假设，如瘤细胞分泌或肿瘤内坏死、出血和变性（见于瘤内型），瘤周脑组织水肿、缺血、脱髓鞘或积液（见于瘤周或瘤旁型）。

临床上应注意与胶质瘤鉴别：①位于矢旁囊变肿瘤应想到脑膜瘤。②术中活检。③脑血管造影见肿瘤有颈外动脉供血者多为脑膜瘤。

（五）复发性脑膜瘤

复发性脑膜瘤有两种含义：一指肉眼全切除肿瘤后，在原手术部位又出现肿瘤。另一是指切除肿瘤不全，经一时期临床改善后，症状复出。后一种实为肿瘤继续生长。在组织学上脑膜瘤大多属良性，但是常有恶性肿瘤的生物学特性，如局部浸润、复发、近或远处转移等，因此，脑膜瘤有时不易彻底切除。Simpson（1957）分级Ⅰ和Ⅱ级切除者（详见后），复发率为 9%～32%（May，1989；Nockels，1991）。不全切除者复发率更高，为 18.4%～50%。另外，良性脑膜瘤术后复发率为 3%～38%，恶性（指非典型和间变型脑膜瘤）为 6%～78%（Saloman，1991）。因此如果能预测脑膜瘤复发或其恶性生物学特性，在术前、术中和术后采取相应措施，减少或防止或延长其复发，从而可提高治疗效果。虽然目前还没有行之有效的统一方法和标准，但近来一些研究取得可喜的结果：

1. Montle（1986）报道下列组织病理特性与复发有关　A. 肿瘤血管丰富；B. 有含铁血黄素沉着；C. 瘤细胞生长呈片状而非旋涡状；D. 胞核明显；E. 有丝分裂；F. 坏死；G. 核多形态。上述 C 和 D 及肿瘤中内皮型细胞不足 10% 者更易复发。

2. Hoshino（1986）认为用 BUDR 测量脑膜瘤细胞增生动力学示、踪指数（LI）有助预测。LI>1%，易发生恶变。LI>5%，100% 复发（Lee，1990）。

3. 流式细胞动力学（FCM）（May，1989；Ahyhi，1983）　由于组织病理学预测不准确，FCM 简便、快速，可测量进入细胞周期中的 DNA. 区分细胞增殖与否。由于基因的信息储存于 DNA 中，不增殖的细胞其核 DNA 是恒定的，相反核分裂的细胞，DNA 数量取决于其处于相应的细胞周期，G1 期为双倍体染色体，S 期为多倍体，G2 期为 4 倍体，M 期为 2 个双倍体子细胞。当增殖指数>20% 时，脑膜瘤即使全切除或组织学为良性者，复发率很高。

4. Nockels（1991）报道有丝分裂率。手术切除的 Simpson 分级和有无微囊肿是预测复发的重要指标，而年龄、肿瘤部位和细胞构成是次要指标。如 1/10 高倍视野中有 2 个以上有丝分裂，其恶变性为 19.8：1. 不全肿瘤切除为 11：1. 有微囊肿者为 0.003：1.

5. Rohringer（1989）和 Alvarez（987）总结恶性脑膜瘤的 CT 表现：①蘑菇状生长。②中～重度瘤周水肿。③瘤内无钙化。④瘤边缘呈指状突起。⑤瘤内不增强低密度坏死灶。上述影像学表现既非恶性脑膜瘤固有，但多见。如瘤内无钙化，100% 见于恶性脑膜瘤，73% 见于良性脑膜瘤。

6. Mantle 等（1999）经长期随访（平均 9±4 年）发现 CT 扫描显示脑瘤瘤周水肿中有肿瘤浸润，且随水肿范围增大，瘤浸润机会也增加。虽肉眼全切除肿瘤，这些残留浸润瘤细胞将引起肿瘤复发。用 CT 检查脑水肿的方法，预测脑膜瘤复发的准确性 83%，敏感性 89%，特异性 82%。

(六)颅外肿瘤转移到脑膜瘤内

虽然脑膜瘤仅占颅内原发肿瘤的 30％，但是它却是颅外肿瘤转移的好发部位。可能原因有：①脑膜瘤多为良性，缓慢生长，患者生存期长。②血供丰富，为转移瘤提供良好微环境。

七、临床表现

除具有脑瘤共同表现外，脑膜瘤还具有下列特点：

1. 通常生长缓慢、病程长，一般为 2～4 年。但少数生长迅速、病程短、术后易复发和间变，特别见于儿童。脑膜瘤的复发与肿瘤的组织学特点有密切关系。组织学上良性脑膜瘤术后 5 年时复发率为 3％，25 年时为 21％。不典型脑膜瘤术后 5 年复发率为 38％。而间变型脑膜瘤术后 5 年复发率为 78％。其他研究发现良性脑膜瘤复发的中位时间为术后 7.5 年，不典型肿瘤为 2.4 年，间变型为 3.5 年。脑膜瘤也可发生于儿童，大样本回顾分析发现在 1397 例脑膜瘤中有约 1.3％的患者年龄在 16 岁以下。儿童中，脑室内生长、瘤周囊变、缺少硬膜附着等现象比成人常见，并且男性患儿占多数。

2. 肿瘤可以长得相当大，症状却很轻微，如眼底视乳盘水肿，但头痛却剧烈。当神经系统失代偿，才出现病情迅速恶化。这与胶质瘤相反，后者生长迅速，很快出现昏迷或脑疝，而眼底却正常。

3. 多先有刺激症状，如癫痫等，继以麻痹症状，如偏瘫、视野缺失、失语或其他局灶症状。提示肿瘤向外生长。

4. 可见于颅内任何部位，但有好发部位及相应症状，将在以下分论中分开叙述。

八、辅助诊断

随着影像诊断水平的提高，脑膜瘤的发病率和检出率有增高的趋势。而影像学技术的进一步发展对于及早精确、个体化地制订治疗方案有着至关重要的作用。以下介绍目前脑膜瘤影像学诊断方面的相关进展。

1. X 线平片　不再用于常规的脑膜瘤的诊断，但以下影像学改变可用于脑膜瘤的辅助诊断：①颅内钙化，见于砂砾型。钙化较密集，可显示整个肿瘤块影。②局部颅骨增生或破坏。③板障静脉增粗增多，脑膜动脉沟增粗。棘孔可扩大。对于再次手术患者，平片可用来判断前次手术颅骨瓣形状，便于术前作开颅设计。

2. CT 扫描 MRI 检查在诊断脑膜瘤方面有取代 CT 扫描之势，但 CT 扫描仍是诊断本病的主要方法，特别可显示脑膜瘤与邻近骨性结构的关系、钙化等。脑膜瘤在 CT 的典型表现有：①瘤呈圆形或分叶状或扁平状，边界清晰。②密度均匀呈等或偏高密度(图 4-5)少数可不均匀和呈低密度，为瘤内囊变或坏死，约见于 15％的病例中。也可见钙化(图 4-6A)。CT 扫描在观察钙化情况时比 MRI 检查优越。③增强后密度均匀增高。④瘤内钙化多均匀，但可不规则。⑤局部颅骨可增生或破坏。⑥半数患者在肿瘤附近有不增强的低密度带，提示水肿、囊变。脑膜瘤周水肿有两种形式：A. 局灶水肿。多因肿瘤机械性压迫，导致脑缺血损伤所致，因此本质上不是真正水肿。B. 广泛水肿。瘤周低密度边缘不清楚，常有指状突起。瘤周脑组织含水量增多，且伴相应症状。产生瘤周水肿的原因有：肿瘤体积、部位、组织类型、血供类型、静脉回流和脑膜瘤和邻近脑组织分界面破坏。除分泌型脑膜瘤外，上述原因多非单一起作用，而为多种因素的综合作用。一般单纯颈外动脉供血，不产生脑水肿。颈内动脉供血者常伴脑水肿。但目前也有研究认为：年龄、性别、肿瘤大小、部位、侵袭性、血供、浸润性、血管受压与水肿程度在统计学上无明确相关性，同时肿瘤增殖活性、激素存在与否也与水肿无明确关系，而是认为水肿可能是脑内血—脑屏障破坏的结果或者来自肿瘤的自身分泌。

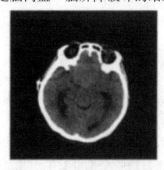

图 4—5　脑膜瘤的 CT 表现

1 例鞍结节脑膜瘤，CT 平扫显示鞍区等、略高密度圆形病灶

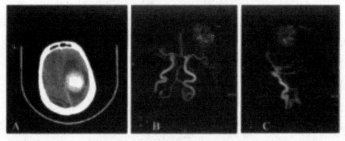

图 4—6　脑膜瘤的 CTA 表现

A. 头颅 CT 平扫，显示左侧额顶叶脑膜瘤，瘤体呈高密度，提示钙化，周围低密度水肿较明显；B、C. 头颅 CTA 可使肿瘤显影，并可见分别来自大脑前动脉及中动脉分支供血。

近年来，逐步发展起来的 CT 血管造影、CT 灌注成像等新型 CT 成像技术，越来越多地被应用于临床，为术前肿瘤良恶性的判断、肿瘤分型和手术计划的设计提供依据。

（1）CT 血管造影（computed tomographic argiography，CTA）：可从不同立体角度观察脑膜瘤形态，并良好显示肿瘤与周围血管、骨质、神经组织等解剖结构的毗邻关系，可为手术方案的制订提供依据。该方法通过静脉注射造影剂后进行头颅连续扫描，并在图形工作站重建立体图像。CTA 可清晰显示直径＞0.5mm 的血管、Willis 动脉环及各分支。Tsuchiya K 等 1996 年报道 CTA 可清晰地显示颅底脑膜瘤周围骨性即血管组织和结构。Li Y 等 2011 年报道用 3D—CTA 辅助切除 10 例松果体区脑膜瘤，其中，CTA 被证明可清晰显示供血动脉和静脉丛的推移，并避免了手术中对静脉丛的损伤和破坏。

（2）CT 灌注成像（computed tomography perfusion imaging，CTP）：可作为围手术期无创评估各种类型脑膜瘤及其周边血流动力学状况的一种影像学手段。具有检查及评估迅速等特点。

a. 治疗随访：1999 年，Bondestam S 等报道应用 CTP 动态随访近距离放射治疗后的脑膜瘤血流灌注，间接反映肿瘤生长状况。

b. 脑膜瘤良恶性判断和与其他肿瘤鉴别：Sergides Ⅰ 等 2009 年通过对 15 例脑膜瘤的 CTP 研究，证实瘤周水肿组织存在缺血改变（CBV 和 CBF 值较正常脑组织低）。Ren G 等 2010 年研究了伴有瘤周水肿的 17 例良性脑膜瘤及 12 例血管外皮瘤，发现后者的 CBV 和渗透面(permeability surface,PS)、微血管密度(microvessel density,MVD)要高于良性脑膜瘤(P≤0.05,而瘤周水肿区域的检测值则无差异。CBV 和 MVD 呈正相关 r＝0.648,P＜0.05),PS 和 MVD 亦呈正相关(r＝0.541,P＜0.05)。

　　3.磁共振扫描(MRI)

　　(1)MRI 平扫及增强:尽管 CT 扫描在判断颅骨侵犯或骨质增生程度时有着自身的优越性,特别是岩斜部肿瘤手术中,判断肿瘤与骨性标志间关系,但 CT 图像在决定肿瘤的位置、瘤实体的质地等方面,不如 MRI 清楚,特别是海绵窦、眶部和后颅伪影,影像质量影响临床判断。因此,MRI 成为目前本病的主要诊断方法,可三维成像,多种成像系列,不受骨伪迹影响等是其优点。特别有利显示颅底、后颅窝和眶内的肿瘤。T₁加权图像增强配合抑制脂肪技术,能准确显示肿瘤生长的范围,与大动脉和静脉窦的关系。脑膜瘤 MRI 的特点(图 4-7):①以硬脑膜为其基底,此处也是肿瘤最大直径。②在 T₁加权图像上约 60%脑膜瘤为高信号,30%为低信号。在 T₂加权图像上,肿瘤呈低至高信号,且与瘤病理类型有关,如纤维型多为低信号,上皮型为高信号。③在 T₁和 T₂加权图像上常可见肿瘤与脑组织之间一低信号界面,代表受压的蛛网膜或静脉丛。低信号也可能是瘤内钙化(砂砾型)。如此低信号界面消失,特别在 T₂加权图像上可见邻近脑内高信号,常提示蛛网膜界面被破坏。④T₂加权图像可清晰显示瘤周水肿,常有瘤周水肿见于额叶、蝶骨嵴脑膜瘤、脑膜上皮型、过渡型、接受软脑膜动脉供血脑膜瘤 Inamura,1992)。⑤对比增强后,脑膜瘤大都呈明显的边缘较清晰的均匀强化,部分内部坏死囊变的则呈现不均匀明显强化。⑥脑膜尾征:肿瘤附着的硬膜和邻近硬膜可增强(在 CT 扫描也可有),反映该处硬脑膜的通透性增大,并不是肿瘤浸润。

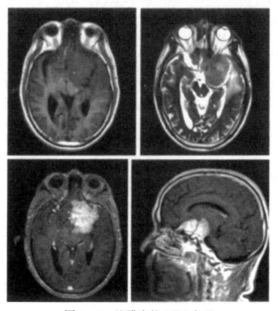

图 4-7　脑膜瘤的 MRI 表现

A. T₁WI 显示左侧蝶骨嵴低信号病灶;B. T₂WI 为较高信号;C. 增强 MRI 扫描水平位显示病灶均匀强化,外形不规则,呈分叶状;D. 增强 MRI 矢状位,可见"脑膜尾征"

　　(2)磁共振静脉成像(magnetic resonance venography,MRV)、磁共振血管造影术(magnetic resonance angiography,MRA):可通过无创或相对无创的方法观察脑膜瘤的供血动脉、引流静脉、邻近静脉窦等情况(图 4-8),为术中更好地血管操作提供有力依据。

a. 脑膜瘤供血动脉、引流静脉的显示：Kodota T 等 1993 年研究的 1(5 例脑膜瘤中,6 例通过 MRA 证实了供血动脉,但是,尚不能显示传统脑血管造影可以显不的细小的供血动脉。9 例显示动脉推移。4 例显示回流静脉和侧支循环。Tsuchiya K 等 2003 年进一步应用 MRA 观察 28 个患者的肿瘤形态,发现 27 例脑膜瘤中,2 例观察到清晰的供血动脉,3 例观察到引流静脉。Kashimura H 等 2008 年对 10 例脑膜瘤作研究,其中,7 例显示大脑前动脉或中动脉的移位,1 例显示出大脑前动脉被肿瘤包绕,2 例未能显示主干血管和脑膜瘤的关系。

b. 肿瘤回流静脉窦通畅情况的评估：Deda H 等 2005 年应用 MRV 研究 10 例岩斜脑膜瘤的影像学特点。6 例的岩上窦和岩下窦都可观察到,3 例的病灶侧岩下窦缺失,而通过岩上窦引流。一例患者有部分阻塞的岩上窦,其岩下窦作为主要的引流。提示 MRV 作为一种无创解剖显示方法,对于岩斜脑膜瘤切除术中静脉窦的保护,尤其是部分其他静脉窦有阻塞时,非常重要。

c. 不同类型 MRV 的比较：Bozzao A 等 2005 年对 23 例矢旁脑膜瘤做了增强对比磁共振静脉成像(contrast—enhanced MR venography,CE—MRV),并同时相对比磁共振静脉成像(phase—contrast MR venography,PC—MRV)进行比较,结果发现,PC—MRV 对于矢状窦阻塞检测的敏感度为 100%,特异度为 50%,而 CE—MRV 特异度为 100%(手术证实)。且对比于 CE—MRV,PC—MRV 反映的窦阻塞范围估计过大。PC—MRV 检测出 87% 的侧支静脉循环(手术证实),而 PC—MRV 检出率为 58%。因此,PC—MRV 更具有优势。

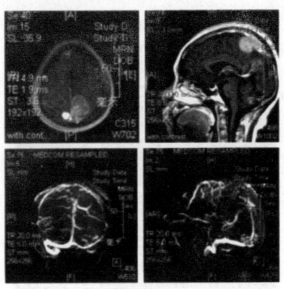

图 4—8 脑膜瘤的 MRV 表现

A、B. MRI 增强扫描显示顶叶镰旁矢旁脑膜瘤;C、D. 头颅 MRV 扫描正侧位显示上矢状窦后部部分中断,被小的分支沟通静脉替代

(3)其他 MRI 检查方法：除外常规的 MRI 检查序列,临床中,下述特殊的磁共振检查手段越来越受到重视,常成为多角度了解脑膜瘤生长特点的方法。

A. 磁共振波谱成像(magnetic resonance spectroscopy,MRS)：可以无创分析脑膜瘤实质及周围组织的代谢状况,提供鉴别依据,评估良恶性及术前预测分型。

(a)典型表现：脑膜瘤的氢质子波谱(hydrogen MRS,1H—MRS)多表现为胆碱(choline,

Cho)/肌酸（creatine，Cr）增高，N－乙酰天冬氨酸（N－acetylaspartate，NAA）/Cho 减低，NAA/Cr 下降，在 1.47×10^{-6} 处出现脑膜瘤的特征峰丙氨酸（14），NAA 峰明显减低或无 NAA 峰（图 4－9）。

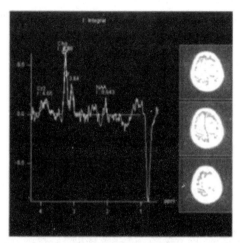

图 4－9 脑膜瘤的 MRS 表现

与图 51－6 同一病例的 MRS 图像，1.47×10^{-6} 处方框内为倒置丙氨酸峰

（b）良恶性及肿瘤级别的预测：Shino A 等 1999 年对 29 例脑膜瘤患者进行 MRS 研究，发现 Cho/Cr 比值良恶性之间差异明显（P＝0.0002），Cho/Cr 和 MIB－1 的相关系数为 0.74（P＜0.001）。在非良性脑膜瘤中亚甲基信号可被观察到。5 例仅检测到乳酸峰的脑膜瘤中，仅有两例是良性的，且该两例病理的 MIB－1 指数高于良性平均值。丙氨酸在 12 例患者中检测到，未显示出与肿瘤级别及 Cho/Cr 存在关系。乳酸峰和（或）亚甲基信号提示高级别脑膜瘤。Yue Q 等 2008 年进一步研究 31 例脑膜瘤患者的 MRS 表现，发现所有的脑膜瘤都表现出增高的胆碱峰和降低的肌酸峰。8 例患者中 Ala 峰和乳酸峰并存，提示脑膜瘤中另一种代谢方式。谷氨酰胺/谷氨酸（Glx）可在 Ala 缺失时帮助鉴别脑膜瘤。乳酸峰提示具有侵袭性，尽管并不是经常的。脂质峰提示非良性肿瘤的部分区域的微小坏死，但也可反映良性脑膜瘤的微囊性改变和脂肪降解。该研究小组在对另一组 22 例脑膜瘤的 MRS 研究中发现，校正后的 Cho 浓度和脑膜瘤细胞密度之间的相关系数为 0.737（P＜0.001），然而 Cho 浓度和增殖指数没有相关性。Chemov MF 等 2011 年报道术前对 100 例颅内脑膜瘤进行 MRS 检查，结果表明没有代谢因子同病理级别、亚型、侵犯生长、质地有关。尽管单变量统计分析发现，MIB－1 指数在 5％及以上的肿瘤有较高的 Cho 含量和较低的 NAA/Cho 比值，但是多变量分析时就没有统计学意义。

（c）复发脑膜瘤的 MRS 特点：William Hendricks 等 2004 年研究脑膜瘤 MRS 表现与级别和复发的关系，发现在初发的脑膜瘤中，Ⅰ级脑膜瘤比Ⅱ级脑膜瘤的 Ala 峰高，而复发脑膜瘤比初发脑膜瘤的 Ala 峰高。Pfisterer WK 等 2007 年发现染色体畸变的复发侵袭性脑膜瘤的 Ala 峰降低。

b. 磁共振灌注成像（magnetic resonance perfusion imaging，MRP）可通过观察脑微血管分布，以及血流灌注情况，间接了解脑膜瘤瘤体及周边组织血流动力学改变，为诊断评估和手术设计提供参考。其主要参数为相对局部脑血流容量（relativb cerebral blood volume， rCBV)、平均通过时间(mean transit time,MTT)及达峰时间(time to peak,TTP)等。一般认为,脑膜瘤瘤体部分 rCBV 明显大于对侧正常白质,MTT 延长,可能与脑膜瘤血供丰富、肿瘤实质内血管血流流速慢,以及造影剂外渗有关。

(a)脑膜瘤与其他肿瘤鉴别:Hakyemez B 等 2006 年比较了脑膜瘤、胶质母细胞瘤和转移瘤的 MRP 影像特点,发现三者的 rCBV 平均值存在差异,且其信号强度—时间曲线类型也不相同,为普通 MRI 难以鉴别的脑膜瘤提供了新的鉴别方法。

(b)脑膜瘤良恶性及分型的术前预测(图 4—10):Zhang H 等 2008 年对 25 例良性脑膜瘤和 8 例恶性脑膜瘤进行 MRP 研究,发现在肿瘤实质部分,rCBV 和 rMTT 没有区别,但是在瘤周水肿带,两个指标都具有统计学差异。该研究组除了对脑膜瘤良恶性进行研究外,还把不同亚型脑膜瘤的 MRP 参数作比较,结果表明血管瘤样脑膜瘤肿瘤实质部分的 rCBV 和间变脑膜瘤周围水肿区的 rCBV 值与其他类型脑膜瘤存在不同,Ginat DT 等 2010 年收集不典型和间变脑膜瘤 23 例,发现 rCBV 和 Ki—67 之间呈正相关,其相关系数为 0.69(P=0.00038),为 MRP 指数和增殖指数之间的联系找到了一定的依存关系。

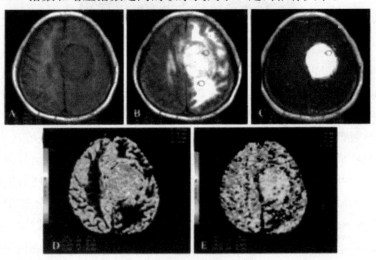

图 4—10　脑膜瘤的 MRP 表现(Zhang H,2008)

A、B、C. MRI 扫描显示左侧额叶镰旁脑膜瘤(病理证实为 WHOⅢ级),圆圈处分别为肿瘤实质、瘤周白质、对侧内质;D. rCBV 图显示肿瘤实质高信号,瘤周信号强度略低,对侧白质为低信号;E. rMTE 图显示肿瘤实质略高信号。

c.磁共振弥散张量成像(diffusion tensor imaging,DTI):脑膜瘤図实质及周围水肿带中的水分子弥散特性与其他肿瘤不同,而使得其 DTI 图像上表现出一定的成像特征,临床上可被用来术前辅助评估脑膜瘤良恶性及初步分型等(图 4—11)。DTI 的主要参数为平均弥散系数(average diffusion coeffcient,ADC)和各项异性分数(fractional anisotropy,FA)。脑膜瘤DTI 的成像特点:ADC 图上,脑膜瘤瘤体呈略等或稍低信号。水肿区为稍高信号,周围脑白质呈等信号。FA 图上,肿瘤瘤体多呈等、低信号。水肿区为等或略高信号,周围脑白质呈高信号。

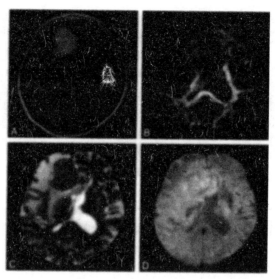

图 4—11 脑膜瘤的 DTI、DWI 表现(Toh CH,2008)

A. MRI 增强扫描显示右侧额叶矢旁脑膜瘤(病理证实为不典型)。B(FA 图)、C(ADC 图)、D(DWI 图),显示肿瘤周围白质纤维束的走行。

(a)脑膜瘤与其他肿瘤的鉴别:Provenzale JM 等 2004 年研究脑膜瘤和胶质瘤的瘤周水肿,发现两者的瘤周异常信号区及瘤周类正常脑白质区内,ADC 值无统计学差异。而该二区域内,脑膜瘤的 FA 值都高于胶质瘤(P=0.05,P=0.01)。提示 DTI 对于影像学上发现肿瘤浸润有一定意义。Toh CH 等 2008 年研究脑膜瘤和转移瘤的瘤周水肿,也得出类似结论:在瘤周水肿带内,脑膜瘤的 FA 值和 FA 比率高于转移瘤,而平均扩散率(mean diffusivity,MD)和 MD 比率都低于转移瘤。因此,可以通过观察脑膜瘤和其他肿瘤瘤周水肿区域内的参数进行鉴别诊断。

(b)脑膜瘤良恶性及分型的术前预测:TropineA 等 2007 年分析不同亚型脑膜瘤 DTI 参数的差异,发现上皮型脑膜瘤中,80%呈现各向同性弥散的球形张量,而纤维性脑膜瘤则呈现非球形张量(43%),提示平坦和纵向的弥散(F=28.4,F<0.0001)。这可能和其组织学上纺锤形的细胞形态以及高密度的束内和束间纤维有关。Toh CH 等 2008 年进一步分析典型及不典型脑膜瘤的 DTI 参数,发现典型脑膜瘤具有较低的 FA 值(P=0.012),较高的 ADC 值(P=0.011)。并且其张量较趋向于平坦型弥散(P=0.020)。Jolapara M 等 2010 年的研究同样表明,同纤维型和其他良性脑膜瘤相比,不典型该脑膜瘤具有较高的线性各向异性(linear anisotropy,CL)(未达到统计学意义)。不典型和纤维型脑膜瘤和过渡性脑膜瘤相比,平坦型各向异性(planar anisotropy,CP)较高(P<0.01)。

4. PET 成像 正电子发射计算机断层扫描(positron emission tomography,PET)通过应用代谢物类显像剂或受体类显像剂,能从多角度反映脑膜瘤病变的代谢功能(图 4—12)。PET 被证明亦可用于脑膜瘤良恶性的鉴别、与其他颅内肿瘤的鉴别、预后判断及疗效评估等。

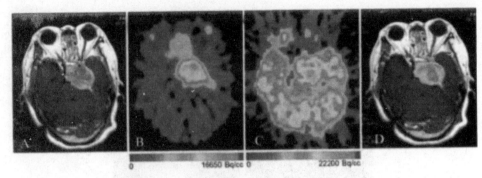

图 4—12　脑膜瘤 PET 表现(Liu RS,2010)

A. MRI 增强扫描显示左侧中后颅底脑膜瘤(病理证实为间变脑膜瘤);B. 11C—acetate PET(碳 11—乙酸盐 PET)摄取图显示肿瘤高信号;C. 18F—FDG 摄取图显示肿瘤高信号;D. 两种代谢物摄取高信号区相吻合

(1)脑膜瘤恶性程度和 PET 的关系:Lee JW 等 2009 年通过对脑膜瘤的 18F—FDGPET 研究发现,高级别的脑膜瘤比低级别者 FDG 摄取的肿瘤/灰质比(tumor to gray matter ratio, TGR)高($P=0.002$),和 MIB—1 指数相关系数为 0.338($F=0.009$)。TGR1.0 作为判别高级别脑膜瘤的阈值的敏感度为 43%,特异度为 95%,精确度为 81%。59 例患者中,5 例有复发史。Log—rank 检验发现,TGR、MIB—1、脑侵犯、WHO 分级都和肿瘤复发有关。TGR<1.0 的累积无复发生存率要高于 TGR>1.0 者($P=0.0003$)。

(2)恶性脑膜瘤转移灶的检测:Ghodsian M 等 2005 年报道 1 例有脑膜瘤病史的 18 岁女性患者,其 PET/CT 检测出骶尾部的轻度高代谢肿块,术后病理证实为高级别恶性脑膜瘤。

(3)脑膜瘤治疗的随访评估:Di Chiro G 等 1987 年通过对 17 例脑膜瘤的 PET 研究,发现 4 个 3~5 年后未复发的患者 PET/CT 表现出比较低的糖利用率(与 11 个复发的患者比较,P<0.01)。病理组织学上不典型脑膜瘤有较高的糖利用率,而乳头状脑膜瘤的糖利用率更高。Lippitz B 等 1996 年对 62 例脑膜瘤患者进行 PET 检查,发现平均代谢率(mean metabolic ratE,MMR)在以下对比中有显著差异:高和低的细胞化结构,增高和正常的增值率,低和高的 WHO 分级。在 14 个复发的脑膜瘤中,糖代谢并没有增高。

5. 血管造影　并非每例患者均需做血管造影,但它可显示肿瘤血供,利于设计手术方案、术前瘤供血动脉栓塞以及了解静脉窦受累情况等。血管造影脑膜瘤的特点:①瘤血管成熟,动脉期有增粗的小动脉,毛细血管肿瘤染色,静脉期有粗大静脉包绕肿瘤。②颈外动脉(如颞浅动脉、枕动脉、咽升动脉、脑膜中动脉、脑膜垂体干、小脑幕动脉等)增粗、血流速度加快(正常时颈内动脉循环时快过颈外动脉)。血管造影不再作为诊断的常规方法,特别是判断静脉窦的受累情况,采用核磁共振静脉造影(MRV)结合肿瘤增强扫描能清楚显示肿瘤对静脉窦的侵犯情况。仅在需要术前栓塞肿瘤供应动脉时才选择常规血管造影。

6. 虚拟现实技术　虚拟现实(virtual reality,VR)手术计划系统是近年出现的一种先进的医学成像系统,它可以利用 CT 或 MRI 等数据创造出一种具有立体效果的虚拟现实环境。医生可通过对虚拟医学图像进行交互式的模拟操作而实现制定手术计划的目的。虚拟现实技术运用多影像融合技术综合 CT、MRI 等影像信息,提供直观现实的图像,实现医学影像数据信息量的最大化和最优化,VR 技术实现了人与计算机之间的互动与对复杂数据的可视化操作。由新加坡 VI 公司研发的 Dextroscope 术前计划系统实现了将 VR 技术与实时空间测量和立体三维透视的相结合。

九、治疗

虽然大多数脑膜瘤属良性肿瘤,手术切除可治愈。但由于手术存在一定的手术死亡率和病残率,所以应谨慎选择手术指征。不同的文献报道指出脑膜瘤的手术死亡率在7%～14%。根据肿瘤的部位和患者的状态,手术的目的可有不同。对于凸面、嗅沟、矢状窦前1/3和一些天幕、后颅窝脑膜瘤,力争全切肿瘤是手术的目的,而对于蝶骨嵴内侧、矢状窦后1/3脑膜瘤以及斜坡脑膜瘤,有时为减小创伤不行肿瘤全切除,甚至目前仍有一些脑膜瘤,如视神经鞘脑膜瘤,只进行活检或开颅探查。加之影像学进步无症状脑膜瘤发现增多。因此,在决定脑膜瘤处理时应考虑下列因素:①对无症状脑膜瘤应观察3～12个月,再决定治疗方案。②伴瘤周水肿者应手术。③有占位效应、伴智力下降者应手术;④幕上大脑凸面、矢旁、镰旁脑膜应早期手术。⑤颅底脑膜瘤如蝶骨嵴、鞍结节、嗅沟、桥小脑角应手术。⑥扁平脑膜瘤、海绵窦内脑膜瘤、斜坡脑膜瘤如无症状,暂可不必手术。

1.外科手术　为本病首选方法。能做到全切除者应争取做根治性手术,以减少复发。Simpson(1957)的脑膜瘤切除术的分类法已公认:①彻底切除(G1):脑膜瘤及其附着的硬膜、受侵的颅骨均切除。②全切除(G2):瘤体完全切除,但与其附着的硬脑膜没有切除,仅做电灼。③肉眼全切除(G3):瘤体切除,但与之粘连的硬脑膜及颅骨未作处理。④次全或部分切除(G4):有相当一部分瘤体未切除。⑤开颅减压(G5):肿瘤仅活检。上述G1～4术后复发率分别为:9%、19%、29%,40%。

2.立体定向放射外科　包括伽马刀、X刀和粒子刀。适用于术后肿瘤残留或复发、颅底和海绵窦内肿瘤。以肿瘤最大直径≤3cm为宜。伽马刀治疗后4年肿瘤控制率为89%。本法安全、无手术的风险是其优点,但是长期疗效还有待观察。

3.栓塞疗法　包括物理性栓子和化学性栓塞两种,前者阻塞肿瘤供血动脉和促使血栓形成,后者则作用于血管壁内皮细胞,诱发血栓形成,从而达到减少脑膜瘤血供的目的。两法均作为术前的辅助疗法,且只限于颈外动脉供血为主的脑膜瘤。物理栓子包括各种不同材料制作成的栓子,以硅橡胶钡剂小球(直径1mm)最理想。化学性栓塞有应用雌激素(如马雌激素),按每天1.5～2.0mg/kg给药,连续6～12d。根治性手术一般在栓塞1周后进行。

4.放射治疗　可作为血供丰富脑膜瘤术前的辅助治疗,适用于:①肿瘤的供血动脉分支不呈放射状,而是在瘤内有许多小螺旋状或粗糙的不规则的分支形成。②肿瘤以脑实质动脉供血为主。③肿瘤局部骨质破坏而无骨质增生,术前放射剂量一般40Gy一个疗程,手术在照射对头皮的影响消退后即可施行。④恶性脑膜瘤和非典型脑膜瘤术后的辅助治疗,可延缓复发。

5.药物治疗　用于复发、残留和不能手术的脑膜瘤。文献报告的药物有溴隐亭、枸橼酸他莫昔芬(tamoxifen citrate)、米非司酮(mifepristone)、曲匹地尔(trapidil)、羟基脉和干扰素α-2β等。溴隐亭可抑制培养脑膜瘤细胞生长。他莫昔芬为雌激素拮抗剂,20mg/d,分1～2次服用。注意事项:①定期检查肝功能、周围血象(白细胞、血小板、红细胞),如发现异常,即应减量或停药。②消化道反应,如恶心,对症治疗无效者可停药。③生殖系毒性反应,如子宫内膜异常增生、白带增多,应在用药前和用药期间定期妇科检查。④心血管毒性反应,如血栓或栓塞以外,长期服用者应定期检查血凝指标。米非司酮为孕酮拮抗剂,25～50mg/次,每天2～4次。注意事项。可有消化道反应和催经止孕。曲匹地尔有抑制血栓素A2形成,抑制血小板衍生生长因子的致有丝分裂,促进前列环素生长,又有升高血中高密度脂蛋内、降低低密度脂蛋白和扩张血管等作用。口服,每次1~2片,每天3次。注意事项:①定期检查肝功能、血白细胞计数,如发现异常,应停药。②过敏者禁用。③孕妇不宜用。④偶有消化道反应。羟基脲有抑制核苷核还原酶,选择性阻止DNA合成。口服20mg/(kg·d),连服3个月,复查CT或MRI,如瘤增大,停服,否则继续服用。注意事项:①骨髓抑制。应定期复查血内细胞、红细胞和血小板。②胃肠道反应。干扰素α-2β有抗血管生成、抑制细胞胸腺嘧啶核甙合成。皮下注射,4:mμ/(m²·d),共5d,休息2d,如此持续6~14个月。注意事项:①定期查血白细胞计数。②注射局部痛和感冒样症状,减药即可。

十、预后

根据世界卫生组织(WHO)2000及2007年的标准,WHOⅠ。级的脑膜瘤,其5年复发率为5%,但有报道(Jaaskelainen,1985;Marosi,2008)发现看似手术全切除的患者在20年的复发率竟高达20%。WHOⅡ级的5年复发率为40%。WHOⅢ级的5年复发率达50%~80%,平均生存期<2年。脑膜瘤的复发及再次手术极大地降低了患者的生存质量及生存时间。

十一、几种常见部位脑膜瘤

(一)嗅沟脑膜瘤和前颅底脑膜瘤

嗅沟脑膜瘤和前颅底脑膜瘤(图4-13)占脑膜瘤的8%~18%,可见任何类型,但以砂砾型最常见。嗅沟脑膜瘤位于前颅窝底中线,自筛板至鞍结节之间的脑膜长出,常呈双侧生长,少数偏侧生长。因此,嗅神经被向外侧推移,视交叉向后移位,大脑前动脉的A2段向上推移,额极动脉、眶额动脉则向两侧移位,如肿瘤大时,它们还参与供血。但肿瘤供血主要来自筛前或筛后动脉(眼动脉的分支)。前颅底脑膜瘤从筛板外侧的眶顶部脑膜长出。

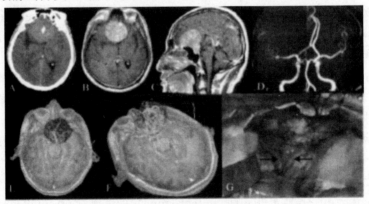

图4-13 前颅底巨大脑膜瘤

A~C.术前头颅CT和MRI扫描示"前颅底巨大脑膜瘤;D.头颅MRA扫描显示双侧大脑前动脉被肿瘤推移;E~F.利用虚拟现实技术可三维显示肿瘤与其周围动脉的空间关系,可从不同角度清晰观察到双侧大脑前动脉穿透、包绕肿瘤的情况;G.手术时双侧大脑前动脉保护完好(图中箭头所示)

1.临床表现 肿瘤早期常无症状,一旦出现下列表现,肿瘤多长得相当大。

(1)精神症状:缓慢进展的额叶精神症状。

(2)慢性高颅压征:头痛、恶心和呕吐等。

(3)失嗅,可单侧或双侧,具有诊断意义。但此症仅见 10%～20%患者。

(4)视力障碍,一侧视神经乳盘原发性萎缩,对侧视神经乳盘水肿,即 Foster－Kennedy 综合征。

2.治疗 外科手术切除。

(二)鞍结节和鞍隔脑膜瘤

鞍结节和鞍隔脑膜瘤,(图 4—14)约占手术脑膜瘤的 4%～10%。鞍结节脑膜瘤附着于鞍结节,鞍隔脑膜瘤则附着于鞍隔。

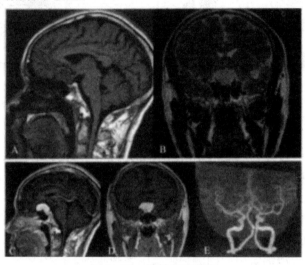

图 4—14 鞍结节脑膜瘤

A. 鞍结节脑膜瘤在 T_1 加权 MRI 图像上呈等、低信号(矢状位);B. T_2 加权 MRI 图像上呈高信号(冠状位);C. 增强 MRI 示肿瘤均匀强化,并有脑膜尾征(矢状位);D. 增强 MRI 示肿瘤均匀强化(冠状位);E. 头颅 CTA 检查有助于判断血管受肿瘤影响情况。

1.临床表现 鞍结节脑膜瘤依其发展可分为 4 个时期:①初期和症状前期,由于瘤体小,无症状表现。②当肿瘤体积增大压迫视神经和视交叉时可有视力减退,视野缺损等。由于肿瘤偏侧生长,视觉症状常不像垂体瘤的双颞侧偏盲那样典型。由于视觉通路先受压,故垂体功能不足症状较视觉症状出现晚。③肿瘤继续增大压迫其他结构时,可出现尿崩、嗜睡(下视丘)、眼肌麻痹(海绵窦或眶上裂)、钩回发作(颞叶前内部)、不全瘫痪(颞叶深部的内囊或大脑脚)、脑积水和颅内压增高(第 3 脑室受压)等。④最后视觉通路受压严重,视力完全丧失,颅内压增高明显,甚至引起脑干症状。隔鞍脑膜瘤较容易压迫下视丘和垂体,因此症状似垂体瘤,尿崩也出现较早。

2.治疗 手术切除。手术效果取决于能否在病程早期进行。

(三)蝶骨嵴脑膜瘤

蝶骨嵴脑膜瘤(图 4—15)发病率仅次于矢状窦脑膜瘤和大脑凸面脑膜瘤,占颅内脑膜瘤的 12%。

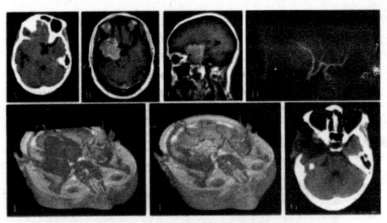

图4－15　右侧蝶骨嵴脑膜瘤

A～C. 术前头颅CT和MRI扫描显示"右侧蝶骨嵴脑膜瘤"；D. 头颅MRA扫描显示右侧大脑中动脉被肿瘤推移，部分穿入肿瘤；E～F. 利用虚拟现实技术可三维显示肿瘤与其周围动脉的空间关系，可从不同角度清晰观察到右侧颈内动脉、大脑中动脉及其分支包绕肿瘤的情况；G. 手术后头颅CT扫描示肿瘤切除。

1.临床表现　　根据肿瘤与脑膜的粘着部分可分为3种：①蝶骨嵴内部（内1/3），称为床突型。②蝶骨嵴中部（中1/3）称为小翼型。③蝶骨嵴外部（外1/3）称为大翼型。其发生频率以内、中、外依次增高。蝶骨嵴脑膜瘤有球状和毡状两种。球状占绝大多数。肿瘤压迫眶上裂引起眶上裂综合征：压迫视神经可引起单侧性视力丧失和原发性视神经萎缩，早期表现为单侧鼻侧偏盲，若此时已有颅内压增高，将同时出现对侧视神经乳盘水肿，构成所谓Foster Kennedy综合征。压迫海绵窦引起同侧突眼及眼睑肿胀等。瘤体常骑跨在蝶骨嵴上，向后嵌在外侧裂中。向前上方长于前颅窝，向后下方长于中颅窝。床突型肿瘤深埋在大脑外侧裂的内侧部分。与颈内动脉和大脑中动脉粘着（有时包裹着动脉）。常有较大分支进入肿瘤中。小翼型肿瘤部分暴露于大脑外表面，与大脑中动脉主干和主要分支粘着，大翼型肿瘤大部暴露于脑表面仅与大脑中动脉分支粘着。床突型蝶骨嵴脑膜瘤的症状。由于蝶骨嵴内端有许多重要结构。包括同侧视神经、眶上裂和海绵窦内颅神经，颞叶内侧的嗅脑、大脑脚、垂体等，当它们受损或受刺激时就产生相应的症状。比较突出的可有单侧突眼。此种突眼不感疼痛也无搏动，发生率较高。这里因肿瘤导致蝶骨翼或蝶骨嵴的骨质增生，造成眶壁增厚、眶内容积变小，是眼部静脉回流受阻所引起的。可有同侧嗅觉丧失，出现幻嗅、幻味或钩回发作。病侧视力减退、垂体功能低下、对侧肢体偏瘫等。颅内压增高征相对较少见。小翼型肿瘤所致局灶症状较少。颅内压增高症状较常见，累及额叶，可出现精神症状和智能减退、不全偏瘫和运动性失语，累及额叶可有钩回发作、单侧核上性面瘫等。大翼型症状和小翼型类同，常发现颞前部颅骨向下隆起，单侧突眼，可出现颞叶性癫痫发作，肿瘤向后生长时，可造成对侧同侧偏盲，蝶骨嵴毡状脑膜瘤较少见，多为女性，颅压增高症状少见且出现较迟。有患侧颞部骨质显著增生、硬化和隆起。缓慢进行性单侧突眼和眼睑肿胀肥厚、复视、眼球运动障碍，但视力晚期受累。同时还伴发癫病、嗅觉消失、智能减退等症状。

2.影像学表现　　X线所见：颅平片上可见蝶嵴的破坏或增生，眶上裂和视神经孔狭小，少数有肿瘤钙化，蝶鞍后床突和鞍背吸收。钙化松果体向对侧移动。脑血管造影见颈内动脉虹吸部拉直后移位，大脑前动脉各分支略向对侧移位，大脑中动脉分支向后上方抬高，有时有瘤血管影。除颈内动脉供血外，颅底脑膜动脉也参与供血。CT检查可见蝶骨嵴处有均匀强化块影，有骨质破坏或增生硬化征象，在毡状脑膜瘤中，骨质的改变更为明显。MR检查T_1加权像及其增强可显示肿瘤与邻近神经血管结构的关系。

3.治疗 球状脑膜瘤都需要手术切除,特别是中、外 1/3 者应争取作全切。床突型脑膜瘤如颈内动脉或大脑中动脉与其粘连紧密或长入瘤体内。全切除会损伤这些动脉造成手术危险和术后严重病残,因此术中可保留与血管关系密切的那一部分肿瘤,并行术后辅助放射疗法或放射外科。有报道经这样治疗的患者随访多年,少见复发。毡状脑膜瘤因生长缓慢,病程长达几十年的病例仍可无颅内压增高症。反之,手术切除时会累及颅神经和重大血管而致病残。因此必须待颅内压明显时才有手术指标。

(四)中颅窝和鞍旁脑膜瘤

中颅窝和鞍旁脑膜瘤(图 4—16)位于中颅窝的脑膜瘤约占颅内脑膜瘤的 6%。按肿瘤与脑膜的粘着部位分为 4 种:①鞍旁脑膜瘤位于中颅窝的内侧部,影响海绵窝内结构,与床突型蝶骨嵴脑膜瘤的症状相似。②眶上裂脑膜瘤,在中颅窝内侧,影响眶上裂结构,与小翼型蝶骨嵴脑膜瘤的症状相似。③岩尖脑膜瘤,位于中颅窝后内部,在三叉神经半月节窝附近。肿瘤来自半月节包膜,也称半月节脑膜瘤。④中颅窝外侧脑膜瘤。前 3 种合称鞍旁脑膜瘤,而把后 1 种单独称为中颅窝脑膜瘤,这几种脑膜瘤多为球状,但与硬脑膜粘连的面积较大,且常与中颅窝内侧的结构粘着,手术切除常较困难。岩尖脑膜瘤患者多属中年,起病时常有患侧三叉神经分布区的感觉异常,疼痛和感觉减退,随着病情的发展,出现三叉神经运动功能减退,随后可有嚼肌群萎缩。当肿瘤压迫海绵窦时,可有眼肌麻痹、睑下垂和单侧突眼。当侵入岩骨压迫耳咽管时,有耳鸣、听力障碍、内耳胀满感等。当侵入后颅窝时,引起桥小脑角、小脑和脑干症状。早期多无颅内压增高,乃由于导水管或环池受压较晚之故。中颅窝脑膜瘤较少有局灶症状,可手术全切除。鞍旁脑膜瘤一般可分纯海绵窦内、海绵窦外和混合型 3 型。根据术前临床表现和 MRI 可加以鉴别,但有时仍然难以区分。对海绵窦外型,可全切肿瘤,包括所累及的海绵窦外侧壁。对海绵窦内型和混合型,曾一度争取全切肿瘤,但不仅并发症和颅神经功能障碍高,而且肿瘤仍易复发。因此现在多主张在不增加神经障碍的前提下切除肿瘤,残留肿瘤用放射外科治疗。

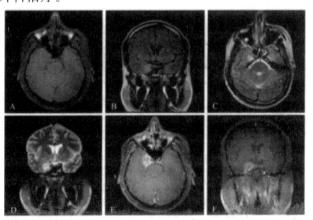

图 4—16 中颅底和鞍旁脑膜瘤

A. 右侧海绵窦脑膜瘤在 T_1 加权 MRI 图像上呈等信号(水平位);B. Flair 上略高信号;C、D. T_2 加权 MRI 图像上呈高信号(水平位、冠状位),颈内动脉被肿瘤包绕;E、F. 增强 MRI 扫描示肿瘤均匀强化,并有脑膜尾征(水平位、冠状位)。

(五)矢状窦旁和大脑镰脑膜瘤

矢状窦旁和大脑镰脑膜瘤(图 4—17)为最常见的颅内脑膜瘤,约占总数的 1/4 以上。

矢状窦旁脑膜瘤多为球状肿瘤,大小不等,其表面有光滑完整的包膜覆盖或大脑镰粘着。肿瘤嵌入脑内,但仍有一部分露于表面,肿瘤可仅向一侧生长,也可向两侧生长,部分大脑镰脑膜瘤有时埋藏较深,在脑表面不易发现,有时一部分肿瘤可嵌入上矢状窦,引起矢状窦的部分或完全阻塞。矢状窦旁脑膜瘤的发病频数是大脑镰旁脑膜瘤的 4 倍,前者以合体型较多见,后者以纤维型较多见,大脑镰脑膜瘤有时呈哑铃状,手术中应尽量将附着的大脑镰切除以预防肿瘤复发。巨大的矢旁脑膜瘤可阻塞蛛网膜粒以使脑脊液循环发生障碍。矢状窦旁和大脑镰脑膜瘤的血供与硬脑膜和脑内血管有关,主要是两侧大脑前动脉,而且也与上矢状窦有关,因此血供较丰富。特别是上矢状窦部分或完全阻塞时侧支循环更发达。按肿瘤与矢状窦或大脑镰相粘的部位分为前、中、后 1/3 等 3 种,它们的临床症状不同。当肿瘤位于矢状窦前 1/3 时,可有长时间的头痛、视力减退、颅内压增高等症状,可有强握反射及摸索动作,并有精神症状(如记忆力减退、懒散、易疲劳、诙谐等)和癫痫发作。部分患者可出现对侧中枢性面瘫或肢体运动障碍。位于中 1/3 者,可出现对侧下肢、上肢的瘫痪,对侧上肢或下肢的局限性瘫痪,也可出现对侧肢体的感觉障碍,早期有时往往先引起对侧的下肢无力。特别是踝关节活动障碍,此时由于患者并无脑症状,临床上常易误诊为腓神经损伤。颅内压增高症状出现较晚,影响旁中央小叶时可出现排尿障碍。位于后 1/3 者除颅内压增高症状外,局限体征可不明显,有时可有对侧下肢的感觉异常,如针刺感、发热感,这种感觉可呈发作性。扩展至邻近区域,随之出现意识丧失,构成癫痫发作前兆,也可引起对侧视野缺损。脑血管造影可见胼胝体周围动脉和胼胝体边缘动脉的局部变形移位,特别典型的是矢状窦中 1/3 肿瘤使这两动脉互相分开成蟹钳状。CT 和 MR 片显示肿瘤的前后位置,是否向两侧生长以及形态、大小、血供状态=矢状窦旁和大脑镰脑膜瘤都能手术切除,因大脑皮质的静脉大多汇入矢状窦,损伤中 1/3 的矢状窦及其汇入静脉,皆能引起严重的神经功能障碍,所以术前必须明确肿瘤的位置在矢状窦的一侧还是两侧,上矢状窦有无阻塞,阻塞是否完全,侧支循环与肿瘤的血供来源。可借脑血管造影和 MRV 检查判明上述情况。除肿瘤位于矢状窦前 1/3 外,若肿瘤已长入窦内,而窦尚未完全阻塞,宁可保留部分瘤组织,不作全切除,待以后复发,矢状窦完全阻塞,侧支循环建立时再彻底切除。

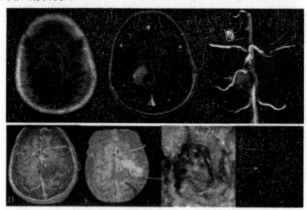

图 4-17　右额顶,矢旁、镰旁脑膜瘤

A. T$_1$ 加权 MRI 平扫(横断面);B. 增强 MRI 扫描(横断面);C. 头颅 MRV 扫描示肿瘤和静脉的关系,矢状窦被肿瘤侵犯,引流静脉(图中绿色箭头所示)被推移至肿瘤前方(横断面)。D. 术前 VR 计划显示肿瘤和矢状窦、引流静脉的位置关系,引流静脉包绕肿瘤,部分穿入肿瘤(俯视位)。E. 模拟肿瘤部分切除后引流静脉的显露情况(俯视位)。F. 手术中肿瘤切除后引流静脉(绿色箭头所示)保护完整,其位置形态和术前 VR 计划一致(俯视位)。G. 术后 1 个月复查头颅 MRV 示引流静脉(图中绿色箭头所示)完好(横断面)。

（六）大脑凸面脑膜瘤

起源于大脑凸面的脑膜瘤，其发生率仅次于矢状窦旁脑膜瘤，约占颅内脑膜瘤的 25%。在大脑前半部的发病率比后半部高，大脑凸面脑膜瘤可有以下 3 种类型。

第 1 种类型是脑膜瘤主要侵蚀颅骨向外生长，骨膜也受累，而对大脑半球表面的压迫和粘连较轻微。

第 2 种类型是脑膜瘤主要长入颅腔内，肿瘤与脑膜紧密粘连，血供主要来源于硬脑膜。脑皮质被压凹陷，形成深入的肿瘤窝。肿瘤与肿瘤窝粘连很紧。由于脑实质也可有动脉供应之，相应的颅骨部分可有增生变化（内生性骨疣）。

第 3 种类型是脑膜瘤长入脑实质内，在硬脑膜上的根部很小，而在脑内的肿瘤结节则较大，血供主要来自脑内，这种类型的脑膜瘤手术时切记不能过多地损伤脑组织。

脑凸面脑膜瘤的症状没有矢旁脑膜瘤那样典型，其症状主要取决于肿瘤的部位。从精神症状到运动障碍、感觉障碍、视野缺损均可出现。癫痫的发生率较高且常为首发症状。头痛、呕吐等颅内压增高症状见于绝大多数患者，相当多的病例中视神经乳盘水肿后继发萎缩导致视力减退。

脑血管造影，额颞及中央区可见局部血供的特征性移位，枕区肿瘤血管表现不很明显，椎动脉造影可见大脑后动脉增粗，此外可见异常血管和肿瘤影。CT 片可见肿瘤所在部位的有密度均匀、增强明显的团影块，边缘完整，肿瘤周缘常可见脑组织水肿带。MRI 水平和冠状位摄片能清晰显示肿瘤与邻近结构的关系。

治疗：手术切除，应包括被肿瘤累及的硬膜、颅骨等一并切除，以减少术后复发。

（七）侧脑室脑膜瘤

侧脑室脑膜瘤（图 4—18）其发生率占颅内脑膜瘤的 4%～5%，绝大多数为纤维型。文献记载位于左侧者居多数，女性发病率较高。症状以颅内压增高为主，局灶症状很少。晚期可见对侧肢体的感觉和运动障碍，对侧视野同向偏盲。主侧半球肿瘤可引起言语和阅读困难，脑血管造影示患侧脉络丛前动脉增粗，可见肿瘤的异常血管染色。CT 扫描可见侧脑室内均匀可见增强的肿块，并可见后角扩大。治疗方法是手术切除肿瘤，肿瘤直径<3cm 者，可做 γ 刀治疗。

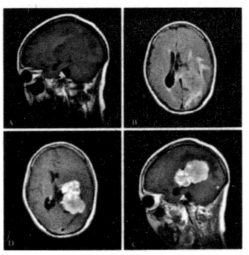

图 4—18　左侧脑室脑膜瘤

A. T1WI 上肿瘤呈等信号（矢状位）；B. Flair 显示肿瘤引起周围脑组织水肿；C. 增强 MRI 扫描示肿瘤明显强化（水平位）；D. 增强 MRI 扫描示肿瘤明显强化（矢状位）。

（八）后颅窝脑膜瘤

后颅窝脑膜瘤占颅内脑膜瘤的 14％，占各种后颅窝脑膜瘤的 7％，女性较多见，肿瘤绝大多数为球状，临床症状取决于病变部位，按肿瘤在脑膜粘着的部位可分为 6 组。

1.小脑凸面脑膜瘤　附着于小脑表面的硬膜，占后颅窝脑膜瘤的 10％。肿瘤常起源于横窦和乙状窦附近，或两静脉窦的交接处，可侵入静脉窦内，有时侵犯颅骨。临床上主要表现为颅内压增高症状和小脑征，多以头痛起病伴呕吐和视乳盘水肿。小脑征有眼球震颤、闭目难立、小脑步态和肢体共济失调等。颅神经症状仅见于晚期，且程度较轻，CT、MRI 扫描小脑处有均匀能增强块影，治疗是手术切除，效果较好。

2.小脑幕脑膜瘤（图 4－19）　包括幕上型、幕下型和穿透型。幕上型比较少见。当肿瘤较大压迫视觉皮质可有视觉症状。本节所述的小脑幕下表面脑膜瘤包括幕下型和穿透型两种，各占后颅窝脑膜瘤的 15％，肿瘤黏着点常在小脑幕的后半部接近横窦和窦汇，肿瘤可侵入静脉窦中，症状以颅内压增高为主，大部分患者可见小脑征。颅神经症状出现较晚，如肿瘤有幕上结节可引起偏大脑镰小脑幕汇合点的脑膜瘤直接压迫脑干，引起局灶症状，CT、MRI 扫描可见天幕区有均匀可增强的肿块。

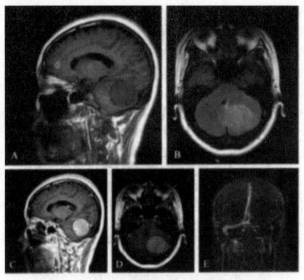

图 4－19　右侧小脑幕脑膜瘤

A. T_1WI 上左侧天幕脑膜瘤呈低信号（矢状位）；B. Flair 上肿瘤呈高信号（水平位）；C. 增强后肿瘤均匀强化，并有脑膜尾征（矢状位）；D. 增强 MRI 扫描后肿瘤均匀强化（水平位）；E. 头颅 MRV 扫描显示横窦、乙状窦和肿瘤的关系。

3.桥小脑角（CPA）脑膜瘤（图 4－20）是后颅窝脑膜瘤中最常见者，约占 40％，肿瘤的附着点多在内耳道内侧，接近上岩窦，颅骨改变很少见，肿瘤多为球状。肿瘤和小脑、脑干以及颅神经的关系与听神经瘤相似，可出现病侧听力障碍，但前庭功能早期多正常，周围性面神经瘫痪、面部感觉障碍、吞咽发音困难、共济失调，对侧锥体束征等桥小脑综合征。脑膜瘤不一定先侵犯第Ⅷ对颅神经，其症状发展过程不如听神经瘤规律。CT、MRI 扫描示桥小脑角有均匀一致的可增强的影块，边界光滑、锐利，肿瘤可手术切除。

4.斜坡脑膜瘤（图 4－21）　岩斜部脑膜瘤起源于蝶枕联合处岩斜沟内侧的蛛网膜细胞，包括范围有斜坡上 2/3、三叉神经内侧方，约占后颅窝脑膜瘤的 3％～7％。肿瘤生长可累及天幕内侧缘、Meckel 腔、海绵窦、颅中窝、鞍旁和岩骨,同时可侵犯多组脑神经,构成手术的难点,文献报道手术致残率可在 30%~70%。

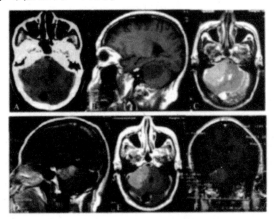

图 4-20　右侧 CPA 脑膜瘤

A. 右侧 CPA 脑膜瘤 CT 扫描上呈等密度;B. T_1WI 上呈低信号;C. T_2WI 上呈高信号;D~F. 增强后肿瘤均匀强化。

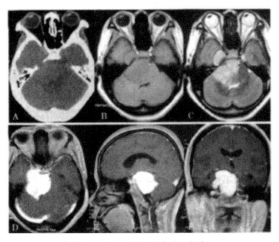

图 4-21　右侧岩斜脑膜瘤

A. 右侧岩斜坡脑膜瘤 CT 扫描上呈等密度;B. T_1WI 扫描上呈等信号(水平位);C. T_2WI 扫描上呈高信号,瘤周伴有脑组织水肿(水平位);D. 增强后肿瘤均匀强化(水平位);E 增强后肿瘤均匀强化(矢状位);F. 增强后肿瘤均匀强化(冠状位)。

肿瘤附着于斜坡,可偏于一侧,大多是球状。肿瘤压迫桥小脑,将之推向背侧和对侧,瘤组织可嵌入桥脑中,颅神经被推移牵张或包裹在瘤内。基底动脉常被推向对侧,同侧椎动脉和基底动脉常有分支进入瘤中。毡状肿瘤占极少数,对脑干推移压迫较少,常将颅神经和颅底动脉包埋入瘤中。症状以颅神经障碍为主,三叉神经和听神经最常受累。颅内压增高症状、眼球震颤和共济失调都很常见。长束征并不多。头颅平片多无颅骨改变,椎动脉造影见基底动脉向背侧移位,或被推向对侧。CT、MRI 扫描示斜坡处有均匀的能增强的块影。手术比较困难且危险较大,难以做到肿瘤全切除,当颅内压增高时才有手术指征。

采用手术方法切除肿瘤,仍是目前岩斜部脑膜瘤治疗的主要方法,优点在于:①减少肿瘤占位效应,减轻对周围结构压迫,对巨大型肿瘤尤为重要。②明确肿瘤性质,利于术后的进一步治疗。但伴随手术切除的是较高的手术并发症,主要表现为脑神经的损伤。因此放射外科治疗也逐渐成为选择的方法之一。

提高脑膜瘤的全切除率,减少复发,同时尽可能保护神经功能,降低手术并发症是岩斜坡脑膜瘤治疗的目标。应根据术中肿瘤全切除的相关因素分析,采用显微外科技术尽可能切除肿瘤,但可残留包绕脑神经或颅内重要血管的肿瘤,术后辅以放射外科治疗,此符合微侵袭神经外科的治疗原则。

5. 枕大孔脑膜瘤　占后颅窝脑膜瘤的 1.4%,肿瘤的脑膜附着点常在延脑前方(54%),瘤向左侧或右侧生长,常呈球状,体积多较小,延脑和上颈髓常被肿瘤推移,桥脑不受影响。后组颅神经常受累,而较少影响上颈脊神经,患者表现颅颈交界部位病变的症状:枕下疼痛、上颈髓压迫、后组颅神经障碍、小脑症状、颅内压增高等。CT、MRI 扫描可见枕大孔区域有均匀一致可增强块影。肿瘤可手术切除,但因其位于延髓前方,手术比较困难。

6. 第 4 脑室内脑膜瘤　甚属少见。肿瘤从脉络丛长出,并与之粘着。主要表现为颅内压增高和脑积水,并见第 4 脑室症状,如眼球震颤、呕吐、眩晕等,脑室造影有助于作出定位诊断。CT、MRI 扫描可见第 4 脑室内有均匀一致可增强块影,治疗用手术切除肿瘤,肿瘤与脑组织粘着不多,全切除可能性较大。

(九)其他较少见脑膜瘤

1. 视神经鞘脑膜瘤　完全局限于眶内的脑膜很少见,占全部脑膜瘤<2%,占眶内肿瘤10%。常见于女性,占 67%~80%。

肿瘤从视神经鞘长出,沿神经生长,常呈扁平状。病理常见内皮型和过渡型。临床表现:无痛性突眼,逐渐视力下降,眼球活动在病早期不受影响。双侧视神经鞘瘤者常伴 NF1 型。CT 扫描:增强 CT 扫描可见"电车轨"征,在冠状位则呈"油炸圈"征。MRI 扫描:除常规 T_1 和 T_2 成像外,应加脂肪抑制技术 T_1W 增强,方能清晰显示肿瘤"。

治疗:有视力者,只能做肿瘤活检或肿瘤部分切除,术后辅以放射治疗,

2. 儿童脑膜瘤　少见,占儿童脑瘤 1%~4%,每 10 万人口发生率为 0.3。具下列特点:①无性别差异,在婴儿则男性多见女性。②后颅窝和脑室系统脑膜瘤多发。③临床表现隐匿,常因头大、脑积水或原因不明呕吐做行 CT 或 MRI 扫描而被发现,因此肿瘤体积多巨大。④常合并神经纤维瘤病。⑤好发恶性脑膜瘤或脑膜肉瘤。⑥术后易复发。

3. 静止脑膜瘤　又称钙化或不生长脑膜瘤。具有下列特点:①多见于中老年人。②肿瘤常钙化或骨化。③多无临床表现,常于无意中发现。④CT 和(或)MRI 扫描肿瘤表面光滑。常不增强和不伴瘤周水肿。

治疗:定期(如每年)复查 CT 和(或)MRI,测量肿瘤体积,测算其生长率。由于肿瘤生长极其缓慢或不生长,因此可不必手术。

(赵诚)

第二节　血管母细胞瘤

德国眼科医生 von Hippel E 在 1904 年报道了一种罕见的视网膜疾病,并在 1911 年命名为"视网膜血管瘤"(angiomatosis retinae)。1926 年,瑞典病理学家 Arvid Lindau 第一个报道了视网膜、小脑和内脏的一种疾病叫"中枢神经系统的血管瘤"(angiomatosis of the central nervous system)。这种疾病的特征是视网膜和脑血管性肿瘤,伴随其他内脏器官肿瘤或囊肿,如肾脏、胰腺和附睾。1928 年,Cushing 和 Bailey 用 hemangioblastoma(s)(简称 HBs)来命名这一类疾病。

HBs 是一种良性高度血管化肿瘤,WHO 分类归类于起源未明的 I 级肿瘤。分为散发性和家族遗传性两种,两者之比约为 3∶1,其中后者又称 von Hippel Lindau(VHL)病,呈家族性发病,是一种常染色体显性遗传性良、恶性肿瘤综合征,可累及多个器官,临床表现为全身多脏器的肿瘤或囊肿,具有家族性、多发性、多器官特征。

一、流行病学与自然史

迄今缺乏大型流行病学调查统计。据美国脑肿瘤登记中心 2012 年 3 月公布的数据(2004~2008):HBs 约占中枢神经系统肿瘤的 0.93%,自然人口年发病率为 0.16/10 万,男女比约为 1.45∶1。

HBs 通常呈现生长和静止两个状态交替进行。一般 HBs 生长极其缓慢,特别是实质性HBs 可数年处于静止状态因而无症状。Ammerman 等用 MRI 随访 VHL 患者至少 10 年,发现 19 例患者[10 名男性和 9 名女性,平均年龄(32.6±11.6)岁],143 个 HBs,其中 134 个病灶(94%)呈现一个有暂停式的增长模式,4 个病灶(6%)则呈现一个渐进的增长模式。对 138个病灶(97%)进行体积测定,只有 58 个病灶(41%)最终形成症状需要临床干预,肿瘤的生长时间平均为(13±15)个月,静止时间平均(25±19)个月。由于病例数太少,现在还不能根据肿瘤大小或生长速度来决定是否须早期治疗。因此,对无症状 VHL－HBs 应观察,直至出现症状再予处理。

二、病因与病理

HBs 的确切病因迄今不明确。1931 年,Lindau 根据 HBs 组织学表现有胚胎组织学特征,推测 HBs 与胚胎发育有关。1960 年,Stein 等根据 HBs 中存在肿瘤内造血和血管形成建议它来源于有缺陷的胚胎残余组织或血管间充质细胞。20 世纪 70 年代,一些神经病理学家发现 HBs 在组织学上呈现两种基本成分:含有脂质的基质细胞和丰富的毛细胞血管网(血管内皮细胞、周细胞、肥大细胞)。结合基质细胞与血管细胞不同的组化特点,推测 HBs 有不同细胞学起源(神经外胚层细胞也可能参与)。1997 年,Vortmeyer 等依据杂合性缺失分析确定HBS 中的基质细胞不同于中枢神经系统发育过程中任何细胞或其他部位的成熟细胞,认为基质细胞是 HBs 中潜在的肿瘤细胞。2005 年,Ishizawa 等根据 HBs 的基质细胞表达神经外胚层一些标记物,如 GFAP、S100β、NSE 及一些神经肽(有学者据此认为 HBs 是一种神经内分泌肿瘤)等,从而推测它可能来源神经外胚层。

2003 年,Vortmeyer 等发现 HBs 中存在血岛(blood island)区域且可髓外造血,在这些区域的细胞存在 VHL 基因缺陷。2007 年,Glasker 和 Park 等在 HBs 中检测到成血管细胞(hemangioblast)及其分子标记物,包括 Brachyury、Flk－1 和 Scl。根据鼠胚胎学的研究,起源于胚胎干细胞的成血管细胞(hemangioblast)是血管细胞和造血细胞的共同祖细胞,通常是产生于胚胎卵黄囊时期的原条,从而推测它来源于胚胎停止发育的成血管细胞(mbryologically arrested hemangioblast)。我们研究发现 HBs 存在肿瘤干细胞(SSEA1＋细胞),体外体内实验证实肿瘤干细胞能进一步形成 HBs 的肿瘤细胞和成血管细胞。进一步提示 HBs 肿瘤干细胞能形成自身的血管,类似于胚胎的血管发生(vasculogenesis),且这一结果与HBs的微环境密切相关。

当前对VHL基因在HBs形成过程中的确切作用仍不明确。研究比较多的是缺氧诱导因子-1(HIF-1)通路。VHL基因突变后,造成降解HIF-α功能的损失,HIF-α表达上升,HIF-1转录激活靶基因大量表达,而这些基因的表达可能是血管形成的关键因素。一般缺氧不可能成为HBs的血管内皮生长因子(VEGF)上调,导致HBs的新生血管的主要因素。因为该类肿瘤有很好的血管,且坏死也从来不会发生。另有研究表明,pVHL和HIF在某些VHL病肿瘤如嗜铬细胞瘤也是正常的。此外,HBs也发生于散发性形式,尽管在这些病变中体细胞VHL基因突变也偶见报道,然而散发性HBs体细胞的VHL基因突变不到25%。也没有发现该类肿瘤VHL基因甲基化。因此,VHL基因突变在这些相关肿瘤的形成过程中可能仅仅起协同或催化作用。另外,VEGF对HBs的形成有促进作用,我们最新研究表明VEGF很可能仅仅促进血管形成的后一阶段,并不影响早期起源和转化细胞的数量。

这些研究结果对理解HBs起源、形成和治疗有重要意义。首先,意味着HBs细胞学起源,有利于肿瘤的分类。第二,HBs形成与它的微环境密切相关,必须加强它的微环境研究。第三,对肿瘤干细胞或成血管细胞识别为肿瘤的起源细胞可能对HBs靶向治疗提供新的思路。最后,HBs的血管形成不同于正常的血管形成(angiogenesis),主要是类似胚胎的血管发生(vasculogenesis),这为HBs抗血管治疗提供了新的思路,为进一步开发蛋白质途径寻找新的方法。

实质性HBs大体上呈明亮的红色或肉红色,边界清楚,有完整包膜,质软,血供极为丰富,可见怒张的引流静脉。囊性HBs,其内含草黄色或淡黄色透明液体,可见一个或多个瘤结节,偶尔囊壁是由压缩的脑组织和增生胶质细胞组成。组织学上,由两种成分组成:一是丰富的成熟毛细血管网。二是在毛细血管网之间呈巢状或片状排列的大量含脂质空泡的间质细胞,其细胞核通常大而呈多形性,大的囊泡和不显眼核的基质细胞,有模糊的细胞浆边界和细胞浆含有脂质空泡。在免疫组化方面:内皮细胞通常表达Ⅷ因子(100%胞浆强阳性)、von Willebrand因子(vWF)、血小板内皮细胞黏附分子(PECAM/CD31)和Weibel-Palade小体的存在(电子显微镜)。基质细胞通常染S-100β(80%细胞浆和细胞核强阳性)、抑制素-α(二聚体蛋白、抑制或激活垂体FSH的分泌)、神经元特异性烯醇化酶、巢蛋白和一些神经肽(突触、羟色胺、P物质、血管活性肠肽、神经肽Y、神经降压素和亮氨酸脑啡肽)。迄今,HBs诊断仍依赖于组织病理诊断,由于HBs与转移性透明细胞肾细胞癌在形态学上有惊人的相似之处,组织学上极难区别,但预后和治疗意义则完全不同。在两者鉴别上,免疫组化明显优于病史、放射学发现和传统组织学检查。有报道8%VHL-HBs手术标本中发现了转移性肾细胞癌或胰腺内分泌肿瘤。

三、临床表现

中枢神经系统HBs临床症状取决于肿瘤所在的部位和大小以及伴有囊肿、水肿,因而无特异性。早期临床表现常常无症状或症状轻微,如头痛。以后可出现下列表现。

1. 小脑HBs 占HBs总数2/3,好发于小脑和近中线部位,有头痛、行走不稳、恶心呕吐和脑积水等表现。

2.脑干 HBs 多见于延髓,其次为桥脑,表现为感觉迟钝、共济失调、吞咽困难、反射亢进、头痛、食欲缺乏等。

3.脊髓 HBs 多位于后根区,表现为肢体感觉减退或疼痛、乏力、共济失调、反射亢进等。

4.VHL 病 可累及多个器官,如为全身多脏器的肿瘤或囊肿,具有家族性、多发性、多器官特征。除中枢神经系统 HBs 外,还常累及的器官有眼底视网膜、肾上腺和肾脏等(各器官发病年龄可不相同)。

5.红细胞增多症 仅见于 1/4 的病例,主要表现为红细胞计数及血红蛋白增高。肿瘤切除或放疗后红细胞计数可恢复正常。但肿瘤复发时,又出现红细胞计数增多。

6.妊娠 可促使 HBs 生长,使无症状 HBs 变成有症状。

四、影像学检查

磁共振成像(MRI)检查是诊断 HBs 的主要方法。

囊性 HBs 典型表现大囊小结节,CT 平扫呈略高于脑脊液密度,附壁结节呈等或略高密度,并位于病灶的边缘,增强后明显强化。MRI 平扫囊性部分 T_1WI 呈低信号、T_2WI 和水抑制反转回波(FLAIR)成像呈高信号,壁结节 T_1WI 呈略低信号,增强后明显强化,瘤周无或轻度水肿。实质性 HBs 典型表现 CT 平扫呈等密度,瘤内可有小的囊变区而呈低等混杂密度,增强后实质部分明显强化。实质性 HBs MRI-T_1WI 呈略低信号、T_2WI 高信号,有时可见血管流空影(T_1WI 和 T_2WI 相应区均呈低信号),增强后实质部分明显强化。血管造影表现(如 CTA、DSA)为瘤结节或实质部分的致密染色,可见实质病灶的供血动脉和回流静脉,对血供丰富的巨大实质 HBs 术前行栓塞或部分栓塞,有助于减少术中出血,有利于手术切除。

五、诊断和鉴别诊断

1.散发 HBs 和 VHL-HBs 的诊断 根据好发年龄和好发部位,结合典型的影像学特征,一般可作出临床初步诊断。对散发性、无家族史的患者诊断基本成立。对于 VHL 病,现仍采用 Glasker 等提出的诊断标准(1999 年修正):患者存在中枢神经系统 HBs,以及视网膜血管瘤、肾细胞癌、嗜铬细胞瘤或附睾囊腺瘤。或任何一级亲属表现 VHL 病的损害。或基因检查结果阳性。尽管随着神经影像技术的发展,HBs 的术前确诊率不断提高,但早期或术前明确诊断仍存在问题。

2.囊性 HBs 的鉴别诊断

(1)毛细胞型星形细胞瘤:多见于青少年,好发于小脑、视觉通路和下丘脑。可呈多发小囊变或单一大囊,可伴钙化,其壁结节可小可大,结节内及周围无血管流空信号影,增强后壁结节和瘤壁均可强化。

(2)囊性转移瘤:中老年人多见,多有原发肿瘤史,位置表浅,结节病灶边缘常规则,瘤周水肿明显,增强呈结节或环状强化。

(3)脑脓肿:有感染史,且脓肿壁可环状强化,脓肿壁虽然可厚薄不一,但内侧壁光滑是其特征,无瘤结节,水肿较明显。

(4)蛛网膜囊肿:为脑外占位,密度低,增强后不强化,弥散加权成像(DWI)检查有助于鉴别。

(5)表皮样囊肿:多位于桥小脑角区,T_1WI 为低信号,T_2WI 和 DWI 为高信号。

3.实性 HBs 的鉴别诊断

(1)转移瘤:多有原发肿瘤史,病灶多表浅,多呈类圆形,瘤周水肿明显。

(2)脑膜瘤:为脑外肿瘤,极少发生囊变,多数可见"脑膜尾征"。

(3)室管膜瘤:一般瘤周无蚓状流空的供血动脉,增强时强化程度不及 HB 明显。

(4)髓母细胞瘤:多见于儿童,为实体性,边界常清楚,血供丰富、占位效应明显,增强时强化程度不及 HB 明显,瘤周水肿明显。

六、治疗

近年来,基础和临床进展给 HBs 治疗带来一些理念的改变。由于 VHL－HBs 呈现一个暂停式生长模式,对无症状 VHL－HBs 过早治疗无疑增加患者手术风险,因为这些肿瘤可能在相当时间内并不产生临床症状。对于散发性 HBs,通常因症状而就诊以及影像学有时不能确诊,因此,倾向于外科手术。

(一)手术治疗

显微外科手术为本病首选治疗,肿瘤全切除者可达根治。囊性病变一般易于切除,但瘤结节小、多个或嵌在囊壁内时,术中应仔细寻找,必要时用术中超声定位,以免遗漏结节而致肿瘤复发。囊壁常是被压缩的胶质组织,不必要切除。实质性 HBs 常位于脑干、脊髓等重要功能区,且血供丰富,手术较囊性困难,术中应严格遵循脑 AVM 的手术原则,先电凝切断肿瘤供血动脉,再沿肿瘤包膜游离肿瘤,最后处理回流静脉,并将肿瘤整块切除。分块切除或活检可引发出血或致死。

实质性 HBs 尤其是肿瘤较大或与脑干关系密切时手术难度较大,许多学者提倡对脑干和脊髓巨大型实质 HBs 采用术前栓塞、术中电生理监测等综合措施。笔者手术 48 例单发脑干实质性 HBs(其中 29 例曾报道),半数以上位于延脑,其余位于延桥脑、桥脑等。大多为实质性,少数实质性内含小囊肿。肿瘤直径≤2cm,11 例。肿瘤直径 2.1～3cm,15 例。肿瘤直径＞3cm,15 例。肿瘤全切除 46 例,次全或大部分切除 2 例。手术死亡 2 例。1996 年以后 19 例无死亡。经长期随诊(平均 5 年):KP≥80,37 例。KPS60～70,7 例。KPS40～50,2 例。对于巨大实质性 HBs 术前栓塞不应追求全部彻底堵塞所有供血动脉,只栓塞手术不易控制的肿瘤腹侧供血支。脑干背侧巨大型 HBs(肿瘤直径＞4cm)由于肿瘤的供血动脉常来于肿瘤的深面和两侧,而粗大的回流静脉又常位于肿瘤表面,因此术时要特别注意识别;此类 HBs 供血动脉极度增多、增粗而迂曲,术中剥离时易出血,电凝止血时易伤及脑干,笔者提倡用"水下电凝"和"一半一半"剪断已电凝的供血动脉技术(确定供血动脉后,尽量靠近肿瘤用滴水双极反复电凝,电凝长度为血管直径的 2～2.5 倍,先尝试部分切断血管,如无出血,可完全剪断。如出血,继续追加电凝,直至不出血,再完全剪断血管),可明显增加手术的安全性。另外,术时暴露肿瘤后,直接穿刺肿瘤,注入栓塞物质或生物止血剂(如冻干人纤维蛋白粘合剂)于瘤内,促使瘤内血栓形成,利于术时分离和切除肿瘤。

(二)放射治疗

HBs 放射治疗目前存在争议。基于文献多属回顾性研究,普遍认为立体定向放射外科是一种治疗中小型实质性 HBs 的有效方法。但是由于忽视 HBs 自然史,用总体生存率、短期肿瘤控制率等不足以证实立体定向放射外科有效。

近年来,前瞻性研究开始对放射治疗 HBS 的疗效提出了质疑,尽管表现出较好的短期控制率,但长期控制率并不理想。考虑 HBs 暂停式生长模式,这种短期结果可能是由于肿瘤处于静息期而不是实际的治疗效果。重要的是,许多肿瘤的初步影像并不能预示症状产生,这就预示该治疗方式使用的局限性。此外,放射治疗也可能导致暂时性增加瘤周水肿和加剧肿瘤相关症状的产生,因此建议放射治疗不应当预防性治疗无症状 HBs,仅仅作为一种难以外科切除患者肿瘤的辅助治疗。

Ammerman 等用立体定向放射治疗 4 例小脑实质性肿瘤(直径＜3cm),发现其中 3 例肿瘤继续保持增长,最终进行手术切除。而仅 1 例肿瘤在 12 个月后随访体积减小了 33％。Asthagiri 等对 44 个 HBs 行放射治疗,短期随访结果表明 16 个肿瘤(36％)体积保持稳定,14 个肿瘤(32％)体积缩小,14 个肿瘤(32％)体积增大。这些结果表明放射治疗 HBs 即使短期疗效也存在不确定性,因此提示 HBs 可能存在不同的亚型或不同分子生物学特征。

(三)药物治疗

迄今,尚无治疗该病的特效药物。一些肿瘤抗血管生成药曾尝试于 HBs 临床治疗,但多为个案和回顾性报道。如:SU5416 在治疗多发性 HBs 的案例中取得了一定的疗效。贝伐珠单抗和雷珠单抗现已开始应用于治疗视网膜 HBs。另外一些抗肿瘤药物如沙利度胺可作为控制脑脊髓 HBs 进展的治疗。Rogers 等用厄罗替尼治疗 1 例复发性多发性 VHL－HBs,随访 6 个月,发现其中小脑病灶缩小了 50％,桥脑病灶缩小了 25％,其他软脑(或脊)膜病灶保持稳定。作者认为厄罗替尼是通过抑制肿瘤细胞表皮生长因子受体的磷酸化以及其下游 P13/Akt 和 MAPK 信号传导,导致 p27 介导的肿瘤细胞周期停滞。

七、预后和随访

大多数 HBs 可完全切除获得根治。原发肿瘤全切除后复发率在 16％～31％,无症状间隔时间平均为 4.5 年。复发的相关因素有:患者年龄较轻(＜30 岁)、VHL 综合征、多发性肿瘤、实质性 HBs 和病理组织类型(细胞亚型复发率在 20％～25％,而网状亚型复发率在 5％～10％)。

由于 VHL 病呈现多样性临床表现,且伴有恶性肿瘤形成倾向,对生命造成潜在威胁,至今没有任何有效的临床措施来预防和治疗 VHL 病,需要终身随访和监控,尤其是对中枢神经系统、眼睛和肾脏检查是必要的。大多数 VHL 病相关肿瘤可以通过有效的医学随访或复查,以便及时发现其早期临床表现和避免并发症的发生。VHL 家族高危人群也必须密切监控,强烈建议 VHL 病家族中的高危人群在适当时间间隔进行相关复查或随访。

由于 VHL 病呈常染色体显性遗传,VHL 病患者子女有 50％遗传该病的风险。兄弟姐妹、父母及远方亲戚都是 VHL 病的高危人群。对于那些 VHL 病最初确诊患者,对其家庭成员及亲戚进行基因筛选是有益的,美国临床肿瘤学协会已建议对所有高危人群进行基因检测。基因筛选那些高危险人群即可明确是否遗传了 VHL 病。明确 VHL 病的高危人群必须严密随访和监控。没有遗传 VHL 突变基因的人可免除烦琐和昂贵的年度检查。

一般建议患有 VHL－HBs 者或高危人群应从青春期开始,每 12～36 个月,进行脑脊髓 MRI 扫描。建议眼科检查应从婴儿期或幼儿期开始,每 12 个月进行一次。建议从 16 岁开始,每年进行一次的腹部 CT 或 MRI 扫描。从历史上看,VHL 患者的平均预期寿命是 49 岁,未经治疗的 VHL 病可能会导致失明和(或)永久性的脑损伤。患者死亡的最常见原因是由中枢性 HBs 或肾细胞癌引起的并发症。最近数据表明,这些措施有助于延长 VHL 病患者的预期寿命超过 16 年。

(孟林)

第三节 中枢神经系统淋巴瘤

原发性中枢神经系统淋巴瘤(primarycentral nervous system lyphomas,PCNSLs)是淋巴结外的非何杰金淋巴瘤,仅发生于中枢神经系统内,而在全身其他部位不发生此病。

一、流行病学

原发性中枢神经系统淋巴瘤是一类少见病,仅占颅内肿瘤的 1%～4%。美国的一项研究发现 PCNSLs 患病率为 4.6/100 万,另一项统计年发病率为 0～5/10 万人。虽然颅内淋巴瘤在罹患免疫缺陷疾病或接受免疫抑制治疗的人群患病风险较高(如 AIDS、器官移植者等),但近年来免疫正常人群中淋巴瘤的发病率在显著增高,免疫正常人群中其发病年龄主要在 60～65 岁,男性所占比例略高。

二、病理

PCNSLs 主要发生于脑实质内,脊髓、眼球、颅神经和脑膜也有累及。肿瘤切面呈灰红色或灰白色,质地软,无包膜,血供不丰富。显微镜下见肿瘤细胞弥漫密集呈片状分布,瘤细胞大小较一致,胞浆少核大,围绕血管呈袖套样浸润生长。有 90%～95% 的 PCNSLs 属于弥漫性大 B 细胞淋巴瘤,表达 CD20、CD19、CD22、CD79a 等细胞标志,肿瘤增殖指数常>50%,恶性程度很高。

三、临床表现

原发性中枢神经系统淋巴瘤病程较短,多在半年以内。由于病灶可位于神经系统任何部位,因此没有特定的症状和体征。病灶周围往往伴随弥漫性水肿区,表现为颅内高压症状,如头痛、呕吐、嗜睡等,也常出现精神、性格方面的改变。值得一提的是,PCNSLs一般不出现身体其他系统淋巴瘤所常见的发热、体重减轻、夜汗等症状。特殊部位的病变也可出现对应的症状和体征。局灶性症状,如肢体无力、癫痫、视力障碍等,与病灶的具体部位有关。

四、影像学表现

1. CT 平扫 CT 平扫检查 PCNSLs 病灶呈等密度或稍高密度,病灶边界不清,形态不规则,病灶周围见大片低密度水肿区(图 4—22)。注射增强剂后病灶中等至明显均匀强化。

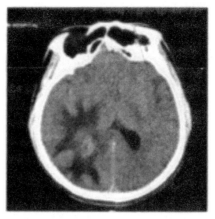

图 4-22　CT 平扫见右侧三角区稍高密度病灶,周边见大范围低密度水肿区,右侧脑室受压。

2. MRI 平扫　MRI 平扫检查 T_1W 见片状低信号水肿区(4-23),T_2W 显示高信号(图 4-24)。病灶区 ADC 值降低,在 DWI 上显示高信号(图 4-25)。而胶质母细胞瘤在 DWI 像上也常为高信号,应鉴别之。增强扫描见 PCNSLs 病灶单发或多发,明显强化,质地较均匀,边缘不规则,也不十分光滑,呈"云雾状"表现(图 4-26)。肿瘤常位于大脑半球、丘脑基底节区、胼胝体、脑室旁和小脑等部位。

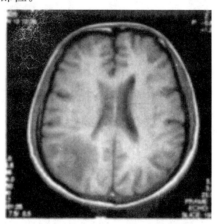

图 4-23　MRI T_1W 像见右侧三角区低信号水肿区,边界模糊不清。

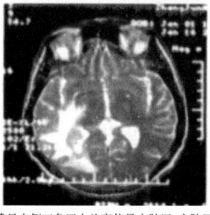

图 4-24　MRI T_2W 像见右侧三角区大片高信号水肿区,水肿区内部分区域信号略低。

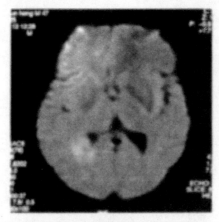

图4-25 DWI影像见病灶信号高于脑组织。

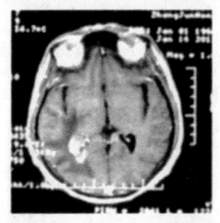

图4-26 增强后见病灶明显强化,质地较均匀,形态不规则,边界不光滑。

五、诊断

患者常因头痛、呕吐、意识混乱、嗜睡等颅高压症状或偏瘫、抽搐、小脑等局部症状就医,病程往往在数月之内;CT或MRI检查多可发现均匀强化、形态不规则的病灶。然而这些证据尚不足以确诊,颅内的许多原发性或继发性病变都可有类似的表现,如恶性胶质瘤、转移瘤、脑脓肿、结核和寄生虫等。因此,PCNSLs确诊依赖组织学诊断,可通过立体定向活检手术获得标本,作病理学检查。活检手术前避免注射皮质激素,以免影响诊断。脑脊液检查可发现淋巴细胞增多和蛋白含量增加。

病理诊断明确后,需做分级诊断。通过裂隙灯检查是否累及眼部。全身影像学检查、脑脊液检查、睾丸超声及骨髓活检以除外全身其他系统受累;FDG-PET检查有助于判断PCNSLs的颅外受累情况。此外,应包括HIV、HBV、HCV等病毒学的相关检查及免疫功能的评价。

六、病程及预后相关因素

仅应用类固醇激素或支持治疗,PCNSLs的中位生存时间只有3个月。手术并不能延长生存。全脑放疗后生存期可达12～18个月。积极的放、化疗或化疗可使中位生存时间达到

60 个月以上，60～65 岁以下年龄较轻的患者 5 年生存率接近 70%。

大样本回顾性多变量分析发现，年龄＞60 岁和 KPS 评分是重要的预后相关因素，而多发病灶、软脑膜累及与预后相关性不大。罹患 PCNSLs 的 AIDS 患者如无特殊治疗，生存期＜2 个月，半数以上死于机会性感染。

七、治疗

1. 手术　总的来说 PCNSLs 的切除手术并不使患者受益。穿刺活检（开放式或立体定向）可获得病理学诊断，手术病残率和死亡率低。肿瘤切除减压术仅适用于极少数脑疝前期病例D 穿刺术前应避免使用激素。

2. 化疗　应选用能通过血脑屏障的化疗药物。

（1）甲氨蝶呤（MTX）：与系统性淋巴瘤不同，原发性中枢神经系统淋巴瘤不适合采用标准的 R－CHOP 方案（利妥昔单抗、环磷酰胺、多柔比星、长春新碱、泼尼松龙），可能与肿瘤细胞受完整的血－脑屏障保护有关。大剂量甲氨蝶呤（＞1.5g/m²）可以穿透血－脑屏障，是治疗 PCNSLs 的基础组成部分，对肾功能中的肾小球滤过率＞50mL/min 的患者，包括老年患者，大剂量甲氨蝶呤（HD－MTX）的耐受性也比较好。剂量为 3g/m² 或以上（＞4h 静脉注射）可见最佳疗效。单独应用甲氨蝶呤后 18%～65% 患者可完全缓解，中位生存时间达 25～84 个月。目前甲氨蝶呤常联合其他化疗药物如阿糖胞苷、烷化剂、亚硝脲类及替莫唑胺等，以期延长生存。另外大剂量甲氨蝶呤结合自体血干细胞移植也有人尝试。鞘内或脑室内注射甲氨蝶呤、Ara－C、激素等化疗药物的效果，仍缺乏循证医学证据支持。

（2）激素：静脉注射皮质激素可使中枢神经系统淋巴瘤明显缩小，但这并不能作为诊断淋巴瘤的依据，也不能把激素作为淋巴瘤唯一的治疗方法，一旦停用激素，淋巴瘤会迅速复发。同时大剂量长期应用激素也会造成严重不良反应。

（3）利妥昔单抗：利妥昔单抗是直接作用于 B 细胞表面 CD20 抗原的单克隆抗体，已用于系统性淋巴瘤的治疗，原发性中枢神经系统淋巴瘤均表达 CD20，利妥昔单抗在理论上也具备治疗作用，但对其治疗价值还有争议。利妥昔单抗分子量较大，通过血－脑屏障有限，其脑脊液浓度仅为血浆浓度的 0.1%。疗效需要进一步的临床试验的验证。

3. 放疗　过去 10 年中，放疗对原发性中枢神经系统淋巴瘤的治疗作用广受争议。一方面，36～45Gy 的放疗剂量对 PCNSLs 患者可见显效，另一方面全脑放疗结合大剂量 MTX，常导致迟发性神经毒性反应，在 4～30 个月后出现进行性痴呆、共济失调和膀胱功能障碍等。神经毒性反应在脑室内注射 MTX 的患者中尤其严重，这些反应在单独 MTX 化疗患者中却罕见。越来越多的临床试验证据表明，以大剂量 MTX 为基础的化疗下，延迟的放疗不增加总体生存时间，全脑放疗应从 PCNSLs 治疗的基本治疗中舍弃，脑脊髓放疗对生存不但没有益处反而增加病残机会。然而许多中心仍在实行巩固放疗，说明对放疗问题没有达成共识。对化疗无效或有禁忌的患者，40～50Gy 全脑放疗仍然是治疗的选择，但很少能达到治愈效果，中位生存时间为 10～18 个月。

4. 原发性中枢神经系统淋巴瘤的个体化方案

（1）低龄患者的联合化疗：年龄＜65 岁患者治疗需积极和强化，如 Bonn－Bochun 方案为甲氨蝶呤 5mg/m²（24h）、大剂量阿糖胞苷、异环磷酰胺、环磷酰胺、长春花碱、激素及鞘内或脑室内注射甲氨蝶呤和阿糖胞苷（Ara－C），可获得较好的疗效。该联合化疗方案出现急性血液毒性反应的机会高于单独应用甲氨蝶呤，因此，对年龄＞75 岁的高龄老人不适合此类方案；Freiburg 方案为数个疗程 HD－MTX，1 个疗程阿糖胞苷或塞替派，接着卡莫司汀＋塞替派大剂量化疗。结合序贯巩固性全脑放疗，疗效比较满意。其改良方案包括敏感患者舍弃放疗，加用利妥昔单抗，增加 MTX 及阿糖胞苷或塞替派疗程。全脑放疗仅对不敏感患者使用，可能取得较好效果。美国的方案有大剂量 MTX 结合甲苄肼、长春新碱（MPV 方案）部分结合利妥昔单抗，还包括部分全脑放疗。利妥昔单抗还未经过随机试验，它并不能很好地穿透完整的血－脑屏障；但有学者认为当血－脑屏障不完整时其可以协助消灭 CD20$^+$，应用时需注意该药会增加白细胞减少的风险。

（2）高龄 PCNSLs 患者的治疗：年龄＞65 岁的高龄患者需采用更为温和的疗法，该组患者的预后较差。大剂量 MTX 结合烷化剂如洛莫司汀、甲苄肼或替莫唑胺可有较好的治疗效果。如患者因肾功能问题等不能完成大剂量甲氨蝶呤化疗，可用包括烷化剂的替代方法。高龄患者也不适合全脑放疗作为巩固治疗，因出现晚期的神经毒性反应机会很高。如患者无法接受各种化疗方案，可用 40Gy 作为姑息治疗，高累积剂量和局部追加不能延长生存或防止复发。

5.复发患者的治疗　曾经对 HD－MTX 有效的复发患者，再次应用的有效者达 91％。初始对 Bonn－Bochum 方案治疗有效的患者，复发时大多对该方案仍然有效。对较年轻患者而言，塞替派为基础的大剂量化疗结合自体干细胞移植显示较好疗效。如健康状况不允许 HD－MTX 化疗，可以试用替莫唑胺或同时结合利妥昔单抗，拓扑替康也可能有效。全脑放疗依旧是挽救性治疗措施。

（张鹏）

第四节　颅内生殖细胞瘤

原发于中枢神经系统的生殖细胞肿瘤（germ cell tumors，GCT）是一组异质性肿瘤。在成人中少见，好发于儿童和青少年，在该人群的发病仅次于胶质瘤和髓母细胞瘤。病灶多数位于中枢神经系统的中线部位。

一、分类

中枢神经系统生殖细胞肿瘤可分为生殖细胞瘤和非生殖细胞瘤性生殖细胞肿瘤（NG-GCT）两类。生殖细胞瘤约占全部中枢神经系统生殖细胞肿瘤的 2/3（表 4－6）。成熟的畸胎瘤是生殖细胞肿瘤中唯一的良性肿瘤，其余类型均为恶性。Matsutani 等将中枢神经系统生殖细胞肿瘤划分为 3 个预后组：良好预后组，为纯生殖细胞瘤和成熟畸胎瘤。中等预后组，为 HCG 升高的生殖细胞瘤、多发的生殖细胞瘤、未成熟畸胎瘤、畸胎瘤恶变、以生殖细胞瘤或畸胎瘤为主的混合型肿瘤。较差预后组，为绒毛膜细胞癌、卵黄囊瘤、胚胎癌和混合型高度恶性肿瘤。

表4—6 中枢神经系统生殖细胞肿瘤的分类

生殖细胞肿瘤
生殖细胞瘤（恶性）
非生殖细胞性生殖细胞肿瘤
胚胎癌/内胚窦瘤（恶性）
卵黄囊瘤（恶性）
绒毛膜细胞癌（恶性）
畸胎瘤
良性畸胎瘤（良性）
未成熟畸胎瘤（恶性）
畸胎瘤恶性变（恶性）
混合型生殖细胞肿瘤

二、流行病学

中枢神经系统生殖细胞肿瘤在世界各国发病率的报道有所不相同。目前的资料显示亚洲尤其是在日本、我国台湾等地发病率最高，可占颅内肿瘤的 $2\%\sim5\%$，占儿童颅内肿瘤的 $5\%\sim15\%$。西方国家发病率较低，占颅内肿瘤的 $0.5\%\sim2\%$，在儿童颅内肿瘤中占 $0.3\%\sim3.4\%$。总体上，男性发病是女性的 $2\sim5$ 倍。病灶可以单发也可以多发。

三、病因

中枢神经系统生殖细胞肿瘤的发病机制有多种理论。"生殖细胞理论"认为颅内的生殖细胞肿瘤与性腺的生殖细胞肿瘤具有相似的组织病理学表现，病灶几乎都位于中枢神经系统的中线部位，因此推测颅内生殖细胞肿瘤可能起源于在胚胎发育过程中错误地游走到胚胎性中枢神经系统的原始生殖细胞。"胚胎细胞折叠理论"认为颅内生殖细胞肿瘤可能起源于神经管发育中折叠错误而形成的各种胚胎性组织，其中原始生殖细胞最终形成生殖细胞瘤，滋养层细胞形成绒癌，二级卵黄囊形成卵黄囊瘤，3 个胚层的原始成分形成胚胎性癌，而已经分化的胚胎组织形成畸胎瘤。近来，"神经干细胞理论"认为颅内的神经干细胞可以转化为各型生殖细胞肿瘤。

四、病理学

中枢神经系统生殖细胞肿瘤多位于中线，其中以松果体区最多见，约占 50%，其次是鞍上区。约 10% 的患者可两处同时累及。其他部位包括丘脑、基底节区、第 3 脑室、侧脑室壁、第 4 脑室、小脑蚓部、小脑桥脑角、脚间窝、四叠体区和脊髓等。颅内生殖细胞肿瘤各亚型与部位分布有一定关系，约 57% 的生殖细胞瘤发生于鞍上区，而近 67% 的非生殖细胞性生殖细胞肿瘤生长于松果体区。丘脑、基底节区以生殖细胞瘤为多，脑室、大脑半球和小脑以非生殖细胞性肿瘤的居多。

1. 生殖细胞瘤　生殖细胞瘤约占颅内生殖细胞肿瘤的 2/3。肿瘤色灰红，呈浸润性生长，与周围脑组织边界不清，结节状，质软而脆，肿瘤组织易脱落，瘤内可出血、坏死和囊性变。肿瘤可直接向周围脑组织浸润破坏，或沿脑室壁"匍匐"生长。在松果体区，肿瘤可完全取代松果体腺。在鞍上区,肿瘤直接压迫甚至浸润性侵犯视神经、视交叉和下丘脑。显微镜下,肿瘤细胞有大小两种,大细胞形如上皮细胞,圆形、色灰白、大小一致、胞浆稀少,呈云雾状或透明状,有时嗜伊红色的细胞浆内含有数量不等的 PAS 反应阳性糖原颗粒。细胞核圆形、较大,核染色质稀疏,常见有一突出的核小体,并有核分裂。细胞银染色不见突起,无胶质成分。另一类细胞体积较小,胞浆几乎不见,核圆形,染色质丰富,免疫学标记显示主要是 T 细胞。大细胞倾向于聚集成大小不一、形态不规则的细胞巢,小细胞混杂于大细胞中间。某些区域还可见到非干酪样肉芽肿浸润,并有异物巨细胞存在。生殖细胞瘤可随脑脊液转移,但向神经系统外转移罕见。生殖细胞瘤通常含有其他生殖细胞肿瘤成分,最多见的是畸胎瘤。近来,免疫组织化学研究发现,一种出现于正常胎盘和原始生殖细胞的胎盘碱性磷酸酶(placental alkaline phosphatase,PLAP)它在 70%～100% 的生殖细胞瘤细胞膜和胞浆中存在。而非生殖细胞瘤性生殖细胞肿瘤中很少出现该酶的阳性染色。如果生殖细胞瘤患者血清和脑脊液中发现甲胎蛋白(α－fetoprotein,AFP)和人类绒毛膜促性腺激素(human chorionic gonado-tropin,HCG)标记阳性,常提示肿瘤为混合类型,因为生殖细胞瘤本身一般不出现 AFP 染色。

2. 畸胎瘤　畸胎瘤约占颅内生殖细胞肿瘤的 15%,最常见于新生儿。总体上以男性患者较多,病灶一般位于中线,主要在松果体区,其次是鞍区。肿瘤含有来源于 3 个胚层的组织,这些组织排列无序,外观上也不像正常可辨的组织器官。成熟型畸胎瘤组织分化充分,形成类似人的结构。形态为球形或卵圆形,表面光滑或结节状,包膜完整,边界清楚,包膜与脑组织易分离,但有时也可有紧密粘连。囊变十分常见,手术时囊液污染可造成严重的反应性脑膜炎或室管膜炎。肿瘤切面可见有大小不等的囊腔、实体团块以及软骨、骨、毛发等组织。显微镜下,成熟的畸胎瘤常可见沿着软骨、骨、腺上皮和横纹肌分布的鳞状上皮,囊壁为纤维结缔组织构成,囊内为多胚层混合的组织结构,如皮肤及其附属器、软骨、脂肪、肌肉、神经、呼吸道上皮、肠上皮和柱状上皮等,也可见到类似于神经原和神经胶质细胞的神经上皮组织。未成熟型则组织类似于发育中的胎儿结构,肿瘤边界不清,常有局部浸润。肿瘤中心区的出血和坏死比成熟畸胎瘤更多见。未成熟型畸胎瘤除发生于松果体区和鞍上区外,还较多见于第 4 脑室,可随脑脊液播种。

3. 内胚窦瘤　内胚窦瘤又名卵黄囊癌,含有内胚窦或称 Schiller－Duval 小体,即薄壁血管外围有卵黄囊内胚层细胞所组成的套,突入间质中的囊腔内。肿瘤内存在扁平的间皮样细胞覆盖的空泡状网状结构,有类似卵黄囊结构的多囊状形态,相当于胚胎发生的胚泡期结构。肿瘤细胞内和细胞间的间质内均有嗜伊红和 PAS 反应阳性的结节,这些结节 AFP 染色阳性。该肿瘤可与其他生殖细胞肿瘤成分同时存在,常随脑脊液通路播种。

4. 绒毛膜细胞癌　简称绒癌,是最罕见的一种类型,高度恶性,占颅内原发性生殖细胞肿瘤的 5%。绝大部分都位于松果体区,主要为男性患者。单纯原发于颅内的绒癌极为罕见。绒癌质软易碎,呈坏死物样,与周围组织界限不清,常会浸润邻近组织。显微镜下的主要特征是含合胞体滋养层和细胞滋养层,合胞体滋养层细胞也常是生殖细胞瘤、内胚窦瘤和畸胎瘤等的主要成分,胞体较大,边界欠清,胞浆嗜伊红,核多形,HCG 组化染色阳性。细胞滋养层胞体较小,边界清楚,胞浆染色清亮,核椭圆。绒癌可以在蛛网膜下腔广泛转移,近 23% 的病例出现颅外转移,主要转移至肺。颅外转移的病灶通常是单纯的绒癌。

5. 胚胎癌　胚胎癌来源于胚胎干细胞,含有多种胚胎发育中的组织。生殖细胞瘤和畸胎瘤中的成分在胚胎癌中均可见到,同时瘤内还可出现胚胎外成分,如卵黄囊成分及滋养层结构等。

　　生殖细胞肿瘤扩散和转移途径主要有:①直接向邻近结构浸润,以侵犯下丘脑和第 3 脑室最多。②随脑脊液通过脑室系统和蛛网膜下腔播散,转移至脊髓和马尾区多见,脑膜转移次之。肿瘤细胞亦可随手术置入的脑脊液分流管转移至腹盆腔。生殖细胞瘤有 11％发生转移,内胚窦瘤有 23％转移。③经血运转移至颅外的少见,仅占 3％,以肺和骨骼受累为多。

五、肿瘤标记物

　　生殖细胞肿瘤患者血清和脑脊液的生物学标记物检测对诊断、预后判断以及肿瘤复发的评估有一定意义,脑脊液的标记物比血清更敏感,更有价值。人类绒毛膜促性腺激素(β－HCG)是由合胞体滋养层细胞所产生。甲胎蛋白(AFP)产生于内胚窦瘤;胚胎癌通常含有合胞体滋养层成分和内胚窦成分,因此会同时显示上述两个标记物。胎盘碱性磷酸酶(PLAP)是中枢神经系统生殖细胞瘤的特异性肿瘤标志物,治疗有效后可以降至检测限值以下,敏感性和特异性达 94％和 97％,是诊断和监测中枢神经系统生殖细胞瘤的有效方法;C－Kit 是一种原癌基因的表达产物,在原始生殖细胞、肥大细胞、黑色素细胞和部分恶性肿瘤细胞中有表达,在生殖细胞瘤中表达明显升高(表 4－7)。但血清和脑脊液肿瘤标志物的升高并不是生殖细胞肿瘤必有的特征性变化,阴性时不能排除诊断,也不能代替活检标本的病理学检查。

表 4－7　中枢神经系统生殖细胞肿瘤血清和脑脊液中的标记物

肿瘤类型	标记物			
	β－HCG	AFP	PLAP	c－Kit
纯生殖细胞瘤	－	－	＋	＋
生殖细胞瘤(合体滋养层型)	＋	－	＋/－	＋
内胚窦瘤	－	＋	＋/－	－
绒癌	＋	－	＋/－	－
胚胎癌	－	－	＋/－	－
混合型 GCT	＋/－	＋/－	＋/－	＋/－
成熟畸胎瘤	－	－	－	－
未成熟畸胎瘤	＋/－	＋/－	－	＋/－

六、临床表现

　　90％的颅内生殖细胞肿瘤患者在 20 岁前出现症状,65％的患者在 11～20 岁出现症状,发病高峰位于 10～12 岁。颅内生殖细胞瘤最常发生在松果体区和鞍上区,出现相应的症状和体征。

　　1.鞍区　内分泌功能异常最为常见。尿崩为该部位肿瘤的特征性表现,可在相当长时间内呈唯一症状。肿瘤压迫视觉通路而引起视力损害,肿瘤压迫第 3 脑室可引起脑积水和颅高压。

　　(1)下丘脑－垂体功能紊乱:尿崩为首发症状者约占 89％,其他还有生长发育停滞、消瘦或向心性肥胖、生殖器幼稚或性早熟、畏寒和全身无力等。

　　(2)视力障碍:为肿瘤直接压迫或继发于颅高压,出现视力下降、双颞侧偏盲、原发性视神经萎缩、视乳盘水肿及继发性萎缩等改变。

(3)中脑损害:出现嗜睡、动眼神经核性麻痹和锥体束征阳性等表现。

2.松果体区 病程较短,约几个月。有以下几类症状:

(1)神经系统功能障碍:①Parinaud 综合征:约见于 60% 的病例,肿瘤压迫四叠体上丘,引起两眼球上下运动困难,瞳孔散大或瞳孔不等大,对光反应消失。②听觉障碍:肿瘤增大压迫四叠体下丘及内侧膝状体,可出现耳鸣和听力减退。③小脑症状:肿瘤压迫或侵犯小脑上脚和上蚓部时,可出现站立和行走不稳、动作不协调等共济失调表现。④轻偏瘫和锥体外系体征:肿瘤累及中脑和底丘脑所致。

(2)内分泌改变:主要是性发育紊乱,多数为性早熟,或称早熟性生殖器官巨大综合征,在绒癌和畸胎瘤患儿中更多见;其他有发育迟滞、性征发育不良、女性月经不调等。

(3)颅内高压症:肿瘤突入第 3 脑室后部或阻塞中脑导水管,迅速引起阻塞性脑积水,出现头痛、呕吐、视力障碍和外展麻痹等症状。婴幼儿则出现头围增大、前囟饱满和张力增高等。

七、影像学表现

X 线平片上松果体区可出现异常增大的钙化斑,钙化以生殖细胞瘤和胚胎癌多见。还能发现畸胎瘤内骨性和牙齿样组织。

生殖细胞瘤在 CT 扫描上为边界清楚的类圆形病灶,可为囊性或实质性。实质性肿瘤多为等密度或稍高密度,均匀增强;囊性肿瘤密度稍低。在松果体区的病灶常见钙化。MRI 扫描,T_1W 像上常为等或稍低信号,T_2W 像上为稍高信号,增强后明显强化(图 4—27)。囊变病灶在 T_1W 像为低信号,T_2W 像为高信号,增强后可有环形强化。生殖细胞瘤 ADC 值一般为 1250×10^{-6} mm/s,高于松果体细胞瘤,结合发病年龄,有助于鉴别。

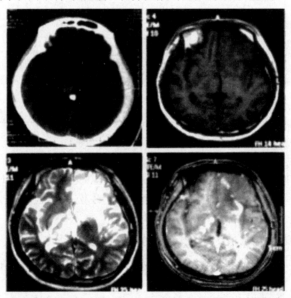

图 4—27 CT 平扫见左额和右侧基底节片状不规则稍高密度病灶,周围伴有低密度水肿区(左上图)。MRI 的 T_1W 像见左额和右侧基底节等低信号(右上图)。T_2W 像见左额和右侧基底节区高信号(左下图)。增强后左额和右侧基底节病灶明显强化,边界不清,形态不规则(右下图)

　　成熟型畸胎瘤在 CT 和 MRI 扫描上边界清楚,内部结构成分混杂多样;CT 扫描示密度高低不等,其中的低密度为脂肪成分(CT 值<－40Hu)或囊变,高密度则为骨性物质及钙化(CT 值为 80~110Hu)。MRI 的信号混杂,T_1W 可为等或稍低混杂信号,高信号为脂肪成分。T_2W 多为高或稍高混杂信号,偶见点状不规则低信号为骨性物质或钙化斑块(图 4－28)。恶性畸胎瘤与成熟畸胎瘤在影像学上表现类似,但往往边界模糊不清,病灶周围水肿严重,囊性变较少,钙化区也较小。椎管内畸胎瘤少见(图 4－29)。

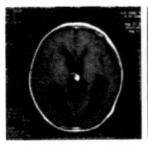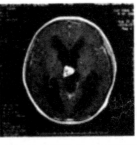

　　图 4－28　第 3 脑室内畸胎瘤的 MRI 表现,T_1W 像见病灶呈结节状,边界清楚,内部信号高低混杂,含有点状低信号(左图)。增强后 T_1W 像见病灶内低信号部分明显强化,点状低信号病灶不强化(可能为钙化)(右图)

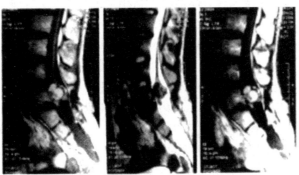

　　图 4－29　腰 5 水平椎管内肿瘤 MRI 所见,T_1W 像见病灶边界清楚、结节状、内部信号不均匀,含有不规则低信号(钙化)区(左图)。T_2W 像见病灶呈不规则等低信号(中图);增强后 T_1W 像见病灶部分强化(右图)

　　混合性生殖细胞肿瘤临床多见,CT 扫描上常为高低混杂密度,MRI 扫描上信号也高低混杂,且强化不均匀(图 4－30)。

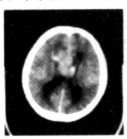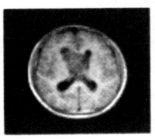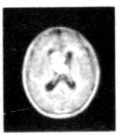

　　图 4－30　CT 扫描见脑室内混杂密度、有囊变又有实质性成分的病灶,少量钙化(左图)。MRI 的 T_1W 平扫见脑室内等低混杂信号(中图),增强后病灶明显强化,边界光滑,强化的病灶内部信号不均匀(右图)

　　绒癌在 CT 和 MRI 扫描上可表现为类似血肿样的改变。

　　总的来说,颅内生殖细胞肿瘤的 CT、MRI 表现多种多样,缺乏特异表现,很难依此做精确的鉴别诊断。

八、诊断

颅内生殖细胞肿瘤患者年龄大多<30岁,往往因为尿量增多、性发育异常、视物障碍、眼球活动困难、肢体无力或进行性加重的头痛、呕吐等症状前来就诊,这些特征提示颅内生殖细胞肿瘤的可能。常规的CT及MRI检查可发现位于鞍区、松果体区、基底节区等部位的单个或多发占位性病变。但影像学表现总体来说对生殖细胞肿瘤的定性诊断比较困难,应该检测血液或脑脊液中肿瘤标记物如PLAP、AFP、HCG等帮助鉴别,如相应指标显著升高,则对诊断有较大的参考价值,如指标无显著升高,也不能除外生殖细胞肿瘤。

生殖细胞肿瘤的确诊需要病理学诊断,可通过活检、手术切除取得肿瘤标本做组织病理学诊断。然而某些病例要取得病理组织有极大的风险,因此诊断性放疗是不可或缺的诊断方法,如果短期放疗显著起效,则生殖细胞瘤可能性很大。如果试验性放疗无效,则多为NG-GCT、胶质瘤、松果体细胞瘤或其他类型肿瘤。

九、治疗

(一)手术治疗

1.活检手术 立体定向技术或开颅活检术适用于拟诊为生殖细胞瘤的患者,是生殖细胞瘤诊疗重要手段。组织学证实是生殖细胞瘤时即可终止手术,再进行放疗、化疗。神经内镜也可用于生殖细胞肿瘤的活检,同时还可对伴随脑积水的患者进行第3脑室造瘘,解除颅高压。

2.肿瘤切除术 良性畸胎瘤可通过手术治愈,因此应积极创造条件切除肿瘤。对于其他体积较大生殖细胞肿瘤应尽可能地切除,术中应尽量获取标本,以利检出各种肿瘤成分,获得准确、全面的病理学诊断。由于颅内生殖细胞肿瘤位于颅脑深部,与重要结构毗邻,因此手术操作困难、风险很大。手术者应运用娴熟的显微外科技术,分块切除肿瘤,仔细寻找脑组织与肿瘤的边界,在切除肿瘤的同时最大限度地保护神经功能。同时手术中应采取必要措施减少肿瘤细胞随脑脊液播种的机会。"回看手术"(second-look surgery)是近年来被广泛关注的手术策略,即对较大的肿瘤先进行放、化疗治疗,待一段时间影像学观察后对不再缩小的剩余肿瘤进行切除。这样可以尽量消除肿瘤中对放、化疗敏感的恶性成分,缩小病灶体积,既有利于手术操作,也可减少恶性细胞播散的机会。

3.脑脊液分流术 内镜下第3脑室造瘘和脑室腹腔分流手术,可迅速解除阻塞性脑积水所引起的颅内高压,是改善病情、挽救生命的紧急措施,为肿瘤放射治疗争取时间。但由于生殖细胞肿瘤具有随脑脊液播种的危险。因此,脑室腹腔分流术也有腹腔播种之虞。

(二)放射治疗

是颅内生殖细胞肿瘤的重要治疗手段。生殖细胞瘤对放疗非常敏感,分次放疗是有效的方法,有较高的长期生存率和治愈率。治疗剂量、照射野大小以及全中枢神经的放疗指征等仍未统一。目前大多数医学中心采用45~50Gy左右的总剂量分次照射全部肿瘤野和全脑室,持续5~6周。由于预防性全脑脊髓放疗可导致脑部损伤、智力下降、学习困难,尤其是对幼儿后果更加严重。因此,Matsutani等提出,对局灶性生殖细胞瘤不提倡全脑脊髓常规放疗。已有室管膜下及蛛网膜下腔转移灶,或脑脊液中已找到恶性肿瘤细胞的生殖细胞瘤患者,应进行全脑脊髓放疗。非生殖细胞性生殖细胞肿瘤有一定的抗放射性,局部控制和总体生存情况均不如生殖细胞瘤，但结合化疗依然能控制病情发展，延长生存时间。立体定向放射外科对生殖细胞肿瘤局部控制有一定疗效，目前常与全脑放疗相结合进行。有报道提出质子放疗对颅内生殖细胞肿瘤有初步疗效。

（三）化学治疗

适用于颅内的生殖细胞肿瘤的化疗药物有卡铂（carboplatin）、顺铂（cisplatin，PDD）、长春花碱（vinblastine）、博来霉素（bleomycin）、依托泊苷（VP－16，etoposide）等，化疗方案也各家不同；CE、PE、PVB 方案用于生殖细胞瘤和中等预后的肿瘤，可取得较好疗效。对于较差预后组肿瘤可采用异环磷酰胺＋顺铂＋依托泊苷方案。由于放射疗法有潜在的脑损伤和对垂体功能的长期损害，因此目前有学者提出应将化疗作为颅内生殖细胞瘤的首选治疗方法，尤其是对低龄儿童。目前对结合干细胞移植技术的大剂量化疗备受注目，有报道可能延长 NGGCT 患者的无进展生存时间。

（四）治疗方法的选择

1. 对良性畸胎瘤应尽量切除肿瘤，肿瘤全切除者可获得根治。

2. 单纯的生殖细胞瘤对放射极为敏感，只需较小照射剂量即可使肿瘤明显缩小甚至消失，因此应以放射或放射外科治疗为主。手术目的仅仅为获取病理学结果，可通过微创技术进行。脑室分流术有肿瘤播散之虞，若考虑肿瘤可在短期内迅速缩小而解除脑积水者，分流术可缓行。但有严重脑积水者，仍应先做脑室分流术以解除颅内高压所致的危险，争取进一步施行放疗或化疗的机会。

3. 对其他类型的非生殖细胞性生殖细胞肿瘤和混合性肿瘤，应进行综合治疗，即通过手术最大限度地安全地切除肿瘤，减少肿瘤体积并获得肿瘤病理学诊断。对无法通过手术获得病理的患者可结合肿瘤标记物结果推测肿瘤性质。针对不同的肿瘤类型，进一步采取放疗和化疗。

4. 恶性生殖细胞肿瘤复发病例的治疗非常棘手，目前的治疗方案仍与初发病例类似，有报道联用紫杉醇及大剂量化疗同时结合干细胞移植技术，疗效仍不满意。

十、预后

原发性中枢神经系统生殖细胞肿瘤的治疗效果与组织类型直接有关。Matsutani 等曾于 1997 年总结 153 例确诊的颅内生殖细胞肿瘤资料显示，单纯生殖细胞瘤和单纯成熟畸胎瘤患者预后较好，10 年生存率均可达 93％。恶性畸胎瘤积极治疗后 10 年生存率为 70.7％，其余混合型恶性生殖细胞肿瘤 3 年生存率仅为 27.3％。这部分病例分为以生殖细胞瘤或畸胎瘤为主混合型恶性肿瘤的中等恶性组，以及以高度恶性肿瘤为主的混合型肿瘤的最恶性组，两组的 3 年生存率分别为 70％和 9.3％。Kim 等总结 2006 年以前 32 例采用多途径治疗的颅内非生殖细胞瘤性生殖细胞肿瘤，通过 121 个月随访发现以生殖细胞瘤或畸胎瘤为主的未成熟或恶性畸胎瘤的中等预后组无治疗失败，10 年无复发生存率 100％，总体生存率 85.1％。其他类型恶性生殖细胞肿瘤的较差预后组 10 年无复发生存率 61.1％，总体生存率 61.7％。国内由于缺乏足够的组织学诊断的支持，研究结论尚不成熟。

（赵诚）

神经外科手术与微创治疗

（下）

陈会召等◎主编

吉林科学技术出版社

第四章　颅脑肿瘤

第五节　垂体腺瘤

一、概述

(一)垂体腺瘤诊治历史

早在100多年前,垂体腺瘤这一疾病已被认识,并进行了探讨。Marie于1886年首先描述肢端肥大症。1887年,Minkowski论及肢端肥大症由垂体腺排列异常引起。1900年,Benda认识伴肢端肥大症的嗜酸性腺瘤并证明肿瘤是来自垂体前叶细胞的真性肿瘤。1901年,经头颅平片证实垂体瘤患者存在蝶鞍扩大,从此X线头颅平片成为诊断垂体瘤的重要依据,且一直延续到20世纪70年代CT的问世前。1901年,Frankel等研究肢端肥大症后提出该症有垂体嫌色细胞的增生以及垂体功能的亢进。1908年,Marburg认识无分泌垂体腺瘤有垂体功能低下的临床表现。1909年,Cushing进一步阐明和解释了分泌性嗜酸性腺瘤引起垂体功能亢进(肢端肥大症)及无功能腺瘤(嫌色细胞瘤)导致垂体功能低下之间的临床关系;并于1912年明确提出垂体高分泌与低分泌的相反症群,描述了它们的组织病理学基础。以后几十年间,Cushing及其同事们致力研究垂体瘤的病理、临床特征以及内分泌异常,使垂体瘤的总体理论进一步扩大和丰富。

治疗方面,1889年Horsley首次进行开颅垂体瘤切除术,不过在术后17年才发表论文。1910年,Cushing首次应用经蝶(经口腔)入路切除垂体大腺瘤,该手术成为垂体瘤的经典术式沿用至今。1968年,Hardy为1例肢端肥大症患者施行经蝶手术切除垂体微腺瘤。1972年,CT的问世在垂体腺瘤的诊治历史中具有里程碑式的意义,使得垂体瘤的诊断水平进入了一个新的阶段,可以发现4～5mm的垂体微腺瘤,90%的患者能得到及时确诊。而1983年MRI的应用使得垂体瘤的诊断水平在CT基础上更进一步。至此,1～2mm甚至1mm以下的垂体腺瘤都有可能及时得到诊断,同时MRI也能更好地显示肿瘤与邻近结构的关系,为手术治疗提供了详细的影像学资料。

(二)垂体腺瘤的流行病学

垂体腺瘤是起源于垂体前叶的良性颅内内分泌肿瘤,其发病率仅次于胶质瘤和脑膜瘤,估计占颅内肿瘤的10%～15%以上。目前尚缺乏更精确的流行病学调查数据,综合几个大的医学中心统计数据垂体腺瘤约占所有颅内手术切除病例的20%。人群发病率为8.2～14.7/10万人。近20年来,随着神经影像学、神经内分泌学的发展,垂体腺瘤的临床病例明显增多,无症状的病例亦有增多趋势。在连续尸检中垂体腺瘤的发生率可达27%,多数无临床相关症状(表4—8)。尽管在任何年龄段都可见到垂体腺瘤患者,但在30～40岁和60～70岁可见到两个明显的发病高峰。在各个病理类型中,以PRL(prolactin,PRL,泌乳素),GH(growth hormone,生长激素),ACTH(adrenocorticotropin,促肾上腺皮质激素)及无功能垂体腺瘤最为常见。有功能的分泌性垂体腺瘤多见于年轻人,而无功能腺瘤多见于中老年人,在儿童则不常见,仅占儿童所有颅内肿瘤的2%左右。根据性别来看,女性(尤其是绝经前女性)发病率明显高于男性,这可能与垂体瘤容易引起女性患者内分泌症状(如月经失调、溢乳)等有关。

表4—8 尸检中垂体腺瘤检出率

时间(年)	作者	尸检例数	腺瘤	西分率(%)
1909	Erdheim	118	10	8.4
1936	Costello	1000	225	22.5
1969	Hardy	1000	27	2.7
1971	McCormick	1600	145	9.1
1981	Burrow	120	32	27.0

近年来,垂体腺瘤的临床诊断水平随医学科学的发展而不断提高,为早期治疗提供了保障。在治疗方面,多种临床药物的开发使得垂体瘤的内科治疗逐渐普及。而显微镜下经蝶入路手术切除垂体腺瘤则日臻完善,加上神经导航、术中磁共振成像、内镜等高新技术的应用更扩大了手术范围,简化了手术操作,增加了手术的安全性。

二、垂体胚胎学、解剖与生理

(一)垂体的胚胎学

在胚胎发育过程中,垂体起源于两个独立的部分:颅颊囊(Rathke 囊泡)和漏斗小泡(in-fundibulum)。颅颊囊系原始口腔内颊咽膜前方的口腔上皮向上方形成的突出部,漏斗小泡则是间脑在视交叉后方向腹侧形成的延伸部,两者均属于外胚层上皮,但发展为截然不同的组织结构,前者发育成与其他内分泌器官类似的腺样上皮,后者则发育成无腺管的外分泌组织。漏斗突起与颅颊囊相遇融合形成垂体。

逐渐向背侧移行的颅颊囊与口腔之间相联系的通道行经蝶骨前部和基底部两个骨化中心之间,妊娠第 6 周随着蝶骨的发育,两者之间的通道逐渐退化消失。但在大约 1% 的新生儿,在 X 线平片上可以看到该通道的残余,称为蝶咽管(basipharyngeal canal)。在很少的情况下,在口咽的黏膜内会有颅颊囊的部分残余,称为咽垂体(pharyngeal hypophysis)。

此后颅颊囊的前壁迅速发育,并最终形成垂体的前叶,也称为腺垂体;其后壁并没有明显细胞发育,最终形成垂体中间叶。其空腔通常随着垂体的发育而消失,有时则残留为持续存在的裂隙,也称为垂体裂。漏斗突起最终发育为垂体后叶,也称为神经垂体垂体前叶向上方的小突起部(结节部)和漏斗柄融合,形成垂体柄。原始垂体周围的间充质细胞则发育为垂体门脉系统。

(二)垂体的解剖

1.垂体的大体解剖　垂体呈卵圆形位于蝶鞍内的垂体窝,周围有颅底硬膜延续包围,上面以床突间的硬膜—鞍膈与颅腔隔开,鞍膈中央有一变异较大的小孔,垂体柄经此孔与下丘脑相连,包绕垂体柄的蛛网膜大多不进入鞍内。出生时垂体的平均重量约 100mg,至成年后,垂体的大小约 10mm(长)×10mm(宽)×5mm(高),重约 600mg。女性的垂体通常比男性垂体的重量大 20%,而且女性妊娠期间垂体发生生理性增大,其重量增长 12%～100%。随着年龄增长,垂体腺的体积缩小。

下丘脑和垂体可分为两个系统,即下丘脑—腺垂体系统和下丘脑—神经垂体系统。下丘脑—腺垂体系统存在于下丘脑的结节漏斗神经元,它被认为是下丘脑促激素的发源地,其轴突终止于垂体门静脉血管的毛细血管丛。大多数结节漏斗神经元的细胞位于下丘脑中央基底部的弓状核、室周前区和中央视前区。灰结节是下丘脑腹面的凸出部分,中线起自它的是正中隆起或漏斗,一个构成垂体柄的第 3 脑室特区,位于第 3 脑室下壁的特殊室管膜细胞(tanycytes)发出突起终止于正中隆起区。这样,在脑脊液和正中隆起之间建立联系,来自第3脑室脑脊液的下丘脑激素能被转运至正中隆起的毛细血管。下丘脑－神经垂体系统包括位于下丘脑的成对的视上、室旁神经核,它们无髓鞘的轴突(组成视上垂体和室旁垂体神经束)终止于垂体后叶的血管,它们产生的血管加压素和催产素以颗粒形式伴同它们各自的神经激素输送至垂体后叶并被储存。

2. 蝶鞍的解剖　除垂体窝的侧方和上方由反折的硬膜组成外,其余则是由蝶鞍组成,前壁称为鞍结节,后壁称为鞍背。鞍结节前上方为一横沟,称为视交叉沟;鞍背上外侧缘是圆形的结节样结构,称为后床突;蝶鞍的前外侧系蝶骨大翼向内侧延伸所形成的突起,称为前床突。前床突和后床突是硬膜反折的附着点。

垂体窝的底部则是完全或部分由蝶窦的顶部所构成,这取决于蝶窦的气化程度。若蝶窦气化不良,则垂体窝的底部则大部或全部由蝶骨体部所构成。蝶窦的气化可分为3种类型:鞍型、鞍前型和甲介型。鞍型气化好,鞍底突入蝶鞍内,发生于约86%的成年人;鞍前型气化不超过蝶骨鞍结节的垂直平面,蝶鞍前壁不突入蝶窦,约占11%;甲介型蝶窦气化很少,未达到蝶骨体,约占3%,更易见于儿童。蝶窦内含有骨小梁,但骨小梁分割蝶窦的形式变异很大,仅有20%的人群其窦间隔附着于蝶鞍前壁的中线,有些人甚至没有骨小梁,还有20%的人群窦间隔的后部附着于蝶窦侧方的颈动脉隆起。因此,蝶窦内的骨小梁并非可靠的确定中线的解剖标志。

蝶鞍的外形也有很大变异,在出生时,蝶鞍仅为很浅的压迹,至成年后,蝶鞍通常呈圆形或卵圆形。在矢状面上,蝶鞍的平均前后径为1.07cm,平均深度和横向直径分别为0.8cm和1.21cm。男性和女性的蝶鞍平均大小相似。

蝶鞍上方硬膜反折形成鞍膈,是蝶鞍顶部的主要结构。鞍膈分隔了垂体前叶及其上方的视交叉,鞍膈的周缘附着于鞍结节、前床突、后床突和鞍背的上部。鞍膈侧方与垂体窝侧壁的硬膜相连续。鞍膈的中央形成一个空洞,垂体柄及相应血管走行其中。空洞的大小和鞍膈的相对完整性是决定垂体肿瘤向鞍上延伸时对视觉纤维的影响的重要因素。蛛网膜可经不完整的鞍膈疝入蝶鞍内,脑脊液随之充填垂体窝,导致垂体窝变大、垂体变得扁平,称之为空蝶鞍。

3. 鞍旁及鞍上结构解剖　垂体窝侧壁的硬膜反折部分含有海绵窦,海绵窦是由众多纤维小梁分隔形成的静脉通道。双侧海绵窦经前后海绵窦间窦相沟通,海绵窦间窦也称为环窦,走行于垂体柄前方和后方的鞍膈内。

海绵窦外侧壁内含有动眼神经、滑车神经和三叉神经的眼支及上颌支,外展神经穿行于海绵窦内。颈动脉海绵窦段和伴行的交感神经也穿行于海绵窦内,颈内动脉海绵窦段向前内侧走行,在蝶骨体部的上外侧面形成一个浅沟,称为颈动脉沟。在前床突内侧,颈动脉转向上方,并穿经硬膜进入蛛网膜下腔。

垂体上方是下丘脑和视觉通路的神经纤维。蝶骨上平面的发育变异很大,导致垂体、垂体柄、鞍隔、视交叉沟和视觉通路的相互结构关系并不恒定,通常分为4型:①视交叉位于鞍膈前上方(极度前置型),占总人群的5%～10%。在该型结构中,视交叉沟的位置比通常低,视交叉也更靠近鞍膈,视交叉前缘邻近视交叉沟,甚至可能贴近蝶窦的上后壁。视神经颅内段相对较短,且漏斗从下丘脑到鞍膈的走行方向为向后。当垂体肿瘤经鞍膈向鞍上延伸时,对视束的内侧部产生的压力最大。②前置型,约占总人群的12%,视神经颅内段略长于前一型,整个视交叉恰好位于前部鞍膈的上方,漏斗部几乎由下丘脑垂直走向鞍膈。垂体肿瘤鞍上延伸对视交叉的压迫最明显。③视交叉直接位于鞍膈及垂体腺中央上方。该型结构占人群的75%,该型结构中,视交叉较前两型更靠后方,位于鞍膈后部和鞍背前部的上方,漏斗部向前方走行穿入鞍膈。④位于鞍膈后上方(后置型),占总人群的4%~11%。视交叉位于鞍背的上后方,漏斗向前呈锐角走行。此时垂体肿瘤鞍上延伸对视神经内侧部形成的压迫最严重。

4.垂体的血管 垂体的功能有赖于两组血管结构。下丘脑的神经纤维轴突直接进入垂体后叶,其产物直接释放进入血流;下丘脑所分泌的促激素经垂体门脉系统进入垂体前叶。垂体前叶是人体组织中血供最丰富的组织之一。

垂体上动脉(superior hypophyseal artery,SHA)起源于颈内动脉床突上段或后交通动脉,主要供应垂体前叶。垂体上动脉由颈内动脉下内侧发出的一组小血管组成,供应垂体柄、腺垂体和视神经及视交叉的下表面。双侧垂体上动脉及垂体下动脉形成血管丛环绕正中隆起和垂体柄上部,上述动脉进一步穿入组织内并分支成为初级毛细血管丛,下丘脑的细胞终止于正中隆起,其产生的促激素和抑制激素即分泌进入组织后进入初级血管丛。初级毛细血管丛汇集成数支垂体门静脉。垂体门静脉沿垂体柄进入垂体前叶,并分支形成窦样毛细血管组成的次级毛细血管丛,下丘脑的调节激素经此进入垂体前叶,垂体前叶分泌的激素则经此进入血液循环。次级毛细血管丛汇集成垂体侧静脉,并向海绵窦引流。

垂体下动脉(inferiorhypophysealartery,IHA)起源于脑膜垂体干,后者是颈内动脉海绵窦段的一个分支,主要供应垂体后叶。垂体下动脉在鞍膈下方进入垂体前叶和后叶之间的沟内,并形成升动脉和降动脉,且于对侧的垂体下动脉形成动脉环,此后进入垂体后叶,并进一步分支为小动脉和毛细血管,并接收轴突所分泌的调节激素。垂体后叶的静脉也主要引流进入海绵窦和环窦。

(三)垂体的生理功能

1.垂体前叶生理功能 垂体前叶是由大的多边形细胞组成条索样结构,其间有血窦样毛细血管网络。

细胞的胞浆内含有颗粒状结构,其内含有激素,并通过外分泌排出。毛细血管的内皮含有空隙,以利于吸收激素。细胞胞浆内的颗粒结构有助于对腺垂体细胞进行组织学分类,以往传统上根据腺垂体细胞在光镜下对不同染料的吸附性分为嗜酸细胞、嗜碱细胞和嫌色细胞。现代技术条件下,基于电子显微镜和免疫组化技术,对垂体前叶细胞进行了更细致的分类,目前至少可分辨6类细胞(表4—9)。

表4—9 垂体前叶细胞现代分类

现代分类	所分泌的激素	相应传统分类	占垂体细胞的比例	分布部位
生长激素细胞	GH	嗜酸细胞	40%~50%	前叶外侧部分
催乳素细胞	PRL	嗜酸细胞	10%~25%	分散于前叶
促肾上腺皮质激素细胞	ACTH(ACTH$_{1\sim13}$为α—MSH,即黑色素细胞刺激素)、β—LPH(促脂激素)、POMC(内啡肽、促肾上腺皮质激素前体激素)	嗜碱细胞	15%~20%	前叶前内侧
促性腺激素细胞	LH,FSH	嗜碱细胞	10%~15%	分散于前叶
促甲状腺激素细胞	TSH	嗜碱细胞	3%~5%	—
无分泌功能细胞	无	嫌色细胞	—	—

(1)生长激素(growth hormone,GH):该激素是腺垂体所分泌的激素中产量最大的,其由17号染色体上的一簇基因编码,但在身体内有数种不同的存在形式。腺垂体通常产生一种相对分子质量为22000的生长激素,另外通过mRNA剪切还产生另外一种分子量较小的产物,该产物也具有生物活性,且占血循环中生长激素的10%。生长激素的半衰期较短,为6～20min。

生长激素可刺激产生一组由肝脏、软骨或其他组织分泌的多肽生长因子,称为生长素介质(somatomedin)。其中性质最为明确的称为胰岛素样生长因子Ⅰ(IGF-Ⅰ,也称为somatomedin c)和Ⅱ,两者介导了生长激素的主要生物作用。IGF-Ⅰ的血浆浓度在青春期最高,随着年龄增长而降低,IGF-Ⅱ在胎儿出生前的生长中起重要作用,在成年人,其基因仅在脉络膜丛和脑膜中表达。

生长激素在全身的作用非常广泛。在儿童骨骺融合之前,GH可促进长骨生长及软骨生成。GH还是促蛋白合成激素,导致正氮平衡,使身体肌肉生长和脂肪减少,GH还可以增加肝脏的糖输出,并对肌肉组织产生抗胰岛素效应,并且增加机体的整体代谢率。

下丘脑弓形核(arcuate nuclei)分泌生长激素释放激素(growth hormone releasing hormone,GRH),室周核则产生生长激素抑制激素生长素介质(既往也被称为growth hormone inhibiting honnone,GIH)。上述激素经垂体门脉系统进入腺垂体。增加生长激素分泌的因素包括低血糖、运动锻炼、睡眠和各种应激,抑制生长激素分泌的因素则包括血糖和糖皮质激素(cortisol)。IGF-Ⅰ负反馈作用于腺垂体,抑制生长激素分泌,并促进下丘脑产生生长素介质。

(2)催乳素(prolactin,PRL):催乳素含有198个氨基酸基团和3个二硫键,其分子结构、半衰期(20min)以及受体均与生长激素及其受体相似。在雌激素和孕激素(estrogen,progesterone)的联合作用下,催乳素可促进女性乳腺分泌乳汁,并且抑制性腺刺激素对卵巢的生物学作用,后者导致哺乳期女性或者患有分泌PRL肿瘤的女性患者闭经,超量催乳素尚可引起骨质疏松。催乳素对男性的作用不明,但超量催乳素可引发男性阳痿。

下丘脑产生的促甲状腺激素分泌激素(TRH)及其他一些多肽可促进催乳素分泌,下丘脑弓形核可产生多巴胺(dopamine),既往也被称为催乳素抑制因子(PIF),可抑制催乳素分泌。运动、应激、睡眠、怀孕和刺激乳头均可增加催乳素分泌,而催乳素可刺激多巴胺分泌,并抑制自身的分泌。

(3)促肾上腺皮质激素(adrenocorticotropin,ACTH):促肾上腺皮质激素为由39个氨基酸组成的单链多肽,是肾上腺在基础和应激条件下分泌糖皮质激素和醛固酮的必需条件。该激素在血液中的半衰期大约为10min,从而能够快速调节血循环中的糖皮质激素水平。促肾上腺皮质激素可激活黑色素刺激素1受体(melanotropin-1 receptor),以促进黑色素形成。垂体功能低下的一个显著特征就是皮肤变白,这是促肾上腺皮质激素分泌减少所致,在原发性肾上腺功能不全的患者,则发生促肾上腺皮质激素过度分泌,从而导致色素沉着。

每天促肾上腺皮质激素的分泌高峰并不规律,通常凌晨睡眠清醒前2～4h该激素的分泌最为频繁,其分泌的昼夜节律调控点位于下丘脑的视上核。室旁核的内侧部分产生促肾上腺皮质激素分泌激素(corticotropin-releasing hormone,CRH),进而刺激促肾上腺皮质激素分泌,室旁核细胞(paraventricular nuclei)的轴突投射到正中隆起,产生的CRH经初级血管丛和垂体门脉系统进入腺垂体。物理性损伤、情绪刺激或其他生理性刺激均可作用于室旁核,增加CRH及促肾上腺皮质激素的分泌,相反糖皮质激素可对下丘脑和垂体产生负反馈抑制,进而减少促肾上腺皮质激素的分泌。

(4)促性腺激素(卵泡刺激素 FSH 和黄体生成素 LH):可刺激两性的性腺发育,刺激雄激素和雌激素的产生,并且促进受精细胞(germ cells)的形成,而且两者也是女性月经周期的必需激素。黄体生成素的半衰期为 60min,而卵泡刺激素的半衰期为 170min。下丘脑的视前区内侧部分产生促性腺激素释放激素(GnRH)。两性的性腺可产生一种多肽,即抑制素(inhibin),可抑制卵泡刺激素的产生。

(5)促甲状腺激素(TSH):是由 211 个氨基酸组成的糖蛋白,包括两个亚单位分子,其生物半衰期大约为 60min,其分泌为波动性的,分泌高峰为午夜。促甲状腺激素与甲状腺细胞的表面受体结合,促进甲状腺细胞合成 T_4(thyroxine)和 T_3(triiodothyronine),并促进甲状腺分泌囊泡中储存的甲状腺球蛋白。下丘脑室旁核内侧部分产生促甲状腺激素分泌激素(TRH),可促进 TSH 分泌,而室周核(periventricular nuclei)则产生生长素介质,抑制 TSH 分泌。下丘脑所产生的促分泌激素和抑制激素均经门脉系统进入腺垂体。T_3 和 T_4 可作用于下丘脑和腺垂体,产生负反馈抑制。

2. 垂体中叶生理学功能 在人类及其他哺乳动物,垂体中叶一度被认为是退化的组织结构,在胎儿垂体中叶占垂体分泌腺体积的 3.5%,而在成人这个比例仅为 1%,但目前的最新证据认为垂体中叶并非仅仅是退化的结构。垂体中叶的大多数腺样细胞都不含颗粒,同时还存在一些非腺样卫星细胞,这些卫星细胞胶质纤维酸性蛋白(GFAP)染色阳性也提示其星形细胞起源。分割垂体前叶和中叶的残腔内含有一些囊泡,囊泡内含有功能不明的胶样物质。与前叶相比,垂体中叶的血管较少,但神经支配却更丰富。

与垂体前叶相似,垂体中叶也产生 POMC,但在中叶,POMC 的水解产物主要包括 CLIP、7-促脂解素(lipotropin)和 β-内啡肽(endorphin)。另外,垂体中叶还产生两种黑色素刺激素,即 α-MSH 和 β-MSH。在人体 MSH 分子可与黑色素细胞上的 MSH-1 受体结合,促进黑色素合成及使皮肤变黑,但垂体中叶所产生的 MSH 并不分泌进入血流,所以其生物学作用不明。

3. 垂体后叶生理功能 垂体后叶又称神经垂体,主要是由轴突末端组成,细胞体则位于下丘脑的视上核和室旁核,轴突末端紧邻血管,其产物直接进入血流。另外垂体后叶遍布垂体细胞(pituicytes),这些特化的神经胶质细胞支持神经垂体所产生的激素分泌与运输,另外还具有吞噬功能。

垂体后叶产生缩宫素(oxytocin)和血管加压素(vasopressin)。两者均是由较大的前体蛋白进一步修饰所产生的,在其水解修饰的过程中可产生一些较小的产物,其中一组称为神经垂体素(neurophysin)。这些产物随前者一同分泌到血液中,但其生物学作用不明。

(1)缩宫素(oxytocin):主要作用于乳腺和子宫。在乳腺组织中,缩宫素引发乳腺管的肌上皮细胞收缩,进而促使乳汁经乳腺泡进入乳头,并泌乳。泌乳反射的起始刺激是对乳头的触觉刺激,触觉感受器的电冲动被传递到下丘脑的缩宫素分泌神经元,后者同步放电,并导致垂体后叶释放缩宫素。

缩宫素还可导致子宫肌肉收缩。在生产过程中,胎儿下降到生产道,引发传入冲动到视上核和室旁核,并引发后叶释放缩宫素,随后增加子宫收缩力。在未怀孕的子宫,缩宫素也可以增加子宫收缩,以利于精子进入输卵管。在男性射精时血液中的缩宫素也增加,这可能与射精管的平滑肌收缩有关。

(2)血管加压素(vasopressin):也称为抗利尿激素(antidiuretic hormone,ADH),其半衰

期仅有 18min。在肾脏集合管,血管加压素导致水通道(aquaporins)由组织面进入管腔面,进而增加了集合管的通透性,使水进入高渗透压的肾脏锥体间质。结果尿容量减少、尿浓度升高,总体血浆渗透压降低。诸如有效循环血容量降低(例如,出血)、血浆渗透压升高、血管紧张素Ⅱ增加等情况,均可导致血管加压素分泌增多。疼痛、情绪反应、运动和恶心也可以促进血管加压素分泌,而酒精可抑制血管加压素分泌。

血管加压素也是一个强力的血管平滑肌收缩因子,可导致收缩压升高,但同时可降低心脏输出量。

(四)垂体功能调节

垂体在维持身体各部的均匀生长,调节体内各内分泌腺的平衡发展以及在人体内外环境稳态反应中起着重要作用,被视为主宰内分泌腺体,但它通过神经系统由下丘脑进行调节。下丘脑的神经细胞核群兼有神经细胞和内分泌细胞的特性。它们可被电兴奋,对高级神经中枢的神经活动(如紧张、焦虑、手术、创伤等应激性刺激以及光、声、味等感觉)起反应,对中枢神经递质起反应(表 4—10);同时它们又具有分泌功能,能合成激素性物质。当人体在内外环境变化时,可将这些激素释放入血,调节垂体,进而产生相应的代谢性反应。下丘脑合成与分泌的促垂体激素释放或抑制激素(因子),经垂体门脉输送并作用于垂体前叶的内分泌细胞,直接起到垂体前叶促激素释放或抑制的调节作用(表 4—11),后者如 FSH、LH、TSH、ACTH 又对其靶腺如性腺、甲状腺及肾上腺皮质进行调节;而 GH 及 PRL 则通过全身多种组织,参加人体内的代谢及生理调节。同时垂体激素通过逆向血流对下丘脑进行反馈调节(短反馈),周围靶腺分泌的激素也通过"负"或正反馈作用于下丘脑及垂体进行调节(长反馈)。这样,在高级中枢神经—下丘脑—垂体—靶腺—体内物质代谢之间就形成了一个相互依存、相互制约的整体。而垂体后叶储存的 ADH 除受应激性刺激(精神刺激、创伤等)及中枢神经递质影响外,尚受血浆渗透压、血容量、血压(如血渗增高或低血容量、低血压时,ADH 分泌增加)及某些激素(如甲状腺素、糖皮质激素及胰岛素等)的影响及调节。

表 4—10 中枢神经递质对下丘脑及垂体激素的调节

	DA	NE	5—HT	EOS	Ach	GABA	SP	HA	PC
GHRH	+	+	+	+		+			
GHIH						−			
CRH	−	−	+		+	−			
PIF	+	−	−						
PRF			+	+					
GnRH	+	+	−	−	+	−	+		
TRH	−	+							
LH	−	+		−	+	±	+		+
FSH				−		±	+		+
TSH		+		+		−			−
PRL	−	+	+	+	−	+	+	+	+
GH	+	+	+	+	+	±			+
ACTH	+		+						+
ADH	+								

注:①+释放;—抑制;±双重作用

②DA:多巴胺;NE:去甲肾上腺素;5—HT:5—羟色胺;EOS:内源性阿片类物质;Ach:乙酰胆碱;GABA:γ—氨基丁酸;SP:P 物质;HA:组胺;PG:前列腺素

表 4—11　下丘脑促垂体激素对垂体促激素的调节

下丘脑促垂体激素		垂体促激素
促甲状腺激素释放激素	TRH	TSH↑PRL↑
生长激素释放激素	GRH	GH↑
促皮质激素释放激素	CRH	ACTH↑
生长抑素	GIH	GH↓TSH↓ACTH↓PRL↓
促性腺激素释放激素	GnRH	LH↑PSH↑
催乳素释放因子	PRF	PRL↑
催乳素释放抑制因子	PIF	PRL↓
黑色素细胞刺激释放因子	MRF?	MSH↑
黑色素细胞刺激释放抑制因子	MIF?	MSH↓

注：↑释放；↓抑制；？是否存在有争议（动物垂体中叶发现有 β—MSH，但人体无垂体中叶）

三、分类

由于垂体特殊的生理学功能及解剖学位置，曾有不同的分类。如临床内分泌医师根据肿瘤的内分泌活性区分垂体肿瘤；而影像科及神经外科医师更重视区分微腺瘤及大腺瘤、边界清楚呈膨胀生长或浸润破坏周围结构呈侵袭性生长的肿瘤；病理科医师则关注肿瘤的形态学及染色特征。但无论何种分类均有其局限性，究其原因是由于垂体肿瘤具有"跨学科领域"的特殊病理学特点，使得仅从一个方面对肿瘤进行分类并不能概括肿瘤全貌，甚至会带来误解。比如，单从内分泌活性来看，以往认为临床或生化检查未发现内分泌激素分泌亢进则属于"静止的"无功能腺瘤，然而免疫组化染色发现这些肿瘤中相当一部分对激素有阳性染色。因此，认为无功能腺瘤并非真正的无功能，而是在生物学上有免疫反应，但无内分泌活性的物质；或者是细胞释放的激素量未达到足以检测或产生症状的血浓度。又例如目前的垂体瘤形态学分类主要是基于组织学构成、免疫细胞化学和超微结构的资料，由于缺乏对激素分泌性肿瘤的"静止"类型的认识，未考虑诸如神经影像学和手术特点、血中激素水平、刺激和抑制试验的结果，以及与细胞增殖有关的资料等因素，故不能完全反映出瘤的形态学参数与临床和生化现象、生长进度和治疗反应等。

基于此，WHO 提出了 7 个层次的分类，涵盖了神经外科、内分泌科以及病理科的分类特点。包括：①临床表现及激素分泌类型（如肢端肥大）。②神经影像学及术中情况（大小、侵袭性、Hardy 分型）。③组织病理学特点。④免疫组化类型。⑤肿瘤细胞超微结构。⑥肿瘤细胞分子生物学特点。⑦基因分型。

此外，加拿大多伦多大学 St. Michael 医院病理科的 Kovacs 及美国明尼苏达 Mayo Clinic 的医学与病理实验室的 Scheithauer 设计了一个 5 层次信息、更为复杂的腺垂体肿瘤的分类方案（1996），也可供临床参考，简述如下：

层次 1：按功能分类（表 4—12）。主要依据包括患者的临床表现和血内分泌激素浓度，虽然这些参数在本质上是临床和生化上的，而非形态学上的，但它能反映肿瘤的结构特征。

表 4−12　垂体腺瘤的功能分类

A. 内分泌功能亢进

　(1)肢端肥大症/巨人症,生长激素浓度增高

　(2)高泌乳素血症 *

　(3)库欣病,促肾上腺皮质激素和可的松血浓度增高

　(4)甲状腺功能亢进,伴不适当促甲状腺素过度分泌

　(5)卵泡刺激素,黄体生成素和(或)α—亚单位的明显增高

　(6)多种激素过度产生

B. 临床无功能

C. 功能状态不确定

D. 异位性内分泌功能亢进

　(1)继发于异位的生长激素释放因子过度产生的临床肢端肥大症(增生/腺瘤)

　(2)继发于异位的促皮质素释放因子过度产生的库欣病(增生/腺瘤)

　　* 轻到中度高泌乳素血症($\leqslant 200\mu g/U$,可来自鞍区各种肿瘤非肿瘤性病变,对垂体腺瘤呈非特异性。

　　层次 2:按肿瘤部位、大小及生长方式分类。根据来自神经影像学和手术中的信息如肿瘤大小、扩展性和侵袭性等作分类。此类信息对估计预后和决定治疗相当重要(表 4−13)。虽然这些信息与肿瘤的形态学无明确的联系,但它是肿瘤类型的反映,因为有关肿瘤侵袭与否的证据,除组织学所见外,还需与神经影像学和手术所见相结合。

表 4−13　垂体腺瘤部位、大小及生长方式分类

A. 根据部位

　(1)鞍内

　(2)鞍外

　(3)异位(罕见)

B. 根据大小

　(1)微腺瘤(直径$\leqslant 10mm$)

　(2)大腺瘤(直径$> 10mm$)

C. 根据生长方式

　(1)非侵袭性

　(2)侵袭性,可见硬膜、骨、神经、血管、周围脑组织的侵犯

　(3)转移(脑、脊髓或全身)

　　层次 3:根据肿瘤在光学显微镜下的组织病理学分类(表 4−14)。组织病理最重要任务是决定病变是否为腺瘤。从历史上看,对典型的垂体腺瘤与细胞不规则、核分裂和侵袭性特征的腺瘤之间没有作出过疾病分类学的区别。然而细胞及核不规则的程度和范围以及核分裂活性在 H−E 切片中是容易确定的。显微镜下发现的硬膜浸润其重要性要比在放射成像或肉眼上看到的为小,但组织学上证实有骨质或静脉窦的侵犯则是重要的。

表4-14　腺垂体肿瘤的组织学分类

A. 腺瘤
(1)典型
(2)不典型(多形性、核分裂多、高MIB-1标记指数等)如果生长类型能被估计:
(1)扩张型
(2)组织学上的侵犯性(骨、神经、血管等)
B. 癌[转移和(或)侵犯脑]
C. 非腺瘤
(1)原发或继发于非腺垂体肿瘤
(2)类似腺瘤的垂体增生

特别困难的是较少见的垂体增生,这种病变通常伴有明显的内分泌功能紊乱体征和症状。垂体增生是一多时相过程,可从某些特种细胞的数目轻度增加,但不引起垂体正常腺泡结构的变化到广泛的结节性增生导致明显的腺泡膨胀和集聚及整个腺体的增大。由于正常情况下各类垂体细胞的不均匀分布和手术标本都为碎块,要诊断弥漫性增生是困难的。

细胞的多形性、核异常、细胞密集、出血和坏死已不是肿瘤侵袭性的可靠指标。相反,肿瘤巨大、肉眼可见侵蚀性、活跃的核分裂、高MIB-1标记指数和P53蛋白免疫反应阳性与侵袭性和预后差可能有关。有了这些指标,即使没有见到肿瘤的转移,也可以作出垂体癌的诊断。但是由于决定癌的恶性程度尚未解决,目前仍以有转移灶者诊断为垂体癌,否则仍诊断为侵袭性垂体瘤。

层次4:根据肿瘤免疫细胞化学染色分类。这也是目前临床广泛采用的一种单一分类,能可靠地查出肿瘤分泌的激素类型(表4-15),并能与临床表现及血中激素浓度联系起来。应强调免疫阳性等同于激素储存,并不一定与激素的合成或释放率相关。

表4-15　腺垂体肿瘤的免疫组化分类

主要免疫反应	继发免疫反应
A. GH	PRL,α-亚单位(f),TSH,FSH,LH(i)
B. PRL	α-亚单位(i)
C. ACTH	LH,α-亚单位(i)
D. FSH/LH/α-亚单位	PRL,GH,ACTH(i)
E. TSH	α-亚单位GH(f),PRL(i)
F. 混合激素分泌	
G. 特殊的激素分泌组合(嗜酸干细胞腺瘤、泌乳生长素细胞腺瘤)	
H. 无免疫反应(无功能)	

注:(f)常见;(i):非常见。

层次5:按肿瘤细胞的超微结构特征分类(表4-16)。它可得出有关肿瘤细胞成分、分化程度、内分泌合成活性及细胞衍化的线索。许多与诊断相关的形态学特征在超微结构水平是显而易见的,它不仅显示细胞颗粒的形态学,也提供一些辅助性的特征,如颗粒的数量、分布,不同腺瘤的细胞内小器、线粒体以及各种腺瘤亚型的特有征象等。免疫电镜能使多种激素在超微结构水平显示出来,对多激素的研究特别实用。

表 4—16　选择电镜检查的指征

肿瘤类型/变异	电镜的应用
生长激素瘤	
(1)颗粒密集	选择性,如果 GH 免疫反应确定,通常缓慢生长
(2)颗粒稀疏	选择性,如果 GH 免疫反应确定和细胞角化素抗血清测到核旁纤维体,很可能有侵犯性
催乳素瘤	
(3)颗粒稀疏	选择性,如果高尔基型 PRL 免疫反应全面并强阳性。血清 PRL 轻、中度增高,组织内 PRL 免疫反应缺乏或不肯定应作电镜来证实诊断
(4)颗粒密集	选择性,如果 PRL 免疫反应强阳性,为非常罕见类型,临床意义不大
生长激素催乳素混合瘤	
(5)GH、PRL 细胞混合	由于免疫组化反应重叠,为将(5)~(7)分开,必须采用电镜。生长缓慢的(6)与(1)相同,而(5)和(7)可为侵袭性的
(6)促乳腺及躯体细胞	
(7)嗜酸干细胞促肾上腺皮质激素瘤	
(8)颗粒密集	选择性,如果嗜碱性肿瘤对 ACTH 有肯定的免疫反应,多为微腺瘤
(9)颗粒稀疏	可能需要,如果 ACTH 免疫反应缺乏或不确定,很可能是侵袭性大腺瘤
(10)克鲁克细胞型 TSH 瘤	选择性,如果 ACTH 免疫肯定,形态学变异无明显临床意义
FSH,LH 瘤	如果临床表现和 TSH 免疫反应均不肯定,为确定诊断必需用电镜
(11)男性类型	为鉴别肿瘤类型必须作电镜检查,但为临床处理则非必需,因为(11)~(14)的免疫组化形象交叉,生物行为相似
(12)女性类型	
临床无功能腺瘤	
(13)非肿瘤细胞(无细胞)	
(14)瘤细胞	
细胞来源不明的腺瘤	
(15)静止性"促皮质素"亚型 1	如果嗜碱性,ACTH 免疫反应,无库欣病征确立,可选择。形态学上与(8)不能区别
(16)静止性"促皮质素"亚型 2	必须用电镜来识别此类肿瘤
(17)静止性腺瘤亚型 3	必须用电镜来诊断,这对恰当的处理是必要的
(18)其他(未分类的多激素瘤,如功能性 GH—TSH,PRL—TSHPRI,ACTH,等)	为描绘各瘤特征性表现和避免错误,建议用电镜检查

　　临床应用中如能应用该 5 层次的分类,能使得临床医师全面掌握肿瘤的生长特点,为治疗和预后判断提供了全面的信息,表 4—17 列出了一种描述垂体瘤的样式。但出于简化考虑,目前临床实际应用中也普遍采用单一分类,尤其是按肿瘤影像学以及免疫组化病理分类最为常用。

表 4—17　报告的样式(举例)

姓名	年龄	性别	肿瘤部位
A. 肢端肥大症			
B. 大腺瘤,侵袭性			
C. 垂体腺瘤,典型			
D. 生长激素,催乳素,α—亚单位			
E. 颗粒密集型促躯体性腺瘤			

四、病理

绝大多数垂体瘤为良性腺瘤。肿瘤起自鞍内,增大后蝶鞍受压、脱钙、变薄及扩大。达到一定体积后肿瘤多向鞍上生长,压迫视路及第3脑室底部;亦可向鞍旁海绵窦、中颅底、额底、蝶窦及脚间窝等处扩展。极少数垂体瘤可位于蝶骨内或咽部,可能起源于残留的咽垂体或颅咽管组织。肿瘤呈圆形、哑铃形或不规则的结节状,具有假包膜;质地大多较软,约5%质地硬韧;色质因肿瘤类型而异;瘤内可伴有坏死、出血或囊性变。以电镜观察为主要依据,并参考免疫染色结果等,各型垂体腺瘤形态描述如下。

1. 分泌功能腺瘤(占垂体瘤总数的 65%～80%)

(1)PRL 腺瘤(占分泌性瘤的 40%～60%):瘤细胞呈卵圆形或多角性。核大而不规则,常呈锯齿状,核仁明显;胞浆丰富,高尔基器明显;线粒体亦较丰富,其内可见染色深的颗粒,称为嗜锇体(osmiotropicbody);粗面内质网(RER)极丰富且常扩张,位于细胞的周边;核糖体附着于 RER 膜上,RER 常形成同心圆结构,称为副核(nebenkern)。分泌颗粒按其大小及含量分为密集型(少数,颗粒直径为 600～1200nm)及稀疏型(多数,颗粒直径 200～300nm)。颗粒形状不一,常为卵圆形、泪滴形或不规则形。常见胞溢(exocytosis)及错位胞溢(misplaced exocytosis)现象,前者为颗粒与细胞膜融合并破裂,颗粒内含物通过此孔溢出到细胞间隙,并迅速进入附近的毛细血管中;后者是在整个细胞周围,远离毛细血管处均有胞溢现象,此为PRL 分泌腺瘤所特有的特征。

(2)GH 腺瘤(占 20%～30%),分为两型:①颗粒密集型:瘤细胞形态与正常 GH 细胞相似,呈圆形或卵圆形。细胞中心有一球形核,高尔基器发达,RER 及线粒体也较丰富。胞浆内分泌颗粒大而多,分布密集,直径 350～450nm,呈圆形。②颗粒稀疏型:细胞及核常为多形性,核仁明显,高尔基器、线粒体及 RER 均较丰富,胞浆内有较多微丝,平均宽为 11.5nm,有时聚集成球状,称球形纤维体(globular fibrous body),为此越 GH 腺瘤特征。分泌颗粒较小而少,直径 100～250nm,多呈球形。

(3)ACTH 腺瘤(占 5%～15%):瘤细胞呈多形性长方形或多角形,呈腺管样排列。胞体较小,胞核常居中,圆形或犬齿形,核仁明显。RER 较小,高尔基器较丰富,其中有梭形深色的包涵体;线粒体少;分泌颗粒直径在 250～450nm,呈球形,颗粒常沿细胞膜排列;核糖体较多;约55%可见胞浆及核周有微丝聚集,为 Crooke 透明变性。

(4)TSH 腺瘤(不足 1%):瘤细胞较小,核相对较大。分泌颗粒多密而细小(直径 50～150nm),呈弥散分布或沿细胞膜排列。甲状腺功能减低者常可见微丝,甲状腺功能亢进者可见毛细血管内皮细胞的核周有管型包涵体。

(5)促性腺激素(FSH/LH)腺瘤(约 3.5%):瘤细胞较小,呈不规则形,胞浆内含有丰富发达的 RER 及大量的微管。分泌颗粒直径为 100～250nm,沿细胞膜内侧排列。

(6)混合性腺瘤:由两种或两种以上分泌细胞组成,但各种瘤细胞数量不一。例如,GH－PRL 混合腺瘤,GH 及 PRL 两种细胞各自成巢,有的病例以 GH 细胞为主,有的病例以 PRL 细胞占多数。

(7)特殊的激素分泌组合:①嗜酸干细胞腺瘤:瘤细胞具有 GH 及 PRL 瘤细胞特点,可见分泌颗粒错位胞溢、颗粒较大及球形纤维体等特点。与 GH－PRL 混合腺瘤不同。②泌乳生长素细胞腺瘤:细胞形态单一,体积小,分化良好,核多不规则。有错位胞溢,似 GH 腺瘤颗粒密集型。免疫组化测定胞浆中含有 GH 或 PRL。

2.无分泌功能腺瘤(占垂体瘤总数的 20％～35％)

(1)非瘤样细胞腺瘤:又称裸细胞瘤,瘤细胞胞体较小,呈多角形,排列紧密,胞核呈多形性(圆形或锯齿形),RER 较短,量少,线粒体及高尔基器较小。分泌颗粒细小(直径 100～200nm),量少,常沿细胞周边排列,但无排出颗粒的证据。

(2)瘤样细胞腺瘤:细胞边界不太清楚,核呈多形性且皱缩。胞浆中充满畸形肿大(球形、葫芦形或黄瓜形等),苍白,不着色,空泡性的变性线粒体,有时占胞浆 1/3 以上,内嵴可消失,其他细胞器亦甚贫乏,故有人称之为线粒体瘤(mitochondroma)或空泡细胞瘤。

五、发病机制

垂体瘤的发病机制仍不清楚。长期以来一直存在分歧,多数学者认为垂体腺瘤是下丘脑调节功能异常造成的。一直以来对垂体腺瘤的发病机制有两种假说:一是垂体细胞自身缺陷机制,即单克隆起源学说。例如,临床发现肢端肥大症者对 TRH 兴奋或 GHRH 刺激有异常的 GH 升高反应,肿瘤切除后 GH 很快下降至正常水平且很少复发,提示腺瘤细胞上有非特异下丘脑激素受体的存在。又如在侵袭性恶性 PRL 瘤中有 Rb 基因的变异等。这些都说明垂体腺瘤的发生缘于垂体自身病变或基因缺陷。二是下丘脑调控失常机制,即肿瘤是下丘脑、垂体功能失调的表现形式之一,下丘脑的促激素和垂体内的旁分泌因子可能在垂体瘤形成的促进阶段起作用。例如,GHRH 有刺激 GH 分泌和细胞有丝分裂的作用,分泌 GHRH 异位肿瘤的肢端肥大症患者可同时引起垂体 GH 瘤;移植入 GHRH 基因的动物可促其 GH 细胞增生,进而诱发垂体瘤。此外,抑制因素的衰退对肿瘤发生也起着促进作用。如库欣病患者肾上腺切除后部分患者可发生 ACTH 瘤;又如部分原发性"甲减"的患者可发生 TSH 瘤,都说明缺乏正常的负反馈机制对垂体瘤的发生是在促发阶段起作用。

随着现代内分泌学、病理学、放射医学及分子生物学的迅速发展,对垂体腺瘤的认识已经达到分子和基因水平。目前认为垂体瘤的发生发展是一个多步骤、多因子参与的复杂过程,众多基因、蛋白质参与了垂体瘤的发病过程。

1.视网母细胞瘤蛋白(Retinoblastoma,Rb)与红细胞酯酶 D(ESD)　磷酸化的 Rb 是一个关键的下游效应器,其编码产物可与细胞核中转录因子 EF 结合,启动细胞分裂周期在 G1/S 调控点,调节细胞分化,在敲除 Rb 基因的杂合子小鼠中几乎 100％有垂体瘤发生。另外即使明显的 Rb 启动子或者其蛋白结合点甲基化后,有些肿瘤仍可表达 Rb 蛋白,提示 Rb 的功能改变亦在垂体瘤的发生机制中扮演重要角色。而 ESD 则是其重要的调控蛋白质,研究发现其可与端粒及 RB 蛋白形成紧密结构。

2.神经肽 Y(NPY)　神经肽 Y 是 Tatemoto 首先分离提纯的由 36 个氨基酸组成的多

肽。在下丘脑神经核团中合成，通过垂体门脉系统与垂体细胞结合，直接调控垂体激素的分泌水平。Dumont 等研究发现 PRL 腺瘤及无功能腺瘤中 NPY 含量增高，说明不同种类的垂体腺瘤受 NPY 的调控作用程度不一致。而 Silva 等用免疫组化方法研究后，提出 NPY 能在垂体细胞与膜结合刺激因子 GTP 结合蛋白结合造成 GSP 基因突变，从而使腺苷酸环化酶活性和环磷酸腺苷(cAMP)合成增加，导致细胞生长分化而形成肿瘤。

3. 垂体腺瘤转化基因(PTTG)　PTTG 基因位于 5q33，编码蛋白质含 199 个氨基酸，其功能是调节碱性成纤维因子(bFGF)的分泌和抑制染色单体的分离。PTTG 至少通过 3 条途径影响肿瘤的发生：①PTTG 与 bFGF 形成正反馈通路，刺激肿瘤血管生成，促使垂体腺瘤侵袭周围组织。②PTTG 可激活 c—myc 等原癌基因。③过度表达 PTTG 会导致非整倍染色体的出现，并可活化 P53 基因引起细胞凋亡。有实验证明在易发生垂体瘤的 Rb 转基因小鼠中若敲除 PTTG 可减慢垂体瘤生长速度。

4. 嘌呤结合因子(nm23)　nm23 基因存在两种亚型—H1 和 H2。Takino 等发现侵袭性垂体瘤患者的 nm23 H1 亚型表达减少，并与海绵窦侵袭呈高度负相关，但 RT—PCR 及 DNA 测序均未发现异常的 nm23 基因结构，推测其表达异常发生在转录调节水平。

5. 磷酸化的磷酸酶和张力蛋白同源物基因(phosphatase and tensin homologue，PTEN)　PTEN 编码蛋白质可通过拮抗酪氨酸激酶等磷酸化酶活性而抑制肿瘤的发生发展。PTEN 基因突变已在垂体瘤及多种恶性肿瘤中发现。PTEN 蛋白抗肿瘤的机制主要包括：对肿瘤细胞周期、细胞凋亡、肿瘤侵袭力、肿瘤血管生成的影响。PTEN 基因的失活与垂体腺瘤的侵袭性相关，导致对细胞迁移抑制作用减少，肿瘤的侵袭性增加。

6. 多发性内分泌肿瘤 1 型基因(multiple endocaineneoplasiatytm 1 gene，MEN1)　位于染色体 11q13 上，其失活导致 MEN1 综合征(MEN1 综合征受累的腺体主要是垂体、胰腺和甲状旁腺)，可见于 PRL 型、GH 型、ACTH 型无功能型腺瘤。MEN1 综合征患者多数存在MEN1 基因的杂合丢失，50%伴有其他的等位基因突变。

7. 野生型 p53 基因　p53 基因是迄今发现与人类肿瘤相关性最高的基因之一，被认为与50%的肿瘤有关。野生型 P53 基因的突变或失活是多种肿瘤发生、发展过程中的重要因素，并可能与肿瘤的进展、转移及患者的预后有关。研究显示在侵袭性垂体腺瘤中野生型 P53 异常聚集，其检出率显著性增高，提示野生型 p53 基因异常表达是侵袭性垂体腺瘤的生物学标志，与垂体腺瘤的侵袭性有关。

8. 基质金属蛋白酶(matrix metalloproteinase，MMP)　MMPs 属钙锌依赖性蛋白酶家族，具有降解基膜和 ECM 的能力，在维持 ECM 动态平衡过程中发挥重要作用，与 MMPs 抑制因子(TIMPs)共同调节基膜和 ECM 的完整性。MMPs 活性增加可促进 ECM 降解，破坏基膜，并通过改建 ECM 促进肿瘤新生血管的形成，从而促进肿瘤浸润和转移；TIMPs 能特异性地与激活状态的 MMPs 结合并抑制其活性。最近两项研究显示侵袭性垂体腺瘤中 MMP—9 活性与侵袭性密切相关，MMP—2 的表达也显著高于非侵袭性者。在正常垂体组织及非侵袭性垂体腺瘤中 TIMP—2,3 的表达显著高于侵袭性者，提示与垂体腺瘤的侵袭性具有负相关性。

9. 其他　如存活蛋白(survivin)基因、Hst 基因、Pit21 基因、Ki—67、erbB—2、ER 基因等，均可能参与垂体瘤的发病，但具体机制尚待进一步的研究。

六、临床表现

垂体腺瘤的临床症状主要有颅内神经功能障碍及内分泌功能障碍两方面。

（一）神经功能障碍

垂体腺瘤引起的神经症状直接与肿瘤大小及其生长方向有关。一般无分泌功能腺瘤在确诊时往往肿瘤体积已较大，多向鞍上及鞍外生长，临床神经症状多较明显。分泌性腺瘤因早期产生内分泌亢进症状，确诊时大多体积较小，肿瘤多位于蝶鞍内或轻微向鞍上生长，临床不产生或仅有轻微的神经症状。

1. 头痛　约 2/3 无分泌性垂体瘤患者可有头痛，但不太严重。早期头痛是由于肿瘤向上生长时，牵拉由三叉神经第 1 支支配的鞍膈所引起。头痛位于双颞部、前额、鼻根部或眼球后部，呈间歇性发作。肿瘤穿破鞍膈后头痛可减轻或消失。晚期头痛可由肿瘤增大影响颅底硬膜、动脉环、大血管、大静脉窦等痛觉敏感组织所引起。如涉及由三叉神经或后组颅神经供应的硬脑膜，则头痛位于前头部或后枕部。肿瘤向第 3 脑室生长阻塞室间孔引起颅内压增高可引起弥漫性头痛。有时肿瘤内出血或肿瘤的囊肿破裂可引起急性剧烈头痛。GH 腺瘤引起的头痛明显而顽固，大多为全头痛，原因除肿瘤向上生长牵拉鞍膈外，主要是因为整个颅骨及硬膜增生，牵拉刺激感觉神经所致。

2. 视神经受压症状　垂体瘤向上方生长可将鞍膈顶高或突破鞍膈向上压迫视神经交叉而产生视力、视野改变等。

（1）视野改变：往往是垂体瘤所致视神经受压症状中最早出现的。视交叉与垂体的位置变异较大，故视野变化颇不一致。由于视网膜纤维及黄斑纤维在视交叉中的排列又有一定位置，因此产生视野缺损亦有一定顺序。肿瘤由鞍内向上生长可压迫视交叉的下方及后方，将视交叉推向前上方，甚至将视交叉竖起，此时首先受压迫的是位于交叉下方的视网膜内下象限的纤维，引起颞侧上象限视野缺损。肿瘤继续生长可累及视交叉中层的视网膜内上象限纤维，因而产生颞侧下象限视野缺损，此时即为典型的双颞侧偏盲。有时因视网膜内上象限的纤维有一部分混杂在不交叉的纤维中，位于视交叉侧面，故在颞侧偏盲中可保留小片视野，称为"颞侧小岛"。压迫及外侧的视网膜外上象限的纤维（不交叉），可产生鼻侧下象限的视野缺损。位于视交叉的最外侧的视网膜外下象限的纤维最不易受到压迫，所以鼻侧上象限的视野常得以保留直到最后受压后才丧失。如肿瘤位于视交叉的后方，它可先累及位于视交叉后部的黄斑纤维，而出现中心视野暗点，称为暗点型视野缺损。其发展顺序亦与周边视野相同，并逐渐与周边视野缺损相融合。早期病例如周边视野影响较轻时，应同时检查中心视野暗点，才不致误诊。如肿瘤向一侧生长，压迫视束，则临床可出现同向性偏盲，这种情况少见。少数视交叉前置者，肿瘤向鞍后上方生长，临床可无视野障碍。

必须注意，视野改变首先是有色视野缺损，其中红色视野缺损出现最早，故对早期病例，应用小试标（1/2000）或有色视标检查最易发现问题，从而得出早期诊断，图 4—31 显示垂体瘤典型视野缺损—双颞侧偏盲，颞上象限更为严重。一般情况下，视野改变与肿瘤大小是相平行的。但如果肿瘤发展很慢，即使肿瘤很大，由于视神经可以避让，可不出现视野变化；如肿瘤生长很快，常首先出现暗点。

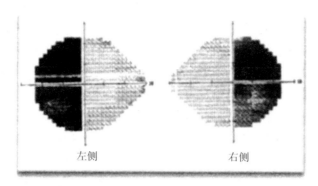

左侧　　　　　　　右侧

图4—31　垂体瘤典型视野缺损,可见双颞侧偏盲,颞上象限更为严重。

(2)视力改变:视力的减退与视野缺损并不平行,两侧也不对称,常到晚期才出现,并可发展到失明。这主要是视神经原发性萎缩的结果。

(3)视乳盘改变:由于视神经受压及血循环障碍,大多数患者有视乳盘原发性萎缩,且多为双侧同时开始,但程度不等。少数可一侧先开始。萎缩多先由鼻侧开始。少数病例因有阻塞性脑积水、颅内压增高、视网膜静脉回流发生障碍,可出现视乳盘水肿。但如已发生视乳盘原发性萎缩者,即使再有颅高压,也不致产生视乳盘水肿。因此时视神经周围的蛛网膜鞘已被闭合,阻止了视乳盘水肿的出现。少数病例肿瘤偏于一侧,可产生患侧视神经原发萎缩,对侧视乳盘水肿(Foster—Kennedy综合征)。

3.邻近压迫症状　肿瘤向鞍外生长压迫邻近结构而引起。

(1)向外侧发展:压迫或侵入海绵窦,可产生第Ⅲ、Ⅳ、Ⅵ对颅神经及三叉神经第1支的障碍,其中以动眼神经最常受累,引起一侧眼睑下垂、眼球运动障碍。肿瘤沿颈内动脉周围生长,可渐使该动脉管腔变狭或闭塞,而产生偏瘫、失语等。肿瘤长入三叉神经半月节囊中,可产生继发性三叉神经痛。长到颅中窝可影响颞叶,而有钩回发作,出现幻嗅、幻味、轻偏瘫、失语等症状。

(2)向前方发展:可压迫额叶而产生精神症状,如神志淡漠、欣快、智力锐减、健忘、大小便不能自理、癫痫,以及单侧或双侧嗅觉障碍等。

(3)向后方发展:可长入脚间窝,压迫大脑脚及动眼神经,引起一侧动眼神经麻痹、对侧轻偏瘫即Weber综合征等表现,甚至可向后压迫导水管而引起阻塞性脑积水。

(4)向上方生长:影响第3脑室,可产生下丘脑症状,如多饮、多尿、嗜睡,以及精神症状如近事遗忘、虚构、幻觉、定向力差、迟钝和视乳盘水肿,昏迷等。

(5)向下方生长:可破坏鞍底长入蝶窦、鼻咽部,产生反复少量鼻出血、鼻塞及脑脊液鼻漏等。

(6)向外上生长:可长入内囊、基底节等处,产生偏瘫、感觉障碍等。

(二)内分泌功能紊乱

各型分泌性腺瘤可分泌过多的激素,早期即可产生不同的内分泌亢进症状。无分泌功能腺瘤可压迫及破坏垂体前叶细胞,造成促激素减少及相应靶细胞功能减退,临床产生内分泌功能减退症状。少数内分泌性腺瘤病例在病程晚期亦可产生垂体功能减退。

1.PRL腺瘤　本瘤首先由Herlant等(1965)报道,多见于年轻女性者(20~30岁),男性病例约占15%。因PRL增高抑制下丘脑促性激素释放激素的分泌,使雌激素降低,LH、FSH

分泌正常或降低。亦有认为高 PRL 血症影响正常雌激素的负反馈作用及孕酮的合成。临床典型表现为闭经-溢乳-不孕三联症(称 Forbis-Albright 综合征),亦有少数不完全具备以上三联征者。PRL 增高至 $60\mu g/L$ 时可出现月经紊乱,如月经过少、延期,或有月经但不排卵、黄体酮不足等。随着 PRL 进一步增高,可出现闭经。闭经病例多同时伴有溢乳,但大多数挤压乳房时方流出少量乳汁;也有部分患者不伴有溢乳。其他尚可有性欲减退、流产、肥胖、面部阵发潮红等。在青春期患病者,可有发育期延迟、原发闭经。因雌激素可促进 PRL 细胞增生,故临床可见妊娠后发生 PRL 瘤。口服避孕药(特别是低雌激素活性者)与 PRL 瘤的发生无关。

男性高 PRL 血症者可致血睾酮生成及代谢障碍,血睾酮降低。精子生成障碍、数量减少、活力降低、形态异常。临床有阳痿、性功能减退、不育、睾丸缩小,少数可有毛发稀少、肥胖、乳房发育及溢乳(约占 20%)等。无论男女性,长期高 PRL 可导致骨质疏松、早衰等症状。

女性患者多能早期确诊,有 2/3 病例为鞍内微腺瘤(肿瘤直径不超过 10mm),神经症状少见。男性患者往往未注意早期性欲减退症状,因此在确诊时大多肿瘤较大并向鞍上生长,产生头痛、视路症状等。高 PRL 血症的原因甚多(表 4-18),必须在确诊本症前排除其他原因。

表 4-18 引起高泌乳素血症的原因

生理性	妊娠,哺乳,乳头部受刺激,性交,运动,睡眠,低血糖,新生儿,精神创伤,各种刺激(如静脉穿刺等)
药理性	服用避孕药、雌激素、抗抑郁药、吩噻嗪类、丁酰苯类、甲基多巴、利舍平、甲氧氯普胺、西咪替丁、鸦片、脑啡肽、5-羟色胺素、TRH
病理性	PRL 分泌腺瘤,下丘脑疾病,鞍区病变,垂体柄受损,空蝶鞍,正常脑压脑积水,良性颅高压,头部外伤,多囊卵巢综合征,原发性甲减,慢性肾衰竭,严重肝病,胸壁病变
特发性	原因不明性高泌乳素血症

2.GH 腺瘤 GH 的促进生长作用主要是通过肝脏产生的生长介素(SM)作用于含有 GH 受体的各种细胞来实现的。GH 腺瘤发生在青春期骨骺闭合以前表现为"巨人症",发生在成人则表现为"肢端肥大症"此症最早由 Marie(1886)描述,病程发展缓慢,常达 6~9 年方才确诊。

(1)巨人症:患者(多在 15 岁以前)早期身高异常,甚至可达 2m 以上,且生长极为迅速,体重远超过同龄者。外生殖器发育似成人,但无性欲,毛发增多,力气极大。成年后约有 40% 的患者可出现肢端肥大改变。晚期可有全身无力、智力减退、毛发脱落、皮肤干燥皱缩、嗜睡、头痛、尿崩等症状。患者多早年夭折,平均寿命 20 余岁。

(2)肢端肥大症:患者的手足、头颅、胸廓及肢体进行性增大,手、足掌肥厚,手指增粗,远端呈球形,前额隆起,眶嵴,颧骨及下颌明显突出,形成所谓"颌突畸形"。牙缝增宽,下颌牙前突较远,口唇变厚,鼻梁宽而扁平,耳郭变大,帽子、鞋袜、手套经常更换大号。皮肤粗糙,色素沉着,毛发增多,头皮松垂,多油脂,多汗。女性患者因此外貌似男性。有的患者因脊柱过度生长而后凸,锁骨、胸骨过度增长而前凸,亦可因胸腔增大而呈桶状胸。由于舌、咽、软腭、腭垂及鼻旁窦均肥大,说话时声音嘶哑,睡眠时易打鼾。呼吸道管壁肥厚可致管腔狭窄、肺功能受影响。心脏肥大,少数可发展到心力衰竭。血管壁增厚、血压高,有时可发生卒中。其他如胃肠、肝脾、甲状腺、胸腺等均可肥大。因组织增生可引起多处疼痛,除头痛外患者早期常可因全身疼痛而误诊为"风湿性关节炎"。因腕横韧带增厚可压迫正中神经产生腕管综合征。脊柱增生使椎间孔隙狭小而压迫脊神经根,引起背痛或感觉异常。因骨骼、关节、软骨增生可引起肢体痛、关节痛、活动受限等。因椎管增生性狭窄，可产生脊髓压迫症。少数女性有月经紊乱、闭经(伴溢乳者可能为 GH－PRL 混合性腺瘤)。男性早期性欲亢进，晚期则减退，以致无欲、阳痿，有时生殖器萎缩。两性均可不育。约 20% 患者可有黏液性水肿或甲状腺功能亢进症状，如多汗、汗臭及突眼性甲状腺肿。约 35% 患者并发糖尿病，是由于糖尿激素(diabetogenic hormone)分泌增加所致。患者在早期因多食而体重增加，晚期体重减轻，尚有多尿、多饮、外阴瘙痒、足部坏疽、糖尿性视网膜炎，甚至可发生糖尿病性昏迷，血糖升高，半数患者尿糖阳性，糖耐量减低。严重患者血糖常难以控制，甚至需胰岛素持续滴注；血脂升高，血磷增高，少数血钙、血碱性磷酸酶亦可增高。患者早期多精力充沛、易激动；晚期则疲惫无力、注意力不集中，对外界缺乏兴趣、记忆力差。GH 腺瘤如不治疗，常因代谢并发症、糖尿病，继发感染，以及心、脑血管和呼吸道疾患而死亡。

有少数 GH 腺瘤患者，其肿瘤大小、GH 值高低及临床表现不尽相符，如肿瘤较大或 GH 显著升高，其临床表现却轻微，或血 GH 值升高不显著者反而症状明显等。其原因有以下几种推测。①与病程长短有关，约 20% 病例 GH 值<5～10ng/L，但临床症状明显，反之亦有。可能 GH 虽显著增高，但持续时间不长，其症状不如 GH 轻度升高而持续久者明显。②GH 具有免疫活性(大 GH)及生物活性(小 GH)两种，GH 腺瘤大多分泌具有高度生物活性的 GH，少数分泌具有免疫活性的 GH，临床症状以有生物活性的 GH 较明显。③因 GH 在体内促进生长作用需通过 SM 来实现，雌激素可降低血浆中 SM 的活性及浓度，从而降低 GH 的全身效应，当 GH 瘤患者雌激素减低(如更年期患者或肿瘤影响垂体促性腺激素的释放等所致雌激素减低)，则临床症状显著。④GH 瘤内发生卒中，引起退变坏死或囊性变者，可使症状自行缓解，即使肿瘤体积较大，其 GH 值可升高不著，症状亦可保持较长时间的稳定。

GH 腺瘤所引起的肢端肥大症应与异位生长激素释放因子综合征鉴别，后者可异位分泌GRH，使 GH 细胞增生，分泌过多 GH。该情况罕见于：①下丘脑神经节细胞瘤，可合并肢端肥大症。多见于 40～60 岁，除肢端肥大改变外，尚有头痛、视力视野障碍、糖尿病、闭经、溢乳、性腺及肾上腺皮质功能低下等症状。②肺、胸腺、胰、胃肠等异位肿瘤，亦可有肢端肥大改变及相应临床症状。测定血 GH、生长介素 C 及免疫反应性生长激素释放因子(1R－GRH)均有增高，GH 不被葡萄糖所抑制。全身 CT 或 MRI 扫描有时可查出异位肿瘤。

(3)ACTH 腺瘤(Cushing 病)：多见于青壮年，女性为主。大多瘤体较小，不产生神经症状，甚至不易被放射学检查发现。本症特点为瘤细胞分泌过量的 ACTH 及有关多肽，导致肾上腺皮质增生，产生高皮质醇血症。后者可造成体内多种物质代谢紊乱，呈现典型的 Cushing 综合征表现。此由 Cushing 于 1932 年首先描述 12 例皮质醇过多症群的患者而得名，并提出垂体嗜碱性细胞腺瘤可能是其病因。该病临床症状分述如下。①脂肪代谢紊乱：可产生典型的"向心性肥胖"，患者头、面、颈及躯干处脂肪增多，脸呈圆形(称满月脸)，脊椎向后突，颈背交界处有肥厚的脂肪层，形成"水牛背"样，但四肢相对瘦小。晚期有动脉粥样硬化改变。②蛋白质代谢紊乱：可导致全身皮肤、骨骼、肌肉等处蛋白质消耗过度，皮肤、真皮处成胶原纤维断裂，皮下血管得以暴露而出现"紫纹"(见于下肢、股、臀及上臂等处)及面部多血症。脊柱及颅骨骨质疏松，故约 50% 患者有腰背酸痛、佝偻病、软骨病及病理性压缩性骨折。儿童患者则可影响骨骼生长。因血管脆性增加而易产生皮肤瘀斑、伤口不易愈合、容易感染等。③糖代谢紊乱：可引起类固醇性糖尿病(20%～25%)。表现为多饮、多尿，空腹血糖增高，糖耐量降低，一般多属轻型且为可逆性。④电解质代谢紊乱：见于少数患者。晚期可出现血钾及血氯降低、血钠增高,引起低钾、低氯性碱中毒。⑤性腺功能障碍:高皮质醇血症可抑制垂体促性腺激素分泌。女性患者血睾酮明显升高,70%～80%产生闭经、不孕及不同程度的男性化,如乳房萎缩、毛发增多、痤疮、喉结增大及声沉等。男性患者则血睾酮降低而引起性欲减退、阳痿、睾丸萎缩等。儿童患者则生长发育障碍。⑥高血压:约85%病例有高血压,长期血压增高可并发左心室肥大、心力衰竭、心律失常、脑卒中及肾衰竭。⑦精神症状:约2/3患者有精神症状。轻者失眠、情绪不稳定,易受刺激、记忆力减退;重者精神变分裂。⑧抗病力减退:皮质醇增多可降低抗体免疫功能,使溶酶体膜保持稳定,不利于消灭抗原,致使抗感染功能明显减退,如皮肤易患真菌感染、细菌感染不易控制,且往往经久不愈。

Nelson 征:该综合征由 Nelson 等于 1958 年提出。患 Cushing 综合征作双侧肾上腺切除后,有10%～30%患者术后1～16年可发现垂体肿瘤。肿瘤发生原因大多认为原先的皮质醇增多症即为 ACTH 微腺瘤引起,但因肿瘤甚小,检查未能发现,或未作进一步检查而被忽略,双侧肾上腺切除后,由于缺少皮质醇对下丘脑中 CRH 的负反馈作用,导致 CRH 得以长期刺激垂体而引起腺瘤,或使原有的 ACTH 微腺瘤迅速长大,分泌大量的 ACTH 及 MSH 而产生全身皮肤、黏膜处明显色素沉着,临床称为 Nelson 症。Kasperlike－Zaluska 等(1983)认为本综合征易发生于年轻(30岁以下)女性,在切除肾上腺后妊娠者更易发生。本症有10%～25%肿瘤呈侵蚀性,易长入鞍底硬膜、骨质及海绵窦等处,产生颅神经麻痹,且可向脑其他部位及颅外转移。少数患者可有 PRL 增高及溢乳,可能为下丘脑功能紊乱或垂体瘤压迫下丘脑,致使 PEF 抑制作用减弱而引起 PRL 分泌增加。

引起高皮质醇血症的原因中,有60%～80%为 ACTH 及其有关多肽腺瘤,15%～25%为肾上腺肿瘤(包括背上腺皮质腺瘤及癌肿),5%～15%为异位 ACTH 腺瘤(多见于肺癌,其他有胸腺、胃、肾、胰、甲状腺、卵巢等处癌肿)。临床有少数单纯性肥胖病患者亦可有类似皮质醇增多的症状,如高血压、月经紊乱或闭经、紫纹、痤疮、多毛等。

(4)促性腺激素腺瘤(GnH 腺瘤或 FSH、LH 腺瘤):Woolf 及 Schenk(1974)用放射免疫测定首次证实1例 FSH 腺瘤。起病缓慢,因缺少特异性症状,故早期诊断困难。主要表现为性功能降低,多见于中年以上男性。男女病员早期多无性欲改变现象,病程晚期大多有头痛、视力及视野障碍,常误诊为无功能垂体腺瘤(嫌色细胞瘤)。本症可分为以下3种类型。

a. FSH 腺瘤:血浆 FSH 及 α一亚基浓度明显升高。病程早期,LH 及睾酮(T)浓度均正常,男性第二性征正常,大多性欲及性功能亦正常,少数可性欲减退,勃起功能差。晚期病例 LH 及 T 水平相继下降,虽 FSH 增高可维持曲精管中足细胞(sertoli 细胞)的正常数量,但 T 浓度降低可导致精子发育及成熟发生障碍,可致阳痿、睾丸缩小及不育等。女性有月经紊乱或闭经。

b. LH 腺瘤:血清 LH 及 T 浓度明显升高,FSH 水平下降,睾丸及第二性征正常,性功能正常,睾丸活检有间质细胞明显增生,精母细胞成熟受阻,精子缺如,无生育能力。FSH 下降原因可能为肿瘤损伤垂体影响分泌 FSH 功能,或因 T 及雌二醇(E2)升高及反馈抑制垂体分泌 FSH 所致。

c. FSH/LH 腺瘤:血清 FSH、LH 及 T 升高。病程早期常无性功能障碍,肿瘤增大破坏垂体产生继发性肾上腺皮质功能减退等症状,此时血浆 T 浓度仍正常或增高,但可出现阳痿等性功能减退症状。

(5)TSH 腺瘤:单纯 TSH 分泌腺瘤甚为罕见,多呈侵袭性。临床症状有甲状腺肿大,并可扪及震颤,闻及杂音,有时出现突眼及其他甲亢症状,如性情急躁、易激动、双手颤抖、多汗、心动过速、胃纳亢进及消瘦等。TSH 腺瘤尚可继发于原发性甲状腺功能减退,可能是长期甲状腺功能减退引起 TSH 细胞代偿性肥大,部分致腺瘤样变,最后形成肿瘤。TSH 腺瘤可向鞍上生长,产生视力及视野改变。

(6)混合性垂体腺瘤:随各种肿瘤所分泌不同的多种过多激素而产生相应不同的内分泌亢进症状。

(7)特殊的激素分泌组合

a. 嗜酸干细胞腺瘤:PRL 可中度增高,GH 可正常或增高,临床有高 PRL 血症的症状,如经乱、闭经、溢乳、不孕等,肢端肥大常不明显,少数有轻微肢端肥大。男性有性欲减退,肿瘤常向鞍上生长,有头痛、视觉障碍症状。

b. 泌乳生长素细胞腺瘤:GH 增高,有肢端肥大症状。PRL 可轻度增高,部分患者有溢乳、闭经等症状。此型肿瘤生长缓慢。

(8)无分泌功能腺瘤:又称嫌色细胞瘤,多见于 30~50 岁,男性略多于女性。据统计在以往所谓嫌色性腺瘤中,约 40% 为 PRL 腺瘤,约 35% 为 FSH 及 LH 腺瘤,约 10% 为单纯 α-亚单位分泌腺瘤。尚有发现嫌色细胞瘤有 TSH、FSH(LH)、PRL、GH 激素。在电镜下可观察到分泌颗粒,细胞培养测定亦可证实分泌激素。肿瘤不产生内分泌亢进症状的原因已见前述。因此可知实际上仅有少数为真正的无分泌颗粒及无分泌激素能力的无分泌功能腺瘤,如瘤样细胞瘤。此型肿瘤生长较缓慢,且不产生内分泌亢进症状。因此确诊时往往肿瘤已较大,压迫及侵犯垂体已较严重,造成垂体促激素的减少,产生垂体功能减退症状,一般认为促性腺激素最先受影响,次为促甲状腺激素,最后影响促肾上腺皮质激素。临床可同时出现相应周围靶腺体的萎缩,产生一个或多个靶腺的不同程度功能低下症状,分述如下。①促性腺激素不足:男性表现性欲减退、阳痿、外生殖器缩小、睾丸及前列腺萎缩、精子量少或缺如,第二性征不著、皮肤细腻、阴毛呈女性分布。女性表现月经紊乱或闭经,乳房、子宫及其附件萎缩,性欲减退,阴毛及腋毛稀少,肥胖等。儿童则发育障碍、身材矮小、智力减退。②促甲状腺激素不足:表现畏寒、少汗、疲劳乏力、精神萎靡、食欲缺乏、嗜睡等。③促肾上腺皮质激素不足:可引起氢化可的松分泌减少而易产生低血糖、低血钠症,患者虚弱无力、食欲缺乏、恶心、抗病力差、易感染、体重减轻、血压偏低、心音弱而心率快等。④生长激素减少:儿童有骨骼发育障碍,体格矮小,形成侏儒症。少数肿瘤压迫后叶或下丘脑产生尿崩症。

因肾上腺皮质激素及甲状腺激素缺乏,可引起各种代谢紊乱,机体应激能力减弱,易产生垂体危象,临床有以下几种:①糖代谢障碍:在空腹、饥饿、胃肠道疾病、食物吸收不良或用胰岛素时均可产生低血糖症反应,出冷汗、烦躁、精神失常,有时可有强直样发作,出现病理反射及低血糖症状。②盐代谢障碍:可产生血钠过低,患者倦怠思睡、食欲缺乏,重者休克,昏迷甚至死亡。用大量甲状腺素后使机体代谢率增加,可加重肾上腺皮质功能减退。③液体平衡失调:患者对水负荷的利尿反应减退,如饮水过多、作水试验或应用尿崩停可诱发水中毒,患者嗜睡、恶心呕吐、精神错乱、抽搐,甚至昏迷。④应激功能减退:机体抵抗力差、易感染,高热时易陷于意识不清,昏迷。⑤体温调节障碍:体温低,皮肤冷,面色苍白,脉搏细弱,逐渐昏迷。⑥低血压:直立性低血压可引起脑缺氧而昏倒。

七、诊断与鉴别诊断

(一)诊断

垂体腺瘤的诊断除根据临床症状及体征外,尚应参照内分泌检查和放射学结果作综合分析方能确诊。

1.内分泌检查　测定垂体及靶腺激素水平及垂体功能动态试验,有助于了解下丘脑－垂体－靶腺的功能,对术前诊断及术后评估均有重要参考价值。正常垂体激素基值为:PRL20～30μg/L(或<750mIU/L),GH≤5μg/L,ACTH<20ng/L,TSH1～5μg/L,FSH20～80μg/L(女),70～180μg/L(男),LH3.0μg/L(女),34～58μg/L(男),并且各家测定单位所用的试剂方法不同,正常基值可能有变化。由于各种垂体激素分泌呈脉冲样释放,并受昼夜节律变化及内、外环境因素的影响,因此在同一天内所测数值也有较大的波动,在一天内多次测定并取平均值较为可靠。PRL、GH及ACTH均具有两种活性,即免疫活性和生物学活性,前者增高时临床症状不明显,后者则可产生明显的临床症状。目前应用放射免疫测定所测数值并不一定代表具有生物活性激素的水平,因此常可出现临床与激素水平之间不相符合的现象。临床上,内分泌检查可分为垂体激素储备评估和高分泌功能性垂体瘤所致内分泌病的检测。

(1)垂体激素储备评估(表4－19)

表4－19　垂体激素储备评估表

激素组	筛选	进一步测试
肾上腺	晨皮质醇,促皮质素刺激	胰岛素耐受试验(ITT),CRH刺激
甲状腺	甲状腺素(总的或游离的)	TRH刺激
性腺	LH,FSH,T,E2	GnRH刺激
PRL	PRL基值	
GH	成人不推荐	ITT,精氨酸,葡萄糖,GHRH
ADH	尿量,血清电解质	水剥夺试验,高渗盐水注射

1)早晨血清(浆)皮质醇在正常水平被认为是一完整下丘脑－垂体－肾上腺轴的满意指标,另一简单的试验可应用促皮质素(ACTH类似物)来刺激。若临床怀疑肾上腺功能不足或促皮质激素反应不正常,可做ITT检测。由于ACTH血浆半衰期甚短,且其分泌呈阵发性,故基值ACTH非储备功能可靠指标。但采用CRH的刺激有诊断价值,可成为垂体ACTH储备的第一线试验。

2)血清总的或游离甲状腺素水平正常可认为下丘脑－垂体－甲状腺轴是完整的。如有异常,可行TRH刺激试验。TSH对TRH刺激后反应情况(如反应低下或反应延迟)可提示垂体或下丘脑的功能异常。

3)性腺轴的检测,包括LH、FSH及E2、T,病史和体检对评估有较大帮助。

4)PRL储备检测临床价值较小,但垂体瘤患者(包括无分泌功能腺瘤者)应测定PRL,以了解肿瘤分泌该激素及肿瘤对下丘脑或垂体柄的压迫情况。

5)GH的测定在成人显得没有必要,但在垂体或下丘脑病变的儿童均应评估。

6)垂体后叶功能评估,包括测定尿总量和血电解质。严重尿崩的患者可发生电解质紊乱,进一步检查有间接的水剥夺试验和直接的高渗盐水试验。

(2)高分泌功能垂体瘤所致内分泌病的诊断:为获取这些特殊内分泌疾病的诊断,鉴别其发生部位(如库欣综合征中的垂体部位),并估计治疗的有效性,对怀疑有肢端肥大症、库欣综合征、高 PRL 血症等的患者,有必要做一些其他的内分泌检测。

1)PRL 分泌瘤:对怀疑对象,至少测定 2 次早晨禁食时血 PRL,若 PRL 值>200µg/L,对 PRL 瘤的诊断极有价值。>100µg/L 者约 60％为 PRL 瘤。但也有数值<150µg/L 或在 30~100µg/L 之间,可来自于某些其他情况。PRL 动态试验常用有 TRH 和甲氧氯普胺(胃复安)兴奋试验及 L-多巴抑制试验,可鉴别特发性高 PRL 血症与 PRL 瘤,后者动态试验反应减弱或无明显变化。但在 PRL 水平较高时,其价值较小。因此,PRL 瘤的诊断主要基于临床,排除高 PRL 血症的已知原因(尤其是药物性)和血 PRL 水平在肿瘤可能性大的范围内(常>200µg/L)。

2)GH 分泌瘤:约 90％活动性肢端肥大症患者 GH 基值(禁食、静息状态下)有增高(>10µg/L),GH 基值在 5~10µg/L 可发生于肢端肥大者,也可见于正常人。这类患者可作:①生长介素 C 检测:GH 对周围组织的作用通过生长介素介导,故生长介素与 GH 过多的症状有良好的关联,对 GH 基值无明显增高者测定生长介素 C 很有价值,而且这对随访治疗效果也有帮助。正常值为 75~200µg/L。②GH-葡萄糖抑制试验:正常人 GH 被抑制在 5µg/L 以下,但肢端肥大者不被抑制。其他有胰岛素样生长因子(IGF-1)浓度测定,可可反映 GH 瘤的活动性。③TRH 兴奋试验:主要应用于肢端肥大症患者治疗后的随访,在已治愈后的患者,若该试验后血 GH 的反应性有升高,提示有肿瘤复发的可能。

3)ACTH 分泌瘤:由于垂体 ACTH 瘤表现为库欣综合征,它可分为 ACTH 依赖性(包括垂体性又称库欣病和异位 ACTH 综合征)及非 ACTH 依赖性(肾上腺自身肿瘤或增生)两大类,故临床上需依靠多项检查才能明确病因。测定血浆皮质醇有增高,尤其是 24h 尿游离皮质醇在正常值的 2 倍以上,且昼夜节律有紊乱是诊断库欣综合征的第一步,另一筛选诊断检查是过夜的地塞米松抑制试验。其次是测定血浆 ACTH,它是鉴别 ACTH 依赖性或非 ACTH 依赖性库欣综合征的有效方法。前者血浆 ACTH 升高或正常,几乎无降低者;后者血浆 ACTH 降低。但该方法不能区别垂体性与异位 ACTH 综合征。接着可做地塞米松抑制试验,异位 ACTH 综合征大、小剂量地塞米松均不能抑制,而垂体性者小剂量地塞米松不能抑制,大剂量地塞米松大多能抑制。进一步的鉴别可做 CRH 兴奋试验,若 ACTH 较基础值升高 50％以上,皮质醇升高 20％或以上,可支持垂体性的诊断;若 ACTH 和皮质醇不受影响则支持异位性及肾上腺性库欣综合征。其他检查尚有 ACTH 试验和美替拉酮(Su4885)试验。若以上方法结合影像学检查还不能鉴别垂体性与异位 ACTH 综合征时,如有条件可采用选择性静脉导管,取血于双侧岩下窦测定 ACTH。若中枢与外周 ACTH 之比≥2:1,提示垂体 ACTH 分泌增多;若两者之比≤1.5:1,则支持异位性。

4)促性腺激素腺瘤(GnH 腺瘤或 FSH、LH 腺瘤):①FSH 腺瘤:血浆 FSH 及 α-亚基浓度明显升高。病程早期,LH 及睾酮(T)浓度均正常,晚期 LH 及 T 水平相继下降。②LH 腺瘤:血清 LH 及 T 浓度明显升高,FSH 水平下降。③FSH/LH 腺瘤:血清 FSH,LH 及 T 升高。

5)TSH 分泌瘤:原发性垂体 TSH 瘤,又称"中枢性甲亢",非常罕见。患者血中 TSH、T_3、T_4 浓度均增高,且 TSH 分泌呈自主性,属"TSH 不适当分泌"综合征(IST),即 TSH 既不受增高的游离甲状腺素的控制,也不受 TRH 的刺激。T_3 抑制试验时抑制率<50％。垂体 TSH 瘤也可继发于原发性甲状腺功能减退症,该类患者血中 T_3、T_4 浓度下降,而 TSH 升高,同时常伴高 PRL 血症。若作 TRH 兴奋试验,TSH 可有显著的升高。

2.影像学表现　目前诊断垂体腺瘤主要靠 MRI 扫描及 CT 扫描。有时作脑血管造影以排除脑部动脉瘤或了解肿瘤供血及血管受压移位的情况。对疑有空蝶鞍者或有脑脊液鼻漏者可采用 MRI T_2 脑脊液流动试验或碘水(amipaque 或 omipaque)CT 脑池造影检查。

(1)MRI 扫描:是目前诊断垂体瘤的首要方式,它能勾画出微小的组织差别,可提供三维观察。由于脑脊液在长 T_1 弛豫时间有特征性,并在部分饱和序列为低信号强度,这样可明显勾画出脑脊液—垂体分界面,区分出垂体的准确高度和轮廓。T_1 加权顺磁造影剂(GD—DT-PA)增强前后证实微腺瘤的准确率可达 90%,但肿瘤直径<5mm 者发现率为 50%~60%。肿瘤呈低信号灶,垂体上缘膨隆,垂体柄向健侧移位。瘤内出血可呈高信号灶。大腺瘤者可显示肿瘤与视神经、视交叉及与周围其他结构如颈内动脉、海绵窦、脑实质等的关系。对选择手术入路有指导价值(图 4—32)。

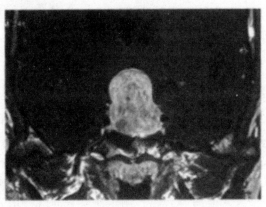

图 4—32　垂体大腺瘤典型 MRI

可见肿瘤自鞍内向鞍上生长,不均匀强化,视神经受压,两侧海绵窦侵犯不明显。

(2)CT 扫描:为诊断垂体瘤的重要影像学技术,常做冠状位增强前后扫描。CT 扫描对微腺瘤的发现率约 50%,肿瘤直径<5mm 者发现率仅 30%,但作薄层(1~2mm)扫描,发现率可有提高。微腺瘤的典型表现为垂体前叶侧方的低密度灶或少许增强的圆形病灶;垂体高径女性>8mm 男性>6mm,鞍隔抬高;垂体柄向肿瘤对侧偏移;以及鞍底局部骨质受压下陷变薄(图 4—33)。大腺瘤较易识别,肿瘤常均匀强化,有时瘤内可出血、坏死或囊性变,该区域不被强化。鞍区 CT 扫描可以观察垂体瘤对蝶鞍骨质的破坏。另外,还可以显示蝶窦内的结构,特别是骨性结构,对指导经鼻垂体瘤切除手术的入路很有意义。

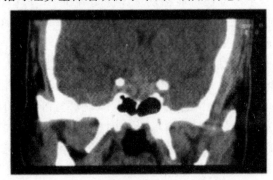

图 4—33　垂体腺瘤典型 CT 扫描图

可见鞍区占位以及鞍底局部骨质受压下陷变薄,蝶窦气化尚好。

（3）其他：CT、MRI 扫描可发现脏器的增生表现或除外异位的分泌性肿瘤。

Hardy 等许多作者根据垂体瘤的临床症状、蝶鞍改变、CT 及 MRI 扫描所见提出垂体瘤的分型分级标准，现列于表 4－20。

（二）鉴别诊断

垂体腺瘤需与以下疾病鉴别。

1. 分泌型腺瘤之间的鉴别

（1）PRL 分泌型腺瘤：泌乳可提示催乳素血症，催乳素巨腺瘤可表现与无功能垂体巨腺瘤相似的症状，未绝经妇女患有催乳素微腺瘤时可出现闭经和泌乳，男性患者可出现阳痿和雄激素不足。无功能垂体微腺瘤罕有性腺功能低下。测量血中的催乳素水平有助于诊断。

（2）GH 分泌型腺瘤：常为微腺瘤，患者出现面容增厚、肢端肥大症等典型表现。其他特征还包括结节病、高血压、关节病变、心律失常、睡眠呼吸暂停、糖耐量异常或糖尿病。经年龄和性别调整后的血 IGF－1 水平通常会升高，GH－糖耐量试验时无法将 GH 抑制到＜1mg/L 或 0.4mg/mL。肿瘤免疫组化染色可见弥漫性 GH 染色，也可出现催乳素阳性染色。

表 4－20　垂体瘤的分型分级标准

（1）局限型（enclosed type）

Ⅰ级（微腺瘤）

Ⅰa 级：肿瘤直径 4～5mm，蝶鞍大小正常（正常前后径 7～16mm，深径 7～14mm，横径 8～23mm），蝶鞍面积（正常＜208mm²）及蝶鞍体积（正常 147～1176mm³）均在正常范围，鞍结节角 110°。CT 扫描难以发现异常。MRI 扫描亦较难显示

Ⅰb 级：肿瘤直径＜10mm，蝶鞍大小正常，鞍结节角减少（＜110°），鞍底有局限性轻微骨质变薄，凸出，双鞍底，病侧鞍底倾斜。CT 和 MRI 扫描可以发现肿瘤

此型肿瘤临床仅有内分泌障碍表现

Ⅱ级（鞍内型）：肿瘤直径＞10mm，位于鞍内或轻度向鞍上生长，蝶鞍扩大，不对称，鞍结节角呈锐角（＜90°），鞍底有局限性改变（与Ⅰb 型相似，但较明显）。CT 和 MRI 扫描可见鞍内有肿瘤阴影或长到鞍上池前部。临床有内分泌功能障碍，多无视力及视野改变

（2）侵袭型（invasive type）

Ⅲ级（局部侵蚀型）：肿瘤直径＞2cm，可向鞍上生长，蝶鞍扩大较著，蝶底有局限性侵蚀、破坏，鞍结节＜90°。CT 和 MRI 扫描示肿瘤长向视交叉池，第 3 脑室前下方可有轻度抬高。临床除内分泌功能障碍外，有或无明显的视力、视野障碍

Ⅳ级（弥漫侵蚀性）：肿瘤直径达 4cm，向鞍上生长，或向蝶窦内生长，有时突入鼻腔，蝶鞍显著扩大，鞍壁广泛破坏，呈幻影蝶鞍形态，鞍结节＜90°。CT 和 MRI 扫描示第 3 脑室前下部明显变形抬高。有明显视力视野改变及内分泌功能障碍，或伴有下丘脑症状

Ⅴ级（巨型腺瘤）：肿瘤直径＞4cm，肿瘤可向鞍上、鞍旁（颅前、中、后凹）、蝶窦内生长，或沿硬膜外长入海绵窦等处，第 3 脑室室间孔阻塞，有脑积水。临床除有视神经受压症状及内分泌症状外，可有相应鞍外症状及颅内压增高征

（3）ACTH 分泌型腺瘤：常为微腺瘤，可出现典型的 Cushing 综合征表现，包括皮肤萎缩、易发生皮肤紫斑、满月脸、向心性肥胖、肌肉萎缩、紫纹（直径＞1cm）。有高皮质醇血症表现，包括 24h 尿游离皮质醇升高、夜间唾液皮质醇含量升高，或 2d 低剂量地塞米松抑制试验中皮质醇抑制效应丧失（＜50nmol/L 或＜1.8mg/dL）。肿瘤免疫组化染色可见弥漫性 ACTH 染色，患者在被成功切除 ACTH 垂体腺瘤后可能出现肾上腺功能低下。

（4）TSH 分泌型垂体腺瘤：患者可出现甲状腺功能亢进的典型特征，诸如心悸、震颤、体重降低和突眼，常为巨腺瘤。游离 T_3 和 T_4 升高，TSH 正常或升高，肿瘤免疫组化可见弥漫

性 TSH 染色。

2.与其他疾病鉴别

(1)Rathke 囊肿:Rathke 囊的残留物可在鞍上或鞍内生长成为大小不等的囊性病变,该病常无临床症状而被偶然发现,但也可发展为占位性病变而出现垂体功能低下等占位效应。本病在 CT 扫描上表现为低密度、边界清楚的无强化鞍内囊性病变,可向鞍上扩展。在 MRI 扫描上通常在 T_2 相上呈高信号,但可呈混杂信号。

(2)颅咽管瘤:常见于儿童,但该病还有一个年龄发病高峰为 60 岁,患者可出现多食、多尿等与糖尿病相关的症状,可有垂体功能减退、发育不良等表现,通常为鞍上囊性病变,增强 MRI 扫描上可见强化的正常垂体被肿瘤压向下方或侧方。CT 扫描上病变钙化可提示本病,该现象可出现于多达 70%的患者。

(3)脑膜瘤:好发于女性,年龄发病高峰为 40～50 岁。MRI 扫描上病变明显均匀强化、病变存在硬膜尾征以及 CT 上病变钙化可提示本病。增强 MR 上可见强化的正常垂体。

(4)垂体炎(hypophysitis):常见于女性,男女患者比例为 1:9,好发于妊娠末期或围产期的年轻女性,与 Hashimoto 甲状腺炎等自体免疫性疾病相关。发生于妊娠期或围产期及孤立性 ACTH 水平不足常提示本病。

(5)结节病:该病 5%～10%的患者有神经系统病变,通常发生于 25～50 岁的成年人,可出现不同程度的垂体功能低下和糖尿病。MRI 检查见垂体柄增粗和软脑膜强化常提示本病,应对患者进行胸部影像学检查,以排查系统性病变,但该病的确切诊断需要组织活检。

(6)垂体感染性病变:大多数垂体脓肿的患者表现为占位效应相关的症状,垂体结核瘤可表现为孤立的中枢神经系统病变,而不伴有系统表现,该病非常罕见。垂体脓肿在 MRI 扫描上表现为鞍区无强化的厚壁占位组织,与无功能垂体腺瘤在临床上和影像学上均难以鉴别。

(7)生殖细胞瘤:可起源于鞍上,常见于儿童,最常表现为下丘脑或垂体功能低下,包括糖尿病、青春期发育延迟或青春期早熟。MRI 扫描时生殖细胞瘤通常在 T1 像上呈等信号,均匀强化,若肿瘤囊变,则呈不典型强化。10%～15%的儿童患者可出现软脑膜播散生长,所以对儿童生殖细胞瘤患者进行全脊柱 MRI 检查有助于判断肿瘤的分期。

(8)垂体增生:垂体增生时垂体体积增大,可见于妊娠期妇女、原发性甲状腺功能低下、原发性性腺功能低下和绝经期女性,应准确判断此类反应性垂体增生,以避免不必要的外科治疗。MRI 显示垂体增大,且均匀强化。

(9)动脉瘤:起源于颈内动脉床突上段、前交通动脉或后交通动脉的动脉瘤可向鞍上或鞍内突出,引起与垂体瘤类似的临床表现。根据突出方向的差别,可出现视野缺损或垂体功能低下等占位效应。鞍区动脉瘤在部分血栓形成时会在 MRI 扫描时表现为典型的流空现象和不同的信号强度,MRA 或 DSA 检查均有助于诊断。

(10)垂体肉芽肿:垂体肉芽肿是由不易溶解或吸收的异物、病原微生物或机体的组织反应特别是免疫反应引起的,包括嗜酸性肉芽肿及郎罕汉斯组织细胞增生症。其形成因素包括细菌感染(如结核)、结节病、组织细胞增生症 X、真菌感染、梅毒等。鉴别诊断要点为垂体腺瘤 MRI 表现为 T_1、T_2 和质子加权像上均呈等信号,大腺瘤可显著强化,垂体柄一般不增粗,周边硬膜很少强化。而垂体肉芽肿 MRI 扫描提示鞍内稍长 T_1、长 T_2 均匀一致异常信号,未见正常垂体组织影,垂体柄异常增粗,无偏斜,注射造影剂后肿物、垂体柄、鞍底及鞍旁硬膜甚至鞍窦黏膜明显增强。对怀疑垂体肉芽肿患者,应先行非手术治疗,包括病因治疗及激素替代治疗,对于视力进行性下降非手术治疗难以控制者,可考虑手术减压。对于病因不能确定者,需手术活检或部分切除以明确诊断。

(11)转移性病灶:患者通常有恶性肿瘤病史,典型病变来源于乳腺、肺脏和肾脏。CT 和MRI 扫描可发现广泛的骨质破坏、垂体柄增粗和密度不均的鞍区占位。鞍区转移癌患者中糖尿病很常见,多达 70% 的患者合并糖尿病。定期 MRI 检查,若肿瘤快速生长常提示转移癌。

八、治疗

(一)治疗方案的选择

垂体瘤的治疗方法包括药物治疗、手术治疗、放射治疗以及观察随访。由于垂体肿瘤的大小、类型不同,患者年龄、性别、症状、一般情况、治疗需求也不同,故目前提倡针对不同患者实行个体化的治疗。一般来说,目前对 PRL 和 GH 腺瘤首选药物治疗已达成共识,药物治疗可抑制激素过度分泌、缩小或局限肿瘤,减少肿瘤血供的作用。因此,即使患者必须接受手术治疗,术前也应当给予相应药物;对于上述肿瘤术后残留,药物治疗亦有控制肿瘤生长、延缓复发的作用。手术适应于各种类型较大或侵袭性生长、已有视神经及其他压迫症状、已出现下丘脑反应和脑积水的垂体瘤;微腺瘤中的 ACTH 瘤、无法承受药物治疗的 GH 瘤以及不耐受或治疗不敏感的 PRL 和 GH 瘤亦可采取手术治疗;无功能腺瘤如有压迫症状一般均需手术治疗。放射治疗适应于术后肿瘤残留的患者、不愿意手术且药物治疗无效的患者、高龄且一般情况较差的患者。对于无治疗需求的患者可采取保守观察及随访,如男性 PRL 微腺瘤无明显性功能障碍者、女性 PRL 微腺瘤无生育要求者,以及影像学上无明显压迫的无功能腺瘤患者。

就垂体 ACTH 瘤而言,80% 以上为微腺瘤,因药物治疗效果差,故手术切除是其最佳的选择。过去由于早期诊断困难,患者表现为库欣综合征,双侧肾上腺增生,常误行肾上腺切除术。随之垂体失去靶腺的反馈调节,微腺瘤迅速增大,10%～30% 患者出现 Nelson 征。目前由于认识上的改变,对 80%～90% 库欣病已从肾上腺手术转向垂体肿瘤的切除,并取得远较过去满意的效果。国内外治疗该肿瘤的手术治愈率在 60%～85%,儿童患者的治愈率更高。而肿瘤复发率仅 2%～11%,对肿瘤复发者可再次手术。

TSH 腺瘤罕见,选择治疗需慎重。当肿瘤较小或是继发于原发性甲减症的通常不需要手术处理,应用药物甲状腺素替代治疗多能奏效。但对肿瘤较大向鞍上生长压迫视路者,可考虑手术切除。必须对原发和继发的 TSH 瘤提高认识,作出鉴别。否则可产生不良后果,如在原发性甲减患者做不必要的垂体手术;在中枢性甲亢患者中做不恰当的甲状腺切除。

FSH/LH 腺瘤以及无分泌功能腺瘤,大多为大腺瘤。如影像学及临床有压迫症状需予手术治疗,术后视力改善者约 70%,但肿瘤复发率较高。如无明显症状者亦可采取保守观察,定期进行影像学检查。

(二)药物治疗

药物治疗的目的在于:①减少分泌性肿瘤过高的激素水平,改善临床症状。②缩小肿瘤体积及限制肿瘤生长。对于部分微腺瘤,可起到"药物切除"的效果,对于部分大腺瘤或侵袭性垂体瘤,药物治疗亦可起到缩小体积、限制病灶或减少血供,为手术治疗创造条件。虽然当今尚无一种药物能治愈该类垂体瘤,但有些药物在临床实践中确实取得了较好的疗效。③对无分泌性腺瘤,主要是针对垂体功能低下的症状选用肾上腺皮质激素、甲状腺激素及性腺激素予以替代治疗。

1. PRL 腺瘤　目前无论 PRL 瘤大小，药物治疗均为其首选治疗。除减少激素水平外，缩小肿瘤体积及限制肿瘤生长，为手术治疗创造条件。多巴胺受体激动剂(DA)是垂体 PRL 腺瘤的一线治疗，其中主要有卡麦角林、溴隐亭、培高利特等。

(1)多巴胺激动剂可以降低血泌乳素水平，缩小肿瘤体积，恢复患者性腺功能，平均有效率 60%~80%，其中卡麦角林(cabergoline)与多巴胺受体有很强的亲和力，具有明显降低泌乳素的作用，与其他多巴胺激动剂治疗相比，缩小肿瘤体积的比例较高，不良反应的发生率较低，在国外 PRL 腺瘤治疗指南中，一般均推荐为首选用药。

(2)国内目前治疗仍以溴隐亭为主。该药是一种半合成的麦角生物碱溴化物，为多巴胺促效剂，可兴奋下丘脑分泌 PIF，阻止 PRI，释放，或刺激多巴胺受体有效抑制 PRL 分泌，并能部分抑制 GH 浓度。对女性患者，服药后 2 周溢乳可改善，服药约 2 个月后月经可恢复，并且 90%停经前妇女可恢复排卵及受孕。在男性患者，服药后数周性功能恢复，3 个月后血睾酮浓度增加，1 年内恢复正常，精子数亦可恢复。而对大腺瘤者，常可降低 PRL 水平，并且可使 60%的肿瘤缩小，使患者头痛减轻、视野改善。

对于部分没有临床症状，意外发现的垂体微腺瘤患者，可随访，暂不治疗。多巴胺激动剂一般可以小剂量起始治疗(2.5mg/d)，之后按月随访泌乳素水平，调节药物剂量，观察性腺功能恢复的情况。对于垂体微腺瘤患者，如治疗效果持续，可在 1 年之后复查垂体核磁共振成像，随访肿瘤大小。而对于垂体大腺瘤患者，或在治疗过程中泌乳素水平持续增高，或出现溢乳加重、视野缺损等肿瘤进展的症状，需在 3 个月之内复查影响学检查。用药治疗维持两年以后，在泌乳素水平持续正常，影像学检查无可见肿瘤患者，可考虑逐渐停药。对于临床症状明显、在最大耐受药物剂量仍然无法恢复正常泌乳素水平及缩小肿瘤的患者，特别是大腺瘤的患者，以及怀疑为恶性垂体瘤的患者需考虑手术治疗。育龄期大腺瘤女性患者，如不能耐受多巴胺激动剂治疗，或药物抵抗，在尝试怀孕前可综合评估手术的必要性和益处。

(3)培高利特：系国产麦角衍生物，亦是多巴胺激动剂，能作用于 PRL 细胞膜内多巴胺受体抑制 PRL 合成与分泌。国内协作组临床治疗高 PRL 血症 90 例疗效观察有效率为 98.9%，其中 PRL 降至正常 88 例(97.8%)，溢乳消失 94.6%，月经恢复 84.8%，妊娠 21.1%，肿瘤缩小及消失 47%，疗效略逊于溴隐亭治疗的对照组。但不良反应(同溴隐亭)仅有 22.2%，低于溴隐亭治疗组的 35.6%，且症状轻微，不需停药，2~4 周内自然消失。治疗采用口服 25~50μg/d，每 2 周调整一次，极量为 150μg/d。

2. GH 腺瘤　主要应用生长抑素受体配体(SRLs)、生长激素受体拮抗剂(GHRA)和多巴胺受体激动剂(DA)进行治疗。

(1)SRLs：生长抑素受体配体通过激活生长抑素受体配体 2 和 5 抑制垂体瘤生长激素的分泌，代表药物为兰瑞肽(商品名：索马杜林)。约 70%~80%患者在应用 SRLs 治疗后可以达到激素水平的正常和肿瘤的缩小。SRLs 是无法通过手术治愈患者(如侵犯鞍外大腺瘤，没有中枢压迫症状的患者)、术后没有完全控制激素水平患者或微腺瘤患者的一线治疗。术前应用 SRLs 对于控制严重并发症、降低手术并发症发生率有一定益处，但尚未得到进一步的验证。在接受放疗的患者，由于放疗可能在数年后缓慢逐渐达到病情的完全控制，在放疗后的一段时间内可以应用 SRLs 控制病情。

SRLs 主要用于：①一线治疗，适用于恐惧手术、不愿意接受手术以及不适合接受手术的患者,包括全身情况较差、难以承受手术的风险,因气道问题麻醉风险较高的患者,有严重的并发症(包括心肌病、重度高血压和未能控制的糖尿病等)的患者。②手术前治疗:对有严重并发症、基本情况较差的患者,术前药物治疗可降低血清 GH、IGF-1 水平,结合相关内科治疗可以改善心肺功能以降低麻醉和手术风险,同时可缩小肿瘤体积,已有研究表明术前使用 SRLs 可以提高大腺瘤患者术后缓解率。③肿瘤切除后残余肿瘤的辅助治疗:研究表明,如果以糖负荷后 GH 谷值<1.0ng/mL 为治愈目标,大约 10% 的微腺瘤和 55% 大腺瘤患者手术后需要接受辅助治疗。④放疗后过渡治疗:由于放疗后血清 GH 和 IGF-1 水平下降缓慢,所以在放疗充分发挥作用之前的等待期,可以用 SRLs 进行过渡期治疗。⑤并发症治疗:SRLs 可改善高血压、心功能不全、呼吸功能障碍等相关并发症。

SRLs 的不良反应主要为注射部位反应和胃肠道症状,一般为轻至中度,且通常是一过性的。SRLs 可以抑制胰岛素分泌,同时抑制 GH 分泌并能改善胰岛素抵抗,因此对糖代谢的影响差异较大,使用 SRLs 治疗的患者需要监测血糖变化。长期使用 SRLs 可以使胆汁淤积或胆石症的发病率增加,通常没有症状,一般不需要手术干预,但需要定期行超声检测。少见的不良反应还包括脱发、心动过缓和便秘。

(2)GHRA:生长激素受体拮抗剂针对 GH 受体,通过阻止 GH 受体二聚化进而抑制 GH 在靶组织发挥作用,有助于控制患者的症状。代表药物为培维索孟(pegvisomant),国内未上市。临床研究表明,采用 GHRA 治疗 12 个月,97% 患者的 IGF-1 可控制在正常范围,而 GHRA 是否会促进肿瘤增长,还有待长期的临床研究来证实。GHRA 的不良反应包括头痛、感冒样症状、转氨酶升高和注射部位的脂肪萎缩。此外,阻碍这一药物应用的重要原因是其价格昂贵。因此,推荐应用于已接受最大剂量 SRLs 治疗、IGF-1 水平持续偏高患者,可单药或与 SRLs 联合治疗。

(3)DA:DA(卡麦角林和溴隐亭)通过与 D2 受体结合,抑制垂体瘤分泌 GH。其最大优点是可以口服,并且相对便宜。这类药物在 GH 水平轻中度升高的患者中,有 10%~20% 的患者 GH 和 IGF-1 降至满意水平,其剂量是治疗 PRL 瘤的 2~4 倍。DA 的不良反应包括:胃肠道不适、直立性低血压、头痛、鼻塞和便秘等。目前国内仅有溴隐亭。该药适合用于 GH 水平轻度升高而由于其他原因未能使用 SRLs 的患者。

3. ACTH 腺瘤　ACTH 腺瘤确诊后首选手术治疗。术后一周内可测定上午 8:00 左右血皮质醇水平以评价手术的效果,皮质醇水平低于 $2\mu g/dl$(50nmol/L)提示肿瘤基本全切,而术后持续 $>5\mu g/dl$(140nmol/L)则提示肿瘤残留和复发的可能。对于血皮质醇水平临界的患者,可进一步测定 24h 尿游离皮质醇水平,低于 $2\mu g/dl$(55nmol)/24h 提示须行肿瘤全切除。术后未能控制病情或远期复发的患者,需考虑进一步的治疗,包括二次垂体手术、放疗或双侧肾上腺切除术。在以上治疗方式均无法控制病情或全身其他疾病无法耐受手术治疗的患者,考虑药物治疗。主要的药物包括类固醇合成抑制剂,如 5-羟色胺拮抗剂赛庚啶、肾上腺功能抑制剂美替拉酮和酮康唑,但其疗效各家报道不一,且均有一定的不良反应,临床应用时需谨慎。治疗需随访 24h 尿皮质醇水平和血皮质醇节律。此外,有研究发现 75% 垂体 ACTH 瘤有多巴胺受体的表达,多巴胺激动剂卡麦角林和溴隐亭亦可应用于治疗,但相关临床研究还不多,其疗效和安全性还需进一步验证。

垂体腺瘤经外科手术治疗后通常会导致继发性肾上腺皮质功能不全。因此,几乎所有患者都需要接受糖皮质激素替代治疗。而在术后半年至一年左右,大多数患者肾上腺轴会逐渐恢复,糖皮质激素可逐渐停用。常规替代剂量一般在醋酸可的松 25～37.5mg/d,氢化可的松 20～30mg/d,每晨 8:00 顿服,或晨 8:00 服用总量 2/3,下午 4:00 服用其余 1/3 剂量。术后 1 个月内,由于手术后患者血皮质醇水平的迅速下降,患者肾上腺皮质功能减退的症状可能较为明显,可在短期内将激素替代的总剂量提高 100%～150%,待症状缓解后逐渐减至生理替代量。

(三)手术治疗

手术切除肿瘤是目前治疗垂体瘤的主要手段。一般而言,无论何种类型的垂体瘤,只要肿瘤对周围组织结构出现压迫症状,即有手术指征。而微腺瘤中的 ACTH 瘤、无法承受药物治疗的 GH 瘤,以及不耐受或治疗不敏感的 PRL 和 GH 瘤亦可采取手术治疗。手术目的是解除肿瘤对视路和其他组织的压迫,恢复激素水平,保护正常垂体功能。许多肿瘤通过经蝶入路手术(显微镜、内镜)或经颅手术能被有效治疗。但手术也受到包括肿瘤特征如肿瘤大小、形状、生长方向、组织类型、鞍外扩展程度和患者的特征如年龄、健康状况、治疗需求、视路和内分泌损害程度,以及蝶鞍、蝶窦的解剖等情况的影响。在当今显微外科技术较为普及的情况下,决定手术入路时肿瘤的体积和鞍外扩展程度不如肿瘤的形状和生长方向来得那么重要,对待可以安全经蝶或经颅入路手术的患者,一般倾向于经蝶入路手术(显微镜或内镜)。因为经蝶入路更快更直接地达到垂体腺,清晰地区分肿瘤组织和垂体腺,肿瘤切除的彻底性较高;加上近年来神经导航、术中磁共振等高新技术的应用,使得经蝶手术的适应证及手术范围大大增加,手术风险及术中损伤视路等结构的可能性得以有效降低。以往认为向海绵窦或鞍上生长的肿瘤是显微镜下经蝶手术的盲区,而目前通过经蝶内镜下手术则可以有效、安全的切除向周围结构侵袭性生长的肿瘤,使得一些原先需经颅手术的患者不必行开颅手术,术后反应轻、恢复快。

无论何种方式手术,术前除常规准备外,均需全面检查和评估患者的内分泌激素水平,如有功能低下需给予相应的替代治疗。为防止术后出现的垂体功能减退,术前及术后均需给予口服激素预防治疗,如泼尼松(强的松)或醋酸可的松口服。对于特殊类型的垂体腺瘤如 GH 瘤,尚需检查患者的心肺功能、血糖测定等,避免严重并发症的产生。

1. 经蝶入路手术 是目前最为广泛应用的垂体瘤手术方法,它包括经鼻-蝶窦、经口-鼻-蝶窦、经筛-蝶窦入路等术式,近年来内镜的应用更扩大了经蝶手术的范围和指征。经蝶手术的优点是手术安全度高,采用显微手术技术,对微腺瘤可作选择性全切除,保留正常垂体组织,恢复内分泌功能。而近年来,随着经蝶手术经验的不断积累和手术技巧的提高,注意到垂体腺瘤鞍上扩展部分常为非浸润性生长,假包膜完整,且绝大多数垂体瘤组织质地脆软,有些肿瘤伴有出血、坏死、囊液等改变,容易被吸除或刮除,加之神经导航及术中磁共振的应用,目前不少医疗单位对有视神经及视交叉受压大的或巨腺瘤亦采用经蝶入路手术,并能达到肿瘤尽可能多地切除,视路减压满意及保存垂体功能的目的,取得了较好的疗效(占 83%)。国外也有学者(Satio,1995 年)对垂体大腺瘤采用经蝶入路、鞍底开放,有意待肿瘤坠落至鞍内后作二期手术的,有效率亦可达 83%。

(1)显微镜下经鼻蝶入路:目前为止,显微镜下经鼻蝶入路仍是垂体瘤手术中最常采用及最经典的术式。虽然近年来国际上内镜技术发展迅速,但由于我国神经外科发展水平存在明显区域差异,并且受器械及技术水平所限,目前情况下尚无法完全替代镜下经鼻蝶入路。经口鼻蝶入路除由上唇下黏膜横行切口进入外,其余操作与经鼻蝶入路完全相同,目前应用较少，仅在无条件行经鼻蝶入路或者经鼻蝶入路存在困难时方采用。

a.镜下经鼻蝶入路手术指征一般包括：①垂体微腺瘤。尤其适用于单纯鞍内生长的中小腺瘤，可完全切除并保留正常垂体功能，疗效达 50%～80%，对 ACTH 瘤可达 90%。②垂体腺瘤向鞍上扩展，但不呈或轻微哑铃形，未向鞍旁侵袭，影像学提示肿瘤质地松软者。③垂体瘤向蝶鞍内生长者。④垂体瘤伴有脑脊液鼻漏者。⑤垂体瘤卒中不伴有颅内血肿或蛛网膜下腔出血者。⑥视交叉前置型垂体瘤。⑦病员年老体弱，不能耐受开颅手术者。

b.禁忌证包括：①巨型或大型侵袭性垂体瘤向鞍旁、鞍上、额底生长，或肿瘤呈显著哑铃形者。②垂体瘤向鞍上扩展，影像学提示肿瘤质地坚硬者。③鼻腔及鼻旁窦有炎症者。以往认为蝶窦气化不良者是手术禁忌，随着神经导航技术的应用，目前可在神经导航的精确指引下磨除蝶窦及鞍底骨质直达鞍底硬膜，从而切除肿瘤。

c.术前准备：①完善常规神经外科手术的各项术前准备。②鞍区增强 MRI 确定肿瘤大小、位置及生长方向，冠状位 CT 明确蝶窦至鞍底入路情况。③完善全套内分泌学检查，若存在垂体功能低下，必须给予相应的激素替代治疗后方可手术。若垂体功能大致正常，为预防术中及术后垂体功能低下，建议给予泼尼松 5mg，每天 3 次，或醋酸可的松 25mg，每天 3 次，口服。鼻腔及鼻旁窦有炎症者。以往认为蝶窦气化不良者是手术禁忌，随着神经导航技术的应用，目前可在神经导航的精确指引下磨除蝶窦及鞍底骨质直达鞍底硬膜，从而切除肿瘤，④术前剪鼻毛，用抗生素滴鼻液滴鼻。

d.镜下经鼻蝶入路手术步骤(图 4-34)及术中的注意点：①消毒铺巾，鼻腔用棉球再次消毒后，麻黄碱棉条浸润鼻腔，使鼻黏膜收缩，减轻术中出血。②手术显微镜下操作，通常由右侧单鼻孔进入，亦可根据鼻中隔偏曲情况、肿瘤位置选择左鼻孔入路，提倡高位切开鼻中隔黏膜，完整分离黏膜，在骨性鼻中隔根部折断后找到双侧蝶窦开口，打开蝶窦前壁，咬除蝶窦内分隔及黏膜，显露鞍底骨质。注意勿操作过猛，撕裂对侧鼻黏膜。③严格中线入路，以免损伤鞍旁血管神经。④鞍底确认有困难时，可放一金属标记物于可能的鞍底部摄侧位片确定之，避免伤及前颅底及斜坡，目前建议采用神经导航系统进行定位。⑤勿过多切除鞍底前上骨质，鞍底硬膜切开勿超过额底硬膜与鞍膈的交界面，以防脑脊液漏。⑥硬膜切开前常规先行穿刺，以除外动脉瘤。硬膜十字切开，大腺瘤可自行涌出，注意正常垂体组织多被肿瘤向瘤旁挤压，呈灰红色扁平状，应注意辨认。⑦肿瘤切除顺序为：先斜坡及两侧海绵窦方向，后鞍上方向，以免鞍膈过早坠落，影响手术操作。随着鞍内肿瘤切除，鞍上部分可逐渐下坠。⑧刮吸切除肿瘤动作要轻柔，对质地较韧的大腺瘤，保留与轻轻牵拉鞍前上方一小片肿瘤可增加切除鞍上剩余肿瘤的机会，但切忌强行剥离肿瘤，以防鞍上粘连动脉或视交叉受损。⑨摘瘤后腔内用抗生素盐水冲洗，止血要彻底，鞍内明胶或止血棉纱填塞，需适度；有脑脊液漏时宜取脂肪填塞修补，术后绝对平卧 7～10d，适量应用脱水剂。现有医用生物胶粘合补漏，多无脑脊液漏发生。有条件可用人工硬膜或自体骨片重建鞍底。⑩术后需待患者完全清醒，吸除气管内、口咽部分泌物及渗血后方能拔除气管插管，以免窒息。对 GH 瘤者，尚需注意舌根后坠，呼吸道梗阻等情况。

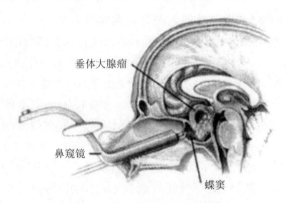

垂体大腺瘤

鼻窥镜

蝶窦

图 4—34　经蝶手术示意图

e. 术后处理：①术后前两天，拔除鼻腔纱条前，需注意后鼻孔出血、窒息等情况。②术中如有明确脑脊液漏，术后需注意鼻孔内有无清亮液体流出。如有，应考虑到脑脊液鼻漏的可能，可行漏出液常规生化测定以鉴别是否为脑脊液。如有脑脊液鼻漏，可给予平卧、轻度脱水剂应用，必要时给予腰穿或腰大池持续引流等处理。③术后根据皮质激素情况常规给予糖皮质激素支持，如泼尼松 5mg，每天 3 次或醋酸可的松 25mg，每天 3 次口服，并进行内分泌学检查以明确垂体功能，若存在垂体功能低下需给予相应替代治疗。出院后激素逐渐减量。泼尼松每周减量一次，甲状腺激素可每 2 周减量一次，在减量过程中，如果出现疲乏、畏寒、心悸、心率缓慢等情况，可以酌情增加激素用量。④如果尿量持续超过 3000mL/d，或＞200mL/h，应考虑多尿及尿崩症可能，可行尿比重测定，并给予口服氢氯噻嗪（双氢克尿塞）、卡马西平或去氨加压素（弥凝）治疗，并适当限制饮水，检查血电解质，如果出现电解质紊乱，应及时纠正。有时即使尿量正常，也可能出现电解质紊乱，尤其是低钠血症和低钾血症（常为迟发性抗利尿激素异常分泌综合征，入量大于出量，出现稀释性低钠血症、低钾血症），此时多伴有轻至中重度恶心和呕吐、头晕，如出现上述情况，需要采取限制入液量、补钠、利尿、激素等治疗，一般术后 10～14d 即可恢复正常。

f. 疗效：目前经蝶入路手术的死亡率降至 0％～2％。全美调查平均死亡率为 0.9％，国内大组病例分析死亡率为 0％～1.8％。死亡原因除与手术直接有关的并发症外，尚有术后误吸窒息、肺栓塞、心血管意外等。手术的并发症有：①鞍内并发症：包括颈内动脉损伤（占 0.4％～1.4％），可引起假性动脉瘤、颈内动脉海绵窦瘘，术后大血管痉挛、闭塞；以及颅神经损伤（占 0.4％～1.9％），尤以外展神经损伤为多见。②鞍上操作所致的并发症：包括下丘脑、垂体柄、垂体损伤；视神经、视交叉及周围血管的损伤导致视力减退或失明（占 0.4％～2.4％），后者也可由残余肿瘤出血、肿胀、鞍内填塞物过多等原因引起；鞍隔及蛛网膜损伤破裂发生脑脊液漏（占 1.5％～4.2％，甚高达 9％～15％），可引起气颅、脑膜炎（占 0％～2％）；其他尚有蛛网膜下腔出血、双额硬膜外血肿、癫痫等。③入路及蝶窦内并发症：可有鼻中隔穿孔（3.3％～7.6％），上唇及牙齿麻木，鼻畸形，上颌骨、眶骨、筛骨等骨折，蝶窦炎（1％～4％）或脓肿，以及在蝶鞍前下壁两侧的蝶窦腔内损伤颈内动脉袢（动脉表面覆盖骨缺损，仅有黏膜者约占 4％）和在蝶窦腔的上侧方（有视神经孔的下中壁骨缺损者）损伤视神经。④内分泌症状：有 10％～60％可发生尿崩症，大多为短暂性，持续性者占 0.5％～15％。术后垂体功能不足及低下的发生率为 1％～10％，多为大腺瘤且术前已有垂体功能低下者。

经蝶手术疗效一般根据 Hardy 所制定的手术疗效标准如表 4—21 所示。其中高分泌性垂体瘤的治疗效果各家报道不一。据 Hardy 等资料,PRL 腺瘤Ⅰ级根治率达 90%,Ⅱ级为 58%,Ⅲ级为 43%,Ⅳ级为 0%。术后月经恢复率分别为 71.5%,53.8%,42.8%,0%。术后妊娠率分别为 56.5%,21.4%,0%,0%。若以术前 PRL 在 100μg/L,200μg/L,500μg/L 以下或>500μg/L,治愈率分别为 88%、83%、77% 及 14%。国内天津医科大学 PRL 瘤治愈率为 79.8%。北京协和医院采用肿瘤+瘤周垂体组织切除微腺瘤治愈缓解率为 86%,大腺瘤为 60%。

表 4—21　垂体腺瘤手术疗效标准(Hardy)

生物学指标
治愈—术后激素水平恢复正常;
好转—激素水平下降至术前的 50% 以上,但仍高于正常;
无效—激素水平下降不及 50% 或不下降;
除测定激素基值外,尚需作垂体功能试验
其他垂体功能指标
恢复或保持正常—术前功能低下者恢复正常或术前正常者术后不变;
无变化—术后功能与术前者相同;
恶化—术后垂体前叶功能较术前恶化
临床指标:按术后症状恢复情况分治愈、好转及无效
手术切除肿瘤指标:选择性肿瘤全切除、选择性次全切除、非选择性次全切除、非选择性全切除(即垂体切除),但应随访 CT 或 MR

GH 瘤国外Ⅰ~Ⅱ级治愈率为 81.5%,Ⅲ~Ⅳ级者为 67.8%。Ross 报道长期随访 6.3 年,治愈率(GH<5μg/L)为 75.3%,缓解率(GH<10μg/L)为 87.9%。国内天津医科大学肿瘤控制率为 81.8%;术前 GH<40μg/L,术后控制率为 94%;术前 GH>40μg/L,术后控制率为 68%。北京协和医院微腺瘤治愈缓解率为 80.5%,大腺瘤为 69.1%;术前 GHC100μg/L,术后≤10μg/L 为 81.8%;术前 GH>100μg/L 的,术后≤10μg/L 为 28.8%。

ACTH 腺瘤国外治愈率为 74%~85%,其中库欣病病理证实有腺瘤者治愈率为 87%~91%,未证实有腺瘤者为 60%。国内协和医院中远期平均随访 3 年,病理证实有腺瘤或前叶细胞增生或无异常组的治愈率分别为 63.1%、72.7% 及 48.1%,微腺瘤组肿瘤加瘤周垂体前叶大部分切除的治愈率可达 80%。儿童 ACTH 瘤的治愈率国外为 80%~100%,国内为 91%。

分泌性腺瘤术后长期随访的复发率:PRL 瘤平均复发率为 17%,个别报道达 40%;GH 瘤为 5%~12%;ACTH 瘤 2%~10.5%,个别为 20.6%。国内资料 PRL 瘤复发率为 5.26%(北京协和医院),GH 瘤为 3.6%(天津医科大学),ACTH 瘤为 11.4%(北京协和医院)。肿瘤复发原因大多与肿瘤切除不彻底而有残留组织,或为高增殖垂体腺瘤,或肿瘤向周边组织侵犯(侵袭性垂体腺瘤)有关。少数可因多发性微腺瘤或垂体细胞增生。

近年来,一些新技术应用于经鼻蝶入路手术中,如 Yamasaki 和 Arita 术中采用实时多普勒超声监测海绵窦及颈内动脉、垂体柄、视交叉等结构,防止其受机械性损伤。而神经导航及术中磁共振等术中影像技术的应用使得经鼻蝶手术更为安全有效。对蝶窦气化不良,再次经蝶手术以及向鞍上、鞍旁、海绵窦等方向不规则生长者尤为有效。由于神经导航系统存在术中移位及术前定位偏差,无法对手术结果及肿瘤的切除程度在术中进行预判应用术中磁共振成像(iMRI)导航技术显微镜下经鼻蝶入路切除垂体瘤,必要时结合术中神经导航技术,达到良好效果,使得垂体瘤切除手术发生了革命性的变化,为神经外科医师提供了手术进程的实时引导和手术结果的实时、客观评价,进一步提高了肿瘤的切除率。

(2)内镜辅助下经鼻蝶入路:近年来,内镜被应用于神经外科领域,其具有灵活、损伤小、全景化视野等优点。其中内镜辅助下经鼻蝶手术切除垂体瘤的技术已比较成熟。这项技术的核心是进一步减少了以往手术入路的创伤,扩大了病灶的显露,增加了直观切除病变的机会。

一般而言,适合经鼻蝶入路手术的垂体腺瘤绝大多数也可以行内镜辅助下经单鼻孔入路手术。而对于巨大的向鞍上生长获侵犯两侧海绵窦的肿瘤,只要没有明显地偏向一侧,亦可采用内镜手术。而影像学资料提示瘤组织较硬韧,或肿瘤明显偏向一侧、向鞍上背侧或向额叶底部生长者不宜选择此方法。

a.手术方法:患者取仰卧位,头部后仰20°,向术者方向偏转30°。用聚维酮碘消毒面部和鼻腔。依据术前头部CT和MRI扫描结果选择鼻孔。在内镜引导下沿中鼻甲和鼻中隔间入路,用0.01%去甲肾上腺素或麻黄碱盐水棉条扩张手术通道。在蝶筛隐窝内显露蝶窦开口。沿蝶窦开口内上缘1cm起始,弧形向后切开一侧鼻中隔黏膜,将其掀向后方,显露蝶窦前下壁的骨性结构,用磨钻磨削骨质或旋转咬骨钳扩大蝶窦开口,直径1.5~2cm;磨除蝶窦间隔,通常应显露蝶窦内的两侧颈内动脉隆起,完整地显露鞍底。用磨钻在鞍底中间偏下方起始磨削鞍底,开放范围直径1~1.5cm。双极电凝鞍底硬脑膜,用长穿刺针穿刺鞍内,抽吸探查证实安全后,专用尖刀十字切开硬膜,烧灼硬膜,使其收缩后暴露肿瘤,用刮匙、环形刮圈和吸引器分块切除肿瘤,留取标本送病理检查。当肿瘤足够大时,可随着肿瘤的切除用内镜向瘤腔内探查,在内镜直视下切除残余肿瘤,冲洗瘤腔。切除肿瘤后,瘤腔内可适当充填明胶海绵或止血纱布,并用人工硬膜双层封闭鞍底。对鞍膈破损者可用生物胶加人工硬膜封闭。术侧鼻腔黏膜如保护良好,可不必填塞任何物质。

内镜辅助下经鼻蝶入路手术与传统手术方法的重要区别就是最大限度地保护了鼻腔的正常结构。Cappabianca等强调,不使用牵开器与将内镜作为照明和观察设备,是内镜经鼻蝶手术的重要特征。内镜手术主要利用鼻腔的自然空间,逐渐收缩鼻黏膜,扩张手术通路,这样就避免了因牵开器强行扩张造成的鼻中隔骨折。在扩大蝶窦开口时,依靠磨钻来磨除蝶窦前下壁、蝶窦间隔和鞍底,减少了术中出血的机会。对一些曾经做过隆鼻美容术的患者手术后也不会出现相应不良反应。

充分显露病灶是安全有效地切除肿瘤的保证,由于内镜的光学照明特点和内镜角度及鱼眼效应,便于近距离显露病变,增加了显露范围。内镜经鼻蝶的解剖学研究表明,内镜下显露鞍区可以清楚地辨别双侧视神经管隆起、双侧颈内动脉隆起、鞍底及斜坡凹陷,可分辨海绵窦的一些重要解剖学标志,并按血管走行方向将颈内动脉分为鞍旁段与斜坡旁段。如果肿瘤生长广泛或生长不规则,则需要依据肿瘤生长方向、肿瘤特点等,个性化地选择暴露范围,在内镜下观察蝶窦和鞍区的结构,一般能清楚地辨别重要的解剖学标志,如颈内动脉隆起。对垂体微腺瘤,应在内镜下辨别清楚肿瘤和正常组织,尽可能地减少对正常组织的创伤。对较大的垂体腺瘤,更可显示内镜的优势。通常可在切除部分肿瘤后,将内镜伸入瘤腔,直视下切除残余肿瘤,并观察瘤腔的结构。切除肿瘤应当首先切除最邻近鞍底的肿瘤,然后切除两侧近海绵窦壁的肿瘤,再切除鞍上的后上方肿瘤,最后是鞍上的前上方肿瘤,多数情况下可观察到鞍膈均匀下降。Moreland 等和 De Divitiis 等指出只切开一侧蝶窦前壁，即能完全切除肿瘤。

　　Jho 等认为，内镜辅助经鼻蝶手术除改善经蝶显微手术的术中观察范围外，可使手术创伤明显降低，术后患者不适最少，住院时间明显缩短。Tho 等采用内镜经鼻蝶入路切除 44 例垂体腺瘤，13 例为微腺瘤，其余均为巨腺瘤或大腺瘤（有 6 例肿瘤累及海绵窦），术后患者的临床治愈缓解率达到 70%，取得较好疗效。Kabil 等对 300 例内镜经鼻蝶入路切除的垂体瘤患者进行了随访观察，并将治疗结果与文献中传统的显微镜下经蝶手术进行了比较，内镜下手术治疗垂体瘤的治愈率为：ACTH 腺瘤 86%、PRL 腺瘤 89%、GH 腺瘤 87%、无功能腺瘤 93%、总痊愈率 90%，均高于传统显微镜下经蝶手术效果。

　　b. 内镜手术注意点：①鼻腔呈倒锥形空间，关键在于鼻腔尖端，为便于操作，尽量增加手术空间，需用去甲肾上腺素或麻黄碱盐水棉条充分扩张手术通道，必要时可用鼻镜机械扩张。②蝶筛隐窝寻找非常重要，此隐窝内有蝶窦开口，是开放蝶窦的标志。③开放蝶窦时应沿蝶窦开口先向下、内方操作，辨认清楚后再向外上方开放，避免损伤颈内动脉、视神经等重要结构。④切开鞍底硬脑膜前先穿刺确认无出血后再切开鞍底硬膜，切开勿超过额底与鞍膈交界面，防止脑脊液漏。⑤切除肿瘤按一定顺序，先切除下方然后两侧再后上方，最后前上方，以免鞍膈过早地下陷遮挡术野影响手术操作，如出现脑脊液漏需要硬膜修补鞍底重建。⑥专用器械的使用，如旋转咬骨钳、多种弯头吸引器、多角度刮匙等，会给手术带来方便。尽量在包膜内切除肿瘤，使用吸引器时要轻柔，避免鞍膈破裂。术后并发症与显微镜下经鼻蝶入路基本相同。

　　c. 内镜手术的缺点主要包括：①内镜图像为二维图像，立体感较传统显微手术差，操作者有时较难适应。②内镜粘有血液后镜片较易模糊，术中需不断用水擦拭，影响手术操作及进程。③术中操作空间有限，助手一般较难配合。④手术通道狭窄，增加了手术操作难度，术中一旦出现较大出血，止血较为困难。⑤内镜镜头反复出入影响及耽误操作。

　　2. 显微镜下经颅入路手术　经颅手术曾是垂体腺瘤切除的经典入路。主要适应证包括：①肿瘤向鞍上生长呈哑铃状。②肿瘤长入第 3 脑室，伴有脑积水及颅内压增高者。③肿瘤向鞍外生长至颅前、中或后窝者。④有鼻或鼻旁窦炎症及蝶窦气化不良，且无微型电钻设备，不适合经蝶窦手术者。⑤肿瘤出血或经鼻蝶入路术后出血，伴颅内血肿或蛛网膜下腔出血者。

　　垂体瘤经颅手术有经额下、经额颞（翼点）和经颞下 3 种入路，每一种入路在特殊情况下有各自其优缺点。额下入路垂体瘤手术由 Horsley（1889）首先采用，该入路可观察视神经、视交叉、颈内动脉、鞍上池、垂体柄和蝶鞍，术中可在直视下切除肿瘤，对视神经、视交叉减压较彻底，适用于较大垂体瘤向鞍上发展有视力视野障碍者。但前置型视交叉可阻碍这一入路接近肿瘤，故对临床（视野检查有双颞偏盲性暗点）和 MRI 估计有视交叉前置者应优先采用额颞（翼点）入路。该入路提供了在视神经及视束与颈内动脉之间操作的空间，也可在视交叉前、下及后方探查，且路经短、视角大，充分利用了脑的自然解剖间隙，故适用于垂体瘤向视交叉后上方、向鞍旁或海绵窦发展者。缺点是手术者对远侧视神经和鞍内容物的视域受到影响。颞下入路适用于肿瘤明显向视交叉后扩展的罕见情况或向鞍旁发展者，虽然这一入路可对视交叉进行减压，但它对鞍内肿瘤的切除困难。

　　近年来，随着颅底外科的突破性进展，垂体瘤的新手术入路和改良的手术入路得到开发和应用，包括扩大额下硬膜外入路、经眶额蝶联合入路和经硬膜外海绵窦入路。扩大的额下硬膜外入路是 Derome 入路的改良，它能清楚显露颅底的中线区域，如筛窦、蝶窦以至斜坡，故适用于切除长向前颅底、蝶窦、筛窦、鞍区及斜坡的巨大垂体瘤。但有些肿瘤长向鞍上区,后床突区及鞍旁海绵窦,成为该手术入路的"盲区"为解决这一难点,采用术中联合额下或颞下硬膜内入路一起操作,以增加肿瘤切除的彻底性。该入路暴露范围较经蝶入路广、手术风险较常规经颅入路小,手术需特别注意的是严格修复颅底硬膜,以防术后脑脊液漏和颅内感染。经眶额蝶联合入路是经额和经蝶联合入路的改良,手术野暴露好,容易达到肿瘤全切除目的,但手术创伤大,同样有脑脊液漏和颅内感染之虑。经硬膜外海绵窦入路由 DoleriC(1997)倡用,适用对象为侵入鞍旁和(或)鞍上的垂体瘤,尤其是常规额下入路或经蝶入路手术复发者。主要手术方法为:①游离中颅底硬脑膜夹层,打开海绵窦外侧壁。②经海绵窦内侧三角、上三角、外侧三角等间隙切除肿瘤及视神经两旁切除侵入蝶窦和筛窦的肿瘤。③肿瘤长向鞍上者,可剪开硬脑膜,打开侧裂,抬起额叶,将隆起的鞍膈连同其下的肿瘤推入蝶鞍内,经硬膜外切除。Dolenc 应用该入路治疗垂体瘤 90 例,肿瘤全切除达 92.5%,术后并发症<2%,无手术死亡。

术后视力及视野恢复率为 78%,其中视力改善为 83%,视野改善为 67%,其疗效与以下因素有关:①术前视觉影响程度:即术前视力影响愈严重,术后恢复可能愈小。②视神经受压时间长短:一般视力障碍在 1 年以内者,术后恢复大多良好,视觉障碍在 2 年以上者恢复较差。③视神经萎缩程度:已有明显视神经萎缩者,往往不能完全恢复。

经颅手术的死亡率在 2%~5%,术后并发症可有下丘脑损伤、垂体危象、癫痫、尿崩及电解质紊乱、高渗性非酮症糖尿病昏迷、精神症状、脑脊液漏等。GH 腺瘤术后可并发糖尿病昏迷、急性心力衰竭、甲状腺危象及卒中等。手术死亡率除因并发症外,尚与肿瘤体积大小及生长方向有关,肿瘤向鞍外生长范围广泛者(尤其长向第 3 脑室底部者)死亡率较高。

(四)放射治疗

在垂体腺瘤的治疗中,放射治疗或可作为手术治疗或药物治疗的辅助疗法,也可作为一种确定的治疗方法。它可分为外放疗和内放疗两种。外放疗常用的有超高压照射的^{60}Co 和直线加速器、重粒子放疗(α 粒子、质子、中子、负$_\pi$介子等),以及 γ 刀、射波刀等,内放疗有放射性核素(^{198}An、^{90}Y 等)。与药物治疗的情况相同,放疗的有效性因垂体瘤的不同类型而有所不同。

1. 超高压照射(^{60}Co,直线加速器)穿透性能较强,对皮肤、颅骨及正常组织影响较小。目前国内应用最多,已取代常规 X 线治疗。常用总剂量为 45~55Gy,每周 5 次,每次 180~200Gy。

(1)无分泌功能腺瘤:多为大腺瘤,早期单纯手术治疗的复发率为 55%~67%,晚期肿瘤全切除后的复发率在 12%~21%,复发多发生在术后 4~8 年。Selman 等报道即使肿瘤肉眼全切除,仍可有镜下残留的病变,如 88% 和 94% 的鞍内或向鞍上扩展的大腺瘤有硬膜的侵犯。故为防止肿瘤复发,提高手术治疗的效果,一般主张术后放疗。但近来 Lillehei 等认为肿瘤全切除者,可临床密切观察,定期随访影像学,一旦肿瘤复发才予放疗,以免放疗引起的并发症。无分泌腺瘤对放射线治疗中度敏感,疗效较有分泌功能腺瘤为好。放疗后可使大部分肿瘤组织被破坏、体积缩小,所剩瘤组织增殖力明显减退,复发延缓。

a. 放疗适应证:①手术未全切除者。②术后肿瘤复发且肿瘤不大者。③诊断肯定而临床症状不显著者。④年老体弱,或有重要器官疾病等不能耐受手术者。

放疗效果:Sheline 报道单纯放疗肿瘤控制率为 71%,手术后放疗患者的控制率可达

75%。亦有许多报道手术加放疗,10 年的局部控制率可达 85%~94%。而 Tsang 等报道肿瘤复发后放疗,10 年的控制率为 78%;首次手术后放疗 10 年控制率可达 91%。放疗后约半数患者的视力、视野障碍可望有些恢复,但亦有在放疗过程中或治疗以后发生肿瘤出血或囊变而使症状反而加重。

b. 放疗并发症:①放射性坏死。一般发生的高峰期在放疗后 1~3 年,若放射剂量<45Gy,其发生率仅 0.4%。部位可涉及双侧额叶下内方、颞叶前内侧钩回、下丘脑及视交叉、第 3 脑室前壁等。临床表现为视力、视野症状加重,以及丘脑下部症状、头痛、恶心等。常可误为肿瘤复发。治疗以支持疗法为主,给予大量维生素、能量合剂及替代性激素治疗。②新生物形成。最常见为胶质瘤、脑膜瘤、纤维肉瘤,其发生的危险性是正常人群的 9~16 倍,常在数年甚至 10 年以后发生。③垂体功能低下。经 8~10 年随访,其发生率在 13%~30%,甚至更高。表现为性腺、甲状腺和肾上腺轴的功能减退,需激素替代治疗。④其他并发症。如肿瘤内出血或囊变,空蝶鞍综合征、视神经损害等,均以视力再度减退为特征,亦可误为肿瘤复发。

(2)分泌性垂体腺瘤:放射治疗分泌性腺瘤的疗效,以内分泌亢进症状较轻及激素升高水平较低者为好。

a. PRL 瘤经放疗后部分病例血清 PRL 浓度可以降低,肿瘤缩小,但 PRL 多不能降至正常水平,部分无效。相对于手术或溴隐亭治疗的效果,放疗效果不满意。

b. GH 瘤对放疗比较敏感,有 30%~70% 的患者放疗后 GH 水平可低于 $5\mu g/L$,60%~80% 的患者 GH 水平可低于 $10\mu g/L$,治疗的最大效应在 3~5 年。

c. ACTH 瘤的放疗效果在 20%~50%。儿童患者疗效较好,可达 80%,有效时间短于 GH 瘤患者的。对 Nelson 综合征,无论用于预防或治疗,均能减少发生率或控制疾病。

由于开展经蝶显微手术后治疗效果有了明显提高,现多主张对手术未能全切除肿瘤病例,术后辅以放射治疗,可以减少肿瘤复发率。对肉眼全切除肿瘤病例,Wrightsoup 认为肿瘤与正常组织之间无明显界限,瘤细胞常侵入正常垂体组织中,主张术后应放疗。但目前多认为手术后达到治愈标准不需做放疗,可定期随访。对术中有脑脊液漏者应延期放疗,以待修补处充分机化。

2. 重粒子放疗 国外应用回旋加速器开展的重粒子治疗有 α 粒子束、质子束、负π介子、快中子等。利用 Bragg 峰效应,在确切的靶区内(垂体腺)可获高能量释放,而在邻近组织内能量释放甚小,故可用较大剂量治疗,而副作用或并发症并不增加。Kjellberg 等用质子束治疗 431 例肢端肥大症患者,在以后的 4 年中有 80% 患者获得控制(GH<$10\mu g/L$)。Lawrence 报告重粒子放疗 258 例 GH 瘤患者,5 年内 90% 患者 GH<$10\mu g/L$。对 ACTH 瘤,Kjellberg 等治疗 124 例患者,65% 完全控制,20% 改善,仅 15% 失败。

3. 伽马刀治疗 国内已引进并开展该项技术。它是应用立体定向外科三维定位方法,将高能射线准确汇聚于颅内靶灶上,一次性或分次毁损靶灶组织,而周围正常组织因射线剂量锐减可免受损害。对垂体瘤的治疗始于 20 世纪 70 年代,其目的是控制肿瘤生长和激素的过度分泌。由于视器邻近垂体(瘤)组织,所耐受的射线剂量较肿瘤所需的剂量为小,故该治疗的先决条件是视器相对远离肿瘤边缘,仅适应于无分泌功能腺瘤术后有部分残留者和高分泌功能微小腺瘤不愿手术及药物治疗无效或不能耐受者。γ 刀的疗效在无功能腺瘤局部控制率为 89% 左右,ACTH 瘤的治愈缓解率为 70%~85%,GH 瘤为 67%~75%,PRL 瘤为 50%

～60％。其主要并发症为视路损害和垂体功能低下。

4.射波刀治疗　射波刀是一台安装在机械臂上的低能(6MV)电子直线加速器,使用类似于 X 刀的圆形小孔径准直器输出(5～60mm 共 12 个准直器)。机械臂由计算机控制,可以将加速器停留在 100 个不同的位置(节点)上,加速器的射线出方向在每个位置上可以有 12 个不同的角度。因此可以从 1200 个方向对靶区进行照射,但照射是逐个方向依次进行。对于肿瘤位于颅底深部和重要功能区、常规外科手术难以切除或创伤较大、并发症较高的患者,以及高龄,或有系统性疾病不能耐受外科手术的患者,可实施低分割射波刀治疗(hypofractoinated cyberknife radiosurgery)来达到控制肿瘤生长提高患者生活质量的目的。由于射波刀可以实施低分割治疗(每天照射 1 次,一共照射 2～3 次,甚至 4～5 次),所治疗肿瘤的体积可适度放宽。

附:

1.垂体腺癌　来自腺垂体细胞的原发癌很少见,发病率不足垂体腺瘤的 1％,常发生于成年人。肿瘤可向临近组织侵犯,如局部脑膜、海绵窦、脑组织、血管、颅骨等处(58.5％),或沿蛛网膜下腔播散至颅中、后窝及脊髓等处(20％),少部分可经血行(18％)或淋巴转移至肝、脾、骨、脊髓,马尾等处。垂体腺癌目前很难用组织学方法加以诊断,因为恶性程度的标准不同。但一般认为肿瘤明显侵犯脑组织和(或)远处转移,不论瘤细胞的形态异形如何,都是恶性表征,可以作出癌的诊断。病理上肿瘤细胞排列不规则,分化不良,细胞核的形态、大小和染色均不一致,有活跃的核分裂。垂体腺癌可以分泌激素(多为 ACTH),也可不分泌激素。临床表现可有:①垂体功能低下、视神经受压及邻近组织受压症状,与无功能腺瘤难以区别。②颅内压增高、癫痫发作、嗜睡、记忆力减退、智能障碍及精神错乱等。③脑膜刺激征。④颅神经及脊神经损害症状,颅神经以第Ⅲ、Ⅳ对颅神经最常受影响,转移至脊髓时有放射性根痛、肌力减退、反射减弱或消失、感觉障碍、括约肌功能障碍等。⑤部分病例合并有库欣综合征。CT 或 MRI 扫描发现垂体肿瘤巨大,侵犯硬膜、海绵窦和相邻脑组织,以及侵入邻近骨骼明显者,应考虑垂体腺癌的诊断。若发现颅底脑池中高密度影渐增多或体内还存在第 2 个肿瘤时,可考虑腺癌的转移,但上述情况应与病理所见一致。垂体腺癌治疗多不理想,如怀疑本病,应尽可能手术时切除肿瘤,术后尽早辅以全方位放疗与化疗,以延缓肿瘤复发。

2.垂体转移性癌　垂体转移性癌少见,但尸检或垂体切除标本中发现恶性肿瘤转移至垂体的发生率在 1％～26.6％。大部分肿瘤原发于乳腺和肺部,其他有来自前列腺、胃肠、肾、甲状腺、胰腺和血液的恶性肿瘤。转移途径有以下几种:①直接通过血行转移至垂体后叶并进一步播散。②经血液转移至垂体柄,并生长至垂体前叶和后叶。③经血液转移至斜坡、鞍背或海绵窦,然后再扩展至垂体腺。④通过软脑膜扩散至垂体囊。⑤由鼻咽部等处直接侵犯。病变可向鞍上及鞍旁生长,临床表现有尿崩、垂体功能低下、头痛(多为眶后部疼痛)、视神经受压及眼肌麻痹等症状。对已有全身转移者不适手术,可试用化疗。对原发灶已作切除、无全身及颅内其他部位转移者,可作肿瘤切除,术后辅以放疗及化疗。Morita 等报道有症状的垂体转移癌 36 例,手术治疗组和非手术治疗组之间的生存期没有明显差异。认为尽管手术及放疗不延长患者的生存期,但可以解除肿瘤对视神经的压迫,控制肿瘤的局部发展,缓解肿瘤引起的疼痛等症状。

(刘乃杰)

第六节　松果体区肿瘤

　　松果体区位于颅腔正中,前部为第3脑室后壁,后部为小脑幕切迹游离缘,上部达胼胝体压部,下部为中脑导水管,来源于这一区域的肿瘤统称为松果体区肿瘤。松果体区肿瘤虽然较为少见,但肿瘤类型繁多,可来自松果体实质细胞,也可来源于松果体腺间质细胞和邻近组织结构。根据病理类型一般可以分为四大类:①生殖细胞源性肿瘤。②松果体实质细胞肿瘤。③神经上皮肿瘤。④杂类。具体分类见表4—22。

表4—22　松果体区常见肿瘤

生殖细胞源性肿瘤
生殖细胞瘤
非生殖性生殖细胞肿瘤
畸胎瘤(成熟和不成熟);恶性畸胎瘤
胚胎癌
内皮窦瘤(卵黄囊瘤)
绒毛膜上皮癌
混合性生殖细胞肿瘤
松果体实质细胞肿瘤
松果体细胞瘤
松果体母细胞瘤
神经上皮肿瘤
星形细胞瘤
室管膜瘤
少突胶质细胞瘤
髓上皮瘤
副神经节瘤
黑色素瘤
杂类
松果体囊肿
蛛网膜囊肿
上皮样囊肿
表皮样囊肿
脂肪瘤
血管瘤
血管外皮细胞瘤
脑膜瘤
转移瘤

一、流行病学

松果体区肿瘤的发病有种族、性别和年龄的差异。

（一）种族差异

松果体区肿瘤在日韩占所有颅内肿瘤的 3.2%，在欧美只占 0.4%～1%。具体各病理类型分布最新统计：日韩生殖细胞源性肿瘤最高发，占 70.3%，生殖细胞瘤又占其中的 68.0%；松果体实质细胞肿瘤 12.0%；神经上皮肿瘤 6.7%；其他 10.7%；未明确 0.3%。而欧美生殖细胞源性肿瘤 31%，生殖细胞瘤占其中的 58.6%；松果体实质细胞肿瘤 27%；神经上皮肿瘤 27%；其他 15%，同为东方人的日韩之间，发病率无明显差异。

（二）性别和年龄差异

松果体区肿瘤男性高发，性别比男：女为 5.25∶1；其中生殖细胞源性肿瘤的男性高发趋势最明显，性别比男：女为 8.33∶1。松果体区肿瘤平均发病年龄 20 岁，儿童高发。各病理类型发病高峰：生殖细胞源性肿瘤为 10～14 岁；松果体细胞瘤有 10～14 岁和 65～69 岁两个高峰；松果体母细胞瘤为 0～4 岁；神经上皮肿瘤和其他则无明显年龄发病高峰。

二、病因

目前对生殖细胞肿瘤的起源研究较多，一般认为生殖始祖细胞在分化过程中发生突变，形成胚胎癌（embryonal carcinoma）、内皮窦瘤（endodermal sinus tumor）（卵黄囊瘤）、线毛膜上皮癌（choriocarcinoma）等各种类型肿瘤，也可形成混合多种成分的生殖细胞肿瘤。但目前颅内的生殖细胞肿瘤的确切细胞来源还不清楚，有学者认为来自原始生殖细胞（primordial germ cells），这些细胞在胚胎发育最初数周内没能准确迁移，而残留于迁移路途上，诱发肿瘤生成，这可解释生殖细胞肿瘤发生于鞍区和颅外躯体中线等其他部位。但对各种肿瘤的组织发生、组织学分类和免疫组化特点还有不同看法。目前较为一致的观点认为生殖细胞肿瘤的各种亚型来自于致瘤性全能生殖细胞（neoplastic totipotential germ cells），可能的细胞分化突变过程见图 4-35。

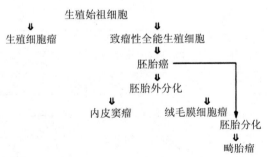

图 4-35 生殖细胞瘤的形成与衍化示意图

三、病理

（一）生殖细胞源性肿瘤

生殖细胞源性肿瘤（germ cell neoplasms）包括生殖细胞瘤（germinomas）和非生殖性生殖

细胞肿瘤(nongerminomatous germ cell tumors)。生殖细胞源性肿瘤中约 62.7% 来自单一细胞成分,其余为混合性(Sano,1998)。

1. 生殖细胞瘤(germinoma)　为最常见的生殖细胞源性肿瘤,可为单纯生殖细胞瘤,或混合有其他非生殖性成分。通常幕上病变多为单纯生殖细胞瘤,而松果体区多为混合性生殖细胞瘤。切面上生殖细胞瘤呈淡灰色,质地可软可韧,瘤内多为实质性,但少数情况下瘤内可见出血、坏死、囊变或退化,多能与邻近脑组织分开,但部分肿瘤可边界不清,并沿脑脊液循环通路向远处播散。镜下瘤细胞呈岛状或小梁状排列,有两种细胞类型:一种呈球形或多角形,胞膜边界清楚,胞浆澄清或嗜伊红色,核圆、清楚。有些细胞核内有空泡,可见一个或多个核仁,居中。细胞间填充有纤维血管间质,间质中分布有另一种细胞类型,即 T 细胞。瘤体内可出现炎性肉芽肿,伴异物巨细胞,但不多见,故第 3 脑室和松果体区病变活检发现非干酪样炎性肉芽肿,应高度怀疑生殖细胞瘤。应多点再取标本,以明确诊断。有时瘤体内也可见含坏死液的微囊,或由柱状上皮覆盖的腺体、软骨、鳞状上皮或滋养层细胞。在约半数以上的生殖细胞瘤中可发现有免疫活性的合体滋养层巨细胞,并伴随脑脊液中 HCG 增高。多发的生殖细胞瘤是指在生殖细胞瘤常见部位如松果体区和第 3 脑室后部出现两个以上病变,而其他部位出现的生殖细胞瘤则应考虑为肿瘤的脑脊液播散。

2. 非生殖性生殖细胞瘤　在非生殖性生殖细胞肿瘤中胚胎癌、内皮窦瘤和绒毛膜癌均为高度恶性肿瘤,可局部浸润或沿脑脊液通路播散,神经系统外转移罕见。大体形态上,各型肿瘤无特异性,可有小或大囊肿、坏死和出血。在组织学上和卵巢、睾丸肿瘤一致,常含有原始高度恶性的上皮细胞,镜下可见坏死和高分化率。

(1)畸胎瘤(teratoma):常见于松果体区,肿瘤中含有来自 3 胚层的成熟细胞,如鳞状上皮、皮样结构、毛发、骨骼、腺体、呼吸道上皮和神经外胚叶成分(节细胞和脉络丛上皮)。切面呈杂色,可见不同组织结构如软骨、骨或牙齿。瘤腔内可见上皮样或皮样囊肿,内含毛发、液体或角化物。偶有报道囊腔破裂,内容物流入脑脊液循环。不成熟畸胎瘤更为常见,有恶性表现,可在颅内播散。包含不成熟的原始神经外胚叶和成横纹肌细胞。镜下成熟畸胎瘤细胞分化良好,对周围组织推移压迫,而不浸润。可见来自 3 个胚层的成分各种结合,有时可排列成正常组织结构。有丝分裂象少见或无。最常见的外胚层结构有皮肤、脑和脉络丛。中胚层结构常见的有软骨、骨、脂肪和肌肉。衬有肠上皮或呼吸道上皮的囊腔是常见的内胚层结构。不成熟畸胎瘤中可出现细胞分化不良区域,胚胎性间质和原始神经外胚叶成分排列成神经管样结构,并可见细胞数和有丝分裂象增多。有报道不成熟畸胎瘤经长期分化可自动演变成成熟状态。同时不成熟成分出现并不代表肿瘤的恶性程度。呈侵袭性的畸胎瘤通常有生殖细胞成分,较少有癌性或肉瘤成分,如横纹肌肉瘤。

(2)胚胎癌(embryonal carcinoma):是此类肿瘤中最原始的肿瘤,来源于胚胎干细胞。由立方上皮或柱状上皮组成,呈乳头状、管腔状或腺体状排列。

(3)内皮窦瘤(endodermal sinus tumor):很少见,预后不良。镜下特点:原始上皮细胞网状分布,间质内有相互沟通的孔腔和管道、乳头状结构、Schiller—Duval 小体(薄壁血管外围有原始柱状上皮,区域外衬有扁平细胞)。有黏液样基质。细胞内外透明球状颗粒,嗜伊红,PAS 染色阳性,内含 AFP 或 α－1 抗胰蛋白酶。

（4）绒毛膜癌（choriocarcinoma）：高度恶性肿瘤，常为其他生殖细胞肿瘤的伴随成分，只有约 15％的绒毛膜癌为单独成分。肿瘤血供丰富、瘤内常见出血。镜下瘤细胞由呈条索状大而圆的细胞滋养层和胞浆清的合体滋养层细胞组成。采用免疫组化方法可在组织中检出 β－促绒毛膜性腺激素，脑脊液、血清或尿中也可查出 β－HCG。

（二）松果体实质细胞肿瘤

松果体区有 15％～20％肿瘤来自松果体实质细胞，包括松果体细胞瘤（占 1/4）、松果体母细胞瘤（占 1/2）和两者的混合瘤（占 1/4）。

1. 松果体细胞瘤（pinealoma）　来自构成松果体腺的松果体细胞，可见于任何年龄组，无性别差异。大体检查：肿瘤边缘清楚，有灰色颗粒状均质切面，也可见退行性变，如囊变、出血，偶有报道瘤内有坏死。瘤细胞小而圆，大小一致，弥散或巢状分布，分化良好，无核分裂象，形态与正常松果体细胞相似。局部缓慢生长，不向周围浸润。部分巢状分布的瘤细胞中混杂有节细胞和星形细胞，类似于神经节细胞瘤。

2. 松果体母细胞瘤（pinealoblastoma）　来源于松果体区的神经外胚叶髓上皮，少见，可发病于任何年龄，通常 20 岁以前发病多见。男性略多。临床起病较快，短则 1 个月，术后中位存活时间在 24～30 个月之间。大体检查：软，边界不清，瘤内常见出血或坏死，钙化少见。常浸润邻近结构（包括脑膜），并都可循脑脊液远处播散，但很少有中枢神经系统外转移。光镜下，肿瘤细胞多、较小、圆形或卵圆形，肿瘤细胞核浆比例高，核分裂象多见，并可见颗粒状染色质。形态学上与其他神经外胚叶肿瘤，如髓母细胞瘤难以鉴别，都可出现 Homer Wright 玫瑰花结，即围绕原纤维中心，瘤细胞核呈菊花样排列。部分肿瘤还可呈视神经母细胞瘤样分化，出现 Flexner－Wintersteiner 玫瑰花结，表现为柱状上皮细胞呈环状分布，并有独特的尖顶状细胞膜，提示细胞分化更加原始。松果体母细胞瘤呈视神经母细胞瘤样分化，提示松果体腺分化自神经光感受器。有报道遗传性双侧视神经母细胞患儿可并发松果体瘤，称为"三边视神经母细胞瘤综合征"（trilateral retinoblastoma syndrome）。

3. 松果体细胞及松果体母细胞混合瘤　也称中间分化的松果体实质细胞肿瘤（pineal parenchymal tumor with intermediate differentiation），是介于松果体细胞瘤和松果体母细胞瘤之间的变形。瘤细胞呈分叶状分布，并有边界清楚的细胞膜突起，指向血管壁，分裂象可有可无。脑脊液播散机会较松果体母细胞瘤少。

（三）胶质瘤

少见，星形细胞瘤可来源于松果体区星形细胞，也可来自于第 3 脑室壁或顶盖区。肿瘤病理和生长方式与其他部位的胶质瘤相似。其他胶质瘤有室管膜瘤、少突胶质细胞瘤、乳头状瘤和髓上皮瘤等。

（四）脑膜瘤

脑膜瘤的各种亚型均可出现于松果体区。来自于第 3 脑室顶的中间帆、穹隆和小脑幕结合处，也可来自松果体内结缔组织。

（五）其他肿瘤

其他少见肿瘤有嗜铬细胞瘤、血管上皮瘤、血管瘤、脂肪瘤和颅咽管瘤。随着核磁共振成像的运用，良性的非肿瘤性的松果体囊肿检出逐渐增多，但目前病因和病理机制还不清楚，大部分囊肿可无症状,多年影像学随访囊肿可不增大,但如囊肿直径>2cm,可因阻塞导水管和压迫四叠体区,出现梗阻性脑积水、复视和上视不能等症状,影像学上难以与肿瘤囊变鉴别。组织学检查表明松果体囊肿确是非肿瘤性囊肿,有3层独特的壁:①最外层为致密的纤维层。②中间层含有松果体细胞的成分。③内层为菲薄的胶质细胞层。

四、临床表现

松果体区肿瘤的临床表现,取决于肿瘤的性质和所在部位。主要有颅内压增高症状、神经系统症状和内分泌系统症状。

(一)颅内压增高

肿瘤压迫或侵犯中脑导水管和第3脑室后部,引起梗阻性脑积水和颅内压增高的临床表现,如头痛、呕吐、眼底水肿和意识状态改变等。

(二)神经系统症状

肿瘤压迫或浸润松果体区及其邻近结构,还可引起神经系统损害。

1.四叠体上丘综合征(Parinaud综合征)和Sylvian导水管综合征 肿瘤破坏上丘和顶盖区引起眼球活动障碍,两眼上视不能,瞳孔光反射障碍。Parinaud综合征通常只有两眼上视不能,由皮质顶盖束受到肿瘤压迫或破坏引起,如上丘后半部受损,则两眼下视不能。Sylvian导水管综合征除了眼球上视不能外,还伴有瞳孔对光反应改变、眼球会聚功能麻痹或痉挛、眼球震颤,提示导水管周围(包括导水管前部和第3脑室后下部)受损。

2.四叠体下丘损害 听力障碍。

3.小脑功能损害 肿瘤压迫或侵犯小脑,引起辨距不良、共济失调、肌张力降低和意向性震颤。

4.意识障碍 颅内压增高或肿瘤直接侵犯脑干还可引起意识障碍。下丘脑后半部或中脑前半部与腹侧受损,可引起嗜睡。

5.脊髓和马尾神经损害 恶性松果体区肿瘤可发生远处转移,常见肿瘤转移至脊髓蛛网膜下腔,甚至转移至中枢神经以外的结构。曾行脑室分流患者,瘤细胞沿分流管向远处转移。脊髓播散可引起神经根痛或感觉障碍。

(三)内分泌系统紊乱症状

1.性发育异常 主要为性早熟,见于松果体区的生殖细胞肿瘤,特别是畸胎瘤,仅限于男性患儿。少数患者可表现性发育迟缓。

2.尿崩症 松果体区肿瘤,特别是生殖细胞肿瘤,可循脑脊液播散,损害下丘脑前半部的上视核引起。Horowitz(1991)报道局限于松果体区的生殖细胞瘤也可引起尿崩症。

韩国Byung的报道中,颅高压91%,Parinard症53%,视力减退21%,尿崩症18%,共济失调9%。而俄罗斯Alexander N.Konovalov的报道中,颅高压87%,眼球运动障碍76%,偏瘫27%,听力障碍12%,尿崩症6%,垂体功能减退5%。综合其他各国的统计,临床表现最常见的为颅高压症,约90%;其次为Parinard症,约50%;视力减退、复视、尿崩、共济失调稍少。其他还有如听力障碍、发育障碍、偏瘫等少见症状。主要症状在各国之间未见明显差异,各不同病理类型之间,也未见有明显差异的报道。

五、辅助诊断

(一)影像学检查

松果体区肿瘤的影像学诊断主要依靠 CT 和 MRI，MRI 扫描对软组织显影优于 CT 扫描，而 CT 扫描对钙化灶显影较佳。脑血管造影主要用于手术前了解松果体区肿瘤的供血和周围血管结构，特别是静脉回流包括大脑大静脉、Rosenthal 基底静脉、大脑内静脉，以及小脑中央静脉等，有利于手术入路的选择。一般松果体区肿瘤的供血在造影片上较少显影，如有明显肿瘤新生血管，提示肿瘤有恶性倾向。

影像学检查首先可以明确肿块的位置、大小，对质地、边界以及与周边组织甚至重要血管、神经的关系也有很高的参考价值，它是手术方案选择的主要依据。其次，它可在术前对病理类型作初步的判断。

1. 生殖细胞源性肿瘤亚型较多，生殖细胞瘤，CT 为均匀低等密度灶，肿瘤可有环形包绕松果体钙化的表现；MRI 为 T_1WI 信号低等，T_2WI 信号稍高，较均匀，增强均匀强化，40% 的生殖细胞瘤有特异性的"蝶形征"，可作为确诊依据。畸胎瘤的表现变化不一，CT 扫描常可见致密的钙化灶；MRI 信号混杂，有时见多重囊性的蜂窝状表现，可同时在 T_1WI 和 T_2WI 图像上都显示高信号，可能是由于其中含有高蛋白液体的缘故。胚胎性癌特异性不明显，有时可见坏死和出血灶。绒毛膜癌有较强的出血倾向，常可见出血灶。在大的或恶性肿瘤囊壁周边，常可见水肿。MRI 的增强对生殖细胞源性肿瘤的诊断很必要，特别对一些小肿块，MRI 的平扫并不能明确。在注射 Gd－DTPA 增强后，几乎所有的损害都有明显增强，并有不同质的显示。在高清晰的 MRI 上，几乎 50% 的生殖细胞瘤和 90% 的其他生殖细胞源性肿瘤可看到囊性组织，一般为多重小囊或是几个小囊。

2. 在松果体实质细胞肿瘤中，松果体细胞瘤的细胞分化比较成熟，影像学表现几乎等同于正常松果体组织，CT 等高密度，均匀，钙化少见；MRI 表现变异很大，可为固体也可为囊性，分叶少见，T_1WI 信号低等，T_2WI 信号稍高，较均匀，增强强化均匀。松果体母细胞瘤的细胞分化不成熟，常为分叶状，出血常见，有时有水肿和周边侵袭。

3. 松果体区的神经上皮肿瘤多是从周边的脑实质结构起源而延及松果体区，只有极少数是源于松果体腺本身。源于顶盖区的神经上皮肿瘤通常等级较低，且经常引起导水管狭窄甚至堵塞，而从视丘或胼胝体来源的神经上皮肿瘤则等级较高。其具体表现类似于颅内其他部位的同类肿瘤。

4. 在其他类型肿瘤中，囊肿表现较典型。CT 为低密度均匀灶；MRI 上多为圆滑空泡状，它可小可大，内容物表现信号均匀，增强后改变不明显，囊肿周边常残留松果体腺组织。脑膜瘤则通常来源于幕缘，T_1WI 呈低等信号，T_2WI 呈等高信号，增强有明显的均一强化。与镰幕的关联和邻近硬脑膜的增厚是其特点，常见脑膜尾征。

目前来讲，松果体区肿瘤影像表现复杂，很难单从影像学上明确病理类型，须结合临床，最终诊断需手术病理证实。

(二)脑脊液检查

生殖细胞肿瘤有沿脑脊液通路远处播散特性，采用脑脊液细胞学检查，寻找肿瘤细胞对病变性质和预后判定、治疗方案选择有重要参考价值，文献报道阳性率60%左右。其他类型肿瘤也有可能沿脑脊液播散。如：松果体母细胞瘤、胶质母细胞瘤。采用微孔过滤脑脊液组织培养技术，瘤细胞检出率明显提高。

（三）内分泌功能检查

血浆和脑脊液中检查黄体激素、促卵泡激素、睾酮、泌乳素、生长激素和褪黑激素，对肿瘤性质、治疗后效果判断和随访有重要参考价值。

（四）肿瘤标记物

甲胎蛋白（α－FP）和β－促绒毛膜性腺激素（β－HCG）可在患生殖细胞肿瘤患者的血清、脑脊液和肿瘤囊液中检出。血清中甲胎蛋白含量增高是内皮窦瘤典型特征，绒毛膜癌患者血清和脑脊液中可检出β－HCG含量增高。两者都增高可见于恶性畸胎瘤和未分化生殖细胞肿瘤。血浆和脑脊液中α－FP和β－HCG增高可排除单纯生殖细胞瘤和畸胎瘤的可能。松果体实质细胞肿瘤、神经上皮肿瘤等的肿瘤标记物检测均阴性。上述激素的异常改变在治疗后可恢复正常，肿瘤复发可使血浆或脑脊液中的激素水平再次升高。定期随访检查可判断治疗效果和监测肿瘤复发（表4－23）。

表4－23　松果体肿瘤血清/脑脊液中肿瘤标记物表达

肿瘤类型	α－FP	β－HCG
生殖细胞瘤	－	±*
畸胎瘤	－	－/＋（少见）
恶性畸胎瘤	±	±
内胚窦瘤	＋	－
绒癌	－	＋
胚胎性肿瘤	＋	＋*
未分化生殖细胞肿瘤	±	±
松果体实质细胞瘤	－	－

注：* 含量增高由生殖细胞瘤内的合体滋养层细胞产生。

同一病例，AFP和HCG脑脊液中浓度高于血，平均达4.3倍，灵敏度高。而肿瘤治疗后，脑脊液中HCG的浓度变化可用来评价治疗效果和监测早期复发。

褪黑激素是松果体腺本身分泌的激素，松果体细胞瘤的病例，褪黑激素在血和脑脊液中的含量很高，可作为一项辅助的诊断依据。部分松果体区肿瘤患者会有褪黑激素的分泌不足，可采取口服激素来替代治疗。

六、诊断和鉴别诊断

松果体区肿瘤的定位诊断主要依赖于临床表现和影像学检查。Parinaud综合征和Sylvian导水管综合征，以及内分泌功能障碍的出现，应考虑该部位病变可能。头颅CT和MRI检查是明确肿瘤位置的有效方法。结合临床表现和辅助检查，特别是脑脊液、血清中肿瘤标记物的检测，可对松果体区肿瘤性质作出初步诊断。

患者年龄和性别对肿瘤性质判断有重要参考价值。生殖细胞瘤多见于20～30岁年龄段,松果体区的畸胎瘤几乎均为男性,而大多数胚胎癌发生于20多岁的男性。松果体区肿瘤生长方式有助于肿瘤类型的诊断。生殖细胞肿瘤主要向第3脑室内生长,大多数胶质瘤和恶性淋巴瘤浸润脑实质,不向第3脑室侵犯。畸胎瘤和脑膜瘤边界清楚,与脑实质间有界面,有别于胶质瘤和其他恶性肿瘤。

七、治疗

（一）单纯手术

1. 开颅手术　可直接切除肿瘤,它的优点在于:①更大的肿瘤组织的病理检查。②良性肿瘤(约占所有肿瘤33%)的直接治愈。③减少肿瘤组织,提高化疗和放疗的功效。④减轻肿瘤压迫导致的阻塞性脑积水和神经症状。

2. 手术入路的选择　主要取决于肿瘤的位置和大小;常用的有幕下小脑上入路和枕下经天幕入路,相对少用的包括后正中经胼胝体、经侧脑室后角以及联合入路等(图4-36)。每个入路又有它们特定合适的一些体位。入路选择的原则是在尽量减少损伤的前提下,尽可能地增加肿瘤暴露,更大范围的切除。目前对各入路的优缺点评价如表4-24。良性肿瘤全切后可直接治愈,生殖细胞瘤由于放疗敏感无须大范围的切除,其他恶性肿瘤在无重大功能影响的前提下,应尽可能地切除。影响手术切除的主要因素为深静脉系统、脑干等与肿瘤的粘连,另外深静脉系统、天幕、第3脑室等结构的视角阻挡也是原因。

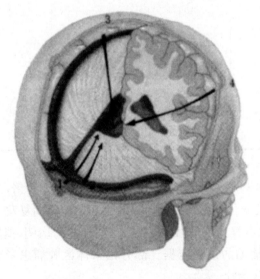

图4-36　手术入路选择示意图

1示幕下小脑上入路;2示枕下经天幕入路;3示后正中经胼胝体入路;4示经侧脑室后角入路

表4-24 松果体区肿瘤各手术入路的优缺点评价

入路	优点	缺点
幕下小脑上	(1)正中切口,易定位 (2)可直接入第3脑室 (3)在深静脉丛下 (4)对神经结构损害最小 (5)对壁和枕叶没有影响	(1)手术视野狭窄 (2)可能切断侧桥静脉和或小脑中央前静脉 (3)可能有小脑上蚓部的分裂 (4)幕上结构暴露差 (5)不易到达第3脑室的旁正中区域 (6)第3脑室后底部暴露不充分
枕下经天幕	(1)手术视野宽 (2)没有从枕叶到上矢状窦的静脉通过 (3)深静脉系统容易看清 (4)天幕上手术暴露 (5)侧背部和侧位中脑的延及容易看清	(1)有枕叶或内侧枕静脉损害风险 (2)有深静脉丛损害风险 (3)小脑幕切口的解剖变异 (4)对侧四叠体区和背丘脑不易看清 (5)有可能分开压部
后正中经胼胝体	(1)可忽视脑室的大小 (2)幕上暴露好 (3)不需分开半球组织 (4)到间脑盖路短 (5)可以暴露整个第3脑室腔	(1)损伤壁桥静脉 (2)顶叶过度收缩 (3)界标较差 (4)分裂胼胝体 (5)有深静脉丛损害风险 (6)松果体区和四叠体区不易看清
后经侧脑室	(1)避免视区和言语区损伤 (2)界标较易 (3)对侧第3脑室腔易看清 (4)可以暴露整个第3脑室腔	(1)要求脑积水 (2)切开顶区皮质 (3)穿窿损害风险 (4)有深静脉丛损害风险 (5)对侧第3脑室不易看清 (6)松果体区和四叠体区不易看清

3.手术并发症

(1)颅内出血:是影响患者预后的重要原因。特别是松果体母细胞瘤质软、血供丰富,止血较困难。此外,立体定向术后瘤内出血也不少见。

(2)手术体位相关的并发症:如坐位引起的静脉空气栓塞、低血压、脑积水解除后脑皮质塌陷引起的硬膜下出血或积液甚至硬膜外血肿;手术头位不当,如过伸或过屈引起颈椎损伤。

(3)与手术入路有关的并发症:枕叶下经天幕入路因需牵拉枕叶或影响枕叶引流静脉,引起视野缺损。经纵裂胼胝体入路因牵拉顶叶,引起对侧肢体皮质感觉一过性障碍。

(4)视觉功能障碍(眼外肌麻痹、瞳孔调节功能障碍、上视不能等):可见于四叠体区手术后,一般经数月至一年逐渐恢复。滑车神经细小,与肿瘤毗邻,术中分辨困难,损伤可能性较大。神经功能损伤严重程度与肿瘤的良恶性、术前曾放疗、术前已有神经功能损害,以及肿瘤的浸润程度有关。

4.脑室内镜和立体定向下微创活检 微创活检作为可获得病理诊断的另一方式越来越

被重视,它可减少不必要的开颅手术,也可避免无谓的放疗。目前有部分医师已把它作为松果体区肿瘤的首选治疗,但也应看到它的不足:①微创活检的病理,由于量少而存在偏差,据统计,其病理诊断率为94%,误诊率1%,不完全率1.3%。在风险上虽较手术小,但还有2%的致残致死率。②它可能会造成肿瘤的播散。③对一些恶性的、预后差的、放化疗抵抗的肿瘤,并没有理想的跟进措施。该项技术还需要进一步的完善。

术前如怀疑生殖细胞瘤、松果体母细胞瘤等放化疗敏感的恶性肿瘤,活检可首先考虑。需要补充的是,脑室内镜有时可直接切除良性小肿瘤,特别是直径<2cm的囊肿,血供较少,尤为适合。内镜还可直接行第3脑室造瘘,解除脑积水。同时,术前立体定向下的内镜观察可直视脑内解剖结构,对进一步手术有指导意义。

5.分流手术　在松果体区肿瘤的治疗中,占相当重要的地位,肿瘤对导水管的压迫是引起脑积水的主要原因,部分患者脑积水可通过开颅手术,肿瘤的切除得以解除,而永久性分流又可能造成恶性肿瘤的播散,所以,术前不建议行永久性分流;同时,术前永久性分流可使脑内解剖结构发生变化,脑室的回缩和肿瘤进一步的增大会对手术带来不利。有统计表明,术前行永久性分流的恶性肿瘤患者5年生存率26%,而术后行永久性分流的5年生存率达76%。永久性分流目前应用最广的是第3脑室造瘘和VP分流,VP分流存在着易感染和排斥,过度引流导致颅内血肿等缺点,但操作相对简单,压力也可调节;第3脑室造瘘并发症较少,适用于肿瘤未累及第3脑室底部的梗阻性脑积水,但其效果最好行同步颅内压检测来明确。对放疗敏感的生殖细胞瘤患者,以及不适合开颅手术的患者,可采用单纯永久性分流结合放、化疗的方案,国外有报道生殖细胞瘤的患者,脑积水可通过放疗后肿瘤的减小来解除,避免不必要的永久性分流。

(二)手术+放疗

良性肿瘤未全切、生殖细胞瘤和低度恶性肿瘤的患者术后可单独放疗。放疗可分3种:①脑脊髓放疗加局灶放疗。②全脑放疗加局灶放疗。③松果体区的局灶放疗。放疗一次剂量1.8~2.5Gy,1周3~5次,持续1个月左右。放疗开始时间认为最迟不能超过术后2个月,但没有具体的数字依据。良性肿瘤如松果体细胞瘤、成熟畸胎瘤、脑膜瘤等虽对放疗不敏感,但对术后的残留肿瘤放疗可减少复发率,需常规应用。生殖细胞瘤放疗敏感,放疗是主要的治疗方法,控制率超过90%。剂量目前认为需≥40~45Gy。它是否行预防性脊髓放疗目前还有争论。有10%的病例有脑脊液播散,部分学者认为生殖细胞瘤需常规脊髓放疗预防,但也有学者认为只有当MRI看到脊髓转移或脑脊液中肿瘤标记物升高时才有此必要。非生殖细胞瘤的恶性生殖细胞源性肿瘤术后也需放疗,但常规需辅以化疗。

恶性的松果体实质细胞肿瘤放疗较敏感,其关键在于剂量,40Gy是分界点。在John.Y.K.Lee的病例中,≥40Gy的病例的平均生存时间(29.8个月),是<40Gy病例平均生存时间(8.2个月)的3倍,有显著统计学意义。但部分学者又把50Gy作为剂量分界点,甚至有学者认为,剂量在患者可承受范围内,越大越好,它们均缺乏进一步的统计学论证。本类肿瘤常规是脑脊髓放疗加肿瘤局部放疗,原因在于本类肿瘤易脑脊液转移,中高度恶性肿瘤可结合化疗。低度恶性的神经上皮肿瘤只需术后的常规放疗,而高度恶性的神经上皮肿瘤需结合化疗,方案与颅内其他部位的神经上皮肿瘤治疗无异。小儿与成人的放疗有效剂量无明显差异,但小儿的副作用较明显。在CCG-921的报道中几乎所有年龄<9岁的儿童,都存在严重的放疗后神经认知障碍,生殖细胞瘤可通过化疗增敏来减小放疗剂量,使其<24Gy的安全剂

量,但其他恶性肿瘤,目前还没有相关的论证。

(三)手术＋化疗

化疗效果多用来协同手术和放疗,单纯术后化疗少见。即使是化疗敏感的生殖细胞瘤,控制率虽可达84%,但50%复发;而恶性松果体细胞瘤在CCG－921的报道,8例患者,都在14个月内复发,其中6例还出现脑膜种植。所以,术后化疗主要用于放疗无法耐受的儿童患者。

(四)手术＋放疗＋化疗

化疗大多应用于术后,与放疗协同,多应用于中高度恶性肿瘤的治疗,它偏向于对肿瘤复发转移的预防控制,术后放化疗分为:①放疗＋化疗。②化疗＋放疗。③放疗同时化疗。④放疗＋化疗＋放疗。

恶性生殖细胞源性肿瘤可按其预后分为良好预后、中等预后和低等预后。化疗的目标是:①使生殖细胞瘤的患者经受更低的放疗剂量照射和更高的治愈率。②使中等预后的生殖细胞源性肿瘤的患者的5年生存率>50%。③使低等预后的生殖细胞源性肿瘤的患者的3年生存率超过50%。方案如表4－25。

表4－25　生殖细胞肿瘤化疗方案

预后分类	病理分型		方案		
良好预后	生殖细胞瘤	普通的	CARP－VP/PE	＋	放疗
		多发或巨大的	ICE	＋	放疗
中等预后	生殖细胞肿瘤有合体滋养层巨细胞 未成熟畸胎瘤 混合型主要生殖细胞瘤或畸胎瘤		CARP－VP/PE	＋	放疗＋5次化疗
低等预后	绒毛膜癌 胚胎性癌 卵黄囊肿 混合型主要绒毛膜癌或胚胎性癌		ICE	＋	放疗＋5次化疗

CARB－VP:carboplatin(450mg/m²)1detoposide(150mg/m²)1～3d

PE:cisplain(20mg/m²)和etoposide(60mg/m²)l～5d

ICE:ifosphamide(900mg/m²),cisplatin(20mg/m²)和etoposide<60mg/m²)l～5d

而松果体实质细胞肿瘤中,松果体细胞瘤以前认为放、化疗不敏感,无须进一步治疗。但最近有学者提出,它与松果体母细胞瘤同一系列,对化疗也有较好的反应,也应常规术后化疗。在A.S.N Jackson的3例成人病例和引用的报道中,本类肿瘤对放、化结合治疗有效,不过不能确定是否只对其中的恶性肿瘤有效。

松果体母细胞瘤则化疗敏感,目前常用化疗方案有3套:①环磷酰胺2g/m²,每天静脉推,连续2d一个疗程,隔4周再1次,共4个疗程。②长春新碱0.05mg/kg,静脉连续2周的第1d,顺铂2.5mg/kg,静脉第1d,环磷酰胺65mg/kg,静脉第2d,依托泊苷4mg/kg静脉第2、第3d,以此为1个疗程,每隔4周1次,连续4～6个疗程。③卡铂5mg/(mL·min)静脉第1d,环磷酰胺1.2g/m²,静脉第2d,依托泊苷100mg/m²静脉第2、第3d,再续与依托泊苷50mg/m²的口服21d,以此为1个疗程,每隔4周1次,共4个疗程。

高剂量化疗加自体细胞移植适用于非生殖细胞瘤的恶性生殖细胞源性肿瘤和新诊断的恶性松果体细胞瘤,它跟在手术及放、化疗之后,更适于部分可能在治疗间期发生肿瘤转移的患者,而对儿童和已转移的患者,该疗法也更有效。对儿童或转移患者,一般综合治疗的控制率(肿瘤减小50%)30%,而 Sridharan Gururangan 报道,高剂量化疗加自体细胞移植,50%患者有控制高剂量化疗的方案采取连续4d,每天50mg/kg 的环磷酰胺,接着连续3d,每天60mg/m² 的苯丙氨酸氮芥或者是白消安1mg/kg 隔6h1次,连续16次,再接于连续3d,每天60mg/m² 的苯丙氨酸氮芥。该化疗有很强的抑制血细胞作用,在化疗结束3d后,将术前或术后3周所抽取并冰冻储存的骨髓干细胞室温融化,再和外周造血干细胞一起重新注入血管,进入体内。中性粒细胞平均12d恢复,血小板为24d。它的毒性主要在于造血功能的破坏,表现于各类血细胞的减少、骨髓抑制。自体血和骨髓的干细胞的移植可以缓解,目前无副作用长期不能消除的病例报道。

虽然目前对化疗应用很热门,但它还并没有令人信服的数据统计资料,无法和放疗相提并论,需进一步的累积。

(五)手术+放射外科治疗

放射外科主要包括 X-刀、γ-刀、质子刀等,目前常用 γ-刀,其他类文献提及较少。主要适用于术后残余肿瘤直径<3cm,且无转移的病例。放射外科治疗方法是直接对肿瘤区行一次强而长的照光,中心剂量在30.8Gy 左右,边缘也有15.3Gy,它的副作用较普通放疗小,未见有明显的放疗后遗症。

即使是放疗不敏感的良性肿瘤,γ-刀也效果明显。Toshinora 曾选10例松果体细胞瘤做了放射外科治疗,2例完全消失,7例大部消失。控制率90%,只有1例因软脑膜播散而死亡,死亡患者 γ-刀治疗后原发区肿瘤也未见变化。生殖细胞瘤对 γ-刀效果佳,低级别神经上皮肿瘤也适合,而其他非生殖细胞瘤的恶性生殖细胞源性肿瘤、恶性松果体实质细胞肿瘤,以及高级别神经上皮肿瘤,由于易转移播散,效果不佳。

对非生殖细胞瘤的中高度恶性肿瘤,由于肿瘤界面不清、易转移,放射外科效果差、复发率高,它只能控制局灶,作用仅相当于局灶放疗,需结合脑脊髓放疗和化疗。

八、预后

预后主要与肿瘤的病理类型有关,与肿瘤大小及治疗方案也有相关。

生殖细胞源性肿瘤在正规治疗后,生殖细胞瘤、畸胎瘤(不包括未成熟畸胎瘤)、胚胎性癌、内胚窦瘤和绒癌生存率依次下降,生殖细胞瘤和成熟畸胎瘤5年和10年生存率均为93%,恶性畸胎瘤3年生存率50%,未成熟畸胎瘤界于良、恶性畸胎瘤之间,5年和10年生存率为86%,内胚窦瘤3年生存率33%,而绒癌均在1年内死亡。混合性肿瘤的预后主要与其中的恶性成分相关,生殖细胞肿瘤有合体滋养层巨细胞和畸胎瘤的预后与单纯生殖细胞瘤相近。

松果体实质细胞肿瘤中的松果体细胞瘤良性程度较高,一般全切就有较高的长期生存率,3年生存率达91%。松果体母细胞瘤和混合性的松果体实质细胞肿瘤由于存在潜在的侵袭性而预后较差。一项对恶性松果体实质细胞肿瘤显示:松果体母细胞瘤平均生存时间77个月,3、5和10年生存率分别为72%、51%、23%。混合性的松果体实质细胞肿瘤平均生存时间165个月,3、5和10年生存率分别为89%、80%、77%。松果体母细胞瘤较混合性的松果体实质细胞肿瘤的侵袭性高。研究显示:未侵袭的上述两种肿瘤的3、5和10年生存率分别为94%、81%、54%,而已侵袭的上述两种肿瘤的3、5和10年生存率分别为50%、30%、

0%,生存时间平均 35 个月,大大低于平均。

　　神经上皮肿瘤的预后与其本身类别有关,与一般普遍颅内神经上皮肿瘤预后类似,这里不再一一讲述。

　　其他肿瘤、囊肿一般被认为是良性,预后良好。但一些原发的大的松果体囊肿,按照 Copper 的假设,松果体囊肿源于第 3 脑室处的松果体隐窝,一些病例中松果体囊肿含有室管膜结构也印证这点,此类囊肿常有快速的增大,可以认为有恶性的行为,容易复发。一般的囊肿通常不会扩大,部分学者认为,囊肿大小变化是由于囊内压力和周边第 3 脑室脑脊液压力平衡的结果,它的扩大甚至复发是由于两边压力的变化。另外,松果体区的出血可能是导致囊肿增大的原因。

　　相同病理类型肿瘤的大小也有相关,在 Fran Cois Fauchon 对 76 例松果体实质细胞肿瘤的统计中,肿瘤直径<2.5cm 的病例预后佳,而直径>4cm 的预后差,有统计学差异,其他类型的肿瘤,未见有肿瘤大小和预后的相关报道。

　　手术病例,肿瘤全切可直接治愈良性肿瘤,而生殖细胞瘤由于对放疗敏感,与手术切除范围无关,其他恶性肿瘤的肿瘤切除程度与预后关系尚不肯定。在以前报道中,全切患者虽普遍较部分切除患者预后佳,但都无统计学意义。只有最近在 Lee 手术的文献报道中,它们存在统计学差异。

　　另外,放疗对恶性肿瘤、良性肿瘤手术残余病例的预后提高,并早已被证明有效,而化疗的效果不明显,还有待进一步证实。

(刘乃杰)

第七节　脑室肿瘤

一、脑室系统解剖

　　脑室系统由侧脑室、第 3 脑室、中脑导水管、第 4 脑室,以及相关连接通道组成。

　　两个侧脑室分别位于左右大脑半球内,对称分布,通过室间孔与第 3 脑室相通。侧脑室可分为前角,又称额角;后角,即枕角;下角,即颞角;中央部,又称体部。中央部、下角和后角交汇处称为三角区。侧脑室脉络丛位于中央部和下角,在室间孔处与第 3 脑室脉络丛相连。

　　第 3 脑室位于两侧间脑之间,呈狭窄腔隙状,顶部为脉络丛组织,底部为下丘脑,后壁为松果体区,侧壁为双侧丘脑和基底节内侧面。

　　第 4 脑室位于小脑与脑干之间,底部为菱形窝,顶的前部为小脑上脚和前髓帆,后部为后髓帆和脉络丛,两侧通过外侧隐窝与小脑桥脑角相通。

　　脑室内和蛛网膜下腔充满脑脊液。脑脊液主要由侧脑室和第 3 脑室脉络丛生成,后经第 3 脑室和中央导水管至第 4 脑室,又经第 4 脑室的正中孔和外侧孔入蛛网膜下腔。正常人的脑脊液总量 140~180mL,平均 150mL;侧脑室 30~40mL、第 3 和第 4 脑室 25~30mL、脑蛛网膜下腔 55~65mL、脊髓蛛网膜下腔 10~15mL、终池 20~30mL。

　　脉络丛及脉络膜裂:胚胎发育过程中,大脑半球内侧面皮质局部增厚,形成海马嵴,即海马原基;海马嵴下方的半球内侧壁薄弱,其表面富有血管的软脑膜由此突入侧脑室形成侧脑室脉络丛和脉络膜裂。脉络丛在侧脑室内呈"C"形走向,与穹隆平行。脉络膜裂也呈"C"形弓状隆起,介于穹隆与丘脑间,是脉络丛附着处。脉络膜裂分为体部、三角部和颞部。体部位于侧脑室中央部的穹隆体与丘脑内上缘之间,前界为室间孔后缘;三角部位于侧脑室三角区,穹隆脚部与丘脑枕部之间;颞部位于侧脑室颞角的穹隆伞部与丘脑下外侧方下表面之间。丘脑和穹隆的边缘与脉络膜裂相移行处称为"带",是由室管膜和软膜组成;与丘脑相连接部分称为丘脑带,穹隆侧称为穹隆带,侧脑室颞角处称为伞带。

脑室内静脉系统:在侧脑室内,来自丘脑、纹状体和内囊的静脉形成丘纹静脉,走行在尾状核与丘脑之间,在室间孔部位与透明隔静脉和脉络丛静脉汇合形成大脑内静脉。大脑内静脉在第3脑室脉络丛组织内,向后至胼胝体压部与对侧的大脑内静脉汇合,并接受小脑上静脉和基底静脉,形成大脑大静脉汇入直窦。

二、病理

脑室肿瘤有良性、恶性和囊性之分,以良性肿瘤居多。起源于脑室内和脑室壁的肿瘤为原发性脑室肿瘤;起源于脑室旁组织,瘤体大部突入脑室内,为继发性脑室肿瘤。根据脑室系统解剖,又可分为侧脑室肿瘤、第3脑室肿瘤和第4脑室肿瘤。侧脑室肿瘤以脉络丛乳头状瘤、室管膜瘤和脑膜瘤多见。室旁胶质瘤突入侧脑室内也归为侧脑室肿瘤。第3脑室肿瘤以胶样囊肿、脉络丛乳头状瘤为主;邻近组织肿瘤突入第3脑室者,以颅咽管瘤、胶质瘤和生殖细胞肿瘤多见。第4脑室肿瘤以室管膜瘤和脉络丛乳头状瘤为主;髓母细胞瘤充填第4脑室,与第4脑室底粘连,也可归为第4脑室肿瘤。

三、临床表现

由于脑室系统位于脑深部,毗邻重要的神经核团和血管,脑室肿瘤可以产生不同的临床表现。总的来说,症状可以分成两类:脑脊液循环阻塞症状和周围组织结构受损症状。良性或低度恶性的脑室肿瘤,肿瘤增长缓慢,脑室内存在潜在的代偿性空间,即使肿瘤体积较大时仍没有特征性神经系统症状出现。脑室肿瘤较常见的临床症状为头痛、眩晕、视力障碍、人格改变、认知困难、运动功能减弱以及癫痫发作等。发生急性脑积水时可以产生剧烈头痛、频繁呕吐。记忆力下降和步态不稳也常发生。某些病例可有偏盲、偏瘫和偏身感觉障碍等表现。胶样囊肿常为慢性、急性或间歇性脑积水症状,伴强迫头位。

四、影像学表现

MRI扫描是判断脑室肿瘤的"金标准",可以准确地显示肿瘤大小、位置、血供,以及与周围组织的关系。必要时也可作头颅CT、DSA等检查。

胶样囊肿在CT上表现为:室间孔区均匀一致的等密度或略高密度病灶。MRI的T_1加权图像为均匀高信号,T_2加权图像为均匀低信号,边缘为高信号。

室管膜瘤在CT扫描上大多呈现均匀密度的增强病灶,可伴有钙化或瘤内囊变。MRI图像表现多样,T_1加权图像上为低或等信号,瘤内可有坏死、出血以及血管流空等征象,不均匀增强。

75%以上的脉络丛乳头状瘤的CT扫描显示等或高密度、边缘清楚的病灶,可有钙化;增强扫描时明显强化。MRI的T_1和T_2加权图像均为等信号,均匀增强。

脑膜瘤CT表现为边界清晰的高密度病灶。MRI的T_1加权图像呈等信号,均匀增强。

低级别星形胶质瘤 CT 扫描为低密度病灶,增强不明显,约有 15% 钙化。MRI 图像表现为:T_1 加权图像低信号,T_2 加权图像均匀高信号,增强不明显。

高级别胶质瘤 CT 扫描显示为密度不均匀的增强病灶。MRI 的 T_1 加权图像为低信号,T_2 加权图像为高信号,增强明显。胶质母细胞瘤显示为不规则增强,伴中心坏死。

中央神经细胞瘤 CT 扫描显示为等或高密度病灶,轻至中度增强。MRI 的 T_1 加权图像为等或稍高信号,T_2 加权图像为高信号,中度增强。肿瘤多来源于透明隔,部分肿瘤伴中心坏死或囊变。

五、手术治疗

外科手术是脑室肿瘤的重要治疗手段。根据肿瘤的性质和部位选择肿瘤全切除、部分切除或活检,同时打开脑脊液循环通道。结合脑室的解剖特点,选择合适的手术入路。手术入路应满足下列要求:创伤小,路径短,暴露充分,避开功能区。术中要辨别移位的正常解剖结构,防止损伤;注意保护脑室内的静脉。

1.侧脑室肿瘤的手术入路 侧脑室肿瘤的经典手术入路有两种,即经皮质入路和经半球纵裂入路。目前经纵裂胼胝体入路应用较为广泛。对位于脑室前角的肿瘤,可采用经前纵裂胼胝体入路、经额叶皮质入路或经额上沟入路。侧脑室中央部肿瘤,可采用经前纵裂胼胝体入路和经额叶皮质入路。三角区肿瘤采用经后颞叶皮质入路、经后纵裂胼胝体入路、经顶上小叶或顶间沟入路。后角肿瘤可采用经后颞枕叶皮质入路和经后纵裂扣带回后部入路。经外侧裂可以切除颞角肿瘤。

2.第 3 脑室肿瘤的手术入路 第 3 脑室肿瘤较侧脑室肿瘤部位更深,周围组织结构重要,而手术空间狭小。术前应与放射科、放疗科、内分泌科等相关科室讨论治疗方案,对手术的风险进行详细的分析评估。如果怀疑生殖细胞瘤或淋巴瘤可能,先采用诊断性放疗。

暴露第 3 脑室肿瘤可采用经颅底入路、前入路、上入路、后入路。颅底入路是内镜下经鼻蝶入路。前入路包括翼点入路、额下入路和前纵裂入路等,通过终板进入第 3 脑室。上入路包括经侧脑室室间孔入路、经脑室脉络膜裂入路,以及经胼胝体穹隆间入路;后入路包括经胼胝体后部入路、经枕下小脑幕入路、幕下小脑上入路。

3.第 4 脑室肿瘤的手术入路 第 4 脑室的底部是脑干,由此决定了手术的困难程度。如果肿瘤只是推移脑干、与脑干没有明显的粘连,可能全切除肿瘤,术后反应也较轻微。如果肿瘤侵犯脑干或起源于脑干,则应在脑干上残留薄片肿瘤,防止手术操作损伤脑干,术后出现严重反应。第 4 脑室肿瘤可侵袭小脑蚓部、小脑扁桃体和小脑半球,也可通过第 4 脑室正中孔突向枕骨大孔下缘,或通过侧孔突到小脑桥脑角,术中必须牢记相关解剖关系。

第 4 脑室肿瘤切除术采用枕下后正中入路。纵行切开小脑下蚓部,打开正中孔进入第 4 脑室。也可经小脑延髓裂入路,充分分离小脑延髓裂的蛛网膜,保护小脑后下动脉,向上外侧牵开小脑扁桃体和蚓垂部,从正中孔打开脉络膜,向两侧分离,根据需要可达外侧隐窝。

六、常见的原发性脑室肿瘤

1.室管膜瘤 是一类神经上皮来源的肿瘤。起源于脑室壁室管膜细胞或脉络丛、脊髓中央管和终丝的室管膜细胞。室管膜瘤 3/4 位于幕下、1/4 位于幕上。幕下室管膜瘤可发生于第 4 脑室的顶、底和侧壁等处;大多来自脑室底部,部分位于第 4 脑室顶或侧壁的小脑蚓部或小脑半球内;在小脑桥脑角也偶尔可见此肿瘤。幕上室管膜瘤起源于侧脑室或第 3 脑室的室管膜上皮,多见于侧脑室,发生于第3脑室者少见。肿瘤大多位于脑室内,也可以部分突入脑室外的脑白质内。

室管膜瘤在儿童的发病率较高,年发病率为2/1000000,约占儿童脑肿瘤的6%~10%。25%~40%患儿确诊时的年龄不足3岁,平均年龄在51~71个月之间。根据中枢神经系统肿瘤WHO分类,室管膜肿瘤可分为:黏液型乳头状室管膜瘤,WHOⅠ级,几乎只发生在圆锥一马尾一终丝区域;室管膜下瘤,WHOⅠ级,一种生长缓慢的位于脑室内的良性肿瘤,预后较好;室管膜瘤,WHOⅡ级,最常见的类型;间变型室管膜瘤,WHOⅢ级,其次常见。室管膜母细胞瘤属于PNET分类,不同于间变型室管膜瘤。

室管膜瘤的治疗,手术切除是最重要的方式。手术全切除并经术后MRI检查证实的患者5年生存率为60%~89%,预后较好;未全切的患者5年生存率为21%~46%。40%~60%的患者可以达到全切除,其中幕上肿瘤者所占比例较高(图4-37)。

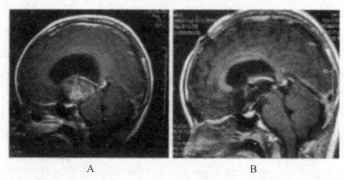

图4-37　第3脑室室管膜瘤

A. 术前增强MRI扫描呈现肿瘤完全位于第3脑室;B. 术后增强MRI扫描显示肿瘤全切除。

2.脉络丛乳头状瘤　占成人颅内肿瘤的0.5%~0.6%,占儿童颅内肿瘤的2%~5%。在2岁以内的儿童中多见。脉络丛乳头状瘤起源于脉络丛上皮或脑室壁胶质细胞,可分泌脑脊液,肿瘤生长缓慢,较少恶变。肿瘤血供较丰富,质地略韧,分块切除肿瘤比较困难。全切除肿瘤是治愈脉络丛乳头状瘤的唯一方法。术中尽早电凝离断肿瘤的血管蒂。如不能全切肿瘤,应争取打通脑脊液循环通路。有脑积水时,须行脑脊液分流术。放疗对脉络丛乳头状瘤基本无效(图4-38)。

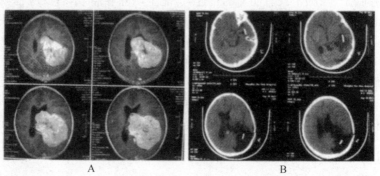

图4-38　侧脑室脉络丛乳头状瘤

A. 术前增强MRI扫描呈现侧脑室巨大肿瘤;B. 术后CT扫描显示肿瘤全切除。

3.脑膜瘤　脑室系统的脑膜瘤起源于脉络膜和脉络丛的蛛网膜细胞,占脑室肿瘤的1%~5%大多位于侧脑室,肿瘤生长缓慢,瘤体巨大,压迫局部脑组织,也可阻塞脑脊液通路,使局部脑室扩张和脑积水。肿瘤质地较韧,由脉络丛动脉供血,向深静脉系统引流。手术时,先作瘤内切除,缩小肿瘤体积,逐步分离肿瘤边缘,最后做到肿瘤全切。术中注意肿瘤底部有粗大的回流静脉,不可过度牵拉、移位,以免损伤静脉。

4.中央神经细胞瘤 是生长在侧脑室或第3脑室的小细胞神经元肿瘤,侧脑室内多见。该肿瘤占颅内肿瘤的0.1%~0.5%。大多数患者肿瘤生长缓慢,常因瘤体长大致使颅内压增高或阻塞性脑积水就诊。肿瘤多起源于透明隔的神经元细胞,向两侧侧脑室生长。手术切除肿瘤是治疗的首选方法。手术时,沿肿瘤生长部位分切断肿瘤,可以有效地控制血供。如果肿瘤与侧脑室底的丘纹静脉等粘连严重,可次全切除之。对残余的肿瘤,放射治疗疗效良好(图4-39)。

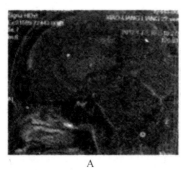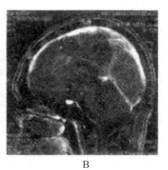

图4-39 侧脑室中央神经细胞瘤

A.术前增强MRI扫描呈现侧脑室透明隔肿瘤;B.术后增强MRI扫描显示肿瘤全切除,大脑内静脉保护完好。

七、常见的继发性脑室肿瘤

第3脑室继发性肿瘤的手术难度比侧脑室和第4脑室继发性肿瘤手术难度大。第3脑室前部主要是颅咽管瘤,后部以松果体肿瘤为主,中部为丘脑肿瘤。颅咽管瘤和松果体肿瘤有相关章节详述,本节重点讨论丘脑肿瘤。

丘脑是中枢神经系统最大的感觉整合中枢,位于大脑半球和中脑之间,外侧是内囊,内侧面形成第3脑室侧壁,占神经轴体积不到2%。丘脑肿瘤是指起源于丘脑,且主体位于丘脑的肿瘤,约占颅内肿瘤的1%。丘脑肿瘤病理学类型以胶质瘤最常见,生殖细胞瘤、海绵状血管瘤等较少见。

1.临床表现 丘脑上方是侧脑室体部,内侧是第3脑室。因此,丘脑肿瘤可以扩张性生长,而早期不出现明显的临床症状。当肿瘤生长于丘脑前上部,逐渐扩大的瘤体压迫室间孔,导致单侧或双侧侧脑室扩大,出现颅内压增高症状。偏侧感觉障碍进展缓慢,容易被患者忽视。丘脑肿瘤癫病的发生率为10%,患者均能及时就诊。当肿瘤发生在丘脑后结节部时,可以向侧脑室三角区扩张,就诊时瘤体多已较大,表现为反应迟钝、偏侧运动功能障碍等;当肿瘤向下压迫中脑,有嗜睡、昏睡等意识改变。左侧丘脑肿瘤患者有言语减少等症状。

2.影像学表现 丘脑肿瘤瘤体一般较大,呈球形或椭圆形向侧脑室体部或三角区扩张。在中线生长的肿瘤还可以通过中间块向对侧丘脑侵犯,第3脑室受压消失。丘脑胶质瘤CT扫描显示,病变等密度或略低密度,增强不明显。MRI扫描的T_1加权图像为较均匀的低信号,边缘信号略高;T_2加权图像为均匀略高信号;增强扫描为轻度均匀或不均匀强化;MRS中CHO/NAA的比值多在2左右。丘脑生殖细胞瘤的CT扫描为密度高,MRI信号不均匀,囊变多见,呈斑片样不均匀增强:诊断性放疗时肿瘤明显缩小。海绵状血管瘤具有特征性的影像学表现，在有关章节中已有描述。

3. 治疗　1932年，Cushing首次对丘脑肿瘤实施手术切除，并且获得成功，术后患者恢复良好，存活13年。但此后丘脑肿瘤外科治疗的报道，死亡率高达40%～69%。大多数神经外科医师逐渐放弃全切除丘脑肿瘤转而行部分切除、立体定向活检，活检后放疗或者化疗。1984年，Bernstein等首次对60例儿童丘脑肿瘤进行回顾性研究，手术治疗44例中，3例立体定向活检、20例开颅活检和21例部分切除。病理学诊断胶质瘤41例，其中低级别星形细胞瘤17例、间变型胶质瘤13例、胶质母细胞瘤5例、原始神经外胚层肿瘤2例、室管膜下巨细胞瘤2例、少枝胶质细胞瘤1例和混合型1例。73%的患者术后予以放疗，低级别肿瘤的中位生存期5.3年，而高级别肿瘤的中位生存期只有1.1年。Bernstein认为活检或部分切除加放疗是治疗丘脑肿瘤的安全有效的方法。近20多年来随着显微外科技术的发展，手术入路的改进以及神经导航技术的应用，丘脑肿瘤的手术病残率和病死率大大降低。文献报道的手术病死率已降至5%以内。2002年Ozek报道的18例儿童丘脑肿瘤，16例全切除，无手术死亡。作者指出，丘脑虽然位于脑的深部，但丘脑的上表面和后表面均为侧脑室体部的下壁，内侧面是第3脑室，因此打开侧脑室即可确定肿瘤位置。

(1)经皮质侧脑室入路：经额叶皮质侧脑室入路适用于丘脑前上方的肿瘤。在额叶中央前回的前方、额中回上作前后方向的皮质切口，约3cm，至侧脑室；可以显露丘脑肿瘤的上表面。经额进入侧脑室后，打开第3脑室顶，增加丘脑肿瘤内侧面的暴露面积。经颞叶皮质侧脑室入路，即在颞上回和颞中回之间的颞上沟切入，适用于丘脑腹后侧面的肿瘤。经顶或顶枕叶皮质侧脑室入路适用于丘脑后外侧的肿瘤。

经皮质入路操作简单，便于暴露肿瘤，对重要的回流静脉及胼周动脉的损伤小，尤其脑室扩大者，有较大的操作空间。但是该入路需要切开皮质，特别当脑室不大时，皮质和白质受到的牵拉较大，术后可诱发癫痫或神经功能缺失(图4-40)。

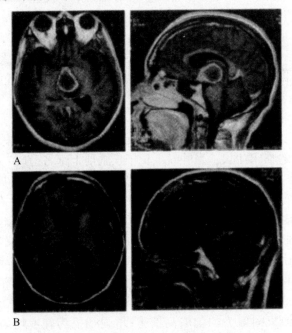

图4-40　经皮质侧脑室入路切除丘脑肿瘤

A.术前增强MRI扫描呈现丘脑肿瘤；B.术后MKI扫描显示肿瘤全切除，侧脑室额角扩大。

(2)经胼胝体入路：经胼胝体前部侧脑室入路适用于丘脑前上方的肿瘤，尤其为肿瘤主体突入一侧脑室者。分离脉络膜裂，充分暴露丘脑的第 3 脑室游离面，在大脑内静脉与脉络膜裂丘脑带之间的安全三角切除丘脑肿瘤。经胼胝体后部侧脑室入路可以显露松果体区及其两旁的丘脑枕，适用于丘脑后侧，如丘脑枕的肿瘤。经胼胝体穹隆间入路适用于丘脑内侧，向中线生长，突入第 3 脑室的肿瘤。

经胼胝体入路充分利用脑组织潜在的腔隙，如大脑纵裂、透明隔间腔、脉络膜裂和穹隆缝，进行手术操作，无须切开皮质，以减少手术创伤，避免术后癫痫发生；术野内清晰显露丘纹静脉、大脑内静脉等重要深部静脉，易于保护。另外，可在直视下探查和打通室间孔、导水管上口，根据术中情况行第 3 脑室底部造瘘和透明隔造瘘，解除脑积水，缓解颅高压症状。不足之处是可能损伤上矢状窦、窦旁桥静脉或胼周动脉及其分支；切开胼胝体偏前可能影响胼胝体膝部和前联合，造成额叶和颞叶信息传递中断；偏后则影响海马联合造成严重记忆障碍；而且当肿瘤大、脑水肿严重时对下丘脑结构辨认困难导致下丘脑损伤(图 4—41)。

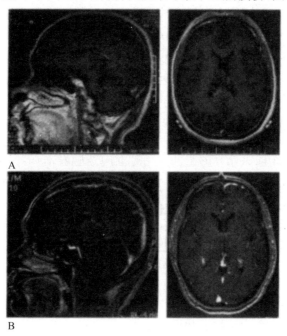

图 4—41 经胼胝体入路切除丘脑肿瘤

A. 术前 MRI 扫描呈现丘脑肿瘤；B. 术后 MRI 扫描显示肿瘤全切除。

(3)经外侧裂岛叶入路：适用于丘脑腹外侧的肿瘤，特别是当肿瘤主体向前外侧生长。但此入路需通过错综复杂的外侧裂血管网。笔者的经验是，在外侧裂的水平支、升支和后支交汇的侧裂点，挑开蛛网膜，向两侧扩大可较容易地分开外侧裂，于岛叶中央后沟处作一切口，可暴露肿瘤。手术风险是损伤大脑中动脉 M2、M3 段及内囊后肢。

(4)经幕下小脑上入路：该入路对脑组织的损伤小，但视野受到双侧基底静脉的限制，位于中线外 1cm 的肿瘤暴露不佳，仅适用于丘脑枕内侧或缰核的较小肿瘤。为暴露丘脑枕，常需切除松果体，一般无明显不良后果。

(5)丘脑肿瘤手术要点：①经皮质入路避开功能区，保护皮质引流静脉；经胼胝体入路保护胼周动脉，较小的桥静脉可离断，胼胝体切口控制在 2cm 以内，不致术后出现失联合综合征;经穹隆间入路应严格沿中线分离穹隆缝,避免穹隆体损伤。②注意丘脑区域解剖标志的辨别。丘纹静脉作为肿瘤切除的前外侧边界,以防损伤内囊锥体束;中间块和后联合水平作为肿瘤切除的腹侧边界,以防损伤下丘脑和中脑等结构。③在脑室内进行操作时,尽量避免脑室壁的损伤;防止出血随脑脊液扩散和积血充填脑室;充分电凝脑室脉络丛,减少术后脑脊液的分泌量;一旦脑积水发生,应尽早实施分流术。④先行肿瘤内分块切除,待肿瘤体积缩小后再分离切除肿瘤的边缘。⑤术中仔细电凝止血,不提倡压迫止血,以防邻近血肿形成。⑥对于肿瘤界限清晰者,尽可能全切除之;对于边界不清者,可行次全或大部切除。⑦保护脑室内的主要静脉,重要静脉的损伤将导致术后难以控制的严重脑组织肿胀。

(6)术后并发症:常见的术后并发症有脑积水、颅内感染和脑室内出血等。此外,出现短暂的丘脑功能紊乱,如觉醒、感觉传入和运动控制障碍等;损伤邻近重要结构,则有偏瘫、偏身感觉障碍、视野缺损、失语和昏迷等并发症。因此,具备良好的解剖知识,选择正确的手术入路、熟练的显微外科操作,能在一定程度上降低并发症的发生。

(7)笔者自2011年12月至2013年6月手术治疗丘脑胶质瘤43例,15例经胼胝体侧脑室入路,14例经顶上小叶侧脑室入路,9例经额叶皮质侧脑室入路,5例经外侧裂岛叶入路。26例(60.5%)肿瘤大部切除(切除程度≥80%),17例(39.5%)部分切除(切除程度<80%)。随访40d~28个月,平均9.3个月,KPS评分:90~100分4例(9.3%),60~80分22例(51.2%),40~50分5例(11.6%),0分12例(27.9%)。

八、神经内镜技术在脑室肿瘤中的应用

脑室系统为内镜操作提供充分的空间。当肿瘤阻塞脑脊液循环,导致脑积水时,有充足的术中光照的神经内镜在恢复脑脊液循环、清晰辨认肿瘤、获取活检标本和争取肿瘤全切可以发挥重要的功用。很小的损伤、良好的术野暴露,可减少对脑组织的牵拉及损害。

但是,在肿瘤直径>2cm、肿瘤体积过大、肿瘤质地坚韧和血供丰富等情况下,内镜下切除肿瘤将面临极大的困难和风险。应采用内镜辅助下的显微神经外科手术切除肿瘤。也有学者主张做两个切口,形成两个手术通道,以利不同手术器械的同时操作,加快肿瘤切除速度。近年来,一项利用透明管和导管的神经内镜技术已应用于脑室内肿瘤的切除,内镜作为照明可视工具,而在导管内进行显微手术操作。随着神经内镜设备和技术的提高,其在脑室肿瘤治疗中的应用范围和疗效会不断扩大和提高。

(秦治刚)

第八节　脊索瘤

一、病因

虽然没有直接证据表明胚胎残留的脊索组织可以分化成脊索瘤细胞,但是通过对比脊索原始细胞与脊索瘤细胞的分子表达,证明它们确实可能来源相同。家族性脊索瘤患者中发现的转录因子T基因(brachyury,鼠短尾突变体表型)的唯一高表达支持脊索瘤形成假说,该转录因子在脊索组织的生长发育过程中有同样表达。

从组织发生学来看,在胚胎期间,脊索上端分布于颅底的蝶骨和枕骨,部分达颅内面,并

与蝶鞍上方的硬脑膜相衔接,在枕骨部分可达该骨下面(即舌咽面),一部分亦可位于颅底骨与咽壁之间。脊索的下端分布于骶尾部的中央及中央旁等部位。当胎儿发育至 3 个月时脊索开始退化和消失,仅在椎间盘内残留,即所谓的髓核。如果脊索的胚胎残留在上述部位滞留到出生后,可逐渐演变成肿瘤。因此,脊索瘤好发于这些部位,均匀分布于颅底(32%)、脊柱(32.8%)和骶尾部(29.2%),一半以上的骶尾部肿瘤是脊索瘤。

二、发生率

脊索瘤较少见,年发生率为 0.08/10 万~0.1/10 万,占骨恶性肿瘤的 1%~4%。颅底脊索瘤占颅内肿瘤 0.1%~0.5%。男性比女性多见(2:1),好发于中老年,青少年少见。

三、病理

Virchow 于 1857 年首先在显微镜下描述脊索瘤的特点。1890 年,Ribbert 将其命名为脊索瘤。肉眼观察,肿瘤质地软,呈白色或粉红色胶冻状,可有或无纤维包膜,早期与周围脑组织的界限尚比较清楚,晚期则界限不清,浸润破坏邻近骨质和神经组织,引起颅底骨质的破坏。肿瘤切面呈半透明,含有黏液样物质,为肿瘤变性的产物,故其含量的多寡可以提示肿瘤的良恶。肿瘤中间有由包膜相连而形成的白色坚韧的间隔,将肿瘤分割成大小不等的多叶状。半数瘤内有结节状钙化。肿瘤内可有出血和囊变。

典型的脊索瘤镜下可见肿瘤为上皮样细胞所组成,细胞胞体大,多边形,因胞浆内含有大量空泡,能呈黏液染色,故称囊泡细胞或空泡细胞。细胞核小,分裂象少见,胞浆内空泡有时合并后将细胞核推至一旁,故又称为印戒细胞。有些地方细胞的界限消失,形成黏液状合体。大量空泡细胞和黏液形成是本病的病理形态特点。近 10%脊索瘤细胞增殖活跃,黏液显著减少,并有核分裂现象,细胞排列成条或岛状,埋于疏松的黏液组织之间,可含有软骨组织、钙化斑及小片骨组织。其周围为网状的结缔组织所围绕,将肿瘤分割成不规则小叶状。

按病理学脊索瘤可分为:

1.普通型　又称典型型,最常见,占脊索瘤 80%~85%。瘤内无软骨或其他间充质成分。多见于 40~50 岁,<20 岁少见。无性别差异。在病理上可有几种生长方式,但片状生长为其特征,由空泡状上皮细胞和黏液基质组成。细胞角蛋白和上皮膜抗原(EMA)的免疫染色阳性,电镜见核粒。这些特征有助本病与软骨肉瘤区别,后者免疫染色阴性,电镜无核粒。

2.软骨样脊索瘤　占脊索瘤的 5%~15%。其镜下特点除上述典型所见外,尚含有多少不等的透明软骨样区域。虽然有些学者通过电镜观察后将其归类为低度恶性的软骨肉瘤,但是大量的免疫组化研究发现软骨样脊索瘤的上皮性标记抗原呈阳性反应。本型发病年龄较小,过去认为其预后普遍较普通型好(Heffelfinger,1973),现在认为两者预后差不多(Forsyth,1993;O'Connell-1994)。

3.间质型　又称非典型型,占脊索瘤的含普通型成分和恶性间充质成分,镜下表现为肿瘤增殖活跃,黏液含量显著减少并可见到核分裂象。少数肿瘤可经血流转移和蛛网膜下腔种植性播散。本型可继发于普通型放疗后或恶变。常在诊断后 6~12 个月死亡。

四、细胞遗传学

关于脊索瘤细胞遗传学的研究很多。最常见的染色体异常是 1 号染色体单倍体和 7 号染色体的获得。其余文献中描述的染色体异常（包括缺失和获得）发生在 1q、2p、3p、5p、9p、10、12q、13q、17 以及 20q。最近的一项研究表明，6p32 的异常可能与脊索瘤的起源（而不是恶化或复发）存在特定的关联。虽然大多数脊索瘤是散发的，但也有潜在的家族性脊索瘤，后者没有发现一致的细胞遗传学改变，与散发病例的异质性相同。迄今为止，还没有一致的细胞遗传学改变能预测肿瘤的生物学行为或对治疗的反应。

五、临床表现和分型

虽然脊索瘤在组织学上属于低度恶性肿瘤，大多数进展缓慢，却具有高度侵袭周边组织和容易局部复发的特点，与恶性肿瘤无异。

颅底脊索瘤常起自斜坡中线，在硬膜外呈缓慢浸润生长，沿中线向前可侵犯鞍区，向后可压迫脑干，向侧方侵入鞍旁海绵窦，向下可突入鼻腔或咽后壁。亦可穿越硬膜长向颅内，占满颅底各脑池，迫使正常脑组织移位，并由此引起脑积水。

病程较长，历时数年。临床表现取决于肿瘤所在部位、生长方向和受影响的结构。其自然病程表现为持续加重的颅底骨侵蚀，以及邻近的神经血管直接受压迫。最常见的代表性症状为不定期的弥漫性头痛，多进展缓慢而常不引起重视。如头痛位枕颈部，头颈姿势或活动可诱发或加重头痛，常提示枕骨髁受肿瘤侵犯。外展神经损害引起的复视亦多见（60%～90%）。多发性颅神经障碍和长束损害也较常见，部分病例可有视力减退、垂体功能紊乱和共济失调等表现。约 1/3 至半数病例有鼻咽部肿块而引起鼻塞、咽部异物感和吞咽不适。

放射影像学检查对颅底脊索瘤的诊断有很大帮助。①CT 最显著的变化为颅底骨质的破坏，范围可涉及鞍背、斜坡、前后床突、颅中窝底、蝶骨大翼、蝶窦、岩尖等，溶骨常偏重于一侧。肿瘤内常见不规则斑点状或片状钙化，以鞍后、鞍旁分布较多。CT 平扫示肿瘤呈等或略高密度，增强后可表现轻至中度不均匀强化，颅骨破坏和瘤内钙化斑块显示清楚。②MRI 上肿瘤呈混杂性信号，T_2 加权成像信号多高于 T_1 加权信号，T_1 加权成像可见骨组织被软组织取代，呈不均匀低或等信号，T_2 加权成像为不均匀高信号，常可区分肿瘤与邻近神经组织的分界。数字减影血管造影（DSA）主要表现为肿瘤邻近动脉的移位。由于肿瘤血供稀少，所以肿瘤部位常表现为无血管和血供贫乏区。

脊索瘤的肿瘤分型如下。

1.根据脊索瘤的临床表现　可分为：

(1)斜坡型：主要表现为一侧的Ⅵ～Ⅻ颅神经损害的症状，同时可伴有对侧的长束损害表现。因常压迫第 3 脑室后部和导水管使之向后上方移位，故可伴有一定程度的脑积水，但颅内压增高的症状因肿瘤生长缓慢而不明显。

(2)鞍旁型：主要表现为以外展神经受累为主的Ⅲ～Ⅴ颅神经损害的症状。

(3)鞍内型：表现为视力减退、视野缺损及垂体功能紊乱。男性可表现为性欲减退、阳痿，女性则表现为闭经。

2.新的分型方法　Al－Mefty 等(1997)根据肿瘤的解剖部位以及手术入路提出一种新的分型方法。

(1)Ⅰ型：肿瘤局限于颅底单个解剖腔隙（如蝶窦、海绵窦、下斜坡、枕骨髁等），瘤体小，症状轻微甚至无症状。此型易于全切除，预后较好。

(2)Ⅱ型：瘤体较大，侵犯 2 个或以上颅底解剖腔隙，但通过一种颅底入路可全切肿瘤。

临床上以此型最多见。

（3）Ⅲ型：肿瘤广泛浸润颅底多个解剖腔隙，需联合应用多≥个颅底入路才能全切肿瘤。此型肿瘤手术难度大、疗效较差。

六、诊断和鉴别诊断

成年患者有长期头痛病史，并出现一侧外展神经麻痹，应考虑到脊索瘤的可能，但确定诊断尚需借助 CT 和 MRI 等影像学检查。

同部位脑膜瘤可引起局部骨质受压变薄或骨质增生，而少有溶骨性变化。DSA 常见脑膜供血动脉增粗，有明显的肿瘤染色。

如脊索瘤向后颅生长，应与桥小脑角的听神经瘤相鉴别。听神经瘤在颅骨平片和 CT 上主要表现为内听道的扩大和岩骨嵴的吸收。MRI 常有助于鉴别诊断。

鞍区部位的脊索瘤需与垂体腺瘤和颅咽管瘤相鉴别。后两者多不引起广泛的颅底骨质破坏，垂体瘤在影像学上一般表现为蝶鞍受累扩大、鞍底变深、骨质吸收。颅咽管瘤 CT 上可见囊壁有弧线状或蛋壳样钙化，通常不引起邻近骨破坏，且两者颅神经损害多局限于视神经；而脊索瘤多表现为以外展神经障碍为主的多颅神经损害，影像学上多见颅底骨质溶骨性改变和瘤内斑点状或片状钙化。

向下长入鼻咽部的脊索瘤因其临床表现和影像学特征与向颅底转移的鼻咽癌相似，鉴别诊断主要依靠鼻咽部的穿刺活检。

鞍旁型或长向中颅底的脊索瘤与软骨肉瘤鉴别比较困难，免疫组化染色很有帮助。脊索瘤对多种组织标记均显示阳性，如 Cyto－K6/7、EMA7/7、CEA6/7、GFAP0/7、Des0/7、α－AT7/7、Lyso4/7，而软骨肉瘤则均显示为阴性。软骨样脊索瘤与软骨肉瘤都可能 CK 表达阴性，一种新发现的生物识别标记—转录因子 T 基因（brachyury，鼠短尾突变体表型）在脊索瘤有特异性表达，诊断的敏感度和特异度分别为 98% 和 100%，现已作为脊索瘤与其他软骨性肿瘤的鉴别诊断方法之。

七、治疗

手术仍是本病的主要治疗方法，最佳手术方案是沿肿瘤边界完整切除。但脊索瘤解剖位置深，手术暴露困难，加之起病隐匿，病程较长，患者来诊时肿瘤已经广泛侵犯颅底，因此手术全切难度很大。由于脊索瘤对放射线不敏感，常规放疗通常只起到姑息性治疗的作用，放射外科的长期疗效仍不明确。目前认为，以保护神经血管和患者生存质量为前提，最大限度地切除肿瘤，结合辅助放疗，是颅底脊索瘤最佳的治疗模式。

（一）外科手术

由于次全切除肿瘤的 5 年生存率较活检者长，因此应尽量切除肿瘤。近年来许多学者仍致力于各种手术入路的选择以求全切肿瘤，神经导航的应用也利于提高肿瘤全切率。但是，迄今没有一种手术入路适用于全部脊索瘤，一些脊索瘤还需多种手术入路的联合应用。在选择手术入路时应考虑下列因素：肿瘤部位、术者对各种可供选择入路的掌握程度、手术组的经验和配合、颅颈稳定性等。大多数脊索瘤位于硬膜外，少数可破坏硬膜，长入蛛网膜下腔。因此，位居中线的脊索瘤可选用中线手术入路如经口－硬腭入路、经蝶窦入路、扩大额下硬膜外入路、经上颌或经颜面入路等。偏侧生长脊索瘤可用前外侧硬膜外入路、后外侧（经髁）入路等。枕骨髁受累者不仅影响颅颈关节的稳定性,且术后易复发,在设计治疗方案时要特别注意。

近年来,内镜扩大鼻颅底技术运用于颅底脊索瘤切除手术,以其创伤微小、效果良好的特点正吸引越来越多的术者采用(图4-42)。Schwartz报道采用内镜手术治疗8例脊索瘤,7例获得次全切除。他荟萃分析了自1950—2010年间37组共766例脊索瘤开颅手术和内镜扩大鼻颅底手术,结果表明内镜手术全切除率(61.0%)明显高于开颅手术(48.1%),内镜手术发生颅神经损害(1.3%)和脑膜炎(0.9%)明显少于开颅手术(24.2%和5.9%),内镜手术肿瘤复发率为16.9%,低于开颅手术(40.0%),内镜手术死亡率(4.7%)明显低于开颅手术(21.6%)。随着带蒂黏膜瓣和多层修补技术的运用,内镜手术后脑脊液漏发生率明显下降。

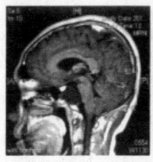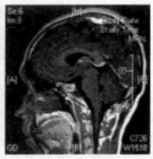

图4-42 一例内镜下经鼻蝶全切除的脊索瘤

左图示术前核MRI矢状位增强扫描,肿瘤位于上中斜坡,向后压迫脑干;右图示内镜下经鼻蝶全切除肿瘤后,MRI矢状位增强扫描显示脑干恢复正常形态

(二)放疗

放疗在脊索瘤的治疗中处于主导位置还是仅为一种辅助治疗方法仍然存在争议,但是既往经验表明单独应用放疗效果不佳。目前较为一致的意见是,放疗与手术治疗结合运用。放疗主要包括常规放疗、γ刀治疗、中子放疗、强子放疗等。

1.常规放疗 尽管常规放射治疗对脊索瘤的疗效并不理想,但是高剂量的放射治疗仍然是脊索瘤综合治疗的重要环节。Tai等人的研究认为,与单独手术治疗相比,手术联合放疗的综合治疗方案能够显著延长中位生存期。Menezes的研究显示,5年生存率与放射治疗的剂量有关,≤40Gy者,无存活;48Gy者为75%。

2.放射外科治疗 包括γ刀治疗、质子放疗和重粒子放疗。重粒子放疗包括质子束和带电离子束,常见的带电离子包括碳离子、氦离子及氖离子等。重粒子放疗可给予病灶更大剂量的放射线照射,但周边组织剂量低,有效地减少周围组织损伤,适用于生长较缓慢的脊索瘤。重粒子放射放疗已经被证实比γ刀治疗更加有效,应用重粒子放疗的患者,5年控制率能达到68%~85%,复发率为15%~31%。重粒子放疗相比γ刀治疗的优势不仅仅是物理特性的区别,更多的是生物学效应。但是目前因为重粒子放疗设备昂贵,其临床应用还相当局限。

3.放疗影响因素

(1)放疗的效果与治疗的时机有关。手术-术后放疗模式较复发后再放疗有更好的局部控制率。而Park等研究表明,相比复发病灶而言,应用质子放疗结合手术治疗原发性脊索瘤患者的肿瘤控制率更高。这一结果更加证实了放疗早期介入脊索瘤治疗过程的重要性。

(2)放疗效果与治疗剂量相关。脊索瘤对放疗的敏感剂量为70~80Gy。但是由于肿瘤周边如脊髓、脑干、脑神经等重要组织对射线耐受剂量远低于肿瘤治疗所需要的剂量,所以放疗在实施过程中往往受到很多限制。Pearlman 等研究发现,在治疗剂量为 80Gy 的患者中,肿瘤控制率为 80%,而应用 40～60Gy 治疗的患者其控制率为 20%。在 Kondziolka 等报道的病例中,立体定向放疗平均边缘剂量达到 20Gy 时,肿瘤无明显进展。一般认为,肿瘤局部应用 40～60Gy 的放疗对肿瘤的 5 年控制率只有 10%～40%。

(3)放疗的疗效与术后残余肿瘤的体积也有关系。Hug 等研究发现,体积不超过 25mm³ 的残瘤有较好的局部控制率,而 O'Connell 等研究则认为体积<70mm³ 的肿瘤均能有效控制。

(4)放疗的方式与肿瘤复发密切相关。Colli 和 Al－Mefty 认为,与常规放疗相比,接受质子放疗的患者复发率显著降低。

(4)放疗的并发症主要涉及视觉功能损害(4.4%)和垂体功能影响(13.2%)。Castro 报道放疗整体并发症发生率约为 27%,而 Al－Mefty 和 Borba 报道的发生率约为 17.6%。

(三)药物治疗

蒽环类化合物、顺铂、烷化剂和喜树碱等均曾被证明对脊索瘤有效,但是脊索瘤对常规化疗方法通常不敏感。随着对脊索瘤细胞的特性和分子生物学研究的进一步深入,越来越多的分子通路被揭示出来,为分子靶向治疗提供了可能。目前尚缺乏高级别循证医学证据,下面介绍一些回顾性病理研究资料。

既往研究表明,脊索瘤细胞中的血小板衍生生长因子受体 PDGFRB、PDGFRA 以及酪氨酸激酶受体(KIT)均呈现为过表达。作为酪氨酸激酶抑制剂的一种,伊马替尼能够靶向作用于 PDGFRB 和 KIT。2004 年及 2009 年的两项研究均表明,脊索瘤患者对伊马替尼具有一定的敏感性。在应用伊马替尼治疗的晚期肿瘤患者中,CT 扫描检查可以观察到肿瘤组织的细微变化,与对照组相比发现肿瘤局部密度变低及体积缩小。病理检查也有阳性发现,主要表现为伴随不同程度凋亡的细胞数减少,以及基质黏液样变性。因此,对于无法接受再次手术或者放疗的复发患者,伊马替尼也许是为数不多的治疗选择。

另一个酪氨酸激酶抑制剂舒尼替尼亦表现出了一定的临床疗效。在一项临床试验研究中,应用舒尼替尼的患者中有 44% 获得了至少 16 周的疾病稳定期。

表皮生长因子受体(EGFR)也是潜在的分子治疗的靶点之一。在 Shalaby 等的研究中,69% 的患者 EGFR 表达阳性。同时在脊索瘤细胞系 U－CH1 进行的体外实验中,能拮抗 EGFR 和酪氨酸磷酸化的 AG1478 显著抑制细胞增殖,并能剂量依赖地降低 EGFR 磷酸化,从而使之失活。基于以上结果,EGFR 信号通路可能在肿瘤的发生发展中扮演了重要角色,这同时也为 EGFR 拮抗剂的临床应用奠定了基础。另一个 EGFR 抑制剂埃罗替尼被应用于对伊马替尼无效的患者,结果显示患者症状和影像学结果都获得改善。

也有研究者把目光聚焦于甲硫腺苷磷酸化酶(MTAP)和活化的胰岛素样生长因子-1受体(IGF-1R/IR)。Sommer 等发现,39% 的病例中 MTAP 表达抑制,磷酸化的 IGF-1R/IR,表达阳性患者中位生存期明显缩短,提示异常的信号通路可能是新的治疗靶点。

PI3K/Akt/TSC1/TSC2/mTOR 通路也是靶向治疗的研究热点。Presneau 等通过对 50 份病理样本的微阵列分析,测定了 PI3K/Akt/TSC1/TSC2/mTOR 信号通路的表达。结果发现,对于 65% 的患者而言,mTOR 抑制剂,即雷帕霉素或其类似物可能是有效果的,此类药物与丝氨酸/苏氨酸蛋白激酶(Akt/PKB)抑制剂的联合治疗方案可能有效。Schwab 等也对此信号通路进行了研究,检测了 13 份脊索瘤样本中的信号通路表达,同时利用逐步增量的 PI—103 处理脊索瘤细胞系 UHC—1,以抑制 AKT 和 mTOR 通路,并检测细胞的增殖与凋亡。研究结果证实了样本中 PI3K/AKT 和 mTOR 信号通路的激活,而 PI—103 则抑制了 UHC—1 细胞系中 AKT 和 mTOR 信号通路的激活。据此基本可以明确:PI—103 通过抑制 P13K/mTOR 信号通路降低肿瘤增殖并能诱导细胞凋亡。

联合应用伊马替尼与其他靶向治疗药物如 mTOR 抑制剂,能够治疗伊马替尼耐药的患者。Stacchiotti 等联合应用伊马替尼与 mTOR 抑制剂—雷帕霉素,治疗伊马替尼耐药的晚期脊索瘤患者,证实了这一方案的可行性。

药物治疗的另一种选择是瘤内化疗。Guiu 等直接瘤内化疗治疗复发性脊索瘤,以 5mg/mL 卡铂溶液,加入肾上腺素(增加浓度并提高卡铂的抗肿瘤作用)和碘造影剂后将药物的终浓度稀释为 0.01mg/mL。研究发现其临床效果显著,且无明显毒副作用,肿瘤体积缩小 42% (从 69cm³ 缩小至 40cm³),病理检查证实肿瘤的中心部分坏死。这一结果提示瘤内化疗与手术治疗相结合可能改善治疗效果。

另一些药物如异环磷酰胺和依托泊苷,可应用于儿童脊索瘤患者。Dhall 等研究证实,无论是单独应用还是与放疗联合,异环磷酰胺和依托泊苷对脊索瘤儿童患者均有一定效果。

八、预后

美国官方 SEER 数据库 400 例分析显示,脊索瘤患者平均中位生存期为 6.29 年,而 5 年、10 年和 20 年生存率明显下降,分别为 67.6%、39.9% 和 13.1%。影响 5 年生存率与复发率的因素有:①肿瘤切除程度,次全切除与活检组虽然术后均放疗,但 5 年生存率前者为 55%,后者为 36%。肿瘤全切与部分切除者,5 年复发率分别为 16% 和 36%。②病理分型,间变型平均生存期 6 月～1。③年龄,儿童以间变型多见,因此年龄越小,越易复发和远处转移,如肺、骨骼系统、淋巴结、肝和皮肤等。④放疗,术后放疗或放射外科可延长生存期,延缓复发。

(苗壮)

第九节　颅内转移瘤

颅内内转移瘤(intracranial metastasis)是指身体其他部位的恶性肿瘤转移到颅内。虽然在发生率上,肿瘤的颅内转移不如肝脏和肺脏转移多见,但是颅内转移瘤的临床表现明显、严重,不治者多迅速死亡。据统计,死于全身肿瘤者中,1/4 有颅内转移,这一数字比死于原发性中枢神经系统恶性肿瘤者高 9 倍以上。近年来由于诊断技术的提高,对恶性肿瘤采用综合治疗,使颅腔外其他脏器原发性肿瘤的治愈率和缓解率显著提高,可是颅内转移瘤发生率和致死率仍较高。因此,提高对本病的认识,及时而有效地诊治患者,对延长生命和提高生活质量具有重要意义。

一、发生率

颅内转移瘤的发生率,因不同时期、不同人群、不同年龄、不同检查方法等而差别较大。临床报道的发生率在 20 世纪 50 年代以前为 3.5%～4.2%,随着诊断方法改进和人类寿命的延长,癌症患者的生存率提高,颅内转移瘤的发生率也相应增加。现在一般估计颅内转移瘤的发生率为 30%(20%～40%)。尸检发生率要比临床发生率准确且较高,前者为 12%～37%,后者为 10%～20%。在神经外科单位,脑转移瘤占脑瘤手术总数的比例也在增加,从5%～11%(40 年代)增至 12%～21%(60 年代以来)。从表 4－26 可见,在各种肿瘤中,肺癌、胃肠道癌、乳腺癌致死数和发生颅内、脑内转移数最多,但是以每种肿瘤发生颅内和脑内转移的频率看,则依次为黑色素瘤、乳腺癌和肺癌。

表 4－26　肿瘤死亡和颅内转移情况(43 万尸检)

恶性肿瘤类型	死亡人数	颅内转移		脑转移	
		%	数目	%	数目
肺癌	117000	41	48000	35	41000
胃肠道癌	81000	8	6500	6	5000
乳腺癌	38000	51	19000	21	8000
肝、胰腺癌	33000	6	2000	5	1500
前列腺癌	24000	17	4000	6	1700
女性生殖器癌	24000	7	4000	2	500
泌尿道癌	19000	21	4000	17	3200
白血病	16000	48	8000	8	1000
淋巴瘤	14000	22	4000	5	700
头颈部癌	13000	18	2000	7	900
黑色素瘤	5000	65	3250	49	2500
肉瘤	4000	22	900	15	600
甲状腺癌	1000	24	240	17	1700
其他	41000	26	11000	19	8000
总数	430000	27	117000	18	76000

与全身肿瘤一样,颅内转移瘤好发于 40～60 岁,约占 2/3。儿童的颅内转移瘤异于成人,其实体性肿瘤的颅内转移率仅为成人的 1/4～1/2,好发颅内转移的原发肿瘤依次为白血病、淋巴瘤、骨源性肿瘤、横纹肌或平滑肌肉瘤、类癌瘤、肾肉瘤、卵巢癌等。男性多见于女性,性别比为 2.1∶1(表 4－27)。

表 4－27　脑转移瘤的性别分布

原发肿瘤	病例数	男性	女性
肺癌	55	52	3
乳腺癌	26	—	26
胃肠道癌	16	14	2
膀胱癌	1	1	0
生殖器癌	7	—	7
皮肤黏膜癌	4	4	0
甲状腺癌	1	1	0
黑色素瘤	8	6	2
肉瘤	1	1	0
不明	45	30	15
总数	178	121	57

《2012中国肿瘤登记年报》中上海市区前5位主要恶性肿瘤:男性为肺癌、大肠癌(包括结肠癌和直肠癌)、胃癌、肝癌和前列腺癌,女性为乳腺癌、大肠癌(包括结肠癌和直肠癌)、肺癌、胃癌和甲状腺癌。近年来,大肠癌发病增速最为显著,发病率由20世纪70年代初的第6位上升至第2位。以全身恶性肿瘤颅内转移率为25%计,2009年上海市区恶性肿瘤的发病数25366例,则颅内转移6341例,为同期脑部恶性肿瘤发病数713例的8.9倍。

二、影响转移的因素

肿瘤转移是一个复杂的过程,迄今未完全了解。一般讲包括以下重要步骤:癌细胞从原发肿瘤上脱落并侵犯瘤周组织,经血或淋巴等途径播散,在靶器官内生存、增殖和增大。这3个步骤相互衔接和交错,并受许多因素影响,分述如下。

(一)癌细胞的脱落

1.肿瘤的生长速度和坏死 一般地讲,生长速度越快的肿瘤,越易发生细胞脱落。由于肿瘤内血液供不应求,易发生坏死,坏死灶附近的瘤细胞容易与母瘤分离。

2.酶的作用 多年来人们知道蛋白溶解酶可溶解细胞间连接,在肌肉收缩、外科手术或创伤等因素协同下,可促使癌细胞释放。这些内源性酶来源于癌细胞、血管内皮细胞、白细胞、纤维母细胞、网状内皮细胞等的溶酶体。炎症、免疫或某些病理过程可促使这些酶的释出。已知下列4种蛋白酶参与降解组织间质和基底膜:①金属蛋白酶(又称胶原酶)。②半胱氨酸蛋白酶(又称组织蛋白酶)。③丝氨酸蛋白酶纤维蛋白溶酶。④纤维蛋白溶酶原激酶。这些酶除作用于肿瘤组织外,还作用于肿瘤周围的非肿瘤组织,利于肿瘤的扩增和扩散。

3.应力作用 不恰当的外科手术操作等可致癌细胞播散。

(二)癌细胞的播散

脱落的癌细胞群可经血液系统或淋巴系统转移,如原发肿瘤靠近血管,则易发生血源性播散,反之则发生淋巴转移。另外,肿瘤的特性与播散的方式亦有关系,如癌肿易发生淋巴转移。肉瘤则多血源性转移,前者淋巴结转移为后者的3倍。可是由于淋巴结与静脉系统广泛交通,而且肿瘤淋巴结转移后,最后还是经血源途径入颅,因此对晚期患者严格区分播散途径是不可能的。据研究,每克肿瘤24h可向血循环释放100万个癌细胞,虽然多被人体免疫等防御系统所杀灭,但是由于多次反复释放,总有癌细胞进入颅内。少数面部皮肤癌可沿三叉神经或面神经周围间隙入侵海绵窦、半月节,甚至脑膜,导致马尾神经播散(Zhu,2004)。

(三)转移灶的形成和再转移

癌细胞与人体其他细胞一样,表面带有负电荷,加之血液流动,因此通常癌细胞不易黏附在也带有负电荷的血管内膜上。当癌细胞与管壁内膜细胞之间的距离小于癌细胞直径时,血液流动学的影响不起作用,癌细胞易附着于内膜。癌细胞能否黏附在血管内膜上与其胞膜表面的分子生物学特征关系密切。另外,血管内膜损伤、血管内膜基质(带正电荷)裸露、凝血因素异常等也起一定作用。单个癌细胞栓塞于毛细血管或毛细血管后小静脉,癌细胞团块则栓塞于较大血管。血管栓塞后可引起血管通透性增大,促使癌细胞向血管外浸润。开始形成2mm以下的微转移灶,依靠渗透过程从四周获得营养,以后由于新生血管长入,肿瘤迅速增大。癌栓也可以从管壁内膜脱落,循血流迁移,引起新的栓塞和转移灶。

(四)"瘤—瘤"转移现象

瘤—瘤转移(tumor—to—tumor metastasis)现象被首次发现至今将近百年,是指一种恶性肿瘤转移到另一种恶性或良性肿瘤的少见现象,可发生于不同器官和系统之间,近年来报道增多。从病理学角度看,瘤—瘤转移需要满足以下标准:①转移瘤至少部分被另一种肿瘤包围。②两种肿瘤性质不同。③发现原发肿瘤。④转移瘤与原发瘤同源。就中枢神经系统而言,最常见的宿主瘤为脑膜瘤和神经鞘瘤,发生转移的前 3 位原发肿瘤依次是乳腺癌、肺癌、肾癌,其他少见的肿瘤也有报道,如黑色素瘤和造血系统肿瘤等。瘤—瘤转移现象的发生机制尚不清楚,推测可能因为脑膜瘤是颅内最常见的良性肿瘤,富含血管、胶原和脂质,且生长缓慢,这些特点易于肿瘤细胞寄宿和生长。近期研究发现脑膜瘤和乳腺癌均高表达细胞黏附分子 E—cadherin,这更好地解释了瘤—瘤转移现象多发于乳腺癌与脑膜瘤之间。

(五)肿瘤转移的细胞和分子生物学

肿瘤转移由一系列复杂的生物学事件组成,大致经过以下过程:①基因活化、扩增、缺失或抑制基因失活。②新生血管形成。③细胞恶性增殖。④逃避宿主免疫攻击。⑤耐受药物治疗。⑥肿瘤表达和活化转移相关基因而发生侵袭。⑦肿瘤细胞通过黏附分子、蛋白酶活力变化及细胞运动实现在转移部位分泌生长、血管生成因子而克隆化生长。目前已发现,肿瘤细胞的侵袭和转移能力主要与异常的细胞"社会功能"(social function)有关,与细胞的"看家功能"(housekeeping function)异常关系不明显,细胞"社会功能"异常主要由细胞表面参与其功能的各类糖蛋白分子的糖基化异常所引起。这种异常包括许多类型,其中以细胞表面 N—连接型糖链 β_1,6 分支天线的形成最常见。大量研究证实,肿瘤细胞的侵袭行为很大程度上是由细胞表面形成过量的 β_1,6 分支,进而产生多天线的 N—糖链结构,从而改变了糖蛋白分子的生物学形状,使肿瘤细胞黏附功能发生异常,增加肿瘤细胞的转移潜能。

肿瘤细胞进入脑循环后往往会停留在毛细血管的分叉处,通过与内皮细胞接触并相互作用进入脑实质。在之后的 7d 内,在肿瘤细胞来源的多种因子作用下(如迁移抑制因子、白细胞介素—8(IL—8)、血浆酶原活化抑制因子等),大量的星形细胞和小胶质细胞处于活化状态,聚集在肿瘤细胞周围,形成脑转移瘤的局部微环境(brain microenvironment),并释放大量的细胞分子,在营养性和细胞毒性因子的相互作用下达到平衡,最终确定肿瘤细胞的命运。研究发现,活化的星形细胞和小胶质细胞对脑转移瘤细胞起保护作用,在与胶质细胞共培养时,肿瘤细胞的增殖活性升高 5 倍,而且这些细胞可以显著减少 5—氟尿嘧啶和顺铂诱导的肿瘤细胞凋亡。

脑转移瘤可上调多种血管生长因子,导致血管增生,以满足其持续生长而需要的血液供应。这些血管生长因子有 VEGF、整合素 $\alpha_v\beta_3$、血管生成蛋白、bFGF、PlGF、SDFlα、PDGF、IL—8 等。这种增生的血管表现为结构和功能异常,导致局部缺氧和酸中毒,肿瘤内部压力升高,破坏正常的物质转移,这也是阻碍化疗药物进入肿瘤内部的因素之一。另外,停留在脑实质内的肿瘤细胞在多种细胞因子和受体作用下,侵袭性和增殖性增加,加快转移瘤的克隆化生长。

原发肿瘤在分子和基因水平上的差异性影响肿瘤细胞的颅内扩散、生长形式和预后。例如,乳腺癌的 HK2 基因在糖代谢、氧化磷酸化和抗细胞凋亡中起重要作用,其过表达与预后不良相关。表达 HER2 的乳腺癌患者发生脑转移的风险比 HER2 阴性患者大大增加。CDH2 和 FLAZ3 作为钙依赖性细胞黏附分子,过度表达往往提示早期出现脑转移的可能性。STAT3 是细胞信号通路的一个重要转录因子,调节黑色素瘤的血管再生和肿瘤细胞的侵袭性,抑制 STAT3 过度表达可以减少脑转移的发生。这方面的工作虽然起步不久,但已经发现许多与转移瘤相关的基因,尤其是对 EGFR、HER2、PI3K 和 BRAF 等基因有深入研究,展示了原发肿瘤和脑转移瘤分子靶向治疗的可喜前景。

(六)转移途径

血行播散和直接浸润是两条主要的颅内转移途径,淋巴转移和脑脊液转移较少见。

1. 直接浸润　头颅外围和邻近器官、组织,如眼、耳、鼻咽、副鼻窦、头面、颈部软组织等均为原发和继发肿瘤的好发部位,常见有鼻咽癌、视网膜母细胞瘤、颈静脉球瘤,它们可直接浸润破坏颅骨、硬脑膜,或经颅底的孔隙达脑外表面的实质。颅底孔隙中的神经和血管周围,结构疏松,易于肿瘤细胞侵入,有的孔隙不仅其骨膜与硬脑膜相续,而且与蛛网膜下腔相通,如眼和眼眶。肿瘤细胞侵入颅内后,或在蛛网膜下腔随脑脊液广泛播散,或深入脑内的大血管周围间隙侵入脑实质。头面部皮肤恶性肿瘤也可以直接通过三叉神经的分支及其周围间腔向颅内转移,侵犯海绵窦、半月神经节、软脑膜和马尾神经。

2. 血液转移　大多数肿瘤细胞向脑内转移是通过血液途径,其中最多是通过动脉系统,少数肿瘤可通过椎静脉系统(Batson's plexus)向颅内转移。原发肿瘤生长到一定体积后,新生血管长入,肿瘤细胞浸润小血管,多为静脉,随血液回流至心脏,再经颈动脉和椎动脉系统向颅内播散。常见经血液转移的原发肿瘤为肺癌(12.66%)、乳腺癌(16.96%)、绒毛膜上皮癌(8%)、黑色素瘤(7.98%)、消化道癌(7.68%)、肾癌(7.66%)、其他(12%)和不明者(12.06%)。由于我国乳腺癌和前列腺癌的发生率较西方国家低,而绒毛膜上皮癌发生率较西方国家高,因此我国颅内转移瘤中,绒毛膜上皮癌仅次于肺癌,居第 2 位。肉瘤脑转移少见,只占 7%,这与肉瘤与癌的发生率之比为 1∶10 有关。在淋巴造血系统肿瘤中,以白血病较多见,其颅内转移率与肺癌相近。

3. 脑脊液转移和淋巴转移　一些脑和脊髓肿瘤尤其是室管膜瘤和分化较差的胶质瘤,可沿蛛网膜下腔播散而种植,常发生在肿瘤切除术后或活检术后。头颅外围和邻近部位的恶性肿瘤可借颅腔周围的淋巴间隙进入脑脊液或椎静脉丛,进一步发生颅内转移。

四、病理

(一)分布与部位

转移灶在脑内的分布与脑血管的解剖特征有关。由于脑血管在脑灰白质交界处突然变细,阻止癌细胞栓子进一步向前移动,因此转移灶多位于灰白质交界处,并且常位于脑内大血管分布的交界区,即所谓的分水岭区(watershed area)。另外,转移灶的分布部位与中枢神经系统各分区的体积和血液供应有关,许多研究发现有 80%～85% 的转移灶分布于大脑半球,10%～15% 分布于小脑半球,约 5% 位于脑干。除以上最常见的脑内转移外,转移灶还可以分布在颅神经、脑内大血管、硬脑膜、静脉窦及颅骨内板等处。

通常,按转移瘤部位可分为下列 4 类。

1. 颅骨和硬脑膜　原发肿瘤多为前列腺癌、乳腺癌、淋巴瘤、黑色素瘤、神经母细胞瘤、骨肉瘤等。从外科角度,这些转移不如脑实质转移重要,但是若上矢状窦、横窦受压或颅神经受累,将引起明显症状。

2. 软脑膜和蛛网膜　又称脑膜转移或癌性脑膜炎,虽然所有恶性肿瘤均可发生此种转移,但是它较脑转移少见,尸检发现率为 8%。多见于急性白血病、非霍奇金淋巴瘤、乳腺癌、肺癌和黑色素瘤。血源是主要播散途径,也可由脑转移(常见乳腺癌)引起脑膜播散。因此基底池、侧裂池前部为好发部位。表现为蛛网膜增厚,呈灰白色不透明,播散有瘤结节和点状出血,软脑膜纤维变性,癌细胞和炎症细胞浸润。脉络膜丛和脑室壁上可有肿瘤沉着。

3. 脑实质　为常见的颅内转移部位,发生率为 $16\%\sim18\%$。常见原发肿瘤来自肺、绒毛膜上皮、乳腺、胃肠道、肾和黑色素瘤。可单发或多发。转移灶可分布于脑的任何部位,由于主要通过动脉播散,癌栓易在动脉(特别是大脑中动脉)末梢滞留,因此幕上(5/6)脑转移瘤较幕下(1/6)多见。幕上以额、顶和颞叶多见,占以上,幕下以小脑半球多见。其他少见部位有基底节、下丘脑、垂体、脑干、脉络膜丛、松果体、第 4 脑室、半月神经节、视或嗅神经等。更少见是转移瘤种植于颅内原发肿瘤上,如脑膜瘤、听神经瘤、垂体瘤、血管瘤和星形胶质细胞瘤等。当脑转移瘤增大后,有时可与颅骨和硬脑膜粘连,甚至侵入这些组织。转移瘤也可靠近脑室或突入脑室内,脉络膜丛受累而增厚、变粗、变硬,呈块状,并可阻塞脑室。

4. 颅内肿瘤　由颅外肿瘤转移至颅内肿瘤,即瘤-瘤转移很少,迄今仅见个案病例报道。颅外肿瘤多见肺癌、乳腺癌和血液肿瘤(骨髓瘤、淋巴瘤),颅内则见于垂体瘤、脑膜瘤(Widdel,2010)。

(二)转移灶数目

按转移瘤的数目和分布,可分单发性、多发性和弥漫性 3 种,大部分脑转移瘤是多发的,单个转移灶较少见,弥漫性更少见。过去研究发现约 50% 脑转移瘤是多发的;近期研究发现,由于使用了高分辨率 CT、MR 等先进检查手段,有 $70\%\sim80\%$ 脑转移瘤病例被发现为多发。形成转移灶数目不一的原因可能与原发肿瘤性质有关,但详细机制不清。单个转移灶常见于结肠癌、乳腺癌、肾癌,多发转移灶最常见于肺癌和恶性黑色素瘤。近年来有人从治疗的角度将单个脑转移瘤又分为以下两种情况:单纯性脑转移瘤(single brainmetastasis)和孤立性脑转移瘤(solitary brainmetastasis)。前者指已经发现明显的单个脑部转移灶,脑部以外其他部位未发现转移;后者是一种少见的情况,指脑部病灶是目前身体发现的唯一病灶。弥漫性转移瘤又分脑膜转移和弥漫脑浸润两型。

(三)大体表现

可分皮质结节、脑膜皮质、粟粒癌变和颅神经转移 4 型,前两型适合手术治疗。

1. 皮质结节型　最常见,呈圆形、结节状,有时呈楔形,尖端指向脑室,底与脑平面平行,大小不一,但边界多清楚。小者需借助显微镜才看清,大者直径达数厘米,重达 60g 以上。瘤质地可坚实或坏死、出血、囊变,切面呈灰白色或灰红色。绒毛膜上皮癌为特有的紫红色,瘤中央常软化或坏死。囊液可似脓液或呈半透明草黄色液体或黏液状,量达 70mL,遇空气易凝固。肿瘤附近脑水肿或肿胀严重,水肿程度与肿瘤大小不成比例为其特点。

2. 脑膜皮质型　又称假脑膜瘤型,肿瘤位于脑表面,与脑膜粘连,但肿瘤与脑皮质和脑膜易分离,颅骨多不受累,这有别于颅骨转移伴硬脑膜粘连。肿瘤表面凹凸不平,切面呈猪油状或坏死。少数呈扁平状,位于两大脑突面(图 4-43)。

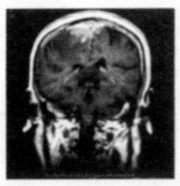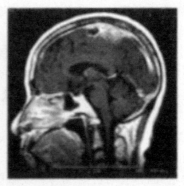

图4—43　脑膜和脑实质转移瘤

磁共振增强扫描的冠状位和矢状位;术后病理诊断为转移性腺癌

3.脑粟粒癌病型　常伴脑膜转移,特别见于黑色素瘤脑转移,脑膜黑染,颇具特征。

4.颅神经转移型　单独出现很少,多伴脑膜转移。

(四)镜下表现

脑转移瘤的组织学形态同原发癌,即最多见为腺癌,其次是绒毛膜上皮癌、鳞状上皮癌、再次为乳头状癌、黑色素瘤、淋巴上皮癌、肾上腺癌、淋巴细胞肉瘤、纤维肉瘤等。但是,有时转移瘤较原发癌分化更好或更差,因此单纯依靠组织学检查来统计原发灶不十分可靠,而且约有1/3病例肿瘤的组织学形态不能归类。

镜下观察脑转移瘤的边界不如肉眼所见那样清晰,相反可见瘤细胞呈条索状或团块状侵入周围脑组织内,或沿血管周围间隙伸到远方。转移瘤四周脑组织反应明显,血管扩张、充血,星形细胞和小胶质细胞增生。肿瘤出血时,血管周围可有淋巴细胞集聚。

五、转移瘤的潜伏期

许多患者的原发瘤不表现症状或症状隐蔽,常因神经症状就诊于神经外科而误诊为原发脑瘤。80%病例在原发瘤已经治疗或切除后才出现脑转移瘤症状,间隔时间可从数月到15年,平均12个月,为异时性转移瘤有些脑转移瘤也可与原发瘤同时被发现,为同时性转移瘤。一般肺癌脑转移的潜伏期最短,乳腺癌最长(表4—28)。还有些患者经目前检查方法仍不能找到原发肿瘤病灶。

表4—28　脑转移瘤的潜伏期(65例手术病例)

肿瘤类型	例数	<12个月例数	>12个月例数	时间和平均时间(月)
肺癌	20	12	8	0～74(11)
睾丸癌	8	2	6	6～42(19.5)
黑色素瘤	13	2	11	5～239(36)
乳腺癌	5	1	4	11～36(21)
其他	19	7	12	2～73(20)

六、临床表现

对于每一例脑转移瘤患者,其临床表现应包括原发肿瘤、脑和脑外转移灶的表现,此处仅阐述脑转移瘤的临床表现。

（一）起病方式

1. 急性起病　占 40%～60%。首发症状分别为癫痫（12%～20%）、卒中（10%）、蛛网膜下腔出血（1%）、感觉异常（10%）、语言障碍（1%）、动眼神经麻痹（2%），以及舞蹈样手足徐动、尿崩、眩晕等。

2. 慢性进行性起病　占 50%～60%。首发症状为头痛（23%～60%），精神障碍（9%～50%）。

（二）病程

1. 急性进展　约占 46.6%，常卒中样起病，在 1～2d 内迅速昏迷和偏瘫，病情进展恶化，病程一般不超过 2 周，多见于绒毛膜上皮癌、黑色素瘤脑转移伴出血、多发性脑转移瘤、癌栓塞或脑血管急性受压，以及转移灶位于重要功能区。

2. 中间缓解期　约占 21.4%，即急性起病后经过一段时间的缓解期，颅内占位症状复出并进行性加重。其原因可能是癌栓塞引起急性起病后由于血管运动障碍逐步减轻或出血吸收，临床表现逐步缓解，以后由于肿瘤体积增大和伴随的脑水肿使症状再次加重。中间缓解期一般为一周至数周，个别可长达 4 年或 8 年。少数患者可表现为 TIA 样发作，历时数周或数月。

3. 进行性加重　约占 32%，或急性或慢性起病，并呈进行性加重，历时 3～4 个月。

（三）症状和体征

脑转移瘤的临床表现类似于其他颅内占位性病变，可归结为：①颅内压升高症状。②局灶性症状和体征。③精神症状。④脑膜刺激征。临床表现因转移灶出现的时间、病变部位、数目等因素而不同。有的患者在发现原发肿瘤的同时即可出现脑转移瘤的症状，但常见的是脑转移瘤的症状迟于原发肿瘤。

1. 颅内压升高症状　头痛为最常见的症状，也是多数患者的早期症状，常出现于晨间，开始为局限性尖痛，多位于病变侧（与脑转移瘤累及硬脑膜有关），以后发展为弥漫性头痛（与脑水肿和肿瘤毒性反应有关），此时头痛剧烈并呈持续性，伴恶心、呕吐。在病变晚期，患者呈恶病质时，头痛反而减轻。由于脑转移瘤引起的颅内压增高发展迅速，因此头痛和伴随的智力改变、脑膜刺激征明显，而视神经乳头水肿、颅骨的颅高压变化不明显。

2. 常见体征　根据脑转移瘤所在的部位和病灶的多少，可出现不同的体征。常见偏瘫、偏身感觉障碍、失语、颅神经麻痹、小脑体征、脑膜刺激征、视神经乳头水肿等。体征与症状的出现并不同步，往往前者晚于后者，定位体征多数在头痛等颅高压症状出现后的数天至数周始出现。对侧肢体无力的发生率仅次于头痛，居第二位。

3. 神经、精神症状　见于 1/5～2/3 患者，特别是在额叶和脑膜弥漫转移者中可为首发症状。表现为可萨可夫综合征、痴呆、攻击行为等。65% 患者会出现智能和认知障碍。

4. 脑膜刺激征　多见于弥漫性脑转移瘤的患者，尤其是脑膜转移和室管膜转移者。有时因转移灶出血或合并炎症反应也可出现脑膜刺激征。

5. 癫痫　各种发作形式均可出现，见于约 40% 的患者，以全面性强直阵挛发作和局灶性癫痫多见。早期出现的局灶性癫痫具有定位意义，如局灶性运动性癫痫往往提示病灶位于运动区，局灶性感觉发作提示病变累及感觉区。局灶性癫痫可连续发作，随病情发展，部分患者表现全面性强直阵挛发作，肢体无力。多发性脑转移易发生癫痫发作，但能否根据发作的多形式推测病灶的多发性，尚有不同意见。

6.其他　全身虚弱,癌性发热为疾病的晚期表现,见于 1/4 患者,并很快伴随意识障碍。

（四）单发或多发转移

单发脑转移瘤的表现同一般原发性脑瘤,以颅高压征和局灶征为主要表现。多发脑转移瘤则一般发展迅速,颅高压征显著,患者一般情况差,早期出现恶液质。按转移灶所在部位可分下列 3 种类型。

1.全部转移灶在幕上　局灶症状可表现:①某一转移灶的局灶症状很明显地发展（如偏瘫、失语）,其他转移灶的症状始终被掩盖。②不同转移灶的局灶症状先后相继出现。③所有转移灶都位于同一侧大脑半球且相距很近,犹如一个单发病灶,引起相同症状。

2.转移灶分布在幕上和幕下　有大脑和小脑的症状和体征,伴阻塞性脑积水。

3.脑膜弥漫转移　精神症状明显,且有脑膜刺激征、脑积水征、四肢反射迟钝,有时有剧烈神经根痛和多颅神经麻痹症状。

七、诊断和鉴别诊断

随着新的检查手段不断出现,脑转移瘤的正确诊断率不断提高,尽管目前 CT 和 MRI 已成为诊断脑转移瘤的主要手段,但是详细询问病史和必要的鉴别诊断对作出正确诊断仍不乏重要意义。

（一）诊断依据

脑转移瘤的临床表现很像脑原发肿瘤,但如有以下情况应怀疑脑转移瘤:①年龄>40 岁,有嗜烟史。②病程中有缓解期。③有系统肿瘤史。④症状性癫痫伴消瘦或出现发展迅速的肢体无力。

单发还是多发性脑转移瘤? 这对治疗方法的选择很重要。出现以下情况多提示多发脑转移瘤:①起病快,病程短。②全身情况差,有恶病质。③临床表现广泛而复杂,不能用单一病灶解释。④头痛与颅高压的其他表现不一致。⑤精神症状明显,且出现早。一般地讲,多发性脑转移瘤的诊断并不困难,若系统肿瘤患者发现脑多发病灶,则脑转移瘤诊断多能成立,而对单发性脑转移瘤的诊断必须仔细,尚要进行必要的鉴别诊断和辅助检查。

另外,在诊断脑转移瘤的同时还应注意转移灶的分布部位、神经功能状况、脑外其他部位的转移情况等,这有助于选择治疗和判断预后。

（二）辅助检查

1.MRI 检查　由于 MRI 的三维成像优点可显示 CT 难以发现的小转移瘤、脑膜转移瘤、小脑及脑干转移瘤,MRI 已作为首选检查。脑转移瘤的 MRI 信号无特异性,多为 T_1 加权成像为低信号,T_2 加权成像为高信号。由于转移瘤周围脑水肿明显,因此小转移灶在 T_1 加权成像难以显示,但在 T_2 加权成像则显示清晰。静脉注射顺磁性造影剂（Gd－DTPA）后可提高本病发现率。若基底池、侧裂池、皮质沟回和小脑幕上有强化结节,常提示脑膜转移瘤。一般增强用 Gd－DTPA 剂量为 0.1mmol/kg,双倍或三倍增强结合延迟扫描能发现直径 1～2mm 的微瘤,从而使脑转移瘤的早期诊断成为可能。对脑脊液找到癌细胞的脑膜转移瘤,MRI 检查 38％可见脊髓或脊神经根播散。特殊的 MRI 检查主要用于脑转移瘤的鉴别诊断（如灌注 MRI,pMRI;磁波谱图,MRS）以及指导外科手术（如功能 MRI,fMRI;弥散张量成像,DTD。弥散加权成像(DWT)可鉴别术后急性脑梗死引起的细胞毒性脑水肿与肿瘤引起的血管性脑水肿。

2.CT检查 目前常在无MRI设备或患者禁忌行MRI检查(体内有心脏起搏器或其他带磁植入物)时,才考虑做CT检查。脑转移瘤CT的典型表现为边界清楚、圆形、低密度肿块,增强后可有不均匀强化。如肿瘤囊变或出血,可出现"环征",似脓肿,但这种强化环的壁较厚且不规则,有时可见瘤结节。脑转移瘤出血时,则呈非钙化性均匀高密度影或高密度影中央伴低密度区(囊变),有时可见液平,增强后呈弥漫性密度增高或环状或结节状增强。转移灶周围脑水肿明显。

脑膜转移时CT平扫表现为脑池、脑沟密度增高和脑积水,也可表现正常,表明该区域受肿瘤浸润而血管通透性增高,增强后则表现为脑池、脑沟弥漫强化和皮质结节性强化。

全身CT可发现原发肿瘤和颅外其他转移灶。

3.X线检查 头颅X线检查可有颅内压增高表现,对颅骨转移瘤有一定诊断价值。由于肺癌是最常见的原发肿瘤,对怀疑脑转移瘤的患者应常规做胸部X线检查,一般胸透的阳性率仅为25%,胸片阳性率为75%,因此胸部X线检查阴性者仍不能排除本病。同样,对有些患者应进行胃肠道、泌尿道和骨骼系统的X线检查。

4.脑脊液检查 是脑膜转移瘤诊断的一种主要方法,对有颅内压升高的患者应在静脉给予脱水剂后小心操作。其应用价值为:①寻找肿瘤细胞,需反复多次检查,以提高阳性率(一般阳性率为80%),曾有6次腰穿始发现癌细胞的报道。②脑脊液常规和生化异常,见于多数患者,如白细胞增多、糖降低、蛋白质增高、细菌和真菌培养阴性。③迄今虽没有诊断本病的特异性生化指标,但下列一些指标在脑膜转移瘤时可增高:β—葡萄糖醛酸酶(β—GR)、β—微球蛋白、癌胚抗原(CEA)、组织多肽抗原、葡萄糖磷酸异构酶(GPI)、碱性磷酸酶(AKP)肌酸激酶—BB等。β—GR和β—微球蛋白在80%的淋巴瘤或脑膜播散者中增高;CEA和GPI在半数脑膜转移中增高;组织多肽抗原和肌酸激酶—BB在乳癌脑膜转移中大多数增高;AKP在肺癌脑膜转移中增高。④绒毛膜促性腺激素测定对绒癌脑转移诊断有价值。最近,有人报道联合使用基质辅助激光解吸电离飞行时间(MALDI—TOF)、基质辅助红外激光解吸离子化/傅里叶变换离子回旋共振(MALDI—FTICR)和纳升级液相色谱/傅里叶变换离子回旋共振质谱(nanoLC—FTICR MS)方法来检测癌症患者脑脊液中的脑膜转移瘤相关蛋白。

5.CTA、MRA和DSA 虽然CT和MRI在诊断脑转移瘤上已取代脑血管造影,但在某些转移瘤如甲状腺癌或肾腺癌转移,为了解肿瘤血供,或者在某些出血性转移灶与其他出血病变鉴别时,CTA、MRA和DSA有时还是重要检查方法。

6.立体定向穿刺活检 对经以上各种检查仍不能明确诊断者,可行立体定向活检术。对怀疑脑膜转移者,可经枕下小切口暴露枕大孔,取枕大池蛛网膜检查。

7.放射性核素检查 放射性核素成像在转移瘤部位可见放射核素浓集区,对鉴别诊断有一定帮助。核素骨扫描可发现有无颅骨转移(图4—44)。正电子断层扫描/CT(PET/CT,图4—45)有助于鉴别高度与低度恶性肿瘤,也可区分肿瘤复发与放射性坏死或术后反应,以及发现脑外转移灶或原发灶。

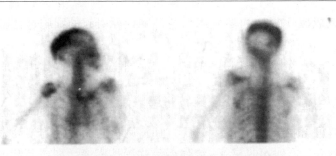

图 4-44 全身放射性核素骨扫描发现颅骨等多处转移灶

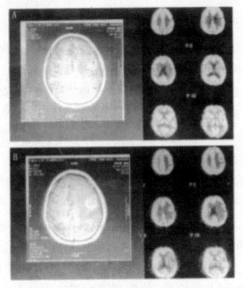

图 4-45 脑转移瘤行放疗和 γ 刀治疗 1 年

A. MRI 显示肿瘤体积缩小,脑 PET 显像怀疑肿瘤仍有活性;B. 6 个月复查 MRI 发现病灶扩大,脑 PET 显像证实肿瘤复发。手术后病理为转移性小细胞肺癌

(三)鉴别诊断

1. 脑原发性肿瘤 根据病史,特别是晚期全身肿瘤患者出现颅内占位时,一般不难鉴别必要时可行 CT 等检查。良性脑原发性肿瘤有其自身特点,易于鉴别。恶性脑胶质细胞瘤,有时难与本病鉴别,可借助 MRI 波谱(MRS)。一般肿瘤周边水肿带内 CHO/NAA 比值正常提示脑转移瘤,比值升高(>2.0)提示胶质瘤浸润生长,进一步可活检。表浅的脑膜转移瘤与小的脑膜瘤在常规 MRI 很相似,均为 T_1WI 低信号、均匀强化、有脑膜尾征等。但 pMRI 测定瘤内局部脑血容量(rCBV)显示,脑膜瘤增高(平均 8.97),转移瘤则轻度增高(平均 1.79)。有颅骨破坏者,尚须与脑膜瘤或颅外病变引起的颅骨改变相鉴别。

某些脑原发性肿瘤少见情况下可伴有脑转移瘤,即瘤转移到瘤。文献报道的原发性脑瘤多为良性,如脑膜瘤、听神经瘤、垂体瘤等,偶为星形细胞瘤。脑转移瘤多见于乳腺癌和肺癌,这与脑转移瘤的一般规律符合。乳腺癌和肺癌为女性和男性常见的肿瘤,均倾向中枢神经系统转移。此时明确鉴别十分困难,常规 MRI 一般无法区分,pMRI 和 MRS 可以发现两种肿瘤在局部脑血容量和代谢上存在差别,提示瘤转移到瘤的可能性,但最终诊断有赖于病理检查。

2. 脑脓肿 根据史和必要的辅助检查不难与脑转移瘤鉴别,可是少见情况下癌症患者可因下列因素发生脑脓肿,在诊断时要注意:①癌症患者全身抵抗力和因长期使用激素导致免疫功能下降,易发生细菌或真菌感染。②颅内或颅底转移瘤因放疗或手术治疗造成颅内外交通,便于细菌入侵。③原发或继发肺癌者常有支气管阻塞,引起肺脓疡,从而导致脑脓肿。

3.脑梗死或脑出血 尸检发现15%全身肿瘤患者伴有脑血管病,出血和缺血各半,其中半数生前可有症状,4%~5%为脑内血肿,1%~2%为硬膜下血肿。出血原因多为凝血机制障碍或血小板减少。单纯从临床和CT表现来区别转移瘤与脑卒中,有时很困难,特别是转移瘤内出血(如见于黑色素瘤、绒毛膜上皮癌、支气管肺癌和肾上腺肿瘤)。由于出血常来自小血管,血肿沿神经纤维扩展,使后者发生移位而非破坏,如及时清除血肿,神经功能可望恢复。手术不仅可以挽救患者的生命,还能明确诊断和获得良好的生存质量。因此,对临床诊断不明者,应及时开颅。

4.脑囊虫病 须与多发性脑转移瘤鉴别。脑囊虫病患者多有疫水接触史,典型CT和MRI表现脑实质内多发性散在圆形或椭圆形、局灶性囊肿,大小不等,囊内有小结节。小结节的密度或信号可增强,如不增强则为钙化灶。病灶周围轻度或无脑水肿。由于血清学检查不可靠,对可疑患者可予试验性囊虫药物治疗,并以CT和MRI随访,可提高检出率。

(四)寻找原发灶

由于大多数转移灶是经血液转移至脑的,因此肺是一个产生脑转移灶的重要器官,肺内病灶可原发于肺部或从肺外转移至肺部,其中男性患者以肺癌为主,女性患者以乳腺癌为主。研究发现约60%脑转移瘤患者行胸部影像学检查可发现病灶,因此仔细行胸部体检和必要的影像学检查对发现原发肿瘤十分重要,对女性患者尚需注意检查乳腺。

对怀疑是脑转移瘤的患者可行胸片或胸部CT检查(优于MRI检查)。对肺部检查阴性的患者,应积极寻找肺外的原发灶,可行腹部CT、B超和全身PET等检查。一部分患者可发现原发灶,但仍有一部分患者经反复系统检查仍不能发现原发灶。

八、治疗

(一)治疗原则

1.采用综合治疗,重视一般治疗 综合治疗优于单一种治疗,有助于提高疗效,延长生命。重视一般治疗,为手术和放疗等为主的综合治疗提供条件。

2.根据病程和病情确定 先治疗脑转移瘤还是原发肿瘤。

3.根据患者的具体情况选择治疗方案 即个体化治疗,充分利用现有医疗资源在治疗疾病和治疗患者过程中最大优化。

4.定期随访 原发肿瘤的器官及其他器官,观察原发肿瘤和转移灶的治疗情况,并监测新转移灶。若出现新脑转移灶,应根据具体情况进一步选择合适的治疗方案。

(二)常用治疗措施

常用治疗措施包括类固醇激素、外科手术、放疗、立体定向放射外科、肿瘤内治疗和化疗等(表4—29),随着神经外科、放射诊断技术和治疗的进展,颅内转移瘤的疗效和预后均有改善,手术后1年生存率由14%~21%提高到22%~31%,如果术后加以放疗和(或)化疗,1年生存率可达38%~45%。近年来,在以大量循证医学为依据的各类治疗指南中,强调应根据每个患者的具体情况选择理想的治疗措施(图4—46)。目前,手术结合术后放疗的观点已被众多人接受,联合治疗已展示可喜的治疗前景。但应看到这些治疗只不过是一种姑息疗法,仅8%～10%找不到原发肿瘤者可获得根治。

表4-29 脑转移瘤的各种治疗效果比较

方法	平均生存期(月)	1年生存率(%)	>2年生存率(%)
不治者	1		
单独类固醇	≥2		
单独放疗	3～6	3～20	4～8
单独放射外科	9	25～37.5	8
单独手术(单病灶)	9.2	39.4	16.3
手术＋放疗±化疗	10～14	38～45	17
化疗、免疫	不清		

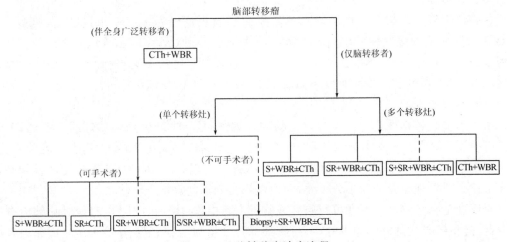

图4-46 脑转移瘤治疗流程

CTh:激素±化疗;S:手术治疗;WBR:全脑放疗;SR:立体定向放射外科治疗;仍有争议

1. 类固醇激素 类固醇激素(corticosteriod)主要作用是减轻肿瘤引起的脑白质水肿,减少脑血管通透性,抑制或减轻手术、放疗和化疗后的脑水肿,少数病灶可缩小。对晚期患者或其他姑息疗法无效时,类固醇激素不仅可使患者对这些疗法(如放疗)变得敏感,还可使头痛减轻,从而延长患者的生命和减轻其痛苦。可单独使用,也可与其他疗法合用。一般提倡早期使用,即一旦发现脑转移瘤就应开始给药。常用地塞米松,也可用其他类固醇激素(表4-30)。地塞米松首剂10mg,以后改为4mg每6～8h一次,有些患者可能需要更大剂量。首剂后6～24h显效,3～7d达最大作用,患者症状常得到改善,生命得以延长。一般地讲,单用激素治疗的患者,其平均生存期为2个月。若治疗后病情稳定,则考虑停药,停药宜在数周内缓慢进行。对不能耐受者,应继续给予最低的有效剂量。

表4-30 不同类固醇激素的性能比较

激素类别	效能	等效剂量	血浆半衰期(min)	生物效应半衰期(h)	生理替代量(mg)
氢化考的松	1	20	80～115	8～12	30
可的松	0.8	25	30	8～12	37.5
泼尼松(强的松)	4	5	200	12～36	7.5
泼尼松(强的松)龙	4	5	120～200	12～36	7.5
甲基泼尼松龙	5	4	80～180	12～36	6
地塞米松	25～30	0.75	110～300	36～54	0.5～0.75

2. 外科手术

(1)手术适应证:对原发肿瘤和(或)颅外其他部位转移瘤已得到控制或预测能生存较长时间,具有以下条件的脑转移瘤患者,可考虑手术:①单发脑转移瘤位于可手术部位,占脑转移瘤的 20%～25%。②位于可手术部位的多发脑转移瘤,尤其当它们对放疗或化疗不敏感(如黑色素瘤、肾癌),或病灶太大不适于行立体定向放射外科治疗(直径>3.5cm)。③对放疗敏感的多发脑转移瘤中,有危及生命的较大肿瘤,可先切除较大肿瘤,再行放疗。④与颅内其他病变(如脑膜瘤、脓肿、血肿等)鉴别诊断困难。⑤伴有危及生命的颅内出血。⑥有恶痛症状需放置 Ommaya 储液囊,做鞘内或脑室内注射化疗药物或鸦片制剂。⑦伴脑积水需做分流手术。

(2)手术疗效:由于多数脑转移瘤位置表浅,血供不丰富,容易切除,特别是在使用显微外科技术、激光、超声震荡吸引系统(CUSA)、立体定向和神经导航设备、唤醒麻醉和术中神经功能监测的情况下,全切肿瘤并不困难,并且一般不会增加术后神经功能障碍,从而为术后进行其他治疗创造了必要的条件。脑转移瘤的标准手术死亡率是指术后 1 个月的死亡率,已从20 世纪 60 年代的 25%～48%下降到 11%～21%(Black,1979)和 5%～10%(Galicich,1985、1996),再到近期零死亡率(SchSdel,2013)。手术死亡率一般与手术本身关系不大,而与术前患者全身状况和神经功能障碍有关。许多回顾性研究证明单纯外科手术后的生存率高于单纯放疗,若术后结合放疗,则生存率明显提高,Patchell 等(1990)通过前瞻性随机对照研究的方法观察 48 例脑转移瘤的治疗情况,发现手术加放疗组的生存率明显高于单纯放疗组,分别为 40 周和 15 周。也有研究发现,即使是多发脑转移瘤,手术全切亦可取得与单发脑转移瘤相似的治疗效果(平均生存时间为 14 个月),而部分切除的多发脑转移瘤平均生存时间则为 6个月。由于脑转移瘤是系统肿瘤发展的晚期,获得长期生存者仍较少。术后复发常见于病灶部分切除者,可发生于手术部位,也可因操作因素使其种植于远隔部位,但有时即使病灶全切(手术野边界活检阴性、术后神经影像学检查未见残留)也可复发。

3. 常规放疗 对脑转移瘤的放疗还存在许多争议,如全脑放疗还是局部放疗,病灶全切后是否需要行放疗以及放射剂量等。一部分回顾性研究证实,手术加术后放疗并不能减少复发和延长生存时间,另一部分研究则得出相反的结论。目前多数学者认为,虽然外科手术在脑转移瘤的治疗中占有重要地位,但由于大部分脑转移瘤是多发的,手术切除每一个转移灶甚至尚未发现的病灶无疑是不可能的,术后仍要放疗,因此放疗适应于多数患者,是仅次于外科治疗的另一种常用手段。适应证有:①脑转移瘤术后。②对放疗敏感的肿瘤,如小细胞肺癌、淋巴瘤、乳腺癌。③对放疗较不敏感的肿瘤,如非小细胞肺癌、肾上腺肿瘤、恶性黑色素瘤。④预防性头部放疗适用于极易发生脑转移的小细胞肺癌和非小细胞肺癌,已成为肺癌标准治疗的重要部分,研究发现可显著降低脑转移的发生率和死亡率。

最常使用的是全脑放疗(whole brain radiotherapy,WBRT)。由于脑部 CT 和 MRI 检查与尸检结果相似,即 CT 及 MRI 不能发现的脑转移瘤还是少见的,加上全脑放疗可引起痴呆等并发症,因此也有人主张局部放疗。近年来,更多单位使用调强适形放疗设备,在全脑放疗30～40Gy 后,局部加量 10～20Gy。

放疗使用的剂量计划各家不一。由于放疗可引起早期(发生于放疗开始后的数天内,如头痛、恶心、呕吐、发烧等)和晚期(如痴呆、共济失调等)放射反应,已不主张使用大剂量的放疗方案,一般主张行分次放疗,总剂量<50Gy,每天<2Gy,于 1 个月内完成。单次大剂量的方案已被否认。近年来,全脑放疗导致的认知功能障碍倍受关注,不断推出了多种改良的放疗方案,其中研究最多的就是避开海马的全脑放疗技术(hippocampalavoidance WBRT)。而

作为改善记忆功能的一种新药,memantine(美金刚)已经开始在放疗中和放疗后使用,效果显著,推荐于放疗 3d 之内开始服用,每天 20mg,共 24 周。

研究发现瘤周细胞对放疗敏感,肿瘤核心区细胞因处于缺氧状态而对射线不敏感,使用放疗增效剂可增加缺氧细胞对射线的敏感性,从而提高治疗效果。非小细胞肺癌颅内转移瘤全脑放射治疗时,可选用莫特沙芬(motexafin),对乳腺癌颅内转移瘤患者全脑放射治疗过程中加用放射治疗增敏药物 efaproxiral。

许多前瞻性研究发现放疗 2 周时有 43%～64%患者开始显效,放疗剂量≥25Gy 时 66%患者症状缓解。一般地讲,单纯放疗本身可延长脑转移瘤患者的平均生存时间 4～6 个月,对个别患者可延长生存时间 12～24 个月,若结合激素等治疗效果更好。近期的随机对照研究发现,单一病灶手术切除后或放射外科治疗后结合全脑放疗显著提高生存率。对少于 4 个转移灶的患者,放射外科治疗后结合全脑放疗可显著提高颅内病灶的控制率。多项 RTOG 临床研究提示良好的放疗效果常与下列因素有关:①KPS(Karnofsky Performance Scale)≥70。②未发现原发肿瘤或其已得到控制。③患者年龄<60 岁。④仅有脑部转移。

4. 立体定向放射外科　立体定向放射外科(Stereotatic Radiosurgery)包括 γ 刀、直线加速器放射外科(X 刀和射波刀或射波刀)、粒子束刀(质子刀和重粒子治疗),其中以 γ 刀应用较多。γ 刀治疗脑转移瘤与普通放疗的原理不同,前者是通过一次性大剂量射线达到病变组织并损毁之,后者则主要依靠组织对射线的敏感程度,通过射线达到抑制肿瘤生长的目的。γ 刀在治疗脑转移瘤中有较广的适应证,近年来应用放射外科治疗脑转移瘤有增加趋势,1 类证据支持立体定向放射外科联合全脑放疗治疗可以手术切除的单发转移灶,2B 类证据支持单独使用立体定向放射外科治疗数量有限的脑转移瘤。但是,对体积较大的脑转移瘤(直径>3.5cm),伴有明显占位征或出血者,外科手术仍应首选。资料证实,γ 刀治疗脑转移瘤的局部控制率为 80%～90%,平均生存时间为 8～11 个月。对单个脑转移瘤,其治疗效果与手术加全脑放疗相似(图 4—47)。Adler 治疗 33 例,共 52 个转移灶,其中 27 例曾行常规放疗,随访 5.5 个月,发现局部控制率为 81%。KPS 评分:改善为 21%、无变化 49%、减退 30%。

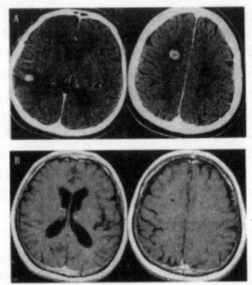

图 4—47　肺癌脑转移 γ 刀治疗
A. 治疗前;B. 治疗后。患者最终死于脑内新转移灶

射波刀(Cyber Knife)是一种新型放射外科手段,因其可以采用分次治疗的方法,常用来治疗某些较大肿瘤,且肿瘤内的剂量分布差异较小,对某些重要部位如脑干内肿瘤可提高照射剂量,且术后不良反应轻(图 4—48)。

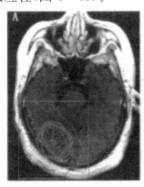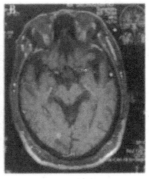

图 4—48 射波刀治疗巨大脑转移瘤(肺癌)

A. 患者年龄 82 岁,MRI 显示巨大脑转移瘤,最大径 5cm,行射波刀治疗(10Gy×3 次);B. 治疗后 7 个月,MRI 随访肿瘤接近消失

5.化疗和分子靶向治疗 过去认为化疗对脑转移瘤无效的概念,近来被新的研究成果所动摇。现在认为下列脑转移瘤适于化疗,特别是与手术或放疗联合应用时:生殖细胞瘤、小细胞肺癌、某些乳腺癌、黑色素瘤和淋巴瘤等。

目前尚无特异的药物。一般地讲,所选择的敏感药物应具有同时兼顾脑和系统肿瘤,又具有易于通过血脑屏障的特点。例如,新型口服喜树碱类药物(gimatecan)、抗叶酸药物(培美曲塞,premetrexcd)和微管稳定药(帕土匹龙,patupilone)用于非小细胞肺癌颅内转移瘤患者。对乳腺癌颅内转移瘤有效的药物有环磷酰胺(CTX)、氟尿嘧啶(FU)、甲氨蝶呤(MTX)、长春新碱(vincristine)、顺铂(DDP)和依托泊苷(etoposide)。新型烷化剂替莫唑胺(TMZ)与福莫司汀联用或联合全脑放射治疗,被认为是治疗黑色素瘤脑转移的最有效方案。

对脑膜转移者,可鞘内或脑内给药,特别是后者。可于头皮下埋入 Ommaya 储液囊再经皮穿刺此囊,将药物注入侧脑室内。此方法具有下列优点:①操作方便。②药物容易且可靠地分布于脑室和蛛网膜下腔。③药物浓度高。常用药物有:氨甲喋啶每次 7mg/m^2,加注射用水 2mL,首周内 2 次,以后视患者反应和脑脊液情况每 6 周一次;或用阿糖胞苷每次 35mg/m^2,加生理盐水 2mL,方法同上。全身可配合口服甲酰四氢叶酸,每次 9mg,每天 2 次,共 4d。

随着对恶性肿瘤转移和复发机制的深入研究,分子靶向治疗(targeted molecular therapy)在治疗颅内转移瘤中的作用日益受到重视。一批作用于不同分子水平的药物被不断研发并用于临床,如表皮生长因子受体(EGFR)抑制剂(gefitinib 和 erlotinib)、血管内皮生长因子(VEGF)抑制剂贝伐单抗(bevacizumab)、血管内皮生长因子融合蛋白、索拉非尼(sorafemib)和舒尼替尼(sunitinib,小分子多靶点酪氨酸激酶抑制剂),以及 enzastaurin(蛋白激酶 C 抑制剂)、表皮生长因子受体和 HER—2 酪氨酸激酶双重抑制剂拉帕替尼(laptinib)等靶向制剂。分子靶向药物需与经典药物联合使用。虽然疗效仍有争议,但普遍认为治疗前景广阔。

6.组织间近距离治疗 组织间近距离治疗(interstitial brachytherapy)作为一种辅助治疗,常在病灶无法切除或已接受最大剂量的放疗后考虑使用。通过立体定向的方法或术中直接将放射性物质、化学药物等植入转移灶内,或经导管对流强化给药(convection—enhanced delivery,CED),使肿瘤内部得到较高的治疗浓度,而瘤周的正常组织很少受到影响,从而达到治疗目的。Prados 等报道一组病例,在系统肿瘤控制后给予组织间照射,平均生存时间为80 周对治疗后出现的放射性坏死,可结合灌注 MRI 或 PET 与复发进行鉴别。

（三）复发性脑转移瘤的治疗

出现复发性脑转移瘤往往是病情恶化的标志,治疗棘手,一般预后较差。尽管如此,许多学者仍主张积极治疗,并认为凡开始用过的治疗手段,本次均可再用,只是需要根据患者的具体情况作相应、合理地选择和调整。

常选择普通放疗,有时可能是仅有的一种手段。由于多数患者已经接受过放疗,本次剂量宜减小,一般为 15～25Gy,但这种剂量是否有效尚有争议。

对系统肿瘤已得到控制的单个复发性脑转移瘤,仍可选择手术治疗。Sundaresan 报道21 例手术治疗经验,发现约 2/3 的患者症状改善,再次术后的平均生存期为 9 个月。

立体定向放射外科也常用于复发性脑转移瘤的治疗,多数病灶得以控制。

九、预后

脑转移瘤预后较差。有资料显示不治者平均生存期为 4 周,患者多死于颅高压引起的脑疝和脑干受压。影响脑转移瘤患者生存的因素较多,主要有:①全身状况。②有否颅外其他部位转移。③脑转移的潜伏期,潜伏期长者多有一定的抗病能力,预后较好。④病灶全切较部分切除或活检者好。⑤联合治疗较单纯一种治疗好。⑥原发肿瘤的治疗情况。⑦肿瘤的病理性质,非肺癌(乳腺癌、甲状腺癌、卵巢癌、肾癌、黑色素瘤)脑转移的生存期较肺癌脑转移者长,肺癌中又以未分化癌和腺癌较鳞癌差。⑧原发肿瘤的不同分子生物学亚型,如 HER－2 阳性乳腺癌和 EGFR 阳性的非小细胞肺癌脑转移的患者预后较差。Agboda 等根据患者的年龄、KPS 评分、系统肿瘤的控制情况以及有否其他部位转移,将 125 例脑转移瘤患者分为 3组,发现其平均生存时间分别为 14.8 个月、9.9 个月、6.0 个月($\rho=0.0002$),认为患者年龄＜60 岁、KPS≥70、原发肿瘤已控制、无颅外其他部位转移,以及颅内转移灶完全切除者预后最好。

（孟林）

第十节　头皮肿瘤

头皮肿瘤(scalp tumor)可来源于头皮的各层组织,有些肿瘤为头皮所特有,有些与身体其他部位的皮肤肿瘤相同。由于皮肤暴露在外,肿瘤容易早发现和早治疗,即使是恶性肿瘤也有相当高的治愈率。但头皮有头发遮挡,相对其他部位皮肤肿瘤而言,不容易被发现。头皮肿瘤切除后,大面积的头皮缺损需进行植皮等修复。

一、表皮样囊肿皮样囊肿

表皮样囊肿与皮样囊肿(epidermoid and dermoidcyst)均为胚胎残留组织形成的肿瘤,常见于成人,男女性无差异。肿瘤单发,常位于颞顶及枕部。表皮样囊肿又称为胆脂瘤,来源于残余的胚胎外胚层组织,囊壁白色,有珍珠样光泽,囊内为乳酪样物质,可见发亮的胆固醇结晶。病灶直径为 0.5～5cm 不等,边界清楚,可呈半球形突出于皮面上,表面皮肤光滑,肤色正常,中央可有窦道与皮外相通,可挤出乳酪样角质性组织,肿瘤基底多固定,质地结实有弹性或稍有波动感。

皮样囊肿与表皮样囊肿相似,主要区别在于皮样囊肿常位于胚胎闭合处,囊内容物包含皮肤附件,如毛囊、皮脂腺、汗腺及毛发等,多为黄白色。

表皮样囊肿和皮样囊肿生长缓慢,可长期压迫颅骨,使其变薄,肿瘤的基底常与颅骨粘连。

治疗以手术切除为主。切开头皮后,清除囊内容物,然后将囊壁彻底切除干净,以免肿瘤复发。

二、皮脂腺囊肿

皮脂腺囊肿(sebaceous cyst)并非真正的肿瘤,但常常被误认为头皮肿瘤。当皮脂管被堵塞时,皮腺分泌物不能排出,滞留积聚形成囊肿。囊肿位于皮下,囊内容物主要为皮脂,呈白色乳酪样,生长较快,有包膜,有弹性感,与皮肤粘连,但可以被推动,囊肿感染时可破溃流脓。

皮脂囊肿不会恶变,但囊肿不断生长可造成患者不适,应将囊肿切除。切除时必须将堵塞的皮脂管一并切除。感染的囊肿要切开引流,但仍有可能再次感染。

三、大汗腺囊瘤

大汗腺囊瘤(apocrine hidrocystoma)是发生于成年人的一种少见的肿瘤,常累及头皮及眼睑附近的汗腺。肿瘤单发,为针头至豌豆大小的半球形的半透明结节,质地类似囊肿,易推动,表面光滑,呈肉色、灰色或蓝黑色,极少数直径可达 10mm 或更大。肿瘤生长缓慢,切开后流出水样透明液体,一般无自觉症状。本病可并发皮脂腺痣。

治疗采用激光、电灼或手术切除。

四、皮脂腺痣

皮脂腺痣(nevus sebaceus)是一种先天性发育异常,好发于头部,出生时或童年早期即已存在。一般无家族史,病灶常为单发,为表面呈颗粒状或天鹅绒状的局限性斑块,色黄或黄褐,形状各异,患处头发稀少或缺如。患者无自觉症状。皮脂腺痣可继发良性或恶性肿瘤,如乳头状汗管腺瘤或基底细胞癌。青春期恶变的危险性上升。

鉴于皮脂腺痣有恶变的潜在危险,主张在青春期前激光或手术切除病灶。

五、乳头状汗管囊腺瘤

乳头状汗管囊腺瘤(syringocystadenoma papilliferum)又称乳头状汗管腺痣,主要位于头皮,尤其是前额和颞部原有皮脂痣处,是一种先天发育异常,出生时或幼年起病。病灶为单发的丘疹或斑块。丘疹呈粉红色,坚硬,直径为 2~10mm,顶端可有"脐窝",下连一小瘘管,常有少量液体溢出;斑块的直径通常不超过 4cm,表面呈疣状,无毛发,常有溢液和结痂。可与皮脂腺痣同时存在于一个病灶内,无自觉症状。

治疗以手术切除为唯一的方法。手术必须彻底,以免复发。

六、圆柱瘤

圆柱瘤(cylindroma)又称为头巾状瘤,是一种不成熟的汗腺上皮瘤。本病少见,多发生于头皮,有单发和多发。单发型常发生于老年人,无遗传性;多发型多发生于青少年,为常染色体显性基因遗传。圆柱瘤的大小不等,小的为直径数毫米的丘疹,大的为直径数厘米的半球形结节;表面光滑,质地如橡皮,色粉红、红、淡青或如正常皮肤。肿瘤表面的头发脱落。肿瘤数目可随年龄的增加而增多,甚至覆盖整个头皮,似头巾状。一般无自觉症状。在同一病灶内可与小汗腺螺旋腺瘤并发,少数圆柱瘤可恶变并转移。

治疗为手术切除,多发型者应加以植皮术。

七、小汗腺囊瘤

小汗腺囊瘤(eccrine hidrocystoma)又称汗管扩张症,与小汗腺远端导管堵塞有关。本病罕见。表现为深在的非炎症性水疱或表皮下囊肿,直径为 1～3mm,呈圆形或卵圆形,色淡黄或稍带青色,半透明,不易破裂,将瘤壁刺破有清澈液体排出。常为单发,偶有多发,散布在眼睑、额、颊及颞部。夏季好发,数目增多,体积增大,冬季缩小。注射阿托品后消失,而注射毛果芸香碱后扩大。

治疗为手术切除。

八、小汗腺螺旋腺瘤

小汗腺螺旋腺瘤(eccrine spiradenoma)多发于青年患者,病灶单发,偶有多发,3～50mm大小,位于真皮内,呈结节状,略高出皮面,表面覆以正常表皮。质地软如海绵,生长缓慢,常有触痛,偶有恶变,可与圆柱瘤或毛发上皮瘤并发。

治疗可用激光或手术切除。

九、汗腺癌

汗腺癌(sweat gland carcinoma)大多来自大汗腺,也可自小汗腺发生。好发于 50～80 岁人群的头颈部,可无特殊的临床表现,诊断困难,易由淋巴结转移。

手术切除为首选疗法,手术范围须扩大至距肿瘤 3～5cm。癌转移的患者术后给予化疗。此癌一般对放疗不敏感,但对不适合手术的患者可试用。

十、脂肪瘤

脂肪瘤(lipoma)可发生在包括头皮的身体任何部位,中年患者多见。肿瘤表面皮肤正常,肿瘤位于皮下,深及帽状腱膜,柔软,界限清楚,可推动,直径为 2～10cm。

脂肪瘤一般不必治疗。若患者要求,可手术切除,不易复发。

十一、皮肤纤维瘤

皮肤纤维瘤(dermatofibroma)又称硬纤维瘤,主要发生于四肢,头颈部少见。患者以成人居多。肿瘤为表皮下的真皮结节,界限清楚,可被推动,直径为 0.5～1cm,质地坚硬,局部色红,或褐色或黄色。

治疗选手术切除。

十二、隆突性皮肤纤维肉瘤

隆突性皮肤纤维肉瘤(dermatofibrosarcomaprotuberans)是一种恶性肿瘤。本病好发于成人,男多于女。可发生于躯干、四肢、生殖器及头部皮肤。初起为一个或数个结实的真皮性小结节,呈肉色、红色、粉红色或淡青色,无痛感。肿瘤缓慢扩展,融合成形态不规则的坚硬斑块,表面有大小不等的不规则肿块突出,色深红或青红,可破溃伴疼痛。肿瘤很少转移。

隆突性皮肤纤维肉瘤的治疗以手术切除为首选疗法,切除的范围须超出肿瘤外缘 3cm,并再扩大至深筋膜 1~2cm。放疗无效。

十三、脂溢性角化病

脂溢性角化病又称老年疣,多见于老年男性。损害好发于头面部和躯干,通常散在分布。初起为毛孔周围针头大小的淡黄色斑,渐增大成深黄至淡褐色略高出皮面的扁平丘疹,表面呈细颗粒状,最后变成黄褐至黑色,覆以油腻性鳞屑,鳞屑经剥除后可再长,损害受刺激或感染后可肿胀,表面有渗液、结痂或出血。一般无自觉症状,发展缓慢,少数可发展为鳞癌。

一般不需要治疗,必要时可采用激光或手术切除。

十四、光化性角化病

光化性角化病(seborrheic keratosis)又称日光性角化病,常见于中老年人,好发于曝光部位,如头面部、颈部、手背和前臂。损害为局限性,界限清楚,直径自针尖大至 2cm 以上,大多为数毫米。初起表面可见少量扩张的毛细血管,覆有粘着性的鳞屑,呈黄色至黑色,可略高出皮面。有时有明显角质增厚,呈疣状增生,甚至皮角。若损害持续增大,显著高出皮面伴糜烂破溃,即为鳞癌。

治疗首选手术切除。避免阳光曝晒,使用防光剂有一定的预防作用。

十五、皮角

皮角(cutaneous horn)为一局限性、锥形角质增生性的损害,其高度往往大于横径。多在脂溢性角化、日光性角化、角化棘皮瘤和鳞癌等基础上产生。常见于 40 岁以上,尤其是常受日晒的老年人,男多于女。好发于头皮、面、颈、前臂和手背等曝光部位。损害常为单发,直径为 2~25cm,呈圆锥形或圆柱形,有的微弯成弧形或笔直或不规则形,角突表面光滑或粗糙,基底硬,呈肤色至黑褐色。一般无自觉症状,少数可恶变。

治疗首选手术切除。

十六、皮肤原位癌

皮肤原位癌(Bowen disease)又称为 Bowen 病,常见于 30~60 岁成年人,好发于头面部和四肢。损害一般为单发,初起为淡红或暗红色丘疹,表面有少量鳞屑和结痂,逐渐增大融合成斑块,直径为 0.2~14cm,边界清楚,稍隆起,呈圆形、多环形或不规则形,覆以棕色或灰色厚的结痂,不易剥离。若强行剥离,则露出红色颗粒状或肉芽状湿润面,或少量出血。一般无自觉症状,病程缓慢,自数年至数十年不等,可并发内脏肿瘤。

治疗首选手术切除。此外,也可用激光、冰冻疗法或放疗。

十七、基地细胞癌

基底细胞癌(basal cell carcinoma)是最常见的恶性皮肤肿瘤,起源于皮肤多能性基底样细胞,常发生于前额头皮和眶额区皮肤,中年以上好发。肿瘤初发时为有光泽或花纹状结节,表面逐渐破溃成边缘不整齐的溃疡,易出血,创面不易愈合。溃疡边缘继续扩展,可见多数浅灰白色,呈蜡样或珍珠样外观的小结节,参差不齐并向内卷起,称为侵蚀性溃疡(rodet ulcer),为此癌典型的临床表现。肿瘤生长缓慢,可向深部组织浸润,累及骨膜,破坏颅骨。很少有远处转移。

肿瘤低度恶性,能够获得比较满意的疗效。对于较小的肿瘤,用刮除术和烧灼术即可达到根治;对于较大的直径>1cm肿瘤,则需手术切除,手术切缘离肿瘤应有一定的距离。肿瘤细胞对放疗敏感,因此术后加用放疗。对于无法耐受手术者或肿瘤位于无法手术的部位(如眼睑、耳部等)或手术未能全切肿瘤者,可放疗。

十八、鳞状细胞癌

鳞状细胞癌(squamous cell carcinoma)来源于表皮角朊细胞,比基底细胞癌更恶性,占皮肤肿瘤的10%~20%。日光和放射线照射、化学物质如砷和烃、瘢痕、慢性溃疡、红斑狼疮以及深部真菌病等均可引起鳞状细胞癌。

最初皮肤上出现结实的小结节,边缘不清,表面呈疣状或乳头状,结节逐渐长大,固定在下面的组织上,病灶质地韧,表面可形成溃疡,易出血。鳞状细胞癌可向深部侵犯肌肉和颅骨,也可转移至局部淋巴结或向远处转移。

治疗首选手术切除。手术时应将肿瘤连同被侵犯的帽状腱膜、肌肉等一并切除。如果肿瘤累及颅骨,也应将颅骨切除,术后辅以局部放疗和淋巴结的预防性放疗。

十九、血管性肿瘤

头皮的血管性肿瘤(vascular tumor)是由异位的胚胎血管组织在出生后异常发育所致。常见两种类型:毛细血管瘤和动静脉畸形。发生在皮肤和皮下组织层。

1.毛细血管瘤(capillary hemangioma) 由皮肤内毛细血管扩张和迂曲而形成。常发生在出生后2~4周。早期在皮肤表面有一个小的粉红色斑,在以后的6个月~1年内逐渐增大,成为稍凸出于皮肤表面、酒红色、形状和大小各异的病灶。在以后的数年内逐渐消退,残留纤维脂肪性组织。

毛细血管瘤一般无须治疗,可自行消退。对于继续长大的病灶,可采用局部注射激素、硬化剂或使用干扰素等方法,1/3~1/2的患儿可获得满意的疗效,也可用激光、冰冻疗法或手术切除病灶。

2.动静脉畸形 头皮的动静脉畸形(arteriovenousmalformations)是动静脉的异常交通所形成。在出生的早期并不一定有表现,以后逐渐长大,为慢性持续性生长,好发于头颈部。

病灶位于皮下或肌肉内,皮肤表面可见片状扩张迂曲的血管,有震颤和杂音,常有局部颅骨增生,偶尔可见到颅骨的侵蚀。生长较快的病灶,可造成病灶局部的溃疡和出血,一旦出血,有生命之虞。

影像学检查:头颅X线平片可见颅骨的增生或破坏;CT增强扫描见头皮内有明显增强的病灶;MRI显示头皮内有许多蚯蚓状流空现象。血管造影见快速显影的动静脉血管影,有供血动脉和回流静脉,有时见动静脉瘘。有些病灶与颅内血管畸形或静脉窦相连。

头皮动静脉畸形的治疗同颅内血管畸形,要根据大小、症状及与其他结构的关系等因素来决定。高流量的动静脉畸形的治疗很棘手，血管内介入治疗可应用于此病，先行介入治疗，阻断病灶的供血动脉，然后再将病灶切除。大范围的头皮动静脉畸形切除术后头皮缺损应予修补。

二十、头皮黑色素瘤

黑色素瘤(melanoma)是由表皮、真皮内的黑色素细胞恶变而成，也可来自痣内的黑色素细胞恶变。其发病率不断上升，强烈的日晒是诱因。6%～12%的患者有家族史。

恶性黑色素瘤在皮肤内生长可分为两个阶段，即辐射生长阶段和垂直生长阶段。前阶段小量瘤细胞沿真皮乳头层侵袭，瘤细胞在此处增生，但不聚集；后阶段瘤细胞聚集生长，形成细胞巢或结节。

在显微镜下按瘤细胞侵犯的水平可分为 5 级：1 级局限于表皮内。2 级瘤细胞破坏表皮基膜，侵入真皮乳头层。3 级瘤细胞在乳头层内聚集，乳头层为瘤细胞所形成的结节、斑块或巢充塞。4 级瘤细胞已侵入网状层。5 级皮下组织已受侵犯。

1.临床上将头皮黑色素瘤分为 3 型

(1)恶性雀斑样痣性黑色素瘤：最多发生于头颈日晒部，患者年龄在 60 岁以上，辐射生长阶段长，一般为 3～15 年。病灶为比较大的扁平雀斑，颜色多样，表面有不规则散布的黑色结节，斑的直径为 3～6cm，甚至更大，偶尔病灶为无黑色素性。

(2)表浅扩展性黑色素瘤：较常见，好发于 40～60 岁，但发生在头皮者少。病史一般 1～5年，与黑色素细胞痣密切相关。病灶较小，直径为 2.5cm 甚至更小一些，边缘常有特征性的角形凹口或突出。病灶内有许多小结节，颜色多样。

(3)结节性黑色素瘤：较少见，发生在头皮者更少见。发展迅速，病程 6～18 个月。患者平均年龄 53 岁，病灶直径约为 2cm，为黑色隆起的结节，结节有时可很大并呈息肉状，边缘呈褐色和黑色。病灶发展很快，预后很差。

2.治疗

(1)原发性头皮恶性黑色素瘤唯一的治疗方法为手术切除。以往提倡手术切除时必须包括肿瘤周围 5cm 的正常皮肤在内，而不管肿瘤的厚度如何，因此造成了很大的皮肤缺损。目前主张：肿瘤厚度<1mm 者的切除边缘延伸 1cm；厚度为 1～1.5 者的切除边缘延伸 1.5cm；厚度为 1.5～4mm 者延伸 2～3cm；厚度>4mm 者的切除边缘延伸 3cm。切除时必须包括皮下组织在内，争取一期缝合，必要时须植皮。

(2)选择性局部淋巴结切除：肿瘤厚度<1.5mm 者很少有淋巴结转移，而厚度>4mm 者即使加上淋巴结切除并不能延长患者寿命。因此，只有肿瘤厚度在 1.5～4 者才考虑做淋巴结切除术。

(3)化疗对恶性黑色素瘤的疗效差。

二十一、神经纤维瘤和神经鞘瘤

神经纤维瘤(neurofibroma)是一种良性的神经束膜肿瘤，可单发，也可多发。单发的头皮神经纤维瘤直径为 2～20mm，质地柔软而松弛，呈肉色，可活动，偶有自发性疼痛或相应神经分布区麻木感，可无其他表现。

多发的神经纤维瘤称为神经纤维瘤病，是一种遗传性疾病。表现为皮下沿神经干分布的实质性结节,常见于三叉神经或枕神经分布区。神经干变粗呈念珠状,神经纤维呈蔓状生长。头皮变厚,融合成片状软结节,周围结缔组织增生,皮肤呈折叠悬垂状,形成皮肤赘生物。全身散在牛奶咖啡斑。

手术为主要的治疗方法。神经纤维瘤病血供丰富,无明显包膜反应,手术前应充分备血。如有头皮缺损,应行修补。

神经鞘瘤(neurilemmoma)又称 Schwann 细胞瘤,是沿 Schwann 细胞系分化的一种良性肿瘤。发生于皮肤者很少见。头皮的 Schwann 细胞瘤发生于真皮,肿瘤表现为无特征的丘疹或结节,生长缓慢。患者无自觉症状,或伴有疼痛,疼痛可局限于肿瘤处,也可向周围放射。

手术切除可根治此瘤。

二十二、颗粒细胞瘤

颗粒细胞瘤(granular cell tumor)非常少见。目前认为瘤细胞起源于 Schwann 细胞。属神经源性,非肌瘤性。患者多为成人,约半数发生于头颈部。一般无自觉症状,偶有疼痛。肿瘤发生于真皮层,为界限不清的结节,质地结实,固定于周围组织,可稍带黄色。

手术切除为首选疗法,切除后很少有复发。也有肿瘤内注射曲安西龙(去炎松)治疗成功的报道。

二十三、皮肤神经内分泌癌

皮肤神经内分泌癌(cutaneous neuroendocrinecarcinoma)又称 Merkel 细胞癌,肿瘤细胞的超微结构与 Merkel 细胞相似。50%以上的皮肤神经内分泌癌发生于头面部,各种年龄均可发生,其中以 60~80 岁者为多。肿瘤常单发,生长迅速。为粉红、蓝红或红褐色的结节,直径 0.5~5cm,一般不破溃,仅 10%有溃疡。

皮肤神经内分泌癌是一种高度恶性的肿瘤,5 年存活率为 50%。手术切除后有 40%的患者局部复发,复发的肿瘤出现于手术瘢痕上和周围。50%~60%患者发生局部淋巴结转移,30%~40%的患者发生肺、肝、骨骼、脑和深部淋巴结等远处的转移。

肿瘤应予广泛的局部切除,包括边缘延伸 1~2cm,同时做预防性局部淋巴结切除术。术后给予放疗。

二十四、恶性血管内皮瘤

恶性血管内皮瘤(malignant angioendotheliomatosis)又称血管肉瘤,是一种少见的血管源性恶性肿瘤,常见于头颈部。真皮、皮下组织、帽状腱膜或筋膜,甚至更深的组织均可累及。临床表现多种多样,可为紫色、瘀斑样、蜂窝织炎样和结痂的斑块,也可是暗黑色结节或有溃疡的结节等。结节呈暗黑色,可误为恶性黑色素瘤。血管肉瘤生长迅速,形成溃疡和出血。向下侵入皮下组织并经淋巴和血液途径向远处转移。由于肿瘤生长快,转移早,因此预后不良。

因为血管肉瘤生长快,迅速侵及皮下组织和筋膜,要想确定手术范围以便将肿瘤全切除颇为困难。生存的唯一希望在于早期诊断和彻底手术切除肿瘤。切除的边缘应超过肿瘤可见的边缘。放疗,特别是电子束疗法,有明显疗效,从而延长患者的生命。

二十五、头皮转移瘤

肾脏、乳房和肺等部位的恶性肿瘤可转移至头皮;颅内肿瘤(如恶性脑膜瘤)也可直接扩展至头皮。

头皮转移瘤的治疗根据患者的综合情况而定,如果患者全身情况好,仅有孤立的头皮转移,可予手术切除,同时治疗原发肿瘤:若已有全身多处转移,只能予以化疗和放疗。

(张忠民)

第十一节　颅骨肿瘤与瘤样病变

颅骨肿瘤占全身骨骼肿瘤的 1%~2%。颅骨肿瘤可分为原发性、继发性肿瘤和肿瘤样病变,有良性和恶性之分,继发性肿瘤常为其他远处的肿瘤经血运到颅骨或邻近组织的肿瘤直接扩散至颅骨。

起颅内压增高和局灶定位症状,头颅 X 线平片和 CT 扫描呈边缘清晰密度不均匀的斑点状影(图 4—49)。

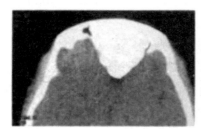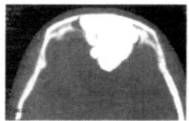

图 4—49　内生型骨瘤的 CT 表现

一、颅骨骨瘤

颅骨骨瘤(osteoma)是最常见的颅骨肿瘤,占颅骨肿瘤的 20%~30%。好发于女青年,多见于颅面部,如额窦、筛窦、上颌骨、蝶窦及额顶部。

颅骨骨瘤有 3 种病理学分类:致密型(象牙瘤)、网状骨质型(成熟型)和纤维型。最典型的骨瘤是致密型,类似于骨皮质。网状骨质型骨瘤内包含致密骨、骨小梁、脂肪和纤维组织。纤维型骨瘤周围是成熟的薄层骨,瘤内有大量软组织基质,在头颅 X 线平片和 CT 扫描上常常与息肉、肉芽肿和囊肿等黏膜性病变相混淆。

骨瘤呈缓慢生长的无痛性肿块,在头皮下扪及,其表面光滑、质硬、无压痛、不活动。致密型骨瘤常累及颅骨外板,向外生长,极少引起颅内压增高的症状,头颅 X 线平片和 CT 扫描显示局限性高密度影,自颅骨外板弧形突出,也可以从颅骨外板长至额窦。发生于内板的骨瘤常常是网状骨质型和纤维型,它们可向颅内生长,引起颅内压增高和局灶定位症状,头颅 X 线平片和 CT 扫描呈边缘密度不均匀的斑点状影(图 4—50)。

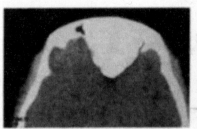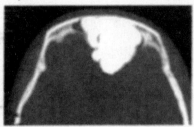

图4—50　内生型骨瘤的CT表现

　　小的、从外板发生的外生形的骨瘤可以用刮除法或磨除法将骨瘤及其基部外板切除,同时保留内板;大的、特别是发生于内板的骨瘤,通过开颅术将病变的颅骨全层切除,同时作颅骨修补术。

二、胚胎样颅骨肿瘤(表皮样囊肿、皮样囊肿和畸胎瘤)

　　胚胎样颅骨肿瘤(Embryonal tumor)生长于板障内的良性先天性肿瘤,是神经管闭合过程中细胞异常分化所造成,常发生于中线部位。表皮样囊肿和皮样囊肿有时也可由于感染、外伤或医源性操作不当等因素,使表皮和真皮组织种植到颅骨板障内发展形成肿瘤,也称为获得性或继发性肿瘤。

　　颅骨的表皮样囊肿(epidermoid cyst)和皮样囊肿(cutaneous cyst)的起病年龄在20～50岁。表皮样囊肿主要生长在颅盖骨,皮样囊肿以前因周围和前颅底中线部颅骨受累多见。肿瘤呈膨胀性缓慢生长,常发生于板障内,内外板有不同程度的骨质变薄、分离和破坏。临床症状主是取决于肿瘤的生长部位。生长于板障的肿瘤,有局部皮下水肿,有时患者诉头痛。肿瘤很少侵入颅内,神经系统的定位症状少见,少数的患者有癫痫发作史。眼眶部位的肿瘤常表现为无痛性突眼或眼外肌功能障碍。

　　颅骨的皮样囊肿和表皮样囊肿在X线平片上表现为颅骨局部骨质呈圆形、卵圆形或分叶状边界锐利的密度减低区;CT扫描见局部颅骨内有如脑脊液状的低密度影,板障增宽,内外板分离、变薄;MRI检查病灶T_1加权呈高信号,T_2加权亦呈高信号影。

　　颅骨畸胎瘤(dysembryoma)则发生于新生儿和婴幼儿,最常见于鞍旁和眼眶处。头颅X线平片和CT表现为颅骨局部类圆形或不规则形密度不均匀影,内有钙化,边界清晰,CT增强扫描可见瘤内不同程度的强化;MRI检查T_1加权为高低混杂信号影,增强后瘤内有部分强化,T_2加权也为高低混杂信号影。

　　手术切除是根治胚胎样颅骨肿瘤的唯一方法。在肿瘤全部切除后,瘤床用10%甲醛或75%乙醇或0.3%石炭酸涂抹,再用生理盐水冲洗,以减少复发。如肿瘤与硬脑膜粘连紧密,可将硬脑膜一并切除,同时做硬脑膜修补。肿瘤复发的主要原因是肿瘤累及重要的结构而使肿瘤残留。

三、血管性肿瘤

　　颅骨血管性肿瘤(vascular tumor)较常见,约占颅盖部良性肿瘤的10%。多发生在中青年,女性的发病率为男性的2倍。好发于顶骨和额骨。颅骨血管性肿瘤通常导致颅骨外板向外膨胀,呈无痛性缓慢生长的头皮下肿块,有时有搏动感,很少有血管杂音,患者可有头痛,这常是颅骨内外板同时膨胀性生长的结果。

根据血管瘤内血管成分的不同,可分为海绵状血管瘤和毛细血管瘤。海绵状血管瘤是最常见的类型,它的主要成分是扩张的血窦,窦内壁衬以发育良好的内皮细胞。毛细血管瘤由大量毛细血管丛组成。

不同的组织类型,有不同的影像学表现。海绵状血管瘤的头颅平片可见局部颅骨骨质吸收和增生;头颅 CT 平扫病灶呈圆形或类圆形混合密度,内有钙化,骨小梁放射状排列呈"光芒状"外板扩张,病灶周围有完整的边界,增强后见病灶强化明显;在 MRI 的 T_1 和 T_2 加权图像上病灶有完整边界,信号高低不均,强化明显。毛细血管瘤的 CT 和 MRI 表现为由颅骨外长入的均匀而有不同程度侵袭性的软组织影,肿瘤可穿入颅骨的组织间隙内,病灶强化明显。

手术完整切除颅骨内的整个肿瘤,暴露正常颅骨边缘,是治疗颅骨血管性肿瘤的最有效方法,很少复发。为减少术中出血,对于较大的颅骨血管性肿瘤,术前可做供血动脉血管内栓塞。对于病灶广泛或多发性肿瘤,术中可能会有较大的出血,也可能无法彻底切除肿瘤而致术后复发。对于不能彻底切除或无法手术者,应用放疗法控制肿瘤生长。

四、骨软骨瘤

颅骨的骨软骨瘤(osteochondroma)的发生率很低,仅占颅内肿瘤的 0.5%。绝大部分发生在颅底,常累及中颅窝和小脑桥脑角,如蝶骨、筛骨、岩骨尖和枕骨。以 20~50 岁的女性多见。

颅骨软骨瘤是一种良性的肿瘤,生长缓慢。肿瘤较大时可出现相应部位受压的症状,如视力减退、眼肌麻痹或三叉神经痛等,以及颅内压增高的症状。颅骨软骨瘤很少恶变成软骨肉瘤,但对于有 Maffuci 综合征(软骨发育不全合并多发性软骨瘤和多发性血管瘤)的患者,要高度怀疑有骨软骨肉瘤的可能性。

骨软骨瘤的 X 线片特点是局部骨质广泛破坏,其内常有钙化。CT 平扫可见颅底或大脑凸面不规则分叶状高密度肿块伴钙化影;在 MRI 上为混杂信号,边缘清楚,无瘤周水肿。

手术切除肿瘤是首选的治疗方法。但由于骨软骨瘤多发生于颅底,一部分骨软骨瘤不可能做到全切。术中应尽量将肿瘤大部切除,以缓解颅神经受压的症状。

五、骨软骨肉瘤

颅骨的骨软骨肉瘤(osteochondrosarcoma)很罕见,可以单独发病,也可以发生在软骨发育不良的基础上。若伴发全身骨骼的软骨病变如长骨骨骺病变,称为 Oilier 病;如伴发其他部位的血管瘤,称为 Maffuci 综合征。颅骨软骨肉瘤是一种生长缓慢的局部侵袭性肿瘤,好发于颅底,尤其在蝶骨和斜坡,侵袭性较强。中年男性多见。早期患者无症状,随着肿瘤增大长向颅内,可出现颅神经损害和颅内压增高的症状。肿瘤很少发生远处转移。

CT 扫描可见位于颅底较大的肿瘤,常侵及颅内外,蝶骨和蝶窦常受累,向后可长入后颅窝,其密度较肌肉低而较脂肪高,内有钙化。增强扫描有明显的不规则强化。MRI 表现为:T_1 加权为高低不等信号,有些部位的信号非常高,T_2 加权为高信号影,甚至超过脑脊液的信号。增强后常常是不均匀强化。

手术切除肿瘤应包括其周围的骨质。但颅骨软骨肉瘤常位于颅底,很难做到彻底切除,本病对放疗和化疗不敏感,因此术后常复发。

六、骨巨细胞瘤

骨巨细胞瘤(giant—cell tumor)是一种局部具有侵袭性的良性肿瘤,相对少见,好发于长骨。颅骨骨巨细胞瘤非常少见,占所有骨巨细胞瘤的1%。颅骨骨巨细胞瘤常见于颅中窝,蝶骨和颞骨的岩骨乳突部是最多见的部位。中青年较多。早期无症状,以后表现为疼痛的、进行性增大的颅骨肿块,较大的肿瘤可有相应的颅神经损害和颅内压增高等。

颅骨巨细胞瘤在X线片上表现为边缘锐利的骨破坏区。

CT表现为膨胀性生长的、密度不均的颅骨肿块,外周可有骨性包壳,肿瘤内骨质被破坏,形成实质性的软组织肿瘤(图4—51)。"交界角征"是其典型的CT表现:肿瘤和正常颅骨交界处表现为高密度角状区域,该区域边缘超过正常颅骨的边界,角度<180°。

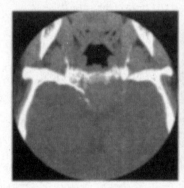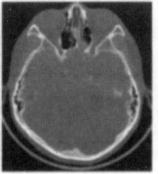

图4—51　颅底骨巨细胞瘤的CT表现

MRI上肿瘤表现为颅骨部位的不规则异常信号区,与脑实质分界清楚,瘤周水肿不明显。T_1加权为低、等信号,在T_2加权上肿瘤呈明显低信号呈其特征性表现(图4—52)。

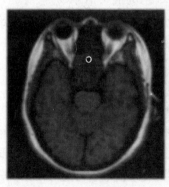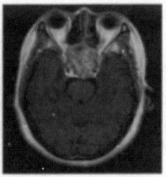

图4—52　颅底骨巨细胞瘤MRI的T_1加权和增强表现

全脑DSA可见肿瘤染色,血管丰富。

骨巨细胞瘤的组织病理学特征多种多样,质地可软或胶状,也可硬如橡胶状。显微镜下肿瘤的主要成分为基质细胞、多核巨细胞和圆形单核细胞。基质细胞除了自身能分裂增殖外,还能分泌单核细胞化学刺激蛋白-1、转化生长因子-β_1 等化学因子,刺激单核细胞聚集,融合形成多核巨细胞。基质细胞是促使肿瘤增殖的主要细胞。恶性骨巨细胞瘤很罕见,只占1.8%。骨巨细胞瘤的组织学分级与患者的预后无明确关联。

彻底切除肿瘤是最理想的治疗方法。但颅骨骨巨细胞瘤常位于颅底并侵蚀邻近的骨质,给肿瘤全切带来很大的困难,因此肿瘤常常复发。随着放疗设备和技术的提高,特别是兆伏级放疗技术的应用,对手术未能全切的骨巨细胞瘤患者进行术后放疗,可得到较为满意的疗效。化疗的疗效不明确。

七、动脉瘤性骨囊肿

颅骨的动脉瘤性骨囊肿(aneurysmal bone cyst)很少见,主要累及颅盖部,如枕骨、额骨、颞骨和顶骨。多见于青少年,无明显的性别差异。病因尚不明确,动脉瘤性骨囊肿并非真正意义上的肿瘤,"动脉瘤"或"囊肿",可能是由于损伤导致局部血液动力学紊乱而形成。

颅骨动脉瘤性骨囊肿同时累及颅骨内外扳呈对称的膨胀性生长,因而可造成局灶性神经功能障碍和颅内压增高症状。

CT扫描可见界限清楚伴骨皮质中断的膨胀性肿块,约35%的患者可出现液平,不同的分层结构具有不同的CT值,邻近的颅骨无侵蚀迹象,增强不明显。

MRI表现为显著膨胀性骨质破坏,T_1 加权低信号,T_2 加权高信号,大部分呈不规则的分叶状;由多个大小、信号强度不等的囊组成,病灶边缘在 T_1 加权、T_2 加权上均呈光整的低信号,部分患者可见囊内液平。

病理学大体观察,动脉瘤性骨囊肿为蜂窝状结构。显微镜下囊肿为大小不等的有骨性间隔的腔隙,互相沟通,内含不凝的血液、巨细胞、散在的骨样组织和纤维组织,但无内皮细胞。

病灶全切除可以达到治愈目的。术中有大出血的危险,如能控制出血,可做单纯的囊肿刮除术或部分切除术。术前放疗可降低术中大出血的风险。

八、成骨肉瘤

成骨肉瘤(osteosaioma)是最常见的原发性恶性骨肿瘤,来源于骨母细胞,但发生于颅骨很少见,<2%,主要位于上颌骨。多见于青年男性。如发病年龄超过 40 岁,常有以下病史:如 Paget 病、骨纤维结构不良、骨巨细胞瘤、慢性骨髓炎和放疗史等。

成骨肉瘤生长快、病程短。半数患者诉疼痛,肿瘤早期向外生长,头部有局灶性隆起,以后向颅内扩展。血供丰富,局部温度升高,甚至可有搏动和血管性杂音。该肿瘤易早期向肺部转移。

组织病理学分类有 4 型:成骨型(约占 50%)、成软骨型、成纤维型和毛细管扩张型。成骨型在显微镜下可见大量明显间变、有丝分裂象的骨样组织;并有出血、坏死和毛细血管扩张;肿瘤内血管丰富,汇合成窦状。

X线平片表现,成骨型成骨肉瘤为大小不等和形状不一的骨质破坏区,边缘不清;瘤内有成骨现象,由新生骨组成的粗大的骨针呈"光芒状"侵入肿瘤周围的软组织中,局部有不规则的骨皮质增厚区和散在的钙化灶。CT扫描显示不规则的颅骨破坏区,其内见密度不均匀软组织影,并呈膨胀性生长。MRI表现为:病灶呈膨胀性,边界不清,但很少侵及硬膜下。T_1加权为等高混杂信号,T_2加权为高信号影,甚至超过脑脊液的信号。增强后常常是不均匀强化。

颅骨成骨肉瘤的治疗很棘手,目前主要采取手术切除肿瘤合并放疗和化疗的综合措施,但疗效不佳。影响手术彻底切除的主要因素是肿瘤的部位。对手术残留的肿瘤行放疗和化疗,包括大剂量的氨甲喋呤或合并使用其他的化疗药物,但远期生存率低,为3~10年。

九、纤维肉瘤

颅骨纤维肉瘤(fibrosarcoma)是起源于骨髓结缔组织的恶性肿瘤,好发于青壮年,位于颅盖或颅底部。多数患者有Paget病、放疗史、骨纤维结构不良、骨巨细胞瘤、骨折和慢性骨髓炎等病史。

早期表现为疼痛性肿块,生长迅速,侵入颅内时可引起相应的神经系统症状和颅内压增高。远处转移发生较晚。

显微镜下可见数量不等排列成栅栏状的成纤维细胞,胞核呈梭形,有核分裂象,间质中有成束的胶原纤维。与成纤维型骨肉瘤、骨纤维结构不良、梭形细胞转移瘤或有成纤维反应改变的良性肿瘤等鉴别很难。

X线片可见骨质大量破坏,伴有残余骨质。

CT检查表现为无特征性的颅骨破坏病灶,边缘不清,病灶内呈均匀、囊性扩张的软组织影,不明显强化。

采取手术切除肿瘤和术后化疗;放疗不敏感。肿瘤易向肺部转移,因此彻底切除肿瘤不仅有助于防止复发,还减少远处转移的机会。

十、颅骨转移瘤

颅骨转移瘤(metastatic tumor)是常见的颅骨肿瘤。多数经血行转移而来,全身各个部位的恶性肿瘤均可转移致颅骨,其中60%为乳腺癌和肺癌转移,90%患者同时伴有其他部位的骨转移,1/3以上合并脑转移。

颅骨转移瘤好发于顶骨,可多发。质稍硬、不活动。早期症状不明显,中晚期常有局部疼痛,肿瘤增大并向颅内发展者,有局部神经功能障碍和颅内压增高的症状。全身检查可发现肿瘤的原发病灶。

肿瘤可分为溶骨性、增生性和混合性。溶骨性肿瘤最多见,常多发,发生于板障内,破坏内外板,向颅内或颅外生长。影像学检查:X线平片表现为类圆形颅骨破坏区,边缘整齐或不规则,周围无增生或硬化带,间或有新骨形成,单纯的增生性转移瘤很少见。一般由乳腺癌、前列腺癌、直肠癌或骨癌等转移而来。CT检查见颅骨局部破坏,有片状密度增高影,内外板增生,向周围膨隆,有硬化带形成。MRI的敏感度比CT高,还可以显示脑膜受累情况。放射性核素扫描对骨骼(包括颅骨)转移瘤的检测很敏感。

颅骨转移瘤的治疗要根据患者的具体情况而定。若患者一般情况尚好,颅骨转移瘤症状明显,可行手术切除转移瘤,术后积极治疗原发病灶;若患者全身情况差,不能耐受手术,仅行放疗和化疗。

十一、多发性骨髓瘤

多发性骨髓瘤(multiple myeloma)是骨髓浆细胞异常增生所致的全身性恶性肿瘤,以侵犯骨骼系统为特点,约占骨肿瘤的3%。颅骨的多发性骨髓瘤起源于板障,侵蚀内板。好发于中老年。约2/3为多发性,除颅骨外,还常累及肋骨、胸骨、锁骨、椎体、骨盆和长骨两端。

临床症状是肿瘤破坏骨髓和血液中产生异常免疫球蛋白所致。患者头部出现局部肿块,单发或多发,生长快,有间歇性或持续性疼痛,质软,压痛明显。疼痛是最常见的症状,由肿瘤对骨骼的破坏引起。肿瘤侵及颅底可引起多组颅神经麻痹、眼球突出等症状。多发性骨髓瘤的全身症状,包括间歇性发热、高钙血症、高球蛋白血症、恶性贫血、肾衰竭、尿中可查出BenCe－JouneS蛋白和骨髓增生活跃等。

X线平片表现为颅骨局部圆形破坏区,边缘清晰,呈现特征性的凿状骨硬化边缘,周围无反应性改变。

单独孤立的颅骨骨髓瘤称为浆细胞瘤,患者可在几年后出现多发性骨髓瘤的全身表现。

颅骨多发性骨髓瘤不宜手术,目前主张早期放疗和化疗,待取得明显疗效后,再行骨髓移植,可能获得较好的效果。单发的浆细胞瘤可做手术切除,术后局部放疗。

十二、淋巴瘤

颅骨的原发性非霍奇金淋巴瘤的发生率极低。表现为头皮下疼痛性包块,肿瘤对颅骨的破坏或对脑膜的浸润或向颅内生长引起颅内压增高均可导致头痛。位于颅底的肿瘤沿硬脑膜表面侵犯蝶骨平板、海绵窦、小脑天幕和岩骨等产生相应的颅神经损害症状。

颅骨淋巴瘤(lymphoma)主要是肿瘤细胞对颅骨的浸润,很少引起颅骨结构的直接破坏。X线平片很难发现肿瘤。头颅CT和MRI检查可以发现肿瘤对颅骨的浸润。头颅CT表现为板障内不规则的中等密度影,沿骨皮质生长,可强化。MRI的T_1加权、T_2加权均表现为低信号影,可明显增强。

颅骨淋巴瘤的治疗常采用局部放疗加全身放疗,单纯的颅骨内淋巴瘤的5年生存率在60%以上;但如果肿瘤侵入颅内或有软脑膜的种植,则预后不良。

十三、脑膜瘤

脑膜瘤(meningoma)是最常见的累及颅骨内板的肿瘤。脑膜瘤一般起源于蛛网膜细胞,常常累及颅骨内板;但也有一部分的脑膜瘤直接起源于颅骨板障。原发和继发的颅骨脑膜瘤均可导致局部颅骨的增生和破坏。

CT检查:继发性颅骨脑膜瘤表现为密度均匀,部分钙化和明显增强的病灶影,同时可见局部颅骨内板的吸收或增厚;原发性颅骨脑膜瘤可见局部颅骨向颅内和颅外膨隆,板障内有密度均匀的软组织影,增强明显,颅骨内外板骨皮质可变薄或消失(图4－53)。

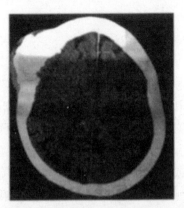

A. 颅骨脑膜瘤的 CT 表现

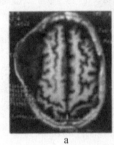 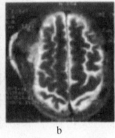 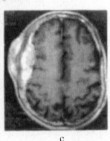

a   b   c

B. 颅骨脑膜瘤的 MRI 表现(a、b、c)

图 4-53   颅骨脑膜瘤的影像学表现(A、B)

手术切除是治疗颅骨脑膜瘤的唯一方法,切除病变颅骨后,可酌情作颅骨修补术。

十四、畸形性骨炎

畸形性骨炎(deformans osteitis)又称 Paget 病,一种原因不明的慢性进行性骨病。发病率随年龄的增长而增高,男性多于女性,有家族性倾向。病变可影响髋骨、颅骨及其他骨骼组织。

畸形性骨炎可导致颅骨增厚,内外板和板障同时增生;刺激骨膜和硬膜,产生不成熟的新骨,新骨不断地被再破坏和再形成,最终出现广泛的颅骨增生,对局部压迫产生相应的症状;在病变的颅骨、骨膜和硬膜上血供特别丰富,严重的患者可出现高输出量充血性心力衰竭。血清钙在病变的不同时期可有不同程度的增高,血清 AKP 和尿羟脯氨酸明显增高。

在病变的不同时期,X 线平片表现可分为硬化型,溶骨型和混合型。硬化型表现为骨皮质和骨小梁均匀增厚;溶骨型则为病灶处有显著的透光区;混合型最常见,表现为不均匀的高低混杂密度的病灶,板障膨胀呈疏松状,在新骨的周围有低密度溶骨区形成。

畸形性骨炎的治疗是增加患者营养,改善体质。服用降钙素和二磷酸盐、睾丸素或雌激素等药物,有助于改善代谢,缓解骨质的破坏和吸收。由于畸形性骨炎的血供极为丰富,手术治疗是困难的。

十五、颅骨纤维结构不良症

颅骨纤维结构不良症(fibrous dysplasia)是由于成骨细胞的分化缺陷,使颅骨成熟障碍,导致纤维组织替代骨质,引起颅骨增厚、变形。颅骨纤维结构不良症并非肿瘤。病因尚不明确,多数认为是一种发生学上的障碍,没有遗传学的证据,发病率占所有骨肿瘤的2.5%,多见于儿童和青少年,女性多于男性。

病变好发于额骨、蝶骨及颅底。症状主要是由颅骨增厚引起,表现为头部骨质畸形、突眼、视力下降、头痛及其他颅神经麻痹。80%为单发,没有全身骨质疏松和钙磷代谢紊乱。少数可同时影响多处骨骼,如脊椎骨、骨盆和股骨等。女性患者伴有内分泌紊乱,如性早熟、甲状腺功能亢进、肢端肥大、Cushing病等,则称为Albright综合征。

X线检查可见局部骨质增厚、密度增高,骨膨胀、囊状骨质破坏、不规则骨化、骨结构模糊,骨小梁消失呈"毛玻璃样"改变。头颅CT可见病灶局部骨质增厚,骨密度增高或高低混杂密度,板障增厚,骨皮质消失,增强后可见病灶明显强化,密度不均(图4—54)。头颅MRI检查病灶信号呈多样性,无特异性。

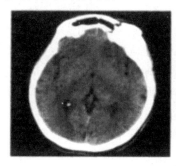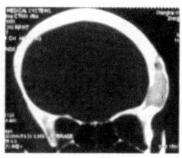

图4—54 骨纤维结构不良症的CT表现

病理学特点:增厚的颅骨骨质较软,以纤维组织为主,成纤维细胞、胶原蛋白和骨小梁排列成螺纹状,有骨化的小岛。

颅骨纤维结构不良症一般是自限性疾病,患者无特殊神经功能障碍,则不做手术治疗,若累及颅面部造成畸形者,可将隆起的骨性部分切除,同时行颅骨修补术;前颅底病灶出现视力下降、眼球突出等症状者,则应做手术将增厚的眶顶切除,打开视神经管,使神经得到充分减压,以减轻或消除症状,但手术本身也有可能损伤视神经,使视力进一步下降广泛切除病灶引起的破坏或容貌的改变太大,不宜施行。病灶对放疗和化疗均不敏感。

十六、颅骨膜窦

颅骨膜窦(sinus pericranii)为颅骨上先天小缺损,不是肿瘤。一般位于中线或旁中线,常在额顶部上矢状窦处。上矢状窦的腔隙部通过缺损与扩张的颅骨外表面的静脉相通,在低头下垂时出现局部隆起的肿块,质软,能被压缩,抬头时消失。颅骨膜窦一般不会引起神经功能的障碍,但上矢状窦正常血流反复受干扰会引起头痛、呕吐、心动过缓和呼吸过慢等。

颅骨中线部位附近有柔软的、可随体位变化的肿块。头颅X平片见小骨孔,边缘整齐,诊断不难。除非有美观上的考虑,一般无须治疗。手术有大出血和空气栓塞的危险性。手术方法有两种:一是开颅切除病变的颅骨,阻断颅内外交通的血管,同时行颅骨修补;另一种方法为直接切除颅外的颅骨膜窦,电凝颅内外交通的血管蒂。

十七、黏液囊肿

黏液囊肿(mucous cyst)是一种良性、缓慢生长的病变,常累及蝶窦、额窦和筛窦。它们是由于副鼻窦引流不畅,使黏液在窦内积蓄引起副鼻窦的囊性扩张,部分囊肿可突入颅内。主要症状为视力障碍、视交叉型视野缺损、动眼神经麻痹、突眼,但无内分泌障碍。

影像学检查:CT扫描可见扩张的副鼻窦腔,腔壁的骨质变薄,囊腔内呈均匀的中等密度影,增强不明显;MRI的T_2加权为高信号影,T_1加权则信号多变,增强比较明显。

手术治疗的目的是解除囊肿对周围结构的压迫,引流窦内黏液,防止囊肿的复发。手术入路的选择根据病灶的位置而定。窦腔的出口扩大,改善引流。一般术后症状迅速消退。

十八、黄色瘤

黄色瘤(xanthoma)又称汉一许一克病(HandSchuller—Christian disease),是遗传性脂质沉积病,属于网织内皮系统疾病之一,不是肿瘤,病因尚不明确。好发于儿童。病变主要发生在骨骼系统的骨髓内,特别是头部的膜状骨,常累及颞顶骨。其病理学特点为肉芽肿样病变,肉芽组织为黄色或灰黄色的肿块,内有油灰样组织。显微镜下可见大量含胆固醇结晶的网状内皮细胞,即泡沫细胞,晚期多有结缔组织增生。患者常有尿崩症、矮小、性征发育不良、肥胖及地图样颅骨缺损,病变突入眶内则引起眼球突出,此外可出现低热、贫血、肌肉和关节酸痛等症状。在颅骨缺损处可触及皮下肿块,质软。头颅X平片可见典型的单发或多发的地图样颅骨缺损,病变大小不等,边缘锐利,周围有少量的硬化带。头颅CT和MRI扫描可见颅骨缺损区内软组织肿块,常穿透外板或内板扩展至帽状腱膜下或硬膜外;若病变仅破坏一侧骨皮质,其形状如香槟瓶塞,如果内外板同时破坏,病变则呈纽扣状(图4—55)。

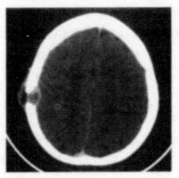

图4—55　颅骨黄色瘤的CT表现

本病的治疗方法是手术切除病灶,术后辅以小或中等剂量的放疗。放疗可以消除和缓解病变的发展。约有30%的患者术后复发,复发常在原位,儿童比成人更容易复发。对于全身症状可采取对症治疗,如尿崩停控制尿崩症,激素及促肾上腺皮质激素改善内分泌症状和骨骼的发育。

十九、嗜酸性肉芽肿

嗜酸性肉芽肿(eosinophil granuloma)是一种原因不明的全身性疾病,不是肿瘤。多发生于儿童和青年,偶见于老年人,男性多见。常侵犯扁平骨,如颅骨、骨盆、肩胛骨和肋骨等,有时也可侵犯脑及其他内脏。病变可为单发或多发。其病理学特点为颅骨骨质被破坏,呈肉芽肿样改变,内有大量嗜酸性细胞浸润,同时有结缔组织生成的新骨。

临床表现:在短时间内出现头部疼痛性肿块,以颅顶部最多见,伴有乏力、低热和体重减轻。实验室检查可见血象嗜酸性细胞增多,白细胞总数偏高,血沉加快,血钙、磷、碱性磷酸酶激酶正常。CT检查,见病灶局部颅骨内外板及板障均被破坏,呈圆形或椭圆形,密度不甚均匀,内有小的新骨形成,边缘为凿齿状,周围有增厚的骨反应(图4—56)。

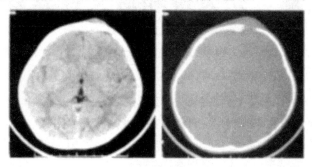

图4—56 嗜酸性肉芽肿的CT表现

嗜酸性肉芽肿属良性,对放疗敏感。范围较小者应行手术切除;较大的病灶可行病灶刮除术,术后加用放疗,一般只需15Gy的放射剂量。

(张忠民)

第五章　先天性和后天性异常病变

第一节　脑积水

脑积水(hydrocephalus)是指由各种原因引起的脑脊液分泌过多、循环受阻或吸收障碍而导致脑脊液在脑室系统和(或)蛛网膜下腔过多积聚的状态,常伴有脑室扩大、脑实质相应减少和颅内压增高。相反,由脑萎缩、局部脑组织缺失等原因引起的脑实质体积减小而导致脑脊液在颅内相应增多的情况,不属于脑积水。

一、流行病学

脑积水在人群中的发病率不清楚,患病率为 $1\%\sim1.5\%$。先天性脑积水的发病率为 $0.9\%\sim1.8\%$。获得性(后天性)脑积水有明确的病因,其发病率因原发病而异。脑积水多为散发,无性别差异;先天性中脑导水管狭窄引起的脑积水有家族遗传倾向,属于 X 性染色体隐性遗传疾病,女性携带,男性发病。脑积水有两个好发年龄:婴幼儿(先天性脑积水)和 60 岁以上的老年人(原发性正常压力脑积水)。

二、病理生理

脑脊液是充满于脑室系统、脊髓中央管和蛛网膜下腔内的一种无色透明的液体,总量在成人约 150mL,人体每天分泌脑脊液约 500mL(0.35mL/min)。因此,脑脊液每天要更换 3~4 次。由于脑脊液处于不断产生、循环和吸收的平衡状态,对维持中枢神经系统的稳定发挥着重要作用;一旦此平衡被打破,脑脊液在颅内过多积聚,即导致脑积水。

(一)脑脊液的产生、循环和吸收

脑脊液主要是由脑室内的脉络丛分泌产生($7\%\sim80\%$),还可以由脑实质的毛细血管等产生。脑脊液循环通路是从侧脑室经室间孔进入第 3 脑室,再经中脑导水管进入第 4 脑室,然后经第 4 脑室正中孔和侧孔进入小脑延髓池,向下进入脊髓的蛛网膜下腔,向上经基底池到达大脑半球的蛛网膜下腔。脑脊液主要是经上矢状窦两旁的蛛网膜颗粒吸收入血,还可以经颅神经根和脊神经根的袖套、脑实质的细胞外间隙、毛细血管、室管膜和软脑膜等吸收。

(二)脑积水引起的脑损伤

脑脊液循环受阻、脑室扩大,可引起一系列的病理生理改变:

1. 室管膜、室管膜下区和脉络丛　脑室扩大使室管膜细胞变平、纤毛丧失,长期脑积水可使室管膜连续性中断,甚至结构完全破坏,巨噬细胞出现在室管膜表面,帮助清除细胞碎片;室管膜下区细胞增生明显,引起脑室周围反应性胶质增生;脉络丛上皮萎缩,分泌脑脊液的功能减退。

2. 白质　脑脊液透过室管膜渗入脑室周围白质内,引起脑室周围白质水肿,水肿的脑白质细胞外间隙扩大,成为循环受阻后脑脊液吸收的代偿通路;胼胝体和锥体束等因长期受压而萎缩。轴索损伤是脑积水重要的病理改变,伴有髓鞘脱失、星形细胞和小胶质细胞反应性增生和肥大。

3.皮质和其他灰质结构　脑回变平、脑沟变浅、严重的脑积水可导致脑皮质变薄和基底节萎缩;第3脑室扩张压迫下丘脑核团,引起神经内分泌功能障碍。脑积水是以白质损伤为主的疾病,皮质损伤相对较轻微,但当脑积水进展到非常严重的程度,皮质可出现进行性的细胞结构破坏,以神经元凋亡为主要病理改变。

（三）脑积水引起脑损伤的机制

有多种机制协同参与了脑积水引起的脑损伤,包括:①机械性损伤:脑室扩大对脑实质造成的压迫和牵拉损伤。②缺血性损伤:脑积水能引起脑血流量的下降和皮质、皮质下区域有氧代谢的改变。③代谢障碍或细胞毒性损伤:脑脊液循环受阻,脑室周围白质水肿,皮质细胞外间隙被压缩,神经递质的传递和脑代谢产物的清除受到影响,导致细胞外环境改变和神经功能障碍。

（四）分流术能否逆转脑积水引起的脑损伤

分流术是目前治疗脑积水最常用的方法。早期实施分流术,能够阻止脑积水引起的脑损伤,恢复大脑的形态、血流、代谢和功能;但随着脑积水病程的延长和程度的加重,出现广泛的神经元凋亡和胶质增生等不可逆的病理改变,此时实施分流术,即使能够恢复正常的脑室大小,也不能完全恢复脑积水引起的神经功能障碍。

（五）正常压力脑积水的发病机制

正常压力脑积水的发病机制尚未完全阐明,目前的理论包括:

1.扩大的脑室周围白质受到破坏,脑血流量减少、脑血管退变,引起脑室周围组织缺血性改变,使得脑实质失去弹性,导致脑室内和脑室周围组织存在压力梯度。因此,虽然脑室内压力正常,但脑室仍然维持扩大的状态。

2.正常压力脑积水被认为是由于脑脊液产生和吸收失衡造成的。原发性正常压力脑积水好发于老年人,随着年龄的增长,脑脊液流出阻力增加,脑脊液产生减少,导致脑脊液不能有效地循环更换,一些潜在的细胞毒性代谢产物在中枢神经系统堆积,如 β 淀粉样蛋白、tau蛋白等,这些物质具有神经细胞毒性,同时还会损害小血管,使这些毒性代谢产物能够渗入组织间隙。相同的病理生理改变也可见于 Alzheimer 病,所以 Alzheimer 病患者常合并存在正常压力脑积水。

三、分类

脑积水有多种分类方法。传统的分类方法是按脑室系统和蛛网膜下腔是否相交通分为:①交通性脑积水:其特点是全脑室扩大,脑室系统和蛛网膜下腔是相交通的。②梗阻性脑积水(也称非交通性脑积水):其特点是梗阻发生在脑室系统或第4脑室出口,使脑脊液全部或部分不能流入蛛网膜下腔,梗阻部位以上的脑室扩大。现代的观点则认为所有脑积水都是梗阻性的,交通性脑积水的梗阻发生在第4脑室出口远端,即蛛网膜下腔(以基底池多见)、蛛网膜颗粒或静脉回流。

其他的分类方法包括:按发病年龄分为小儿脑积水和成人脑积水;按压力分为高压性脑积水和正常压力脑积水;按脑积水部位分为脑室内脑积水和脑外脑积水(一种由于脑脊液吸收障碍引起的蛛网膜下腔扩大,婴幼儿发病,具有自愈倾向);按病程分为急性脑积水(数天)、亚急性脑积水(数周)和慢性脑积水(数月或数年);按临床症状有无分为症状性脑积水和无症状性脑积水;按病情进展与否分为进展性脑积水和静止性脑积水。

四、病因

导致脑积水产生的原因可以归纳为：脑脊液分泌过多、循环受阻、吸收障碍或兼而有之。病变性质可以有先天性发育异常、炎症、出血、肿瘤和外伤等，小儿脑积水以先天性发育异常多见，成人脑积水以肿瘤、蛛网膜下腔出血和外伤多见。

1.脑脊液循环通路受阻于脑室系统或第4脑室出口

(1)先天性发育异常：如中脑导水管狭窄或闭塞、小脑扁桃体下疝畸形（Arnold－Chiari畸形）、第4脑室正中孔和侧孔闭塞（Dandy－Walker综合征）等。

(2)炎症：如脑室炎，因脑室内粘连、形成分隔，引起亚急性或慢性脑积水。

(3)出血：如外伤、手术、高血压脑出血、动脉瘤或血管畸形破裂等引起的颅内出血，因血块迅速压迫或堵塞室间孔、中脑导水管或第4脑室出口，引起急性脑积水，也可因上述部位继发性粘连，引起亚急性或慢性脑积水。

(4)颅内占位性病变：如肿瘤、寄生虫病、囊肿等压迫或堵塞室间孔、中脑导水管或第4脑室出口，引起脑积水。

2.脑脊液循环通路受阻于蛛网膜下腔

(1)先天性脑池发育不良。

(2)脑膜炎、蛛网膜下腔出血、外伤、脑膜转移癌等引起蛛网膜下腔粘连、堵塞，导致脑脊液循环受阻。

3.脑脊液循环通路受阻于蛛网膜颗粒或静脉回流

(1)先天性蛛网膜颗粒缺失。

(2)炎症或出血等引起蛛网膜颗粒闭塞。

(3)上矢状窦静脉压力增高。

4.脑脊液异常

(1)脑脊液分泌过多：如脑室内脉络丛乳头状瘤。

(2)脑脊液搏动压力增高：如脑室内脉络丛乳头状瘤。

(3)脑脊液成分改变：如一些肿瘤引起脑脊液蛋白含量升高、粘度增加，影响脑脊液吸收。

五、临床表现

影响脑积水临床表现的因素有：发病年龄、颅内压力、脑积水部位、起病缓急和病程长短等。

(一)高压性脑积水

1.小儿脑积水　小儿脑积水的临床表现在颅缝未闭合的婴幼儿和颅缝已闭合的儿童不尽相同。

(1)颅缝未闭合的婴幼儿脑积水：症状：①喂食困难。②易激惹。③活动减少。④频繁呕吐。

体征如下：

1)头颅增大：出生后数周开始出现头颅增大，少数出生时头颅就明显大于正常，头颅异常增大，与面颅及身体其他部位的发育不成比例；

2)头皮变薄发亮、静脉扩张：颅内压增高导致颈内静脉回流受阻，颈外静脉回流代偿性增

加,表现为额颞部头皮静脉扩张;

3)颅缝分离:视诊或触诊可发现颅骨骨缝分离,叩诊头部(额颞顶交界处)可有"破壶音"(Macewen 征),严重者可有振动感;

4)前囟扩大、张力增高:前囟饱满、凸出,直立且安静时仍不凹陷,其他囟门也有扩大;

5)"落日征":第 3 脑室后部的松果体上隐窝显著扩张,压迫中脑顶盖,导致眼球垂直运动障碍,表现为上视困难(Parinaud 综合征),加之眶顶受压,眼球下移,巩膜外露,形同落日;

6)单侧或双侧展神经麻痹:由于展神经颅内段较长,容易受到颅内压增高的影响而麻痹,表现为复视、眼球内斜、眼球外展受限;

7)肌张力增高:脑室扩大,锥体束受到压迫和牵拉,引起痉挛性瘫痪,以双下肢更明显;

8)其他:早期颅内压增高表现不明显,无视乳头水肿,但当脑积水严重或进展较快时,可出现视乳头水肿、视神经萎缩甚至失明,如病情继续进展,可出现嗜睡、惊厥,甚至脑疝、死亡。少数病例在一段时间后,病情不再进展,头颅不再增大,颅内压也不高,成为静止性脑积水。

(2)颅缝已闭合的儿童脑积水:症状:①头痛:早晨明显。②频繁呕吐。③视物模糊。④颈部疼痛:提示小脑扁桃体疝。⑤复视:单侧或双侧展神经麻痹。⑥行走困难:双下肢痉挛性瘫痪。⑦智力发育障碍。⑧内分泌异常:生长发育迟缓、肥胖、性早熟等。

体征如下:

1)头颅增大:虽然颅缝已闭合,但慢性颅内压增高也可引起头颅增大;

2)Macewen 征阳性:头部叩诊有"破壶音",提示颅骨骨缝又分离;

3)视乳头水肿:严重者视乳头水肿伴有视网膜出血,如果颅内压增高得不到治疗,会引起视神经萎缩甚至失明;

4)上视困难;

5)单侧或双侧展神经麻痹;

6)肌张力增高:双下肢痉挛性瘫痪。

2.成人脑积水　急性脑积水和慢性脑积水的临床表现也不尽相同。

(1)急性脑积水

1)急性颅内压增高三联征(头痛、呕吐、视乳头水肿),呈进行性加重;

2)颈部疼痛:提示小脑扁桃体疝;

3)一过性黑矇:为天幕裂孔疝导致大脑后动脉受压所致;

4)上视困难;

5)单侧或双侧展神经麻痹;

6)进行性意识障碍;

7)晚期呈去大脑或去皮质强直发作,以及脉缓、血压升高和呼吸深沉(Cushing 反应),如不及时治疗,常可导致死亡。

(2)慢性脑积水

1)慢性颅内压增高,头痛和恶心、呕吐均较急性脑积水轻,视乳头水肿常伴视神经萎缩,导致失明;

2)上视困难;

3)单侧或双侧展神经麻痹;

4)视野缺损:扩大的第 3 脑室压迫视交叉导致双眼颞侧偏盲;

5）肌张力增高：双下肢痉挛性瘫痪；

6）认知功能障碍，人格改变；

7）尿失禁：提示额叶功能受损；

8）内分泌异常：如肥胖性生殖器退化等。

（二）正常压力脑积水

正常压力脑积水（normal pressure hydrocephalus，NPH）是指一种脑室扩大而腰穿脑脊液压力正常的脑积水。这个概念最早由 Hakim 和 Adams 在 1965 年提出，但是"正常压力"容易引起误解，实际上是指基础颅内压正常，持续颅内压监测显示，正常压力脑积水也存在间歇性颅内压增高，尤其是在快速眼球运动睡眠期间。

正常压力脑积水分为原发性的和继发性，以前者多见，好发于 60 岁以上的老年人，男性多见，病因不明。继发性正常压力脑积水可发生于任何年龄，既往有蛛网膜下腔出血、外伤、手术或脑膜炎等病史，临床表现延迟出现，甚至数年后出现。

正常压力脑积水主要表现为下述三联征：

1. 步态障碍　步态障碍是最常见的首发症状。起初表现为头昏、在坡道或楼梯上行走困难、起身或坐下困难；随着疾病进展，出现失平衡，闭目难立，即使睁眼站立，也需要双脚分开；步态障碍明显，表现为宽基距（行走时双脚分开）、足外旋、步幅小、步行速度慢、起步困难、转身困难；严重者不能站立、不能行走。

2. 痴呆　认识障碍以额叶功能障碍为主，属于皮质下痴呆。起初表现为执行功能障碍，完成日常活动困难；随着疾病进展，出现精神运动迟缓、注意力下降、精细运动能力差、短期记忆障碍，严重者出现淡漠、思维迟钝、说话减少、说话迟缓、肢体运动功能减退、记忆力和书写功能明显障碍。

3. 尿失禁　由于失去中枢抑制，膀胱功能紊乱，逼尿肌过度活跃，起初表现为尿频，随着疾病进展，出现尿急、尿失禁，但大便失禁很少出现。另外，高龄、步态障碍、认知障碍等也是导致尿失禁的非特异性因素。

（三）静止性脑积水

静止性脑积水（arrested hydrocephalus）也称代偿性脑积水（compensated hydrocephalus），是指由于脑脊液分泌和吸收重新建立平衡而使疾病自行缓解的一种状态，即使未行分流术或分流装置处于无功能状态，脑室也不再进行性扩大，临床症状也不再进展。

对静止性脑积水需要进行密切随访，尤其是儿童，一些患儿在诊断本病后数年发生猝死。神经心理测试有助于早期发现轻微的认知功能减退，提示疾病可能重新进展。成人静止性脑积水往往提示病因自行消退，如外伤、出血或炎症引起的脑积水，因血块或炎性物质被吸收，脑脊液循环通路恢复通畅。

六、诊断

（一）辅助检查

根据典型的临床表现，不难诊断本病。下述辅助检查有助于进一步了解脑积水的原因、种类、梗阻部位和严重程度等。

1. 脑积水表现

（1）头围的动态观察：正常新生儿头围（周径）为 33～35cm，出生后前半年增加 8～10cm，后半年增加 2～4cm,1 岁时头围平均约 46cm,第 2 年增加 1cm,第 3～4 年增加 2cm,5 岁时达 50cm,15 岁时接近成人头围,达 54～58cm。头围测量一般测量 3 个径:①周径:自眉间至枕外隆突间的最大头围。②前后径:自眉间沿矢状缝至枕外隆突的连线。③横径:双侧外耳道经前囟的连线。

头围测量是儿保的常规项目,出现下列情况时,需要查找原因:①超出正常上限。②连续每周增长超过 1.25cm。③与身体其他部位发育比例失衡。

(2)颅骨 X 线平片:在婴幼儿可见头颅增大、颅骨变薄、板障结构稀少甚至完全消失,血管沟变浅或消失,颅缝分离、囟门扩大及颅面骨的比例失衡等。在儿童则可见蝶鞍扩大、后床突吸收、脑回压迹加深等颅内压增高的表现。部分患儿可见额骨孔。

(3)CT 和 MRI 检查:是诊断脑积水主要的和可靠的方法,有助于明确病因、分类和区别其他原因引起的脑室扩大,而且可以观察分流术后脑室变化情况,以评估分流术的效果。无论何种类型的脑积水,CT 或 MRI 均表现为梗阻部位以上的脑室扩大,以侧脑室颞角和额角变钝、变圆最为典型,第 3 脑室扩大首先是视隐窝和漏斗隐窝,以后是前后壁。侧脑室枕角扩大较晚,但诊断意义最大。CT 或 MRI 检查还可以显示扩大的脑室周围白质内的间质性水肿,CT 为低密度,T_2WI MRI 为高信号。另外,MRI 检查有助于诊断中脑导水管狭窄和判断脑脊液循环通路受阻的部位。

2.脑室扩大程度的评估方法(图 5—1,图 5—2)

(1)Evans 指数＝双侧侧脑室额角之间的最大宽度/同一层面颅腔的最大宽度,正常压力脑积水 Evans 指数＞0.3;

(2)脑室径/双顶间径(V/BP)＝侧脑室中间部分脑室径(V)/双顶间径(BP),正常值＜0.25;0.25～0.4 为轻度脑积水;0.41～0.6 为中度脑积水;0.61～0.9 为重度脑积水;＞0.9 为极重度脑积水。

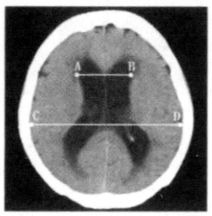

图 5—1　在 CT 水平位评估侧脑室扩大程度,Evans 指数＝0.36

Evans 指数＝双侧侧脑室额角之间的最大宽度(AB)/同一层面颅腔的最大宽度(CD)

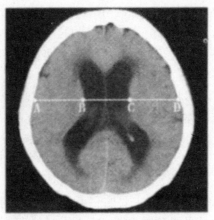

图5-2　在CT水平位评估侧脑室扩大程度,V/BP=0.32
V/BP=侧脑室中间部分的脑室径(BC)/双顶间径(AD)

3.各种脑积水的表现

(1)交通性脑积水(图5-3)的表现:典型表现为脑室系统普遍扩大,伴脑沟和脑池扩大。在疾病早期仅表现为侧脑室颞角扩大和钝圆,其后出现额角扩大,随着脑积水加重,第3脑室及侧脑室体部也扩大,第4脑室扩大出现较晚,一旦出现,则有利于交通性脑积水的诊断。有时脑沟和脑池也扩大,尤其是侧裂池、基底池和小脑桥脑池,提示脑池内脑脊液循环不畅。脑室周围间质性水肿发生率约40%,若病程长,室管膜形成瘢痕,影响脑脊液渗出,则不出现脑室周围间质性水肿。

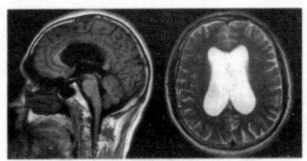

图5-3　交通性脑积水
MRI检查显示双侧侧脑室、第3脑室及第4脑室均扩大,矢状位显示中脑导水管通畅

(2)梗阻性脑积水(图5-4,图5-5)的表现:梗阻部位近端的脑室扩大,远端的脑室正常或缩小。单侧室间孔梗阻,引起该侧侧脑室扩大,对侧侧脑室正常;双侧室间孔梗阻,引起双侧侧脑室扩大;中脑导水管梗阻,引起双侧侧脑室及第3脑室扩大;第4脑室出口梗阻,引起脑室系统普遍扩大。脑室周围间质性水肿多较明显,且范围较广。MRI较CT检查更能清晰地显示梗阻的原因,如室间孔及第4脑室附近的病变。梗阻性脑积水严重时可形成脑室疝,常见有:①第3脑室前疝,第3脑室前壁菲薄,前下端的视隐窝扩大,疝入基底池,甚至疝入垂体窝,引起蝶鞍扩大。②第3脑室后疝,第3脑室后部膨隆,疝入四叠体池,甚至疝入天幕下。③侧脑室疝,侧脑室三角区向内下疝至天幕下。④第4脑室疝,第4脑室下部梗阻可使第4脑室后上壁向天幕上呈现局限性隆起。

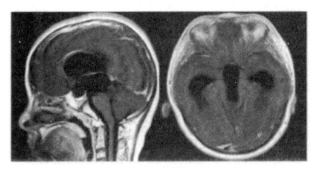

图 5—4　梗阻性脑积水

MRI 检查显示双侧侧脑室、第 3 脑室扩大，第 4 脑室正常，矢状位显示中脑导水管闭塞

（本病例是顶盖胶质瘤引起的梗阻性脑积水）

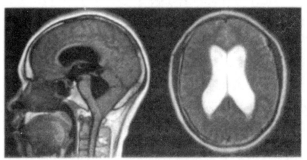

图 5—5　梗阻性脑积水

MRI 检查显示双侧侧脑室、第 3 脑室及第 4 脑室扩大，矢状位显示小脑扁桃体下疝

（本病例是小脑扁桃体下疝畸形引起的梗阻性脑积水）

（二）正常压力脑积水的诊断

近年来，日本、北美、欧洲相继制定了正常压力脑积水的诊疗指南，但尚无单独的特异性试验或影像学表现可以确诊正常压力脑积水。除典型的临床表现外，多种辅助检查有助于提高本病诊断的准确率和预后的判断率。

1.同位素脑池扫描　在 CT 出现之前，该检查比气脑造影有更好耐受性。通过腰穿，将放射性核素注入蛛网膜下腔，分别于 4、24、48 和 72h 进行脑池扫描。正常情况下，同位素在脑凸面流动而不进入脑室，48h 后大脑表面的同位素完全消失。正常压力脑积水患者，同位素进入脑室并滞留达 72h，而脑凸面无积聚；或同位素进入脑室，也积聚在脑凸面。该方法不能提高本病诊断的准确率，现已很少采用。

2.CT 和 MRI　目前 CT 或 MRI 检查是必需的，但不足以诊断正常压力脑积水。典型的正常压力脑积水（图 5—6）表现为：属于交通性脑积水，脑室扩大，脑沟加深，但两者不成比例，脑室扩大明显，Evans 指数＞0.3，脑沟、侧裂池、基底池等扩大不明显。提示分流术效果好的表现包括：脑室周围有渗出（CT 低密度、T_2WI MRI 高信号）、高位凸面脑沟和纵裂池比低位脑沟和脑池狭窄、侧脑室额角变圆。

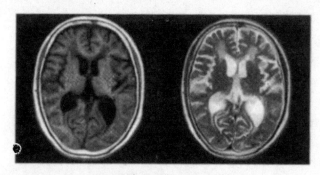

图 5—6　正常压力脑积水

MRI 显示脑室扩大而脑沟加深，T_2W 可见脑实质内有腔隙性梗死灶

3. 脑脊液流速测定　MRI 检查可检测到脑脊液流空效应，利用相位对比 MRI 技术可以测量中脑导水管处的脑脊液流速，脑脊液流速＞18mL/min 提示正常压力脑积水，脑脊液流速高的患者，分流术效果好。

4. 脑脊液动力学测试

（1）腰穿：侧卧位脑脊液压力常低于 $1.76kPa(180mmH_2O)$，脑脊液应送常规、生化检查。脑脊液释放试验：单次释放 30～70mL 脑脊液，可重复 2～3 次，患者症状改善，提示分流术效果好。

（2）腰大池持续引流：每天引流 200～300mL 脑脊液，持续引流 2～7d，患者症状改善，提示分流术效果好。用于脑脊液释放试验症状无改善的患者。

（3）脑脊液流出阻力（Rout）测定：一般认为是脑脊液吸收路径所产生的脑脊液流动阻力。将生理盐水通过腰穿注入腰大池，或通过储液囊注入脑室，根据压力－体积关系计算 Rout。Rout 升高者［＞18mmHg/(mL·min)］，提示分流术效果好，但 Rout 处于正常范围内，并不是分流术的禁忌。

5. 持续颅内压监测　持续监测颅内压 24～72h，若出现颅内压阵发性升高，＞2.65kPa$(270mmH_2O)$，或反复出现 B 波（超过记录的 15%），其余时间颅内压处于正常上界或轻度升高，提示分流术效果好。

6. PET 或 SPECT 检查　测定脑血流量，可以发现正常压力脑积水脑血流量明显减少，以大脑前动脉供血区域减少更明显，分流术后脑血流量有所增加。这些检查对预测分流术效果帮助不大。

七、鉴别诊断

1. 婴幼儿脑积水需要与下列疾病进行鉴别

（1）婴儿硬膜下血肿或积液：里有头颅增大、颅骨变薄，但常伴有视乳头水肿而缺少落日征，前囟穿刺从硬膜下腔抽得陈旧血性或淡黄色液体，可作鉴别。CT 和（或）MRI 检查有助鉴别。

（2）佝偻病：佝偻病的颅骨不规则增厚，致使额骨和枕骨突出，呈方形颅，貌似头颅增大，但无颅内压增高表现和脑室扩大，却有全身骨骼异常。CT 和（或）MRI 检查有助鉴别。

（3）脑发育不全：虽有脑室扩大，但头颅不大，无颅内压增高表现，却有神经功能及智力发育障碍。CT 和（或）MRI 检查有助鉴别。

(4)积水性无脑畸形：CT 扫描显示除在枕区外无脑皮质，还可见突出的基底节。CT 和（或）MRI 检查有助鉴别。

(5)巨脑畸形：虽然头颅较大，但无颅内压增高表现，CT 扫描显示脑室大小正常。CT 和（或）MRI 检查有助鉴别。

2.正常压力脑积水需要与下列疾病进行鉴别

(1)脑萎缩：一般在 50 岁以后发病，可有记忆力减退和行走迟缓，但进展缓慢，达数年之久。影像学上，脑萎缩的脑室和蛛网膜下腔均扩大，脑室轻度扩大、不累及第 4 脑室、无脑室周围渗出，脑沟、侧裂池、基底池等明显扩大。脑脊液释放试验呈阴性。

(2)其他引起痴呆的疾病：正常压力脑积水引起的痴呆被认为是可治疗的痴呆，因此需要与 Alzheimer 病、血管性痴呆等疾病相鉴别。正常压力脑积水：早期即可出现步态障碍，病程仅短短数月；Alzheimer 病：起病隐袭，缓慢进展性发展，多在数年后症状才充分发展，严重者可出现步态障碍和尿失禁；血管性痴呆：有高血压或脑动脉硬化，并有脑卒中或供血不足病史，病程表现为伴随脑梗死的发作呈阶梯式进展，查体发现相应的神经系统局灶性体征，影像学上有脑梗死的证据。出现下列情况之一，可排除原发性正常压力脑积水：年龄<40 岁、出现不对称的或短暂的症状、皮质功能障碍（失语、失用或瘫痪等）、进行性痴呆但无步态障碍、症状无进展。由于这些疾病可有重叠，对不典型的患者，可考虑采用脑脊液动力学测试等辅助检查来鉴别。

(3)其他引起步态障碍的疾病：如周围神经病变、椎管狭窄、内耳功能障碍、慢性酒精中毒、维生素 B_{12} 缺乏、帕金森病或帕金森综合征等。

(4)其他引起尿频、尿急、尿失禁的疾病：如尿路感染、良性前列腺增生、前列腺或膀胱肿瘤等。

八、治疗

无论何种原因引起的脑积水，都必须及时治疗。可分为药物治疗和手术治疗两种。

（一）药物治疗

药物治疗主要是减少脑脊液分泌和增加机体水分排出。一般常用利尿剂和脱水剂，如：呋塞米、乙酰唑胺（醋氮酰胺）、氨苯蝶啶和甘露醇等，乙酰唑胺同时具有抑制脑脊液分泌的作用。药物治疗是一种延缓手术的临时治疗方法，慢性脑积水长期使用药物治疗无效果，且容易引起水、电解质和酸碱平衡紊乱。另外，药物治疗曾被应用于脑出血后脑积水的早产儿，在药物治疗的同时，等待机体形成正常的脑脊液吸收机制，但随机对照研究发现，药物治疗并不能减少分流术，因此不推荐使用。

（二）手术治疗

手术治疗是脑积水首选的治疗方法。手术应以恢复最佳的神经功能为目标，不强调恢复正常的脑室大小。早期手术效果较好，晚期因大脑皮质萎缩或出现严重的神经功能障碍，手术效果较差。手术方法包括：①解除梗阻。②减少脑脊液形成。③第 3 脑室造瘘术。④脑脊液分流术。

1.解除梗阻　对梗阻性脑积水，解除梗阻病因是最理想的方法。如中脑导水管成形术或扩张术、第 4 脑室正中孔切开或成形术、枕大孔先天畸形者作后颅窝及上颈椎椎板减压术，切除引起脑脊液循环通路受阻的肿瘤、囊肿等。

2.减少脑脊液形成 切除过多分泌脑脊液的脑室内脉络丛乳头状瘤。侧脑室脉络丛切除术或电灼术,曾被应用于治疗交通性脑积水,因疗效差,现已很少采用。

3.第3脑室造瘘术 1923年,Mixter报道了首例在尿道镜下实施的第3脑室造瘘术,由于早期内镜工艺简陋,手术疗效差、并发症和死亡率高,因此该手术未获得推广。近年来,随着神经内镜制造工艺不断改进,第3脑室造瘘术的手术方法日益成熟,其适应证不断拓宽。与脑脊液分流术相比,第3脑室造瘘术可恢复接近脑脊液生理状态的循环,无须植入分流装置,可避免脑脊液分流术的主要并发症。

(1)适应证:梗阻性脑积水,尤其是梗阻发生在第3脑室后部至第4脑室出口之间的脑积水,是第3脑室造瘘术的最佳适应证;部分交通性脑积水;分流术失败的脑积水;2岁以上的小儿脑积水。手术成功有两个前提:无广泛蛛网膜下腔梗阻;无脑脊液吸收障碍。

(2)禁忌证:炎症和出血引起的脑积水,存在广泛蛛网膜下腔粘连和脑脊液吸收障碍。

(3)手术要点:手术的关键是准确定位造瘘的位置,必须在内镜下透过第3脑室底认清乳头体、基底动脉顶端、鞍背、漏斗隐窝等解剖结构,造瘘部位一般选择在乳头体和漏斗隐窝之间的中线无血管区。造瘘时以钝性方法造瘘较为安全,避免损伤基底动脉,利用微导管扩张球囊将瘘口扩至4~6mm,以内镜能够顺利通过瘘口为标准,将内镜通过瘘口,观察脚间池结构,若发现蛛网膜下腔有隔膜,需要进行隔膜造瘘,否则容易导致造瘘失败。造瘘结束时,应该观察到第3脑室底随着呼吸和心跳而搏动,这是手术成功的标志。

(4)并发症:脑脊液漏、脑膜炎、出血、基底动脉损伤、下丘脑损伤、癫痫、迟发性病情迅速恶化导致死亡等。

(5)疗效:第3脑室造瘘术术后1年的成功率为50%~90%,患者的年龄和脑积水的病因等是重要的影响因素,2岁以上的非交通性脑积水手术成功率较高,脑室内出血、炎症等病因引起的脑积水手术成功率较低。术后需要进行密切随访,随着时间的延长有可能出现失败,少数患者甚至发生猝死。

4.脑脊液分流术 脑脊液分流术是将脑室或腰大池的脑脊液分流至其他部位。

(1)适应证:交通性脑积水;梗阻性脑积水(不适合第3脑室造瘘术者);复杂性脑积水(如脑室分隔等);其他治疗无效的有症状的假脑瘤;正常压力脑积水。

(2)禁忌证:活动性颅内感染;脑脊液红细胞计数升高;早产儿(体重<1.5~2kg);脑脊液分流至腹腔的禁忌证:腹部感染(如坏死性肠炎、腹膜炎等)、多次腹部手术造成腹腔粘连;脑脊液分流至心房的禁忌证:败血症、心律失常或其他器质性心脏病。

(3)分流方式

a.脑室腹腔分流术:是目前最常用的分流方式,将侧脑室的脑脊液分流至腹腔;

b.脑室心房分流术:将侧脑室的脑脊液经颈静脉、上腔静脉分流至右心房,适用于脑脊液分流至腹腔的禁忌证患者;

c.托氏(Torkildsen)分流术:将侧脑室的脑脊液分流至枕大池,只适用手获得性梗阻性脑积水,现在已很少采用;

d.腰大池腹腔分流术:将腰大池的脑脊液分流至腹腔,只适用于交通性脑积水,在小脑室的情况下有用,要求2岁以上,并且需要用到经皮穿刺的Tuohy针;

e.其他分流术:将侧脑室的脑脊液分流至胸腔、胆囊、输尿管、膀胱等,因疗效差、并发症多,已被淘汰。

(4)分流装置的选择:需要权衡分流的效率和分流过度引起并发症的风险。常用的分流阀门有:①简单的压力差阀门。②流量限制阀门。③可调压阀门等。选用简单的压力差阀门,术后患者应在数天内逐渐缓慢地过渡到直立状态。抗虹吸装置或流量限制阀门,能降低分流过度的风险,但部分患者可能分流不足。带有抗虹吸装置的可调压阀门具有明显的优势,可以体外调整分流速度,解决了分流不足或分流过度的问题。

(5)疗效:分流术的出现和分流装置的改进大大改善了脑积水的预后,有助于患者神经功能障碍的恢复,但失败率高又限制了分流术的临床应用。据报道,分流术后 2 年的失败率高达 50%。成功的分流术只解决了脑脊液循环的问题,而脑积水引起的白质损伤能否得到修复,则关系到患者的症状能否持续改善,因此分流术的手术时机很重要。另外,原发性正常压力脑积水患者常合并有神经系统退行性病变(如 Alzheimer 病等),其短期疗效受分流术并发症的影响,而长期疗效则与合并疾病的进展有关。

九、分流术常见并发症及其处理

脑脊液分流术常见并发症包括:分流装置故障、感染、分流过度、癫痫、分流管近端并发症、分流管远端并发症、分流装置外露等。

(一)分流装置故障

分流装置故障导致脑脊液分流不足是分流术最常见的并发症。据报道,小儿脑积水分流术后 1 年内,该并发症的发生率为 17%。常见分流装置故障包括:堵塞、连接脱落、打折或破裂等。

1.分流管近段(脑室端)堵塞　最多见,可因脉络丛粘连、血块堵塞或脑组织粘连所致。侧脑室额角穿刺放置分流管时脉络丛粘连的可能性较枕角穿刺小。

2.分流阀门堵塞　脑室炎、脑室内出血、脑肿瘤手术后,脑脊液中的细胞(炎性细胞或肿瘤细胞)、蛋白或纤维素含量增高,可使分流阀门堵塞。

3.分流管远端(腹腔端或心房端)堵塞　常见原因有:①分流管远端裂隙开口被血块、大网膜或纤维素堵塞。②形成腹腔假性囊肿,与腹腔感染和多次置换分流管有关。③严重的腹腔粘连。④分流管远端不在腹腔内,如手术时误将其放在腹膜外脂肪内、或由于患者长高使导管脱离了游离腹腔。

一旦发生分流装置故障、脑脊液分流不足,患者的脑积水症状和体征就会复发,体检可发现部分患者分流管周围有积液,CT 扫描显示脑室未缩小或再度扩大。此时应检查分流装置,根据具体原因进行纠正或更换分流装置。检查方法:按压阀门后不能再充盈(一般情况下,阀门应该在 15~30s 内再充盈)或穿刺储液囊不能抽出脑脊液,提示分流管脑室端不通;若难以压瘪阀门,表明阀门本身或分流管远端堵塞。对于因脑脊液蛋白或纤维素含量过高引起的分流管堵塞应注意预防,如控制炎症、出血等,先进行脑脊液外引流,待化验正常后再进行分流术。疑有腹腔假性囊肿者,经腹部 B 超确诊后,应拔除分流管,在腹腔其他象限处(如左侧髂窝)重置分流管,或改作脑室心房分流;若假性囊肿为感染所致,应在感染控制后再行分流术。

(二)感染

分流术后早期感染率为 3%~20%。患者年龄过小、手术时间过长、合并有开放性神经管缺陷等因素,会增加分流术后感染的风险。50% 以上的感染在术后 2 周内出现,感染多来源于患者的皮肤,最常见的病原菌是表皮葡萄球菌。

感染后,患者可出现发热、头痛或腹痛、分流管皮下红肿等,严重者可出现癫痫和意识障碍。脑脊液常规、生化、细菌涂片和细菌培养,可获得阳性结果。一旦确诊,应立即去除分流装置,改作脑室外引流和腰大池持续引流,并经验性使用抗生素,根据细菌涂片或细菌培养结果调整抗生素,严重感染者可考虑脑室内或经腰大池鞘注给药,还应考虑到真菌感染可能。脑脊液检查连续3次正常后,继续巩固抗感染治疗10~14d,再考虑重行分流术。手术中严格无菌操作是预防感染的重要环节。

（三）分流过度

分流过度可引起:低颅内压、裂隙脑室、硬膜下血肿或积液、颅缝早闭和颅腔狭小、中脑导水管狭窄等。10%~12%的长期脑室分流患者出现上述表现之一。脑室腹腔分流术比脑室心房分流术更容易引起该并发症,因为分流管越长其虹吸效应越明显。

1. 低颅内压(intracranial hypotension)患者表现为典型的体位性头痛,直立时加重,平躺后缓解。其原因是直立时分流管的虹吸效应更明显。CT扫描显示脑室正常或变小,脑室内压力$\leqslant 0.587$kPa(60mmH$_2$O)。分流过度引起的体位性头痛通常具有自限性,若保守治疗后仍持续存在,应检查阀门:若压力低,则需要更换高压阀门或可调压阀门;若压力不低,则需要加用抗虹吸装置。

2. 裂隙脑室(slit ventricles) 3%~80%的患者分流术后会出现裂隙脑室,侧脑室完全塌陷,大多数无症状。但部分患者在分流术后数年(平均6.5年),出现间隙性头痛、恶心、呕吐、昏睡等,CT扫描显示脑室小于正常,按压阀门后再充盈缓慢,这种现象被称为裂隙脑室综合征(slit ventricle syndrome),其发病机制:分流过度导致侧脑室塌陷,室管膜闭合了脑室端入口,引起脑室端功能性堵塞。早期脑室顺应性好,脑脊液积聚使脑室重新扩大分流管堵塞解除、功能恢复,所以患者表现为间歇性症状;长期反复的功能性堵塞,脑脊液向脑室周围渗出,导致脑室周围胶质增生,脑室顺应性逐渐下降。具体处理如下:

(1)对有症状的裂隙脑室患者,先进行保守治疗,如使用抗偏头痛药物等,部分患者症状自行缓解。

(2)对颅缝早闭和颅腔狭小的患者,进行颞肌下减压术,同时切开硬膜,扩容颅腔,降低颅内压,改善症状。

(3)对颅腔大小正常,且保守治疗无效的患者,可更换高压阀门或可调压阀门,并加用抗虹吸装置,部分低颅内压或典型的裂隙脑室综合征患者在分流装置纠正后症状改善。

(4)对不能确认原因或更换分流装置无效的患者,可拔除分流管,行脑室外引流,同时进行颅内压监测:①颅内压升高,有症状,若脑室扩大,可尝试第3脑室造瘘术;若脑室无扩大,可采用抗虹吸的可调压分流管进行脑室腹腔分流术,并加枕大池(或腰大池)腹腔分流术。②颅内压正常,无症状,脑室无明显扩大,可拔管,随访。③低颅内压,在有脑脊液引流的情况下,逐渐抬高引流管,若无症状,脑室扩大,夹管48h后仍无症状,可拔管,随访;若有症状,脑室扩大,可尝试第3脑室造瘘术或采用抗虹吸的可调压分流管进行脑室腹腔分流术。

3. 硬膜下血肿或积液 分流过度导致脑组织塌陷引起桥静脉撕裂出血。多见于:正常压力脑积水患者;长期脑积水引起头颅增大、脑室明显扩大、脑实质变薄的患者;合并有严重脑萎缩的患者。患者常无明显的症状,在CT或MRI复查时被发现。硬膜下血肿多为亚急性期或慢性期,硬膜下积液通常是血性的,蛋白含量高于脑脊液。

轻度硬膜下血肿或积液,可予保守治疗;明显的或有症状的硬膜下血肿或积液,应进行手术治疗:慢性硬膜下血肿采用钻孔引流术,急性硬膜下血肿采用开颅血肿清除术;同时,分流依赖的患者需要更换高压阀门或可调压阀门,非分流依赖的患者可临时阻断分流装置,以减少分流;对硬膜下积液的患者,可行积液腹腔分流术(采用低压阀门或不用阀门)。治疗目标是获得分流过度与分流不足之间的平衡,治疗期间患者应减少活动。

(四)其他并发症

1.癫痫　侧脑室分流术后癫痫发生率约为 5.5%,额角穿刺者多于枕角穿刺者。除用抗癫痫药物控制发作外,还应排除颅内出血、炎症、脑积水复发颅内压增高等原因,并作相应的处理。

2.分流管近端并发症　包括穿刺迷路(过深或方向错误)、穿刺道出血、脑室内出血等,应熟练掌握侧脑室穿刺技术,尽量避免反复多次穿刺。复杂侧脑室穿刺可借助于神经导航和神经内镜技术。

3.分流管远端并发症

(1)远端移位:常见移位至胸壁或腹壁皮下,甚至颈部皮下或头皮帽状腱膜下;移位至阴囊内;偶见穿破横膈,进入胸腔、心包,引起胸腔积液,甚至刺破心脏。X 线平片检查可发现移位,应手术纠正。

(2)脏器穿孔:少见,包括刺破结肠、胃、膀胱等。如发现脏器穿孔,应立即手术拔除分流管,并更换分流方式。

(3)肠梗阻或肠绞窄。

(4)心房端并发症:空气栓塞、心律失常、分流管刺破心脏引起心包填塞、腔静脉或心房血栓形成,以及血栓脱落引起肺栓塞等。

4.分流装置外露　见于头颅增大、头皮变薄、营养状况差的慢性脑积水患者,也可见于分流管材料过敏的患者。分流装置外露,常继发感染,应手术拔除分流管。

5.成为某些肿瘤(如髓母细胞瘤)转移的通道较少见。

(许健)

第二节　脑膨出

一、概述和分类

脑膨出(encephaloceles)是一类先天性颅骨缺损,颅内容物经此缺损向颅外疝出的疾病。如果膨出的内容物只有脑膜和脑脊液称为脑膜膨出(meningocele);如果内容物包含脑膜和脑组织则为脑膜脑膨出(meningoencephalocele);如果疝出物包含脑膜、脑组织和脑室结构的脑膨出为积水性脑膜脑膨出(hydroencephalomeningocele)。脑膨出的发生率低于其他类型的神经管闭合不全,在新生儿中的发生率为 0.08/10 万~0.4/10 万。

根据脑膨出的部位,大致分为颅前部脑膨出和颅后部脑膨出。颅前部脑膨出包括前顶型和前颅底型两大类。前颅底型脑膨出穿透筛板或蝶骨体突入鼻腔,累及视神经、Willis 动脉环、垂体和下丘脑等重要结构,因此较前顶型的临床症状严重。脑膨出与人种或地域位置分布有一定关系,如在亚太地区多见颅前部脑膨出,而在北美和欧洲,颅后部脑膨出所占比例大。

颅后部脑膨出有枕骨型、枕颈型和顶骨型三大类。枕骨型是最常见的颅后部脑膨出,可进一步分为窦汇上和窦汇下两个亚型。顶骨型一般位于前囟和人字缝之间。枕颈型脑膨出则指脑膨出同时合并枕骨和颈椎部分缺损。枕部或高颈段脑膨出合并有 Chiari Ⅱ 型畸形,称为 Chiari Ⅲ 型畸形。

二、发病机制

胚胎学研究指出,人类胚胎发育第 4～6 周时原始神经管闭合。如果原始神经管头端闭合不全,则可影响颅骨、脑膜及脑的发育,发生各种类型的脑膨出。大脑或小脑皮质都是在神经管闭合期以后发育形成的,脑膨出与神经管表面间充质组织的发育异常相关。胚胎第 8～12 周时,间充质组织发育障碍造成局部颅骨缺失,颅内容物疝出。大多数膨出物内有成熟的大脑和小脑组织。

产生神经管闭合畸形的因素较多。其中,目前公认的是妊娠期叶酸摄入量不足。为了预防发育畸形,建议孕妇常规服用叶酸。

三、临床表现

临床上,在颅后部脑膨出患儿的顶、枕中线局部,可见明显膨出的囊状肿物,肿物质地较软,基底较广或呈蒂状,大小不一。表面皮肤色深,有的有小毛或有皱纹;极少数患儿皮肤缺如,脑组织暴露在外。透光试验阳性者为脑膜膨出,阴性者为脑膜脑膨出。囊腔与颅腔相通,患儿直立时肿物可能变小,而在卧位或哭泣时扩大。

前颅底型脑膨出在早期不一定能够看到明显的膨出物。患儿往往因为鼻塞、鼾音、张口呼吸等,去五官科就诊。如果五官科医生当作普通的鼻息肉、鼻腔肿物进行鼻部病变活检的话,可能引起脑脊液鼻漏、颅内感染等严重并发症。

四、影像学检查

因脑膨出来医院就诊的,多是囟门未闭合的新生儿。超声可以透过未闭合的骨缝,对颅内畸形病变进行较清晰的探查,因而超声检查仍然是目前重要的手段。

CT、MRI 检查可在产科超声或经颅超声检查的基础上,进一步明确患儿神经系统畸形的特点及严重程度。CT 扫描对显示颅骨缺损范围、颅底病变特征具有明显的优势,尤其应用三维重建技术,可对需要进行颅骨重建的病例提供有价值的信息。MRI 成像可清晰地显示囊内容物的组成,区分正常脑组织与囊内变性、坏死组织。对于某些位于颅底或静脉窦部位的脑膨出,可选择性进行 MRA、MRV 检查,以查明病变与局部大动脉及静脉窦的位置关系,避免手术中遭到意外损伤。

五、诊断与鉴别诊断

脑膨出的产前诊断一般依赖于产科超声检查。有经验的超声科医师使用高分辨率超声仪器可以发现大部分颅脑发育畸形。同时对全身其他系统发育畸形,如心脏、泌尿生殖系统变异,也可做出较为准确的诊断。怀疑脑膨出时,可进一步 MRI 检查,查明病变的细节。

在怀孕 14～21 周后,检测母体血浆甲胎蛋白(alfa fetal protein,AFP)水平可以提示发生神经管畸形的风险大小。然而,胎儿多种发育畸形都可使母体血浆 AFP 升高,如食管闭锁、十二指肠闭锁和多囊肾等。

羊膜腔穿刺直接检测羊水中 AFP 的水平,比母体血浆 AFP 检测敏感度更高。然而,该项检测指标具有较高的假阳性率。胎儿发生神经管畸形时,胆碱酯酶可通过脑脊液漏进入羊水中。因此,检测羊水中胆碱酯酶水平有助于提高诊断特异性。将羊膜腔穿刺检验与产科超声检查相结合,可以作出正确的诊断。

非颅底部位的脑膨出需要和头皮脂肪瘤、颅骨膜窦等病变相鉴别。脑膨出多位于中线位置,头皮脂肪瘤无特定的位置;脑膨出的囊性病灶具有波动性及典型的影像学表现,可作鉴别。颅骨膜窦或血管瘤与颅内静脉窦相交通,穿刺可抽到血液。血管造影、MRV 等检查可协助诊断。

前颅底型脑膨出可与鼻息肉或鼻腔肿瘤相混淆。但鼻息肉或鼻腔肿瘤在儿童期非常少见,借助头部 CT、MRI 等检查可明确诊断。

六、治疗和预后

1. 治疗原则　如果患儿膨出的囊肿内,发育不良的脑组织占囊内脑组织的一半以上时,手术后将出现非常严重的神经功能缺失症状;或者患儿合并有严重的全身其他系统畸形,手术耐受力差或远期预后不佳时,需要慎重决定是否进行手术治疗。

对于有机会接受外科手术干预的患儿,应在其心、肺功能能够耐受的情况下,尽早采取手术修复畸形。手术时间越往后延迟,术后神经功能损害越重,出现的并发症也越多。

在切除膨出的囊肿时,应最大限度地保护神经组织,使用发育正常的皮肤来缝合切口。手术的目的在于防止神经结构和神经功能的损伤加重,防止脑脊液漏及中枢神经系统感染的发生。

2. 手术方法　手术前应进行系统的体格检查和必要的辅助检查,明确患儿脑膨出程度和有无合并全身其他系统畸形。根据病变的部位选择合适的体位和手术切口。如果病变处有神经组织暴露在外,应避免消毒液直接刺激。切开头皮后,逐层分离皮肤至硬脑膜层,打开膨出囊,切除囊内发育不良或坏死的脑组织。接着切除多余的硬膜、皮下组织及皮肤,分层严密缝合切口。

修剪或切除硬脑膜时,应注意分辨大静脉窦,避免损伤引起大出血。近颅底的病变,如 Willis 环、颅神经根均有可能成为膨出物的一部分,手术更应谨慎、小心。

颅骨缺损面积较大者,应选用自体颅骨瓣或金属钛板作颅骨修补。如果缺损面积较小,尤其是当缺损位于枕部肌肉丰富部位,有自行成骨愈合的可能,不做颅骨修补手术。

对合并严重脑积水的患儿,首先实施脑脊液分流手术,再处理膨出物。这样可以减低术中和术后的颅内压。

脑膜脑膨出和积水性脑膨出,术后有发生脑积水的可能。应重视术后的影像学随访,必要时进行脑脊液分流手术。

颅前部脑膨出常合并有唇腭裂、鼻尖部畸形、小眼畸形等颅脑先天性病变。可请五官科医师会诊,一同手术处理。然而,由于小儿对长时间手术的耐受性较差,可以考虑分期手术治疗。

对前颅底脑膨出脑组织突入鼻腔内的患儿,经鼻修补易受污染,增加术后感染的风险。选择经冠状切口前颅底硬膜内入路,处理疝出的脑组织,并修补硬脑膜缺损,手术效果较好

（图 5—7）。手术中应仔细识别、保护视神经、Willis 环等颅底重要结构。

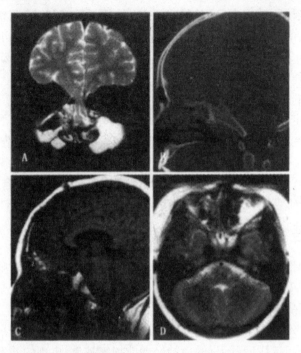

图 5—7　A、B. 颅前部脑膨出，术前 MRI 及 CT 影像显示颅底骨质缺损，脑组织突入鼻腔；C、D. 术后复查结果，显示颅底结构已修复，鼻腔内未见异物

3. 围手术期处理　由于接受脑膨出手术治疗的多为婴幼儿甚至新生儿，其体温、血糖等自主调节能力差，故术中应注意预防低血压、低血糖等情况发生，并给予全面监护。摆放体位时要避免身体突出部位受压。手术操作要求轻柔，避免医源性损伤。

为了预防术后中枢神经系统感染，一般在切开皮肤前常规应用抗生素。如果切口内无污染或感染存在，术后 24h 即可停用抗生素。

术后发生脑脊液漏或伤口裂开，往往是存在未处理的脑积水所引起。因此尽早进行脑脊液分流术有助于术后伤口的良好愈合。

一旦发现手术部位感染，应立即留取标本送微生物学检验，积极给予全身抗生素治疗，并作伤口引流，必要时清创。

4. 预后　一般认为，颅前部脑膨出患儿的生存率和神经功能保留的概率都高于颅后部脑膨出者。手术死亡率与病例选择的关系较大。另外，在不同级别的医疗机构，手术并发症的发生率和手术死亡率也有很大差别。因此，对于预计术后神经功能损伤较大，或合并全身其他系统严重畸形的患儿，应慎重选择手术治疗。

颅前部脑膨出患儿的神经功能预后大多良好，但往往遗留较为严重的颌面部畸形。颅后部脑膨出患儿的预后取决于脑膨出的大小、膨出囊内脑组织的多少，以及小头畸形的程度。如果修补手术后发生进行性脑积水，则表明病情严重，预后不良。

（许健）

第三节 蛛网膜囊肿

蛛网膜囊肿(arachnoid cysts)是指脑或脊髓实质外、蛛网膜内、充满脑脊液样液体的囊性占位性病变,属非肿瘤性的。

一、分类

按病因不同可分为:原发性蛛网膜囊肿和继发性蛛网膜囊肿。原发性蛛网膜囊肿常见,又称先天性蛛网膜囊肿,是由胚胎发育异常而形成的囊肿,与蛛网膜下腔、脑池关系密切。继发性蛛网膜囊肿,又称假性蛛网膜囊肿,是由颅脑外伤、颅内感染或出血引起蛛网膜下腔炎症反应,导致脑脊液病理性积聚而形成的囊肿,囊壁可见炎性细胞或含铁血黄素沉着,囊液蛋白质含量高,可为黄色或血性。本文主要介绍原发性蛛网膜囊肿。

二、流行病学

根据尸检结果估计,蛛网膜囊肿在人群中的发病率为 0.1% 左右,然而有症状的病例却很少见,提示大多数病例终身无症状。随着 CT、MRI 检查的广泛使用,很多无症状的病例意外被发现,CT 检查发现有蛛网膜囊肿的比例为 0.2%,MRI 检查发现有蛛网膜囊肿的比例为 0.8%~1.7%。蛛网膜囊肿多为散发和单发的,男性多于女性,左侧多于右侧。可见于任何年龄,但大多数病例在 20 岁以前被发现。

颅内蛛网膜囊肿的分布在临床报道中基本相似,大多位于幕上(表 5-1),但临床报道的多是有症状的蛛网膜囊肿的分布,与实际的蛛网膜囊肿的分布可能有差异。

表 5-1 小儿颅内蛛网膜囊肿的分布

部位	比例(%)
侧裂区(中颅窝)	42
后颅窝	24
鞍上	10
四叠体区	7.5
纵裂	7.3
大脑凸面	5.7
其他部位	3.5

三、病理学

蛛网膜囊肿必不可少的条件是囊肿周边的蛛网膜被分开,囊肿位于内外层蛛网膜之间(图 5-8),因此确切的描述应该是蛛网膜内的囊肿。蛛网膜囊肿通常位于脑脊液丰富的脑池(如侧裂池、鞍上池、四叠体池、纵裂池、桥小脑角池和后颅窝中线脑池),并向周边扩张。

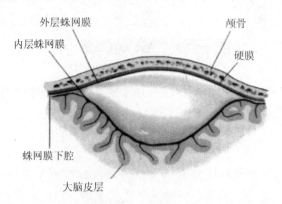

图5—8　蛛网膜囊肿示意图,见颅骨局部膨隆,大脑皮层受压

（一）病理表现

大的蛛网膜囊肿可引起邻近的硬膜和颅骨变薄。原发性蛛网膜囊肿周边的内外层蛛网膜有正常的组织形态,即由胶原束板构成。囊壁薄而脆、透明,可与周围的软脑膜有融合。囊壁上可见成堆的间叶细胞,偶尔呈漩涡状排列,后者对诊断蛛网膜囊肿有帮助。内层蛛网膜紧贴软脑膜,蛛网膜下腔受囊肿压迫而消失。其下脑皮质多正常,少数可有胶质增生,大多数病例不存在脑发育不全或发育障碍。蛛网膜囊肿的囊壁不同于正常蛛网膜(包括囊肿周边的内外层蛛网膜),表现为:胶原层增厚,缺乏正常蛛网膜的蜘蛛网样小梁形成。囊液清亮,无细胞或蛋白质样物质,囊液中和囊壁上无炎性细胞和含铁血黄素。

（二）发病机制

对蛛网膜囊肿的发病机制尚存在争议。普遍被接受的解释是蛛网膜囊肿属于先天性发育异常疾病,而不是继发于其他病理条件,其支持依据包括:囊肿在新生儿和兄弟姐妹中发生、囊肿与脑池关系密切、可合并有其他发育异常疾病等。某些遗传性疾病中蛛网膜囊肿的发病率较高,如马方综合征、神经纤维瘤病Ⅰ型、戊二酸尿症、Acrocallosal综合征(常染色体隐性遗传性疾病,表现为颅面畸形、多指或多趾畸形、胼胝体发育不全、精神运动发育迟缓),以及常染色体显性遗传的多囊肾疾病等。

（三）胚胎发生学

蛛网膜囊肿的形成被认为是蛛网膜下腔胚胎发育异常的结果。在胚胎发育早期,神经管周围有一层疏松的结缔组织包绕,称为髓周网,它是软脑膜和蛛网膜的前身。大约在妊娠15周时,菱形顶破裂,脑脊液搏动性流入髓周网,促使浅层的蛛网膜和深层的软脑膜分开,形成了蛛网膜下腔。一种假设认为,蛛网膜囊肿的形成跟髓周网的分离异常有关,即形成了封闭的小室,进而发育成囊肿;另一种假设认为,髓周网的形成异常导致了蛛网膜囊肿的形成。如果这些假设成立,蛛网膜囊肿应靠近蛛网膜池,事实上大部分病例符合这点。

（四）蛛网膜囊肿扩大的机制

胚胎发生学只解释了蛛网膜囊肿的形成,但不能解释蛛网膜囊肿是如何扩大的、为什么会扩大。一些蛛网膜囊肿之所以能产生足够的囊内压并压迫脑实质,其确切机制尚不清楚,目前的解释有:

1.囊壁细胞分泌学说　临床上发现一些蛛网膜囊肿囊内压增高,但囊肿是完全封闭的,与周边蛛网膜下腔不通,据此推测囊壁细胞能够分泌液体。研究发现,囊壁细胞和蛛网膜颗粒细胞有相似的超微结构;另外囊壁内膜上有Na^+、K^+—ATP酶,外膜上有碱性磷酸酶,提供了液体向囊内转运的证据。然而大多数囊肿保持大小不变,少数甚至自发消失,不支持囊壁持续分泌液体,因此该解释不是普遍的,也不是唯一的机制。

2.单向活瓣学说 在蛛网膜囊肿与周边蛛网膜下腔之间存在一个通道,类似于功能性的单向活瓣,脑脊液能够随脑脊液搏动流进囊肿但不能流出,直至囊内压高于脑脊液搏动产生的压力。CT 脑池造影和相位对比 MRI 检查经常能够发现脑脊液缓慢地流进囊肿。另外,神经内镜也观察到了裂隙阀门的存在,这是最直接的证据。

四、临床表现

一些无症状的蛛网膜囊肿是在 CT 或 MRI 检查时意外被发现,随访过程中,大多数囊肿保持大小不变,少数出现临床症状,罕见自发消失。有症状的蛛网膜囊肿,大多数在儿童早期即有表现,其临床表现因部位和年龄不同而有差异,一些巨大的囊肿临床症状可以很轻微。蛛网膜囊肿常见的临床表现有:①颅内压增高:头痛、恶心、呕吐、视乳头水肿等,由囊肿的占位效应或梗阻性脑积水引起。②颅骨局部膨隆。③婴幼儿可出现头颅增大、前囟张力增高、颅缝分离、易激惹、生长发育迟缓等。④癫痫发作。⑤突然恶化:由于轻微的颅脑外伤或自发性的,导致囊肿破裂或桥静脉撕裂出血,较少见,引起囊内或硬膜下血肿,多发生在侧裂区蛛网膜囊肿。⑥局灶性神经功能障碍,不同部位的蛛网膜囊肿有相应的临床表现。⑦少见症状:精神分裂症样表现、认知功能障碍等。

五、诊断

根据典型的临床表现和常规的 CT、MRI 检查,即可诊断本病。脑池造影和相位对比 MRI 检查,可以帮助评估蛛网膜囊肿与周边蛛网膜下腔是否相通。

1.CT 扫描 蛛网膜囊肿表现为低密度、密度均匀,且与脑脊液密度相似,其边界清楚、边缘光滑,囊壁无钙化、增强后无强化。可见邻近的颅骨变薄、局部膨隆、邻近的脑组织受压移位(如脑室受压、中线移位等),可合并有脑室扩大(脑室受压引起的梗阻性脑积水)。

2.MRI 检查 蛛网膜囊肿的信号和脑脊液相似,T_1W 低信号、T_2W 高信号,增强后无强化,邻近的脑组织信号正常。MRI 对小的蛛网膜囊肿和后颅窝蛛网膜囊肿的显示要优于CT,另外 MRI 检查能够更好地显示囊肿的边界、大小和内容物,三维显示囊肿与周边脑池、脑血管的关系,更清晰地显示邻近脑组织的形态。

3.脑池造影检查 CT 脑池造影有助于判断蛛网膜囊肿与周边蛛网膜下腔是否相通,经腰大池或脑室注入造影剂,若两者相通,囊腔和周边蛛网膜下腔同时显现造影剂,囊腔内造影剂的清除要迟于周边蛛网膜下腔和基底池;若两者不相通,早期(2~6h)囊腔内无造影剂,造影剂堆积在囊肿周边的蛛网膜下腔,形成一个晕环,囊腔内可延迟显现造影剂。

4.相位对比 MRI 检查 通过检测脑脊液的流动,判断蛛网膜囊肿与周边蛛网膜下腔是否相通,以及沟通的部位,其结果与 CT 脑池造影结果、手术所见相符。

六、鉴别诊断

蛛网膜囊肿需要和其他 CT 囊性或低密度病变鉴别,如颅咽管瘤、表皮样囊肿、星形细胞瘤和慢性硬膜下血肿等。通常 CT 平扫就足够鉴别蛛网膜囊肿和其他囊性病变,蛛网膜囊肿的囊壁菲薄,在 CT 上不显示,而其他囊性肿瘤的囊壁会有显示,增强 CT 扫描,蛛网膜囊肿的囊壁没有强化。颅咽管瘤的囊壁经常会有钙化,而蛛网膜囊肿没有。

MRI 检查有助于鉴别原发性蛛网膜囊肿和继发性蛛网膜囊肿,前者的信号和脑脊液相似,后者因出血等原因,信号可异于脑脊液。许多囊性病变的 MRI 都可以表现为 T_1W 低信号、T_2W 高信号,但囊壁的边缘、邻近脑组织的水肿、增强后的强化等可以提供有价值的鉴别诊断线索。质子波谱分析(MRS)可以分析囊性病变中特定代谢物的含量,蛛网膜囊肿的内容物类似于脑脊液,代谢物含量低、乳酸峰值低。弥散加权成像(DWI)检查有助于鉴别蛛网膜囊肿和表皮样囊肿,前者呈低信号,后者呈高信号。

七、治疗

蛛网膜囊肿最佳的治疗方案尚无前瞻性随机对照研究。由于大多数囊肿保持大小不变,少数可自发消失,对无症状的病例,一般主张采取保守治疗,因为手术毕竟有风险。也有主张对无症状的病例进行手术治疗,以减轻囊肿对邻近发育中的脑组织的压迫,减少因轻微颅脑外伤导致囊肿破裂或出血,以及病情突然恶化的风险。目前被认同的手术指征有:①有症状的蛛网膜囊肿,包括:颅内压增高、梗阻性脑积水、癫痫发作、局灶性神经功能障碍等。②合并有囊内或硬膜下血肿的蛛网膜囊肿。③影像学显示占位征明显。

手术方法包括:①开颅囊肿切除和开窗术。②囊肿-腹腔分流术。③神经内镜导引开窗术。

1. 开颅囊肿切除和开窗术 目前该术式仍是一线的治疗方案,采用显微外科手术将囊壁切除,使囊肿与蛛网膜下腔、脑池或脑室之间相交通,但因囊壁与正常的神经结构或血管之间粘连紧密,很少能全切除囊壁。术后复查,多见囊肿缩小,少见囊肿完全消失,以症状的改善和脑积水的缓解来判断手术疗效,长期随访手术成功率达 75%,手术成功的病例可以避免,永久性植入分流装置。囊肿复发往往是由于手术过于保守,囊壁切除过少,囊腔再次闭合。该术式存在突然减压导致颅内出血的风险。

2. 囊肿-腹腔分流术 由于部分病例在开颅囊肿切除和开窗术后,症状无改善或囊肿复发,仍需要行囊肿-腹腔分流术,因此有作者建议直接行囊肿-腹腔分流术。该术式的优点是创伤小、复发率低;缺点是需要永久性植入分流装置和分流手术相关的并发症:分流装置故障、感染等。单纯的囊肿-腹腔分流术,通常采用低压阀门;合并脑积水的病例,可通过"Y"形接头,行囊肿-脑室-腹腔分流术,建议采用高压阀门或流量限制阀门,以降低分流过度的风险。

3. 神经内镜导引开窗术 目前该术式越来越流行,其优点是创伤小,但面临的困难是蛛网膜囊肿与邻近脑池之间的隔膜经常有增厚和纤维化。相比而言,显微外科手术有更好的视野,能够更安全地进行更大范围的开窗术。

八、不同部位的蛛网膜囊肿

不同部位蛛网膜囊肿的临床表现和治疗方案有所不同,分述如下。

(一)颅内蛛网膜囊肿

1. 侧裂区(中颅窝)蛛网膜囊肿 侧裂区(中颅窝)是颅内蛛网膜囊肿最好发的部位,占 33%(小儿)~50%(成人),男女比例接近 3:1,好发于左侧。

(1)临床表现:①患侧眶上、颞部头痛是最常见的症状,运动后加剧,很少出现其他颅内压增高的症状和体征,如恶心、呕吐、视乳头水肿等。②颅骨局部膨隆。③癫痫发作,约1/3病例出现,发作类型可为局灶性发作、复杂部分性发作或全身性大发作等,蛛网膜囊肿病例出现癫痫发作的原因尚不清楚。④突然恶化:由于轻微的颅脑外伤或自发性的,导致囊肿破裂或桥静脉撕裂出血。⑤注意缺陷多动障碍(attention－deficit－hyperactivity disorder,ADHD)和言语发育迟缓,见于左侧侧裂区(中颅窝)蛛网膜囊肿。⑥其他症状:对侧肢体轻瘫、眼球活动障碍等。

(2)分型:Galassi等根据侧裂区(中颅窝)蛛网膜囊肿的CT表现及其与周边蛛网膜下腔的沟通情况,将其分为3种类型(图5－9):Ⅰ型:小型,呈凸透镜形,位于中颅窝颞极,与周边蛛网膜下腔自由相通,无占位效应,通常不合并颅骨膨隆;Ⅱ型:中型,呈三角形或四边形,累及侧裂的外侧和中部,囊肿内缘位于岛叶表面,占位效应轻,与周边蛛网膜下腔沟通较少,CT脑池造影囊腔内延迟显现造影剂;Ⅲ型:大型,呈卵圆形,累及侧裂全长,占位效应明显,侧脑室受压、中线移位、颞骨变薄、向外膨隆,蝶骨大小翼向上、向前抬起,婴幼儿可出现颅缝分离,囊肿占据了整个中颅窝,有时可累及前颅窝,并压迫额叶,与周边蛛网膜下腔不通。笔者发现上述3种类型可有重叠,即囊肿如Ⅱ型或Ⅲ型,但中线却无移位,提示囊肿与周边蛛网膜下腔相通。

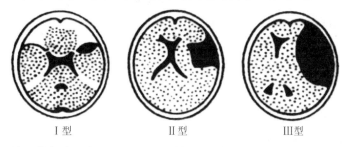

Ⅰ型　　　　　　　Ⅱ型　　　　　　　Ⅲ型

图5－9 侧裂区蛛网膜囊肿的分型:Ⅰ型呈凸透镜形,无占位效应;Ⅱ型呈三角形或四边形,占位效应轻;Ⅲ型呈卵圆形,占位效应明显

(3)治疗:对Ⅰ型囊肿和不伴中线移位的Ⅱ型、Ⅲ型囊肿可采取保守治疗,同时告诫患者避免剧烈的头部运动,定期随访头颅CT或MRI,一旦出现症状应立即就医。合并有囊内或硬膜下血肿者,常需手术治疗。对Ⅱ型、Ⅲ型囊肿采取手术治疗,常用的手术方法有:①开颅囊肿切除和开窗术。②囊肿－腹腔分流术。③神经内镜导引开窗术。我们的治疗经验是:对局限于中颅窝的Ⅱ型蛛网膜囊肿行开颅囊肿切除和开窗术,对扩张至额叶的Ⅲ型蛛网膜囊肿行囊肿－腹腔分流术,因Ⅲ型囊肿术后很少完全消失,脑组织复位不易堵塞分流管脑室端(图5－10)。

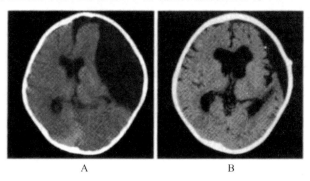

A　　　　　　　　　　　　B

图5－10 左侧侧裂区蛛网膜囊肿(Ⅲ型)CT平扫水平位(A);囊肿－腹腔分流术后2年随访,示蛛网膜囊肿明显缩小(B)

2.鞍区蛛网膜囊肿　根据囊肿和鞍膈的位置关系,分为鞍上蛛网膜囊肿(囊肿位于鞍膈上方图5-11A)和鞍内蛛网膜囊肿(囊肿位于蝶鞍内图5-11B、C、D)。

(1)鞍上蛛网膜囊肿:较常见,占幕上蛛网膜囊肿的第2位,好发于儿童,5岁之前的病例占50%,男性稍多于女性。可向周边扩张:向两侧长入中颅窝;向后长入脚间池、桥前池;向前长入前颅窝;向上长入第3脑室,囊肿扩大可堵塞孟氏孔、基底池,引起梗阻性脑积水,巨大囊肿可压迫中脑,导致中脑导水管狭窄,加重脑脊液循环障碍。大多数鞍上蛛网膜囊肿与蛛网膜下腔相通,但可能存在单向活瓣。

1)临床表现:①脑积水:在婴幼儿尤为突出,表现为头颅增大、生长发育迟缓、可出现智力低下。②内分泌功能障碍:10%～60%的病例出现,表现为性早熟、生长激素水平低下,与囊肿压迫垂体柄、下丘脑等有关。③视力下降、视野缺损,约1/3的病例出现,表现为单侧或双侧视力下降、双眼颞侧偏盲,与囊肿压迫视神经和视交叉有关。④"玩具样点头"综合征("boble-head doll"syndrome),约10%的病例出现,表现为头部无规律不自主的前后运动,每秒钟2～3次,往往出现在站立时,睡眠时消失,在自主意识下能短时间停止,男孩多见,可能与囊肿压迫第3脑室及丘脑背内侧核有关。⑤步态共济失调、角弓反张,与囊肿压迫中脑、导致中脑移位有关。

2)鉴别诊断:需要与囊性颅咽管瘤、Rathke囊肿、表皮样囊肿、囊性胶质瘤、中脑导水管狭窄等鉴别,结合病史、体征和影像学检查等不难鉴别,但本病有时与中脑导水管狭窄引起的第3脑室扩大鉴别困难,需借助于CT脑池造影等。

3)治疗:①开颅囊肿切除和开窗术,手术入路包括:经额下入路、经侧脑室入路、经胼胝体入路、经颞下入路。对合并脑积水的鞍上囊肿,脑脊液引流控制脑压,有助于囊肿的暴露。囊肿切除后,脑脊液循环障碍解除,可避免永久性植入分流装置。文献报道采取开颅囊肿切除和开窗术,治疗不伴脑积水的鞍上囊肿,75%的病例可治愈,术后囊肿复发,多见于合并脑室扩大的病例,主要由于囊壁切除不够、视交叉区域缺乏足够的囊液疏导能力。②囊肿-脑室-腹腔分流术:对合并脑积水的鞍上囊肿,单纯的脑室-腹腔分流术反而会促进鞍上囊肿的扩大,故不被采用。对开颅手术不能有效解除脑脊液循环障碍的病例,可考虑通过"Y"形接头,行囊肿-脑室-腹腔分流术。③神经内镜导引开窗术:采用神经内镜经侧脑室行囊肿开窗,并经扩大的室间孔行终板开窗,该术式具有创伤小、复发率低、避免永久性植入分流装置等优点,其长期疗效有待观察。

(2)鞍内蛛网膜囊肿:较少见,仅见于成人,多见于40～50岁,囊肿位于硬膜外,与蛛网膜下腔之间虽有针眼通道,但两者互不相通(图5-11D)或存在单向活瓣。

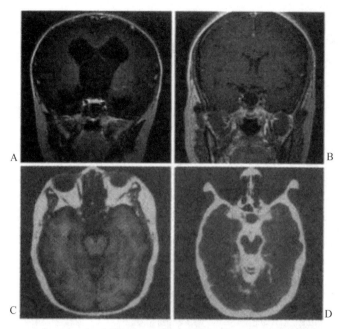

图 5—11　鞍区蛛网膜囊肿

A. 鞍上蛛网膜囊肿 MRI 增强冠状位;B. 鞍内蛛网膜囊肿 MRI 增强冠状位;C. 鞍内蛛网膜囊肿 T_1WI 水平位;D. CT 脑池造影提示鞍内囊肿与蛛网膜下腔不通。

1)临床表现:大部分病例是意外被发现的。最常见的症状是头痛,其他少见的症状有视力视野障碍、内分泌功能障碍。

2)鉴别诊断:需要与鞍内颅咽管瘤、Rathke 囊肿鉴别,有时单凭影像学难以鉴别。另外还需与空蝶鞍综合征鉴别:空蝶鞍与蛛网膜下腔相通,鞍膈孔异常扩大;鞍内蛛网膜囊肿与蛛网膜下腔不通,鞍膈完整,常被囊肿向上推移。

3)治疗:经蝶入路手术切除囊肿。鞍内填塞脂肪、筋膜或肌肉,可防止囊肿复发,术后头痛和视力视野障碍均可改善,但内分泌功能障碍却难以恢复。

3. 四叠体区蛛网膜囊肿　四叠体区蛛网膜囊肿起病年龄多数<15 岁,女性稍多于男性。可向周边扩张:向上长入大脑纵裂后部,向两侧长入环池,向下长入小脑上蚓池(图 5—12)。

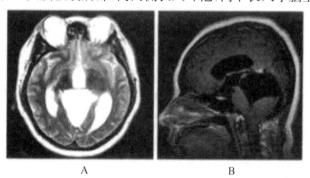

图 5—12　四叠体区蛛网膜囊肿 T_2WI 水平位(A)、MRI 增强扫描矢状位(B)

(1)临床表现:由于囊肿压迫中脑顶盖,导致中脑导水管狭窄,引起梗阻性脑积水,婴幼儿进行性头颅增大是最常见的表现。其他症状和体征包括:Parinaud 综合征、眼球震颤、听力下降、滑车神经麻痹、窒息发作等。

（2）治疗

1）开颅囊肿切除和囊壁开窗术：手术入路包括幕下小脑上入路和枕下经天幕入路，术中尽可能切除囊壁的同时，力求经松果体上隐窝后壁将囊腔与第3脑室沟通，经前髓帆将囊腔与第4脑室沟通。术后囊肿复发率较高。

2）分流术：可在囊壁切除的基础上，行囊肿－腹腔分流术；也可考虑将囊肿分流至枕大池，类似于托氏（Torkildsen）分流术，不必担心分流过度或使用分流阀门。

4. 纵裂蛛网膜囊肿 纵裂蛛网膜囊肿常合并胼胝体发育不全，但并非必然合并胼胝体发育不全（图5－13），两者之间的关系尚不明确。

（1）临床表现：大多数病例是意外被发现的。最常见的症状是巨颅症和颅骨不对称性生长，可引起颅内压增高、生长发育迟缓、肌张力增高或减退、肢体轻瘫、癫痫发作等。

（2）治疗：可采取开颅囊肿切除和开窗术或囊肿－腹腔分流术，有时需要联合使用。

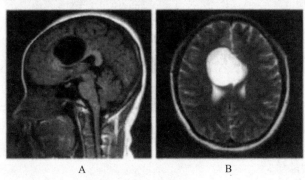

图5－13 纵裂蛛网膜囊肿 T_1WI 矢状位（A）、T_2WI 水平位（B）

5. 大脑凸面蛛网膜囊肿 大脑凸面蛛网膜囊肿与脑池之间无解剖关系，较少见，女性稍多于男性。

（1）临床表现：以头痛和癫痫发作为主要表现。不同年龄，大小和部位，临床表现有所不同。局灶性囊肿多见于成人，表现为：颅骨局部膨隆、颅内压增高、癫痫发作和局灶性神经功能障碍；半球性囊肿多见于婴幼儿，表现为：头颅不对称性扩大、颅缝分离、脑实质和侧脑室受压向对侧移位。

（2）鉴别诊断：局灶性囊肿需要与凸面融骨性病变、低级别胶质瘤等鉴别，有时CT扫描诊断困难，需要行MRI检查；半球性囊肿需要与硬膜下水瘤、慢性硬膜下血肿、脑积水、无脑儿等鉴别，MRI检查可鉴别。

（3）治疗：可采取开颅囊肿切除和开窗术，切除囊肿外侧壁，但无须剥除囊肿内侧壁，后者与大脑皮质粘连紧密，术后脑皮质部分或完全复位。巨大囊肿常合并有脑脊液回流或吸收障碍，可直接行囊肿－腹腔分流术，或在开颅囊壁切除的同时，行囊肿－腹腔分流术。

6. 侧脑室蛛网膜囊肿 侧脑室蛛网膜囊肿较少见，一般位于三角区（图5－14）。

（1）临床表现：颅内压增高、癫痫发作、巨颅症和精神运动发育迟缓（见于婴幼儿）。

（2）治疗：无症状者采取保守治疗；有症状者采取开颅囊肿切除和开窗术或神经内镜导引开窗术，将囊腔与侧脑室沟通。

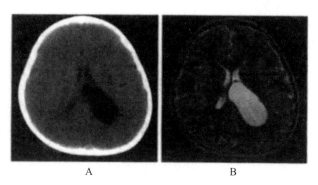

图5—14 侧脑室蛛网膜囊肿 CT平扫水平位(A);T₂WI水平位(B)

7.后颅窝蛛网膜囊肿 后颅窝蛛网膜囊肿较幕上蛛网膜囊肿少见,占颅内蛛网膜囊肿的20%~25%。好发于儿童,男性稍多于女性。按部位分为:小脑蛛网膜囊肿、桥小脑角蛛网膜囊肿和第4脑室蛛网膜囊肿。

(1)小脑蛛网膜囊肿

1)分类:分为后颅窝中线蛛网膜囊肿和后颅窝侧方蛛网膜囊肿。后颅窝中线蛛网膜囊肿包括小脑后蛛网膜囊肿和枕大池—小脑蚓部蛛网膜囊肿(图5—15A),可向周边扩张:向上长入小脑上蚓部并穿过天幕切迹,向侧方长入桥小脑角。后颅窝侧方蛛网膜囊肿又称为小脑半球蛛网膜囊肿。

2)临床表现:婴幼儿表现为巨颅症、生长发育迟缓等;成人表现为颅内压增高、小脑征(如共济失调、眼球震颤等)。上述症状和体征可有波动,也可进行性发展。枕骨局部膨隆。

3)鉴别诊断:需要与下列疾病鉴别:①扩大的枕大池:属先天性变异,枕大池扩大,伴小脑蚓部发育不全,枕骨局部可变薄或稍膨隆。但无任何占位征象、不伴脑室扩大或脑积水,不难与蛛网膜囊肿鉴别。扩大的枕大池不需治疗。②Dandy—Walker综合征:其囊肿为扩大的第4脑室,伴小脑蚓部发育不全或缺如,第4脑室正中孔和侧孔闭塞,幕上脑室扩大较蛛网膜囊肿轻,典型病例借助MRI可鉴别。③表皮样囊肿:弥散加权成像(DWI)检查有助于鉴别蛛网膜囊肿和表皮样囊肿,前者呈低信号,后者呈高信号。④囊性肿瘤:有强化的肿瘤结节可鉴别。

4)治疗:采取开颅囊肿切除和开窗术或囊肿—腹腔分流术,或两者联合使用。如脑积水未能缓解,可进行脑室—腹腔分流术。

(2)桥小脑角蛛网膜囊肿:桥小脑角蛛网膜囊肿多见于成人,好发于右侧(图5—15B)。

1)临床表现:表现为耳鸣、眩晕、面瘫、面部感觉减退、听力下降或共济失调,其表现与Meniere综合征相似,少数病例可出现三叉神经痛或面肌痉挛。

2)鉴别诊断:需要与囊性听神经瘤、表皮样囊肿鉴别,MRI检查(特别是DWI)可鉴别。

3)治疗:采取开颅囊肿切除和开窗术或神经内镜导引开窗术。

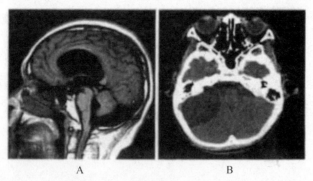

图 5—15　后颅窝蛛网膜囊肿:后颅窝中线蛛网膜囊肿 T_1WI 矢状位(A);右侧桥小脑角蛛网膜囊肿 CT 平扫水平位(B)

（3）第 4 脑室蛛网膜囊肿

1）临床表现:以颅内压增高和脑积水为主要表现。

2）鉴别诊断:原发性第 4 脑室蛛网膜囊肿较罕见,需要与继发性第 4 脑室蛛网膜囊肿鉴别,后者有颅脑外伤、颅内感染或出血病史。

3）治疗:采取开颅囊肿切除和脑室—腹腔分流术。

二、椎管内蛛网膜囊肿

椎管内蛛网膜囊肿较少见,分为硬膜下蛛网膜囊肿(图 5—16A)和硬膜外蛛网膜囊肿(图 5—16B)。好发于胸椎和骶管,囊肿通常位于脊髓的后方和侧方,将脊髓和神经根挤向前方。

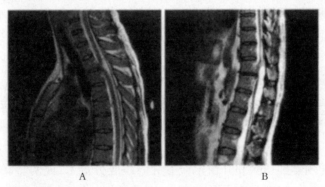

图 5—16　椎管内蛛网膜囊肿:$T_2 \sim T_3$ 硬膜下蛛网膜囊肿 T_2WI 矢状位(A)、$T_{11} \sim L_1$ 硬膜外蛛网膜囊肿 T_2WI 矢状位(B)

1. 发病机制　尚存在争议,一般认为属于先天性发育异常疾病,与脊柱异常、神经管缺陷等相关。其解释有:①蛛网膜囊肿是后正中隔异常增宽的结果,该隔膜位于胸椎管内上背侧,将蛛网膜下腔纵行分开,该假设能解释囊肿通常位于背侧,但不能解释少数囊肿位于腹侧。②蛛网膜囊肿是蛛网膜下腔的小梁在胚胎发育早期阶段异常增生的结果,先天发育异常导致蛛网膜憩室的形成,进而缓慢发展成囊肿。③蛛网膜囊肿是蛛网膜自硬膜疝出的结果,发生在先天性硬膜缺损处;继发性蛛网膜囊肿发生在炎症、手术、出血或外伤造成的硬膜撕裂处。蛛网膜囊肿扩大的机制有:单向活瓣学说和体位性充盈学说。

2. 临床表现　与囊肿压迫脊髓和(或)神经根有关,不同部位的囊肿有相应的临床表现。

胸椎囊肿表现为:胸背部带状放射痛、肢体麻木无力等;腰椎囊肿表现为:腰痛、根痛伴或不伴感觉运动障碍;骶管囊肿表现为:膀胱、肛门括约肌功能障碍。上述症状可为间歇性的、或缓慢进展的,增加椎管内压力时,可出现症状加重。

3.诊断　往往需要借助于X线平片、CT脊髓造影、MRI等检查。MRI是目前首选的检查方法,可以明确囊肿的确切部位、范围、囊肿与脊髓的关系,以及脊髓继发性改变等。CT脊髓造影有助于判断囊肿与蛛网膜下腔是否相通。

4.鉴别诊断　需要与肠源性囊肿、滑囊囊肿、脊膜膨出、囊性肿瘤、表皮样囊肿、炎性囊肿等鉴别,可根据病变部位、影像学表现、患者的年龄和症状等进行鉴别。

5.治疗　对有症状的椎管内蛛网膜囊肿应采取手术治疗,行囊肿切除术,如果囊壁与脊髓或神经根粘连紧密,可行开窗术,有利于缓解症状。单纯抽吸囊肿只能暂时缓解症状,容易复发,故不被采用。由于多数囊肿位于脊髓背侧,经椎板后入路能暴露和切除囊肿;对位于脊髓腹侧的囊肿,可经半椎板与切断和牵拉齿状韧带,暴露和切除囊肿。推荐采用显微外科手术,以减少手术对脊髓和神经根的损伤。临床症状的改善程度取决于患者的年龄、症状持续的时间、术前脊髓损伤的程度等。

(一)硬膜下蛛网膜囊肿

硬膜下蛛网膜囊肿好发于胸椎,亦可见于颈椎和腰椎,囊肿常位于脊髓后方或后外侧方,囊肿与蛛网膜下腔不通。多见于中老年人,无性别差异。

1.临床表现　以根痛、感觉减退、肢体无力、括约肌功能障碍等为主要表现,部分病例因体外改变可出现症状加重。

2.治疗　手术切除囊肿,绝大多数病例症状缓解。

(二)硬膜外蛛网膜囊肿

大多数病例的硬膜外蛛网膜囊肿与神经根相连,一般位于神经根进入脊髓蛛网膜下腔处,呈膜样憩室,这一特点支持硬膜外囊肿好发于硬膜较薄弱处。好发于骶管,又称神经周围囊肿或Tarlov囊肿,大多数囊肿位于脊髓背侧,与蛛网膜下腔相通。多见于年轻人,无性别差异。

1.临床表现　以腰背痛、根痛、进行性肢体无力等为主要表现,骶管硬膜外蛛网膜囊肿可出现括约肌功能障碍。

2.治疗　手术切除囊肿,同时查找并修复硬膜缺损。因考虑为良性病变,对年轻患者或伴有脊柱后侧凸者,为保持脊柱的稳定性,可考虑行椎板成形术。

(许健)

第四节　颅缝早闭症

颅缝早闭症(craniosynostosis)又称狭颅症或颅缝骨化症,是由于一条或多条颅骨骨缝过早闭合而导致头颅畸形,并出现颅内压增高、智力发育障碍及视力损害等症状。

早在古希腊时代,人们就注意到颅形异常和颅缝早闭现象。Sommerring于1791年首次描述了颅缝骨质的异常生长和垂直方向的生长受限,其后Otto和Virchow也分别得到相似的结论。1851年，Virchow提出，颅骨早闭骨缝垂直方向的生长停止而平行方向生长出现代偿，从而导致颅形异常和限制了脑组织的生长。这一结论成为其后100多年理解颅缝早闭症发病机制及探索治疗方式的指导原则。20世纪早期，人们开始认识到某些颅缝早闭症是复杂性综合征畸形的一部分。迄今为止，发现与之相关的综合征已达60余种，其中Crouzon综合征和Apert综合征最多见。

一、病因与发病机制

颅缝早闭症的病因尚不明了，目前一般认为首发因素是颅缝病变，继而导致颅底和面部畸形。间质组织在发育过程中对维持颅缝的开放十分重要。分子遗传学研究表明，基因组水平的控制支配着大部分成骨作用的双向调节。20世纪90年代以来，转基因动物模型的研究描述了一些可能与骨不规则生长相关的信号通路和基因位点。成纤维细胞生长因子受体（FGFRs）、骨形态发生蛋白（BMP）或Noggin，TWIST和MSX2基因的变异通过以下方式影响骨沉积和骨缝开放：决定骨缝处成骨细胞的增殖、凋亡和分化速率，影响下层硬脑膜旁分泌信号发生，以及在相邻的不同胚胎起源骨组织间形成边界缺损。

目前颅缝早闭症形成的假设有4个要点：①早闭颅缝两侧的颅骨合为一块，其生长特性等同于单块颅骨，且该颅骨边缘的生长潜能均变小。②周围颅骨生长速度超过融合的颅骨。③与早闭颅缝成一直线的颅缝两侧的颅骨生长速度相等。④与早闭颅缝相邻的颅缝两旁骨质代偿性生长速度大于远离的不相关颅骨。

二、分类与流行病学

颅缝早闭症可发生于单一骨缝或累及多条骨缝。原发性颅缝早闭症为独立发生，而继发性颅缝早闭症则与地中海贫血、甲亢、黏多糖增高症和维生素D缺乏等血液性系统和代谢性疾病相关。原发性颅缝早闭症分为非综合征性和综合征性两类，前者不伴有其他的神经及眼部异常，后者则伴有累及心血管、泌尿生殖、肌肉骨骼等多系统的畸形。常见的综合征有Apert综合征、Carpenter综合征、Crouzon、综合征、Muenke综合征和Saethre－Chotzen综合征等。

颅缝早闭症的流行病学报道各有不同，发病率在1/2000～1/3000。最常见的是矢状缝早闭，发病率为190/10万新生儿，男女之比约为3.5：1；72%为散发病例，2%具有家族性。冠状缝早闭见于94/10万新生儿，61%为散发病例，男女比约为1：2。额缝早闭发病率为67/10万新生儿，男女比约为3.3：1。多发颅缝早闭远少于冠状缝早闭，额缝伴人字缝早闭非常罕见。

三、临床表现与诊断

随着脑组织的生长发育，相邻骨板间成骨边缘不断分离，使骨缝成为新骨沉积的生长点。脑组织生长的代偿性力量持续作用于尚未闭合的骨缝，从而导致颅形的异常（表5—2）。不同骨缝的早闭各自呈现出特定的颅形，而早闭颅缝范围和数量的差异亦引发不同的临床症状，包括外观改变、颅内压增高、脑积水和视力障碍等（图5—17）。

表 5-2 颅形异常与颅缝早闭症的外科分类

颅形	闭合的骨缝
舟状头	矢状缝
三角头	额缝
斜头	形状异常但非颅缝早闭引起
尖头	双侧冠状缝早闭
短头	双侧冠状缝早闭并累及颅底
塔状头	冠状缝及矢状缝早闭

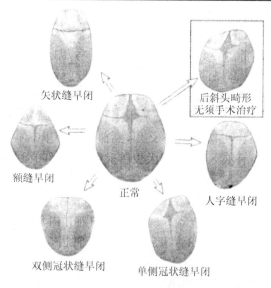

图 5-17 颅型异常与颅缝早闭

颅内压增高是非综合征性颅缝早闭症最主要的功能障碍,多见于多条骨缝早闭的患者。起初颅内压增加的幅度较低,呈间歇性和慢性。出生后 2 年频度达到最高,6 岁以后压力趋于正常。由于压力增高不严重,临床表现隐匿,脑压>15mmHg 被定义为颅内高压。症状包括头痛、兴奋和睡眠困难。未经治疗的颅内压增高可导致视乳头水肿、视神经萎缩以至失明。脑组织受压亦会引起神经心理障碍,从轻微行为错乱直至显著的弱智。颅神经异常相对少见,最常受累的是第Ⅰ、Ⅱ、Ⅴ、Ⅵ和Ⅷ颅神经,症状包括嗅觉丧失、视力减退、失明、面部敏感性改变、三叉神经痛、眼内斜、听力丧失、耳鸣及眩晕。癫痫多见于多条骨缝早闭。

(一)矢状缝早闭

本症在颅缝早闭症中最为常见,40%~60%。近 80% 为非综合征性颅缝早闭,约 6% 为家族显性遗传。由于矢状缝早闭,其垂直方向颅骨生长受抑,从而沿前后方向生长,导致舟状头。其特征是双顶部狭窄、矢状缝成嵴、双额和(或)双枕部凸出、眼间距增宽(图 5-18)有报道约 1/3 的舟状头患者存在脑瘫、精神运动迟滞或神经病学体征,颅内压增高见于 7%~13% 的病例。

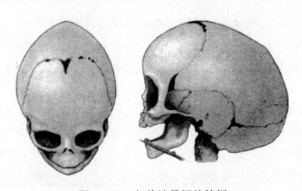

图 5—18　矢状缝早闭的特征

舟状头。顶部狭窄，矢状缝成嵴；双额和（或）双枕部凸出、眼间距增宽

（二）额缝早闭

额缝正常闭合自出生后 3 个月开始，通常在 9 个月至 2 年完成。额缝早闭可发生于胎儿期前至出生后 9 个月，在颅缝早闭症中＜10％。其特征是额缝呈骨嵴样隆起、额骨外侧扁平、冠状缝前移、双顶后部代偿性增宽，眼间距过窄，眶上缘扁平、后移，导致三角头（图 5—19）。近 75％额缝早闭病例为非综合征性，25％为综合征性，而与后者相关的综合征包括 Jacobsen/11q23 缺失、染色体 9p 缺失、Opitz C 综合征及多种其他异倍体。

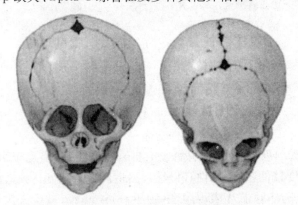

图 5—19　额缝早闭的特征

三角头。额缝呈骨嵴样隆起、额骨外侧扁平，冠状缝前移，双顶后部代偿性增宽

（三）冠状缝早闭

冠状缝早闭可为单侧或双侧性，对颅面外观的影响较为复杂，且广泛累及颅底。

单侧冠状缝早闭约占颅缝早闭症的 20％～30％，多为非综合征性，但有报道部分病例与 TWIST1 和 pro250arg FCFR3 基因突变有关。

双侧冠状缝早闭通常为综合征性颅缝早闭。分为两类：第一类是尖头畸形，头颅前后方向生长受限而横向增宽，颅底未受累，因而上颌骨前后翻转未受影响。眶上缘扁平，蝶骨翼增厚并向颅内延伸。尖头畸形中 75％病例伴有中枢神经系统异常和 Chiari 畸形。第二类是短头畸形，为双侧冠状缝早闭伴有颅底骨缝早闭，蝶骨的生长严重受限，前额大而扁平。这可能与进行性脑积水、脑室扩张等脑脊液动力学改变有关。严重畸形的存在有助于颅缝早闭症合并综合征的诊断（图 5—20）。

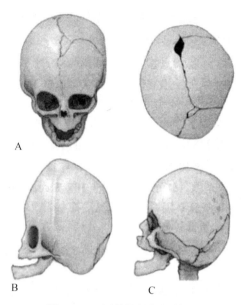

图 5—20　冠状缝早闭的特征

A. 单侧冠状缝早闭；B. 双侧冠状缝早闭(综合征性)；C. 双侧冠状缝早闭(非综合征性)

冠状缝早闭中最为常见的是因蝶骨小翼上移所致的"小丑眼"畸形,由于颅底受累,面中部发育不良并有突眼。累及后颅窝骨缝可导致枕大孔收缩、骨性后颅窝缩小以及岩骨嵴和骨性颅底的扭转。

(四)人字缝早闭

少见,约占所有颅缝早闭症的 5%。单侧人字缝早闭需与后斜头畸形鉴别,后者通常无须治疗。影像学上可见人字缝闭合或硬化,伴有对侧额、顶部代偿性隆起,同侧枕乳部膨隆。双侧人字缝罕闭则枕部对称,均呈扁平状;如早闭严重,则额部也可膨隆,颅顶部抬高。

(五)多发性颅缝早闭

多发性颅缝早闭与综合征相关,最常见的组合是双侧冠状缝早闭,其他包括双侧冠状缝合并双侧人字缝早闭,或双侧冠状缝合并矢状缝早闭(塔状头)。当矢状缝及双侧冠状缝早闭时则形成苜蓿叶头或称 Kleeblattschadel 头。广泛的颅缝早闭可见于严重缺氧缺血性损伤所致的脑生长迟滞,婴儿的表现可由轻微异常直至严重小头引起颅内压增高和突眼,差异巨大。

(六)Crouzon 综合征

Crouzon 综合征发病率为 1/25000。常染色体显性遗传,分子遗传学检测定位于 FGFR2 基因突变,敏感性>50%。1/3 的患者出生时即有症状,临床表现包括双侧冠状缝早闭所致短头畸形,亦可见到其他颅缝早闭引起的舟状头和 Kleeblattschadel 头,面中部后移、眼距过宽和严重突眼、上颌骨发育不良、鹰钩鼻并可能存在腭裂,颅内异常包括脑积水(30%)、Chiari Ⅰ型畸形及小脑扁桃体疝(70%),常见合并耳与脊髓病变。与其他 FGFR 相关综合征不同的是该综合征一般不伴有肢体畸形。

(七)Apert 综合征

Apert 综合征发病率约为 1/10 万。为常染色体显性遗传,也可散发。FGFR2 基因突变可作为分子水平的诊断,敏感性超过 98%。其临床表现有双侧冠状缝早闭伴尖短头畸形,也可存在其他颅缝早闭,前颅底骨性融合、眼距增宽、面中部发育不良、后鼻孔硬化及眼眶狭窄等。颅内异常包括由巨头畸形、白质发育不良、胼胝体缺如所导致的认知功能障碍。伴房间隔缺损、室间隔缺损等心脏异常及肾盂积水等肾脏异常。颅缝早闭症和对称性并指（趾）畸形是本病的特征。

四、影像学检查

X线平片检查能发现颅缝早闭的原发征象，如骨缝旁硬化、局限性裂痕、骨桥及骨缝消失，亦能提示颅内高压引起的间接征象，如颅骨指压征等。但3个月以内婴儿颅骨钙化程度低，平片很难发现颅缝融合的存在和进展。

CT扫描能够很好地显示颅缝早闭的形态，除了评价颅骨和骨缝的异常之外，还能判断合并的脑内结构异常，如脑积水、先天畸形、脑萎缩和慢性硬膜下血肿等。三维和螺旋CT扫描的应用极大地提高了诊断的准确性，并且有助于复杂手术方案的设计及作随访评估。尽管对于婴幼儿进行CT扫描可因电离辐射致癌及迟滞发育仍有争议，但是CT仍然是颅缝早闭症影像诊断的金标准。

MRI检查可以显示颅缝早闭伴随的脑组织异常，对综合征性颅缝早闭具有诊断价值，可发现中线病变、脑实质异常、脑积水、小脑扁桃体疝及继发性脊髓空洞等。

超声检查亦可用于12个月以内婴儿颅缝早闭症的诊断，当骨缝变窄和骨板增厚后超声检查的可靠性下降。

五、手术治疗

自1890年Lannelongue首次进行颅缝切除术以来，已有多种手术方式用于颅缝早闭症的治疗，包括微侵袭内镜手术、带状颅骨切除，以及全颅盖重塑。手术方式的选择应当依据多种因素，包括患者接受手术时的年龄、颅缝早闭的类型以及颅形异常的程度和部位。一般而言，局限性的手术如内镜和条形颅骨切除术更适合于<3个月的年幼患儿，因其骨缝闭合限于单一骨缝且畸形程度较轻。对于伴有更为严重畸形、累及单一或多条骨缝的年长患儿则倾向于采取广泛的手术方式，如全颅盖重塑。

局限性手术侵袭性小、失血少、住院时间短，因而得以广泛采用。颅骨矫形头盔的使用有助于术后治疗，也使这些术式的效果得到进一步的巩固。尽管如此，应当注意局限性手术对颅骨畸形的纠正效果慢于全颅盖塑形，依赖于矫形头盔的术式需要数月至1年得以重塑颅骨，而全颅盖重塑手术能令受压的局部脑组织在术后立即释放。此外，6～12个月中段年龄的患儿颅骨畸形可能更为复杂。由于骨骼的成熟更能耐受重塑，而局限性手术依靠脑组织的生长使颅骨外形恢复正常，可能不足以完全纠正畸形。较广泛的手术方式能够立即纠正原发的限制性颅骨畸形，同时也允许重塑代偿性生长造成的前额、枕部或其他部位的异常，因此更适合于年长的患儿。

手术时机的选择以出生后6个月以内为佳，此后手术可能出现神经发育迟缓。

（一）单纯骨缝切除和带状颅骨切除术

最初，颅缝切除手术由于常常在病程后期进行，故仅有短期效果，再骨化现象明显。20世纪20年代起，及早和适当的手术能够预防颅缝早闭症不良后果的观念逐渐受到重视，至40年代广泛接受带状颅骨切除术和骨缝切除术，在出生后2个月手术干预能获得良好的功能和外观结果。然而，较年长儿童术后，人工骨缝快速桥接再骨化仍是常见的并发症，即使多次广泛的颅盖重塑手术,但效果不佳。

（二）广泛颅盖重塑术

20世纪60年代早期至90年代中期,单纯骨缝切除术和带状颅骨切除术治疗晚期颅缝早闭症疗效的局限性,促使新型复杂颅盖重塑手术的发展。最流行的术式包括:宽带状颅骨切除＋双顶部楔形颅骨切除术、矢状颅骨切除＋双顶骨粉碎术、扩大顶部切除术、中线颅骨切除＋枕骨切除术,对于严重矢状缝早闭通过 π 形颅骨切除＋全颅盖重塑术,对额缝以及单侧或双重冠状缝行眶额提升术,等等。π形颅骨切除全颅盖重塑术及其改良式式的优点在于:既处理了原发早闭的骨缝,又纠正了颅骨的畸形,包括前后径长和前额的膨隆,并且即刻纠正颅形而无须戴矫形头盔。尽管这些术式存在局限性,但是鉴于其效果,它们仍然推荐为治疗非新生儿颅缝早闭症的方法。

（三）神经内镜手术

1998年,Jimenez 和 Braone 开创了内镜下颅缝早闭症手术。内镜技术的发展使传统的带状颅骨切除术得以经微小切口在内镜下完成,术后须辅以颅骨矫形头盔治疗。两者的结合使早期诊断的颅缝早闭症患者获得良好的远期疗效,随访结果显示优于早期采用创伤更大的术式患者。手术耗时少、住院时间短、并发症少、瘢痕小和治疗费用减少等优点令内镜颅缝早闭手术得以推广;而内镜手术的缺陷在于其效果依赖于脑组织的生长和矫形头盔的治疗,后者代价不菲。矫形头盔需长期使用直至1岁,并时常随访,以调整头盔形状。

（四）后颅盖牵引或弹簧扩张术

后颅盖扩张手术比单纯的前颅手术能获得更大的脑生长空间。由于覆盖的头皮有限、出血增加,使后颅盖扩张重塑较为困难,且易重新塌陷。使用可调节螺钉装置或弹簧扩张后颅窝,可作为改良的一期"桶板截骨术",通过逐步扩张成骨,增加后颅容积、降低重陷率和头皮覆盖的难度。

（五）手术并发症

手术并发症有失血、空气栓塞、硬膜撕裂、脑脊液漏、感染、术后头部外形不平整、颅骨缺损和脑损伤等。

（许健）

第五节　隐性椎管闭合不全

椎管闭合不全(spinal dysraphism)是指一类神经管发育异常引起的椎管闭合不全,以及神经、脊膜、脊椎和皮肤发育异常的先天性疾病。包括开放性(aparta)和隐性(occulta)两类。前者由于局部皮肤、皮下组织、肌肉、筋膜和椎板等缺失或结构不完整导致脊髓显露(open defects),而后者有正常皮肤覆盖,脊髓不显露。怀孕后的前2个月胚胎发育可分为23个阶段,在8～18d,神经板形成,接着是神经折叠和融合,到第28d神经管延伸和闭合完成。如果尾端神经孔闭合失败,导致开放性脊椎裂。次级神经胚形成阶段脊椎发育完成,在此阶段发育异常致隐性椎管闭合不全,其发生率较高。由于其表皮完整,脊髓可能固定在不同的组织,如皮肤、皮下组织、脂肪组织和韧带等,临床表现也不同,可分为隐性脊椎裂(spinal bifida occulta)、脊膜膨出(meningocle)、脊膜脊髓膨出(myelomeningocele)、脊髓脊膜囊肿膨出(mydelo—meningo—cystlcele)、脂肪脊髓脊膜膨出(lipo—myelo—meningocel)、椎管内脂肪瘤(spinal lipoma with mengingocele)和先天性皮窦(congenitaldemal sinus)等。闭合性椎管闭合不全尽管没有神经组织外露,但常伴有皮肤标记(43%~95%),包括皮下包块、毛细血管瘤、皮窦(dimples)和毛痣(hairy nevus)等。

一、脂肪脊髓脊膜膨出

脂肪脊膜脊髓膨出(lipomyelomeningoceles)是一少见的先天性疾病,腰骶部皮下脂肪瘤向内生长进入椎管内和硬膜下或脊髓内脂肪瘤相连。其发病率为1~2/10000,占脊椎裂的14.4%,女性稍多见。脂肪瘤一方面因占位效应压迫脊髓或神经,另一方面因脂肪与脊髓相连导致脊髓栓系综合征。

(一)胚胎学

中枢神经发育始于胚胎第3周,为神经胚形成期(neurulation)。在原始神经胚形成期(primary neurulation),位于脊索外的外胚展增生,组成神经板,神经板侧方上升成神经皱折,双侧神经皱折在中线融合成神经管。融合从颅部开始,向头端和尾端发展。次级神经胚形成期(secondary neurulalion)是尾部细胞团发育的过程,形成L2以下的脊髓节段。随着神经管的闭合,皮肤外胚层和神经外胚层分离(dysjunction)。皮肤外胚层融合成神经管表面的表皮,中胚层进入神经管和表皮之间,发展为硬脊膜、椎板和肌肉等。在胚胎第3个月,脊髓贯穿胚胎的整个长度。随着进一步发育,脊椎和硬脊膜伸延超过神经管,脊髓的末端移动到较高的脊椎节段水平;出生2个月后,脊髓水平基本与成人相似。如果此发展阶段出现异常,可导致各种类型隐性脊椎裂。尽管隐性椎管闭合不全的神经组织不外露,但多数患者表皮有特征性标志,可能神经管闭合和皮肤外胚层闭合在胚胎发育过程中有一定时间的同步性。神经管和皮肤外胚层分离过早,间充质的间质在神经管闭合的诱导下在神经板背侧边缘形成脂肪,导致脊髓和脂肪融合,阻碍神经胚的发育。同时,脂肪瘤向后通过硬膜和骨缺损处至硬膜外直到皮下,发生最常见的脂肪脊膜脊髓膨出。脊髓和脂肪瘤的连接处可以在椎管内和椎管外。脂肪脊髓膨出是脊髓和脂肪瘤连接处在椎管内,而脂肪硬脊膜脊髓膨出是脊髓和脂肪的连接处在椎管外。

脂肪瘤将脊髓与周围的硬膜或软组织连接在一起,导致栓系脊髓(tethered cord)。该类患者的其他畸形,如尿生殖道畸形、脊椎裂等发生率明显增高。

(二)流行病学

脂肪脊膜脊髓膨出发生率为0.3~0.6/10000。神经管发育异常的原因是多方面的,包括遗传因素和环境因素。母亲在怀孕期间饮食中增加叶酸量,可明显降低椎管发育缺陷发病率,但脂肪脊膜脊髓膨出的发病率无明显下降。孕妇年龄过幼或过大或肥胖等,脊椎裂的发生率有所提高。也有报道认为与种族有关,但具体到某个疾病则不明确。脂肪脊膜脊髓膨出的家族性非常罕见,仅见2例报道。

(三)临床表现

1.皮肤局部症状　脂肪脊膜脊髓膨出的特征是腰或骶部正中部位有皮下脂肪瘤。该皮下脂肪瘤通过缺损的筋膜、硬膜和脊椎管,与栓系的脊髓相连。其最常见的表现是在腰骶部中线或中线旁软组织包块,常伴有脂肪瘤相关的皮肤病变如皮毛窦、皮肤凹陷和表皮血管瘤等。脂肪包块在出生时即存在,半数的新生患儿可无神经症状。

2.神经损害症状　皮下脂肪瘤固定在腰背部筋膜上,脊髓圆锥向上运动受到限制,导致进行性神经功能和泌尿功能障碍,即栓系综合征。随着年龄和身高的增长,症状加重。脂肪瘤的压迫和栓系致使神经组织血灌注量下降也是神经组织损害一个因素。

Hoffman 报道 62.5％的患者在出生后 6 个月之前无神经损害症状,而 6 个月后仅29.3％的患儿无症状。5 岁后,所有患者均有神经损害的表现。其中,膀胱和肛门功能障碍较运动和感觉功能症状出现早,表现为尿频、尿道反复感染、神经性膀胱及便秘或大便失禁等,其他症状如双侧下肢长短不齐、畸形足、步态异常、脊椎弯曲、肌张力亢进和腰腿痛等。

(四)影像学表现

近年来,超声技术和 MRI 的发展,使许多患儿在出生前即可诊断。特别是三维超声可完整显示胎儿的脊椎形态。但如果脊椎紧贴子宫壁,超声检查很难确认胎儿皮下脂肪瘤。MRI可显示脂肪瘤和脊髓栓系。因此,不仅明确诊断,也可以帮助外科医师制订治疗方案。MRI的表现是椎管和蛛网膜下腔增宽,脊髓和硬脊膜通过脊椎裂向背部移位。脂肪瘤的膨出按解剖位置可分为 3 种类型:背侧型、过渡型和尾端型。背侧型是脂肪瘤附着于下胸段或腰髓段闭合不全脊髓的背侧,延伸到皮下,神经基板(neural placode)和脂肪瘤交界位于硬膜缺损的硬膜外。过渡型的脂肪瘤与脊髓的界面可通过脊椎裂,到达圆锥,分界面不明显。尾端型的脂肪瘤主要起源于脊髓圆锥,通过硬脊膜缺损延伸到硬脊膜外,也可以在硬脊膜内。

(五)治疗

文献报道,多数作者指出早期手术效果较好。手术目的是保持或改善神经功能,防止神经症状进一步恶化。Cochrane 认为手术时间应根据病情而异,因为该类疾病患者常伴有畸形,手术可使畸形进一步加重。他将畸形分为对称性和非对称性。前者容易确定神经基板和脂肪瘤界面,后者不易,因此手术时间在神经功能损害症状出现后较好。

手术是切除脂肪瘤,修补腰骶筋膜缺损,尽可能将终丝游离或切断,防止脊髓再次出现栓系综合征。由于脂肪瘤与神经基板紧密相连,完全切除脂肪瘤会不可避免出现神经损害,因此不主张脂肪瘤全切除。

脂肪脊膜脊髓膨出手术方法:患者俯卧位,腰骶部处最高位。以皮下脂肪瘤突出为中心作中线切口切开皮肤,沿腰骶部筋膜分离脂肪瘤边界直到脂肪瘤入椎管处。切除上一椎板暴露正常的硬脊膜和脊髓,便于显示脂肪瘤与脊髓的界面。将神经和脊髓尽可能分离,最大限度地切除脂肪瘤,缝合或修补硬膜,重建椎管。

二、脊髓囊肿膨出与脂肪脊髓囊肿膨出

脊髓囊肿膨出(myelocystocele)是指脊髓囊性扩大,通过椎管缺损向背侧膨出。膨出的囊肿实质上为囊性扩大的中央管、发育不良的脊髓组织、脑脊液等和硬脊膜,好发于腰髓部。如果表面无皮肤覆盖为脊髓囊肿膨出;如果有皮肤及脂肪覆盖,称为脂肪脊髓囊肿膨出(lipo-myelocystocele),该病占脊椎裂的 4％～8％。

(一)组织胚胎学

Mclone 认为,脊髓囊肿膨出是不明原因引起的脑脊液(CSF)不能从早期神经管内流出,导致中央管扩大所形成。最常见于脊髓末端,形成"末端脑室"(terminal ventricle),该"脑室"膨胀破坏背侧中胚层。但外胚层仍存在,导致脊椎裂。在病理上,囊肿壁为室管膜、脊髓和表皮。

（二）临床表现

所有患儿出生时背部有皮肤覆盖的囊样局部肿块，大小不同。其表面皮肤可伴有血管瘤、德或多毛等。多数患儿伴有神经功能损害表现，如不治疗，可进一步恶化。

（三）影像学表现

B超和MRI技术的进步，有助于早初诊断。特别是MRI，可鉴别相似的脊膜膨出。在MRI上，脊膜膨出可见连续的蛛网膜下腔，而脊髓囊状膨出显示"喇叭"状疝出（图5-21、图5-22）。

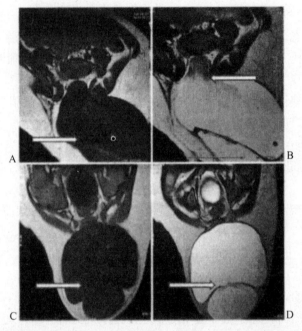

图5-21 MRI脊髓囊状膨出横断面的 T_1 加权图像（A、C）和 T_2 加权图像（B、D）显示囊腔从脊椎裂疝出

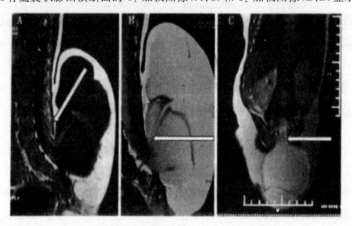

图5-22 MRI脊髓溇状膨出矢状位 T_1 加权图像（A）和 T_2 加权图像（B）显示巨大腰骶脊髓囊状膨出和低位脊髓栓系。囊腔从脊椎裂疝出。冠状位 T_2 加权图像（C）显示喇叭口样膨出

（四）治疗和预后

早期手术治疗的效果较好。患者取俯卧位，后正中切开皮肤后，如有脂肪瘤予以切除；沿囊肿分离到硬脊膜出口处，显露上方正常的硬脊膜。确认硬膜囊并切开，硬膜内粘连予以分

离,确定椎管末端囊肿与中央管相通,切除多余的组织。囊肿末端缝合,重建脊髓形态。切断终丝,紧密缝合硬膜。Muthukumar 建议缝合囊肿末端时,使其与蛛网膜下腔相同,防治脊髓空洞。

脊髓囊肿膨出手术治疗预后较好。

三、脊髓纵裂

脊髓纵裂(diastematomyelia,split cord malformation,SCM)是脊髓从中线分开,成为两个半脊髓(hemicords),常位于脊髓下段。两个半脊髓的中间间隔可以是骨性、韧带、纤维或陷入的硬脊膜。脊髓可以全长分离也可以部分节段分离;骨性纵隔常从椎体后方突起。脊髓纵裂可分为两型:SCM-Ⅰ型,由两个半脊髓组成,每个都有硬脊膜鞘,由骨性间隔分离;SCM-Ⅱ型为两个半脊髓共存于同一个硬脊膜鞘内,其间仅有纤维组织分隔。

(一)病理学和发病机制

脊髓纵裂畸形的发病机制仍不清楚。Herren 等提出是由于神经板过度折叠所导致。Gardner 等认为,神经管在延长阶段,其腹侧或背侧出现二次破裂,形成两个神经管,中胚层的组织穿入两个神经管之间组成纤维性或骨性分隔。Bremer 推测,脊髓纵裂畸形是伴随背侧肠瘘形成时发生。从原肠腔发育成肠腔的过程中,形成了憩室;憩室增大,将脊索和神经板分为两部分。憩室在皮肤表面开放,则导致背侧肠瘘和开放性脊索分裂综合征(open form of split notochord sysndrome)。Pang 等提出一体论,其依据是内中胚层管概念。来源于内中胚层管的 SCM-Ⅱ型,仅由原始硬脊膜组成,不含骨干细胞。SCM-Ⅰ型的特征是来自中胚层的硬膜外骨韧带突起将脊髓分成对称的或不对称的两个半脊髓分别位于两个硬膜囊。SCM-Ⅰ型中隔两旁的硬膜和蛛网膜分别包绕裂开的脊髓,形成两个硬膜下腔和蛛网膜下腔,并在中隔的上下方互相融合。在 SCM-Ⅱ型,只有一个硬膜囊,通过纤维突起将脊髓分为对称的两个半脊髓。SCM-Ⅱ型的发生率稍高。此两种畸形均有纤维束带引起的脊髓栓系。脊髓的裂隙呈矢状位,裂隙长 1~10 个椎体不等。裂隙完全位于腰段占 47%,腰骶段占 27%,胸段 23%,骶或颈段 1.5%。1% 以下的患者存在两个裂隙,91% 的患者裂隙上下脊髓是融合的。如果骨刺突起于腰段并上下延伸,可将圆锥、终丝甚至马尾一分为二。分开的半个脊髓较上下融合的整个脊髓小,各有一个前角和一个后角。中隔附近可见旁中央背根。部分患者在分隔上下存在脊髓空洞,脊髓圆锥常常在骶管内。半个脊髓侧方的神经根纤维发育接近正常,但靠近中线纵裂部位的神经根较正常细。在纵裂头端的脊髓处,椎管被囊状物占据,囊前壁为室管膜,后壁为星形胶质细胞,中间间隔处缺乏灰质,只有散在神经元和局部聚集的胶质细胞。在纵裂尾端的脊髓前裂明显增深,软脊膜增厚。

SCM 引起神经损害的机制有:①发育异常引起神经损害,出生时即出现症状。②中隔对神经根的压迫,并与神经根粘连引起栓系综合征。③脊髓空洞。④脊柱侧弯和神经根牵拉。⑤终丝牵拉等。

(二)临床表现

SCMs 的表现多变,从无症状到疼痛、步态异常、感觉运动障碍和自主神经功能损害等。Borker 等报道的 53 例患者中,7 例无症状。国内学者报道,该病约占脊椎裂患者的 1/3。女性多见,男女比例为 1:2~3;发病年龄从出生到成人。SCM-Ⅰ型患者诊断明确时的平均年龄 3 岁,SCM-Ⅱ型者为 8 岁。临床表现与其他隐性椎管闭合不全疾患相似,有皮肤异常、骨骼系统畸形和神经功能障碍等 3 个方面。皮肤异常约占 50%,包括带毛的斑块(hairy patch)、皮肤小凹(dlimple)、血管瘤(hemangioma)、皮下肿块和色素痣(pigment nevus)等。骨骼发育异常最常见的为脊椎侧弯和下肢畸形,前者占 60% 以上,后者占 20%~30%。神经功能损害包括腰腿痛(30%)、下肢肌力减退或肌肉萎缩(30%)和肛门膀胱功能损害(20%)等。

儿童期以皮肤损害、足部畸形和感觉运动障碍为主。成人期表现为疼痛、感觉运动障碍。成人患者的特点:①症状相对少。②个子矮小。③分隔发生在胸段或胸段以下。④预后较好。

(三)影像学表现

X 线平片检查可对病变定位及反映椎体、椎板畸形。CT 扫描可明确诊断,特别是 3D-CT 重建骨性中隔和显示相邻椎体结构关系。MRI 检查可对脊柱、脊髓、中隔和终丝等的异常作出明确的诊断。须做全脊髓的 MRI 检查,排除相关的其他发育异常。目前辅助诊断以 MRI 为主,CT 为辅。在 Borker 报道的 53 例患者中,14 例伴脊髓空洞,1 例 Chiari 畸形,10 例终丝增粗,9 例终丝脂肪瘤。CT 和 MRI 检查均可显示分裂的脊髓,胸腰段占 40%,腰段占 46%,胸部占 13%,颈段只占 1%。少数病例可出现多发性脊髓纵裂。

(四)治疗和预后

SCM-Ⅰ型患者最常见的运动系统症状是不对称性下肢无力或萎缩。患者有进行性神经功能损害,建议手术治疗。手术切除分隔可改善神经功能症状或维持当前的神经功能状态。SCM-Ⅱ型患者手术后并不改善症状,因此是否手术治疗仍有争议。手术目的是切除中隔和硬膜袖套,解除对脊髓的压迫、终丝的牵拉和纤维束带对脊髓的栓系,同时切除其他伴随病变,并修补背侧硬膜。

患者取俯卧位,做后正中切口,至少切除分叉的上一个和下一个椎板。术野上、下均暴露出正常脊髓、硬膜。用磨钻磨除骨间隔,注意防止损害脊髓。完全切除切开硬膜,切除硬膜袖套并将导致栓系的各种因素去除,缝合硬膜。注意对于任何病例,不做脊髓切开和脊髓空洞引流。

主诉为疼痛的患者,手术治疗可明显缓解疼痛。对于括约肌功能损害的手术疗效不理想。下肢感觉运动功能损害的患者,手术效果较括约肌功能损害的患者好,但比疼痛患者差。对于一些症状由先天性神经损害所致的患者,手术效果不明显。Huang 等报道 SCM-Ⅱ型患者手术和保守治疗的效果相近。

四、神经管肠源性囊肿

神经管肠源性囊肿(neurenteric cyst,NC)也叫神经管原肠囊肿,在胚胎 3 周,由于脊索与原肠分离不完全,原肠的残余组织异位,破坏中胚层而形成的先天性疾病,占脊髓肿瘤的 0.7%~1.3%。此期,神经原肠管(neurenteric canal)连接卵黄囊等组织,横穿原始脊索板,阻止脊索与内皮细胞的分离,具有分泌浆液的内皮细胞发育形成囊肿。囊肿可以发生在神经轴的各部位,最常见于颈段和胸段。5% 位于髓内,90% 位于硬膜下、脊髓外,常在脊髓腹侧,可使脊髓受压。

(一)组织病理学

神经管肠源性囊肿囊壁 HE 染色呈单层柱状或杯状细胞。Wilkins 将其分为 3 型:A 型,为柱状细胞,顶部有纤毛,基底由Ⅳ型胶原蛋白组织组成基膜;B 型,在 A 型的基础上还有骨、韧带、淋巴组织、脂肪或肉芽肿等;C 型,具 A 型特点,还存在与室管膜和胶质组织等相关结构。

肉眼观察,NC 是外膜较厚的囊性物,内容物为干草色或黑色的牛奶样、脑脊液样或果冻样液体。神经管肠源性囊肿多为单个囊性物,但也可发生播散和转移。瘤壁的上皮细胞神经胶质原纤维酸性蛋白(GFAP)染色阴性,而细胞角质蛋白、表皮细胞膜抗原和癌胚抗原(CEA)阳性。CEA 阳性支持囊壁细胞与小肠黏膜有关。髓内神经管肠源性囊肿囊壁存在星形细胞,GFAP 阳性。

(二)临床表现

患者常在 10～30 岁之间出现症状,男女比例为 2∶1。成人主要表现为进行性、放射性疼痛,疼痛部位局限于 NC 累及的脊髓节段,多见于颈、腰部;病灶节段以下感觉运动障碍,如肌力下降和瘫痪等,症状的严重程度与囊肿的体积和所处的节段相关。感觉运动障碍呈波动性,为囊内内容物周期性产生或渗出和渗透压改变引起囊肿体积变化所致。儿童患者可出现无菌性脑膜炎、化脓性脑膜炎、慢性发热和大小便失禁等。50％的患者伴有脊椎发育异常,包括脊椎裂、脊椎侧弯和脊髓裂等,以及胃肠道、胃和心脏等发育异常。

(三)影像学表现

对于神经管肠源性囊肿的诊断,MRI 检查明显优于 CT 检查。而 CT 检查可显示继发性骨质改变。

神经管肠源性囊肿的 MRI 最典型的表现是 T_1、T_2 加权均为高信号,而且不增强。也有病例为 T_1 加权低信号,T_2 高信号;或 T_1 高信号,T_2 低信号。但所有病例 FLAZR 显示的信号均较脑脊液高。在 CT 上,神经管肠源性囊肿为没有结节的等密度病灶。但也可有不增强的假性结节(mural redule),为黏膜残留。

(四)治疗和预后

手术切除是治疗的第一选择,目标是在可能的情况下,将其全切除。但由于患者存在脊椎异常、囊壁与神经广泛粘连,部分患者的病灶全切除困难和危险。

目前有 3 种手术入路,但究竟哪种入路最好仍无一致的意见。

1. 后入路　神经管肠源性囊肿主要位于脊髓腹侧,后入路时脊髓可能阻挡囊肿的显露分离,但目前仍然采用该入路,当囊内容物吸出后可提供足够的空间。术中内容物漏出,可能会引起脑膜刺激症状和脑脊膜炎。

2. 前入路　是切除 NC 的有效途径,并可降低囊壁破裂的风险。但手术难度明显增加,并需要做脊椎融合。

3. 侧方入路　为最少选择的入路。该入路可能损伤较多的肌肉、血管等组织,出血较多。但可以清晰地观察到囊壁与脊髓的边界,最大限度减少对脊柱和脊髓结构的损伤。

髓外肠源性囊肿与脊髓可能有明显的间隙,髓内囊肿与脊髓缺少明确分界面。因此,全切除髓内肠源性囊肿而不加重神经损害是很困难的,只能作部分切除,包括囊内容物吸出、囊壁部分切除减压术和囊腔-蛛网膜下腔分流术等。仅作囊内容物抽吸术复发率较高,效果最差。

11％的患者术后神经功能损害加重,18％患者神经症状不能完全改善。肠源性囊肿术后复发率 0％～37％,复发的患者均为病灶部分切除者。

五、脊椎皮窦和皮窦样柄

脊椎皮窦(spinal dermal sinus,SDS)是有表皮组织覆盖的从皮肤到脊髓的窦道,是一种易忽视的神经管闭合不全。皮肤上有窦道的窦口,伴有毛发等。皮窦使椎管内的神经组织与外界相通,可致反复感染和栓系综合征。近年来,文献报道,部分患者窦道不含表皮组织仅由纤维结缔组织构成,曾命名为"meningocode manque。2009 年,Van Aalst 等认为这类窦道在组织学上、临床上和胚胎发育上与脊椎皮窦不同,将其命名为皮窦样柄(dermal sinus-like stalks,DSLS)。

(一)流行病学

脊椎皮窦的流行病学研究论文较少。其发病率为 1/2500。女性稍高,男女之比为 3∶4。Rajpal 报道 20 例患者中,2 例窦道无表皮组织覆盖。Martine-lage 曾报道 8 例脊椎皮窦,12 例皮窦样柄。由于最近才认识皮窦样柄,发病率被低估。

(二)组织胚胎学

皮窦通道是原始神经胚期的神经胚与外胚未分离所致。在原始神经胚期,神经板折叠成两个神经皱折,外胚层分化为表皮外胚和神经外胚,神经外胚最终形成闭合的神经管,与皮肤外胚层分离。如果不分离则形成皮窦通道。皮窦通道壁由表皮细胞覆盖,即为脊椎皮窦。Van Aalst 等的实验研究通过连接神经管与外胚层诱导出皮窦样发育异常。他指出,所有的皮窦样柄由中胚层来源的纤维组织组成。入侵的中胚层间质细胞导致表皮和神经组织之间连续的紧密连接,形成皮窦样柄。其窦道壁没有表皮细胞覆盖,主要由纤维组织、脂肪组织、神经组织、血管、室管膜、韧带和肌肉等间质组织组成。

(三)临床表现

多数患者因皮肤异常就诊。脊椎皮窦的开口多种多样,窦道可伸入到椎管内脊髓背侧、硬膜下腔和硬膜外腔;也可伴有脂肪瘤、上皮样囊肿、皮样囊肿或畸胎瘤等。13%脊椎皮窦发生在骶尾交界处以下,35%于腰骶交界处,41%位于腰部,10%位于胸部,1%位于颈部。最常见于 S_1,其次为 L_5 和 S_2 等,多数窦道或"柄"终止于脊髓圆锥、终丝,少数终止于硬膜。窦口多居中,但也有偏左或偏右的。有的患者可能有多个开口。Schropp 等认为,孔状开口、伴血管痣和多毛症等是皮窦的典型标志。皮肤"烟烫"样病灶("cigaretteburn")与 DSLS 密切相关。

神经系统症状与其他脊椎裂相似,表现为局部痛疼、下肢感觉或运动异常和小便功能障碍等。如出现中枢系统感染,表现为脊膜炎症状。

(四)影像学表现

超声学检查和 X 线摄片的诊断意义不大。MRI 可以显示皮下窦道、各种相关的肿瘤和栓系综合征。但很难辨认椎管内窦道或椎管内髓外肿瘤。

(五)治疗和预后

脊椎皮窦或皮窦样柄的治疗是手术切除皮窦和硬膜内的所有肿块以及异常连接。一般来说,手术探查的风险很小,而且对神经功能的保护机会较大。建议早治疗,以防止出现神经功能损害和感染。采用后正中入路,切口围绕皮窦开口或皮肤病灶,沿着窦道或"柄"向深部分离,直到椎板。切除相关的椎板,显示硬脊膜,有时皮窦在硬膜外即终止,并不伸入至硬膜下,但仍需要打开硬膜加以证实。伴有肿瘤时应切除肿瘤,并将硬膜紧密缝合。

多数患者经治疗后可以过正常生活。1/4 左右患者存在排尿困难或遗尿,少数出现泌尿系统感染,10％～20％患者有便秘。DSLS 者泌尿系统症状发生率相对较低。

六、隐性脊椎裂

隐性脊椎裂(spina bifida occulla,SBO)是指椎弓发育异常未能完全闭合,在隐性椎管闭合不全疾患中为最多见的一类,发生率约占人口的 1％。多见于腰骶部的 L_5、S_1,椎管内容物并无膨出。迄今为止,患者常常在体检中偶尔发现。因此,SBO 不具有临床意义和无须治疗。最近研究发现。SBO 患者下尿道不适感或功能障碍的发生率明显高于正常人群,其机制目前仍不清楚。在夜尿症患者中,26％为 SBO。但解剖研究未发现,SBO 与脊髓损害之间存在直接关系。合并腰骶部皮肤色素沉着、或脐形小凹和毛发过度生长等症状的患者亦罕见。没有症状的隐性脊椎裂不需治疗,若伴有脊髓栓系或畸形,并产生神经损害症状时,则可作相应的手术。

(秦治刚)

第六节　脊髓脊膜膨出

脊髓脊膜膨出(meningomyelocele)是指在脊椎裂的基础上,椎管内的脊膜和脊髓神经组织向椎管外膨出,是部分性脊椎裂的常见表现类型。膨出组织在脊柱裂局部形成大小不等的囊状隆起,也有学者称之为囊性脊椎裂。根据膨出的内容物不同及有无脊髓外露,分为 3 种类型:①脊膜膨出(spinal meningocele),仅有脊膜膨出而脊髓组织位于椎管内。②脊髓脊膜膨出(meningomyelocele),脊髓组织与脊膜同时膨出,膨出物表面有完整的皮肤或假上皮覆盖。③脊髓外翻(myeloschisis),脊髓在某部位成平板状,而部分脊髓组织在中线处直接暴露在外,亦称脊髓裂。引发该疾病的高危因素,包括母亲在孕前或孕早期叶酸摄入不足、糖尿病、长期服用某些抗癫痫药及遗传因素,如叶酸—同型半胱氨酸通路基因异常等;亦可能与维生素 B_{12} 缺乏、肥胖、高热及痢疾性腹泻有关。

一、脊膜膨出

脊膜膨出(spinal meningocele)根据其发生部位不同,分为常见的腰骶部脊膜后膨出和比较少见的骶椎脊膜前膨出。

1.脊膜后膨出　是指硬脊膜在椎板缺损处向后异常凸起,好发部位为腰部或腰骶部,膨出的,硬脊膜被覆全层或部分正常的皮肤(图 5—23、24)。附近皮肤可见小凹、血管瘤等病变;膨出物透光试验阳性。女性发病率略高于男性,多数患者神经功能正常,很少合并脑积水或 Chiari 畸形。

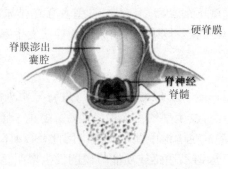

图/5-23　脊髓膨出断面示意图

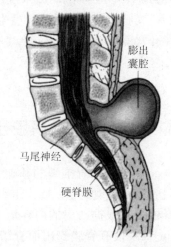

图5-24　脊髓膨出矢面示意图

脊膜膨出患者的脊髓结构和位置正常,马尾神经可漂浮于凸出囊内的脑脊液内。X线平片检查可见脊椎裂和椎管扩大,MRI成像可见病变部位内的脊髓基本正常。

为防止膨出部分损伤、脑脊液漏及继发感染,婴儿期即可行脊膜膨出修补术。常规后正中入路,切开膨出的硬脊膜探查,并处理粘连的神经和血管及其他异常,然后严密缝合硬脊膜;修补缺损的外侧肌肉及筋膜。

2.脊膜前膨出　硬脊膜通过骶骨缺损向腹腔或盆腔呈囊状膨出。脊膜前膨出患者腰骶部皮肤正常;男女性发病率为1∶9;常见症状有慢性便秘、反复发作的排尿不畅和痛经、腹胀或腹部肿块等。肛指检查可触及骶、尾骨缺损。几乎所有患者的神经功能均正常。

X线平片检查可见骶骨缺损;B型超声检查可见不同于盆腔器官的囊状肿物;CT扫描可见膨出物与椎管蛛网膜下腔相通;MRI成像可显示有无合并其他畸形。

治疗原则是禁止囊液抽吸术或引流术,以防低颅压和继发感染。如果分娩时引发囊壁破裂,继发感染引起的死亡率较高。因此,如果妊娠时发现此畸形,应提前行剖宫产。择期手术一般采用后入路,切除骶骨椎板以后,探查硬膜下腔,显露突入盆腔囊腔的入口,抽吸囊液至囊壁塌陷,缝合或修补硬脊膜缺损。如果术前MRI显示囊内有肿块样组织,则必须选择前入路。

二、脊髓脊膜膨出

脊髓脊膜膨出(meningomyelocele)多见于腰骶部,往往有2个以上椎板缺损,其发病率是脊膜膨出的 2 倍。囊性膨出物的基底较宽,表面的被覆皮肤菲薄、色素沉着明显、透光性差,有时透过皮肤可见脊髓膨出部分呈椭圆形蓝色结构,并可见硬脊膜血管在皮下通过。囊内为部分脊髓组织和脊神经经脊椎裂突出到椎管外。多数合并脊髓栓系。

脊髓脊膜膨出患儿的神经功能损害主要与神经基板的发育停滞有关。临床表现有双侧下肢运动和感觉异常,排尿功能障碍;其次可伴发 Chiari Ⅱ型畸形、脑积水、脊髓空洞和脊柱侧弯等。对于长期生存的患者,后期的神经功能损害来源于脊髓栓系、脊柱侧弯等引发的足踝畸形、髋关节脱位,以及关节粘连和痉挛等。

X 线平片检查可见病变部位椎板缺损和局部椎管扩大。B 超检查显示囊内充满液体,脊髓及神经粘连于囊壁。CT 和 MRI 检查可见囊腔与椎管蛛网膜下腔相通,脊髓呈弓状凸入囊内,并可见合并的其他畸形。

脊髓脊膜膨出患儿术前应认真评估脊髓功能异常程度、是否合并其他神经管闭合不全畸形、是否存在脊髓拴系,等等,根据具体病情决定手术方案。为防止脑脊液漏和继发感染,手术最佳时间在出生后 48～72h;手术目的是修补局部缺损、切断引起脊髓栓系的终丝,力争保全神经组织结构和功能的完整性,合并脑积水者应先行脑脊液分流手术。一般均采用后正中入路,切开皮肤后分离并切开硬脊膜囊,将脊髓及神经回纳至椎管内;切断脊髓栓系的终丝后严密缝合硬脊膜。缝合硬脊膜时应避免硬膜张力过高,压迫脊髓和神经影响功能恢复。为防止脑脊液漏可在缝合处敷以生物膜,最好将附近肌肉覆盖在缝合口上以加固,但不是每例患儿都做到有肌肉覆盖。

文献提示,出生后即手术治疗的严重脊髓脊膜膨出患儿,术后恢复比较理想;约 75% 可以生存至青年,其中 85% 可以获得高中或大学文凭;80% 患者膀胱功能好转。

三、脊髓外翻

脊髓外翻(myeloschisis)是一种严重的开放性神经管闭合不全畸形。神经管闭合不全畸形包括颅骨裂及其相关畸形,以及脊椎裂及其相关畸形。脊椎裂根据其严重程度分为完全性脊椎裂,即脊椎全裂和部分性脊椎裂。完全性脊椎裂常合并严重的颅骨裂,多为死胎。部分性脊椎裂包括:隐形脊椎裂、脊膜膨出、脊髓脊膜膨出、脂肪脊髓膨出、脂肪脊髓脊膜膨出、脊髓脊膜囊肿膨出及脊髓外翻等不同严重程度的畸形,其中脊髓外翻最为严重。根据畸形部位有无皮肤覆盖进行分类,隐形脊椎闭合不全是一组以椎管闭合不全和神经、脊髓、脊柱及皮肤畸形为特征,并有完整皮肤覆盖的先天畸形;开放性椎管闭合不全是指在异常的脊椎和椎管内容物之外没有皮肤覆盖,如脊髓外翻等。脊髓外翻患儿的致残率很高,明显高于脊髓灰质炎等疾病所致的截瘫。

脊髓外翻的发病机制不是十分明确,目前有两种假说:神经管未及时闭合和一度闭合的神经管再次破裂。广泛的脊髓外翻、颈部脊髓外翻和脊髓外翻合并无脑畸形等类型,占胎儿脊髓外翻总数的 50% 以上,但这些严重的脊髓外翻畸形常因胚胎自发性流产而终止妊娠。因此,新生儿腰骶部脊髓外翻发生率相对较高,说明腰骶部脊髓外翻对胚胎生长影响不大。此外,脊髓外翻畸形常伴有脑积水等先天性疾病。

如果新生儿背部中线部位皮肤缺损,脊髓组织在缺损处局部或全部外翻,可见其膨出,即可确诊。此类患儿出生后应检查有无合并其他器官或系统疾病,如严重的心脏或肾脏发育畸形,则治疗意义不大。伴有低血糖或低体温的患儿,予以对症处理。

　　为防止膨出的神经板干燥,可用无菌盐水纱布覆盖。手术治疗最好在出生后 24～48h 内进行,最晚不能超过出生后 72h,以达到降低感染和避免局部神经功能进一步损伤的目的。

　　手术在显微镜下进行。分离皮肤时严格沿神经板与皮肤交界处进行,以防残留在神经板上的皮肤细胞以后形成皮样囊肿或瘢痕。应特别注意保护神经板周围的血供,尤其是要保护脊髓正常节段与神经板交界处的供应血管。切口的头端有时需要多切除一个椎板以充分检查上段脊髓,尾端如有栓系或纤维束带,给予切断或松解。神经组织松解后,将神经板两侧软脊膜缝合形成管状结构,以免神经组织与室管膜粘连。同时在神经板整形过程中,应防止将硬膜组织和神经组织缝在一起而形成粘连。硬膜缝合时,要考虑到给神经管留足空间以利于神经功能恢复,亦可采用宽松缝合,再敷以防水生物膜。缝合皮肤时,尽可能将附近肌肉移位覆盖在硬脊膜缝合口上,以及尽量做到后正中矢状位直线缝合切口。如有明显的脊柱后突,应在关闭切口前切除凸出的脊椎骨质。

　　90%患儿合并脑积水。应该在脊髓外翻手术治疗之前,先进行脑脊液分流手术,这样可以减少脊髓外翻手术后脑脊液漏的发生。脑脊液分流手术的适应证包括:①急性进行性头围和脑室扩大。②Chiari Ⅱ 型畸形合并较重的延髓功能障碍。③伤口持续脑脊液漏。④患儿发育迟缓。6 岁前应更换分流装置以适应身高的生长。文献报道,分流术后随访发现 40%患儿的脑室小于正常,40%脑室大于正常,20%于正常大小。脑室小于正常的患儿,其分流装置更换率是其他患儿的 2 倍。

(王帮奎)

第六章　脊髓疾病

第一节　椎管内肿瘤概述

椎管内肿瘤(intraspinal tumors)包括椎管内脊髓、硬脊膜、神经根、血管、脂肪等组织发生的原发性肿瘤和从身体其他部位转移至椎管内的转移瘤。生长于脊髓的肿瘤称为脊髓瘤(tumors of spinal cord)，占椎管内肿瘤的大多数，而临床上泛称之脊髓瘤实际上常是椎管内肿瘤。1887年英国 William Gower 在临床上诊断第一例脊髓瘤，并由 Victor Horsely 手术切除肿瘤，手术很成功，使此截瘫的患者能下地行走，这样开展了椎管内肿瘤外科手术的新纪元。20世纪初 Cushing、Dandy 等改进技术，手术疗效不断提高。1925年 Elsberg 发表了椎管内肿瘤外科治疗的第一篇论文，以后神经影像学的飞速发展，先后出现脊髓造影，CT、磁共振使椎管内肿瘤的诊断更为精确和安全。手术显微镜、超声吸引器、激光刀、显微外科技术的应用，术中超声波的应用，术中电生理的监测，以及术中椎体的切除和替代，前、后入路及新器械的推出，使现代椎管内肿瘤的治疗更为完善更为安全，疗效亦有很大的改观。

一、发病率

根据国内外文献报道，椎管内肿瘤的发病率为 2.5～10/10万·年，在一组3500例尸检中发现151例脊髓瘤，占4.3%，占神经系统住院患者的2.5%，占神经系统肿瘤的10%～15%，与脑瘤的发病率相比较约为脑瘤发病率的1/12。国内报告约为脑瘤发病率的1/5～1/10.7。但从解剖学观点看，脊髓、神经根和硬脊膜的总体积与脑的总体积之比为1∶8，这样脊髓瘤和脑瘤的发病率都很相近。

二、病因

椎管内肿瘤包括多种成分的肿瘤，各种肿瘤均有不同的病因，请参考不同肿瘤的病因学。

三、病理分类及病理生理

椎管内肿瘤依其所生长的位置，肿瘤与硬脊膜、脊髓的关系分类为硬脊膜外、髓外硬膜内、脊髓髓内三大类，综合国内6大组报告的1291例椎管内肿瘤，肿瘤位于硬脊膜外者占20.7%，国外报告占16.6%～28%，肿瘤位于硬脊膜下脊髓髓外者为髓外硬脊膜内肿瘤，占椎管内肿瘤的62.9%，国外报道为53%，肿瘤生长于脊髓髓内者称髓内肿瘤，占16.4%，国外报告占11%～26.4%。另外椎管内的肿瘤还可按其生长于不同脊髓节段而分为颈段、胸段、腰骶段和马尾部脊髓肿瘤。脊髓肿瘤可生长于脊髓任何节段，但以胸段最多见，国内报告脊髓瘤位于颈段者占24.1%，胸段者占54.5%，腰椎段及马尾部者占21.4%。杨树源报告402例椎管内肿瘤位于颈段者占29.6%，胸段52%，腰段10.4%，骶部8%，在成人脊髓平均长度约45cm，胸段占脊髓全长的58%，颈段占23%，腰骶段及圆锥占19%，因此脊髓瘤在各脊髓节段的分布比率也大致符合这个比例。表6-1列举了国内7组报告1039例脊髓瘤和国外文献4885例脊髓瘤以及杨树源报告的402例椎管内肿瘤病理分类。

表 6-1　椎管内肿瘤的病理分类

肿瘤名称	国内 7 组综合材料(%)	国外文献综合材料(%)	杨树源等 2001 年报告(%)
神经鞘瘤	510(46.7)	1129(23.1)	130(32.3)
脊膜瘤	141(12.9)	1088(22.4)	136(33.8)
星形细胞瘤	70(6.4)	644(13.2)	21(5.2)
室管膜瘤	43(3.9)	126(2.5)	28(7.0)
转移瘤	76(7.0)	294(6.0)	16(4.7)
肉瘤	37(3.4)	399(8.2)	11(2.7)
血管瘤	66(6.0)	318(6.5)	
其他	150(13.7)	887(18.1)	41(10.2)
总数	1093(100)	4885(100)	402(100)

从表 6-1 中可看出椎管内肿瘤以良性肿瘤居多,占 55.5%～59.6%。国内组报告以神经鞘瘤占首位,达 46.7%,脊膜瘤次之占 12.9%,而国外文献报告椎管内肿瘤脊膜瘤与神经鞘瘤相近分别为 22.4%和 23.1%,国内杨树源报告脊膜瘤占首位(33.8%),神经鞘瘤占第二位(32.3%)与国外资料相吻合。

脊髓是中枢神经系统传入和传出的通路,内部有上行和下行的神经纤维和神经细胞群,并构成各种脊髓反射的中心,故其功能十分重要,另外椎管为骨性结构,椎管内的容积是一定的,除少数神经鞘瘤可沿椎间孔长至椎管外,其他肿瘤均在椎管内生长,椎管无论从长度到宽径、前后径均较脊髓宽大,脊髓只占椎管横径的 2/3,但椎管在胸段最窄,另外在颈段及腰段等可因先天或后天原因形成的狭窄使椎管与脊髓间的空隙减少,当有肿瘤生长时可早期出现症状,当椎管内脊髓外肿瘤生长压迫脊髓时造成脊髓移位,由于前根、后根及齿状韧带的固定作用,脊髓向后方移位的范围比向前移位的范围小,一侧生长的脊髓外肿瘤可压迫脊髓向对侧移位,出现脊髓半横断综合征(Brown-Sequard syndrome)。另外肿瘤可将脊髓挤压到对侧的硬膜和骨壁上造成损害,脊髓受压后产生局部缺血,缺氧直至变性坏死,产生同侧脊髓功能障碍。另外在脊髓移位时由于受到神经根及齿状韧带的拴系作用,造成脊髓牵拉局部或内部相应部位结构的损害。生长于脊髓髓内的肿瘤呈扩张性或浸润性生长,直接破坏其周围的神经细胞、冲经纤维使其变性,神经细胞坏死、死亡,并在其周围有胶质细胞增生,最后造成脊髓功能严重障碍,此种神经细胞的坏死所致的神经功能障碍常是不可逆的。由于肿瘤的压迫,脑脊液蛋白含量增高,出血等因素可造成脊髓蛛网膜炎性改变及粘连,进一步加重脊髓功能障碍。

四、临床表现

椎管内肿瘤可发生于任何年龄组,我科报告病例从 1～79 岁,平均发病年龄为 39 岁,以 20～50 岁者多见,占椎管内肿瘤患者的 65%以上,某些类型的肿瘤有其好发年龄,如先天性肿瘤多发生于青少年,而脊膜瘤发病年龄偏高,其平均发病年龄比神经鞘瘤大 10 岁。椎管内肿瘤男性发病率较高些,按统计发病率男女之比为 1.25～1.5:1。但脊膜瘤女性患者多见,男女之比为 1:5;而先天性肿瘤男性儿童占优势。

(一)脊髓压迫症状

椎管内肿瘤症状与体征的产生是由于肿瘤进行性压迫脊髓和神经根所致,因椎管内肿瘤良性者居多,故多数患者病程较长且缓慢进展,病程常在几个月或 1 年以上,快速生长的肿瘤常为恶性肿瘤,病程较短,血管性肿瘤或肿瘤内有出血者可急剧发病,因肿瘤生长速度和所在部位不同,其临床表现各异,但脊髓受压在病灶平面以下产生一些共有的症状与体征,临床上称之为"脊髓压迫综合征",简称脊髓压迫症,其临床表现按脊髓受压的进程可分为 3 个阶段:

1.神经根刺激期　早期肿瘤对神经根的压迫刺激产生剧烈的根性疼痛,神经鞘瘤或邻近神经根的脊膜瘤常出现沿一侧神经根分布区的放射性疼痛,这种疼痛多是阵发性,每次发作时间短暂,从数秒到数分不等,常反复发作,咳嗽、喷嚏、体位改变、用力排便时因静脉压增高至椎管内压力增高,可诱发疼痛发作或使其加重,疼痛多在夜间,多呈刺痛、灼痛或绞痛,可能与心绞痛、胆结石、泌尿系统结石引起的绞痛相混淆,在根性疼痛的相应皮节有感觉过敏。硬脊膜外的肿瘤常出现双侧根性疼痛或局部的脊柱痛。上述根性疼痛由于部位明确且固定,对肿瘤的定位有很大参考价值,因此在询问病史时应详细询问。脊髓髓内肿瘤侵犯脊髓丘脑束时可能出现传导束性疼痛或感觉异常,表现为肢体麻木、烧灼感、蚁走感、寒冷或发痒感等。这种感觉常远离病变部位,如颈髓肿瘤有下肢的主观感觉异常。

2.脊髓受压期　由于肿瘤不断长大,进一步压迫脊髓和相应的神经根,出现脊髓功能障碍,如脊髓一侧受压可出现脊髓半横断综合征,表现为患侧病变以下的肢体无力或瘫痪,呈上运动神经元损害,腱反射亢进,出现病理反射,同侧深感觉消失,病变对侧 1~2 个皮节以下痛温觉减退,这是髓外肿瘤的典型特征性表现。除非是半侧横贯性脊髓外伤,在临床上表现为上述典型的 Brown-Sequard 综合征者少,多数情况下表现为病侧病灶以下肢体力弱,对侧感觉减退。据此可对肿瘤定侧定位并可判断肿瘤位于脊髓髓外。若肿瘤位于脊髓的腹侧或背侧居中,则表现为病变,平位以下两侧基本对称的感觉障碍(特别是本体感觉)和运动障碍,此时肢体瘫痪常为不完全性截瘫。

3.麻痹期　肿瘤不断长大最终发展为完全性截瘫,病变以下深浅感觉丧失,受累肢体完全瘫痪作有伸肌或屈肌痉挛,大小便功能障碍及自主神经功能障碍。

(二)不同脊髓节段的特征性表现

1.上颈段肿瘤　又称高颈段肿瘤,有颈部及后枕部疼痛,且常为首发症状,患者常取强迫头位,因膈肌及肋间肌麻痹而出现呼吸困难,呼吸困难常较突出,并有四肢上运动神经元瘫痪和感觉障碍,当患者屈颈时肢体,特别是双上肢有触电样刺痛,称为 Lhermitte 征。肿瘤高位接近枕大孔时可出现颅压增高或眼底水肿。

2.下颈髓段(颈膨大,C_5~T_1)肿瘤　引起上肢弛缓性瘫痪(下运动神经元损害)和下肢痉挛性瘫痪(上运动神经元损害),常出现 Horner 综合征,因皮质脊髓束在脊髓内,上肢在外侧,下肢在内侧,故当髓外受压时肢体瘫痪先是病侧上肢,依次为病侧下肢、对侧下肢,最后才是对侧上肢。由于膈神经未受累,患者腹式呼吸完好。上肢可出现根性疼痛或感觉障碍,并出现感觉障碍平面。颈段脊髓压迫症可引起膀胱、直肠括约肌功能障碍。

3.胸髓肿瘤　可出现根性疼痛,易与肋间神经痛相混淆,右季肋部疼痛可误诊为胆囊炎、胆石症,下腹部疼痛可误诊为阑尾炎等急腹症,应注意鉴别。上肢不受累,而下肢无力或截瘫,肿瘤相应部位以下的感觉障碍及括约肌功能障碍,因感觉障碍患者常诉有束带感。

4.腰膨大区(L_1~S_2)肿瘤　双下肢呈弛缓性瘫痪和感觉障碍,同时下肢可有根性疼痛,腱反射消失及膀胱、直肠括约肌功能障碍。

5.圆锥(S_3~尾$_1$)区肿瘤　其特点是膀胱、直肠括约肌功能障碍明显,性功能减退或丧失。感觉障碍是典型的马鞍状感觉障碍,即感觉障碍仅限于两臀部、肛门、会阴及生殖器周围,支配下肢运动的神经在圆锥以上的脊髓,因此下肢无运动障碍或很轻微,但圆锥肿瘤常使周围马尾神经受累,故有可能出现不对称的不同程度的下肢下运动神经元瘫痪或下肢某些肌群的瘫痪及感觉障碍,也可有显著的根性疼痛。

6.马尾部肿瘤　疼痛为最常见的早期症状,表现为腰骶部疼痛或坐骨神经痛,任何增加椎管内压力的因素如咳嗽、打喷嚏、改变体位、活动等均可使症状加重,此时其他临床症状与体征不明显,以后出现下肢力弱,软瘫或感觉障碍,感觉及运动障碍可先从一侧开始,逐渐波及对侧,括约肌功能障碍明显,有时为首发症状,早期因括约肌痉挛而排尿不畅、尿潴留,以后因括约肌松弛引起大小便失禁。

五、诊断

椎管内肿瘤的诊断应包括以下几个方面:有无椎管内肿瘤、肿瘤所在平面的定位诊断及肿瘤的定性诊断。

(一)有无椎管内肿瘤

引起脊髓损害造成脊髓功能障碍的原因很多,如脊髓炎、蛛网膜炎、脊前动脉栓塞均可造成横贯性脊髓损害及相应的脊髓功能障碍,而椎管内肿瘤为椎管内占位病变,造成脊髓压迫症,但椎管内肿瘤多为良性,多数起病缓慢,呈进行性加重,病程多在几个月到 1 年,亦有更长者,但恶性肿瘤等发病急,病程较短,几天内可出现明显的症状与体征。脊髓炎、蛛网膜炎及缺血性脊髓病变,不出现根性疼痛,结合必要的检查可确定是否是脊髓压迫症。在询问病史时应详细询问临床症状出现的先后次序,根痛的部位,运动、感觉障碍是从下向上发展还是从上向下发展,括约肌功能障碍出现的早晚,查体时应反复检查确定感觉障碍平面对椎管内肿瘤的诊断及定位均有很大帮助。

(二)肿瘤所在平面的定位诊断

当椎管内肿瘤的诊断确立后,应进一步确定肿瘤所在的脊髓节段(平面),位于硬脊膜内还是硬脊膜外,位于脊髓外还是脊髓内。当脊髓完全受压出现瘫痪时多为时已晚应力争尽早做出诊断。根性疼痛是早期症状并常为首发症状,根性疼痛的部位(皮节)对早期定位诊断有重要意义。神经根受压破坏后其局部节段感觉缺失,因脊髓丘脑束在脊髓内呈层状排列,髓外肿瘤早期感觉缺失平面并不真正指示肿瘤所在节段,如神经根疼痛与脊髓丘脑束症状同时存在,且两者平面不相符合时,神经根痛更有定位价值。在颈膨大或腰膨大部位,由于肿瘤压迫使前角细胞受损,引起相应肌节的下运动神经元瘫痪亦有定位价值。由于肿瘤所在节段神经根和脊髓受压,使脊髓反射弧中断而产生相应反射减退或消失,但此节段以下出现反射增强,或反射减弱或消失,并可出现病理反射,因此检查反射的变化有助于椎管内肿瘤的定位。

脊髓膀胱中枢位于骶 2、3、4 节段,当肿瘤高于膀胱中枢时,膀胱呈痉挛性状态,而有尿频、尿急、尿失禁等症状,如肿瘤位于膀胱中枢时则膀胱张力消失,出现尿潴留。

脊髓肿瘤定位后还应确定肿瘤位于脊髓髓内还是髓外。

(三)定性诊断

肿瘤定性诊断需靠病理学检查来确诊,但术前根据病史、查体、肿瘤好发部位及影像学检查也能对肿瘤的病理性质进行推测。如硬脊膜外肿瘤,特别是病程短进展迅速的肿瘤多为恶性或转移瘤,有椎间孔扩大,或哑铃形生长的是神经鞘瘤,如强化磁共振检查见到"鼠尾征"的髓外硬膜下肿瘤多为脊膜瘤,髓内在脊髓中部生长的,强化后边缘清楚的肿瘤多为室管膜瘤。

(四)辅助检查

1.腰椎穿刺,椎管内肿瘤病变平面以下脑脊液蛋白增加,一般肿瘤位置愈低蛋白含量愈高,可达 1g/L 到 10g/L,脑脊液多呈黄色,蛋白含量在 500mg 以上,在体外可自凝,细胞数多不增加,称为 Froin 征。脑脊液蛋白增高的原因多因脊髓供血血管受压至血管壁通透性增加,蛋白质渗出;或因蛛网膜下腔梗阻,使梗阻远端的脑脊液不能参加正常的循环,另外肿瘤及其血管的漏出液内也有大量蛋白溶解于脑脊液中,这也可以解释肿瘤部位以上的脑脊液蛋白含量亦高于正常的现象。椎管内蛛网膜下腔完全梗阻时,梗阻平面以下的脑脊液压力较正常为低,但少数可稍高于正常,且不随呼吸及脉搏而波动。此时放出少许脑脊液压力即显著下降。梗阻部位越低,这种现象越明显,硬脊膜外肿瘤放出脑脊液后可使临床症状与体征加重。如腰穿确感腰穿针透过硬脊膜而无脑脊液流出或抽不出脑脊液来称为无液穿刺或干穿,多为圆锥或马尾肿瘤,穿刺针可能已直接刺入肿瘤。

2.脊柱 X 线片　常规脊柱摄片应包括相应节段的脊柱正侧位片及斜位片,摄片时应注意脊髓节段与脊柱节段的不一致性,根据其差异,选择合适的脊柱节段,约 $26\%\sim40\%$ 的椎管内肿瘤患者有脊柱 X 线片的异常表现,主要异常为:

(1)椎管局限性扩大,较为常见,椎管横径扩大表现为椎弓根间距加大,可同时伴有椎弓根形态改变,椎管前后径扩大表现为椎体后缘与椎板正中连合间距离加大,可伴有椎体后缘凹陷或硬化或破坏。

(2)椎弓根形态变化,可引起椎弓根内缘皮质变薄,密度减低,压迫明显时可使其内缘变平或凹陷,椎弓根变狭长,严重时破坏消失,椎弓根形态改变可累及单侧或双侧,也可连续几个椎体。

(3)椎间孔扩大:肿瘤通过椎间孔向外延伸可引起椎间孔扩大,良性肿瘤使椎间孔扩大其边缘整齐且有硬化缘,以神经鞘瘤最常见。

(4)肿瘤钙化:少见,可见于脊膜瘤、室管膜瘤,钙化密度较低不易显示,体层扫描发现率升高。

(5)椎旁软组织肿块:胸段易显示,前后位像上可见密度均匀一致边缘清楚球形或分叶状之软组织阴影与脊柱相连,侧位像上与脊柱重叠,椎间孔常扩大,多见于神经鞘瘤。

(6)骨增生,少见。

(7)脊柱局部曲度改变:早期以肿瘤为中心的一段脊柱生理曲度变小,变直,甚至呈相反弯曲。

3.CT 扫描　因肿瘤、脊髓与椎管内结构 CT 平扫时分辨不清,因此需行强化或向椎管内注射对比剂后再行 CT 扫描(CT 脊髓造影 CTM),髓内肿瘤 CTM 表现为脊髓局限性增大,蛛网膜下腔狭窄或消失。肿瘤密度均一,多为低或等密度,与正常脊髓界限不清,髓外硬脊膜内肿瘤 CTM 可显示肿瘤所在部位的充盈缺损区,脊髓受压变形向对侧移位(图 6-1),肿瘤上、下,蛛网膜下腔扩大,有时可见到扩大的椎间孔,相邻椎弓根破坏和椎管扩大,有时可见到从椎间孔伸至椎管外的肿瘤阴影或肿瘤钙化。脂肪瘤常在椎管内呈圆形或略分叶状低密度阴影,无强化。硬脊膜外肿瘤平扫显示肿瘤为软组织块影,可有强化,相邻骨质可有不规则破坏。

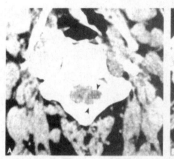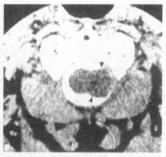

图 6-1 颈髓髓外硬脊膜内神经纤维瘤

CTM 肿块位于髓外硬脊膜内(箭头),脊髓受压变形并向右前移位,肿块与脊髓界限清楚

4. 磁共振扫描(MRI) 因磁共振检查为无创,方便,准确,能清楚显示肿瘤所在部位、范围,在髓内或髓外。因此目前已成为诊断椎管内肿瘤的主要方法。脊髓髓内肿瘤 T_1 加权成像显示脊髓增粗,肿瘤为低信号,星形细胞瘤与周围正常脊髓边界不清,而室管膜瘤与脊髓界线清楚,肿瘤内可有囊性变,肿瘤上、下极中央管可扩大,用 Gd-DTPA 强化后室管膜瘤、血管网状细胞瘤呈均匀一致强化,而星形细胞瘤则不强化或不均匀强化。髓外硬脊膜内肿瘤在 MRI T_1 加权成像肿瘤呈低信号,T_2 加权成像肿瘤为高信号,可见脊髓受压移位,肿瘤与脊髓之间分界不清楚,矢状、冠状或轴位像上,可判断肿瘤在髓外硬脊膜内的精确位置(图 6-2~4)。MRI 对硬脊膜外转移瘤十分灵敏,因转移瘤多伴有明显的组织水肿,故肿瘤呈长 T_1 与长 T_2 信号,常可看到椎骨转移灶,但椎间隙不受累,矢状而 T_1 加权成像蛛网膜下腔变窄及脊髓受压。

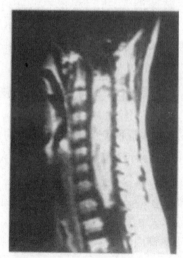

图 6-2 MRI 矢状扫描,强化后显示脊髓髓内有边界清楚的肿瘤(室管膜瘤)

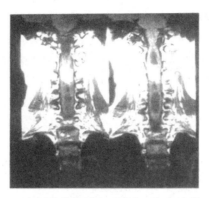

图 6－3　MRI 冠状位扫描显示强化后的肿瘤结节及瘤囊

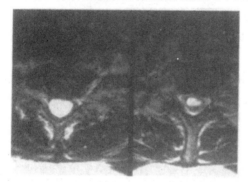

图 6－4　MRI 轴位扫描强化后显示位于脊髓髓内的肿瘤

　　5.脊髓动脉造影　对脊髓血管网状细胞瘤,血管畸形的诊断起决定作用,血管网状细胞瘤造影时可见到肿瘤呈均匀一致染色,可见到供养动脉及导出静脉(图 6－5),对制订手术计划,保证手术顺利进行有很大帮助。对其他肿瘤的诊断应用不方便。

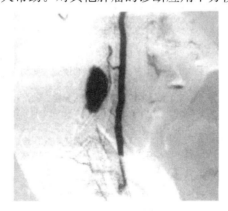

图 6－5　选择性脊髓动脉造影显示肿瘤呈均匀一致染色及供养动脉(血管网状细胞瘤)

六、鉴别诊断

　　椎管内肿瘤应与下列疾病相鉴别:

　　1.脊髓蛛网膜炎　相似于椎管内肿瘤,但发病前常有感染或外伤史,病程中症状有缓解及加重,脊髓症状多样化,侵犯范围较广泛且不规则,常无完整的感觉平面,脑脊液蛋白含量增高,细胞数亦增高,脊柱无骨质改变,MRI 可区分。

2.脊髓空洞症 易与脊髓髓内肿瘤相混淆,脊髓空洞症发病徐缓,病程很长,表现为节段性感觉障碍及感觉分离,好发于颈下段及胸段,一侧或双侧的多数节段有感觉分离现象及下运动神经元瘫痪。长束损害较少,无蛛网膜下腔梗阻,MRI除显示有脊髓空洞外并常有小脑扁桃下疝畸形。

3.脊柱结核 当脊柱结核产生截瘫后应与椎管内肿瘤相区别,脊柱结核多见于青年,有结核病史,有发热、消瘦、盗汗及血沉加快等,胸椎结核最多见,脊柱 X 线片有椎体或间盘破坏,椎旁脓肿等。

4.腰椎间盘脱出症 表现为一侧下肢坐骨神经痛,常反复发作,多有外伤史,脊椎平片显示椎间隙变窄,磁共振等影像学资料可帮助诊断。

5.颈椎病 椎管内肿瘤需与脊髓型颈椎病相鉴别,患者多为老年患者,有肢体及躯干麻木,无力等很像脊髓瘤,但颈椎病的感觉障碍常不规则,括约肌功能障碍少见,颈椎 X 线检查可见到骨质增生及椎间隙变窄,MRI 可清楚显示突出的间盘压迫脊髓,T_2 加权成像可显示脊髓缺血性改变。

6.胸段髓外硬脊膜内肿瘤引起的根性疼痛应与胸膜炎、心绞痛,胆石症、肾结石相鉴别。但这些疾病均无脊髓功能障碍的症状与体征,细致的询问病史及详细的神经系统检查均有助于鉴别诊断。

七、治疗

手术切除椎管内肿瘤是最有效的治疗方法。良性肿瘤全切除后可获痊愈,因此应力争在早期手术全切除肿瘤,脊髓功能多能得到满意的恢复,但术后脊髓功能恢复情况与脊髓受压程度和受压时间长短有密切关系,脊髓受压时间愈长,程度愈严重,则术后恢复差,但作者有一例脊膜瘤患者截瘫 1 年后切除肿瘤后仍有良好的脊髓功能恢复。另外,椎管内肿瘤以良性肿瘤居多,约 3/4 以上的肿瘤可经手术切除治愈。患者年龄大,无其他禁忌亦应积极手术治疗,髓外硬脊膜内肿瘤手术多无困难,对伸延至椎管外的哑铃形神经鞘瘤可一次或分期手术切除椎管内、外的肿瘤,硬脊膜外肿瘤以恶性肿瘤居多,多无包膜,常侵入邻近硬脊膜、椎骨、椎旁肌肉中,有的环绕硬脊膜向椎管腹侧生长,肿瘤血供多较丰富术中出血较多,术中常难做到全切除肿瘤,但可做到肿瘤部分或大部切除及椎板截除减压手术,以缓解肿瘤对脊髓的压迫,近年来采用显微外科技术、激光刀、超声吸引等新技术肿瘤全切除率及疗效有很大的提高,对在髓内生长边界清楚的室管膜瘤有可能做到镜下全切除,而不加重脊髓功能的进一步破坏。对恶性肿瘤或手术活检或部分切除肿瘤者应辅以放射治疗。

八、预后

天津医科大学总医院报告 402 例椎管内肿瘤手术 408 次,切除 411 个肿瘤,331 例髓外肿瘤全切除率为 74.6%,次全切率占 19%,部分切除占 6.4%,髓内肿瘤全切除率为 62%,次全切除率为 19.7%,部分切除占 18.3%。术后一月内死亡率为 1.5%,术后 3 个月 77.9%运动功能改善,74.9%感觉障碍改善,括约肌功能障碍改善者占 78.4%,自发疼痛者 84%缓解。国内一组报告术后随访 84.4%恢复劳动。Steike 报告 330 例椎管内肿瘤,术后半数患者症状改善,2 年后随诊大部分患者仍继续恢复。

（王帮奎）

第二节　脊髓髓外硬脊膜内肿瘤

在 100 多年前 Victor Horsley 首先成功的切除了脊髓髓外硬膜内肿瘤（intradural extramedullary tumors of spinal cord），此后 Frazier、Cushing 等不断改进手术技术使脊髓髓外硬膜内肿瘤切除术的手术死亡率及后遗症不断下降。20 世纪 60 年代后，由于神经影像学的进步，超声吸引、激光显微外科技术的发展，使此类手术的疗效大为改进。

一、发病率

在成人 70％以上的硬脊膜内肿瘤在髓外，天津医科大学总医院报告，髓外硬膜内肿瘤占椎管内肿瘤的 68.6％，在儿童髓外硬膜内肿瘤较少，占儿童中枢神经系统肿瘤的 5％～10％。

二、病因

脊髓髓外硬膜内有多种肿瘤，其有不同的病因学特点，髓外硬脊膜内最多见的肿瘤是神经鞘瘤，神经纤维瘤病分为两个生物学和临床亚组，即神经纤维瘤病 1 型（neurofibromatosis type 1，NF-1）及神经纤维瘤病 2 型（neurofibromatosis type 2，NF-2）。

NF-1［以前称为外周型神经纤维瘤病（peripheral neurofibromatosis），或称 Von Recklinghousen 病］，较为常见，每 4000 新生儿发生 1 例，为常染色体显性遗传，突变率及外显率均高，其基因异常位点在 17 号染色体长臂 11.2 位点，NF-1 的临床特征包括：皮肤神经纤维瘤，6 块 1.5cm 以上的咖啡斑（出现率占 75％的病例）、虹膜 Lisch 结节（Lisch nodules of the iris）（占 95％），骨骼系统的异常，并合并有其他颅内胶质瘤，如视神经胶质瘤、下丘脑胶质瘤和室管膜瘤、脑膜瘤、错构瘤等，其发生率较正常人高。发病年龄多在 10 岁前。当 NF-1 患者在脊神经生长肿瘤时早期无症状，为多发的神经纤维瘤而不是神经鞘瘤（Schwannomas）。

NF-2（以前称为中枢性神经纤维瘤病）的发生率比 NF-1 低 25 倍，每 100000 新生儿出现 1 次，其为常染色体显性遗传，突变率不详，外显率高，基因缺失位点在 22 号染色体长臂 12 位点，在 20～40 岁发病，多表现双侧听神经瘤，脊髓生长为单发的神经鞘瘤。

三、病理

从病理学检查发现椎管内髓外硬膜内肿瘤 90％以上为良性肿瘤。

（一）起源于神经鞘的肿瘤（nerve sheath tumors）

一些名词常混淆在一起，如神经纤维瘤、施万瘤、神经瘤（neuromas、neurinoma、neurilemmomas）等。但一般认为肿瘤来源于 Schwann 细胞的前体细胞（Schwann cell progenitor）。而对神经纤维瘤的来源是有争议的，一般认为来源于间充质（如成纤维细胞）而不是 Schwann 细胞，即使这两类型肿瘤来源于同一干细胞，但在组织形态学上，生物学和人口统计学上均认为两种肿瘤是不一样的，是两类肿瘤。

1. 神经纤维瘤（neurofibromas）　神经纤维瘤起源于感觉神经根，表现为神经根纺锤形扩大，因此分离肿瘤而不切断此神经是不可能的。镜下神经纤维瘤的肿瘤细胞呈长梭形波浪状排列,被基质所分隔,此基质免疫组化检查粘蛋白呈阳性反应,肿瘤细胞核大色深,免疫组化检查对网硬蛋白(reticulin)和胶原呈阳性反应。其中被包裹的神经纤维可是有髓鞘的或无髓鞘的。

2. 施万瘤(Schwannoma) 亦起源于感觉神经根,肉眼下与神经根有较好的界限,神经根本身无梭形膨大,与神经根可有粘连。并可有小束将肿瘤与神经根分开,因此有可能切除肿瘤而不牺牲神经根。镜下:Schwann瘤显示为An-teni A型肿瘤细胞呈梭形但较肥胖,细胞核大,呈卵圆形或棒状,深染,核仁细小不明显,胞质较淡,胞浆较多,一般不产生胶原纤维,细胞排列紧密呈栅状或漩涡状。如为Anteni B型即为网状型,瘤细胞结构疏松呈网状,细胞稀少呈多角形,胞浆界限不清,细胞核为圆形或卵圆形,核内染色质中等量,胞浆有粉红色蜂窝状基质,可有核异态,一般无栅状排列,血管丰富,常有血管性变化,出现出血,坏死或囊性变,偶见钙化灶。恶性施万瘤和黑色素施万瘤罕见,但在NF-1可见到。

3. 神经纤维瘤病 在NF-1施万瘤常是多发的,主要在感觉根上,神经纤维瘤常出现于背根神经节上。在孤立的(散发的)神经鞘瘤不与神经纤维瘤病共存,脊髓孤立的或哑铃形肿瘤均为施万瘤,偶见于脊髓髓内。

(二)脊膜瘤

脊髓脊膜瘤多为单发的,偶见于Von Recklinghausen病,为多发的,多发的仅占1%~2%。脊膜瘤主要位于髓外硬脊膜内,偶有生长于硬脊膜外者,罕见生长于髓内。虽然在镜下脊膜瘤常有钙化但在影像学检查见到钙化者仅占2%~5%,沙粒型脊膜瘤是最常见的病理类型。

不少报告脊膜瘤的生长率与女性激素有关,这也是为什么女性患者比男性患者多2倍的原因。妊娠期肿瘤增大和症状加重。在女性乳癌患者脊膜瘤的发生率要高于正常妇女2~4倍。女性激素对脊膜瘤的影响主要为孕激素受体,雌激素受体阳性率低。与脊膜瘤其他有关受体尚有雄激素受体,胰岛素样生长因子1,表皮生长因子,生长抑制因子(somatostation)和多巴胺受体等。

(三)恶性肿瘤

少见,此部位恶性肿瘤主要来源于神经鞘的恶性周围神经鞘膜肿瘤(malignant peripheral nerve sheath tumor,MPNST)包括恶性施万瘤、神经纤维肉瘤、恶性上皮样施万瘤、恶性黑色素施万瘤(malignant melanotic schwannomas)等。此外尚有恶性脊膜瘤和脑膜纤维肉瘤,后者常出现在脊柱放射治疗5~10年后。转移瘤多位于硬脊膜外而在硬脊膜内者少见,多为散的,常在脑脊液各间隙中,如软脊膜癌病(leptomeningeal carcinomatosis),髓母细胞瘤、神经母细胞瘤、松果体母细胞瘤、淋巴网织细胞瘤和白血病等。其临床症状进展远比良性肿瘤快和严重。

四、临床表现

椎管内常见的脊膜瘤可出现在各年龄组,但以50~70岁之间患者最多见。我科资料其发病年龄比神经鞘瘤患者大10岁,75%~85%是女性患者,以胸段最多见,主要在脊髓后外侧部,但颈段脊膜瘤常位于椎管的前半部(腹侧)。神经鞘瘤可位于椎管的各个部位,以胸段多见,可达 54.5%,成人胸段占整个脊髓全长的 58%,故其发生率并不比其他脊髓节段更高。患者起病多呈缓慢进展,肿瘤生长逐渐压迫脊髓产生相应部位的症状与体征。疼痛是最常见的症状,且常为首发症状,因脊髓神经鞘瘤源于脊神经背根,因此患者先产生单侧神经根症状,然后才出现脊髓症状,在高颈段的冲经鞘瘤常有枕部疼痛,位于胸部的肿瘤因根性疼痛可误诊为心绞痛或胆石症、肾结石等,哑铃形生长的肿瘤在颈部有时可触及肿瘤,而脊膜瘤患者常表现为局部背痛,而不是根性疼痛,然后发展为脊髓功能障碍。两种肿瘤的区别可参见表 6—2。

表 6—2 脊髓神经鞘瘤与脊膜瘤的区别

神经鞘瘤	脊膜瘤
男女发病率无差别	女性占多数
可位于脊髓各个节段	胸段占优势
脊髓功能障碍前常有神经根症状	常表现为脊髓功能障碍
脑脊液蛋白明显增高	脑脊液蛋白正常或轻度增高
常位于后根	常在齿状韧带腹侧
可长出硬脊膜至椎管外(哑铃形生长)	仅在硬脊膜内
在硬脊膜内/蛛网膜内	在硬脊膜内/蛛网膜外
与脊神经根连接,手术不能分开	源于蛛网膜丛状细胞,因此位于神经根或动脉的出口
肿瘤无钙化	显微镜下可出现钙化但放射学和手术中罕见到钙化
MRI 增强无鼠尾征	MRI 增强有鼠尾征

此外髓外硬脊膜内肿瘤可引起蛛网膜下腔出血,颅内压增高,脊髓内囊肿等假定位体征,给临床诊断带来困难,括约肌症状出现的晚,仅见于进展的病例或圆锥受累的病例。

位于髓外硬脊膜内的肿瘤除上述最多见的脊膜瘤和神经鞘瘤外尚有其他肿瘤存在,如皮样囊肿和上皮样囊肿、脂肪瘤等,多位于腰段,常伴有脊柱裂或隐性脊柱裂,或因腰穿多次注射链霉素等药物引起,上皮样囊肿少见,可位于椎管内各个节段。

脂肪瘤占椎管内肿瘤的 1%,我科报告病例占椎管内肿瘤,的 4.7%,常位于胸段,常位于髓内或髓外,或肿瘤部分在髓内部分在髓外,以 20～30 岁患者多见,常合并有神经管闭合不全。

五、诊断

1.辅助检查 脊柱 X 线摄片在神经鞘瘤患者,可发现椎间孔扩大(图 6—6),椎弓根变薄等改变,突至胸腔或腹腔后的哑铃形神经鞘瘤胸片上在纵隔上可见肿瘤阴影或腹膜后肿瘤阴影,而 MRI 检查对诊断和定位有很大帮助,可提供肿瘤的部位与脊髓椎管内骨结构的关系。强化后更能清楚地勾画出肿瘤的位置(图 6—7),当 MR 扫描仍不能肯定时可在鞘内注入阳性对比剂行 CT 扫描(CT 脊髓造影 CTM)。有助于确定诊断,并明确肿瘤与脊髓的关系,CT 扫描对骨破坏等改变比 MR 好。

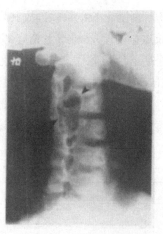

图 6-6 右侧椎间孔扩大

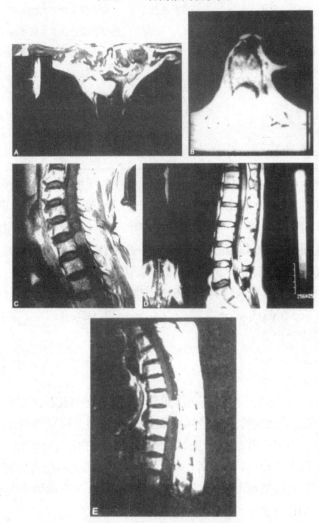

图 6-7 清楚勾画肿瘤位置

A. MRI 显示右侧哑铃形生长的神经鞘瘤；B. MRI 显示右侧神经鞘瘤向左脊髓髓外硬膜内生长；C. 颈 7 神经鞘瘤；D. MRI 显示马尾区神经纤维瘤；E. MRI 显示胸段脊膜瘤(有鼠尾征)

当肿瘤位于高颈段腹侧时,椎动脉造影可了解肿瘤与椎动脉的关系,但应用MRI血管造影可同样获得肿瘤与椎动脉关系的信息。

2.脑脊液化验蛋白含量增加,一般神经鞘瘤蛋白增加比脊膜瘤明显。

六、治疗

因为髓外硬膜内肿瘤多为良性,因此选择外科手术切除肿瘤可获得痊愈。如患者NF-1和有多发性肿瘤,外科难以全部切除肿瘤,只能针对严重影响脊髓功能的大肿瘤切除。根据肿瘤大小、所在部位,术者可设计手术方案,大型肿瘤需行全椎板截除切除肿瘤,但应用显微外科技术可行半椎板截除术甚至切除部分椎板及小关节面内侧而切除肿瘤,位于神经根腹侧的肿瘤,以往主张可切除一二个后根,甚至一个前根而全切除肿瘤。术后多不遗留严重后遗症,但应用显微外科技术,术中应用超声吸引,激光刀等分块切除肿瘤而不需牺牲任何神经根。当然生长于神经根上的神经纤维瘤则需切除膨大的神经根以便全切除肿瘤。对位于脊髓腹侧的肿瘤需切断相应侧的齿状韧带将脊髓推向对侧而切除肿瘤,巨大肿瘤为了使脊髓能更大范围的向对侧推移,必要时可剪断一个神经根后根使有更大空间切除肿瘤。脊膜瘤位于硬膜内蛛网膜外,神经鞘瘤位于蛛网膜内,前者在手术时应保存蛛网膜的完整。肿瘤切除后应仔细止血,静脉性出血可用止血海绵、止血纱布等压迫,彻底冲洗蛛网膜下腔的积血,以防止术后出现蛛网膜炎或囊肿的形成,硬脊膜应紧密缝合以预防术后脑脊液漏,然后分层缝合肌肉筋膜及皮肤。

高颈段特别是位于脊髓腹侧的患者,如患者有呼吸困难,四肢瘫等,手术时术中应进行生命体征及神经电生理监测脊髓功能状态。对哑铃形生长的肿瘤首先应彻底切除椎管内全部肿瘤解除脊髓受压,然后循椎间孔探查及切除向椎管外生长的肿瘤,如椎间孔外肿瘤过大难以全切除时,可行椎管外二期手术切除肿瘤,以达到治疗的目的。近年来我科对有大的向椎间孔外生长的肿瘤采用一期手术治疗,一次全切除肿瘤,其方法是在中线做弧形切口,切开皮肤后横行切开肿瘤区肌肉,然后行半椎板截除术并咬除部分关节突扩大椎间孔看清肿瘤全貌而切除肿瘤。在胸段必要时咬除部分肋骨头,这样可做到肿瘤全切除。

髓外硬膜内肿瘤术后产生脑脊液漏的概率较低,但行过放射治疗,长期应用激素,再次手术者,糖尿病、营养不良患者有可能影响伤口愈合及产生脑脊液漏,此时应加固缝合伤口,并应行腰穿脑脊液外引流术,引流2～5d,促使漏口粘连闭合。

对位于马尾或肿瘤不能完全切除者术后可辅助放射治疗,延缓肿瘤复发,复发的肿瘤可再次手术。

（王帮奎）

第三节　脊髓髓内肿瘤

在显微神经外科和磁共振扫描应用前神经外科医师对脊髓髓内肿瘤的外科手术治疗持悲观态度,甚至视为神经外科手术禁区,这是因为当时诊断困难,对肿瘤在脊髓内的部位、范围大小、性质均不清楚,由于诊断的延误就诊时患者处于肢体严重瘫痪,呼吸衰竭、呼吸及泌尿系统感染、压疮等严重并发症状态下,患者一般状况很差,致使手术死亡率很高,因此在多数情况下仅行椎板减压术、活检术及放射治疗处理此类患者,致使长期愈后很差。20世纪70年代后由于神经影像学的迅速发展,磁共振检查能对脊髓髓内肿瘤的大小、范围精确定位,并常可做出定性诊断,显微外科技术的广泛应用,术中超声波探测,超声吸引及激光刀的应用使手术治疗效果有很大的提高,国内上百例有关手术治疗脊髓髓内肿瘤的报道日渐增多,并取得了良好的效果,大大改进了对脊髓髓内肿瘤手术治疗的理念。

一、发病率

脊髓髓内肿瘤占椎管内肿瘤的 20% 左右,国内报告占椎管内肿瘤的 9.1%~30%。在我科 1002 例椎管内肿瘤中共有脊髓髓内肿瘤 174 例占 17.3%。

二、病理

室管膜瘤和星形细胞瘤是最常见的脊髓髓内肿瘤,此外尚有少枝胶质细胞瘤、血管网状细胞瘤、脂肪瘤、皮样囊肿、上皮样囊肿、转移瘤、肉瘤、畸胎瘤、神经节细胞瘤、血管瘤等。我科报告 174 例脊髓髓内肿瘤的病理分类见表 6-3。

表 6-3 肿瘤的病理学分类及发生部位

病理	病例数(%)	颈髓(%)	胸髓(%)	腰髓(%)
室管膜瘤	85(48.9)	50(59)	28(32.9)	7(8.2)
星形细胞瘤(Ⅰ~Ⅱ)	56(32.2)	30(53.6)	26(46.4)	0
(Ⅲ~Ⅳ)	6(3.4)	2(33.3)	4(66.7)	0
脂肪瘤	9(5.2)	0	4(44.4)	5(55.6)
血管网状细胞瘤	9(5.2)	5(55.6)	4(44.4)	0
上皮样囊肿	4(2.3)	1(25.0)	3(75.0)	0
神经鞘瘤	3(1.7)	1(33.3)	2(66.7)	0
转移瘤	2(1.1)	1(50)	1(50)	0
总计	174	90(51.7)	72(41.4)	12(6.9)

从表 6-3 中显示脊髓髓内肿瘤以室管膜瘤最多见,达 48.5%,星形细胞瘤次之占 35.6%,依次为脂肪瘤、血管网状细胞瘤。其他类型的肿瘤有上皮样囊肿,转移瘤,肠源性囊肿,髓内神经鞘瘤,淋巴瘤等。

三、临床表现

脊髓髓内肿瘤可发生于任何年龄组患者,60 岁以上则发病率降低,其平均年龄为 38 岁,我科 174 例髓内肿瘤的平均年龄为 42.5 岁,性别分布两性无明显差异。但先天性肿瘤多见于青少年或儿童。其病程与肿瘤性质等有一定关系,恶性肿瘤从发病到手术少于 10 个月,总的看来脊髓髓内肿瘤临床症状多呈缓慢进展,有些患者表现为麻木,轻微力弱或肢体麻木达好几年。

1.感觉障碍 脊髓髓内肿瘤常见的首发症状是颈、背部疼痛,疼痛可很轻微,也可能很严重,感觉障碍常产生于运动功能障碍之前,并表现为脊髓中央部位的损害,上肢或躯干的感觉丧失可静止一段时间,与脊髓空洞症很难区别,在颈部可产生一侧或两侧肢体麻木和感觉减退,在胸段脊髓患者可出现胸背部肿瘤节段的疼痛或根性疼痛。病变继续进展症状进行性加重出现节段性感觉障碍,感觉障碍从上向下肢发展,并可出现痛温觉分离的现象,即表现为肿瘤平面以下痛温觉丧失而触觉保存。

2.运动障碍 由于肿瘤在脊髓内部,颈髓髓内肿瘤先出现上肢下运动元损伤,表现为上肢无力、力弱,以后才使下肢受累,此时如肿瘤压迫或侵犯脊髓前角细胞在上肢出现肌无力及肌肉萎缩,深反射减弱或消失,因皮质脊髓束靠外周,此时下肢呈现上运动元损害,肌张力增高,出现病理反射等。胸段脊髓髓内肿瘤产生痉挛性截瘫和膀胱功能障碍,而圆锥肿瘤突出表现为括约肌功能障碍,而下肢力弱不明显,但如 L_5 或 S_1 神经受累则产生足力弱。

3.脑神经麻痹　脊髓髓内肿瘤位于上颈段脊髓内时因肿瘤向上生长或上颈及延髓囊肿可造成后组脑神经麻痹,如声音嘶哑,吞咽困难,咽反射消失,软腭无力、不对称,胸锁乳突肌或舌肌萎缩等。

4.脑积水　脊髓肿瘤患者 $1\%\sim10\%$ 可出现脑积水,在某些恶性星形细胞瘤或室管膜瘤细胞播散致蛛网膜下腔或脑室系统,阻塞了脑脊液循环,产生颅内压增高和脑积水,另外脑脊液蛋白含量明显增高,阻碍了脑脊液的回吸收亦是造成脑积水的原因之一。

生长于终丝的室管膜瘤有作者归为脊髓髓内肿瘤范畴,常表现为下背部疼痛然后有一侧或两侧腿疼,因有大量神经在此区,故在肿瘤长大时出现明显的神经功能障碍,并可能有较长的疼痛过程,此时鉴别是肿瘤引起的疼痛还是腰椎病引起的疼痛常是困难的。

四、诊断

脊髓髓内肿瘤多进展缓慢,经历多年呈进行性加重,节段性感觉障碍,痛触觉感觉分离等均为其特殊的临床表现,结合必要的影像学检查常可精确定位,甚至做出定性诊断。

(一)MR 扫描

MRI 已成为脊髓髓内肿瘤首选的方法,而脊髓造影和 CT 看到的是脊髓的外表面,而 MRI 能显示脊髓内部的病理解剖及脊髓与邻近软组织的关系,MRI 可冠状、矢状扫描和轴位扫描来判断髓内肿瘤的部位、范围,肿瘤内或脊髓有无囊肿,中央管扩大积水等,Gd—DTPA 强化后则更为精确有一半脊髓髓内肿瘤在邻近肿瘤处有囊肿,脊髓中央受扩张形成脊髓空洞或脊髓积水使脊髓增宽,有时误认为此区亦为肿瘤。

脊髓髓内室管膜瘤于肿瘤处脊髓变粗呈梭形膨胀,肿瘤从脊髓中心向外生长,在 T_1 加权成像(T_1WI)上呈等信号或稍长信号,T_2 加权成像(T_2WI)呈稍长信号,Gd—DTPA 强化后肿瘤多为均匀一致强化。肿瘤范围较长,多占据数个脊髓节段,国内报告最长可达 22cm,肿瘤近端或远端多伴有囊,其囊壁能明显的被强化,常有脊髓空洞形成,可在肿瘤的上极也可在下极(图 6—8)。我科报告脊髓髓内室管膜瘤中有 10 例位于肿瘤的上端,2 例位于肿瘤的下端,亦可见到扩大的中央管。

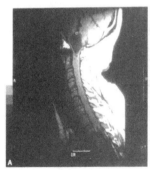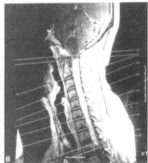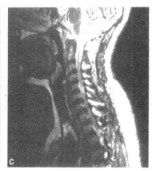

图 6—8　颈髓髓内室管膜瘤 MRI

A. MRI 平扫见颈脊髓增粗,T_1WI 肿瘤为高信号,上极有一囊;B. MRI 强化像示肿瘤明显被强化;C. 术后 MRI 显示肿瘤已全部被切除髓内星形细胞瘤显示病变部位脊髓变粗,肿瘤位于髓内,但常不在脊髓中央,肿瘤轮廓常不清楚,但肿瘤头端或尾端常合并有囊肿,囊肿边界较清楚,信号均匀,T_1WI 呈高信号或等信号,等于或高于脑脊液的信号,在 T_2WI 亦呈高信号,MRI 很容易区别肿瘤瘤体部分与囊腔部分,强化后肿瘤可被强化,但不均匀,或不被强化,肿瘤边界不清,常有新的或陈旧性出血(图6—9)。

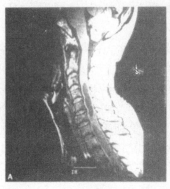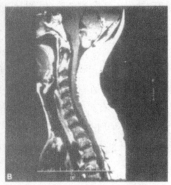

图6—9　脊髓髓内星形细胞瘤

A.肿瘤于 T_1WI 呈较高信号,与脊髓无明显边界,其下极有一囊;B.手术切除肿瘤后 MRI 复查,显示肿瘤瘤囊均已消失

血管网状细胞瘤 MRI 显示肿瘤局部增宽,并常见有囊肿形成,强化后可见到均匀一致明显被强化的肿瘤结节(图6—10)。

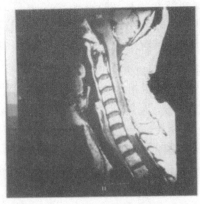

图6—10　颈髓髓内血管网状细胞瘤,肿瘤呈均匀一致强化

脂肪瘤 MRI 上呈典型脂肪信号,即短 T_1 与短 T_2。瘤体清楚,T_1WI 呈高信号(短 T_1),T_2WI 呈短 T_2 低信号。

(二)脊髓 X 线平片

20％患者可出现异常,如椎弓根变宽等,但对诊断髓内肿瘤价值不大,仅能说明有椎管内占位病变。

(三)脊髓动脉造影

对血管网状细胞瘤的诊断很有意义,脊髓动脉造影时见到肿瘤呈均匀一致的染色(图6—11),并可见到供养动脉及导出静脉,据此可做出定性诊断,并对制订手术方案有很大帮助。

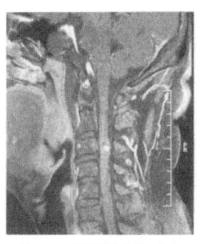

图 6—11 颈脊髓海绵状血管瘤

五、鉴别诊断

脊髓髓内肿瘤除应与椎管内硬脊膜内或硬脊膜外各种肿瘤相鉴别外,尚应与以下疾病相鉴别:

1.脊髓空洞症 两种疾病十分相似,如缓慢进展,进行性加重,节段性感觉障碍,感觉分离等。脊髓空洞症病程更长,进展比髓内肿瘤慢,MRI 虽然有脊髓增宽外,空洞 T_1WI 为低信号,并有小脑扁桃下疝,注入 Gd—DTPA 后无强化。

2.多发性硬化(multiple sclerosis) 当多发性硬化症出现脊髓受累时,与脊髓髓内肿瘤相似,易混淆但多发性硬化发病及出现神经功能障碍快。临床症状表现为加重与减轻或恢复交叉进行,髓内肿瘤临床症状表现为进行性进展,无缓解,在多发性硬化患者脑脊液及视觉诱发电位常为异常,MRI 脑扫描有异常斑块,多发性硬化的脊髓损害相似髓内肿瘤,但其多影响 $1 \sim 2$ 个脊髓节段,在急性期,其 MRI 与髓内肿瘤从信号强度到强化程度有相似性,但脊髓常不增宽、膨大。

六、治疗

脊髓髓内肿瘤的外科治疗是一个复杂的问题,既有技术问题又有社会问题,手术后有可能加重脊髓功能障碍程度,甚至带来新的损害,患者是否能承受这样的打击? 因此有不少医师采取较为消极的态度,即当脊髓髓内肿瘤确诊后,患者如无明显的脊髓功能障碍则给予保守治疗,静观症状发展,当脊髓功能障碍症状明显时再做手术,此时患者也能接受这样的现实。由于核磁等神经影像学及显微外科技术的发展,术中使用激光刀、超声吸引器等手术疗效有很大改进,因此近年来不少神经外科医师主张对脊髓髓内肿瘤采取积极态度,即或是在无明显脊髓功能障碍的情况下亦应手术切除肿瘤,以期全切除肿瘤,避免肿瘤不断长大,破坏脊髓功能。

(一)脊髓髓内肿瘤外科手术

应在显微镜下充分使用显微外科技术切除肿瘤,利用 CO_2 激光可在脊髓中线切开脊髓,及汽化较硬的肿瘤和止血。超声吸引对切除髓内肿瘤很有帮助,可有效的吸除肿瘤而不损伤正常的邻近脊髓组织,对用吸引器不能吸除的较硬的肿瘤亦可吸除。其缺点是不能吸除有钙化的瘤组织,另外不少类型的超声吸引力较大,较笨,影响外科医师的操作。如无超声吸引器切除这类肿瘤则需用剪刀行锐性分离,但有可能损伤正常脊髓造成永远性脊髓功能损坏。

(二)手术中电生理监护脊髓功能

为了防止术中进一步损坏或加重正常脊髓功能,手术中利用电生理手段监护脊髓功能是十分重要的。近年来对脊髓髓内手术采用电生理手段来监测,判断手术中对脊髓功能的影响,指导手术进程,手术范围,判断术后脊髓功能的预后,特别是运动功能的影响,取得了很大的进展。在历史上脊髓髓内手术的监护是用体感诱发电位(somatosensory evoked potentials,SEPS)来监测术中及术后脊髓功能状态,以 SEPS 的影响来推测手术对运动功能的影响。但在脊髓内感觉和运动通路是分开的,手术影响两者的程度不是等同的,因此手术后可能出现严重的运动功能障碍而 SEPS 无改变。同样在手术开始切开脊髓背部中线时 SEPS 常消失,这样影响进一步观测。近年来发展的运动诱发电位(motor evoked potential,MEPS)和肌肉运动诱发电位(muscle,MEPS),在监测脊髓髓内肿瘤手术的进程,日益显出其优越性,它能很好的反映皮质脊髓束的功能状态,使术中电生理监测不单是一个研究的工具且有很大的应用价值,进一步增加了髓内手术的安全性。Kothbauer 根据 130 例 160 次髓内肿瘤手术术中监护经验认为术中 MEPS D 波波幅能保持在原波幅 50% 以上则是安全的,低于 50% 时说明皮质脊髓束受到损害,此时应停止手术,用温盐水冲洗创口,当 MEP 恢复正常后可继续手术,如 D 波在 2~3min 内不恢复或 D 波低于原基线 50% 则应终止手术,或仅做活检不宜大作。Morto 等对 32 例脊髓髓内手术进行监测认为 MEP 术中监测对术后运动功能的评估优于术前运动功能的神经症状与体征,较后者敏感可靠,术后如 MEPS 波幅超过原始基线 50% 以上时说明运动神经功能的预后是好的。

(三)手术要点

在椎板截除暴露肿瘤时椎板截除范围应以暴露实体肿瘤为准,肿瘤外的囊肿含有液体,切除肿瘤后自行消失或于手术中放除囊液,而此囊壁包含有非肿瘤性胶质增生,不是肿瘤,因此无必要做广泛的椎板截除去暴露肿瘤以外的囊肿,脊髓背侧切开则主张从中线切开,中线旁切开可使关节位置觉丧失。术中尽量不使用电灼止血,必要时应用低电流双极电凝止血。多数情况下用海绵或止血纱布压迫可达到止血功效。术后软—蛛网膜应用 6—0 无创缝线缝合,硬脊膜及肌肉、皮肤等分层紧密缝合以预防术后脑脊液漏。如肿瘤部分切除后脊髓仍有肿瘤时,可用硬脊膜移植成形术来使脊髓得到减压效果。

由于使用显微外科技术,超声波术中监测,超声吸引器、激光刀等现代技术,脊髓髓内肿瘤的手术疗效比以往大为改善。以我科 174 例脊髓髓内肿瘤的疗效为例可以说明其疗效的改观(表6—4)。

表6—4 174 例髓内肿瘤的手术效果

症状与体征	手术前	手术后		
		改善(%)	无变化(%)	恶化(%)
肌无力	109	82(75.2)	20(18.3)	7(6.5)
进行性麻木	97	76(78.3)	16(16.5)	5(5.2)
疼痛	77	65(84.4)	10(13.0)	2(2.6)
括约肌功能障碍	72	56(77.8)	15(20.8)	1(1.4)

（四）室管膜瘤

室管膜瘤占髓内肿瘤的 34.1%～65%，肿瘤起源于脊髓中央管的室管膜细胞，因此位于脊髓中央向外呈膨胀性生长，多呈紫红色或灰紫色，质地较软，多数血循环不丰富，肿瘤与正常脊髓常有清楚的分界。在显微镜下易于区分，循此界面进行分离，可不损伤或较少损伤正常脊髓，肿瘤较长，多数占据 3～5 个脊髓节段，国内报告最长者达 22cm，肿瘤的上极或下极或两极常有囊肿存在。因此易于做到全切除，国内王忠诚等报告脊髓内室管膜瘤的全切除率为 95.7%，我科报告的全切除率为 92.9%（表 6—5）。在术后得到长期随访（平均 69 个月）72.9%的症状与体征改善，恶化者仅 1.2%。

表 6—5　174 例髓内肿瘤的手术切除

病理	病例数	全切(%)	次全切(%)	部分切除或活检
室管膜瘤	85	79(92.9)	5(5.95)	1(1.2)
星形细胞瘤（Ⅰ～Ⅱ）	56	23(41.1)	20(35.1)	13(23.2)
（Ⅲ～Ⅵ）	6	1(16.7)	2(33.3)	3(50.0)
脂肪瘤	9	1(11.1)	2(22.2)	6(66.7)
血管网状细胞瘤	9	8(88.9)	1(11.1)	0
上皮样囊肿	4	4(100)	0	0
神经鞘瘤	3	3(100)	0	0
转移瘤	2	1(50)	1(50)	0
总计	174	120(69.0)	31(17.8)	23(13.2)

Hejazi 和 Hassler 报告 32 例髓内室管膜瘤手术全切除率为 94%，术后长期随访 81%患者症状与体征有改进，恶化者占 6%，收集文献报告脊髓髓内室管膜瘤 249 例，手术全切除率从 24%～100%，平均为 67%，术后症状与体征改进者从 35%～94%，平均为 69%，无变化者平均为 14%，恶化者占 16%，4%死亡。

（五）星形细胞瘤

星形细胞瘤占脊髓髓内肿瘤的 26.8%，成人髓内星形细胞瘤与室管膜瘤不同，生物学特征与颅内星形细胞瘤相似，多在脊髓偏一侧生长，肿瘤多呈黄色或灰色，因其是浸润性生长，与正常脊髓组织无明显界线，低恶性度者（Ⅰ、Ⅱ级）血运不丰富，恶性者（Ⅲ、Ⅳ级）血运丰富，因此其全切除率很低。但在儿童及婴幼儿脊髓髓内肿瘤中星形细胞瘤占首位，可占儿童脊髓髓内肿瘤的 75%，与儿童小脑星形细胞的生物学特性相似，此类肿瘤常有瘤囊，有良性倾向，瘤实体部分常在瘤囊中，全切除率高。Constantini 报告 164 例儿童脊髓髓内肿瘤，其中 79.3%为低恶性度胶质瘤，手术切除率可达 76.8%，而成人脊髓髓内肿瘤的全切除率很低，国内王忠诚报告髓内星形细胞瘤的全切除率为 39.1%。Heijazi 等综合文献报告脊髓髓内肿瘤 187 例，其中Ⅰ～Ⅱ级星形细胞瘤 140 例占 75%，Ⅲ～Ⅳ级者 47 例占 25%，髓内星形细胞瘤Ⅰ～Ⅱ级手术全切除率为 44%，Ⅲ～Ⅳ级者为 40%。术后随访Ⅰ～Ⅱ级 44%术后症状与体征有改进，无变化者 21%，恶化 14%，死亡 14%。Ⅲ～Ⅳ级术后随访无变化 4%，恶化 96%，死亡 77%。我科报告星形细胞瘤Ⅰ～Ⅱ级手术全切率为 41.1%，Ⅲ～Ⅵ级为 11.1%，作者单位治疗并得到平均 69 个月随访的星形细胞瘤其结果见表 6—6。

表6-6 174例髓内肿瘤手术治疗长期随访结果

病理	病例数	放疗(%)	复发(%)	改进(%)	无变化(%)	恶化(%)	死亡(%)
室管膜瘤	85	6	1(1.2)	62(72.9)	21(24.7)	1(1.2)	1(1.2)
星形细胞瘤(Ⅰ～Ⅱ)	56	33	3(5.3)	37(66.1)	11(19.6)	6(10.7)	2(3.6)
(Ⅲ～Ⅵ)	6	6	6(100)	0	0	0	0
脂肪瘤	9	0	0	7(77.8)	2(22.2)	0	0
血管网状细胞瘤	9	0	0	9(100)	0	0	0
上皮样囊肿	4	0	0	4(100)	0	0	0
神经鞘瘤	3	0	0	3(100)	0	0	0
转移瘤	2	2	2(100)	0	0	0	0
总计	174	47	12(6.9)	122(70.2)	34(19.5)	7(4.0)	11(6.3)

(六)血管母细胞瘤

又名血管网状细胞瘤,占本组髓内肿瘤的10.6%,血管网状细胞瘤MR强化后扫描肿瘤为均匀一致的明显强化,边缘清楚,可依此做出定性诊断,但术前均应做选择性脊髓动脉造影,可显示肿瘤的供血动脉及导出静脉,肿瘤呈均匀一致染色,手术中可根据供养动脉的位置,首先控制及结扎供血动脉,尽量减少出血有利于肿瘤的分离与切除,肿瘤与正常脊髓常有分界,结扎供血动脉后可分离完整切除肿瘤,忌行分块切除,因分块切除时极易出血且难以控制,大量出血常难分辨肿瘤与正常脊髓,给手术造成困难,且易造成术后症状加重。本组收治9例脊髓髓内血管网状细胞瘤,手术中有3例企图分块切除肿瘤,因出血多仅做到部分切除肿瘤,术后3～10d症状与体征加重,复查MRI瘤床区有血肿形成,再次手术清除血肿并切除残存肿瘤疗效满意,经长期随访,肿瘤未再复发。

(七)脂肪瘤

以腰骶部多见,常与隐性脊柱裂、腰骶部皮肤脂肪瘤共存,少数病例可位于胸、颈节段,孤立存在于脊髓髓内,多数髓外髓内均有脂肪瘤,可呈分叶状,有纤维束,与正常脊髓组织粘连紧密,全切除肿瘤势必引起严重的脊髓功能障碍,使用CO_2激光气化肿瘤有可能提高肿瘤切除程度,因有许多纤维隔超声吸引吸除亦困难,因此多数作者主张做肿瘤大部切除使脊髓得到充分减压即可,因肿瘤生长很慢,故术后症状与体征能长期缓解和改进,不必强求切除边界不清楚的肿瘤而加重脊髓损伤。

(八)脊髓髓内神经鞘瘤

脊髓髓内神经鞘瘤罕见,本组174例脊髓髓内神经鞘瘤2例,肿瘤位于髓内,与髓神经无任何关系,国内仅有个别病例报告,Heijazi复习文献仅有34例,加上他报告的1例共35例。他认为脊髓髓内神经鞘瘤是异位肿瘤,但Freeman(1996年)认为1%神经鞘瘤位于脊髓髓内,其来源于伴随脊前动脉进入脊髓内的动脉有周围神经鞘的内容而发生的。

(九)其他肿瘤

脊髓髓内肿瘤还有转移瘤、神经节瘤、少枝胶质细胞瘤、肠源性囊肿等,以及上皮样囊肿、皮样囊肿等先天性肿瘤。

(十)手术并发症

1.加重脊髓功能障碍 这是最重要的问题,患者及医师对此问题均十分关注,虽然使用各种近代先进手段进行手术,术后仍有6%～20%患者出现脊髓功能障碍,一般术后脊髓功能障碍程度加重 1～2 级,经 3～6 月后可恢复至原有水平,并不断改进,但部分患者仍遗留有持续性脊髓功能障碍,不能恢复,因脊髓后柱切开切除肿瘤,术后本体感觉及关节位置觉丧失在所难免的,当手术从中央向外侧广泛分离切除肿瘤时,脊髓丘脑束受损而出现感觉障碍,术中体感诱发电位可早期预警可避免严重的感觉传导系统受损。

当皮质脊髓束受累时可出现严重的肢体瘫痪,因此术中应用 epidura－MEPs 和 muscle MEPs 监测皮质脊髓束功能,观察 D 波改变是现代脊髓髓内手术的一大进步。为防止术中脊髓功能进一步损害,要求手术准确定位,脊髓切开应正好位于病变区及瘤囊区,这样可避免不必要的过长的脊髓切开,或脊髓切开部位偏离肿瘤所在部位,手术中超声波检查十分重要,因在切开硬脊膜前术中 7.5Hz 超声波扫描能精确定位实体肿瘤和其邻近的囊或肿瘤中的囊,这样可决定脊髓探查的范围,以免盲目切开脊髓进行探查,特别是对边界不清楚的星形细胞瘤亦有帮助,术前开始应用激素对减轻脊髓术后水肿,保护脊髓功能,预防蛛网膜炎等有益。

2. 术后可出现伤口感染脑脊液漏等　按显微外科技术严格操作,分层紧密缝合伤口,可降低这些并发症的发生率。

3. 脊柱畸形　较广泛的椎板截除术后可产生鹅颈、驼背等脊柱畸形,特别是在儿童或年轻患者,可在术后几年甚至数月后发生,如畸形不断加重势必压迫脊髓出现脊髓压迫症,因此术中注意脊柱的力学改变采取必要的融合或固定手术是必要的。

(十一)其他辅助治疗

室管膜瘤、恶性胶质瘤、转移瘤,从颅内"种植"于脊髓的室管膜瘤、髓母细胞瘤、生殖细胞瘤等对放射治疗敏感,手术切除肿瘤或减压后辅以放疗有助于提高生存质量,延长生存期推迟复发时间。髓内室管膜瘤全切除后不必行放疗,可定期 MRI 复查,如有复发,可再次手术,部分切除的病例可行局部放疗。一般认为脊髓对 γ 射线的耐受性比脑组织低 10%～15%,因此在行脊髓放射治疗时,颈、腰照射剂量是 50Gy 在 5 周内分 25 次照射是安全有效的,因胸段脊髓供血较差,放疗剂量应减少 10%,多数作者认为儿童不宜行脊髓放射治疗,如 Gonstantini 反对儿童行脊髓放射治疗,如在随访期中肿瘤复发,可再次手术切除。

化学治疗效果不肯定,有报告用于复发性脊髓髓内肿瘤者,或与放疗联合作用。

七、预后

脊髓髓内肿瘤的预后受诸多因素的影响,主要有:

(一)影响患者生存率的因素

肿瘤性质是决定因素,一般髓内肿瘤生长缓慢,患者生存期较长,脊髓髓内恶性星形细胞瘤相似于颅内的恶性星形细胞瘤,其生存期平均为一年左右,文献报告其中位生存期为 6 个月,仅个别病例生存超过 1 年。但低恶性度星形细胞瘤则好得多,因肿瘤缓慢进展,故生存期比恶性者要长,但位于颈脊髓者因四肢瘫、呼吸功能障碍或并发肺炎可造成死亡。其平均生存期为 3 年,室管膜瘤预后比星形细胞瘤好得多,全切除后可长期生存,血管网状细胞瘤为良性肿瘤,全切除后可获治愈。血管网状细胞瘤可为多发,其预后与肿瘤所在位置有密切关系,而脂肪瘤因其生长很慢,因此部分切除减压后症状与体征改善,患者可长期生存。

(二)影响术后神经功能的因素

1. 术前脊髓功能状态　文献报告一致认为术前脊髓功能状态与术后神经功能预后有密切关系。McCormick 对脊髓髓内肿瘤脊髓功能进行计分:Ⅰ级,即脊髓功能正常者,但可有轻微的麻木感；Ⅱ级：轻度运动或感觉障碍，患者生活能完全自理；Ⅲ级：中度脊髓功能障碍，行走受到限制，需要一定的帮助；Ⅳ级：严重运动或感觉功能障碍，行走受限，需要帮助；Ⅴ级：截瘫或四肢瘫，生活完全不能自理。174例脊髓髓内肿瘤术前、术后脊髓功能分级变化见表6－7。

表6－7 174例脊髓髓内肿瘤术前、术后脊髓功能分级比较

术前分级	术后分级					例数
	Ⅰ	Ⅱ	Ⅲ	Ⅳ	Ⅴ	
Ⅰ	4	0	0	0	0	4
Ⅱ	42	32	1	0	0	75
Ⅲ	3	50	16	2	1	72
Ⅳ	0	1	4	5	2	12
Ⅴ	0	0	1	4	6	11
共计	49	83	22	11	9	174

从表6－7中可看出术前脊髓功能状态正常的（Ⅰ级）患者，术后脊髓功能能保存在Ⅰ、Ⅱ级，而Ⅳ、Ⅴ级者术后仅少数有改进，多数无改进，甚至加重。因此应主张在出现脊髓功能障碍前尽早手术，才有望获得好的脊髓功能结果。

2. 手术切除肿瘤范围　手术中损伤脊髓功能和术后残存肿瘤的生长是影响术后脊髓功能的重要因素，虽然多数脊髓髓内肿瘤生长缓慢，但不断长大的肿瘤势必压迫破坏脊髓产生功能障碍，对肿瘤切除程度的判断有时术中是不充分的，对边界清楚的室管膜瘤、血管网状细胞瘤等常无困难，但对边界不清，呈浸润性生长的星形细胞瘤常十分困难去估计手术切除肿瘤的范围，如有报告术者在星形细胞瘤行全切除后，术后肿瘤复发率仍很高和脊髓功能障碍仍在进行性加重。

（三）肿瘤复发问题

未全部切除的肿瘤势必再长大产生症状，即或全切除的肿瘤亦有较高的复发率，在Constantini报告的164例脊髓髓内肿瘤中肿瘤复发率为35.3%，平均复发时间在术后（37.9±4.8）个月，肿瘤常在原位复发，以后可进一步扩散至软脑膜。复发后可再次手术，仍可取得较好的结果，如在58例复发病例中，行再次手术后26例仍然存活，已随访（97.1±8.4）个月，二次手术中的致残率与第一次手术相似。

八、结论

1. 脊髓髓内肿瘤　50%以上是良性的或低恶性度的肿瘤，这些肿瘤手术全切除率很高，可达90%以上。

2. 髓内肿瘤应争取早期诊断早期手术，应在未出现严重脊髓功能障碍前手术，这样才能保存好的脊髓功能状态。术中电生理监护是术中防止脊髓进一步损伤的关键因素，可指导手术进程。

3. 良性肿瘤全切除后可获痊愈，低恶性度肿瘤全切除或近全切除率可达96.9%，其3年无症状生存率为91%，5年为88%，10年为82%。肿瘤次全切除仍可能获得有意义的长期无症状生存。

4. 肉眼全切除的低恶性度肿瘤不需行放射治疗，儿童不推荐行放射治疗。

5.高恶性度髓内肿瘤预后不佳。

（王帮奎）

第四节　脊髓损伤

一、概述

脊髓损伤（spinal cord injury,SCI）多由于脊柱骨折后椎体移位或碎骨片突出于椎管内，使脊髓或脊神经产生不同程度的损伤所致。脊髓损伤的致残率很高，占全身损伤的 0.2%～0.5%，年发病率约为（20～60）/100 万人。和平时期的脊髓损伤多见于交通事故伤、坠落伤、摔伤、砸伤和运动性损伤，绝大多数为闭合性。战时脊髓损伤多为枪炮弹片伤、爆炸性损伤和刀刺伤，常为开放性损伤。脊髓损伤尤其高位脊髓损伤者，多有瘫痪、呼吸肌麻痹及大小便功能障碍等，加之常继发呼吸系统及尿路感染、压疮等并发症，死亡率及残废率均较高，该病的诊治及研究是神经外科学的重要内容。

二、病因与发病机制

从病因及发病机制上可将脊髓损伤分为闭合性、开放性脊髓损伤两大类：

1.闭合性脊髓损伤　是由直接暴力或间接暴力作用所致的不伴有脑脊液漏或脊髓外漏的脊髓损伤。临床上间接暴力损伤明显较直接暴力损伤多见，间接暴力系暴力作用于身体其他部位，再传至脊柱，造成脊椎骨折或脱位致脊髓损伤，或损伤脊髓血管造成脊髓缺血；直接暴力指暴力直接作用于脊柱或躯干背部中轴，造成棘突和椎板骨折或脱位，碎骨片刺入或压迫脊髓致伤。具体地说又可分为脊柱骨折造成的脊髓损伤和未合并脊柱骨折脱位的脊髓损伤。前者包括屈曲性骨折脊髓损伤、伸展性骨折脊髓损伤、旋转性骨折脊髓损伤、垂直压缩骨折性脊髓损伤；后者包括椎间盘突出、挥鞭性损伤、血管损伤、挤压伤或气浪冲击伤等所致的脊髓损伤。

2.开放性脊髓损伤　是指有开放性伤口，并发脑脊液漏或脊髓组织外漏的脊髓损伤。通常由锐器或火器通过脊柱的间隙进入椎管，直接打击脊髓致伤。受伤的部位以胸椎最多，颈椎、腰椎较少。它与闭合性损伤所不同的是脊椎骨折脱位常较轻或局限，对脊柱稳定性的影响较小。另外约有 1/3 的开放性脊髓损伤伴发胸腹腔脏器的复合伤，2/3 的病例为部分性脊髓损伤，该类脊髓损伤因有开放性伤口，感染的发生率较高。

三、脊髓损伤分类和分级

（一）脊髓损伤的分类方法

依据脊髓损伤后病理分类可分为原发性脊髓损伤和继发性脊髓损伤；依据脊髓损伤部位可分为上颈段损伤、下颈段损伤、胸段脊髓损伤、腰膨大损伤、脊髓圆锥和马尾损伤。其中病理分类、部位分类分别在脊髓损伤后病理变化和临床表现中讨论，本节分类主要依据脊髓损伤程度分类。

1.完全性脊髓损伤　在损伤早期损伤平面以下深、浅感觉完全丧失，肌肉完全瘫痪，浅反射消失或亢进，大小便潴留。脊髓休克过后，肌肉出现由松弛性瘫痪变为肌张力增高、腱反射亢进、病理反射阳性的痉挛性瘫痪。

2.部分性脊髓损伤　在损伤平面以下脊髓功能仍有部分保留,包括最低位的骶部存在部分感觉功能和运动功能。部分性脊髓损伤包括以下几种:

(1)脊髓中央损伤:多由颈髓过伸性损伤或脊髓挫伤伴发的脊髓内出血、血肿引起。临床上运动障碍多于感觉障碍,而且运动障碍上肢重于下肢。此外因脊髓后角损伤,主要产生受伤节段分布区痛温觉消失,而触觉保留的分离性感觉障碍和括约肌功能障碍。

(2)脊髓前部损伤:常因椎体骨折和椎间盘突出压迫脊髓前部和脊髓前动脉所致。表现为损伤平面以下完全性瘫痪、痛觉及温度觉消失,但因脊髓后索完整,深感觉和精细触觉保留,有括约肌功能障碍。

(3)脊髓后部损伤:此类损伤相当少见,因脊髓后索损伤而脊髓前索和侧索尚完整,临床表现为损伤水平以下深感觉包括位置觉、振动觉、运动觉和两点辨别觉消失,而痛温觉保留,若损伤累及锥体束,则可有肌张力增高、腱反射亢进、病理征阳性出现。

(4)脊髓半侧损伤:引起脊髓半切综合征,又名 Brown－Sequard 征。主要表现为损伤平面以下同侧肢体上运动神经元性瘫痪及深感觉丧失,对侧肢体浅感觉丧失。然而该综合征临床表现多不典型,多为一侧的损伤较另一侧重。腰骶部一侧损伤不产生脊髓半切综合征,因为此处脊髓各节段紧密连接,感觉传导束纤维很少能在病变部位以下到达对侧,故此处损伤感觉与运动障碍均在病变同侧。

(二)分级

为判断脊髓损伤的程度及预后,人们常对脊髓损伤进行分级。较为公认的是 Frankel(1967 年)评级法,1992 年美国脊髓损伤学会根据 Frankel 分级制定新 5 级分级标准,后被国际截瘫学会所接受。

A. 完全性损害:在骶段($S_4 \sim S_5$)无任何感觉、运动功能保留。

B. 不完全性损害:在损伤平面以下包括骶段($S_4 \sim S_5$)存在感觉功能,但无运动功能。

C. 不完全性损害:在损伤平面以下存在运动功能,但大部分关键肌肉的肌力<3 级。

D. 不完全性损害:在损伤平面以上存在运动功能,但大部分关键肌肉的肌力≥3 级。

E. 正常:感觉和运动功能正常。

另外脊髓损伤后各种功能丧失的程度亦可以用截瘫指数来表示。0 代表功能完全正常或接近正常;1 代表功能部分丧失;2 代表功能完全丧失或接近完全丧失。一般记录肢体自主运动、感觉及两便的功能情况,相加后即为患者的截瘫指数。三种功能完全正常的截瘫指数为0;三种功能完全丧失则截瘫指数为 6。从截瘫指数可以大致反映脊髓损伤的程度、病情进展及治疗效果。

四、脊髓损伤的病理变化

根据病理变化的不同,脊髓损伤可分为原发性脊髓损伤与继发性脊髓损伤。

(一)原发性脊髓损伤

1.脊髓震荡　脊髓遭受强烈震荡后立即发生弛缓性瘫痪,损伤平面以下感觉、运动、反射及括约肌功能全部丧失。与脑震荡相似,脊髓震荡是最轻的脊髓损伤,功能障碍在伤后数分钟或数小时即完全恢复,没有肉眼和显微镜下可见的病理改变。

2.脊髓挫裂伤　脊髓实质虽有挫伤的改变但其软膜仍保持完好者称为脊髓挫伤;脊髓软

膜和脊髓都有不等程度的破裂、出血、坏死现象者称为脊髓裂伤,由于挫伤和裂伤有时不易区分,加之两者常同时出现,临床上常合称脊髓挫裂伤。大体和显微镜下可见脊髓点、片状出血、水肿、软化坏死以及蛛网膜下腔内血性脑脊液,此后由于神经胶质和纤维组织增生,形成胶质瘢痕,实质萎缩和蛛网膜粘连增厚,脊髓内可遗留大小不等的空泡。

3.脊髓休克 暴力作用后立即发生损伤平面以下弛缓性瘫痪,各种感觉及深浅反射均消失,病理反射阴性,膀胱无力,小便潴留或失禁,大便失禁。其发生机制为脊髓严重受损后受伤平面以下失去高级中枢控制的一种病理现象。脊髓休克是一暂时或过渡的状态,被称作脊髓休克期。脊髓休克期通常持续 2～4 周,脊髓休克结束后,瘫痪的肢体肌张力增高,肌腱反射亢进,病理反射阳性,脊髓功能可有不同程度的恢复,但此期最易并发肺部感染、尿路感染及结石、压疮,也是高位脊髓损伤造成患者死亡的多发时期。

4.脊髓压迫 脊柱外伤后由于椎骨的脱位、椎间盘突出、突入椎管内的碎骨片、撕裂卷曲的韧带均可造成对脊髓的压迫,出现脊髓功能障碍。大多数骨折和脱位的椎体压迫脊髓的前方,少数源自脊髓后方的凹陷性椎板骨折。脊髓损伤常因移位的上下两个椎体的剪切而致部分性或完全性横断,因前后移动较多,脊髓损伤也以前后较重。晚期脊髓损伤常并发蛛网膜粘连、瘢痕收缩或囊肿形成,进一步加重脊髓压迫。

(二)继发性脊髓损伤

是指脊髓损伤后的局部缺血、水肿、Ca^{2+} 超载、过氧化基团异常表达、脊髓内外的血肿以及其他大量炎症介质所致的过度炎症和免疫反应。脊髓损伤局部缺血除与血管直接损伤有关外,还与血管活性物质的释放引起血管痉挛有关,如脊髓损伤后表达上调的血栓素 A_2(TXA_2)和白三烯是强力血管收缩剂。过氧化基团异常表达可致更多的活性自由基攻击神经细胞膜致脊髓组织水肿。Ca^{2+} 对于维持正常细胞功能至关重要,但脊髓损伤后细胞外 Ca^{2+} 内流超载,从而引起钙依赖性蛋白酶和磷脂酶的活化,破坏线粒体的功能和能量代谢,最终导致神经细胞死亡。其他如缺血再灌注损伤,致炎细胞因子肿瘤坏死因子－α($TNF-α$)、白介素－1β($IL-1β$)、E－选择素等,它们在继发性脊髓损伤中亦扮演重要角色。动物实验证实脊髓损伤后 4h $TNF-α$ 表达水平最高,且表达水平与创伤程度密切相关,减少 $TNF-α$ 表达能明显改善脊髓功能。血肿不但对脊髓造成直接压迫性损伤,还可影响脊髓的动脉供血和静脉回流,造成脊髓缺血性坏死和软化。

五、脊髓损伤的临床表现

脊髓伤后立即出现损伤平面以下的运动、感觉和括约肌功能障碍,损伤部位疼痛,骨折处椎体、棘突压痛及局部肿胀,严重椎体压缩性骨折或脱位时伴后突畸形。由于脊髓损伤的部位不同所出现的症状和体征各不相同,其表现有一定的特殊性,脊髓各节段损伤的特点具体如下:

1.上颈段($C_{1～4}$)损伤 颈段尤其高位颈段并发脑干损伤者死亡率很高,占脊髓损伤死亡率的 60%,因 $C_{2～4}$ 段有膈神经中枢存在,无论直接挫伤或下部挫伤水肿向上扩延,均可使膈肌肌瘫痪,出现呼吸困难,咳嗽无力。损伤平面以下四肢痉挛性瘫痪。感觉障碍方面,由于三叉神经脊髓束损伤,致面部感觉丧失,而口唇及其周围、鼻尖、鼻翼的感觉保留(此部感觉纤维终于延髓下端的三叉神经脊束核,故未受损)呈"洋葱皮型"感觉障碍(Dejerine 型脊髓损伤综合征)。括约肌功能也完全丧失。由下丘脑下降至睫状脊髓中枢的自主神经中枢受损,出现单侧或双侧 Horner 征。自主神经功能障碍也较明显,如高热、排汗、血管运动功能障碍和 Guttmann 征(鼻腔因黏膜血管扩张、水肿而致鼻塞)。

2.下颈段($C_{5\sim8}$)损伤 出现四肢瘫,双上肢表现为下运动神经元性瘫痪,双下肢为上运动神经元性瘫痪,损伤平面以下感觉消失,并伴有括约肌障碍。约在伤后 7~8 周建立反射性膀胱,集合反射明显,表现为刺激下肢时出现肌肉痉挛,膝和髋关节屈曲,踝部跖屈,两下肢内收,腹肌强力收缩,反射性排尿,阴茎勃起,并有出汗及立毛反射。

3.胸段($T_{1\sim12}$)损伤 由于胸段椎管较窄,脊髓损伤多为完全性,除有下肢截瘫及损伤平面以下感觉消失外,可因肋间神经部分麻痹致呼吸困难。中胸段水平损害则上腹壁反射保留,而中下腹壁反射皆消失。脊髓休克期 T_6 以上的损伤可出现交感神经阻滞综合征,表现为血管张力丧失、血压下降、脉搏徐缓、体温随外界波动。晚期出现自主神经反射过度综合征,表现为严重头痛、头晕、心悸、恶心、呼吸困难等。

4.腰膨大($L_1\sim S_2$)损伤 损伤特征为下肢呈弛缓性瘫痪,提睾、膝腱反射均可消失,腹壁反射存在。因脊髓中枢失去对膀胱及肛门括约肌的控制,排便、排尿障碍比较突出。

5.脊髓圆锥($S_{3\sim5}$)损伤 第 1 腰椎骨折可发生脊髓圆锥损伤,临床表现为两下肢的运动和感觉功能均正常,会阴部皮肤呈马鞍状感觉缺失,括约肌功能丧失致大小便失禁,并有性功能障碍,但膝腱和跟腱反射存在。

6.马尾神经损伤 马尾神经起自第 2 腰椎的骶脊髓,终于第 1 骶椎下缘。马尾神经在椎管内比较分散且活动度大,损伤多为不完全性,两侧症状多不对称,常有损伤平面以下弛缓性瘫痪,肌张力降低,腱反射消失,无椎体束征,感觉障碍可有剧烈的疼痛,括约肌和性功能障碍多不明显。

此外,脊髓损伤后其他较为少见的临床表现并形成独特的综合征包括:延、颈髓分离征:指损伤位于颅颈交界处,C_1 水平横断,患者立即出现呼吸及心跳停止,多数患者很快死亡,少数复苏成功,心跳恢复,但呼吸难以恢复,辅助呼吸下患者意识清楚,伴四肢瘫,常最终死于并发症;Bell 交叉麻痹综合征:损伤延、颈交界处的锥体交叉,由于上肢运动纤维于延髓下端水平交叉完毕,而下肢运动纤维在 $C_{1\sim2}$ 段交界处交叉完毕,因而四肢出现不同程度的选择性瘫痪,同侧上肢与对侧下肢瘫痪,且上肢瘫痪重于下肢;波动型四肢瘫综合征:比较少见,其特征为伤后立即出现四肢瘫,以后自发地好转,稍后症状又再度加重,如此反复多次。机制可能与功能性脊髓微血管痉挛有关。

六、脊髓损伤的辅助检查

1.腰椎穿刺 腰椎穿刺的目的一是脑脊液检查,了解脑脊液内是否含血,蛋白含量有无增高,细胞数是否正常等,来判断脊髓有无损伤等病变。再是做奎氏试验,检查脊髓蛛网膜下腔有否梗阻,梗阻是完全性或不完全性。如临床表现进行性恶化,腰穿椎管有梗阻,则肯定脊髓有受压。

2.生理检查 体感诱发电位(SEP)不仅对脊髓病变的定位诊断有参考价值,而且对判断脊髓损伤程度、评估疗效及估计脊髓功能预后均有指导意义。正常情况下神经冲动经脊髓传至大脑皮层,脑电图描记可有电位的变化,如脊髓发生横断性损伤,刺激损伤平面以下的周围神经,则不能引起此种变化。脊髓损伤早期诱发电位波幅下降,损伤后期潜伏期延长,出现完全性传导阻滞而诱发不出任何电位图形时,提示脊髓严重损害,预后较差。

3. H 反射测定　用单一脉冲电流刺激周围神经达到一定强度时,可在相应肌腱部位记录到一个潜伏期较短的电反应变化波,这是运动神经纤维受到刺激后引起的直接电反应,称为M 波。之后经较长的潜伏期出现第二个肌电反应,这是由于感觉纤维受到刺激后,通过脊髓中枢兴奋运动神经元引起的反射性肌电反应即为 H 反射。H 反射是判断脊髓损伤后灰质破坏程度的有效方法,中央灰质节段的变化必然引起 H 反射的改变。

4. X 线片检查　X 线片是诊断脊髓损伤的重要依据。可发现骨折、脱位、脊柱成角畸形或突入椎管内的骨片,通常应摄正位、侧位和双斜位片,特殊部位如枢椎骨折需拍照张口位,上下关节突骨折需拍照斜位像等。阅片时重点观察脊柱的整体对线及椎体骨折、脱位的类型;附件有无骨折;椎间隙有无狭窄或增宽。X 线片的改变与脊髓损伤的程度并不完全一致,有患者 X 线片病理改变明显,但脊髓检查表现损伤很轻;亦有脊髓损伤较重,X 线片改变轻而不明显者。X 线片检查未发现椎骨的骨折或脱位,并不能排除存在脊髓挫裂伤。

5. CT 检查　CT 扫描能显示损伤节段椎骨骨质结构的变化。对于较小骨块移位突入椎管内引起脊髓损伤者,在普通 X 线片较难显示,而 CT 可清晰显示椎体骨折块。此外对发现椎弓骨折及上下关节突交锁亦优势明显。脊髓出血可见椎管中心高密度区,脊髓蛛网膜下腔血肿多位于胸腰段,常使脊髓和马尾移位。

6. MRI 检查　MRI 检查是目前诊断脊髓损伤最理想的手段。可以从多方位准确、敏感、直观地判断脊髓损伤程度和类型。检查内容包括观察脊髓外形、信号强度、脊柱骨质结构、软组织椎间盘等有无变化。脊髓挫伤时若受损节段的脊髓仅为单纯性水肿,T_1WI 见增粗的脊髓影中有团块样或条状低信号影,T_2WI 表现为长 T_2 高信号;若水肿合并出血,则 T_1WI 见水肿区内有点片状略高信号影。脊髓受压时可见脊髓弯曲变细变扁、移位、扭曲,局部硬膜囊呈弧形内陷。脊髓出血损伤 3d 内 T_1WI 呈高信号,T_2WI 呈高信号,3d 后由于红细胞溶解,正铁血红蛋白释放到细胞外 T_1WI、T_2WI 均呈高信号。MRI 检查尽管是脊髓损伤最理想的辅查工具,但由于椎体及其附件等组织氢质子分布较少,信号对比不明显,对于某些较小的骨折、错位,还应结合 X 线片或 CT 检查结果综合判断。

七、脊髓损伤的诊断与鉴别诊断

(一)脊髓损伤的诊断首先应明确两点

其一是否有脊髓损伤;其二是判断脊髓损伤的部位及损伤的性质。

因脊髓损伤常有明确的外伤病史及其伤后出现的运动、感觉、括约肌功能障碍,诊断脊髓损伤多无困难。对于脊髓损伤的部位主要根据截瘫平面、感觉障碍的上界、受损神经根反射性疼痛的部位和肌腱反射消失的情况进行判断。脊髓损伤性质的判断是最重要的一步,临床应分清是完全性脊髓损伤还是不完全性脊髓损伤,有两个物理检查可资鉴别:肛门会阴区有无感觉和括约肌有无自主收缩。若会阴部无感觉存在,且肛门括约肌无收缩者,为完全性损伤,预后较差,反之则为不完全性损伤。脊髓损伤诊断同时应注意以下几点:①通常脊柱损伤的部位和脊髓损伤的平面一致,但在损伤早期由于脊髓水肿、出血或脊髓供血障碍,所表现出的感觉和运动障碍水平可能比实际损伤的平面要高。②重视身体其他部位的合并伤,如脊髓挫伤并发胸腹腔脏器的损伤等。③动态观察脊髓有无进行性受压表现:脊髓损伤后无明显骨折或脱位,而症状进行性加重者;或症状好转数日后又加重者均应想到脊髓内外出血或血肿的可能。

(二)脊髓损伤的鉴别诊断

1.外伤性癔症性瘫痪 患者遭受外伤后导致中枢神经功能失调而引起的感觉和运动功能障碍,本身并无器质性病变。脑脊液、X线片、CT与MRI等辅助检查均无异常。通常可引出腹壁及提睾反射,但无病理反射。感觉、运动功能障碍与神经分布区不符,可经暗示治疗好转。

2.脊髓拴系综合征 以儿童及青少年居多,一般无外伤病史,临床表现主要为下肢运动障碍及括约肌功能障碍等。MRI可见增粗短缩的终丝牵拉脊髓圆锥,并多可明确脊髓拴系的原因,如:脊髓脊柱病变、脊柱裂等。

3.椎管内出血 外伤如高处坠落伤、背部直接受暴力打击等偶可引起椎管内血管破裂出血形成血肿。起病突然,病变平面以下感觉减退或消失,数小时内肢体出现瘫痪。CT与MRI检查多可明确诊断。

八、脊髓损伤的治疗

(一)脊髓损伤的治疗目的

包括脊柱骨折脱位的复位固定、打断继发性脊髓损伤的恶性病理循环、积极预防和处理并发症、促进脊髓功能的恢复等。因此脊髓损伤的治疗是一个全面的综合过程。治疗原则为:①若有脊柱骨折,首先需要制动,以防发生或加重脱位造成的脊髓损伤。②急性期治疗应主要针对脊柱骨折和错位,根据具体情况采取颅骨牵引、手法复位或手术解压。③开放性脊髓损伤大多不影响脊柱的稳定性,故早期以清创、摘除椎管内碎骨片和异物、修补硬脊膜、防止脑脊液漏和创伤感染为主。④伤后早期即需开始积极防治并发症,特别是压疮、泌尿系感染及呼吸系统感染等。

(二)非手术治疗

1.脊髓损伤的急救 对于脊柱骨折脱位合并有脊髓损伤的患者,适当妥善的急救处理对于预后至关重要。搬运或处理不当,常会加重脊髓的损伤。对脊髓损伤患者的搬动,必须十分注意保持脊柱固定。切忌一人或两人将患者屈曲抱抬。应三人或四人同时托起患者躯体置于硬板担架上运送。若有颈椎损伤,施救者应双手托住患者下颌及枕部,保持颈部中立位,旁置沙袋以防扭转。颈椎和胸椎上部损伤时,可引起肋间隙麻痹致呼吸困难,宜早期作气管切开,以减少无效腔并吸除气管内分泌物。同时应特别留意复合伤的发生。

2.闭合复位 颈椎单侧脱位、半脱位、环枢椎单侧脱位,胸腰段及腰椎骨折脱位合并不全或完全性脊髓损伤者,都可先试行闭合复位。前者可用Taylor方法进行复位,患者仰卧,术者在头前,助手拉双肩做对抗牵引,以长带作枕颈牵引,另一端绕术者骨盆,以躯干作牵引。术者双手扶颈椎及头,稳妥牵引5~10min,颈肌松弛后,颈部牵开脱位关节、交锁松开,将头及颈向下放使之过伸复位。胸腰段及腰椎骨折脱位可采用位置性复位方法治疗。该法最先由Guttman提出,患者平卧位,腰背骨折处垫一软垫,使脊柱保持过伸位,并逐渐垫高骨折部位支掌的软垫,增加脊柱过伸,垫高的程度依患者耐受和侧位X线片检查结果做适当调整。通过脊柱的过伸,达到骨折整复的目的。翻身时要尽量保持过伸体位,平均卧床时间为10~13周,以后再用石膏背心或脊柱外固定支架固定数周,再逐渐下床活动。

3.牵引治疗 牵引治疗主要适用于颈椎损伤合并脊髓损伤的患者。最常用的方法:

(1)颅骨牵引:适应证为环枢脱位和颈椎骨折合并脊髓损伤。通常在病床上操作,需先确定颅骨钻孔部位,以两乳突在颅顶的连线为额状线,由两侧眉弓外缘向颅顶画出两条矢状线,两线与上述额状线相交点,即为钻孔部位。局部钻孔后将牵引弓的钉齿插入两侧的骨孔中,拧紧牵引弓的螺丝钮,使其固定牢靠。切口处用无菌纱布包扎,在牵引弓上系牵引绳,通过牵引滑车进行牵引。牵引重由 4kg 开始,同时抬高床头 15~20cm 借体重行反牵引,以后在侧位 X 线指导下,每次增加 2kg 左右,直到完成颈椎的复位。颈椎脱位复位后,目前多采用牢固的颈椎外固定支架,或石膏背心固定。通过 8~12 周的牢固固定,绝大多数患者颈椎可重新稳定,并无疼痛,亦无畸形残留。

(2)头环牵引:头环牵引的适应证同颅骨牵引。但该方法操作简单,牵引过程中不易脱落,可承受较大重量的牵引,还可以组装成头环石膏背心与头环盆环牵引,因而具有一定的优越性。术前选择大小合适的头环 1 个,头环钉 4 枚,螺丝刀 2 把。患者取平卧位,肩下及颈部稍垫起,通常无需剃头,仅在穿钉部位修剪头发备皮即可。先用亚甲蓝标记进钉点:一般应用 4 枚钉固定,前侧 2 枚在眉弓中外 1/3 上方,后侧 2 枚在耳尖后上方(相当于乳突尖上方),局部消毒后由助手按上述标记放置头环,然后依术前的进钉点旋入头环钉。注意事项包括:①旋入前侧 2 枚头环钉时,嘱患者紧闭双眼,以免在牵引过程中上眼睑皮肤及肌肉受牵拉而影响闭眼活动。②牵引后 24~48h,应将 4 枚头环钉再拧紧 1 次,这是防止脱钉的重要措施。③拧紧头钉的力约为 3kg 左右,低于此力,易发生头钉的松动与感染。④注意头钉术后护理,防止钉孔感染。每日用酒精或碘氟清洁局部 2 次,保持干燥,一般无需行敷料包扎。⑤前侧头旋钉要保持在眉弓中外 1/3 之上,靠后因该处颅骨最薄,钉易于穿透颅骨;靠内易损伤眶上神经。

4.药物治疗

(1)类固醇激素:大剂量类固醇类激素药物是治疗急性脊髓损伤的首选药。其作用机制为:可预防或减轻脊髓水肿减少神经损害;作为细胞膜稳定剂能保持神经细胞膜的通透性和血管的完整性,防止溶酶体及其他酶释放的作用;抑制组织细胞内儿茶酚胺的代谢与聚集以及强烈的抗脂质过氧化反应。此类药物目前较公认的为甲泼尼龙(MP),有报道用大剂量 MP 治疗急性脊髓损伤取得较好疗效,具体用法为:首剂为 30mg/kg 于 15min 内静脉注射,第一次输注完 45min 后,然后以每小时 5.4mg/kg 的速度维持量持续点滴 23h,伤后 8h 以内接受此方案效果最佳,24h 内给药亦有效。也可用地塞米松替代,剂量 20mg/kg,每 6h 注射 1 次。由于该药长期应用并发症较多,故应大剂量短疗程式使用。

(2)脱水剂:各种类型的脊髓损伤,都会产生不同程度的脊髓水肿,加重脊髓受压。故在损伤早期或术后一般需使用脱水治疗,以减轻脊髓水肿。常用的药物有:①甘露醇:一般用 20%甘露醇静脉点滴,剂量为每次 1~3g/kg,每隔 4~6h 静滴 1 次,连续数日。②呋塞米:每次 0.5~1.5mg/kg,6h 静脉滴注 1 次,该药与甘露醇交替使用效果更佳。③50%葡萄糖:持续时间较短,常用剂量为 50%葡萄糖 60mL,每 4~6h 静脉滴注 1 次。

(3)改善微循环药物:此类药物可调整微循环,改善脊髓内部的微环境,促进受损脊髓的血液供应。常用药物有:①东莨菪碱:静脉、肌肉给药均可,每次 0.3mg,每 3~4h 1 次,伤后 6h 给药效果较好,可持续 2~3d。②低分子右旋糖酐:500mL 静滴,每日 1~2 次。

(4)抗脂质过氧化反应剂:抑制脂质过氧化反应已成为脊髓损伤患者治疗的重点。急性脊髓损伤患者产生并释放大量的氧自由基,形成连锁式的铁依赖性脂质过氧化反应,破坏细胞膜结构的通透性和完整性。该类药物除上述类固醇激素和 20%甘露醇外,还有 Vit E、Vit

C、辅酶 Q_{10} 等。

(5)神经节苷酯(GM):是广泛存在于哺乳动物细胞膜上含糖酯的唾液酸,在中枢神经系统内含量特别高,用于治疗脊髓损伤的大多是从牛脑中提取的 GM1,对神经功能恢复效果显著,其作用机理主要与稳定膜的结构与功能有关。通过保护细胞膜 $Na^+ - K^+ - ATP$ 酶和 $Ca^{2+} - ATP$ 酶的活性,纠正离子失衡,从而防止细胞中毒性水肿;通过抑制病理性脂质过氧化反应,减少自由基对细胞膜的损害,具有抗自由基的作用。Geisler 等用 GM1 治疗脊髓损伤患者,每天 100mg 持续 18~23d 静脉滴注,1 年后随访较对照组具有明显疗效。临床用量:静滴 100mg,每日 1 次,连续 18~32d,通常 20~21d,其后如继续应用可 40mg 静脉或肌注,连用 3 周。

(6)神经营养药物:神经营养药物较繁多,目前临床常用的药品主要有神经生长因子(NGF)、脑水解蛋白、脑多肽等。其主要作用多为促进轴突再生、保护后根节细胞、保护神经细胞、减轻或避免断端坏死等,促进脊髓修复。

(7)钙通道拮抗剂:为减轻细胞内钙离子超载,以免脊髓出现继发性损伤,应使用钙离子拮抗剂,如尼莫地平,但该类药会引起平均动脉压下降,因此有认为使用时应辅以血管收缩药物,以保证全身系统血压的稳定及局部的血流灌注,或者合并使用右旋糖酐可增加脊髓血流。

(8)阿片受体拮抗剂:脊髓损伤患者早期释放较多的内啡肽,阿片受体拮抗剂直接阻止内啡肽的病理过程,通过提高血压,增加脊髓血流量,改善细胞能量代谢,减轻脊髓水肿。临床常用的有纳洛酮用量为 0.2mg(kg·h),静脉滴注,连续 4h,1 次/d。

5. 其他治疗

(1)高压氧治疗:脊髓损伤的早期,因出血、水肿、微循环障碍而使脊髓组织缺氧,局部出现低氧血症。高压氧治疗可提高脊髓损伤段的氧张力及氧弥散率,改善其缺氧状况。治疗方法:伤后应尽早进行高压氧治疗,每次治疗用 2 个大气压,2h/次,1d 进行 2~3 次,两次间隔 6h,共进行 1~3d。

(2)脉冲电治疗:将外置电场的两极置于脊髓损伤处的上下端或周围,或将脉冲电磁场两极置入硬脊膜外进行脉冲电治疗,可明显改善脊髓损伤后神经功能(如痉挛性膀胱)。其机制可能与脉冲电场对神经纤维再生与延长有促进作用有关。

(3)局部冷疗:伤后早期对脊髓损伤局部冷疗,可以减少出血及水肿,从而减轻或延缓脊髓损伤病理的进展,保护周围白质神经纤维,使截瘫得以恢复。方法采用硬膜外与硬膜下两种,亦可两种方法结合应用。冷疗的要求:①冷疗液保持恒定的低温,常为 0~4℃,一般不高于 10℃。②冷疗持续时间不应短于 6h,以期终止出血肿胀的病理变化,短于 2~3h 的冷疗,于冷疗结束后,损伤组织反应性肿胀,可能影响治疗效果。③冷疗系统密闭,严格无菌,防止感染。

(4)康复治疗:急性脊髓损伤绝大多数并非均是完全横断性损伤,因而如何最大限度地恢复肢体残存功能,提高患者的生存质量是康复治疗的重要内容。康复治疗应该包括:对截瘫患者和高位截瘫患者的各种功能训练;一整套物理治疗如针灸、理疗、按摩、水疗等;鼓励患者树立信心和战胜疾病的勇气的心理治疗。应该强调的是康复治疗与其他治疗一样,必须从早期进行,伤后康复计划实施越早,所需住院时间越短,效果越好。

(三)手术治疗

手术治疗的目的是清除突入椎管内的被压缩的椎体、碎骨片、软组织、破碎的椎间盘及血肿,以解除对脊髓神经根的压迫,为脊髓功能恢复创造有利条件。手术治疗的适应证包括:①开放性脊髓损伤。②闭合性脊髓损伤症状进行性加重,运动、感觉及反射等障碍平面逐渐上升者,有继发性损伤者。③伤后有不全的截瘫综合征,奎肯氏试验证明有椎管梗阻者。④脊髓 MRI 检查发现椎管内血肿或脊髓受压者。⑤脊髓 X 线片显示椎管内有碎骨片陷入者。⑥伤后经过数日的症状好转后,神经缺失症状又重新出现者。手术治疗的时机最好选择在伤后 48h 之内,绝大多数患者可达到解剖复位,减轻残留神经的继续损伤及促进功能的早期恢复。对不稳定性脊柱损伤,即使神经功能正常或无进行性神经损伤,也应尽可能立即行开放复位和内固定手术。至于术式只要能有效地解除脊髓压迫都是可取的,临床常术式选择主要依据具体部位而确定:

1.颈椎损伤　颈椎的稳定性手术,可选用前入路或后入路。椎体爆裂性骨折,骨折片或椎间盘组织向后移位压迫脊髓,以及前纵韧带断裂致椎间盘分离或需行椎体间融合术时,宜选用前侧入路,重建前部稳定性。此入路包括经口腔咽后壁入路,为减少脊髓损伤,术中宜用高速小头钻磨除压迫物,减压后取髂骨行椎体间融合术,术前、术中、术后需行颅骨牵引。而后部附件骨折,骨折块突入椎管或后纵韧带及后部复合结构遭受破坏时,宜采用后侧入路,重建后部的稳定性。当颈椎前部和后部的稳定性均遭受破坏,且合并前方受压时则前路和后路均需行手术,达到前路减压与重建前部和后部稳定性的目的。颈段脊髓损伤行椎板减压的指征为仅在后部结构受损且明确的神经压迫来自后方,在减压的同时需考虑重建后部结构的稳定性。

2.胸腰椎损伤　前路减压的手术指征是:椎管前方受压且有进行性加重的神经损伤;屈曲型压缩骨折;爆裂型骨折时椎体后份、碎骨块及椎间盘向后膨隆;二期前路减压对残留前侧脊髓受压和神经恢复不全者。由于椎体前方有大血管及重要脏器,前路手术途径多经胸腔外和腹膜后间隙,以减少对胸腹腔脏器的干扰。后外侧减压术需去除半侧椎板和一侧椎弓根,沿硬膜囊行椎管侧方和前方减压。对不稳定性胸腰段骨折脱位,多数作者主张应尽早先行后路器械支撑固定,完成椎体的解剖复位,术中脊髓造影若发现脊髓前方仍有受压,可行后外侧减压,术后进一步了解椎管通畅情况,若前方残存部分受压情况,应择期再行前路减压融合术。

3.脊髓圆锥和马尾损伤　T_{12} 至 L_1 骨折脱位所致的圆锥受压、损伤,治疗方法同其他脊髓损伤。L_2 以下多为马尾神经,而且椎管管径大,对其损伤均可采用后方切开复位、椎板切除、减压及内固定,一般不用侧前方减压。对骨折脱位行复位术,即可恢复椎管口径,解除对马尾神经的压迫。如遇椎体骨折块突入椎管内从前方压迫马尾,可自后方将硬脊膜牵向一侧而切除骨折块,也可切开硬膜,向两侧分开马尾神经,再切开前方的硬膜,取出压迫马尾神经的骨折块。严重的腰椎骨折脱位,可以发生马尾断裂,修复方法同周围神经损伤,将马尾按照粗细纤维对合,并将粗纤维的软膜用细丝线缝合 2~3 针,将马尾固定对合好,缝合硬膜,辅以外固定。

4.开放性脊髓损伤　开放性脊髓损伤最多发生于胸段,约占 55%,常伴脑脊液外漏。胸腰段开放性脊髓损伤常可并发胸腹的脏器损伤。治疗原则应立即行清创术,作椎板减压与探查术,并修补硬脊膜,应用抗生素,避免发生继发性化脓性脑脊髓膜炎。手术步骤为:患者取俯卧位或侧卧位,以无菌纱布掩盖伤口,伤口周围皮肤清洁去污消毒。一般不作伤口冲洗,以免将外周污染带到深部。切除伤口周围皮肤 0.2~0.5cm,切除失活的肌肉与筋膜组织,并取出伤道浅部的异物。术者更换手套及手术器械，扩大伤口，剥离出损伤平面上下的椎板，若椎板完整，一般不必作椎板切除。若有椎板骨折或有脑脊液漏，则应清除碎骨片，并向上下方切除部分椎板，探查椎管。清除椎管内异物、破碎的脊髓组织、液化坏死的组织及血肿。对金属异物原则上应取出，此时异物未被周围组织包裹，取出比较容易，但对刃器尖端折断体内，不可盲目拔出，以防拔出时大出血。上述操作应在显微镜下进行。仔细止血后，缝合硬膜。若硬膜缺损可取邻近的腰背筋膜修补，硬膜外放置负压引流。关闭伤口前用含抗生素的生理盐水反复冲洗伤口。严密缝合椎旁肌肉，覆盖和保护硬脊膜缝合口。伤后 6～8h 以内清洁的伤口可以缝合皮肤切口；受伤时间较长或污染严重的伤口，可适当缝合数针以缩小创面，但必须严密缝合肌层以完全覆盖硬脊膜。术后卧床时间因脊椎损伤情况不同而异，对于脊突骨折，关节突骨折，椎体骨折无脱位者，卧床 4～8 周至骨折愈合；对于椎体洞穿伤，椎板骨折已行椎板切除，无关节突骨折者，卧床 3 周软组织愈合。

九、脊髓损伤的并发症及处理

脊髓损伤后截瘫及四肢瘫患者，一般不直接危及患者生命，但其并发症则是导致截瘫患者死亡的主要原因。我国截瘫患者多死于肺部感染、泌尿系感染、肾衰竭及压疮。对并发症的预防和治疗，是一个值得高度重视的问题。

1. 肺部感染　为颈髓损伤的严重并发症，是导致患者早期死亡的重要原因。C_4 以上脊髓损伤因膈肌麻痹，患者很快因呼吸衰竭而死亡。颈$_4$ 以下损伤虽有横膈呼吸，但无力咳嗽，肺活量减少，残气量增加，致肺部易积痰而不易排除，同时常合并交感神经麻痹，副交感神兴奋占优势，使肺小支气管收缩，排痰更为困难。临床表现为呼吸困难、肺部感染、肺不张等。应用有效抗生素和化痰药物治疗，加强护理，必要时行气管切开。

2. 泌尿系感染及结石　$S_{2\sim4}$ 为排尿的脊髓反射中枢，圆锥以上脊髓损伤的截瘫患者，由于尿道外括约肌失去高级神经支配，不能自主放松，因而出现尿潴留。阴部神经中枢受损，尿道外括约肌放松，出现尿失禁。患者因尿潴留而需长期留置导尿管，容易发生泌尿道的感染与结石。防治方法包括：伤后 2～3 周开始将导尿管夹闭，仅定期开放尿管，使膀胱充盈，避免膀胱肌挛缩；需长期留置导尿管而又无法控制泌尿道感染者，可作永久性耻骨上膀胱造瘘术；一旦发生膀胱感染，则应留置导尿，定时冲洗膀胱，应用抗生素并碱化尿液。

3. 压疮　压疮是截瘫患者最常见的并发症之一。截瘫患者长期卧床，皮肤知觉丧失，骨隆突部位的皮肤长时间受压，发生神经营养性改变致皮肤出现坏死即为压疮。最常发生的部位为骶部、跟结节后方、大转子区、坐骨结节区等。防治方法包括：每 2h 翻身一次，受压皮肤部位进行轻轻按摩；床褥平整柔软，最好使用气垫床，保持皮肤清洁干燥；对浅表压疮可用红外线灯烘烤，Ⅰ°、Ⅱ°压疮患者定时翻身，更换敷料即可愈合。Ⅲ°压疮皮下深层肌肉坏死，应切除坏死组织，修复骨面，以肌皮瓣修复。

4. 深静脉血栓及肺栓塞　截瘫患者下肢无自主活动，特别是腓肠肌部受压不动，可发生静脉血栓，并导致下肢深静脉血栓形成，血栓多发生在股静脉及髂静脉。临床表现为瘫痪肢体出现肿胀，伴不明原因的发热及白细胞计数增高。肢体深静脉造影可明确诊断。深静脉血栓脱落可发生肺栓塞，较大者可突然死亡。预防的方法是每日活动下肢数次，定时翻身，不使腓肠肌持续受压。治疗应及时溶栓，如尿激酶或肝素静脉点滴，肿胀肢体多可在 2～3 周消退。

5. 体温失调 截瘫患者交感神经受损,皮肤排汗及体温调节功能丧失,尤其四肢瘫痪患者全身皮下血管扩张,汗腺麻痹不能分泌汗液,体热难以散发,细胞新陈代谢增加,因此常出现高烧,体温可达 39~40℃ 以上,夏季尤为明显,如同时合并呼吸道或泌尿道感染高烧更为严重。四肢瘫患者还可出现低温,体温在 35℃ 以下,常同时伴低血压。高热与低温的预防在于随室温的改变而采取适当措施,如在夏季则防高热,将下肢暴露及室内通风。寒冷季节则注意保护体温。对高温的治疗是物理降温如冰敷、冰水灌肠、乙醇擦浴和药物及冬眠。对低温的治疗主要采用物理复温。

6. 异位骨化 脊髓损伤后发生的异位骨化属于神经源性,好发于髋关节前方,继以膝、肩、肘及脊柱。开始表现为软组织炎性反应,肢体肿胀,局部发热,几天后在肿胀区摸到坚实的肿块,关节被动活动逐渐减少,血碱性磷酸酶升高。1~2 周时 X 线片常无表现,以后肿块越来越硬,X 线片显出骨化块。异位骨化的形成原因可能为:痉挛性截瘫患者被动活动下肢时,撕伤软组织所致炎性反应引起水肿及细胞化生,形成不成熟结缔组织、软骨及骨。异位骨化离关节尚有一定距离,故关节囊及关节间隙不被累及。

7. 神经源性膀胱 是指中枢和周围神经疾患引起的排尿障碍。正常排尿有赖于逼尿肌和尿道括约肌(包括盆腔底部、会阴部肌肉)的松弛,两者相互协调。膀胱的运动神经主要属于副交感神经系统,中枢位于第 2~4 骶髓,切除交感神经对排尿无影响。神经源性膀胱的临床表现为排尿功能紊乱,包括运动障碍及感觉障碍。前者可呈反射性尿失禁、急迫性尿失禁、压力性尿失禁;后者有尿频、尿急、膀胱充盈感,排尿后有不同程度缓解。通过神经学检查、泌尿系检查(膀胱测压,残余尿测定以及膀胱内镜)、尿动力学检查可以区分脊髓损伤的部位及其程度。治疗除采用膀胱训练、膀胱引流外,还可应用膀胱封闭疗法,药物、手术治疗以及植入人工膀胱括约肌。

8. 性功能障碍 通常男性颈段损伤阴茎异常勃起率高,圆锥、马尾损伤患者大都发生阳痿,女性脊髓损伤患者不论节段平面和损伤程度,其卵巢功能很少发生长期紊乱,大多于伤后 6 周左右即恢复月经,可以正常怀孕和分娩,但性交时不会引起快感。截瘫患者性生活频率均普遍下降,多与运动受阻,缺乏性欲及外生殖器疾患等有关。

十、脊髓损伤的预后

影响脊髓损伤预后的因素很多:如脊髓原发性损伤的程度、伤后脊髓受压的解除时间、脊髓继发性损伤的程度及治疗效果、各种并发症的防治等,都对脊髓损伤的预后有重大影响。其中原发性脊髓受损程度仍然是主要因素。脊髓完全横断者,神经功能不能恢复。马尾神经受压解除后恢复最好。高位完全截瘫者死亡率为 49%~68.8%,死亡原因主要是呼吸衰竭、泌尿系感染、肺炎及压疮。另外需特别注意的是由于脊髓休克的存在,脊髓损伤早期很难根据临床表现准确判断脊髓损伤的程度,而早期脊髓损伤的程度及选择正确的治疗途径,是改善预后的关键,因此需正确鉴别脊髓完全横断性损伤和脊髓休克,同时行 X 线片、CT、MRI 等辅助检查,决定正确的治疗方案,对患者的预后亦是至关重要的。总的说来,在脊髓休克期过后,患者残留的损伤平面以下的运动感觉功能越多,恢复越快,预后越好。

(苗壮)

第五节 脊柱脊髓血管畸形

脊柱脊髓血管畸形(vascular malformation of the spine and spinal cord)是一种少见病。Heboldt 早在 1885 年就提出脊髓血管畸形可以引起蛛网膜下腔出血,但直到 20 世纪 60 年代脊髓血管造影术出现以后,人们对这种疾病的认识才开始不断地深入。在脊髓血管造影术和磁共振成像技术应用以前,临床上仅能靠椎管造影对部分血管畸形作出初步诊断;有的脊髓血管畸形在很长时间内不表现明显症状,或者症状很轻,临床上认为没有必要进行磁共振成像或脊髓血管造影检查;目前缺乏大宗脊髓尸检材料的报告。因此尚没有脊髓血管畸形的人群发病率的准确数据。文献中报道占椎管内占位病变的 2% ~ 11.5%,Lasjaunias 和 Berenstein 认为脊髓血管畸形的发病率与脑血管畸形发病率相比即脊髓与脑的体积之比,约等于 1 : (4 ~ 8)。

脊髓血管畸形的危害很大。Aminoff 和 Logue 对 60 例未经治疗的脊髓血管畸形进行随访,发现 19% 的患者在出现症状后的 6 个月内,迅速出现运动障碍。50% 的患者在 3 年内逐渐出现运动障碍,其他患者症状发展较为缓慢。在平均 8 年的随访中,1/3 的患者死亡,其中 85% 死于疾病本身或并发症。尽管当时作者对于脊髓血管畸形的各种分型还没有认识,无法分开叙述,但是也足以说明脊髓血管畸形的危害性,因此及早的治疗是非常必要的。

20 世纪 80 年代以来,医学影像学有了飞速的发展,越来越多的脊髓血管畸形被检出,原来有被误诊为脊髓变性疾病或炎症等的一些疾患,通过磁共振和脊髓血管造影检查,被确诊为脊髓血管畸形。随着介入神经放射学和显微神经外科学的进步,对于脊髓血管畸形的病理解剖和病理生理的认识不断深入,治疗手段不断进步,效果越来越好。

一、脊柱脊髓血管畸形的致病机制

1. 出血 有蛛网膜下腔出血、脊髓内血肿或椎管内硬膜外血肿。蛛网膜下腔出血多表现为颈胸疼痛,逐渐出现头痛。伴有或不伴有脊髓功能障碍或局部神经根刺激症状。部分患者因病情进展迅速,甚至会出现意识障碍,临床上往往忽略了较轻的脊髓功能障碍,首先诊断为自发的颅内蛛网膜下腔出血。头颅 CT 一般显示为第四脑室出血,也可向上波及整个蛛网膜下腔。有的头颅 CT 未显示明显的出血,而腰穿证实为蛛网膜下腔出血。脊髓内血肿都会造成严重的脊髓功能障碍,通过查体和磁共振的检查,一般都可以较好的定位和定性。

2. 动脉偷流 在存在有较大或较多动静脉瘘的脊髓血管畸形中,脊髓正常的血供因向动静脉短路偷流,造成脊髓灌注减少,引起进行性脊髓功能障碍。

3. 占位效应 有的血管畸形团对脊髓直接造成压迫,有的血管畸形内存在逐渐扩大的动脉瘤,有的血管畸形引流静脉动脉瘤样扩张,均可以形成占位效应压迫脊髓引起症状。

4. 椎管内静脉高压 正常的脊髓静脉直接接受来自血管畸形的动脉血,造成静脉压力增高,而且部分病例中,向椎管外的静脉引流出路明显减少,造成脊髓静脉压进一步升高,引起脊髓淤血性水肿。

二、脊柱脊髓血管畸形的分类

文献中一直在讨论脊髓血管畸形的分类,理想的分类方法应该符合疾病的病理解剖和病理生理特点,又对治疗有指导意义。本组通过对 549 例脊柱脊髓血管畸形的影像学资料、介入治疗和手术治疗的详细分析,提出以下分类(表 6-8):

表 6-8　脊柱脊髓血管畸形的分类

脊柱脊髓血管畸形的分类
(一)硬膜内病变
1.脊髓海绵状血管瘤
2.脊髓动静脉畸形(SCAVM)
(1)髓内型
(2)髓周型
(3)髓内—髓周型
3.脊髓动静脉瘘(SCAVF)
(1)Ⅰ型
(2)Ⅱ型
(3)Ⅲ型
4.脊髓动脉瘤
(二)硬脊膜动静脉瘘(SDAVF)
(三)椎管内硬脊膜外病变
1.椎管内硬膜外海绵状血管瘤
2.椎管内硬膜外动静脉畸形
(四)椎管外病变(包括向髓周静脉、硬膜外静脉和椎旁静脉引流的几个亚型)
1.椎旁动静脉畸形(PVAVM)
2.椎旁动静脉瘘(PVAVF)
(五)椎体血管瘤
(六)体节性脊柱脊髓血管畸形(Cobb's 综合征)
(七)伴有脊髓血管畸形的综合征
1.Klipple—Trenaunay—Weber(KTW)综合征
2.Rendo—Osler—Weber(ROW)综合征
3.Robertson's 巨肢综合征

在单病种中,脊髓动静脉畸形最多(占 36.2%),硬脊膜动静脉瘘次之(占 28.4%)。

总体来看,脊柱脊髓血管畸形的发病年龄有两个高峰,20 岁左右是最高峰,40 岁左右是第二高峰各病种的发病年龄曲线各有特点,最具特点的是脊髓动静脉畸形和硬脊膜动静脉瘘,前者的发病高峰是在青年早期(20 岁左右),后者的发病高峰是在中年后期和老年早期(55 岁左右)(表 6-9)。

表6—9　脊柱脊髓血管畸形病例的年龄分布

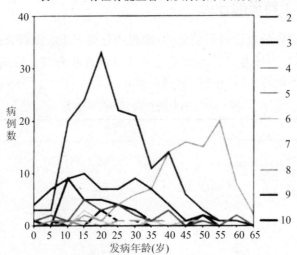

注:1=脊髓海绵状血管瘤,2=脊髓动静脉畸形(SCAVM),3=脊髓动静脉瘘(SMAVF),4=脊髓动脉瘤,5=硬脊膜动静脉瘘(SDAVF),6=椎管内硬膜外血管畸形(椎管内硬膜外海绵状血管瘤和椎管内硬膜外动静脉畸形),7=椎旁血管畸形(椎旁动静脉畸形和椎旁动静脉瘘),8=椎体血管瘤,9=Cobb's综合征,10=伴有KTW综合征、ROW综合征和Robertson's巨肢综合征的脊髓血管畸形

1.脊髓海绵状血管瘤(cavernoma of spinal cord)　海绵状血管瘤不是肿瘤,而是一种血管畸形,它的"生长"是因为畸形血管反复破裂出血,周围胶质增生、血管内皮细胞形成新的海绵状血管瘤,造成病灶的体积不断扩大。海绵状血管瘤的脊髓造影大多数为阴性,病理上动静脉畸形和海绵状血管瘤很容易区分,脊髓磁共振影像上是否伴有血管流空影,是临床上鉴别海绵状血管瘤和动静脉畸形的主要依据,前者的特征性表现为在T_2加权像上,有典型的"爆米花"征或"牛眼征"(图6—12)。

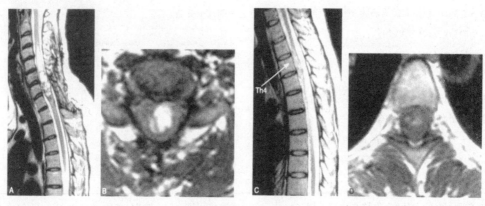

图6—12　海绵状血管瘤与脊髓动静脉畸形的鉴别

A、B.典型的海绵状血管瘤MRI表现;C、D.与海绵状血管瘤类似的脊髓动静脉畸形,主要的区别在于周围脊髓表面有血管流空影(箭头所示)

2.脊髓动静脉畸形(arteriovenous malfor maion of spinal cord)　一般都有较明确的畸形团,供血可以来自本节段或者其他节段的脊髓前后动脉和(或)软膜动脉。供血动脉可以是单支,也可以是多支。畸形团可以位于脊髓的任何部位,或多或少嵌入脊髓软膜下。畸形团与脊髓组织之间有结缔组织界限。畸形团内有大量或多或少的动静脉短路。引流静脉的多少、

粗细以及迂曲程度与血流量和出口数目、位置相关。引起脊髓功能障碍的原因可以是出血、占位、偷流或者椎管内静脉高压。

脊髓动静脉崎形团完全位于软膜下，称作髓内型；有一些病例畸形团部分位于软膜下，部分在软膜外，称作髓内一髓周型；完全位于软膜外的称作髓周型。

3. 脊髓动静脉瘘（arteriovenous fistulas of spinal cord）　是动静脉之间异常的直接交通，瘘口一般较大而且数量较少，没有形成畸形团。供血动脉是脊髓前动脉、脊髓后动脉、根软膜动脉等脊髓正常的供血动脉。根据瘘口的数量和引流静脉迂曲扩张程度，将脊髓动静脉瘘分为三型：Ⅰ型为单支供血，单支引流，瘘口较小；Ⅱ型为多支供血，多支引流，瘘口中等；Ⅲ型为多支供血，多支引流，瘘口较大，并且伴有动脉瘤样扩张（图6—13）。

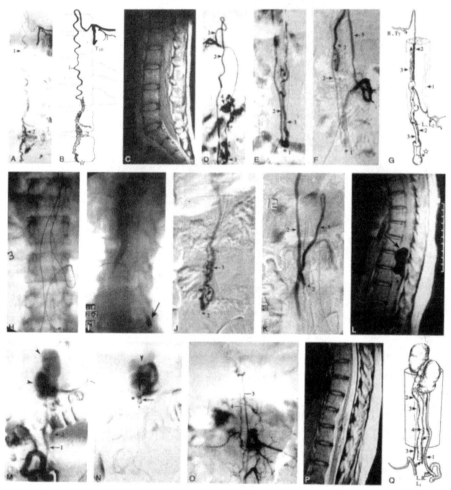

图6—13　髓周动静脉瘘的三种类型

A、B. Ⅰ型，单一小瘘口，供血动脉和引流静脉较细，手术切断瘘口；C～K. Ⅱ型，一个或多个瘘口，动脉和静脉稍粗。本例为脊髓前动脉供应的单一瘘口，瘘口处有一个小的动脉瘤，用弹簧圈栓塞瘘口，造影复查，瘘口消失；L～Q. Ⅲ型，多个瘘口，动脉静脉粗大，有巨大的静脉球，用弹簧圈和球囊栓塞瘘口，一年后造影复查（P），瘘口和静脉球消失。患者恢复到正常（图中星号代表瘘口）

4. 脊髓动脉瘤（aneurysm of spinal cord）　虽然在脊髓血管畸形的病例中经常遇到与畸形伴发的动脉瘤和引流静脉动脉瘤样扩张，但是单纯脊髓动脉瘤非常少见，往往是继发于血管结构不良和血流动力学原因,是一个独特的亚型(图6—14)。

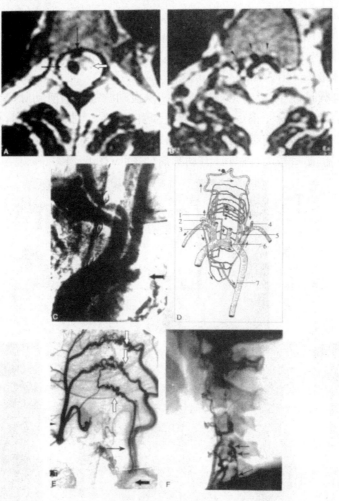

图6—14　主动脉弓缩窄伴脊髓动脉瘤

患儿,男,12岁。脊髓功能障碍,反复蛛网膜下腔出血:A、B. MRI显示硬脊膜下多发动脉瘤;C. 主动脉弓造影是主动脉弓缩窄;D. 降主动脉循环代偿途径;E、F. 右侧甲状颈干造影显示椎管内动脉瘤部位(宽箭头显示多发动脉瘤)

5. **硬脊膜动静脉瘘**(spinal dural arteriovenous fistula)　是最多见的脊髓血管畸形之一,但是常常被误诊,确诊前症状往往已经持续较长的时间。其病理基础是在神经孔附近硬膜上多发的动静脉短路,引流入硬膜内脊髓表面正常的静脉系统,造成脊髓静脉性淤血,引起进行性脊髓功能障碍,最终导致脊髓坏死。

发病年龄多以中老年为主。男性明显居多,男：女＝7.8：1。主要临床症状为进行性,自下而上的肢体麻木无力,进而出现括约肌功能障碍。临床上常被认为是坐骨神经痛、蛛网膜炎、脊髓炎等而延误诊断,发生症状以后不超过四年则可能完全瘫痪,无法恢复。

6. **椎管内硬膜外血管畸形**　分为海绵状血管瘤和椎管内硬膜外动静脉畸形,前者以脊髓慢性压迫症状起病,后者以突发的硬脊膜外血肿起病,自发性硬脊膜外血肿病例的4%～6.5%是由椎管内硬膜外动静脉畸形出血造成。

7. **椎体血管瘤**(vascular tumor of vertebral body)　在正常人群中很少见,但引起脊髓功

能症状的很少,它也不是肿瘤,而是椎体上薄壁血管组成的多发静脉窦、动静脉畸形或海绵状血管瘤。大部分的椎体血管瘤是偶然发现的,没有症状。少部分呈浸润性生长,产生慢性压迫症状,或者造成椎体不稳引起腰背部疼痛(图6—15)。

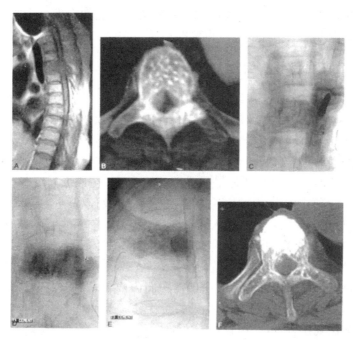

图6—15 浸润型椎体血管瘤

患者,女,40岁。进行性双下肢无力,二便障碍一年。A. MRI 示 T_3 椎体血管瘤;B. CT 示椎弓根受累,椎管内占位,压迫硬膜囊;C. 注射无水酒精和碘油的悬混液 3mL;D、E. 经双侧椎弓根进针,共注射骨水泥 4mL 椎体成型后正侧位;F. 术后 1 年 CT 复查,显示椎体形态稳定,椎管内占位部分消失。症状完全消失

8.椎旁血管畸形 是一类单独的分型,包括动静脉畸形和动静脉瘘,这一类畸形是椎管外畸形团或动脉以单个瘘口引流入髓周静脉,造成脊髓淤血水肿。如果不引起脊髓功能障碍或皮肤表现时很难被发现。另外向椎旁静脉丛引流的椎旁血管畸形也可以造成脊髓功能障碍。根据静脉引流的途径分为向髓周静脉引流、向椎旁静脉引流以及向两者都有静脉引流等三个亚型(图6—16)。

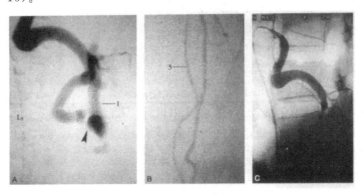

图6—16 椎旁动静脉瘘向椎旁和髓周静脉引流

患者,女,22岁。二便不全失禁。A. 脊髓血管造影显示 L_5 腰动脉供应一个粗大的椎旁动静脉瘘,箭头为瘘口部位,主要向腰升静脉引流;B. 向椎管内也有少部分引流;C. 用一个球囊栓塞瘘口后,治愈

9. 体节性脊柱脊髓血管畸形，即 Cabb's 综合征　这类血管畸形累及发生于同一体节的脊髓、椎体、肌肉和皮肤。造成脊髓功能障碍的原因可以通过上述各种致病机制。

10. 在本组和文献报道的病例中，发现 KTW 综合征、ROW 综合征和 Robertson's 巨肢综合征可伴有脊髓血管畸形，而且以髓周动静脉瘘为主。它们在发生上有密切关系，作为治疗和研究脊髓血管畸形的发生发展上有重要的意义。

三、脊柱脊髓血管畸形的治疗

随着介入神经放射学和显微神经外科的飞速发展，目前大部分脊柱脊髓血管畸形可以通过手术和（或）栓塞手段进行根治。基本的治疗原则是，去除或者闭塞瘘口及畸形团，不损伤供血动脉和引流静脉。而且对于脊髓组织的损伤要减少到最小。

下面对不同类型的脊髓血管畸形的诊治分别进行介绍：

1. 脊髓动静脉畸形　治疗原则是尽早去除出血因素，在最大限度保证脊髓功能的前提下，尽可能完全消灭畸形团。治疗的方法有栓塞、手术以及栓塞结合手术。理想的栓塞治疗是用胶栓塞，关键点在于微导管超选择入畸形团内，确定没有侧支存在，脊髓血管一般较细而长，栓塞时需要选择细而柔软的微导管和微导丝。胶的浓度不能过低，要恰当而且精确地注胶，胶量一般较少。以出血起病的畸形造影中，如果发现有明确的动脉瘤或假性动脉瘤，需要将它作为主要的栓塞目标。如果动脉瘤位于畸形团内或者是引流静脉近端，导管可以到位，则使用胶进行栓塞，胶的致凝性很强，较少量的胶就可以达到闭塞的目的，注入过多会引起脊髓内占位。导管无法到位者，可以用颗粒飘入畸形和动脉瘤内。无法避开正常血管，可控式弹簧圈栓塞动脉瘤。与畸形血流相关的位于供血动脉主干的动脉瘤，如果是出血原因，应选用可控式弹簧圈进行栓塞，但是不仅要保证载瘤动脉的即刻通畅，还要防止由于畸形团消灭后血管回缩引起的载瘤动脉闭塞。

对于微导管无法到位，而且单纯手术较为困难的脊髓动静脉畸形，可以用线段、颗粒等固体栓塞物进行暂时的术前栓塞，以降低手术切除时血管的张力。

少数畸形团比较弥散，手术较为困难。少部分动静脉畸形完全位于脊髓前方，手术入路需要切除椎体，较为困难。位于脊髓背方、侧方、侧前方，甚至脊髓实质内的动静脉畸形，均可以手术切除。手术的关键是在高倍手术显微镜下，结合脊髓血管造影和部分栓塞的畸形血管，辨别供血动脉和引流静脉的来龙去脉，分辨畸形团与正常脊髓的结缔组织界限，用精细的显微手术器械仔细将畸形团分离切除。部分畸形需要切开脊髓才能暴露，脊髓切开处应选在脊髓背方最薄处。

2. 髓周动静脉瘘（perimedullary arteriovenous fistulas）　无论哪一型，治疗的原则都是消灭瘘口。治疗的方法有手术和（或）者栓塞。理想的治疗是闭塞或者切除瘘口和引流静脉近端。Ⅰ型的髓周动静脉瘘供血动脉细，瘘口小，目前只能靠手术切除瘘口。Ⅱ型和Ⅲ型的髓周动静脉瘘，可通过粗大的供血动脉进行栓塞，无法栓塞的瘘口，可以手术切除。栓塞材料可以是球囊、弹簧圈或者胶。如果引流静脉长而迂曲，栓塞和手术后需要部分抗凝，以防止血栓过渡形成，闭塞脊髓的正常静脉引流。

3. 硬脊膜动静脉瘘　治疗原则是阻断引流静脉的近端。治疗方法有手术或者栓塞，手术的方法是切断硬膜内引流静脉近端。栓塞目前只能选用胶（NBCA）通过瘘口弥散到引流静脉近端。用固体栓塞物进行栓塞硬脊膜动静脉瘘是错误的，复发率很高。用胶栓塞前必须确认此节段和相邻节段没有脊髓功能血管发出。栓塞或手术后均需要部分抗凝,以防止血栓过渡形成,闭塞脊髓的正常静脉引流。

4.椎管外动静脉瘘向脊髓表面引流　瘘口一般较大,多采用栓塞瘘口的方式治疗,栓塞材料多采用可脱式球囊。无法栓塞者,可以手术切断硬膜内引流静脉近端。

5.体节性脊髓血管畸形,如 Cobb's 综合征　这类血管畸形累及发生于同一体节的脊髓、椎体、肌肉和皮肤。造成脊髓功能障碍的原因可以通过上述各种机制。目前这种疾患不可能达到解剖治愈。但是可以通过栓塞减少偷流、减少出血危险、减轻椎管内静脉高压等方面达到改善症状的目的。以出血或者压迫脊髓起病的,可以在栓塞的基础上,手术切除椎管内部分。

6.椎体血管瘤　传统的治疗方法有放射治疗和椎体置换手术。文献中报道的介入治疗方法有经皮注射无水酒精或者经皮注射骨水泥椎体成形术。作者对于占位效应明显的椎体血管瘤,采用经皮穿刺注射无水酒精消灭占位效应,同时注射骨水泥椎体成形增加脊柱稳定性;对于占位效应不明显,仅为部分压缩骨折和椎体不稳的椎体血管瘤,采用经皮穿刺注射骨水泥椎体成形术。

7.脊髓海绵状血管瘤的目前治疗方法只有手术切除。

总之,脊髓脊柱血管畸形是一种少见病,但是早期恰当的诊断和治疗对于提高疗效是至关重要的。正确的分类有助于治疗策略的制定和实施。通过精湛的显微神经外科手术和细致的血管内介入栓塞的有机结合,脊髓血管畸形不再是不治之症,可以达到功能和解剖治愈。

(苗　壮)

第七章　癫痫的外科治疗

第一节　概述

　　我国近期调查癫痫总患病率为 7.0‰,估计我国约有 900 万癫痫患者,活动性癫痫(近期 1～2 年或 5 年内有发作)约有 600 万,其中 400 万未得到合理治疗,每年我国新发癫痫患者有 40 余万人,估计约 20%～25% 的患者不能用药物控制发作,其中至少有 50% 的患者适宜手术治疗,我国估计有 100 万癫痫患者需手术治疗,粗略推测每年有不到 2000 例的患者进行了手术治疗。据中国抗癫痫协会调查,在 2006—2010 年间,我国行癫痫手术治疗(epilepsy surgery)人数达 8791 例。美国约有 10 万～20 万癫痫患者需手术治疗。据统计 1990 年当年仅有 1500 个患者进行了手术治疗。这种状况说明"外科治疗缺口"(surgical treatment gap)相当大,有待于神经外科医生的努力,于 2013 年 6 月个人咨询全国 45 家医院,在 2012 年全年,共施行癫痫手术 5325 例。

一、手术适应证和禁忌证

(一)适应证

1.药物难治性(顽固性)癫痫　应用两种抗癫痫药物正规治疗失败已能基本确立为难治性。同时伴有一定的精神心理,认知和行为等异常,影响患者的日常工作和生活。病程治疗观察 2 年(特殊类型的癫痫综合征及儿童例外)癫痫发作的频率,一般情况下,每月 1 次以上的发作(特别是全面性强直-阵挛性发作)可以考虑为难治性癫痫。

2.适宜外科手术治疗的癫痫,癫痫综合征　随着现代诊断技术的快速发展,尤其是长程视频脑电图检查、影像学检查以及外科手术技术的发展,癫痫外科手术的安全性和有效性已经大大改善了。有相当一部分患者可以在不进行侵袭性脑电图检查的情况下接受手术治疗,这就大大减少了术前评估的并发症、死亡率以及费用。精确定位致痫灶后一般都会取得较好的手术疗效,甚至可以使 80%～90% 的患者术后癫痫发作完全停止。这也直接使人们对癫痫外科治疗的观念有了很大变化,即外科手术不一定是最后的选择方法,对于那些适宜手术的癫痫综合征来讲,它可能是一种早期治疗方法。这些综合征的特征包括:

(1)有明确的病理生理发病机制。

(2)从病史就可以看出是难治性癫痫,或者一旦一线抗癫痫药物治疗无效后,就呈进行性发展。

(3)术前评估可以通过无创方法完成。

(4)手术有可能使患者的癫痫发作完全停止。

适宜外科手术癫痫综合征的典型代表是颞叶内侧癫痫及伴有病变的局灶性癫痫,在癫痫外科治疗的患者中,有 30% 术后病理学检查有结构性异常,如肿瘤或血管畸形,常见的引起癫痫的肿瘤包括低级别胶质瘤、神经节细胞瘤、胚胎发育不良性神经上皮肿瘤和混合性神经胶质瘤。血管畸形中以海绵状血管瘤最常见。癫痫外科的疗效取决于致痫灶的病理学结果和病变所在的部位,低级别胶质瘤、神经节细胞瘤、胚胎发育不良性神经上皮肿瘤和海绵状血管瘤患者中 80% 术后癫痫发作会停止。而伴有局灶性皮质发育不良的难治性癫痫患者术后疗效相对要差一些。另外,颞叶癫痫患者术后的疗效要比局灶性(主要是额叶)癫痫效果要好一些,伴有病灶的癫痫患者最有效的手术方式是包括病变周围脑皮质的病变全切除,若累及功能区时可以行术中或术前功能区描记。单纯采用立体定向技术来行病灶切除也可以,它能很安全的使有些患者的癫痫发作控制,但切除病变周围的脑皮质会提高手术的疗效。患者术后必须行 MRI 检查,以了解手术切除的范围。术后仍然存在局灶性癫痫发作可能与病变有残留或反复出现其他异常有关,必要时需要行再次手术。

有些癫痫其结构性致痫病灶局限在一侧大脑半球,其癫痫发作很严重,一般都是难治性的,且表现为单侧症状。但有时尽管病变是在一侧半球,其发作可以是双侧的。一侧病灶会引起患者对侧肢体偏瘫,有些患者即使行了一侧半球切除,也不会引起额外的神经功能缺失,相反其癫痫发作会消失。

3.特殊的癫痫综合征 表现为全身性癫痫,一般不适合手术治疗,以往是手术的禁忌证,如今由于影像学发展及视频-EEG 应用,在这类患者可发现病灶和致痫灶,并能定位致痫灶。如难治的婴儿痉挛(West 综合征)、Lennox-Gastaut 综合征、Landau-Kleffner 综合征(获得性癫痫性失语)等目前都能采用外科治疗来减少癫痫发作。

4.手术需要得到患者及家属理解和配合,并取得同意告知手术治疗的益处,癫痫完全消失的概率、生活质量的改善和手术后一定时期(2 年、3 年或更长周期)仍需用抗癫痫药的问题都应互相沟通,即使术后癫痫不发作,也应在医师指导下减药、直至完全停药。家属和(或)患者应知晓手术的风险与并发症发生的可能性,但目前发生率极低。

(二)禁忌证

1.应除外进行性神经疾病(如恶性肿瘤,多发性硬化,脑血管炎)及严重的内科疾病。

2.有精神疾病者属手术禁忌。

3.智商(IQ)=70 或以下者属相对禁忌(胼胝体切开术例外)。

二、癫痫手术前的评估

癫痫患者的手术治疗,除了明确为癫痫后,确立致痫灶的部位是至关重要的,这与是否采用手术或采用何种手术方式有关。目前,国内外学者一致认为,在术前利用综合性的检查诊断程序为宜,而非单一方法可代替。目前最常用和较好的方法是分期(phase)估价来确定致痫灶在何处?

(一)初期估价(Phase-1)-非侵袭性检查(nonin-vasive studies)

1.临床估价 细致的反复的听取患者、家属和直接观察有关癫痫发作的症状,分析发作间期和发作期症状,建立诊断和癫痫的分类,询问过去药物史、个人史、围生期史,还包括神经系统检查和视野检查。

2.术前 EEG 评估 常规头皮 EEG,在清醒和睡眠状态的 EEG,特别是同时有视频、监测的 video-EEG 是术前评估的基础或金标准,是必不可缺少的或忽略的条件。V-EEG:能观察到临床发作的症状,提供定位信息,并且还能认出 EEG 中刺激区(发作期间)及发作开始区(发作期),有利识别癫痫的性质及类型。

3.神经心理学 常规行:①韦氏智力测验(WAIS)。②H-R(Halstead-Reitan)成套试验。③临床记忆量表评测。④颈动脉 Amytal 试验评估语言优势半球和估价记忆功能,对颞叶切除或大脑半球切除时进行。

4.CT检查　癫痫的CT异常率在30%～50%间。可发现钙化、显明的结构性病变。

5.MRI

(1)MRI:高分辨率的MRI,认清与癫痫发作有关的结构性病灶最敏感,可发现较小的、甚至微小的致痫病变。新的MRI技术如FLAIR、弥散和灌注MRI更可进一步帮助定位致癫灶,flair-MRI在脑实质呈高信号,CSF呈低信号,但约20%的患者发现不了病变。

(2)MRI:高分辨率,测量神经元活动(靠血氧浓度而定信号)发现功能区与痫灶的关系。

(3)MRS:唯一能测量体内化学改变的非侵袭技术,NAA(氮-乙酰天门冬氨酸)位于神经元内,Cho(胆碱)位于胶质细胞内,Cr(肌酸)位于胶质细胞内,颞叶癫痫患者、海马区NAA浓度低,约有高达90%的敏感性。

6.SPECT　癫痫发作期致痫区接受大量血供,呈高灌注,发作间期,痫灶周围血供少,呈低灌注,发作期SPECT在颞叶癫痫敏感性可达81%～97%,发作间期仅有50%的敏感性。

7.PET　发作期呈高代谢,发作间期呈低代谢状态,极少在发作期应用,发作间期多应用术前评估,阳性率在颞叶癫痫可达60%～90%,而颞叶以外的癫痫患者阳性率低。

8.脑血管造影　疑血管病变或行Amytal试验时进行。

9.脑磁图(MEG)　脑磁图是以超导量子干涉仪(SQUID)为基础,检测出大脑内极其微弱的生物电磁场信号,是对人体完全无创的脑功能图像测量技术。它可探测到皮质直径小于3mm的癫痫灶活动,是最灵敏、无创痫灶定位方法。广东三九脑科医院应用127例在MEG下手术,发现MEG与EcoG符合率>90%,而V-EEG和MRI与EcoG符合率<80%,它能将"镜灶"与原发灶区别。

10.多学科讨论会(multi-disciplinary conference,MDC)　要求多学科专家出席的讨论会,包括癫痫专家、神经外科医生、神经放射学专家和神经心理学专家,共同复习有关患者的有关临床、神经影像学和电生理资料等,讨论、制订外科手术治疗方案。

(二)第二期估价(phase-2)-侵袭性监测(invasive monitoring)

1.DSA或WADA试验(需时进行)　称半侵袭性。WADA又称颈内动脉异戊巴比妥试验,用于术前评估语言、记忆、运动功能,并协助致痫区定侧。

2.颅内电极记录(图7-1)　有硬脑膜下条状、网状和深电极,用来确定痫灶侧别和部位。特别适宜痫灶不明确或有多发起源灶或MRI未发现异常或几种评估检查结果不一致时使用。

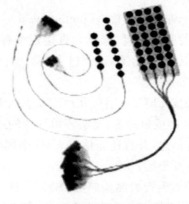

图7-1　自行研制的颅内电极

3. 立体定向脑电图(SEEG)　为欧洲学者采用,我国近年已引进该技术装备,它基于临床症状－生理－解剖的结合。精确定位致痫区和脑功能区,优势在于可同时对脑深部结构如海马、内嗅区、扣带回、岛叶、脑回中的皮层及脑深部皮质发育不良进行监测。

4. 术中的 EcoG 和深电极探测　在每个开颅行癫痫灶切除手术时的患者常规进行。可验证致痫灶部位和测定放电范围,帮助决定切除的范围,评价切除后残留的放电活动。

我们认为目前癫痫患者电生理检查仍然是致痫灶定位的金标准,只有在影像学检查的结果与电生理检查结果相一致时才具有可靠性。但需充分利用无创伤,患者易于接受的 CT、MRI、f－MRI、SPECT、PET、MEG 等先进技术。

癫痫手术前评估的重点是要精确地寻找出致痫区,明确其部位和范围;手术时尽可能做到全部切除致痫区,又不至于产生严重的神经功能障碍,才能达到癫痫手术的预期效果,然而,这仅能在有经验的神经外科医师才能做到。在讨论致痫区的一些问题之前,下述几个有关的名词概念和它们之间的相互关系,首先应该澄清,即是刺激区、起搏区、症状产生区、功能缺失区、致痫病变和致痫区(表7－1)。

表7－1　异常脑区和病灶的定义

1. 刺激区	在癫痫发作间歇期产生棘波的脑皮质区	电生理学检查
2. 起搏区	引起临床癫痫发作开始的脑皮质区	电生理学检查
3. 症状产生区	产生初期临床症状的脑区	行为观察和患者主诉
4. 功能缺失区	非癫痫的功能障碍皮质区	神经系和神经心理学检查 EEG、PET、SPECT
5. 致痫病变	直接引起癫痫发作的脑结构性异常	结构性影像和组织病理
6. 致痫区	引起临床癫痫发作的脑皮质区	理论上概念

致痫区(epileptogenic zone/region/area)可以代替致痫灶(epileptogenic focus, epileptic focus),后者通常只是代表癫痫发作起源于脑的一个很小、很窄的区域。

三、癫痫手术治疗的类型

一般分三大类手术。

1. 切除手术　切除局部的或大块的有致痫灶的脑组织、消除癫痫灶。此类手术有前颞叶切除术,选择性杏仁海马切除术,大脑半球切术和颞叶以外的脑皮质切除术及病变切除术等。

2. 阻断癫痫放电传播通路的手术　目的是破坏癫痫放电的传播通路。常用的手术是胼胝体切开术(corpus callosotomy)和多处软脑膜下横切术(multiple subpial transection, MST)及脑皮质电凝热灼术。

3. 毁损和刺激(神经调控)手术　常有脑立体定向核团射频毁损术(如杏仁、海马、Forel－H 区等)、和电刺激术(慢性小脑刺激术和迷走神经刺激术),目前发展的立体定向放射外科(如 γ－刀、X－刀等)治疗也是一种毁损手术。

四、手术疗效的评估和结果

对癫痫手术结果的估价尚无一致的标准,手术成功和失败的具体定义尚未达到统一的认识。癫痫手术最低的要求是减少或终止癫痫发作;而最终的目的是使患者康复和使患者生存的质量得到改善。正确判断手术的结果,应该满足手术所需要达到的最低要求－减少或消除癫痫发作,故手术成功的标志应是癫痫发作频率的改变,应重视癫痫发作频率的估价。现介绍几种切除术后结果估价的方法如下：

（一）估价方法

1. 在美国 California 举行的"第一届癫痫外科治疗国际会议"上推荐的方法（Engel，1987年）此方法多年来已被广泛应用（表 7－2）。

表 7－2　Engel 分类

Ⅰ	癫痫发作消失（术后头几个星期癫痫发作除外）
	a. 术后癫痫发作完全消失
	b. 术后仅有单纯部分癫痫发作
	c. 术后有些癫痫发作，但癫痫发作消失至少 2 年
	d. 仅在 AED 撤退时有全身性惊厥
Ⅱ	癫痫发作极少或几乎癫痫发作消失（每年不超过 2 次）
	a. 初期癫痫发作消失，但现在癫痫发作极少
	b. 术后癫痫发作极少
	c. 术后多于极少的癫痫发作，但癫痫发作极少发作至少超过 2 年
	d. 仅夜间发作
Ⅲ	值得的改善（发作减少 90%）
	a. 癫痫发作减少
	b. 长期癫痫发作消失，间隔期大于随访期的一半，但不少于 2 年
Ⅳ	不值得的改善（频率减少>50%，<90%）
	a. 癫痫发作明显减少
	b. 无明显改变（发作频率减少<50%）
	c. 发作更重

2. 2001 年国际抗癫痫联盟提出的新分类法（表 7－3）。

表 7－3　2001 年国际抗癫痫联盟提出的新分类法

分类	定义
1. 癫痫发作完全消失，无先兆	
2. 仅有先兆，无其他癫痫发作	
3. 每年有 1~3 个"癫痫发作日（指 24h 内有 1 次或以上的癫痫发作）"，有/无先兆	
4. 每年有 4 个癫痫发作日，或基线癫痫发作日（计手术前 12 个月的"癫痫发作日"的频率）减少 50%，有/无先兆	
5. "基线癫痫发作日"减少<50%至 100%的增加，有/无先兆	
6. "基线癫痫发作日"增加>100%，有/无先兆	

3. 作者的手术治疗结果标准　我们在吸取前人的经验基础上，结合国情，提出一简明标准，有利于术后随访对比（表 7－4）。

表 7－4　术后结果分类

满意	癫痫发作完全消失（100%），除外术后早期几次癫痫发作，或每年偶尔也有 1~2 次发作
显著改善	癫痫发作减少 75%
良好	癫痫发作减少>50%
效差	癫痫发作减少 25%~50%
无改善	癫痫发作无效或更差

(二)手术效果

有关癫痫手术的安全性和有效性,最近由美国神经学会质量标准分会、美国癫痫学会及美国神经外科协会共同发起的,从1996年起成立了一个由专家组构成的专门小组,来评估癫痫外科的治疗情况,检索了1990.1—1999.6原始文献,收集文章1282篇,选用了415篇,一共召开了3次专家组会议,对所用论文按其涉及科学性进行了分级。对前颞叶切除和局灶新皮质切除术分别进行了预后评估。其结果以发表在2003年2月出版的neurology杂志上。结论为前颞叶切除后,约2/3患者发作完全消失,10%~15%无效,行局灶新皮质切除者一半患者发作消失,15%无效。颞叶切除术后,生活质量积分提高,术后社会功能得到提高,精神、社会心理和精神社会功能在术后上升或下降,下降与发作未完全缓解有关,就业状况和日常生活总体有提高,服药量减少。外科致残率,致死率很低。术后并发症发生率11%,3%为永久性神经缺失。成功的手术治疗能够彻底消除发作,并能减少长期发作带来的死亡风险(药物治疗死亡率每年高达0.78%)。

Spencer教授邀请6个医疗中心,收集行MST手术共112例,提供详细资料行Meta分析,来判断MST手术的效果,对局限性发作,单纯MST疗效优(减少>95%)占62%~63%,MST+皮质切除者占68%,对全身性发作疗效优87%(MST+皮质切除)、71%(MST)。但有15%~20%的单纯部分性发作的患者术后发作频率增加。

1996年Engel曾统计过全球5千多例的手术的结果(表7-5)。

表7-5　癫痫手术治疗的结果

手术方式	病例数	结果%		
		癫痫消失	值得改善	无效
前颞叶切除	3572	67.9	24	8.1
杏仁海马切除	413	68.5	22.3	9
新皮质切除	605	45.01	35.2	19.8
病变切除	293	66.6	21.5	11.9
大脑半球切除	190	67.4	21.1	11.6
多叶切除	166	45.2	35.5	19.3
胼胝体切开	563	7.6	60.9	31.4

Imad Najm等(2013年)提出手术结界失败,早期术后失败是由于病灶定位错误和(或)切除不够;而晚期癫痫复发归于新产生的癫痫灶。应引起临床医师关注。

五、癫痫手术的术后并发症

癫痫外科并发症是评价并影响癫痫手术的重要因素。根据Hader,WJ等于2013年报道:癫痫手术后并发症如下:侵袭性监测诊断手术轻度并发症占7.7%,而较重的约占0.6%,切除性手术并发症轻度占5.1%,重度1.5%,感染占3.0%,无菌性脑膜炎占3.6%,深静脉血栓/肺栓塞占1.0%,颅内血肿占2.5%,肺炎占0.7%,脑脊液漏占8.5%,脑积水占1.0%,轻度脑神经障碍占2.1%,重度脑神经障碍占0.4%,视野缺失(小)占12.9%,视野缺失(大)占2.1%,失语(轻)占3.7%,失语(重)占0.8%,记忆力减退(轻)占5.1%,记忆力减退(重)占0.7%,轻偏瘫(轻)占3.3%,轻偏瘫(重)占1.8%,精神障碍(轻)占5.5%,精神障碍(重)占1.9%,癫痫术后的死亡率很低,仅占0.4%(颞叶癫痫患者),颞叶外癫痫术后死亡占 1.2%。

（程月飞）

第二节　额叶癫痫的外科治疗

起源于额叶有单纯部分性发作、复杂部分性发作以及继发性全身性发作或这些发作的混合性发作特征的癫痫称额叶癫痫。

一、额叶癫痫的临床特征

额叶癫痫的特点为单纯部分性发作、复杂部分性发作以及继发性全身性发作或这些发作的混合发作，发作通常一日数次，且常在睡眠时发作。额叶部分发作有时可与精神因素引起的发作相混淆，癫痫持续状态是常见的合并症。

（一）一般特点

强力提示诊断的特点，包括：

1. 通常发作时间短。

2. 起于额叶的复杂部分性发作，通常伴有轻微的发作后意识混乱或不发生。

3. 很快引起继发性全身性发作（额叶癫痫比颞叶癫痫更常见）。

4. 强直性或运动性姿势症状突出。

5. 发病时常见复杂的手势性自动症。

6. 当放电为两侧性时经常跌倒。

（二）发作类型

现将若干发作类型描述如下，但多数额区可能迅速受累，而特殊的发作类型不可能被识别。

1. 辅助运动区发作　在辅助运动区的发作其形式为姿势性的局灶性强直伴有发音、言语暂停以及击剑姿势。

2. 扣带回发作　发作形式以复杂部分性伴有发病时复杂的运动手势自动症，常见植物性神经征，如心境和情感的改变。

3. 前额极区发作　前额极区发作形式包括强迫性思维或起始性接触丧失以及头和眼的转向运动，可能伴有演变包括反向运动和轴性阵挛性抽动和跌倒以及自主神经征。

4. 眶额区发作　眶额区发作的形式是一种复杂部分发作伴有起始的运动和手势性自动症，嗅幻觉和错觉以及自主神经征。

5. 背外侧部发作　发作形式可能是强直性的或者较少见的阵挛，伴有眼和头的转动以及言语停止。

6. 岛盖发作　岛盖发作的特点包括咀嚼、流涎、吞咽、喉的症状、言语停止、上腹部先兆、恐惧以及自主神经现象。单纯部分发作特别是部分阵挛性面肌发作是很常见的，而且可能是单侧的。如果发生继发性感觉改变，则麻木可能是一个症状，特别是在手上。味幻觉在此区特别常见。

7. 运动皮质　运动皮质癫痫主要的特点是单纯部分性发作，其定位是依据受累在那一侧以及受累区的局部解剖，在较低的前罗朗斗区受累可能有言语停止、发声或言语障碍，对侧面部强直－阵挛运动或吞咽运动、全身性发作经常发生。在罗朗斗区,部分运动发作不伴有进行性或 Jacksonian 发作出现;特别是在对侧上肢开始。旁中央小叶受累时发作呈同侧足部出现强直性运动,并预期对侧腿部也出现强直性运动,发作后 Todd 瘫痪常见。

8. Kojewnikow 综合征　目前认为有两种类型的 Kojewnikow 综合征:其中之一也就是大家所知道的 Rasmussen 综合征,是包括在儿童期症状性癫痫项下的一种癫痫综合征;另一种类型是代表成人和儿童 Rolando 部分癫痫的特殊型,而且与运动区的不同损害有关。主要特点:①运动性部分发作,定位总是很明确的。②后期,通常在有躯体运动性发作发生的部位出现肌阵挛。③EEG 呈现正常背景活动的基础上,出现局灶性阵发异常(棘波和慢波)。④本症状群可发生于儿童期和成年期的任何年龄。⑤经常可查出病因(肿瘤、血管)。⑥本综合征不呈进行性演变(临床型、EEG 的或心理的,除了与致病损害的演变有关者外)。本综合征可由线粒体脑病(MELAS)引起。

注意:某些癫痫患者的解剖学来源很难指定是在特点的脑叶,这种癫痫包括那些伴有前中央区和后中央区的症状(罗朗斗周围区发作)。这种重叠到邻近的解剖部位也见于岛盖癫痫。

额叶癫痫的发作间期头皮 EEG 描记可呈现:①无异常。②有时背景不对称,前额区出现棘波或尖波。③尖波或慢波(既可见于单侧或更常见于双侧或见于单侧多数脑叶)。颅内描记有时能区别单侧性和双侧性损害。

额叶发作不同的 EEG 表现可伴发于初期的临床症状。在少数情况下,EEG 异常在临床发作发生之前出现,这就可以提供重要的定位信息,例如:①额叶或多叶,通常是双侧性,低波幅、快活动、混合的棘波,节律性棘波、节律性棘慢波或节律性慢波。②双侧高幅单个尖波,随后是弥漫性扁平波。

根据症状学,颅内描记可提供关于放电的时间和空间演变的另外信息;定位可能是很困难的。

(三)额叶癫痫的 6 种特征

正如 Rasmussen 指出的那样,额叶癫痫可出现下列 6 种特征中的一种即可诊为额叶癫痫:

1. 全身性强直－阵挛性惊厥发作后即刻意识丧失。

2. 癫痫发作初期,头和眼转向对侧,继而全身性惊厥发作后意识丧失,常提示致痫灶位于额叶前 1/3 部位。

3. 初期头和眼转向病变对侧,意识清楚和逐渐意识不清,继而意识完全丧失及全身性惊厥发作,提示致痫灶起源于额叶突面的中间部位。

4. 表现为身体某部的姿势运动如对侧手臂强直高举,同侧手臂向下伸展及头转向病变对侧,提示致痫灶位于额叶中间部位的内侧面。

5. 常表现无表情感,或有短暂停顿的动作,思维紊乱,并凝视。继而全身性惊厥发作。

6. 癫痫发作可有发作期或发作后的自动症一类似于颞叶癫痫。

二、诊断性评估

1. 癫痫发作症状学的分析　症状学分析仍是当前诊断额叶癫痫的一个金标准。注意分析各个部位癫痫发作的特征,并在视频脑电图监护下,作出癫痫起源灶的定位。

2.脑电图的定位　由于额叶癫痫发作常很快引起双侧额叶同步性放电扩散,头皮脑电图很难于定位,并且常由于人工伪迹难于解释脑电图的变化。额叶癫痫的痫灶常常呈多灶或双侧额叶灶,也影响了额叶痫灶的准确定位。此时应行视频 EEG,观察发作期的 EEG 变化及发作的行为改变,以助定位。还应常规行特殊头皮记录电极(如眶顶电极)记录、长程 EEG、诱发试验等检查。还应该选择性地采用颅内电极记录发作期的脑电图的定位,其可靠性较大、准确率高。

3.影像学定位　应用结构性和功能性影像方法来定位,CT、MRI 可发现一些小的低级别的胶质瘤、AVM、海绵状血管瘤及大脑皮质发育不全,还可发现脑膜脑瘢痕、脑萎缩、脑囊性改变等,有利于痫灶定位。发作间期的 SPECT 和 PET 可证实脑局部的低灌注或低代谢,而发作期的 SPECT 常显示额叶皮质的高灌注,有助于癫痫灶的定位。近期出现的脑磁图(MEG)更有利于痫灶定位。

4.脑磁图定位　这是近期出现的高尖技术,它将大脑皮质神经元电活动产生的磁信号在颅外处理后将磁信号源的空间位置融合于 MRI 图像相应的解剖位置,并能与头皮 EEG 描记结合,三者结合可提供更精确的痫灶活动,提高定位的准确性。

三、额叶癫痫的手术治疗

额叶癫痫手术治疗常用的仍是脑皮质痫灶及病灶切除术,对痫灶及病灶广泛限于一侧额叶的应行部分额叶切除术;在非优势半球,大块额叶切除的范围应限于中央前沟以前部分,切除可分两个步骤(图 7-2);于脑外侧凸面整块切除额上、中、下回,接着在胼胝体附近切除前扣带回。眶后皮质要保留。在优势半球应保留额下回后部的 2.5cm 的脑组织,以避免语言障碍。两侧额叶致痫灶或一侧额叶痫灶,又不能行皮质切除时,应选用胼胝体前 2/3 切开术,阻断癫痫放电的传播,减轻癫痫发作的频率及缓解严重度。

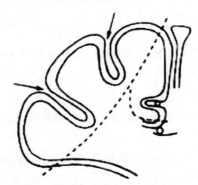

图 7-2　虚线示额叶切除的两个步骤,箭头为额上沟和下沟

额叶痫灶位于运动、语言区时应选用多处软膜下横纤维切断术(multiple subpial transection)。

目前多采用联合手术的方式来治疗额叶癫痫。有时癫痫灶波及颞叶或顶叶,还需加作颞叶切除术或行大脑半球切除术。

四、疗效

额叶切除手术的效果不如颞叶切除的效果好,但病残率低,仅占 6%,无死亡率。Worrell

GA(2002 年)等报告 52 例额叶癫痫手术治疗的结果。术后有 28 例(占 52%)患者癫痫发作完全消失(平均随访 46.5 个月)。而 Talairach(1992 年)等报告 100 例手术的效果,癫痫发作消失率 23 例(占 23%),无改善的 32 例(占 32%)。有人(1995 年)统计 330 例额叶癫痫手术结果。癫痫发作消失率 41.2%。极少发作占 12.8%,90% 发作减少的占 20%。无改善占19.1%,更差者仅占 5.5%,失去随访占 5.5%。Schramm J 等报告(2000 年)75 例额叶癫痫手术结果,64% 术后癫痫消失,12% 仅极少发作,16% 有值得改善,仅 12% 无值得改善。国内刘宗惠(1998 年)曾报告 40 例,获得了良好的效果,癫痫发作消失 19 例(占 47.5%),术后极少发作 11 例(27.5%),随访 6 月~3 年(平均 2.5 年)。

(程月飞)

第三节　颞叶癫痫的外科治疗

起源于颞叶有简单部分发作或复杂部分发作或继发性全身发作特征的癫痫称颞叶癫痫(旧称精神运动性癫痫)。

一、颞叶癫痫的临床特征

根据癫痫和癫痫综合征国际分类,颞叶癫痫有下述一些特征:颞叶综合征的特点是单纯部分性发作、复杂部分性发作以及继发性全身性发作或这些发作的混合。通常,常见有发热性发作病史和发作的家庭史,可能发生记忆缺损。在代谢的成像研究上(如 PET),经常观察到低代谢,在 EEG 上经常呈现单侧或双侧颞叶棘波,常于儿童期或成年早期发病。发作间隔的一段时间中或不定什么时候呈丛集性形式发生。

(一)一般特点

强力提示诊断的特点,包括:

1. 单纯部分性发作的典型特点是具有植物神经的和(或)精神的症状以及某些感觉(如嗅和听)现象(包括错觉在内)。最常见的是上腹部(多数是上升)的感觉。

2. 复杂部分性发作往往以运动停止开始,随后典型地出现口－消化道自动症,也经常随之发生其他自动症。典型的时程＞1min。经常发生发作后意识混乱,发作后有遗忘症,恢复是逐渐的。

(二)脑电图特点

颞叶癫痫发作间期头皮 EEG 可呈如下表现:

1. 无异常。

2. 背景活动轻度或显著的不对称。

3. 颞叶棘波、尖波和(或)慢波,单侧或双侧同步的,但也可不同步的。这些异常并不总限于颞区。

4. 除了头皮 EEG 异常外,颅内描记能更准确地发现发作间期异常的颅内分布。

(三)颞叶癫痫发作特征

1. 内侧颞叶发作　又称杏仁核－海马(内侧基底的边缘系统或嗅脑)发作。

海马发作是最常见的形式,除了可能不发生听觉症状外,其他症状即上述节段中所描述的那些。发作间期头皮 EEG 可能正常,可能呈现单侧颞叶尖波或慢波,亦可能呈现双侧尖波或慢波,同步的和不同步的,颅内发作间期的 EEG 可呈现近中前颞棘波或尖波。发作的特点为上升性上腹部不适感、恶心、明显的自主神经征及其他症状包括肠鸣、嗳气、苍白、面部发胀、发红、呼吸停止、瞳孔扩大、害怕、恐怖以及嗅、味幻觉。

根据癫痫外科专家 Engel 多年的临床经验,内侧颞叶癫痫综合征常有一些特殊的临床特征,现列出供参考。

这类患者的病史中常有热性惊厥史及家族癫痫史,多在 5～10 岁间突然发作,多有先兆和孤独现象,较少发生"继发性全身性癫痫发作",癫痫发作常可缓解数年,常为顽固性癫痫发作,发作间隙有行为紊乱(多为抑郁表现)。

临床癫痫发作一般有先兆,最多见为上腹部上升感,还可有精神症状,如恐惧,可有幻嗅或幻味(几秒)。常是复杂部分性癫痫发作,表现为行动停顿、凝视、口消化道自动症。发作后期常有定向障碍,近记忆力缺失,遗忘和失语(发作起始于言语优势半球)。

神经系统检查一般正常,但可有近记忆力减退。

脑电图特征是单侧或双侧前颞叶独立的高幅棘波;一侧内侧颞叶可出现间断或持续节律性慢波;有复杂部分性发作时在一侧颞叶底部有高幅的节律性活动(5～7/s);深部电极常有高幅节律性棘波或尖波,扩散至对侧较慢(>5s,或数分钟)或不发生扩散。

神经影像学检查:MRI 常示一侧颞叶和海马小及一侧颞角扩大。发作间隙期 FDG－PET 表现在颞叶为低代谢,常累及同侧丘脑和基底节;发作间隙期 SPECT 检查表现在颞叶为低灌注,在发作期 SPECT 为高和低灌注的特征,神经心理学试验有记忆障碍。

病理特征有海马硬化(>30%细胞丧失),齿状颗粒细胞苔藓纤维的发芽,某些神经元的选择性丧失,有错构瘤及异位(双重病理,dual pathology),常有微小畸形(microdys－genesis),癫痫发作可起源于硬化的海马,但大多区域显示为致痫区。

2. 外侧颞叶发作　单纯发作的特点为听幻觉或错觉或睡梦状态、视觉性感知障碍或言语主侧半球有病灶时出现言语障碍,如果放电扩延到内侧颞叶或颞叶以外结构,则这种单纯发作可发展为复杂部分性发作。头皮 EEG 呈现单侧或双侧中颞区和后颞区棘波,这种棘波在外侧面导出最为显著。

二、诊断性评估

1. 病史和体检　重视临床评估,分析临床癫痫发作的频率和类型:了解先兆,首次癫痫发作的表现,癫痫发作特征,癫痫发作后状态。已可通过视频脑电长程监护,观察颞叶起源的行为,发作特征及脑电起源的颞叶确切部位,复杂部分性发作的临床特征常可帮助致痫灶定位。追踪围生期的缺氧史及家族史是非常重要的一个因素,无论对治疗,预后判断意义重大。

2. 脑电检查　术前脑电图评估,目前仍然是最重要的癫痫诊断和痫灶定位方法,由于脑电技术的发展迅速,一些具有高抗干扰能力,对癫痫灶定位精确度高,又能视频监护和数字图像帧同步、同屏采集及回放,分析系统的无纸脑电图仪已能满足临床上的需要,无疑方便了神经外科医师的工作。但常规的脑电图检查和分析仍需脑电图医师重视,如对颞叶癫痫患者需加作蝶骨电极和(或)卵圆孔电极脑电图检查,是极其重要的。另外,在术前评估时,在某些情况下(痫灶不易定位时),需采用有微创的颅内电极植入法记录脑电活动,明确痫灶部位。如植入深部电极(通过立体定向手术方法),或将钉状电极植入于硬膜外,或将条状电极或网状电极植入于硬脑膜下。精确地测出痫灶的范围,和其致痫性。在围术期(也即开颅手术期间)

直接用电极记录脑表面皮质的电活动(ECoG)和直接用徒手插入深电极于颞叶深部的杏仁、海马结构记录有无致痫活动存在。除了明确致痫的神经元外,还能了解手术切除致痫脑组织的界线。

3.脑磁图 以其较高的时间分辨率和空间分辨率成为癫痫术前评估的重要手段,它将大脑皮质神经元电活动产生的磁信号在颅外采集处理后将磁信号源的空间位置融合于 MRI 图像相应的解剖位置,并能与头皮 EEG 描记结合,三者结合可提供更精确的痫灶电活动,提高定位的准确性。并能区别"镜灶"和原发灶,这是以往电生理难以做到的。

4.影像学检查 结构性神经影像学评估包括 CT、MRI、MRS、fMRI 等检查法。他们是当今最常用的方法,能够查出结构性脑病变的存在及其部位,CT 能发现明显的结构性病变,如肿瘤、AVM、钙化、萎缩性病变等,但 MRI 比 CT 诊断颞叶癫痫更加敏感,不仅能查出肿瘤、错构瘤,海绵状血管瘤,还有皮质发育异常以及颞叶内侧硬化-海马硬化,MRI 可查出 90% 的颞叶内侧硬化。在冠状位像上几加权像或 FLAIR 像上显示内侧颞叶有增高的信号(图7-3)。T$_1$加权像可清晰地显示颞叶海马萎缩。进行 MRI 海马容积测定,更能定量地查出海马萎缩变小,而且特异性和敏感性极高,能对 76%~93% 的海马硬化患者准确定位。是诊断颞叶内侧癫痫最直观的方法。

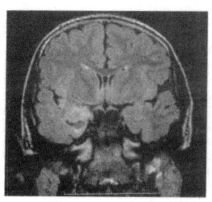

图7-3 右海马信号增高提示海马硬化

磁共振波谱(MRS),是一种非侵袭性技术和非离子化技术,能测定活体脑内代谢产物浓度的空间分布。包括氮乙酰天冬氨酸(NAA)、总肌酸(cr)、胆碱复合物(cho)及乳酸(Lactate)等。该 4 种生化物质是与癫痫灶生物化学改变密切相关的,癫痫灶内抑制性神经元数目减少,神经元树突棘丧失伴胶质星形细胞反应性增生改变。由于 NAA 主要位于神经元内,而 cr,cho 大部位于胶质细胞内。在颞叶内侧硬化的患者,采用 MRS 技术,常可查出 NAA 峰值降低,和(或)cr,cho 峰值的升高,临床上常以 NAA/(cr+cho)的比值来作为颞叶癫痫的定侧指标。大多以 NAA/(cr+cho)0.7 为异常的标准。

功能性磁共振成像(fMRI),可有助于颞叶癫痫的定侧,并能测出痫灶和其脑重要功能区的部位,有人认为 fMRI 可以代替经典的颈动脉 Amytal 试验,减轻患者的痛苦。

5.功能性神经影像检查 核医学仪器的迅速发展,已经能够三维显示局部脑血流灌注和葡萄糖代谢及多种受体的分布,有单光子发射计算机断层扫描(SPECT)和正电子发射断层扫描(PET)。SPECT 研究证实癫痫发作间期痫灶呈低灌注血流,发作期痫灶血流灌注明显增加。颞叶癫痫患者在发作 97% 期呈异常脑血流高灌注。PET 常用脑代谢显像-18F-FDG

测定局部脑葡萄糖代谢率,在颞叶癫痫患者,有 70％～80％ 的患者,于发作间期单侧颞叶葡萄糖率降低。发作期呈高代谢状态。这种方法有人认为可以代替深部电极和皮质 ECoG 的应用。不过 PET 所见的低代谢范围一般较实际的病变范围要大,它是一种无创伤的检查方法,它是一种分子核医学的高尖技术。并可通过三维重建直观的进行癫痫灶定位。尤其对结构性影像检查阴性的癫痫可作出正确诊断。

6.神经心理学和精神病学估价 应全面估价患者的高级皮质功能,检查语言、记忆、判断和推理、注意力和视觉、空间技能。这些方面的缺陷常为颞叶功能紊乱的证据,可帮助定侧。语言记忆的缺失常说明优势颞叶功能紊乱伴癫痫发作灶存在,而视觉、空间知觉和记忆缺失常示非优势半球功能紊乱。颈内动脉注射巴比妥—Wada 试验是较常用的一种方法,常能提示高级皮质功能的定位。在国内外许多医院对颞叶切除以前的患者都行巴比妥试验。国外(1986 年统计)有 44 个医院,其中 68％ 的医院在手术以前进行 Wada 试验检查,30％ 的医院有选择地进行该试验,仅 2％ 的医院未用。作者单位有选择地采用,尤其是已有记忆功能障碍和左利手的患者应作该检查。

三、适应证与禁忌证

(一)适应证

1.单侧颞叶癫痫,表现为复杂部分性(精神运动性)癫痫或(和)继发性全身性(大发作类型的)癫痫,抗癫痫药治疗无效,病程达 3～4 年以上者。

2.多次脑电图检查以及睡眠脑电图和蝶骨电极、鼻咽电极记录,确认致痫灶位于一侧颞叶者。

3.CT 或 MRI 有局限的阳性发现,并与临床表现和脑电图结果相一致者。

(二)禁忌证

慢性、活动性精神病患者,精神发育延缓,人格紊乱的患者为手术禁忌证。两侧颞叶有独立癫痫起源灶的患者禁忌作两侧颞叶切除。

四、颞叶切除的技术

(一)术前准备

术前 1d 应停用抗癫痫药或减少剂量,但癫痫发作频繁而严重者可不停用抗癫痫药。

(二)麻醉与体位

一般选用全麻,平卧位,头侧位。床头抬高于心脏水平面以上。

(三)手术步骤

1.作问号切口(图 7－4) 颅骨骨孔应钻在颧骨额突之后和颧弓之上,将蝶骨嵴向深处咬除,并咬除颅骨鳞部的下缘直达颅中窝底,充分暴露大脑外侧裂、额颞区、颞极、颞中部、部分中央区。硬脑膜呈 U 形切开,并附加放射状切口,悬吊缝合硬脑膜于创口骨膜上。

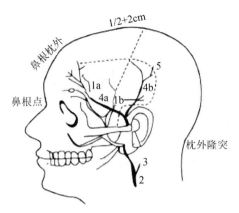

图 7—4　头皮切口及其解剖

1a～1b.面神经支;2.颈外动脉;3.枕动脉;4a～4b.颞浅动脉;5.问号切口,斜虚线示中央钩位置

2. **肉眼观察颞叶表面有无异常**　如蛛网膜下腔扩大、蛛网膜囊肿、脑回小等,看清侧裂血管,认出 Labbe 静脉,识别中央前回、额下回岛盖部。

3. **脑皮质电图(ECoG)及深电极描记,寻找和验证致痫灶及其范围**　将皮质电极依次置放于额叶下部、颞上回、颞中回和颞下回进行描记(图 7—5),用数码标明,并记录于图纸上;同时用深电极描记杏仁核和海马有无棘波放电,于颞极向后沿颞中回 3cm 和 5cm 处,各垂直插入 3.5cm,前方电极尖端恰于杏仁核,后方的电极尖端则位于海马(图 7—6)。亦可在暴露海马后,直接将电极放在海马上,探测致痫灶是否位于海马(图 7—7)。

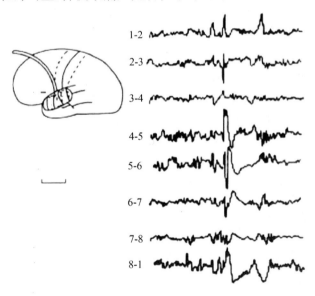

图 7—5　脑皮质电图(ECoG)及深电极描记

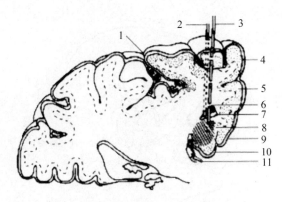

图 7-6　多极式深电极插入颞叶内

1.大脑外侧裂;2.深电极插入海马脚;3.深电极插入杏仁核;4.软膜蛛网膜;5.梭状回;6.侧脑室;7.海马角;8.杏仁核;9.海马旁回;10.钩回;11.视束

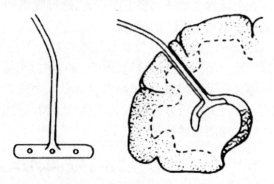

图 7-7　改进的皮质电极和将 T 形电极经切开的额中回皮质直接置放于海马上记录点活动

4.确定切除颞叶的范围　左侧颞叶容许切除颞极后右侧颞叶容许切除颞极后 6cm 的颞前叶范围,一般向后切除不得超过 Labbe 静脉。但目前有人主张切除的范围更小,从颞极沿大脑外侧裂向后 4.5cm,不超过中央前沟。沿颅中窝底向后通常为 5cm。若为非主侧半球可各向后延长 0.5cm,以扩大切除范围(图 7-8),避免术后失语和偏盲。

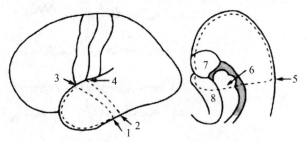

图 7-8　虚线示切除颞叶的范围

1.非优势侧 5cm;2.非优势侧 5.5cm;3.优势侧 4.5cm;4.优势侧 5cm;5.5～6cm;6.海马;7.杏仁核;8.海马旁回

5.切除颞叶顺序　一般是先将大脑外侧裂的蛛网膜切开,将额叶与颞叶分开,向前至蝶骨,向下至颅中窝底,向后至海马回钩前端。分开时可见大脑中动脉,需加保护。该动脉的第一段和第二段分出 3～4 支供应颞叶,应电凝切断。然后,在 Labbe 静脉之前,也即从颞尖沿颞中回向后 6cm,优势半球为 4.5cm 的平面,从颞下外侧缘向上横断切开颞叶皮质至颞中回时斜向前约 45°(图 7—9)。

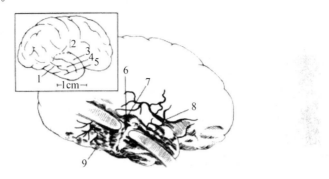

图 7—9　皮质切口及暴露海马结构

1.第一个切口;2.第二个切口;3.颞上回;4.颞中回;5.颞下回;6.颞角腔;7.脉络丛室壁膜;8.侧囊内大脑中动脉;9.海马

切断颞叶的上、中、下回。用两脑压板牵开脑,直向内切开颞叶白质,进入侧脑室下角。此时可见脉络丛,并有脑脊液涌出,继续切开梭状回达侧副沟为止。分开颞叶岛盖显露岛叶,它形如一圆锥形小丘,其顶指向前下方,构成岛阈(图 7—10)。将颞叶向外侧牵开,充分暴露颞角内闪光发白的海马脚,用双极电凝切开脑组织达脑室壁,直达颞角尖为止。颞角尖的内上方为圆形的杏仁核,经杏仁核中央将其切开分成基底外侧部和与钩回紧邻的皮质内侧部(图 7—11)。此时已达颅中窝底,并向后牵开颞角,显露脉络丛。此时勿压迫,因脉络丛附着在脑干和视束上。沿脉络丛外侧从后向前切开海马,暴露出海马旁回的上表面,在海马和海马旁回的后部,于冠状位将海马脚尖端之后 3.0～3.5cm 的海马横行切断,提起海马旁回横切直达小脑幕为止,移除颞叶及其海马、海马旁回、钩回,外侧部的杏仁核。此时应注意保护内侧软脑膜完整,勿损脑底池内的结构。供应海马旁回及钩回的前 1/3 的脉络膜前动脉外侧支应电凝切断,数支阿蒙角(Ammon horn)动脉可电凝切断。

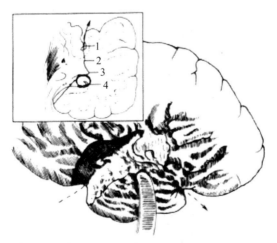

图 7—10　打开大脑外侧裂、暴露脑岛,切开颞叶干

1.脑岛;2.岛阈;3.脉络丛;4.海马

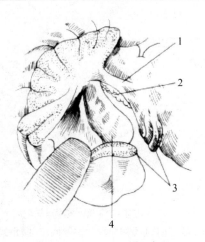

图 7—11　已切开的杏仁核

1. 岛阈；2. 脉络丛；3. 杏仁核；4. 海马脚

6. 术毕应再行 ECoG 描记　如仍有异常放电，应再切除之。但岛叶和外侧裂上方皮质及颞横回不必切除。手术野彻底止血，用等渗盐水反复冲洗，严密缝合硬脑膜，空腔内注满等渗盐水，肌肉骨瓣复位，两层缝合头皮。硬脑膜外放引流管引流 24h。

7. 前内侧颞叶切除术　除了上述标准的颞叶切除术外，尚有前内侧颞叶切除术（Anterio-medial temporal lobectomy）。这是 Spencer DD 提出的，作者根据致痫灶大多位于颞叶内侧结构，根治性切除内侧颞叶结构可控制 85% 患者的癫痫发作，而没有神经心理或神经功能障碍。前内侧颞叶切除包括大部分海马结构，颞叶外侧皮质仅切除颞尖向后约 3.5cm 的颞极部位。Spencer 指出，此术式有两个优点：①因为不需进行 ECoG 及语言功能定位检查，故不需在局麻下进行手术。②是唯一能保留视野不受损的手术方式。现将该手术的步骤简要叙述如下：

首先从颞尖沿颞中回向后扩延至 3～3.5cm 处，继而向下弯曲，横过颞中回和颞下回，然后终止在枕颞回，直至切除该回的大部分（图 7—12）。切除时先将颞上回上方的蛛网膜切开，但不影响颞上回，向深处切开 3cm，到达颞角旁。切除呈楔形的颞叶组织，约 3cm³ 大小。颞叶内底面的后切除缘位于上丘水平面，并尽可能切除杏仁核、海马。

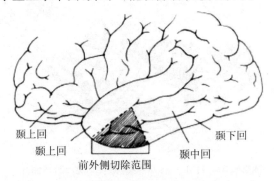

颞上回　颞下回　颞上回　颞中回　前外侧切除范围

图 7—12　大脑半球背外侧面观，前额叶新皮质切除（仿自 Spencer）

8. 选择性杏仁、海马切除术　本术式为 Wieser 和 Yasargil（1982 年）首创，由于电生理学的进展，认识到颞叶癫痫的致痫灶多数位于边缘系统内侧基底部，即杏仁核、海马和海马旁回，在显微镜下此结构又可清楚地辨认，因而使彻底切除这些结构，并保留颞叶外侧皮质的完整成为可能,其治疗效果满意。手术步骤:①采用翼点开颅术,但皮肤切口应更向后2cm,以扩大开颅范围,暴露颞叶,重要的是显露出颞上回的前1/3。将蝶骨嵴外侧咬除或用高速微钻磨去,并向下至前床突为止。将外侧裂上的硬脑膜呈半圆形切开,并将硬脑膜瓣翻向蝶骨嵴,缝合悬吊固定。②在视神经和颈内动脉之间打开蛛网膜,同时打开颈内动脉上面的和外侧面的以及大脑前动脉A1段的蛛网膜,放出脑脊液。减少牵拉,认清后交通动脉、脉络膜前动脉、钩动脉和动眼神经。然后,逐步分开外侧裂,从颈内动脉分叉直至大脑中动脉分叉部,并向后超出1.5～2cm,暴露脑岛的前1/3和M2段1～2cm。切开颞叶和额眶区之间的蛛网膜,向内牵开额叶,显露颈内动脉、钩回和海马旁回。认出M1段的外侧分支及颞极、前颞和中颞动脉,M2段围绕岛阈最高处,继而转向岛沟下部。③于颞上回内侧面,颞极动脉和前颞动脉之间,在M2段的前内方和M1外侧作1～2cm长的皮质切口(图7-13)。④杏仁核正好位于皮质之下数毫米处,可先打开下角,辨明杏仁核大小、方位、范围后,用活检钳将杏仁核分块咬除,并留送标本行病理检查,或用吸引器轻轻吸除。切除杏仁核时应注意内侧和内侧基底部的视束勿受损伤,紧靠屏状核、壳核和苍白球的杏仁核内侧部分应予保留。⑤切除杏仁核后将显微镜从前下方调整对准后下方,向后切开下角2cm长,从下角尖进入三角区,暴露出脉络丛组织后,将其牵向外侧,经此层透明的脉络膜有可能见到脉络膜前动脉和基底静脉的脑室支。⑥将脉络丛翻向内侧,用显微剪或剥离子沿脉络裂从前向后切开,完全暴露海马撒穹隆带和大脑脚外侧。将脉络膜前动脉的外侧支(又称钩动脉)电凝切断,在脉络膜前动脉主干处局部可用罂粟碱棉片浸敷,防止血管痉挛。⑦切开海马、海马旁回的脉络裂后,稍向外牵拉,显露大脑脚周围大脑后动脉的P2段以及从P1或P2段发出紧贴P2旁的脉络膜后内侧动脉,将阿蒙(Ammon)角动脉电凝切断。在大脑脚后缘水平,亦为P2段分叉部平面(相当于外侧膝状体水平)横断海马,沿海马周围的沟由前向后或由后向前切开,可将小的海马静脉及1～3支大的皮质静脉一电凝切断,但要保护基底静脉。抬起海马旁回经软膜下平面将之切除。切除的标本测量长4cm,宽1.5cm,厚2cm。切除术野的小出血应电凝止血。⑧切除完毕后,颞叶外侧皮质复位,严密缝合硬脑膜。骨瓣复位,分两层缝合头皮。

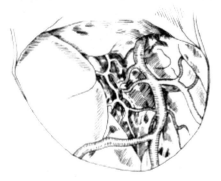

图7-13 虚线显示切口部位,可见颈内动脉、后交通动脉、脉络膜前动脉、大脑中动脉的M1和M2段及其颞支

9.作者经验 作者多年积累了100余例前颞叶切除术的经验,认为在手术技巧方面只要能注意以下几点,即可顺利完成操作,减少损伤。

(1)寻找侧脑室颞角:首先要确定颞叶切除的后切除线,一般是在标准的颞叶切除时于优势半球颞极向后不超过5cm处,经颞中回垂直向深处切开皮质及白质,约3～4cm进入侧脑室颞角(图7-14),此时有脑脊液流出,可见脑室壁发白的室管膜,或可见到脉络丛。但有时因颞角狭小,脑脊液流出不明显时,其深度应控制适当,脉络丛可助定位。

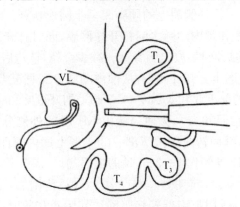

图7-14　探索侧脑室颞角

VL:颞角;T₁:颞上回;T₃:颞下回;T₄:梭状回

(2)切除颞叶新皮质:在后切除线上,从后向前切除颞上回皮质及白质,直至颞极为止,视颞上回皮质保留多少,还可用吸引器补充切除之,直至保留颞上回的软脑膜和蛛网膜。继而在后切口线上向下(外侧)直至颅底直达侧副沟切除外侧的颞叶皮质(图7-15)。

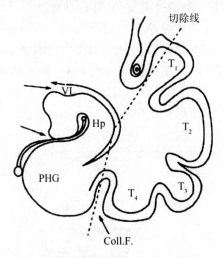

图7-15　新皮质切除范围示意图

T₁:颞上回;T₂:颞中回;T₃:颞下回;T₄:梭状回;VL:侧脑室颞角;HP:海马;PHG:海马旁回;COLL. F:侧副沟

(3)切除颞叶内侧底部结构(海马、杏仁核及海马旁回、钩回):在切除外侧颞叶后,良好的解剖暴露,能使杏仁核、海马结构显露术野之中。根据所需切除杏仁核的大部、海马前端及海马旁回和钩回(图7-16)。

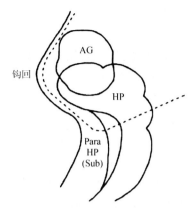

图 7-16　切除颞叶内侧面底部结构,虚线示切除范围

AG:杏仁核;HP:海马;PHG:海马旁回

依此三大步骤进行手术,解剖层次分明,初学者易于理解掌握。

五、术中注意要点

1.手术中止血自始至终都相当重要,否则将使脑表面及其深部正常结构标志辨别不清。

2.分离大脑外侧裂时,勿伤及外侧裂中的血管。

3.处理颞叶内侧结构时,保护好内侧的软脑膜,勿损伤脉络膜前动脉主干,否则会引起对侧偏瘫;勿损伤大脑后动脉,否则会引起对侧偏瘫及偏盲;勿损伤动眼及滑车神经。

4.优势半球颞叶通常保留部分颞上回而不切除,以免主要皮质听觉区受损。

六、术后处理

术后当日禁食,次日可进流质或半流质饮食。静脉补液量限制在 1500mL 内。预防应用抗生素,术后给地塞米松,定时腰椎穿刺放出血性脑脊液。术后头 3～4d 可静脉用德巴金滴入或肌注安定和苯巴比妥钠,进食后恢复口服抗癫痫药,剂量同术前,持续 1～2 年。定期复查脑电图,如无癫痫发作,脑电图又无痫波活动,可将抗癫痫药减量直至停药,如减药后又有癫痫发作,应立即恢复原有剂量。

七、主要并发症

颞前叶切除术的死亡率<0.5%。病残率约 5%:永久性偏瘫占 2.4%,暂时性偏瘫占4.2%,同向偏盲占 8.3%。可并发无菌性脑膜炎、硬膜下血肿、记忆力减退和精神症状(表7-6)。

表 7-6　颞叶切除手后的并发症(215 例)

骨瓣感染	3(1.3%)
轻偏瘫	2(0.9%)
偏盲	1(0.4%)
暂时脑神经麻痹	7(3.2%)
术后暂时语言困难	8(3.7%)
言语记忆困难	19(8.8%)
术后精神病	5(2.3%)
术后抑郁症	12(5.5%)

八、病理发现

颞叶癫痫(TLE)的病因,除已知的脑肿瘤、外伤或感染性瘢痕、动静脉畸形、灰质或白质异位及局部性脑组织发育异常外,还有相当一部分找不到的原因,但病理组织学可见海马硬化病变。一般认为颞叶切除后的病理检查结果,约 2/3 的患者有内侧颞叶异常,约 1/3 的患者有外侧颞叶的病理改变。内侧颞叶多为海马硬化(hippocampal sclerosis)又称阿蒙角硬化(Ammon horn sclerosis)或钩回的胶质增生;外侧颞叶多为异位的神经元和皮质。在内侧或外侧颞叶偶尔可发现一些小的肿瘤或血管畸形。作者单位 70 例颞叶癫痫病理发现为肿瘤 6 例,血管畸形 13 例,瘢痕 7 例,外伤性病变 5 例,蛛网膜囊肿 1 例,囊虫病 1 例,海马硬化 37 例。目前认为海马硬化是内侧颞叶癫痫的病理基础,主要表现为海马和杏仁核的神经细胞变性、萎缩、消失和胶质增生。TLE 镜下皮质的主要改变是神经元的变性、消失和纤维型胶质细胞增生,其结局为皱缩和萎缩。神经细胞呈慢性细胞变性改变:细胞突触消失或变短,细胞轮廓不清,呈三角状或梨状,核固缩,结构模糊,嗜染质(Nissl 小体)消失,细胞周围间隙增宽,可见噬节和卫星现象,直至细胞逐渐消失。部分病变轻者,神经细胞胞质呈空泡变性,可能属早期病变,胶质细胞增生,主要为纤维型星形细胞,呈片状或弥漫状,多见于软脑膜下和血管周围,偶有白质纤维脱髓改变(尤其在血管周围)。这些皮质病变,尤以海马最为显著和突出,包括齿状回、阿蒙角、旁下托和下托的某处延伸。

TLE 的病因,除有上述之感染性、外伤性、肿瘤性和畸形等明确的海马外病变外,在 TLE 的手术切除标本中,约有 50％～83％的病例有 AHS。现今大量的研究结果表明,直接导致癫痫发作的并非癫痫病理灶(如肿瘤、血管畸形等),而是致痫灶。癫痫病理灶导致周围脑皮质、包括海马和病理灶内的神经元发生进行性的突触重组,使残存的神经元和(或)邻近海马的传出神经元的癫痫源发生联系,成为癫痫发作基础。现已能够在手术时,以电极较好地测出致痫灶的位置。正如前述,致痫灶可位于病理灶之中或其周围,两者可离得极近并相连,亦可远离而不连。上述有关 AHS 与海马外病灶的关系,也从手术治疗上得到反证。现代癫痫外科在作颞叶病灶切除时,一般多包括海马回的切除,因为它可能是癫痫源。海马外病灶伴 AHS 者占 30％～50％,手术仅作海马切除是不明智的。1991 年,Awad 研究证实,海马外病灶全切除者,术后无复发占 33％,海马灶全切除者,术后无复发的占 79％,部分切除者占 52％,未切除为 0％。这说明两种病灶均作全切除者效果佳,而海马灶未切除者无一不复发,也间接证明海马灶为癫痫源。还证实,海马灶和海马外病灶一并全切除,术后无复发者可达 88％,海马外病灶全切除而海马灶部分切除,术后无复发者高达 90％,海马外病灶部分切除而海马灶全切除,术后无复发者占 66％,两灶均行部分切除,术后无复发者仅占 30％。这说明海马外病灶在维持海马病变及在癫痫发作上起着重要作用,将其切除之,比切除海马灶还要重要该氏还研究了致痫灶的位置与手术疗效的关系,致灶位于海马外病灶之中,切除后无复发的占 45％,在海马外灶之外,且与其相连者,术后无复者的占 50％,而远离海马外病灶,并与其不连者,术后无复发的占 73％。这说明致痫灶远离海马外病灶得手术疗效好,以上足以说明,两种病灶的相互依存关系和在癫痫病形成及其发作中的作用。

九、前颞叶切除术的疗效

前颞叶切除后,可使 80％～90％的患者获得显著的改善(癫痫发作消失或癫痫发作频率减少 90％以上）。在第一届癫痫外科治疗国际会议上,收集了 40 家医院,2336 例前颞叶切除术的结果,术后癫痫发作消失者达 26％～80％,平均癫痫发作消失占 55.5％(患者数为1296);改善者有 648 例,占 27.7％;无改善者有 392 例,占 18.8％。第二届国际会议收集了1986 年至 1990 年间 3579 例前颞叶切除术的结果,术后癫痫发作消失者 2429 例(占67.9％),改善者 860 例(占 24.0％),无改善者 290 例(占 8.1％)。Jensen(1975 年)曾复习世界文献,在 1928—1973 年间行前颞叶切除术 2282 例,约 2/3 的患者术后癫痫发作消失或几乎消失。作者曾报告过 76 例颞叶癫痫手术治疗的结果,随访时间最长达 14.5 年,结果:①满意(癫痫发作减少 100％),26 例(38％)。②显著改善(癫痫发作减少 75％)27 例(40％)。③良好(癫痫发作减少＞50％)7 例(10％)。④效差(改善 25％～50％)4 例(6％)。⑤无改善 4 例(6％)。术后结果达到良好以上的结果者占 88％。李龄等(2002 年)报告 100 例手术结果,随访 99例,时间 3 个月～1 年,84 例癫痫发作消失,15 例仍需服药控制,在手术后半年以上的患者有词汇贫乏,记忆减退,手术后因癫痫持续状态死亡 1 例。Salanova V,等于 2002 年报告 215 例颞叶癫痫的手术,术后随访 1～15 年(平均 7 年)。癫痫发作消失 148 例(69％),极少癫痫发作(Engel Ⅱ 级)43 例(20％),值得的减少(Engel Ⅲ 级)14 例(6.5％),无手术死亡,残废率低。Holmes M 等(1996 年)报告 74 例经 1 年随访的结果:全组 74 例中 34 例(45.9％)癫痫发作完全消失,21 例(28.4％)癫痫发作至少 75％减少,19 例(25.7％)癫痫发作呈＜75％减少。

(程月飞)

第四节　顶－枕叶癫痫的外科治疗

顶－枕叶癫痫只占手术治疗癫痫患者的约 7％,随着高灵敏和高分辨率的神经影像学技术的发展,同时加上脑电监测技术的改进,使越来越多致痫灶位于顶－枕叶的患者能够准确定位,并且行外科手术治疗。

一、顶枕叶癫痫的临床特点

大多数顶－枕叶癫痫患者脑内均有病灶,多为皮质发育不良,肿瘤,脑缺血疾病及产伤所致的症状性癫痫。顶叶癫痫通常的特点是单纯部分性发作和继发性全身性发作。多数起源于顶叶的发作作为单纯部分性发作,但复杂部分性发作可能引起单纯部分性发作,并出现扩散到顶叶以外的部位。起源于顶叶的发作具有以下的特点:发作主要是具有很多特点的感觉症状。阳性现象包括麻刺感和触电感,这种感觉可局限于一个部位或可呈 Jacksonian 发作方式发展。患者可能出现移动身体某一部分的想法或者感到自己身体的某一部分移动,肌张力可能丧失。最常受累的部位是具有最大皮质代表区的部位(如手、臂和面区),可能出现舌蠕动、舌发硬或发凉的感觉,面部感觉现象可出现于两侧,偶尔可发生腹部有下沉感,阻塞感或恶心,这在顶叶下部和外侧部受累时特别常见。在少数情况下可出现疼痛,呈浅表烧灼样的感觉障碍,或呈境界不清非常严重的疼痛感觉。顶叶视觉现象可构成多变的幻觉而出现,如变形扭曲,变短和变长均可出现,这在非主侧半球放电时更为常见。

在枕叶癫痫患者中,约占癫痫患者中 8％,2/3 的患者不仅有临床表现如视觉先兆、发作性失明,而且还会出现定侧体征如对侧头扭转和视野缺损。光刺激能促使癫痫发作,但是,超过 1/3 的患者不只是一种发作类型,这说明放电已经传播到额叶或颞叶。颞叶外致痫灶的复杂性和病灶与功能区重叠使得有必要进行详细的术前评估。视觉异常发作是枕叶癫痫患者特征性表现，包括发作性视物模糊、黑矇以及幻视，而这些症状常提示枕叶有结构性改变。枕叶癫痫患者亦有其他发作特点：一是发作形式多种多样；二是不仅不同的患者出现不同的发作形式，而且同一患者也可出现不同的发作形式；三是在枕叶癫痫发作时，经常可以见到眼球和头部向一侧偏转，这点对病变的侧别判定有一定的帮助，Munaric 等观察到多数向病变对侧偏转；四是枕叶癫痫可出现不同程度的视野缺损，这点患者常常没有陈述，在查体时可以发现。对于定位有重要的意义。

二、诊断性评估

1.头皮脑电图　头皮脑电图在枕叶癫痫诊断中的作用目前观点不同，Palmini 等认为头皮脑电图对枕叶癫痫无定位价值，并且有误导作用。而 Williamson 等认为尽管单纯依靠头皮脑电图作出枕叶癫痫定位的不多，但是头皮脑电图资料能提供非常重要的信息，如一侧枕叶区域脑电波幅减低、不对称或出现尖波和棘波。另外由于枕叶区域异常脑电波极少在额颞叶癫痫中出现，因此一旦出现则高度提示枕叶癫痫的可能。发作间期的棘/尖波，常可在颞叶记录到，并比枕叶记录的为多，且常为双侧。由于枕叶痫波易向前（颞或顶）传播，因此在枕叶出现痫波的前提下，颞顶叶痫波应该考虑为枕叶痫波传播的结果。

2.神经影像学检查　神经影像学检查在顶-枕叶癫痫的诊断中以及手术方式的选择中是至关重要的。大多数顶-枕叶癫痫患者的影像学检查有阳性结果，如微小的病变-皮质发育异常。

3.颅内电极记录　颅内电极主要用来明确癫痫放电的起始区以及播散区，同时通过电刺激来明确重要功能区以及视觉和听觉传导区。

颅内脑电描记的主要指征包括：①脑电和影像学检查不一致，需要进一步明确癫痫放电起始部位。②脑电描记对放电起始部位定侧不肯定，或以确定痫灶的侧别。③放电明显有扩散，伴有或不伴有重要功能区的重叠。

与额叶相比，顶枕皮质面积大。硬膜下条状和栅状电极对致痫灶的定位是十分有用的，同时它对相关的重要皮质也有一定的定位作用，多个条状电极可以通过颅骨钻孔来进行放置，这样可以覆盖大脑的凸面、基底面和内侧面，或者通过开颅将栅状电极作为辅助进行放置。

三、手术治疗

枕叶癫痫患者的手术方式的选择分两种情况考虑：一种是枕叶有形态学改变时，应在切除病变的基础上，再尽可能地切除周围的痫灶，因为它是启动癫痫发作的关键；另一种情况是枕叶无形态学改变时，应该仔细分析临床表现和头皮脑电图结果，区分颞叶癫痫和枕叶癫痫，因为后者容易引起低阈值的边缘结构产生二级癫痫。手术者在以切除枕叶为主的同时，应该根据皮质脑电的结果沿侧裂上下适当向前扩展。

在局麻下暴露皮质能够进行术中语言和体感功能区定位，而在全麻下可以通过神经肌肉阻滞逆转和表面皮质刺激衰减来进行体感功能区定位。术中皮质描记一般将 16 导电极分别放置于暴露的皮质表面来逐个进行，在刺激前和整个刺激过程中都要有基线描记，这样可以识别诱导出的放电后轨迹，因为这些会干扰后面的电刺激。为了不使大脑皮质过度兴奋，刺激的间隔不能少于 5s,两次位置的间隔不少于 2cm。在清醒的患者中,中央后回的刺激阈值小于中央前回,且在脑回下 2cm 能够很容易辨别出舌头的体感反应。随后皮质电极描记出的致痫灶电活动可以通过将硬膜下条状电极额外放置于半球的内侧面和基底面来完成。

软膜下皮质切除可以通过确定最近的脑回边界来完成,如果不存在脑回边界的话,可以通过确定致痫灶的范围来进行。用双极电凝来确定切除线,此线在脑回的中间且与其轴平行。将脑组织切开并慢慢吸除,在软膜下向外进行操作直至脑回的边缘,再向下到基底面,这样形成了切除残腔的底面。切除的体积包括几个脑回,切除线也可能跨几个脑沟。研究发现切除中央后回下 2.5cm 并不会出现舌和嘴唇的感觉异常,如果没有手指自主活动、腿瘫痪或体感缺失的话,整个中央区皮质都可以去除。但从中央区和中央后回到上矢状窦的升静脉应该保留,同样,优势半球顶下小叶的静脉回流也应保持完整。当原先枕叶已经有外伤或病变导致偏盲时,可以行枕叶切除。在非优势半球,切除的范围可以包括邻近的顶叶和颞后区,且不会出现功能缺失。在优势半球,应该尽量保留颞顶盖区,以减少语言缺失的可能性。如果脑白质不保留的话,切除顶盖区会出现对侧下象限偏盲。在优势半球的顶叶内,只有顶内下沟附近的顶上小叶才能切除,如果致痫灶广泛分布于非优势半球的顶叶,可以将其全部切除,当然这可能会给患者遗留一些空间分析、运动和视觉注意方面的障碍。

对于位于顶叶的致痫灶,若不能切除的话,可以行多处软膜下横纤维切断术(MST)。

四、疗效评估

Rasmussen 复习了 1929—1980 年间 203 例致痫灶在中央区、顶叶和枕叶非肿瘤的患者的手术切除效果,在随访 2～51 年(平均 18 年)的 186 例中,34%(63 例)的癫痫发作控制,23%(42 例)发作显著减少,44%(81 例)发作减少。

影像学上发现顶叶有病变的致痫灶切除后手术效果较好,Salanova 等报告 79 例顶叶非肿瘤癫痫的患者进行了手术治疗,45.5%的患者癫痫发作消失(Engle I 级),19%癫痫发作极少。21.5%有值得的改善。

Olivier A 等(2000 年)报告,39 例顶叶癫痫手术,术后癫痫发作消失占 52%,发作频率减少大于 90%者占 30%,30 例枕叶癫痫术后癫痫消失者占 71%,癫痫减少(大于 90%)占 18%。

枕叶癫痫的手术效果也是比较满意的,与顶叶癫痫的疗效基本相当。Salanova 等对 42 例患者进行了复习,其中 23 例只切除了枕叶,5 例切除了颞叶,另外 14 例行了广泛皮质切除,包括颞顶后皮质。37 例术后随访了 1～46 年(平均 17 年),结果 46%癫痫发作消失,21%的发作频率显著减少。

孙振荣、栾国明(2001 年)报告枕叶癫痫 31 例,其中涉及顶枕叶切除者 14 例,切除病灶及其周围的癫痫灶,随访 22 例,随访时间 1～4 年(平均 2.5 年)术后 1 年内癫痫未发作 11 例,另 11 例癫痫发作均少于术前 50%。

(秦治刚)

第五节　脑功能区癫痫的手术治疗

对于功能区癫痫,因致痫病灶(脑肿瘤、脑血管病、皮质发育畸形、脑软化灶等)、致痫区与脑功能区关系密切,精确定位重要脑功能区,明确致痫病灶、致痫区与脑功能区关系,方能达到在不损害重要脑功能区、不引起或加重神经功能障碍的前提下,彻底切除致痫病灶和致痫区,获得良好的癫痫控制、改善患者生活质量之目的。

脑功能区本身存在个体差异,病理情况下脑功能区差异更显著,因推挤移位、重塑、重建等机制,脑功能区变异尤其明显,因此根据解剖标志定位脑功能区进行手术,不仅难以达到彻底切除致痫病灶的目的,而且术后永久性神经功能障碍发生率高达 13%～27.5%。因此,对于脑功能区癫痫的手术,个体化、精确的脑功能区定位、妥当的手术策略对于提高癫痫控制率、降低手术致残率极其重要。

一、脑功能区概念

20 世纪初 Krause 应用术中电刺激明确了人类大脑皮层初级运动中枢分布,Foerster 对局麻开颅手术的患者实施电刺激,明确了人脑躯体感觉、听觉、嗅觉、味觉,视觉等皮层中枢分布,Penfield 等在此基础上,对人类大脑皮层作出了更为详细和精确的定位、分区,1937 年 Penfield 建立了著名的倒置小矮人模型,此模型到现在仍在指导临床工作。

经典的脑功能区主要为:初级运动区、初级感觉区、辅助感觉运动区、次级感觉区、语言区、视觉皮层、听觉皮层、负性运动区。

功能区与手术后是否发生神经功能障碍、神经功能障碍严重程度关系密切,根据损伤或切除功能性皮层后,产生的神经功能障碍是否严重、是否持久,功能区又被分为必需的功能区和非必需功能区,必需的功能区就是指损伤或切除后遗留永久性神经功能障碍,非必需功能区是指损伤或切除后不会有神经功能障碍,或仅有轻微、短暂的神经功能障碍。必需功能区包括:支配肢体远端的初级运动区,初级感觉区、初级视觉区、运动性语言区(Broca 区)与感觉性语言区(Wernicke 区);非必需功能区包括:辅助运动区、听觉皮层区(Heschl 回)、皮质眼球运动区(Brodman 6 区)、面部运动区、次级感觉区、颞叶底部语言区。

二、脑功能区初步评估

根据优势利手、MRI 初步评估致痫区、致痫病灶与脑功能区关系。优势利手通过艾丁伯格优势利手问卷(Edinburgh Handedness Inventory)判定,根据优势利手判断语言优势半球,如果致痫区、致痫病灶位于优势半球则要作评估语言区的计划。MRI 检查能够定位癫痫病灶及其近邻结构,可根据中央沟、外侧裂、前联合与后联合等解剖结构评估与脑功能区关系。

三、无创脑功能区评估方法

无创评估、定位脑功能区的方法近年来得到高度重视,且发展迅速,fMRI、DTI、PET、MEG、TMS 等功能影像学技术的出现,使神经外科医生可以在术前通过无创的方法初步评估脑功能区,指导手术方案的制订、预测手术预后。

BOLD－fMRI 是目前最常用的功能磁共振成像技术,其原理是脑活动时引起局部脑组织血流和氧代谢的不匹配而导致 T_2 信号的增高,所以可以无创地对大脑的正常生理功能区定位。fMRI 在感觉、运动区定位上,敏感性达 82%～100%,结果与皮层电刺激结果基本一致。fMRI 在优势半球判断的准确性可与 Wada 试验相媲美,但在语言区定位上,其敏感性为 66%～100%,特异性仅为 61%,故目前 fMRI 还不能精确定位语言区。

弥散张量成像(DTI)是目前唯一一个在体外实现纤维束成像的技术,可在冠状位、矢状位和轴位上表现出特征性的高信号的束状结构，可以清楚了解语言传导束、锥体束等功能性传导束的形态、走行、移位及与邻近病灶的空间毗邻。有学者用皮层下电刺激验证 DTI，对皮质脊髓束的预测准确度达到 95%，语言传导束预测准确度为 97%，皮层下电刺激阳性位点与影像中的锥体束差距为 2.0 到 14.7mm(平均 5.2±2.2mm)。

FDG-PET 定位功能区原理是源于执行任务时皮层葡萄糖摄入率增加，通过检测葡萄糖代谢的变化来定位脑功能区，可用于运动、感觉、语言和视觉皮层的定位。对于语言侧别确定上，与 Wada 试验比较，PET 一致率达 88%～91%，与皮层电刺激比较，对功能区定位符合率很低，因此，在脑功能区评估上，目前更趋向于 MRI，而非 PET。

经颅磁刺激可以对运动和语言功能区定位，为手术治疗难治性癫痫提供了新的评估方法。

脑磁图是通过等流偶极子模型对大脑活动产生的磁场进行分析从而检测一些位置源。MEG 的脑功能成像方法可以准确地在术前显示脑的重要功能区，如通过体感诱发磁场标记感觉区空间分布图，确定中央沟位置并确定中央前回运动区；通过视觉诱发磁场及听觉诱发电位确定枕叶视中枢及颞叶听中枢。MEG 的语言中枢定位明显优于 Wada 试验，它可以无创的完成语言中枢的定位和定侧，标记出语言中枢的皮层区域。

四、有创的脑功能区评估方法

(一)Wada 试验

Wada 试验即颈动脉异戊巴比妥注射试验，于 1949 年首先由 Wada 报道，经股动脉插管至一侧颈内动脉 C_1 段，注射造影剂后进行血管造影，了解血管分布情况及对侧半球交叉灌注情况后，被检查者双手上举，数数，最初是注射异戊巴比妥，目前用丙泊酚替代，在 5 秒内注入，用于评价对侧半球语言、运动、记忆等功能情况。Wada 试验目前仍是语言优势半球定侧的标准方法。

(二)皮层体感诱发电位定位中央沟

体感诱发电位(SSEP)是刺激外周神经，在躯体感觉通路不同部位产生的电位，可以用于定位中央沟。常用的外周神经刺激部位是手术侧的对侧上肢腕部内侧正中神经，若手术区域位于额、中央区靠近中线部位，可采用对侧下肢踝部胫后神经做为刺激点。术中的刺激电极可使用针电极或贴片电极。皮层记录通常使用条状或栅状电极，电极放置在皮层上，条状电极尽量与中央沟假想线垂直，两者之间的夹角至少大于 45°。用针状电极作参考电极，通常将其置于额部皮下。接地电极应在刺激电极与记录电极之间，通常置于手术侧肩部。正中神经 SSEP 时要在刺激点同侧记录 Erb 点(即锁骨上窝中点)电位，胫后神经要在刺激点同侧记录腘窝点电位，以验证刺激通路是否完好。

通常选择恒流刺激，正中神经的刺激强度在 15～25mA，一般不超过 40mA。胫后神经的刺激强度需稍高于正中神经。刺激时需注意避免阻抗过大，及正负极直接或间接的接触形成短路。刺激频率欧美交流电是 60Hz，而我国是 50Hz，为避免交流电的干扰，应注意刺激频率的设置(使设置的频率被 50 除后，得到的数值的小数点后第一位尽量接近 5，如 1.49c/s、1.75c/s 等)。通常使用的电脉冲方波的刺激时程为 0.1～0.3ms。此数值的增大实际上与增加刺激强度的效果类似，都可增大刺激量。

由于 SSEP 的潜伏期具有个体差异，因此初级皮层表现的波形在成人是潜伏期位于 20

毫秒附近的波峰。N20 是表达躯体感觉皮层的正向波，P22（或 P20）是表达运动皮层的负向波。随着 N20 出现的是潜伏期为 30ms 左右的正向波（P30），随着 P22（P20）出现的是潜伏期为 33ms 左右的负向波（N33）。中央沟位于 N20 和 P22 的波峰之间。

皮层体感诱发电位只能确定中央沟的位置，而不能明确定位功能区皮层的具体区域。

（三）皮层电刺激

可分为颅内电极埋藏后的皮层电刺激（所谓慢性电刺激）和术中皮层电刺激。对于慢性电刺激最好选择患者精神状况佳、能够配合和完成各种任务的时机实施，而术中电刺激则尽量让患者处于舒适体位，便于术中配合，铺巾避免遮挡患者四肢及面部，以便医生观察患者的面部及肢体运动，以及患者完成对话、视物等任务。术中电刺激需要头架固定，头钉及头皮切口处采用 0.5％罗派卡因局部麻醉。运动监测可在麻醉状态或清醒状态下进行，停用肌松剂并行肌松检测（TOF），要求四个成串恢复至－0％（即＋100％）；语言、感觉及视觉的监测必须在清醒状态下进行，麻醉方式可采用局麻或全麻唤醒，全麻唤醒呼吸道管理文献报道可采用喉罩、鼻咽通气管等方式，而笔者单位采用的是食管咽腔导管或食道鼻咽腔导管的方式。

使用双极刺激器（直径 1mm、间距 5mm）或皮层电极邻近两个电极点进行串刺激，参数：单向或双向方波（由于单向方波对皮层有一定的损伤，且会产生假阳性结果或诱发癫痫发作，因此最好使用双向方波进行刺激），频率 50Hz，皮层电极：脉宽 0.1～0.3ms，刺激持续时间 2～5s，刺激电流差异很大，个体、年龄、不同区域皮层、有无频繁痫样放电、有无全麻及全麻深度等因素均明显影响刺激电流大小，我们的经验是首先选择某一个非功能区、痫样放电少的部位作预刺激，以此刺激量作为起始刺激量，邻近部位加、减 1mA，以后 0.5～1mA 幅度递增，当引出应答反应或后放电、或诱发癫痫时，或刺激量达到 21mA 时，停止该部位电刺激。

皮层运动区的刺激应答表现为一组肌肉的强直、阵挛收缩引起的运动反应，可以通过肌肉的运动诱发电位（MEP），连续记录实时肌电图观察到，但由于放大器通道的限制，需要助手同时观察肢体或面部的运动以减少假阴性的发生概率。感觉皮层包括初级感觉皮层、次级感觉皮层及补充感觉皮层。刺激躯体感觉皮层可以引出对侧或双侧的麻刺感或压迫感。而刺激补充感觉区则会引出包括对侧、同侧或双侧的躯体感觉异常，并可伴随躯体运动。在刺激过程中嘱患者进行数数、命名及对话等测试，当刺激到语言区皮层时可以出现语言的障碍、中断或减慢，包括：命名、听觉性重复、听觉和阅读的理解力，以及自发言语。刺激 Broca 区可出现运动性失语，影响语言流畅性；刺激 Wernicke 区可出现感觉性失语，导致理解力的缺失。

（四）皮层下电刺激

皮层下电刺激用于监测皮层下运动、语言等重要传导束，防止手术误伤功能性传导束。采用手持式双极电刺激器作刺激器，刺激电流强度通常比皮层电刺激的强度高 2mA，余刺激参数、方法及麻醉要求及结果判定均同皮层电刺激。

电刺激虽然是脑功能区定位的"金标准"，却存在一定的局限性及风险，主要有：①慢性电刺激需要埋藏颅内电极，增加感染、出血风险。②术中电刺激暴露范围大，延长手术时间。③由于肌电图通道及术中观察的限制，有部分肌肉的刺激反应无法被监测到，存在一定的监测盲区。④存在假阴性及假阳性。⑤诱发癫痫发作，可为临床发作或仅有脑电图表现的临床下发作。

五、手术策略

（一）一期或二期手术

对于致痫病灶、致痫皮层的部位、范围均明确，经过术前脑功能区评估，致痫病灶、致痫区仅仅涉及运动区，不涉及语言、视觉等功能区，笔者单位均采用一期手术，术中皮层电刺激定位皮层运动区后，在皮层下电刺激监测下切除致痫病灶、致痫皮层。如致痫病灶、致痫区还涉及语言、视觉等功能区，患者年龄＞15岁、且能够配合全麻唤醒，笔者单位也均采用一期手术，我们采用食管鼻咽腔导管插管、全麻唤醒，首先定位运动区，然后唤醒患者，在清醒状态下实施皮层电刺激定位语言皮层，并在清醒状态和皮层下电刺激监测下切除致痫病灶、致痫皮层。

二期手术即先行颅内电极埋藏，完毕后返回病房行脑电图监测，定位致痫区，同时实施电刺激（慢性电刺激）定位语言、运动、感觉、视觉等功能区，明确脑功能区与致痫区关系后，再次开颅处理致痫区。以下情况笔者单位考虑实施二期手术：①对于致痫区部位不明确（如MRI阴性）。②致痫区范围不明确（如脑软化灶、皮质发育不良）者。③致痫区部位明确，经术前脑功能区评估，与Broca区、Wernicke区等必需语言功能区关系密切，患者年龄小于15岁或不能配合术中麻醉唤醒，最好实施二期手术。

（二）多模态影像导航技术和术中电刺激技术的应用

所谓多模态影像导航技术就是将结构性影像学（CT、MRI）及功能性影像学（PET、fMRI、MEG、DTI-FT）等数据融合到神经导航设备当中的神经导航，融合DTI-FT影像的功能神经导航辅助的功能区手术中，不仅可以精确设计手术入路、骨窗位置大小，规避重要静脉、定位病灶和判别病灶的边界，还可以准确定位病灶与其周围各种传导束的空间关系（图116-7-1），空间分辨率达到1～4mm。但是由于此导航技术系虚拟现实导航，在脑脊液释放、重力作用、病灶切除等因素作用下出现脑组织移位，导致其准确性受到很大影响，因此，术中配合电刺激，一方面可以克服目前虚拟现实导航的不足，精确、实时定位皮层功能区和功能性传导束；另一方面，利用导航的指导，有针对性地对导航指向的皮层功能区、传导束实施电刺激，使电刺激更具目的性，避免盲目刺激，提高效率，缩短手术时间。

在2012年12月前，笔者单位仅仅是在术中电刺激监测下手术，术后永久性神经功能障碍发生率为2.0%，单纯的电刺激监测能够显著降低永久性神经功能障碍发生率，但手术时间往往较长，目前均采用多模态影像导航技术辅助，术中电刺激监测下来进行功能区癫痫手术，目前手术功能区病灶10余例，尚无一例发生永久性神经功能障碍。

（三）致痫皮层处理策略

对于功能区与致痫病灶、致痫皮层是比邻关系时，给予彻底切除致痫病灶和致痫皮层，切除程度为运动区和感觉区保留电刺激阳性反应的皮层，而语言区则需保留到所确定语言功能区周边1cm的范围。对深入白质的病灶，应该在神经导航辅助下，切除过程中持续行皮层下电刺激，即对于要切除的组织，先行电刺激，无功能反应后再给予切除，而如果某部位电刺激出现功能反应，则停止切除并作标记，防止误切。根据笔记单位10余例经验，虽然术前评估中DTI-FT与病灶融合图像均显示病灶与功能性传导束关系紧密，但术中在皮层下电刺激监测下，都能够彻底切除病灶，而不发生永久性神经功能障碍，此现象说明病灶与功能性传导束间仍然存在某种非功能性结构，这就是此类功能区病灶在彻底切除的同时无神经功能损伤的解剖学基础。

对于致痫皮层与脑功能区重叠部分，如果重叠部分的脑功能区为非必需功能区，如辅助运动区、听觉皮层区、皮质眼球运动区、面部运动区、次级感觉区、颞叶底部语言区，则可以切除该部分功能区皮层，术后不会遗留永久性神经功能障碍；而重叠部分的脑功能区为必需功能区，如支配肢体远端的初级运动区、运动性语言区（Broca 区）与感觉性语言区（Wernicke 区）则不能作切除，但可行 MST。

总之，得益于近年来神经影像技术、计算机技术的进步，使得术前能够对功能区癫痫的脑功能区与致痫病灶、致痫区关系作出初步了解、判断，为制订妥当手术计划成为可能。而多模态影像导航技术结合术中电刺激技术在脑功能区癫痫手术中的应用，可以提高手术安全性，提高彻底切除致痫病灶、致痫区的概率，同时降低永久性神经功能障碍发生率。

（秦治刚）

第八章　三叉神经痛

第一节　三叉神经痛的病因与发病机制

关于三叉神经痛的病因,有很多种说法,在文献中,学者们各自提出了自己的观点,但直到今天,仍然没有明确的定论,仍需要探讨。目前,现代医学将三叉神经痛大体分为原发性三叉神经痛和继发性三叉神经痛。前者是指有临床症状,但检查未发现有明显的与发病有关的器质性或功能性病变,后者指有明显的器质性和(或)功能性病变。

一、原发性三叉神经痛病因与发病机制

虽然有人为寻找三叉神经痛的病因与发病机制进行了不懈的努力,但是,作为是人类最痛苦的疾病之一,到目前为止,三叉神经痛的病因及发病机制仍然不十分明确,认识也不一致,有些甚至相差很大。人们根据动物实验、解剖、手术所见、病理学观察以及临床实践所得出的结论,对其病因形成了以下几种观点,即三叉神经脊束核抑制功能的受损是三叉神经痛发作的重要因素(即三叉神经痛的中枢病因学说)和周围神经的脱髓稍变是三叉神经痛的病理基础(即三叉神经痛的周围病因学说)。近年来人们研究发现,机体免疫和生化因素的作用也与三叉神经痛的病因与发病机制密切相关。

1.三叉神经痛病因起源于中枢的学说

(1)三叉神经病与癫痫。早在 1853 年,Trousseau 观察到三叉神经痛与一些类型的癫痫有相似之处,在疼痛发作时可以在中脑处记录到癫痫样放电,提出三叉神经痛为癫痫样神经痛的观点。在研究三叉神经痛患者的脑电图时研究,与癫痫患者的大脑放电类似,三叉神经痛患者有超同步化倾向,即临床上表现为阵发性剧痛,脑电图出现阵发性异常波。临床上用抗癫痫药有效控制三叉神经痛,三叉神经痛是癫痫的一种特殊类型。Gerhard 等认为三叉神经痛的病理机制与三叉神经脊束核内的癫痫改变,导致三叉神经脊束核的抑制机能衰退有关。他将士的宁注入大鼠的三叉神经脊束核内可形成癫痫性损伤,刺激面部时疼痛反应加剧,而注入到大鼠的三叉神经节内则无明显的变化。在三叉神经痛患者和其家族中,癫痫和偏头痛的发病率均较高,而且,在三叉神经痛发作后,患者的癫痫发作或偏头痛发作可能停止。这些现象支持三叉神经痛病因源于中枢的学说。

(2)三叉神经痛与单纯性疱疹。人疱疹病毒或单一性疱疹病毒从三叉神经进入,隐藏在三叉神经节并使其感染,被认为是三叉神经痛的病因之一。患这种病的患者会伴随着单纯性疱疹的几率比正常人群高出很多,两者可发生在三叉神经的同一分支区域,而且在该区域可以多次出现单纯性疱疹发作。当疱疹的水疱破溃后,再发的疱疹可以在同侧,也可以在对侧。在普通人群中,单纯性疱疹性脑膜炎可以引起死亡,而在三叉神经痛患者却往往能够痊愈。大脑皮层是人体的最高生命中枢,三叉神经系统任何病灶所产生的疼痛,均通过大脑皮层反映出来。有人认为,疱疹病毒或单一性疱疹病毒可导致病毒感染,将会顺着三叉神经系统的传入通路侵袭进入到三叉神经分布的相应大脑皮层,诱发三叉神经疼痛发作。由此推测三叉神经痛可能与单纯性疱疹之间存在某种联系,三叉神经痛病变的原因可能在中枢。

（3）三叉神经痛与中枢缺血。Kerr 等的研究表明，使用血管扩张剂能对三叉神经痛有止痛奇效，相反安慰剂却无效。这表明中枢神经系统存在局部血量不足现象。如，扳机点接受刺激信号，进而使三叉神经节区的血管床反射性血管收缩加快，诱发三叉神经痛发作。但也有人持反对意见，因有人报道应用血管扩张剂治疗无效，而且，明显的是，结扎颈内动脉后也不会产生三叉神经痛。

（4）三叉神经痛与丘脑。Lewy 和 Grant 发现，约 1/4 的三叉神经痛患者觉得感觉减退，痛觉阀值增增大。而且，收到刺激信号后后感觉持续存在，信号传导一直持续，持续时间往往大于刺激时间。这说明在使中枢兴奋程度加强的情况下，疼痛的后释放时间和后释放的衰减期也延长。在 32% 的罹患该种疾病的患者中，这种反应及表现在面部的疼痛涉及区域，也会反映在躯体的其他区域。三叉神经痛的病情发作时间间隔与患者的个体生活习惯、个人性格密切相关联。这些资料表明，三叉神经痛很有可能将是一组丘脑综合征，虽然疼痛仅仅表现在面部，然而身体其他部位功能也有发生混乱。

（5）三叉神经痛与脑干病变。对扳机点的接触感觉接收到刺激信号之后会使三叉神经痛的疼痛反复持久的发作的原理进行研究发现，当接收到的为较低强度的刺激信号时，经短暂的隐藏和潜伏后可以诱发疼痛发作。刺激引起疼痛发作的阀值一般是恒定的。从外界刺激扳机点到诱发疼痛发作需要一定的明显的潜伏期，而疼痛开始后，可以随机的反复持续性发作。疼痛发作后有一个不应期，不应期的时间长短与诱发疼痛发作且持续时间和强度密切相关。即使不应期可以使用高强度的刺激信号打破，使其不能传导，即为传导终止，但疼痛的程度和持续的时间也会相应地可以减轻。科学表明，抗癫痫药物可以使疼痛的不应期延长相应的三叉神经痛的疼痛减轻。因此，有人为了验证这个结论，进行了相应的实验，将铝凝胶注入猫的三叉神经脊髓核内，可以引起颜面部对触觉的过敏反应。这种研究结果表明三叉神经痛的发病机制可能在脑干部位。

2.三叉神经痛病因起源于外周的学说　三叉神经的微血管压迫学说。早在 1920 年，Cushing 提出，不知道是什么原因的脑神经突然地麻痹很有可能是由于脑干附近的动脉压迫所引起，脑底动脉和小脑上动脉有可能压迫到了血管。后来 Dandy 在进行颅后窝入路手术时发现，大概 1/2 的三叉神经痛患者的三叉神经根与血管相互接触，因此学者们认为可能三叉神经病与血管压迫有关。血管提供能使三叉神经的永久性搏动的压力，尤其是对脑桥附近的三叉神经根入口处的压迫，学者们普遍认为它是引起大多数患者罹患三叉神经痛的可能原因。这种持续性的搏动性压迫导致的神经脱髓鞘作用改变了三叉神经的离子的电位。从大量手术患者中发现血管压迫与神经脱鞘和神经损害有关。故而当将血管（多数为动脉，偶尔也有静脉）与神经剥离开来或通过毛细血管减压法进行诊治时，三叉神经痛的患者的阵发性疼痛瞬间消失。

核磁共振血管成像技术同样证实了三叉神经痛的血管压迫病因学说。有学者研究发现：椎基底动脉、小脑上动脉、小脑前上动脉、小脑后下动脉的扭曲和不规则的走行使三叉神经受压。如扭曲的椎基底动脉可以压迫脑干附近三叉神经和面神经的神经根进、出部，可以引起三叉神经痛和面肌痉挛的双重症状。磁共振 3D－CISS 和 3D－FISP 序列结合 3D－MPR 序列能够清晰显示三叉神经与邻近血管、肿瘤性病变和血管性病变之间的关系，近些年来国内应用 MRI 技术在术前对三叉神经根与血管关系进行研究，发现大部分三叉神经痛患者的血管与神经有联系。例如，胡兴越等应用 MRI 加三维体积扫描飞时法磁共振血管成像（3D

TOF MRA)对检查 32 例三叉神经痛患者及 32 例正常对照者,观察到三叉神经痛患者症状侧三叉神经根部受压迫 29 侧(90.6%),其中血管压迫 25 侧(78.1%),肿瘤压迫 4 侧(12.5%),无症状侧受血管压迫 2 侧(6.3%),对照组共 64 侧,仅有 3 侧受血管压迫(4.7%)。常见压迫血管分别为小脑上动脉 17 侧(68.0%),小脑前下动脉 2 侧,椎动脉 1 侧,不明起源动脉 2 侧,静脉 2 侧,血管畸形 1 侧。三叉神经根部血管的压迫形式可以为真正的压迫、包绕,也可为紧密接触,出现症状者以真正的压迫、包绕多见。三叉神经根部受压迫侧发生三叉神经痛相对危险度的估计值为 36.7%。另有一组研究表明三叉神经患者血管神经压迫 66.7%。

不同的动脉、不同的静脉管径大小各异,会产生不同的压力,使何种机制使不同的血管能够对三叉神经根产生这样的压力,使其产生远距离的临床症状。这一点也给微血管压迫的假说带来了一些疑问。尽管临床上有大量的证据表明血管压迫是引起三叉神经病发作的一个重要原因,但是仍然未能从动物模型系统中真正找到足够的实验数据来证明血管压迫能产生三叉神经的异常兴奋。目前建立一些动物模型都不能成功地演示三叉神经痛发作时的阵发性剧痛以及存在扳机点等三叉神经痛的临床特征。也有学者对三叉神经痛的血管压迫学说提出了异议。他们认为,三叉神经痛患者可以有自然缓解期,那么在缓解期内是不是血管就从压迫部位移开而不压迫,在发作期血管又回到压迫部位了吗? 有人发现三叉神经与血管的这种联系在 6%～32% 的没有三叉神经病症状的患者中也存在。而且,尸检发现老年人的三叉神经可以与双侧血管接触,但实际上双侧三叉神经痛的发病率仅为 3%,而且,对侧受累仅出现于病变的晚期。在开展血管减压术以前,在术中只是用按摩的方法对着颅骨骨板,向三叉神经节及感觉根加压,甚至根本不触及神经,只是在邻近三叉神经感觉根附近牵拉组织使神经根受极轻微的外伤也能使所有患者的疼痛缓解数月。这些都无法用微血管压迫理论解释。

针对以上疑问,有假说认为,在行微血管减压术时,造成了足以干扰三叉神经功能的损伤,这种损伤能够产生止痛效果而没有明显的不良反应。这种理论可以解释三叉神经根的加压治疗对三叉神经痛治疗有效的原因。也有人认为三叉神经痛与脑干内某些功能亢进有关,微血管减压引起的损伤可以减弱这种异常活动,产生疗效。术后随着神经功能的恢复,三叉神经痛仍会复发。

3. 三叉神经脱髓鞘及神经变性学说　　Kerr 在 1967 年报道三叉神经的神经纤维脱髓鞘改变是三叉神经痛的主要病理改变和发病原因。我国学者也观察到三叉神经痛患者的三叉神经纤维有脱髓鞘改变。这一种观点认为,三叉神经痛多发生于中老年人,往往伴有动脉硬化,当供应三叉神经的动脉发生硬化缺血时,三叉神经的髓鞘营养代谢紊乱,导致三叉神经的髓鞘脱失,神经纤维之间形成"短路"。这种异常的冲动传导至中枢,而中枢的三叉神经脊束核抑制功能减弱,使兴奋能够在中枢中爆发,引起疼痛的发作。其发生机理是有髓神经纤维的髓鞘脱失导致非痛觉纤维(Aβ 纤维)和痛觉纤维(Aδ 纤维)、C 纤维发生短路,使三叉神经脊束核内神经元处于激惹状态,以致在正常情况下仅引起触觉的传入冲动此时也可以导致剧痛。另外,当神经纤维的髓鞘脱失后,传入纤维和传出纤维之间也发生"短路",由中枢发出的传出冲动也可转变为传入冲动,使脊髓束神经核或丘脑异常冲动大量集聚,从而导致疼痛的爆发。三叉神经痛患者周围神经的主要病理改变是粗纤维 Aβ 纤维的脱髓鞘变,这在一定程度上造成了神经纤维内细纤维 Aδ 纤维和 C 纤维的比例上升,粗纤维对细纤维的抑制作用减弱,细纤维传入的持续冲动促使闸门开放,引起疼痛的发作。维生素 B_{12} 是核蛋白及核酸生物合成的辅酶,可促进神经系统蛋白合成,而且,维生素 B_{12} 与胆碱的代谢,胆碱是神经髓鞘中卵磷肥、鞘磷脂和磷脂质的重要成分,与神经的髓鞘形成有关。应用维生素 B_{12} 能促进神经髓鞘的修复。临床上观察到应用维生素 B_{12} 神经注射治疗三叉神经痛,近期疗效可达 78.4%。

三叉神经痛能够和与多发性硬化相互伴随,而且,在三叉神经根入口处可以看到有脱髓鞘的斑块,将三叉神经痛患者的三叉神经根进行活检,可以发现有脱髓及髓鞘增厚、轴索蛇行等症状的改变。Jensen 报告,2%～4%同时也有多发性硬化症的三叉神经痛患者中,有三叉神经神经髓鞘作用,但三叉神经痛与多发性硬化是否存在联系尚不能肯定,因为这种伴发的几率不高,一组统计资料表明仅有 2%的三叉神经痛患者可伴有多发性硬化,其中 1/2 的三叉神经痛患者可因多发性硬化引起。Brisman R 提出,当 20～45 岁罹患三叉神经痛,应多考虑为多发性硬化致桥脑髓鞘损害。对出现原发性三叉神经痛症状的多发性硬化患者解剖检查时发现,三叉神经的桥脑入口部及脑干三叉神经第一节神经元有脱髓斑。这些都说明三叉神经本身发生了变性以致引起三叉神经痛。

4.三叉神经内水肿学说　三叉神经末梢撕脱术的病理检查报告均为三叉神经组织存在神经间质水肿、神经纤维肿胀。据有人报道,三叉神经痛所具有的共同的病理改变为神经周缘和内膜的硬化、神经纤维肿胀。这一神经病理变化提示,无论是三叉神经根部粘连、血管、骨质,甚至是肿瘤压迫,均可使神经因受外力导致轴浆流动受阻,神经纤维内压力增大,神经纤维及其间质水肿,使神经膜变性水肿,损害神经纤维,从而使神经内形成高压状态,最终均诱发三叉神经痛。

5.病灶感染学说　该学说认为,屡次持续性发作的牙齿、鼻旁窦的炎症可使三叉神经周围支受到刺激,导致三叉神经的产生炎症和发生纤维化,或使分布于三叉神经的血管发生痉挛。骨腔病灶学说认为牙源性感染的扩散可在骨内形成感染灶,受骨腔内炎症的长期刺激,神经受到损害发生变性水肿,形成高压状态导致三叉神经痛,或引起三叉神经的周围支和神经节发生脱髓鞘改变而致病。骨腔搔刮术可去除慢性病灶,减轻炎症对神经的刺激,在刮除骨腔的同时切断了大量的神经纤维,在一定程度上缓解了神经内的高压状态,有报道可使疼痛减轻或消失。

6.家族遗传学说　三叉神经痛与遗传之间有相互关系:有家族性三叉神经痛的临床病例报道,但尚未见有确切遗传学研究的证据和报道。曾经有媒体报道,一个家庭兄妹 7 人中,有 6 人患有三叉神经痛,其中有 2 人为双侧三叉神经痛。另有一个家庭,母亲及 6 个孩子中的 3 个患有三叉神经痛。我们在临床工作中,也曾经常遇到父亲或母亲患三叉神经痛,其子女也有患病的病例。

7.其他学说　神经元的功能改变学说:Dubner 等研究出来了三叉神经痛的感觉特性即为非伤害性刺激可诱发疼痛;反复刺激可综合疼痛。从而使疼痛加剧;疼痛可由刺激部位向远处放射传导,停止刺激时仍有持续疼痛,有无反应期。因延髓的三叉神经后角(脊髓尾侧核)的广泛突触范围神经元有后发放及总和功能,故认为三叉神经痛的这些异常反应的原因是为三叉神经后角(脊髓尾侧核)的广泛突触范围神经元的功能改变所致。

二、继发性三叉神经痛的病因与发病机制

随着诊断技术的进展和神经外科手术方式的不断改进,尤其显微外科手术应用以来,对继发性三叉神经痛的病因发病率有了明显的提高。近几年来临床学者们,通过临床实践和研

究证明,关于继发性三叉神经痛,均发现在三叉神经系统的所属部位或邻近部位的各种病灶而引起,如最常见的原因有各类肿瘤、血管畸形、蛛网膜粘连和颅骨畸形等。

（一）脑干内部的病变

延髓及脑桥内部的病灶区域,如脊髓空洞症、血管病变、多发性硬化、脑干肿瘤、炎症等。脑干内发生病变引起的三叉神经痛的疼痛性质和疼痛表现不如原发性三叉神经痛典型,疼痛常为持续性,一般伴有相应的症状和体征。

（二）颅后窝的病变（三叉神经后根处的病变）

如桥小脑角的肿瘤、蛛网膜囊肿或粘连等,均可引起三叉神经痛的发作。在桥小脑角中上部,三叉神经由桥脑发出通过桥小脑角上部进入颅中窝,该部位是表皮样囊肿的易发部位。肿瘤发生在三叉神经根周围,发病早期即可累及三叉神经而出现同侧面部疼痛,并且常常为典型的三叉神经痛。随着病情的进展,出现邻近部位的压迫症状,可伴有三叉神经分布区的感觉和运动障碍,如面部麻木、角膜反应迟钝。探讨眼震电图对诊断继发于桥小脑角胆脂瘤三叉神经痛有一定意义。在桥小脑角中下部,面神经、听神经自桥脑发出,由此经过,肿瘤发生最常见为听神经瘤、脑膜瘤和表皮样囊肿。此种患者,表现为耳鸣、耳聋、头晕等发症状,随着肿瘤的生长会引发三叉神经痛症状。

（三）颅中窝病变

1.颅中窝底后部肿瘤　该部位以脑膜瘤、三叉神经节神经纤维瘤、表皮样囊肿和颅底转移瘤多见,肿瘤生长涉及处于 Meckel 囊内的三叉神经节,出现三叉神经痛症状。三叉神经纤维瘤大部分以一边面部麻木或持续性疼痛生病,可涉及三叉神经第Ⅰ、Ⅱ支分布区,甚至扩散到至一侧颜面部、口腔黏膜、牙龈、舌前 2/3 和上下颌等处。

2.颅中窝底前部肿瘤　以脑膜瘤、表皮样囊肿和颅底转移瘤多见。肿瘤累及眶上裂、圆孔,出现相应症状。

（四）三叉神经周围支病变

眶内的肿瘤、蝶骨小翼区的肿瘤、海绵窦的病灶区域及眶上裂的病变部位,均可涉及或侵犯三叉神经根,导致诱发继发性三叉神经痛。鼻旁窦的病变部分以及牙源性的病变部分也可引起三叉神经痛,但疼痛一般不特殊,多表现为持续性钝痛。

（木塔力甫・努热合买提）

第二节　三叉神经痛的临床表现

三叉神经痛是位于三叉神经分布区域的一种剧烈阵发性疼痛。

一、三叉神经痛的典型表现

约 65% 的患者具有特色的三叉神经痛的临床表现,即①三叉神经痛分布区域中有暂时的、猛烈的刺痛,屡次反复发作。②有扳机点。③相应区域皮肤粗糙,皮肤着色或感觉下降。

1.疼痛的诱发因素与扳机点、疼痛发作大部分诱发因素比较显著,少数病例没有任何诱发因素即可疼痛发作。常见的诱发因素包括咀嚼、洗漱、剃须、说话,面部机械刺激,张嘴、笑、舌头活动、进食、饮水、风、声、光刺激等。扳机点多发生在上、下唇、鼻翼、鼻唇沟、牙龈、颊部、口角、舌、眉、胡须等各点处。

2.疼痛的部位 三叉神经疼痛发作的区域,都发生在三叉神经分布区域内,疼痛绝大部分(98.9%)为一边性,少数(1.1%)为双边性,以一边第二、三支分布区疼痛最多,第Ⅱ或第Ⅲ支分布区疼痛居中,单独第Ⅰ支分布区疼痛少见。

3.疼痛的性质 绝大多数患者描述疼痛的性质为难以忍受的电击样、刀割样、撕裂样、火烧样疼痛,并伴有面部特有的极其痛苦的情感表情。

4.疼痛持续的时间 绝大多数疼痛持续几秒至几分钟,一般为1~5min,个别病例疼痛可持续半小时以上。发作间歇期,疼痛可消失,间歇期随病情的进展而缩短,一般为数十分钟至数小时不等。严重的患者甚至在每分钟内部有发作。白天发作多,晚上发作少,也可日夜不停发作。

临床分类根据病因是否明确,分为原发性三叉神经痛,与继发性三叉神经痛两类。

二、原发性三叉神经痛(特发性三叉神经痛)

原发性三叉神经痛,即为一般所称的三叉神经痛。发病原因及其发生机制迄今仍无完善肯定的定论。但其临床症状在三叉神经分布区域内,具有一种短暂性反复发作性剧痛的临床表现特点。

从临床的角度出发,没有确切病因的三叉神经痛称为"原发性三叉神经痛"。临床上原发性三叉神经痛以往认为占多数,是三叉神经分布区域内发作性短暂剧烈性疼痛,而没有器质性损害可寻的一种疾病;多在40岁以后发病,女性多于男性约3:2,右侧多于左侧。

原发性三叉神经痛思考,多为40岁以上的中年或老年人。生病时为无故的在患者颜面部三叉神经分布区域内突然出现短暂的阵发性闪电样疼痛。疼痛发作时患者被迫停止一切体力及思维活动,而用手抚摩或揉搓疼痛之部位,以使疼痛缓解,疼痛发作过后,患者即刻恢复其一切活动。如此反复发作,每日数十次不等,甚至昼夜部有疼痛发作。有的疼痛发作的频率与情绪、劳累等有关,即每当情绪不佳或劳累财,则疼痛发作加重。

疼痛发作的频率,最初数多较轻,疼痛发作次数较少,间歇期也非常长,并且可能有相当长时间的缓冲期,持续的时间长短不等。极少患者疼痛发作自动停止,而绝大多数或者,随看病情的发展,疼痛发作逐渐频繁,间歇期逐渐缩短,疼痛也渐剧烈,为此,在极大程度上影响食欲,逐渐出现消瘦体弱,精神不振。直接影响工作与学习,甚至丧失劳动能力。患者难以忍受,表情十分痛苦,终日处于畏惧下发病的恐怖中,因此,有的患者产生悲观情绪,甚至萌生自杀企图。如此,患者长达数年及数十年不等,多处求治。

1.临床表现 颜面部疼痛:三叉神经痛患者。其主要临床症状是在颜面部三叉神经分布区域,一个支或多支的发作性剧痛。其特点为:

(1)发作性疼痛:在一侧面部三叉神经分布区域内,突然发生剧烈疼痛,疼痛性质多似电击、刀割、烧灼或针刺样。有的疼痛发作时,可伴有流泪、流涕。由于疼痛剧烈,患者常以手用力揉搓疼痛的部位,以致患侧颜面发生皮肤擦伤、增厚甚至眉毛脱落等。有的患者疼痛发作时,不断地做吮口唇、咀嚼等动作,以期减轻疼痛。

上述疼痛一般持续约数秒到1~2min后而突然停止,患者恢复为疼痛前的原来状态。发作后,间歇期为数分钟、数小时或十余小时不等,但随着病情的发展,疼痛发作愈来愈频,间歇期越来越短。多数患者在疼痛发作时,可有先兆,如表现突然紧张、双目凝视等。疼痛发作过后,常有一短暂的反拗期,在此期间,即加以诱发,也不致引起疼痛。

　　(2)疼痛部位:发作时疼痛的部位为三叉神经分布区域的一个支或数支,也可由一支开始,而后扩散到其他支,但无论哪一支痛或数支痛,疼痛都不越过中线扩散到对侧颜面。

　　三个支罹病的情况为一侧的第二支和第三支同时痛者最多见,其次依次为第二支或第三支痛、三个支同时受侵犯者以及第一支和第二支痛者。单独第一支痛者很少,约占3%。第一支和第三支同时痛者更为少见。双侧患病者约为3%~5%,且为一先一后发病,即使双侧同时发病,也各有其作用期,并非同时发作。经治疗的712例中,第二、三支同时罹病者233例,占32.7%,第二支痛97例,占13.6%,第三支痛者94例,占13.2%,一、二、三支都痛者154例,占21.6%,一、二支同时痛者102例,占14.3%,单独第一支痛者16例,占2.2%,第一支和第三支同时罹病者1例,占0.14%,双侧三叉神经痛者15例,占2.1%。

　　疼痛发作大部分顺着神经的走行开始的,第Ⅰ支的疼痛部位主要分布在眼部的表浅或深部、上睑及前额部,第Ⅱ支的疼痛部位主要在颊部、上唇和齿龈等处,第Ⅲ支的疼痛部位主要在下唇、齿龈等处。

　　绝大多数患者为一侧发病,右侧多于左侧。根据国内1453例的统计,其中右侧者893例,占61.4%,左侧者539例,占37%,双侧者很少,只21例,占1.4%。报告的712例中,疼痛在右侧者376例,占52.8%,左侧者321例,占45%,双侧者15例。

　　(3)“扳机点”及诱发因素:在三叉神经受侵犯的分布区域内,有40%~50%的患者,有一个或多个特殊的敏感的区域,即称为“扳机点”。此“扳机点”。大小不一,大者直径为1cm,小者为一个点或一根胡须。“扳机点”多发生在唇部、胡须下巴处、上下牙龈,鼻翼,鼻唇沟、颊部、眉毛等处。此区对触觉及运动极为过敏,不敢触动,一触动即刻激发剧烈的疼痛发作,且疼痛由此点开始,立即扩散到其他部位。疼痛发作也可因吃饭、说话、呵欠、咀嚼、吞咽、洗脸、刮脸等面部活动而引起,甚至身体其他部位的运动牵引到面部,都可引起疼痛发作。当病情发展到高峰时,患者常察觉不到刺激则可引起疼痛发作。有时即使无任何明显诱因也可自行发作。患者为避免诱发疼痛发作,而不敢张口说话、不敢咀嚼食物,因此,吃饭成了患者的负担。患者不能如常进食,有的只能利用疼痛发作后短暂的反拗期而迅速吞几口食物;有的患者无此反拗期。由于惧怕诱发疼痛而不敢进食,或勉强进些流质食物,只能把食物慢慢放入口内,不敢大口咀嚼,因而致使患者处于消瘦甚至脱水情况下度日。患者又因长期不敢洗脸、刮胡、刷牙等,以致病侧积满灰尘,油腻或食物渣滓积存于齿龈与腮部。

　　(4)放散痛及其带形分布:有的感者疼痛发作部位不完全符合三叉神经单一的神经分布情况,于是根据疼痛分布与疼痛放散的形式分为两类:a. 疼痛发作在口部、颊部及耳部范围内或有放散痛者,称为三叉神经口耳带形疼痛。此类患者较多,占65%~70%,多与第二、三支神经分布有关。此种类型根据疼痛的位置与疼痛放散的方向,由疼痛灶开始于下颌尖牙区齿龈,主要沿下颌向耳区放散,或向后、向上,再向前绕至上颌,有的疼痛处位于上颌尖牙区齿龈,向耳区放散,或向后、向下,再向前绕至上颌,有的疼痛灶开始于耳部,向前放散至上、下唇及舌部;有的疼痛灶位于颊部,向前放散至上、下唇,向后向上放散至耳部:有的疼痛局限于耳前区者,还有的疼痛局限于一例舌部;b. 疼痛发作在鼻部、眶部及额部范围内或有放散痛者,称为三叉神经鼻眶带形疼痛。此类患者临床上约占30%,多与第一、二支神经分布有关。此类型根据其疼痛位置与疼痛放散的方向,有的疼痛开始于眶内眦,向下放故至上齿龈,或向外放至外眦部:有的疼痛开始于眶外眦,沿着眼上下向内眦部放散,有的疼痛开始于上颌尖牙区齿龈,向上沿内眦放散至额部,或向上放散至眼后部,或向上、向外放散至外眦;有的疼痛开始于上颌尖牙区齿龈,向上放散至眶部,有的疼痛开始于上齿龈或眶内眦,沿鼻唇沟深部上、下放散;还有的疼痛只局限于眶上切迹,不向他处放散。绝大多数患者疼痛发作时,局限于一个带形区域之内,疼痛同时散布于两个带形之内者较少。

2.颜面部变化 疼痛发作时,患者受累的半侧面部可呈现痉挛性歪扭。有的出现面部血管运动紊乱的池状。如面部先有苍白,然后潮红,并伴有流泪、流涕等。疼痛发作过后,上述症状也随之消失,下次疼痛发作,上述症状又复现。不少患者因长期在发作时用手揉搓病侧面部,而发生皮服增厚、损伤或眉毛脱落等。

3.皮肤疱疹 个别三叉神经痛患者,尤其在使用无水酒精封闭治疗后,在其口角处,鼻部可出现皮肤疱疹。患者自觉疱疹处有瘙痒及轻度灼痛感,一般于 5d 后可以自行愈合。或涂以氢化可的松软膏加以保护,促进愈合。

多数患者因长期吃饭受影响而全身情况很瘦弱,身体非常的虚弱,免疫力低下。疼痛发作时,表情痛苦,面部污秽,不愿讲话,即使在间歇期患者也不肯讲话或很少讲话。但患者神经系统检查正常,三叉神经各种感觉、运动及角膜反射、下颌反射均无明显的异常改变。有的患者应用酒精封闭治疗后,颜面部疼痛感觉有所减退,此点应与继发性三叉神经病引起的面部感觉减退相鉴别。颅底 X 线照片,圆孔、卵圆孔均无病理性改变。

三、继发性三叉神经痛(症状性三叉神经病)

所谓继发性三叉神经痛,在临床上多见,其症状在三叉神经分布区域内小现类似于原发性三叉神经病颜面部疼痛的表现,但其疼痛的程度较轻,而疼痛维持的时间较长,并且伴有三叉神经阳性体征,如颜面部的感觉运动障碍等。另外辅助检查,有的能够发现异常,如发现小脑脑桥角肿瘤,以助诊断。总之,对继发性三叉神经病的诊断应从多方面综合起来判断,如从疼痛的性质、时间、神经系统阳性体征及必要的辅助检查的结果等,以求及早诊断,针对原因进行处理。

临床上以往认为占少数,多见于 40 岁以下患者,是指由于颅内外各种脏器性病灶区域改变引起之三叉神经继发性损害的结果。与原发性三叉神经痛的不同点是:疼痛发作持续时间通常较长,或为持续性疼痛发作性加重,无扳机点。体格检查可以查出三叉神经受累的客观表现及原发疾病的体征,但也可完全为阴性者。常见的原因有:①小脑桥脑角肿痛,如胆脂瘤(表皮样囊肿)、听神经瘤、脑膜瘤、血管瘤、三叉神经鞘瘤等。有人认为如青年人,有三叉神经第三支的典型疼痛症状者,应首先考虑为小脑桥脑角部位的胆脂瘤。②三叉神经半月节肿瘤,如神经节细胞瘤、脊索瘤等。③垂体瘤向鞍劳生长伸入麦氏囊(Meckel 氏囊)中,此时除三叉神经痛外,尚有垂体功能紊乱的表现。④颅底部恶性肿瘤,如鼻咽癌、各种转移癌等。对这类病例应进一步作腰穿行脑脊液检查、X 线摄片、脑血管或脑室造影、CT 及磁共振(MRI)等检查,进一步明确诊断。

1.颜面部疼痛

(1)疼痛性质:继发性三叉神经痛,其疼痛的性质多为隐痛、钝病或胀痛等。有时疼痛转为麻木或麻木转为疼痛。

(2)疼痛时间:继发性三叉神经痛,其疼痛的时间较长,在间歇期症状也常不完全消失,有的实际是持续性疼痛阵发性加剧,而无明显的间歇期。

(3)疼痛范围:继发性三叉神经痛,其疼痛范围及神经受损症状往往超越三叉神经分布区域以内,如小脑脑桥角肿瘤患者,有的除引起三叉神经痛外,多有听、面及舌咽神经损害的症状。

(4)疼痛区无"扳机点"。

2.颜面部变化　除颜面部疼痛外,多有颜面部异常改变,如三叉神经纤维瘤除具有三叉神经痛外,同时因引起咀嚼肌萎缩与运动的障碍,故双侧面部不对称,患侧颞部及颊部萎陷。发生于三叉神经半月节的肿瘤,引起颅中窝的症状,例如压迫海绵窦,使血液回流障碍,出现眼球突出及展神经麻痹等。

(木塔力甫·努热合买提)

第三节　微血管减压法对三叉神经痛的治疗

一、微血管减压法概述

据报道在手术中证实了血管压迫理论,血管压迫三叉神经是三叉神经痛的主要病因。随着血管压迫神经致痛观点的普遍承认,显微外科技术的广泛开展,该手术已引起临床神经外科医师的极大重视,国内外都发表了大量有关采用此方法治疗成功的报道。

其手术入颅后均在显微镜下进行。准确判断责任血管,游离动脉、神经,用 Taflon 垫片把血管、神经及脑干隔开,充分减压。

临床证实了血管对三叉神经根部的压迫,术后有效率,如 90.1%～100%,术后 4～5 年复发率为 7%,且术后并发症少,仅有轻度面瘫,听力减退,咬肌无力,均在 1～4 个月恢复。可见疗效确实,复发率低,并发症少,有进一步推广的价值。

目前,在众多治疗三叉神经痛的外科手术中,由于显微血管减压术具有较高的治愈率,同时保留面部感觉,已逐渐成为本病的主要外科治疗方法。

20 世纪初 Cushing 假设机械压迫三叉神经可以引起疼痛的病因假说。1924 年 Dandy 又进一步报道了三叉神经患者小脑桥脑角的解剖和病理异常所见,在其未用手术显微镜的条件下,发现血管压迫神经根占 44.7%,肿瘤占 5.6%。自 20 世纪 60 年代 Gardner 重新提出血管对三叉神经根的压迫是引起疼痛的原因之一,并采用了血管减压的方法进行治疗。1970 年 Jannetta 在以上历史治疗经验的基础上,进一步发展了颅神经微血管减压术,作为治疗一些颅神经痛的根治性外科疗法,并得到了承认。此后,许多杂志相继报告了三叉神经微血管的解剖学研究与临床治疗经验的报告。70 年代后期,显微血管减压术在国外临床工作中,逐渐被广泛推广开,且在文献中已有较多的报道,如 1980 年 Haines 报告 40 例血管压迫所致的三叉神经病患者,术中发现动脉压迫神经根者占 72.5%,静脉压迫者占 12.5%,动静脉压迫者占 7.5%,未发现压迫者 7.5%,他并提出三叉神经根受血管压迫(主要是动脉,尤其是小脑上动脉)是引起三叉神经痛的主要原因,解除压迫,大多患者可消除或缓解疼痛。1982 年福岛孝德提出三叉神经痛和半侧面肌抽搐,分别为感觉和运动系统的异常,两者表现相似,均呈反复发作的不随意性刺激症状。他已证实本病的病因为神经根受动脉压迫所致,行后颅窝显微外科血管神经减压术,获得良好治疗效果。为此他在 Jannetta 原法基础上进行了改进,手术治疗已达 380 例,治愈率达 99.5%,无死亡者。1983 年 Richards 等,从临床的角度,进一步探讨了 52 例原发性三叉神经痛患者的小脑桥脑角手术中所见,发现动脉祥压迫三叉神经根并使之移位者 37 例,占 71%。压迫神经根最常见的血管为小脑上动脉。从而他认为三叉神经痛与血管在这一部位压迫或扭曲神经极有关。有鉴于此,他改变了手术方式,从最初的 22 例三叉神经根部分切断术,改为以后的 25 例助微血管减压术。他并提出,微血管减压术对三叉神经痛,是一种有效和完全的治疗方法,也是首选的手术方式。1984 年 David 报告 45 例,其个 37 例一直保持着联系,疗效良好。同年 Kolluri 报告 83 例,其中得到随访 72 例,疗效良好。国内左烛琼报道 100 例三叉神经痛经后颅窝显微血管减压术,得到随访的 46 例,取得了良好的效果。自 1984—1988 年经耳后小切口(乳突后)入路手术治疗三叉神经痛 291 例,其中行微血管减压术者共 69 例(用涤纶片—Polyester fiber 填塞减压者 37 例,用线悬吊血管减压者 32 例),术后三叉神经疼痛均消除。此组病例经术后 3 个月~2 年的随访,除 1 例血管悬吊术者于术后 3 个月复发,又经行二次感觉根部分切断痊愈外,其余疼痛未再发作。

二、微血管减压法的适应证

1. 三叉神经痛伴有面肌抽搐(痉挛)者。
2. 保守治疗或其他手术方法治疗无效的原发性三叉神经痛患者。
3. 年龄在 70 岁以上,全身重要脏器无严重疾患者。对 70 岁以上,加全身情况良好也可考虑采用本术式。
4. 凡三叉神经痛患者,临床症状比较重、时间比较长,又经药物、封闭等治疗,反复发作或逐渐加重者。
5. 因此种手术不遗留面部感觉障碍之缺点,故对第一支痛或第一、二、三支全痛以及双侧三叉神经痛者,更适宜此法治疗。

三、微血管减压法手术治疗

(一)特殊器械

双极电凝挽手术显微镜或眼镜式手术放大镜,冷光源;显微吸引器;各种长柄显微剥离器、镊和显微脑压板,减压用的涤纶片、尼龙布片或 Teflon 棉。

(二)手术步骤

1. 术前准备　同一般后颅窝开颅术。女性患者仅需剔除乳突后上方 8cm 以内的头发。
2. 麻醉　以局麻为首选,如全身状况较差或畏惧手术者,也可用全麻。全身麻醉后,取侧卧位,患侧向上。作颅后窝旁正中直切口,长约 10cm,切开皮肤、皮下组织、肌层及骨膜,用牵开器将切口左右分开,显露枕骨。开颅前静脉快速滴入 20% 甘露醇 250mL。
3. 体位　仰卧侧头位,患侧在上。或用患侧在上的侧卧位,上半身抬高 10°~30°,头略侧向下垂并稍前屈。
4. 皮肤切口

(1)耳后直切口:在耳根后 2cm 划 4~6cm 与横窦相垂直的线,此线上端平耳尖,下端平乳突尖做皮肤切口,切开皮肤和肌层,止血后用乳突牵开器牵开切口,剥离骨膜,显露枕乳缝。乳突根部内侧通常有 1~2 根导静脉,切断后在骨孔处涂抹骨蜡止血。

(2)耳后"S"形皮肤切口:在乳突根部发际内 0.5~1cm 处行倾斜 40°,长约 3cm 的"S"形皮肤切口。此切口不是通常用的乳突后缘直切口,而是沿手术显微镜光线的进入方向切口。

(3)耳后横切口:用甲紫标示出枕外粗隆在头皮的投影位置,然后再向前画一横线标示出横窦在头皮的投影位置。此横线基本与外耳道上壁相平行,然后再由耳后沟向后 2cm 划一长 4~5cm 与横窦联线相垂直的线,两线的夹角相当于横窦与乙状窦联接处,垂直线相当于乙状窦的后缘,为皮肤切口,切开皮肤,皮下组织,做一带蒂肌瓣放在创缘一例,显露充分后,电灼止血,用乳突牵开器牵开切口,剥离骨膜。弧形剪开硬脑膜,并缝合悬吊一针,充分显露术野。硬脑膜有出血时,以银夹止血。在小脑外下方找到枕大池,将此池蛛网膜剪开,充分放出脑脊液后,小脑则缩陷得以充分减压。沿小脑外侧向深部探入,先寻找内听道,再深入找到岩静脉入口,在岩静脉外侧再深入则找到三叉神经后根。为防止出血及更好地扩大小脑脑桥角术野,也可将岩静脉用银夹夹闭后电灼剪断。

5.入路　移入手术显微镜,先用低倍放大 5 倍,或用眼镜式手术放大镜(3~5 倍),在冷光源照明引导下,伸入头宽 4mm 的显微脑压板,将小脑外上角牵拉向内下,放出桥池脑脊液,探查小脑桥脑角。首先认清Ⅶ、Ⅷ颅神经和岩静脉,小心用长柄显微镊和剥离子,剥离开岩静脉和Ⅶ、Ⅷ颅神经之间的蛛网膜,将岩静脉向一边推开,若推开困难或妨碍显露三叉神经感觉根,可用双极电凝烧灼后切断。岩静脉有的明显粗大,有的为两条,为避免在电凝时爆裂,可采用低输出功率电流反复烧灼,使其逐渐收缩凝固。在电凝过程中双极电凝的镊尖一定要保持干净,如有焦痂应及时擦拭去掉,不然镊尖会与岩静脉粘连,而使血管撕裂。术中万一发生岩静脉撕裂出血,应即换用较大口径的吸引器一边吸除血液,一边将岩静脉完全离断,另取一小块明胶海绵向岩静脉近侧断端覆盖轻轻压迫,或用骨蜡一小块涂于岩静脉近侧端处即可完全止血。用显微剪剪开桥池蛛网膜后。继用显微镊向两侧和向前分离,直至显露出三叉神经感觉根全部。

6.探查和减压　在手术放大镜(放大 10 倍左右),或用眼镜式手术放大镜在冷光源照明下、仔细检查三叉神经感觉根(后根)与邻近血管的关系。血管压迫多位于后根的近端,相当于穿入桥脑的部位。最常见压迫的血管为小脑上动脉,并呈双干或单干自内向上方弧形降下,在后根的上缘或前面造成压迫。其次是位置异常的岩静脉,其多斜形跨骑在后根的背面。小脑前下动脉通常成弯曲成袢状在后根的下缘或前面造成压迫。基底动脉造成压迫的情况较少见,常位于后根的前下方,并造成后根明显扭曲或压迹。①游离压迫血管,如血管是动脉,应注意保存该动脉至三叉神经根和脑干的细小分支,通有较多细小分支的病例,可将减压用尼龙片,或 Teflon 棉分成小细条、团自各分支间隙塞入,如无细小分支,尼龙片、Teflon 棉可直接放于压迫部位将血管与神经根分隔离开。如压迫血管为静脉,可将其直接用双极电凝烧灼切断,无须放置减压物。②减压材料,最理想的减压材料为乙烯基海绵、特氟隆、聚四氟乙烯。鉴于日前国内尚无上述减压材料,可用国产的涤纶片、尼龙棉、尼龙布(用于作人造血管较厚的尼龙布)、明胶海绵来代替。在观察清楚神经与血管的相互关系后,使用显微外科手术器械,分两步仔细进行操作:①首先分离粘连,神经与血管常被肥厚粘连之蛛网膜覆盖包绕,甚至绞索勒紧,对此,需行锐形分离。注意神经血管周围,应尽可能少用或不用电凝,以防影响神经功能。②寻找与辨认压迫神经的责任血管及其压迫的部位,此乃手术成败之关键。确认压迫神经的责任血管后,然后将其轻轻分离,使其与神经分开。在神经与责任血管之间放置一乙烯基海绵,作为假体,使神经与责任血管相隔,减低局部压强,从而使被压迫的神经获得减压,也可用尼龙带,涤纶细条或用硅橡胶做成的细条,将分离松动后之责任血管悬吊于天幕或其他适当位置,勿使其再复位,以达到减压之目的。

7.关闭切口　在经仔细检查视野中无出血后,切口内灌注温生理盐水,严密缝合硬脑膜,肌层分两层缝合,间断缝合皮下、皮肤。切口内无须放引流。

（三）手术注意事项

1. 用局麻者在游离压迫神经根上的血管时,为避免引起剧痛发作,可静注镇痛剂,如芬太尼 0.05～0.1mg 或氟哌啶 5mg。

2. 咬开的乳突气房,一定要用骨蜡严密封闭,手术后发生脑脊液鼻漏。开始对此情况未引起注意,结果有的患者术后发生脑脊液鼻漏,有一例脑脊液鼻漏长达 1 个月才痊愈。

3. 术中损伤岩静脉发生出血,千万勿要慌乱盲目止血,以免损伤或压迫脑干,而造成危险。

4. 在减压操作过程中,应尽量减少牵扯神经根。电凝烧灼压迫的静脉时,也应注意勿使双极电凝镊尖触及神经根,术中过多的触动神经根常可导致术后面部感觉暂时性减退。

5. 在分离压迫神经之责任血管时,切勿贸然钝性分离,以免撕破或拉断血管出血,影响手术进行或失败。

（四）术后处理

术后处理同一般后颅窝开颅术。术后 3d 内患者有头痛、头晕、恶心,甚至呕吐,多为低颅压所致,可嘱卧床,症状较重者给予生理盐水静脉注入。3d 后起床逐渐活动,如无明显不适等变化,5～7d 拆线出院。

（五）手术效果

本手术方法根据各学者报告总有效率在 90％以上。1986 年国内有人报道 100 例,其显效率为 94.1％,其中 46 例术后 4～13 个月的随访复发率为 6.5％。无死亡。另统计 24 例,术后经 9～40 个月的随访,其中 22 例疼痛完全消失或明显缓解。有人用涤纶片行微血管减压手术治疗 37 例,术后疼痛均消除者 36 例,疼痛减轻者 1 例不服药也能控制。37 例术后 3～16 个月随访,除原 1 例疼痛缓解同出院疼痛情况外,其余 36 例效果良好。

（六）疗效及优点

1. 疗效　此手术之总有效率为 95％以上。作者统计共 24 例,术后随访 9～40 个月,其中 22 例疼痛完全消除或明显缓解。赵彬等报告 5 例,术后疼痛发作均停止。吕福林报告 6 例,术后 3～19 个月随访均无发作性疼痛,而且面部感觉也正常。

2. 优点　三叉神经微血管减压术,不切断三叉神经后保存了三叉神经的面部感觉,维持了三叉神经的生理功能,不遗留有面部永久性麻木感。是一种病因性治疗比较彻底较安全,并发症少的手术方法。

（木塔力甫·努热合买提）

第九章　脑瘫畸形矫正手术

第一节　脑瘫外科治疗总述

一、脑瘫的定义

脑瘫为最常见的上运动神经元损伤性运动障碍。阳性体征为痉挛、反射亢进和协同收缩。阴性体征为无力、选择性运动控制丧失、感觉缺损和平衡失调。临床医生关注阳性体征，是因为可采用一定方法改善阳性体征从而达到治疗的目的，而阴性特征则决定着患者的预后。无力和选择性运动控制丧失的程度决定患者什么时候行走和能否行走，平衡失调程度决定患者要依靠辅助工具才能够行走的可能性。患者的肌肉、骨骼发育过程存在明显的不协同。肌肉发育因为痉挛等缘故慢于骨骼系统，导致肌肉逐渐出现挛缩畸形。负重关节成熟前的退变、长管骨的扭力增加、关节不稳等情况比较常见。

脑瘫定义的特征分三个方面：①非成熟脑的非进行性损伤。②脑瘫姿势和运动障碍的永久性和不可改变性。③脑瘫肌肉骨骼病理改变的进行性和加重性。出生时脑瘫无肌肉骨骼畸形，随着儿童发育会出现脊柱侧弯、髋关节脱位和固定挛缩畸形等。

二、脑瘫的分类

1. 按运动异常和局部解剖分类　脑瘫可分为痉挛型脑瘫、混合型脑瘫和运动障碍型脑瘫。其中，痉挛型和混合型脑瘫占85%，运动障碍型脑瘫比较少见。

2. 按受累的部位不同分类　脑瘫可分为偏瘫型脑瘫、双下肢瘫型脑瘫和四肢瘫型脑瘫等。不同类型的脑瘫临床表现不同，其治疗方式也不同。

3. 按 Winters 方法分类　偏瘫型脑瘫下肢姿势可分为四种类型：①垂足畸形。②真性马蹄足畸形。③马蹄足和跳跃膝畸形。④马蹄足、跳跃膝、屈曲髋畸形。从步态和肌电具体分析这四种类型：①垂足，表现为摆动相不能够选择性控制踝背伸运动。②站立相马蹄畸形导致踝关节运动的丧失，膝关节表现为中立位或膝反屈畸形。③矢状位固定性膝屈曲畸形和踝关节马蹄畸形。④下肢肢体近端受累明显，表现为髋屈曲畸形、骨盆前倾、髋内收和内旋畸形、膝屈曲和踝马蹄畸形。

4. 按照 Rodda 和 Graham 方法分类　双下肢瘫型脑瘫的下肢姿势可分为四种类型，即真性马蹄足畸形、跳跃膝畸形、显性马蹄足畸形、蹲伏步态畸形。

三、主要鉴别诊断

主要鉴别诊断为：遗传性肌张力障碍、肌源性肌萎缩、神经源性肌萎缩。肌张力失调型脑瘫占脑瘫的0.27/1000，其特征为协同肌和拮抗肌的无效同时收缩。肌张力是不恒定的，有时低有时高。按照病理改变可分为三类：原发性、继发性和遗传变性。原发性肌张力失调多为遗传，无其他神经系统异常，特别是无震颤和肌强直。继发性肌张力失调多由于脑损伤或代谢异常引起.脑瘫的肌张力失调型多为此类型。

四、外科管理

1.术前评估　术前麻醉评估非常重要,大部分患者采用全麻下手术,因此,要充分考虑麻醉风险。术前注意要无上呼吸道症状。

患儿的营养状况评估,通过评估患者的体重和皮下脂肪含量,了解患儿的营养状况。对于较大的手术,要检查患者的血清蛋白含量。

评估是否存在癫痫病史,如果存在,则需要神经内科医生评估病情,并采用药物治疗,应在神经内科医生的建议下,决定手术时机。

许多脑瘫患儿存在心脏方面的先天性畸形,如室间隔缺损。此时需要评估心脏功能。

胃食道反流也是不能够行走的脑瘫患者的常见疾病。反流的刺激容易导致术后呼吸道出现问题,因此,麻醉师要充分评估该疾病带来的术后呼吸管理问题。

2.术中管理　术中脑瘫患儿容易出现低体温,需要麻醉师高度重视。特别是四肢瘫患者更容易出现。因此,在麻醉诱导前阶段,推荐体温在36℃,然后开始麻醉会比较安全。

术前采用抗痉挛药物的患儿,可能出现对神经运动药物的拮抗问题,也要重视。因此,使用这类药物,要注意调整药物及用量。

术中常规使用抗生素,特别是需要行截骨的手术或腹股沟区的手术。

3.术后管理　术后疼痛和痉挛的处理是非常重要的。特别严重的疼痛和痉挛会导致自主控制非常困难。麻醉复苏后,患儿容易出现肌痉挛和手术肢体特别严重疼痛。疼痛又会导致痉挛的加重,造成恶性循环。因此,采用吗啡类药物镇痛可明显改善疼痛和痉挛。或采用硬膜外置管镇痛方法,但要非常关注肢体石膏是否导致皮肤受压,或警惕肢体骨筋膜室综合征出现。术后呼吸道的监控非常重要,特别是存在反应性呼吸道问题的患者更要重视。

导致术后低氧血症有两方面的原因,一是使用吗啡或安定类药物导致呼吸问题,二是存在肋间肌严重痉挛。

(1)术后使用安定药物的管理按体重调整药物剂量。①48h内,每6h给予安定药物,按0.1~0.2mg/kg的剂量给药。如果痉挛仍然存在,则在首剂后3h内追加第二次剂量。最大剂量为0.4mg/kg。药物疗效标准为无自发性痉挛出现,或轻微触摸患儿不会诱发痉挛。②48h后,改口服安定,采用同样剂量的安定治疗,或根据患儿的痉挛状况调整药物用量。

(2)采用吗啡止痛,常规按体重调整剂量,每3h静脉途径给药,按0.1~0.2mg/kg的剂量给药。如果疼痛主要由痉挛导致,则优先使用安定来控制痉挛。48h后采用口服对乙酰氨基酚止痛。夜间加用安定来控制痉挛。

(3)应用硬膜外镇痛者,术后使用尿管容易导致尿路感染或疼痛继发痉挛等问题。因此,在术后两天应尽快拔出尿管。

术后神经肌肉功能的检测比较困难,因为大部分患儿不能够在石膏固定的状况下活动足趾。要仔细检测足趾的颜色和毛细血管充盈情况。

五、脑瘫矫形手术的目的

提高功能,预防畸形,减轻关节脱位或半脱位导致的疼痛,预防皮肤受压,改善坐位姿势,改善个人卫生护理和外观,方便支具安装。

六、脑瘫矫形手术的缺点

不能够影响运动控制和平衡,不能够改善肌肉肌力。对痉挛改善有短期作用,因为不能改变 GOIGI 腱装置受体和肌梭。因此,Boyd 和 Graham 提出矫形手术时间一般在 7～9 岁。

七、骨科矫形适应症

关节的固定挛缩畸形,关节脱位或半脱位,旋转畸形,脊柱侧弯畸形,个人卫生或疼痛问题。

八、主要骨科矫形手术方式

主要骨科矫形手术方式:肌肉肌腱结合部延长术、肌腱延长术、肌腱转位术、截骨术、关节融合术。

1.肌腱延长术　包括肌腱"Z"字形延长术、肌肉－肌腱结合部延长术、单纯肌腱切断术。单纯肌腱切断术一般疗效差,最常应用于髋内收肌切断。

2.肌腱转位术　常见方式包括尺侧屈腕肌转位修复腕背伸和桡偏,或尺侧屈腕肌转位伸指总肌修复伸指功能,或股直肌转位到缝匠肌,改善膝关节活动度和摆动相的足的姿势。痉挛性偏瘫的足内翻畸形采用劈裂式胫前肌或胫后肌转位矫正足的位置。

3.截骨术　旋转畸形常见为股骨前倾增加、胫骨内外旋畸形。旋转畸形明显需要截骨矫正。脑瘫足踝部畸形部分患者需要截骨。

4.关节融合术　常见手术包括第一掌指关节融合术、足踝关节外融合术、脊柱侧弯矫正术。

(木塔力甫・努热合买提)

第二节　小儿脑瘫的手术治疗

一、概论

(一)手术的原则

矫形外科手术多适用于痉挛型脑瘫患儿,选择手术的原则如下。

1.减轻痉挛,矫正脑瘫引起的变形。

2.恢复运动功能,上肢手术少而下肢手术多,约占矫形手术的 50% 以上。

3.对下肢多部位变形手术矫治时,应从近躯干部位开始手术。如先从髋关节,然后再膝关节、踝关节,当变形只限于踝关节而其他部位的运动功能又较好时,手术效果好。

4.因痉挛型脑瘫下肢交叉不能站立步行广经过训练不易纠正者,或双腿过度交叉,影响大、小便排泄,护理困难者。

5.两侧下肢长短差别过大时,须手术治疗,否则可引起骨盆倾斜,脊柱变形。

6.上肢手术目的为恢复手的功能,或因严重变形而影响美观。

(二)手术年龄

一般认为脑瘫患儿 4～5 岁前不需进行手术治疗,这个时期应采用训练疗法,多数患儿可获得较好的效果而免于手术。若经过系统的训练治疗而无效或延误治疗而发生变形挛缩时，则可在4～5岁以后手术治疗。过早手术，随着年龄增长发育，肢体畸形可能复发，需再次或多次手术。上肢手术年龄在7岁以上。肌腱移植术要慎重，最好在生长停止后进行。但对手足徐动型脑瘫患儿，为抑制不随意运动，防止足外翻而做肌腱固定术，应早期手术治疗，否则难以得到理想效果。

（三）智力状况

要求智力较好，体现在患儿懂人意，会讲话，对周围事物有反应，能主动控制大小便。几乎所有学者都强调，智力的好坏与术后疗效成正比。手术仅为疾病的康复提供了条件，术后需要许多持久的功能训练。智力过于低下，术后无法配合康复锻炼，有学者提出智商70以上具有手术适应证。

（四）手术种类

1.神经系统的手术　①对于手足徐动症型的患儿，可考虑做脊神经前根切断术。动断颈3～胸1的脊神经前根，可使上肢所有的动作完全丧失。但不影响感觉功能，对某些患儿可能有好处。②对伴有严重癫痫的痉挛性偏瘫患儿作大脑半球切除术，可以减少其发作的次数以及严重程度，便于患儿接受训练。③对严重的手足徐动症型脑瘫，可做苍白球破坏术，有一定的疗效。以上3种手术均为毁坏性的，必须严格掌握指征，不得轻易进行。④周围神经切断手术，常用截一部分或整支支配某一过度痉挛的肌肉的神经，使该肌肉松弛，这种手术更多的应用在下肢。

2.肌肉和肌腱的手术　包括：①肌腱切断技术或肌腱延长术，对痉挛的肌肉施行肌腱切断技术或延长术，可减轻其机械性强力收缩，并改善其肌力平衡。②肌腱移位术，在某些部位，把加重畸形的肌肉止点转移到新的止点，可以改变其功能，即把加重畸形的作用力改变为纠正畸形的动力。

3.骨与关节手术　包括：①骨延长术或缩短术，纠正下肢不等长。②截骨术，包括楔形截骨及旋转截骨术以纠正畸形。③关节固定术，固定关节于功能位，增加稳定及改善功能。

（五）手术的优点与缺陷

1.手术的优点　①使患儿在运动发育期的运动发育不受异常功能的阻碍。②某些方面可以取得与康复治疗相同的效果，如关节活动度的扩大。③对于治疗者和患儿而言，手术比康复治疗更省时、省力，避免了每天重复、枯燥的康复治疗。

2.手术的缺点　①痛苦：手术本身就是一种创伤，给患儿带来疼痛和恐惧。②并发症：可有术后肌肉、肌腱、软组织粘连，骨不愈合或畸形愈合等。③风险大：从麻醉到手术，再到术后的抗感染、镇痛、接骨等治疗都潜在有各种危险。

二、运动系统常用手术疗法

（一）足和踝关节常用手术疗法

1.马蹄足

(1)改良White跟腱开放延长术

1)适应证：①痉挛型脑性瘫痪马蹄足畸形伴轻度内翻。②手术后马蹄足畸形复发。

2)术后处理：长腿石膏膝关节伸展位，踝关节背屈中立位固定3周后更换小腿石膏。继续固定3周后拆除石膏，晚间应用踝足矫形器使踝关节维持背屈中立位，至肌腱愈合。

（2）腓肠肌延长术

1）适应证：轻度马蹄足畸形，需做腘绳肌腱延长治疗膝关节屈曲挛缩的患儿。

2）术后处理：自腹股沟至足趾的长腿石膏固定，膝关节伸展位，踝关节中立位或轻度背屈。6 周后拆除石膏，夜间使用矫形器将踝关节固定于中立位或轻度背屈，至完全愈合。

（3）趾长屈肌拇长屈肌腱前移治疗痉挛性足下垂和恢复背屈

1）适应证：①马蹄足畸形术后复发。②足背屈肌群肌力低，对踝关节的控制能力差。③站立位身体后倾时，踝关节无法主动背屈。

2）术后处理：膝关节屈曲位长腿石膏固定，踝关节背屈，手术后次日即开始训练股四头肌。6 周后去石膏活动踝关节，3 个月内练习站立、带矫形器步行，夜间用夹板固定踝关节于背屈位。

（4）胫神经分支切断拔出术

1）适应证：①伴有踝阵挛马蹄足畸形。②松解髌骨支持带并将腘绳肌腱转位至股骨髁之后马蹄足畸形仍然存在。

2）术后处理：加压包扎，手术后即可进行踝关节背屈的训练至伤口愈合后。

2. 足内翻畸形

（1）跟腱延长

1）适应证：足内翻伴有马蹄足畸形。

2）术后处理：短腿石膏固定于中立位。术后 3 周内保护下负重，3 周后可用短腿石膏固定负重。6 周拆除石膏，使用踝足矫形器。术后 3 个月夜间应继续使用踝足矫形器直至关节完全愈合。

（2）胫后肌腱劈开转位术

1）适应证：足内翻伴有马蹄足畸形。

2）术后处理：长腿管型石膏保持足矫正位 2 个月，再用短腿石膏固定 2 个月。

（3）胫前肌腱劈开转移术

1）适应证：胫骨前肌活动过多或张力过度所引起的足内翻伴马蹄足畸形。

2）术后处理：长腿石膏固定，2 周后可带石膏负重。6 周去石膏，应用负重矫形器，夜间行矫形器固定，6 个月后去除矫形器。

（4）拇长伸肌腱和胫前肌腱转位术

1）适应证：足内翻伴有马蹄足畸形。

2）术后处理：①长腿石膏固定，5 周后去石膏，足背屈训练。②6 周后在矫正跖屈的短腿矫形器保护下步行，当转移肌肉运动功能良好时去除矫形器。

（5）跟骨截骨术

1）适应证：足跟形成固定性内翻畸形。

2）术后处理：从足趾至胫骨结节石膏固定。软组织愈合后进行步行训练，骨愈合后去石膏。

3. 足外翻畸形

（1）腓骨短肌延长法

1）适应证：年幼儿童。

2）术后处理：短腿行走石膏固定，使足位于内翻位，带石膏负重，6 周后去除石膏。

(2)距下关节关节外融合术

1)适应证:4～9岁扁平外翻足伴马蹄足畸形。

2)术后处理:短腿石膏固定8周。

(3)跟骨内移滑动截骨术

1)适应证:后足外翻足伴马蹄畸形。

2)术后处理:短腿石膏固定,2周后拔克氏针更换短腿石膏,继续固定4周去除石膏。

4.仰趾弓形足畸形　行跟骨新月形截骨术。

(1)适应证:跟骨处于跟行位的后足弓形畸形;后足外翻畸形,伴有仰趾足、中足弓形畸形。

(2)术后处理:短腿石膏外固定。术后6周去除内、外固定,允许完全负重。

(二)膝关节常用手术疗法

1.腘绳肌腱分段延长术

(1)适应证:痉挛型膝屈曲畸形。

(2)术后处理:带石膏管型每日做伸直腿抬高练习15次以牵拉腘绳肌肌腱。3～4周以后,更换长腿石膏前后托,进行主动和被动练习以改变膝屈曲和加强膝伸展。患儿可扶拐杖行走。当患儿膝部的运动范围和肌肉控制满足功能需要时,即可拆除石膏夹。

2.股直肌向远端转位术

(1)适应证:髋关节屈曲、有或无内旋,膝关节屈曲和踝关节跖屈所形成的"蹲踞步态"。

(2)术后处理:使用矫形器,术后次日患儿可取坐位,逐渐过渡到伸膝直立坐位。第3d可以扶着支撑物站立,去除膝关节矫形器作膝部被动活动范围锻炼。第4d或第5d可以开始不用膝关节矫形器进行步行训练。4周后步态练习,增加肌力。

(三)髋关节常用手术疗法

1.内侧腘绳肌外移术

(1)适应证:髋部内旋畸形。

(2)术后处理:长腿石膏固定。4周后可以拆除长腿石膏,更换一柱形行走石膏,6周去除行走石膏。

2.髂腰肌退缩术

(1)适应证:髋关节屈曲内旋、膝关节屈曲(腘绳肌痉挛),髋关节屈曲内旋、膝关节过伸(股四头肌痉挛),髋关节屈曲内旋、膝关节正常,髋部屈曲畸形超过15°,步行时髋关节内旋、关节伸直时髋不能被动外旋。手术的理想年龄是7～9岁。

(2)术后处理:不需石膏固定,俯卧或仰卧3周。

3.内收肌腱切断术和闭孔神经前支切断术

(1)适应证:内收肌挛缩、剪刀步态或在儿童早期出现的髋关节半脱位。

(2)术后处理:双腿石膏固定和外展杆、形状合适的外展矫形器或应用外展枕固定3周。

4.内收肌起点坐骨移位术

(1)适应证:内收肌挛缩、剪刀步态或在儿童早期出现的髋关节半脱位。

(2)术后处理:双髋人字石膏固定,术后3周拆除石膏,开始康复治疗。

5.髋脱位的手术治疗

(1)内翻内旋转截骨术

1)适应证:3岁以上,股骨过度前倾和外翻畸形及髋关节半脱位和脱位。

2)术后处理:髋部人字石膏固定,术后 6～8 周拆除石膏,康复治疗。

(2)改良骨盆三相截骨术

1)适应证:3 岁以上髋关节半脱位或脱位。

2)术后处理:髋部人字石膏固定,术后 6～8 周拆除石膏,康复治疗。

(3)髋臼开槽植骨加深术

1)适应证:髋臼发育不良或半脱位。

2)术后处理:髋部人字石膏固定,术后 6～8 周拆除石膏,康复治疗。

(四)上肢及手部畸形常用手术疗法

1.肘关节屈曲挛缩畸形松解术

(1)适应证:肘关节屈曲挛缩畸形。

(2)术后处理:用加厚垫的石膏尽量将肘关节固定于伸直位,前臂保持完全旋后。术后将上臂抬高至头上方持续 48h,鼓励手指活动。如果有肿胀则放松石膏。4d 后更换敷料,第 5 日拆除石膏,开始渐进性肘关节屈伸锻炼。术后 3 周常规锻炼中应加上旋前、旋后练习。术后 6 周,完成锻炼期后,上臂重新置于石膏托中。晚间睡觉继续应用前后石膏托 6 个月,术后 3～5 个月通常可获得最大范围的肘关节活动。

2.前臂旋前挛缩畸形　前臂旋前挛缩畸形行旋前圆肌移位术。

(1)适应证:由旋前圆肌挛缩引起的前臂旋前挛缩畸形。

(2)术后处理:用管型石膏维持肘关节屈曲 45% 前臂旋后 60°。手术后立即上抬前臂。术后 2 周拆除缝线,使用新的长臂管型石膏保持前臂于旋后位 4 周。然后夜间使用旋后夹板至术后 6 个月。

3.腕关节和手指屈曲畸形

(1)桡侧腕屈肌腱和指屈肌腱节段性延长术

1)适应证:腕关节和手指屈曲畸形。

2)术后处理:用掌侧短臂夹板保持腕关节于中立位或轻度伸展位 3～4 周,然后开始腕关节活动,用夹板作保护。

(2)屈肌—旋前圆肌起点松解术

1)适应证:严重的腕关节和手指屈曲畸形。

2)术后处理:石膏管型或石膏托维持前臂旋后、腕关节和手指中立位。术后 3 周去除石膏管型或夹板,拆除缝线。用背伸位于夹板固定 3 个月,然后在晚上佩戴 3 个月,维持到发育结束。

(3)尺侧腕屈肌移位术

1)适应证:腕关节掌屈尺偏畸形。

2)术后处理:从腋部到指尖的石膏管型固定,维持腕关节于伸展、前臂旋后、手指几乎完全伸直、拇指外展和对掌位。术后 2 周拆除缝线,重新更换石膏固定 4 周。术后 6 周开始康复治疗。必要时间断使用夜间夹板几个月,以保持手处于矫正后的位置。

4.拇指掌心位畸形

(1)肌肉切断术

1)适应证:拇指掌心位畸形。

2)术后处理:使用加压敷料包扎和管型石膏固定第 1 掌骨于外展位和对掌位。3 周后拆除缝线和管型石膏,用夹板固定拇指于同样的位置。如果已经施行了肌腱移位术,管型石膏要固定到术后 6 周。如果畸形有复发的趋势,要在晚上使用更长时间的夹板。

(2)挛缩松解、肌力增强和骨骼稳定术

1)适应证:拇长屈肌紧张引起的挛缩性拇指掌心位畸形,拇指指间关节、掌指关节屈曲及掌腕关节屈曲内收。

2)术后处理:前臂和手部用掌侧石膏夹板制动 4 周,维持拇指在外展和伸直位。然后开始主动和辅助锻炼腕关节、拇指和手指。以后几周在锻炼期间佩戴通过附加有"C"形杆或塑料塑性支具改良的长对掌夹板,之后晚上佩戴夹板一直维持到生长发育完成或者获得动力平衡及稳定后。

(3)踇长伸肌腱改向术

1)适应证:拇指掌心位畸形。

2)术后处理:用前臂短人字石膏绷带固定拇指于外展和伸展位 4 周。如果已经用克氏针固定掌指关节,则应该在 4 周时将其去掉。用可拆卸的拇指人字夹板再固定 2 周,这个夹板每日可以拆卸 3～4 次以进行有控制的主动运动锻炼。

三、选择性脊神经后根切断术

(一)机制

目前所知,肌张力增高和痉挛是牵张反射过强的一种表现,其感受器为肌梭。脊髓前角的 γ—运动神经支发出的纤维支配梭内肌纤维,调节梭内肌纤维的长度,使感受器经常处于敏感状态。这种 γ 神经活动和肌肉收缩的反射过程,称为 γ—环路。选择性脊神经后根切断术由于阻断了肌梭的传入联系,阻断传入兴奋,建立新的调节肌张力的兴奋和抑制环路的动态平衡,可解除痉挛和肌张力。因此,手术解除痉挛和肌张力的原理和疗效相当肯定。

(二)目的

选择性脊神经后根切断术(SPR)对肢体痉挛患儿进行外科治疗的目的在于通过手术为改善功能创造条件。对于病情严重无法改善功能者则改善其自身接受护理的条件。在临床工作中发现,具有独立行走和下蹲起立功能,即术前具有一定功能,肌力接近于正常患儿,术后功能改善较为满足;术前不能独立行走和下蹲起立的患儿,术后功能改善不尽如人意。对于术后仍不能独立行走能力的患儿,因肌张力和痉挛得到不同程度的改善,原有症状得到明显的缓解,对于患儿解除痛苦、提高生存质量及减少家长护理量仍具有一定的意义。

(三)适应证及禁忌证

1.适应证 ①单纯的痉挛和肌张力增高,肌张力 4 级以上。②肢体无挛缩畸形或仅有轻度挛缩。③躯干与四肢有一定的运动功能。④智力正常或接近正常,能配合术后康复训练。⑤严重痉挛、僵直影响日常生活、护理、康复训练等。手术最佳年龄为 2～6 岁。

2.禁忌证 ①智力低下,不能配合术后康复训练。②肌张力低、肌力弱、运动功能差。③手足徐动、共济失调。④严重肢体固定挛缩畸形。⑤脊柱严重畸形和腰骶部不稳定者。

(四)方法

术中切开脊膜后,在显微镜下,仔细分离脊神经前根与后根,将每一后根神经分出 4～10 束小分支,分别用电刺激仪测出其阈值,通常用电极刺激每一小束。观察电刺激后肢体痉挛出现时的阈值,低阈值的视为异常,将其中的 1/2～3/4 低阈值的后根小分束切断。一般将切断的后根神经分离限制在50％以内,避免过多切断术后产生肌张力低下。

术后至少要卧床3周,然后在康复护理支持下进行康复训练。康复训练是手术成功的关键,如果术后不进行训练治疗或术后护理不系统,也可使手术失败。

(五)术后并发症

SPR是创伤性较大的手术,而脑瘫患儿往往伴有全身发育不良,体质较差。保证手术的安全进行,是开展SPR首先应考虑的问题。

主要并发症如下。

1. 膀胱功能障碍　SPR术后发生排尿功能紊乱,可能与$S_2 \sim S_4$受手术刺激有关。Abbott等报道10％患儿术后可发生暂时性尿潴留,给予间隙性导尿治疗,3周左右症状可消失。为预防尿潴留,施行腰骶部SPR时应控制切断脊神经后根的最低平面,不低于S_1。

2. 感觉功能障碍　SPR术后发生相应平面的皮肤感觉迟钝或短时间的皮肤感觉丧失。Arens等报道发生率较低,且症状轻,不影响患儿生活。术中防止切除过多的脊神经后根束支,是预防的重要措施。

3. 肌张力过低或肌张力过高　SPR术后肌张力过低会丧失维持肌肉正常活动的能力。许多学者认为多为暂时性的,数周后可获得改善。预防肌张力过低的措施是控制切除的神经纤维数目,以50％为限;术前应做肌力评价,肌力低于3级者不宜手术。SPR术后发生肌张力过高,其发生率约为50％,持续时间约2d。

4. SPR对脊柱和髋关节的影响　多椎板切除术对脊柱的稳定性有一定的影响。脊柱椎体前移滑脱可在术后出现或加重。

因此,SPR对解除痉挛性脑瘫患儿肢体痉挛有较满意的效果,但因并发症发生率较高,故应严格掌握手术指征,还应根据神经功能解剖和患儿症状,设计不同的手术方案,以达到改善脑瘫肢体痉挛、恢复肢体功能的目的,并根据远期疗效不断改进手术。

四、鞘内巴氯芬注射

(一)概述

1984年Penn和Krion首次报道了大剂量注射巴氯芬可以短时间缓解由于脊髓损伤造成的痉挛。以后发展为通过巴氯芬泵的植入而产生长期效果的治疗痉挛作用,近年来这一疗法已得到推广。

脑组织释放抑制性神经递质γ-氨基丁酸(gamma aminobutyricacid,GABA)作用于脊髓,使该部位的α运动神经元规律地释放冲动,维持正常的肌张力。由于脑损伤等原因导致GABA释放减少,打破了脑组织与脊髓之间正常的抑制环路,也剥夺了脊髓对伸展反射弧的正常调节作用,导致肌张力增强。巴氯芬结构十分相似于GABA,功能与GABA相同,鞘内巴氯芬注射(intmthecal baclofen therapy,ITBT)起到与GABA相似的生理作用。

(二)方法

将巴氯芬注入脑脊液中是由一个泵实现的。将泵与一个小的细管连通,通过手术植入到患儿腹部皮下,将细管环绕到背部,与另一植入背部皮下更细的管连接并通过连于细管一端的针进入脑脊液中,一般进针处为$L_1 \sim L_4$椎间,泵的直径和厚度分别为7.5cm和2.8cm。泵通过计算机按计划将一定量的巴氯芬注入脑脊液中。根据个体需求,药物剂量可随时增减。一般为每日$150 \sim 350\mu g$,与口服量相比可减少95％。泵的充盈通常几个月进行1次,方法是将针头深入皮下进入泵中心。泵的电池可持续4～5年或更长,然后需更换泵。由于巴氯芬可随脑脊液向上流动直至脑,因此可以松弛整个机体,包括颈、上肢、躯干和下肢。一些个体尚可改善抖动、吞咽、交流能力、上肢和手的功能,以及提高操作代替说话的交流装置的技能,改善躯干控制或步态等。此外可增进使用踝关节矫形器的耐受力,坐入轮椅或姿势的摆放更舒适。但所有这些进步并不一定均发生在每一个个体。

(三)患儿的选择与评定

正确选择和评定患儿是决定可否采用ITBT的前提。

1. 小组评定　痉挛型脑性瘫痪的父母提供患儿走路、坐、吃饭、翻身或爬等所有自己能做的动作录像带及医疗概况,然后由康复治疗师以及神经外科、矫形外科、康复医师等专家组成小组对伴有严重痉挛型功能障碍或很难护理的患儿进行观察和综合测试,并决定是否可行ITBT,如考虑采用ITBT则再由具有治疗痉挛方法的专家单独检查患儿,小组共同研究,意见不一致则需6～12个月重新检查。25%～30%的新患儿涉及采用ITBT。随后将分别在术前、术中及术后对采用什么样的ITBT以及预后进行详细评述。

2. 评定步骤　Albright等所提出的选择患儿的4个步骤:①通过检查回顾所有适应指标以确定具有ITBT适应指征的表现。②通过检查回顾不适应的指标以确定与ITBT相对立的指征。③分析具体病例所有支持与不支持的因素。④通过实施脊髓鞘内注射巴氯芬(筛查试验)观察临床反应以决定是否植入泵装置。

3. 评定的基本原则和使用的工具

(1)原则:在筛查试验前后,物理治疗师、作业治疗师及言语治疗师应详细地评定患儿的语言、总体情况、口运动功能、床上灵活性、移动、步态、轮椅运动、平衡性、运动幅度、强度、痉挛程度和其他运动障碍。恰当的目标确定是疗效满意的关键,根据患儿的能力水平,通过采用ITBT有可能达到一定的目标。

(2)工具:Ashworth或修订的Ashworth痉挛评分;抽搐评分;疼痛评分;量角器测量运动幅度、肌肉或痉挛强度;肌肉测试指南或功能强度评定;粗大运动功能标准(GMFM);儿科残疾项目标准或功能标准(PEDI);儿童的独立性标准(WeeFIM);功能独立性标准(FIM)以及起立和走的时间测量;SF-36;加拿大作业测量标准等。

4. 筛查试验　筛查试验是通过腰椎穿刺或鞘内导管保留方法实施的,首次注射$50\mu g$巴氯芬,注射后进行规律地痉挛测试(每8h测1次),许多单位在注射后4h或2h便进行测试。在测试的第1个2～6h,患儿应平躺以避免或减轻恶心、呕吐和头痛等症状。之后应鼓励患儿通过运动、移动和姿势变换以体验痉挛减轻的作用。筛查试验流程:第1d剂量$50\mu g$,患儿无反应,24h后增至$75\mu g$,仍无反应再过24h后增至$100\mu g$,再无反应则不作为ITBT对象。注意每24h给药不能超过1次;剂量不能超过$100\mu g$。

(四)鞘内巴氯芬注射效果

长期治疗的患儿每日只需小剂量巴氯芬即可减轻痉挛,86%无功能和完全依赖护理的患儿,治疗后护理较前容易,疼痛减轻,压疮减少,如自我饮食、坐、自理性、大小便、睡眠、交流技能以及移动功能等日常生活能力改善,并发症发生率下降。

(五)实施鞘内巴氯芬注射后的工作

泵植入后平躺2～3d以避免或减轻恶心、呕吐和脊髓性头痛.使机体逐渐产生对药的耐受性;2～4周避免过度躯干屈曲(>45°),防止导管移动;避免在泵周围产生热量;告诉患儿及护理者应有的机体感觉变化,移动和其他活动技巧的变化,躯干和下肢无力的变化等;明确巴氯芬过量的症状如嗜睡、头晕、困倦、呼吸抑制、从下肢向上发展的肌肉无力,出现感觉缺失或昏迷时则立即与医师联系;剂量调整是一个持续进展过程,泵植入后的最初几个月中,为减轻痉挛又避免出现不良反应,需高频率,调整剂量。患儿应对每次调整后的感觉做出反应;患儿在民师的指导下逐渐停止口服药,并应知道口服药的突然停止可能导致的一些不良后果;泵植入的目标应被患儿、家庭、保健护理组接受;为观察了解和实施治疗计划,详细的评定是重要的。

五、评定与术后康复

(一)康复评定

小儿脑性瘫痪的手术治疗必须严格地选择手术适应证,否则会出现为了部分肢体运动达到功能位,而导致患儿关节丧失稳定性、无法抗重力、肌力减弱或肌群间运动不协调等。所以,术前外科医师应该与患儿的康复医师、康复治疗师共同对患儿病情进行全面、客观的评定,增强手术适应证选择的科学性。

客观的评定方法带来正确的判断和选择,评定方法应尽量选取均质、等距的评定方法。

评定最少应进行3次:术前、术后短期、术后1年,以判断患儿的康复治疗效果,通过对比估计手术是否仅仅取得和康复治疗一样的治疗效果;在术后每1年都应进行1次综合、全面、针对手术效果的评定,以此来判断手术是否达到了预定的远期效果。康复评定的次数和种类宁多勿少。

在评定过程中,既要最大限度地借鉴患儿过去的病历,其中包括患儿家长的主诉、医师所做出的诊断、历次评定的结果、康复治疗时的康复治疗记录;同时又要认真进行团队评定,根据评定结果来判患儿是否需要手术、需要哪种手术、术后的效果如何。

(二)术后康复

术后康复应本着循序渐进的原则,治疗人员应以团队的方式工作,外科医师负责评定患儿术后肌肉、肌腱和骨骼的愈合情况,康复医师根据患儿病情和术后愈合情况开出正确的康复处方,物理治疗师和作业治疗师等应从小范围、小角度、小力量开始作康复治疗。

术后康复主要包括两类,一类是针对患儿病情的常规康复治疗;另一类是针对手术后可能出现并发症的特殊康复。

1.一般康复　即常规康复治疗,在术后早期不应进行常规的运动疗法,以免引起肌肉、肌腱、骨骼的缝合断裂而造成手术失败。在术后4~6周内,应以制动为主,给肌肉、肌腱和骨骼生长愈合的时间。期间,可以使用电疗或微波促进血液循环。在术后4~6周后,可以进行轻微的等长收缩练习以此来增加神经对肌肉的控制能力。至术后8周以后,肌肉和骨骼完全愈合,可以进行一些姿势的维持、助动的等张运动,以此来维持手术所达到的关节活动范围。在术后确定肌肉和骨骼已完全愈合后,可以逐渐过渡到主动运动和抗阻力运动,运动的范围逐渐增大,运动的复杂性逐渐增加,由单关节运动过渡到多关节联合运动,由一块肌肉的离心性收缩与向心性收缩过渡到一组肌群的运动,最后过渡到主动肌、拮抗肌、固定肌、协同肌四组肌群的协调性收缩。力量由小至大,关节活动范围由部分到全范围,运动的组合由单关节到多关节,由维持姿势过渡到动作。

术后的康复训练也应注意增加神经系统对运动系统的支配能力,不仅仅是力量的增加、关节活动范围的增大,更要从功能发育的角度去做康复治疗。安全为前提,发育为目的。

2.术后特殊康复

(1)膝过伸术后的康复治疗:采用石膏固定,术后8周,弓步、仰卧位屈腿、俯卧位屈腿,要多进行步行下坡练习。

(2)尖足术后的康复治疗:采用石膏固定,术后8周,可以做站立位平衡,使用交替性叩击、压迫性叩击,做主动的足背屈运动。在患儿做这些动作不感到疼痛后,可以进行小步幅、慢步速的平地行走。

(3)内收肌松解术术后的康复治疗:采用石膏固定,术后8周内,练习下肢外展外旋动作,在术后8周以后可以使用助行器缓慢地行走。如果快速行走,容易造成肌肉拉伤,导致二次手术或新的异常步态产生。

(4)足外翻术后的康复治疗:采用石膏固定,术后8周内,可以使用电刺激,术后8周以后可以进行站立和步行训练,但是应穿足底足弓部垫高的鞋垫或者是踝足矫形器。

(5)上肢及手部术后的康复治疗:采用石膏固定,6周后可进行肌肉的等长收缩。根据康复情况和评估的结果,可进行下一步的关节活动术练习,最后逐渐过渡到日常生活活动能力的练习。

(木塔力甫·努热合买提)

第三节　痉挛的外科处理

痉挛的外科处理主要针对四个不同水平的解剖位置:大脑、脊髓、周围神经和肌肉。针对大脑为治疗目标的神经外科主要是采用外科手段于苍白球、腹丘脑核或小脑部位。目前对痉挛的治疗成效甚微。脑起搏器也试用于大脑部位,但对痉挛的疗效不确定。选择性脊神经后根切断术(selective posterior rhizotomy,SPR)目前得到较广泛的应用,并被认为是一种有效作用于中枢神经系统的治疗方法,$L_2 \sim S_2$的神经后根在术中暴露并采用电刺激仪来检测,对显示为异常刺激反应的后根神经束予以切断,该手术的禁忌症主要是肌力太弱和固定的挛缩畸形。周围神经切断术也被试用于痉挛的治疗,但治疗效果并不令人鼓舞且副作用比较严重。针对肌肉骨骼的手术方式依然在治疗痉挛引起的挛缩方面扮演重要的角色。

随着内科药物治疗痉挛的发展,几种不同的外科治疗痉挛的方式也逐步发展,但仍存在很大的困难。外科针对四个不同水平解剖位置的治疗痉挛的手术方式各有其优势和不足之处,没有任何一种方式可完全消除痉挛的存在。

患者不仅会有痉挛的症状,而且其他伴随的问题也可出现,这些问题包括肌力弱、有限的运动控制失衡、共济失调、平衡紊乱、认知和视觉障碍、运用障碍和锥体外系引起的肌张力功能失衡。肌张力失衡包括姿势失衡、肌颤搐和手足徐动症。虽然这些问题在本文不做强调,但这些问题可使痉挛的评估混乱及使治疗复杂化,这些问题也同样应该成为治疗的目标。我们应明白患者的挛缩并非一无是处,他们要依靠痉挛维持坐、站立和身体转移等日常生活,通过外科手术使患者永远失去痉挛,事实上对患者的整体治疗目标是有害的。

一、神经外科对痉挛的治疗

1.大脑部位的外科干预　因为脑瘫是中枢性神经损害,所以在1950年第一次有学者报道采用脑切开方式治疗运动障碍、强直和痉挛。在该手术程序中,一个探针插入指定的大脑部位,然后使用温度控制的电凝作用,但这种手术方式的作用部位靶是值得争议的,因为目前仍不清楚哪个部位与痉挛有关。不同学者分别尝试破坏大脑的苍白球、腹丘脑核和小脑,但治疗效果不肯定。Speeiman 和 Van Manen 追踪采用神经外科治疗的 28 个脑瘫患者,经过平均长达 21 年的随访,发现手术对于中重度张力障碍脑瘫有较好的疗效,而对于四肢瘫或下肢瘫患者疗效欠佳,其他学者也有同样的发现。大脑存在弥散性损伤这一特点使人认为神经外科治疗痉挛的疗效是有限的,事实上,更多不良的疗效报道已经多见,并提供证据认为神经外科治疗痉挛的作用是没保障的。

因此,采用苍白球、腹丘脑核和小脑部位毁损术等针对中枢神经的手术方法来解除痉挛和提高功能,不但手术的技术比较复杂,而且疗效有限,副作用较大,未能够得到众多学者的认可。

2.脑刺激器的植入 Cooper 介绍了一个脑起搏器的概念,他在小脑表面植入了一个刺激器,目的是降低痉挛时过高的伸肌张力。Davis 等回顾 262 名脑瘫患者采用起搏器植入治疗痉挛 6 个月后,90%的患者四肢肌张力下降,40%的起搏器装置出现损坏,然后作为对照组使用而没有取出,虽然没有客观指标测量,但 60%的有用的起搏器仍在发挥疗效。另一学者 Robertson 的研究证实,10 位患者的说话和呼吸控制有提高。然而,在一组双盲空白对照的研究中,Gahm 等并不能证实其他学者的结果,其他一些学者也发现采用脑刺激器治疗对痉挛的改善并无帮助。

同其他神经外科手术一样,脑刺激器对痉挛的作用并没有得到证实和肯定。也许更多的技术更新可改变目前的处境。

二、脊髓部位外科手术对痉挛的作用

1.选择性脊神经后根切断术的发展和改进 在大脑部位的手术对痉挛治疗失败以后,切断部分脊髓的手术方式被用于临床。1952 年 Bischhof 描述道:脊髓圆锥部位的脊髓纵形切开手术方式,试图破坏脊髓前后角之间的脊髓反射弧。Laitinen 和 Singouna 报道了采用此种方式治疗 9 例患者,随访 1~4 年的经验。8 例患者的痉挛出现减轻,但远期又出现痉挛复发,这些结果似乎对多发性硬化患者的疗效好于脑瘫,但这种手术方式有较高的致死率,技术上比较困难。同时,疼痛和术后肌无力也是可能出现的并发症。这种方式很少用于单纯下肢痉挛的患者。

其他学者也尝试在神经根水平手术治疗痉挛,Munre 在 1945 年描述脊髓前根切断术,导致运动功能完全瘫痪,Kottke 报道双侧颈神经后根切断($C_1 \sim C_3$)水平术,使 6 例患者痉挛减轻,并推测痉挛的下降是由于颈牵张反射消失引起的。Heimberger 等总结 15 例颈神经后根切断术的临床经验,虽然没有明确客观指标,但他们认为上肢痉挛有细微的改善,下肢痉挛出现一定程度的减轻,其他学者也有类似结果的报道。然而,因为功能的改善有限,再加上手术的高难度和由于多椎板切除可能出现的脊柱畸形等因素,这种手术方式在目前已经很少有人应用。

在 1908 年,Forster 采用 $L_2 \sim L_4$ 后根的切断试图减轻痉挛,Gros 改进其手术方式,采用部分切断各水平的神经后根,试图减少感觉的丧失。Fasano 在 1976 年,根据电刺激观察神经后根的敏感性,选择性切断神经后根,在其手术方式中,每一神经后根的神经束的 25%~50%

比例被切断。其他作者,包括 Peacock 等,进一步改良此手术方式,并证实该手术有效。我国徐林(1991)、朱家恺(1992)开展了此手术,先后有几十所大中医院开展了 SPR 术,对有关 SPR 的适应症和禁忌症、手术方式、麻醉方式、术中电生理测定方法、神经切除比例、早期疗效及并发症、功能评估、神经束的组织学特点及手术前后的康复训练都有一定的认识。

2.选择性脊神经后根切断术的机理及手术方式　选择性脊神经后根切断术的机理在于反射弧、肌肉和上运动神经元抑制信号丧失之间的复杂关系,上运动神经元抑制信号丧失为大脑损伤导致。

在被动牵伸的过程中,肌纤维中的肌梭通过神经后根传导冲动到骨髓,传入纤维为 I a,这些冲动引起 a 运动神经元兴奋,导致受牵张的肌肉收缩,通过复杂的脊内连接,拮抗肌出现松弛。在许多引起痉挛的因素中,如脑瘫,实际上存在一种往复性兴奋导致协同收缩现象出现。

手术方式:

在进行选择性脊神经后根切断术时,患者俯卧位,神经内科医生和物理治疗师用手触摸患者下肢,神经外科医生采用后正中入路切口,通过椎板切除,切开或成形方式打开椎板,暴露脊髓硬膜,切开以便使 $L_2 \sim S_2$ 的神经根可被证实,神经后根的束支采用神经钩分开并分别用电刺激,因为这些是传入神经,当被电刺激后,异常的 EMG 反应和肌肉活动可出现并被神经内科和物理治疗师证实,然后神经束支被切断。通常 1/4～1/2 的神经束支需切断。术后可能出现短暂的和偶尔的完全性感觉丧失。然而,我们的经验是由于相邻感觉皮节互相重叠,可克服部分感觉缺乏。

目前,对于是否真正依据术中电刺激和反应进行选择性神经切断术还是无选择性神经切断术,仍存在争议。Sacco 等无选择性切断 50％～75％ 的神经后根,感觉的改变与选择性神经后根切断的结果是一致的。

3.选择性脊神经后根切断术的疗效　儿童早期步态为一高节律、低速度及单腿负重时间短的特征,随着年龄的增长,速度及单腿负重时间逐渐增加,而节律减慢。脑瘫本身为运动发育迟缓或停滞,表现为典型的步幅短、双足负重时间长及高节律。不少学者采用步态分析仪研究脑瘫的步态,显示多数患者 SPR 术后步幅增宽、髋膝关节运动范围提高及足跟着地 3 我们在能独立行走的患者中,发现 SPR 术后患者行走的步幅和步距都有提高,在行走的急匆感方面也有较大的改善,行走较术前有明显轻松感,不少患者的家长反映术前小儿一旦行走很难突然停下来,术后可较好地控制。

三个前瞻性临床研究评估了选择性脊神经后根治疗脑瘫的疗效,Steinbok 等采用 SPR 和物理治疗(PT)两种措施治疗脑瘫同单纯采用物理治疗相比较,前者大运动功能评分(GM-FM)在统计学上有明显意义的提高,痉挛、关节活动度在 SPR 组比 PT 组改善明显。他们总结认为 SPR＋PT 的疗效优于 PT 组。Wright 等报道了同样的发现,是 GMFM 分值提高,膝和踝张力下降,踝背屈活动度提高,以及行走时足跟接触地面的功能改善。然而,Mclaughlin 等没有证实,2 年后功能有明显的改善。三个研究的多因素回归分析证明,三个研究的对象有些不同。他们证实,同单纯采用 PT 治疗相比,SPR 和 PT 对双下肢瘫脑瘫患者的痉挛改善作用明显,同时对大运动功能评分的改善较小且在统计学上有意义,在各组研究之间,不同之处是神经后根切断比例的不一致,在神经后根切除总数和功能提高之间存在直接的关联。

Chicoine 等总结了 SPR 术后需要矫形手术的情况,他们将儿童分为 2～4 岁组和 5～19

岁组,发现 5～19 岁组儿童需要更多的矫形手术干预。Carroll 等发现 65％的神经切断患者需要进一步的矫形手术,特别是髋半脱位和马蹄外翻足的患者。另外,存在腰椎侧弯和后凸畸形的危险。对于已经存在脊柱侧弯倾向的患者采用神经后根切断术是存在争议的。特别是存在全部椎体都受累的患者更是如此。Cobh 相信采用椎体成形术可减少脊柱侧弯和后凸畸形的发生。我院也观察到脑瘫患者有脊柱发育异常,可存在骶椎裂、腰椎峡部裂或不稳、脊柱侧弯等异常改变,SPR 术破坏脊柱的后柱结构和髂腰肌挛缩等因素可导致部分患者出现腰前凸角的增大及腰椎不稳。因此,对有脊柱结构异常的患者,应该慎重行 SPR 术。SPR 术后应注意加强腰椎的保护,防止畸形的进一步发展。

在一项回顾性研究中,Gul 等证实神经后根切断术疗效在一年时出现并可维持到术后 5 年。Vaughh 证实 10 年的随访可见痉挛持续减轻并出现功能提高。从手术费用角度分析,Steinbok 等显示采用髓鞘内注射脊舒治疗的费用大约是神经后根切断术的 4 倍。Peacock 及合作者证实 SPR 可降低肌张力,改善步态,减少对行走辅助的需要。Beman 等证实 SPR 可降低肌张力和改善步态中的关节僵硬。

4.选择性脊神经后根切断术适应症、禁忌症和并发症　后根切断的适应症包括早产引起的脑瘫、单纯痉挛表现、轻微或无手足徐动症表现、良好的躯干控制能力、肌力佳和良好的运动控制、轻微的固定挛缩、敏捷的移动能力和智力正常、物理治疗配合和家庭关注。禁忌症包括抗重肌无力,神经切断术后和过度肌腱延长术后,躯干无力和低张力,下肢肌无力和偏瘫型引起的单肢乏力。其他相对禁忌症包括肌强直、张力障碍、手足徐动症、共济失调、肌腱明显固定挛缩、固定脊柱畸形或脊柱融合术后。

选择性脊神经后根术后,一些重要的问题仍会出现,例如足和腿的轻触觉过敏、肌痉挛、弓背姿势、足和踝的过度旋前、下肢肌力下降、躯干无力或失衡、直肠或(和)膀胱功能紊乱、尿失禁、尿潴留、喉头水肿。尽管可能出现上述问题,但脊神经后根切断术的疗效还是令人鼓舞的。

三、周围神经外科治疗对痉挛的作用

采用周围神经外科治疗最早在 1993 年被描述,许多学者采用神经切断术治疗腓肠肌的痉挛,虽然神经切断后踝阵挛和痉挛消失,但仍需要进一步的矫形手术如肌腱延长术等。对 21 例儿童的 38 个肢体采用此方式,在平均 9 年的随访中,发现只有 4 例踝阵挛复发,其中 2 例被认为是由于神经的解剖变异引起的,8 例儿童需要再行跟腱延长术,不少学者也注意到神经切断术后最大的提高发生在术前没有跟腱挛缩的患者。

更有甚者,对于混合性神经的切断,如尺神经,切断后经常出现永久疼痛及感觉异常,对于内收肌挛缩的儿童,采用闭孔神经前支的切断术可导致行走张力的丧失和外展肌挛缩。而对于无行走能力的儿童,采用此手术方式也可导致固定性外展肌挛缩,并认为不应该常规采用此手术方式。

其他学者也报道他们应用神经切断术治疗上肢痉挛的疗效,对 5 例胸大肌和 2 例大圆肌行神经切断术,发现可减轻痉挛并提高运动度。我们也观察到 15 例行神经肌支的选择性切断术,切断的神经部位分别为闭孔神经的前支、坐骨神经、正中神经及胫神经。切断的神经比例在 1/4～1/2 之间,术后早期可减低肌张力,改善运动功能,其中 5 例术后 5 年时复发。有 2 例行 C7 神经的完全性切断术,术后早期表现为前臂屈肌群的痉挛改善,前臂桡侧半的皮肤麻

术,3年后复诊,表现为双伸拇肌的肌力下降(IV级),前臂屈肌群的痉挛复发。

虽然选择性周围神经切断术并未普遍使用,但可能在有选择的患者中扮演一定的角色。

四、肌肉骨骼部位的手术治疗对痉挛的作用

在痉挛对肌肉影响的病理生理改变方面,不少学者做了大量的研究工作。结果显示痉挛性肌肉的生长速度明显慢于正常生长发育的肌肉和骨骼,对痉挛性的肌肉进行免疫组化及电镜观察,发现痉挛性肌肉的 I 型肌纤维明显增多并集聚,而 II 型肌纤维的数量相对缺乏。电镜下显示肌纤维排列紊乱,线粒体破裂,肌丝溶解,造成肌纤维的不可逆损害。

在肌痉挛对关节活动的影响方面,许多学者认为长期的肌痉挛可使关节活动受到一定的影响,早期可造成关节的动力性畸形改变,因骨的发育较痉挛的肌肉快,长期的肌痉挛可导致肌肉的挛缩,使关节的动力性畸形转变为固定性畸形。我们的病例观察到肌挛缩最早出现在3岁时,大部分患者在4~5岁时检查都存在轻度的挛缩,另外,我们观察到年龄较小的患者合并肌挛缩时,多数患者表现为较早就开始站立和行走,分析其原因可能是早期的站立或行走对痉挛的肌肉刺激相对较多,因而容易导致肌肉出现较早的挛缩。

在矫形手术方面,治疗痉挛性脑瘫最早多采用肌腱延长或松解术等软组织手术,以后逐渐发展为多种手术方式,例如肌腱切断及转位、骨盆截骨、股骨旋转截骨等畸形矫正手术。矫形手术的目的是矫正畸形、平衡肌力、改善步态及稳定失控的关节,对痉挛性脑瘫患者因痉挛而致的挛缩、关节脱位、脊柱侧凸等的治疗有着不可替代的作用。

大多数外科治疗痉挛将手术部位定于肌肉和肌腱,矫形外科医生可延长、松解或转位痉挛的肌肉。通过改变肌梭内的肌肉张力,使导致挛缩的刺激消失来达到手术效果。从理论上来说可降低痉挛。然而,这种方式对痉挛的影响是不确定的和不可预见的。因为肌肉痉挛很难准确定量,如计算机化的运动分析等研究也许可帮助确定手术的效果。

肌腱延长、松解或转位的作用用于改变固定性挛缩。这可能和长度与张力关系改变或疼痛减轻及传入感觉的减少等因素有关。

(木塔力甫·努热合买提)

第十章　小儿神经外科疾病

第一节　小儿常见的脑血管畸形

脑血管畸形是指脑血管发育障碍而引起的脑局部血管数量和结构异常,并对正常脑血流产生影响。小儿脑血管畸形是一种先天性疾病,是大脑的芽胚血管组织在发育分化过程中出现的形态变异。随着对脑血管畸形的逐渐认识,一般将中枢神经系统血管畸形分为:增生性血管肿瘤(即血管瘤),非增生性血管畸形(包括毛细血管型、静脉型、海绵型、动脉型、动静脉分流型、混合型血管畸形)和综合征型的中枢神经系统血管畸形。血管畸形可发生在不同部位,45%~80%位于大脑半球,8%~18%位于基底核或脑室,10%~32%位于小脑。小儿脑血管畸形早期常无症状,少数患儿有头痛、精神障碍、癫痫等,约40%的患儿以脑出血为首发症状。特别是在情绪激动、精神紧张、过度疲劳及外力突然打击等因素作用下,畸形血管易破裂出血,压迫大脑中枢,造成呼吸、心跳停止,引起死亡。

一、脑动静脉畸形

脑动静脉畸形是脑血管畸形中最多见的一种,约占颅内血管畸形的90%。病变常常位于脑的浅表或深部。畸形血管是由动脉与静脉构成,有的包含动脉瘤与静脉瘤,脑动静脉畸形有供血动脉与引流静脉,其大小与形态多种多样,多见于额叶与顶叶,其他脑叶和硬脑膜也可发生。脑动脉畸形可逐渐增大,且可使脑血流短路(脑盗血)及畸形血管出血而损伤脑组织。临床症状以出血、癫痫、头痛、进行性神经功能障碍及智力减退最多见,其次根据畸形部位不同可出现语言、运动障碍、视野缺损、晕厥、眼球突出、颅内杂音、共济失调及颅内压增高等症状。脑动静脉畸形的出血机会较颅内动脉瘤少,初次出血的病死率也较动脉瘤低得多。但有的患儿在出血前即有持续头痛。动静脉短路使其周围局部脑组织缺血(盗血),邻近脑组织胶质样变的结果可导致癫痫样发作,脑出血也是造成癫痫发作的原因之一。脑动静脉畸形的位置不同可造成不同的局部症状,如出现肢体不全瘫痪、失语等。部分病例有类似脑瘤的颅内压增高症状;较大的脑动静脉畸形,可引起颅内瘀血的症状,有时眶部听诊可听到血管性杂音。动静脉畸形的出血多少与其体积的大小及其引流静脉的数目、状态有关。出血前,多有先兆症状,如头晕、头痛、呕吐,随即出现意识障碍,其程度越深,表示病情预后越差。如果是脑室出血,患儿可立即出现深昏迷、去大脑强直,四肢软瘫,呼吸不规则,血压不稳,脉搏无力;如果是内囊出血,则可见出血灶对侧偏瘫,偏身感觉障碍,同向偏盲,有的还有失语,眼球凝视麻痹;如果是小脑出血,则有枕部病、眩晕、呕吐、眼球震颤、肢体共济失调等早期症状,严重者以昏迷多见。如果是桥脑出血,则一开始就见昏迷,瞳孔呈针尖大小,对光反射迟钝,四肢瘫痪,双侧面神经麻痹。治疗原则是:一般的脑动静脉畸形可采用手术切除病灶或微导管血管内栓塞治疗;位于重要功能区、位置特别深的脑内或巨大病灶,可采取在数字减影成像下动脉内栓塞的方法,以减少畸形血管病灶的血液供应,使病变减小或有利于进一步的手术切除或γ刀放射治疗。

二、海绵状血管瘤

海绵状血管瘤是脑血管畸形的一个类型,由内皮细胞增生构成血管延长扩张并汇集一处而成,因其形态、质地酷似海绵,它大小为 0.3～4.0cm,所以称为海绵状血管瘤。它的发生率仅次于脑动静脉畸形,而较脑静脉畸形和脑毛细血管畸形多见。海绵状血管瘤可以无症状,也可出现头痛、癫痫发作、出血和局灶性神经症状。引发癫痫发作的海绵状血管瘤病灶一般位于幕上脑实质内,特别是病灶位于额叶或伴有钙化者癫痫发生率较高可达 50% 以上,因此,癫痫发作是海绵状血管瘤的最常见症状,各种癫痫样发作类型均可出现,亚临床的微出血几乎所有海绵状血管瘤均可出现,但有明显临床症状的出血相对较少。一般出血多在海绵状血管瘤周围脑实质内,少数可破入蛛网膜下隙或脑室内。局灶性神经症状是与海绵状血管瘤在颅内的部位有关。

三、脑静脉性血管畸形

脑静脉性血管畸形又名脑静脉性血管瘤,是由静脉成分组成的脑血管畸形。在 CT 问世前,本病被认为是一种少见的脑血管畸形。随着 CT 和磁共振成像的广泛应用,现在认为它是一较为常见的脑血管畸形。脑静脉性血管畸形可能是出于脑的引流静脉在胚胎发育过程中阻塞或发育异常,脑静脉性血管畸形可存在于静脉系统的任何部位,最常见在额叶,其次为小脑、顶叶、颞叶、基底核、丘脑、脑干、脑室。幕上占 70% 左右,与髓静脉较多有关(脑髓静脉是位于大脑和小脑半球白质内的脑内静脉并由此得名),多位于半球一侧,它常常与海绵状血管瘤、动静脉畸形、毛细血管扩张症、动脉瘤等血管性疾病伴发,甚至可合并头皮血管瘤、舌下静脉瘤。它的临床症状与上述血管畸形有很多共性。

四、颈内动脉海绵窦瘘

颈内动脉海绵窦瘘是海绵窦段颈内动脉或其分支有裂口与海绵窦之间发生短路沟通,颈内动脉血灌注入海绵窦,与海绵窦之间形成异常的动静脉沟通,形成海绵窦动静脉瘘。多因外伤引起,占颈内动脉海绵窦瘘的 75%～85%,也有因海绵窦段颈内动脉壁软弱或因该处动脉瘤破裂所致。动脉血灌注入海绵窦的结果,使海绵窦内严重瘀血,静脉压增高,引起该侧眼球突出,出现海绵窦与眶上裂综合征。患儿常常有头部外伤史或以眼征为首发症状,有颅内杂音、搏动性突眼、球结膜充血水肿、视力减退及神经功能缺失,常易漏诊或误诊。大年龄儿童常常因夜间颅内杂音响亮,往往不能入睡,难以忍受。眼球活动受限,球结膜充血,久之视力减退甚至失明。于额眶部可以听诊到血流杂音。脑血管造影可显示出海绵窦动静脉瘘。此病常为一侧性,也有两侧性。因海绵窦在解剖上有的是两侧互相通连。磁共振成像能良好地显示眼静脉扩张,海绵窦扩大及血栓形成。颈内动脉海绵窦瘘目前较好的治疗方法是在数字减影成像下,经血管内送入可脱性球囊微导管,将充盈的球囊闭塞瘘口,并保持颈内动脉的通畅。还可经微导管注入黏合胶或固体栓塞材料。其他常用之手术还有颈动脉结扎术,海绵窦段颈内动脉瘘孤立,即结扎颈内动脉颈段与颅内段。尚有将细铜丝插入海绵窦,通以弱电流,使其内栓塞达到治疗目的。

五、脑动脉瘤

脑动脉瘤是一种因颅内某部位的动脉管壁异常膨胀,形成隆起凸出部分或球形血液囊。

这些膨胀部分的血管壁非常薄,当管壁内压力被长期冲击故很容易破裂。脑动脉瘤可发生于任何年龄,80%左右在颈内动脉系统。它的发生率占人口的 1.5%~80%,病死率高达 36%。儿童动脉瘤形成的重要因素是血管壁本身的缺陷、胚生血管的发育异常和血管畸形,而感染、外伤和动脉硬化等成人常见的原因在儿科却较为少见。脑动脉瘤的临床表现复杂多样,取决于瘤体的大小,所处的部位及其是否破裂出血。慢性发作性头痛是脑动脉瘤常见的症状之一。在出血症状和(或)局灶性神经症状出现前,患儿常有一侧眼眶部或后枕部的搏动性疼痛,严重时伴有恶心、呕吐和面色苍白,可能与瘤体一时性扩大或病壁渗血有关。当瘤体对周围组织的压迫时患儿可出现局灶症状,如眼球外展受限、轻偏瘫、运动性失语、精神障碍、尿崩症、癫痫发作、视力障碍和视野缺损等,约 71% 的患者最终可发生破裂出血;其中 15% 的患儿可发生再出血。常伴有脑水肿、血肿及脑疝。如果患儿突然出现局限性头痛、眼痛、视力减退、恶心、颈都僵痛、眩晕或感觉障碍等时,可能是脑动脉瘤破裂的先兆,要引起注意。当出现蛛网膜下隙出血时患儿可突然头痛、呕吐、意识障碍、癫痫样发作和脑膜刺激征。脑脊液检查、头颅 CT、磁共振成像、经颅多普勒超声检查、脑血管造影等可帮助诊断。本病的根本疗法是手术疗法,应尽早采取手术,避免发生破裂。患儿的预后与蛛网膜下隙有关,出血次数越多病死率越高。

六、Sturge－Weber 综合征

是皮肤、脑和眼的血管异常性疾病,是胚胎早期中胚层和神经外胚层发育异常所致的脑、眼、颜面血管发育不良。面部皮肤毛细血管瘤的出现是这种疾病的特点,多于出生时即有,它可以仅累及三叉神经一个分支,也可以三个分支全部受累。通常为散发病例。面部三叉神经分布区内紫红色面痣,出生时即已存在,是具有诊断意义的体征。首先出现的神经症状通常为面部皮损对侧的局限性癫痫、对侧偏盲和对侧肢体轻偏瘫、萎缩和肢体生长落后于健侧,也可有面痣同侧的凸眼、青光眼或视神经萎缩,可有智能减退,身体其他部位也可有葡萄酒色皮痣,伴视网膜、肾、肝等血管瘤,还可伴发隐睾、脊柱裂、脊髓空洞症等。可因颅内出血或癫痫持续状态而威胁生命。涉及面部三叉神经分布区的毛细血管性或海绵状血管瘤以及同侧枕、顶或额叶软脑膜的血管瘤(以静脉性为主)。脑皮质,特别是第二三层,毛细血管可有增厚和钙化。局部发生层状坏死、神经细胞脱失、萎缩、胶质细胞增生及钙盐沉着。

七、烟雾病

烟雾病即脑底异常瓜管网形成,一般认为是脑底动脉环主干狭窄或闭塞之后,各深穿支增生和扩张,互相吻合而形成血管网,从而建立丰富的侧支循环,这种异常的血管网,在脑血管造影时,呈烟雾状影像,故而得名。

(闫宝锋)

第二节 儿童脑静脉系血栓形成

脑静脉系血栓形成(CVST)临床诊断率不高,由于其临床表现复杂多变给诊断带来一定困难,故误诊漏诊相当常见。近年来,脑 CT、MRI 及 DSA 等的应用,临床诊断率已有明显提高。颅内静脉系统包括静脉窦和脑静脉。颅内大的静脉窦主要包括以下 5 个:①上矢状窦:

位于大脑镰的上缘,前起始于额骨的鸡冠,向后在枕骨内隆凸处与横窦相通,它接收由大脑上静脉分支而来的静脉血液,也与颅骨的板障静脉以及属于颈外静脉系统的颅骨静脉相沟通。②下矢状窦:位于大脑镰下缘的后半部,在小脑幕处直接与直窦相连接。③直窦:位于大脑镰与小脑幕连接处,它接收来自下矢状窦、小脑上静脉及大脑上静脉的血液,向后与上矢状窦的后端融合而称为窦汇。④横窦:为最大的静脉窦,位于枕骨内隆凸两侧,围绕颞骨乳突而呈乙字形,故该部又称乙状窦。它通过两侧颈静脉孔出颅腔,与颈内静脉沟通。⑤海绵窦:位于蝶鞍两侧,其内部结构为结缔组织,似海绵状,并有颈内动脉和数支脑神经由此通过。它接收眼动脉、蝶顶窦、大脑中静脉和大脑下静脉的血液,并与岩上、下窦相接,将血液导入颈内静脉。两侧海绵窦绕垂体沟通成环,称为环窦。

一、病因及发病机制

(一)病因

文献报道成人 80% 的患者有发病诱因,部分原因不明,按病变的性质分为感染性和非感染性血栓两类。感染性原因均继发于感染病灶,如颜面部化脓性病灶、耳部病灶、中耳炎、乳突炎、副鼻窦炎,颈深部或扁桃体周围脓肿;化脓性脑膜炎、脑脓肿、败血症等。非感染性原因包括:脑外伤,如颅脑外伤和外科手术;内分泌失衡,妊娠及围生期、口服避孕药,严重脱水和营养不良,糖尿病性高渗性昏迷、婴儿腹泻,血液病,如真性红细胞增多症、DIC,血小板增多症、血小板减少、输血反应、白血病、淋巴瘤;心脏病,如心瓣膜疾病、充血性心力衰竭,脑血管疾病,如脑梗死、脑出血、脑血管畸形、假性脑瘤,肿瘤,如脑膜瘤、脑膜转移瘤。

(二)发病机制

发病机制与下列因素有关:①与多种原因导致的血液高凝状态有关。②与静脉本身受压、阻塞、狭窄、血液循环减慢、纤维蛋白溶解酶原活性降低有关。③与遗传因素有关。

二、临床表现与诊断

1.上矢状窦血栓形成

(1)临床表现:多以头痛起病,急骤加重伴恶心、呕吐。抽搐常见,可局灶发作或全身强直阵挛性发作,尤其左右交替出现抽搐者更具诊断意义。颈强直及肢体瘫痪常见,可为单瘫、偏瘫或截瘫。颅高压表现突出,重症多很快昏迷。视力障碍常见,早期即可出现视力下降、视物模糊,进而可失明,与常见的视乳头水肿、视网膜出血以及枕叶缺血梗死等有关。由于颅内高压及静脉回流受阻可见头皮静脉怒张及额面部水肿以及眼睑及球结膜的高度水肿。

(2)辅助检查:腰椎穿刺脑压常显著增高,脑脊液外观无色透明或呈不同程度的血性或黄变,镜下见脑脊液中红细胞增多(与出血性梗死或并发其他部位颅内出血有关)。脑血管造影及 DSA 静脉期上矢状窦不充盈或充盈延迟、窦腔狭窄或有阻塞表现。脑 CT 检查常见上矢状窦旁一侧或双侧低密度灶,尤其双侧性矢状窦旁梗死更有助于支持诊断。梗死性出血为本病常见典型表现。高密度出血灶可散见于梗死灶内或见于其他部位的脑实质内或硬膜下隙、蛛网膜下隙等出血。由于脑水肿脑室可变小或因交通性脑积水脑室也可增大。特征性的 CT 改变是所谓"空三角征",即当增强 CT 扫描时,于冠状切面上呈三角形的上矢状窦周围高密度增强而窦内不增强的低密度表现而呈现出三角形。部分病例 CT 可正常,尤其在早期。脑 MRI 在正常情况下因静脉窦内血流较快,经磁激发的血流于成像时已移过检查故无信号即所谓流空现象。当发病的急性期(1周之内)上矢状窦流空效应消失呈等 T_1W、短 T_2W 信号。亚急性期(1~2周) T_1W 呈高信号, T_2W 也为高信号。慢性期(发病2周后)血栓再通时可恢复流空信号,即窦内信号明显减低 T_1W 与 T_2W 均呈低信号或无信号。

2.横窦血栓形成 常有中耳、乳突炎史,表现为头痛、呕吐、发热、复视、嗜睡或精神异常等。视乳头水肿常见或可见患侧乳突后皮下肿胀。病变累及岩上窦时可出现岩尖综合征,表现为同侧三叉神经受累。累及岩下窦则外展神经麻痹。血栓波及颈静脉时可出现颈静脉孔综合征,表现为Ⅸ、Ⅹ、Ⅺ脑神经麻痹。可于颈部见颈静脉增粗、变硬,有压痛。重症者血栓可扩及上矢状窦而出现更严重的全脑症状。

3.海绵窦血栓形成 一般均系感染性,如面、鼻、口、咽、眼等经面静脉引流入海绵窦,少数可为隐源性的。发病常急起头痛、发热、患侧或双侧眼球突出、眼睑水肿以及第Ⅲ、Ⅳ、Ⅴ、Ⅵ等脑神经麻痹表现。因垂体静脉回流受阻可致垂体坏死,垂体功能损害而出现尿崩症等。脑脊液检查多半正常。

4.大脑大静脉或(和)直窦血栓 直窦与大脑大静脉均系脑深部静脉系统的重要最后通道,发生血栓闭塞时预后较差。常表现为急起剧烈头痛、呕吐、精神错乱、抽搐、昏迷以及去大脑强直发作等。颅内压常急剧升高。影像检查可见大脑深部出血性梗死及大范围局灶水肿带。可于短时间内致死或遗留植物状态样严重后遗症。遇有原因不明的去大脑强直样昏迷以及临床诊断为不典型脑炎或基底动脉血栓时,应注意与本病鉴别。

三、治疗

1.溶栓抗凝治疗 大多主张溶栓再通越快越好,争取时间早期应用。目前常用尿激酶、t－PA、东菱克栓酶及降纤酶等。抗凝药物多选用肝素和华法林、低分子肝素等。一般主张于急性期溶栓用药之后续以抗凝治疗以防病情复发。溶栓途径除常规静脉滴注外,尚可经股静脉穿刺行导管选择性局部溶栓,其导管可直接进入横窦或上矢状窦,可取得较好溶栓效果。上矢状窦血栓经颅骨钻孔直接局部插管溶栓治疗也可取得较好疗效。关于肝素的应用已有较多文献报道,安全有效,尚未获一致意见,其用量、途径以及疗程等也均缺乏公认标准。有人报道,应静脉滴注肝素后续以华法林维持治疗。

2.脱水降颅压治疗 应用比露醇等高渗脱水剂与利尿剂、皮质激素以及相应头高位减低颅内压。局部降温、过度换气及巴比妥类药物应用对降低脑水肿提高脑对缺血缺氧的耐受性有一定意义。

3.支持与对症治疗 重症患者注意水电解质平衡及全身营养支持治疗。应用抗生素,对有癫痫发作者应用抗癫痫剂。由于本病所致癫痫发作其远期复发率低,故一般于病情稳定停止发作后1年左右即可减药停服。

4.外科治疗 为挽救颅压过高所致的脑疝威胁可紧急行去骨片减压手术。适宜病例可行静脉窦局部切开血栓清除术,尤其上矢状窦后部血栓形成致静脉回流障碍者,手术常可取得较好疗效。由于 CVST 发病率低,临床表现复杂而无特异性,早期不易诊断;对 CVST 漏诊或延误,可引起严重的脑水肿、颅内高压、脑缺血或出血性梗死,病情恶化,甚或死亡。随着临床对 CVST 警惕性的提高,神经影像检查的开展,有望在儿科临床提高对小儿 CVST 的认识与诊断,把握治疗时机。

5.预防 关键是避免和防治有关危险因素,如 APC－R 妇女避免服用避孕药,ACP－R

患者多次发生血栓者,考虑终生抗凝治疗。对于 Behce 病合并 CVST 患者,长期抗凝治疗并用类固醇是安全有效的防治措施。

(闫宝锋)

第三节　儿童脑动脉血栓形成

脑动脉血栓形成(cerebral arterial thrombosis,CAT)是儿童脑血管病中较为常见的疾病,由各种病因引起脑动脉壁自身病变而致管腔狭窄、闭塞,或在狭窄的基础上形成血栓,造成局部急性血流中断,脑组织缺血、软化、坏死,并出现一系列相应的神经系统定位体征,如惊厥、肢体瘫痪或失语等,临床上又称脑血栓形成、脑栓塞或急性偏瘫。临床上许多患儿虽经多方检查,仍病因不明,这些非特异性或特发病闭塞性脑血管病又称为小儿急性偏瘫综合征。

一、病因、病理及发病机制

(一)病因及病理

儿童 CAT 常常是某些全身性疾病的并发症,约有 30% 病例找不到致病原因,属特发性 AHS;随着医学影像学技术的发展,该类 AHS 的比率会逐渐下降。可找到原发病的称为症状性 AHS。常见的病因可归结于以下几种。

1. 感染　各种感染引起的脑血管炎是本病最常见的原因。其中病毒感染较多见,如单纯疱疹病毒、水痘病毒、腮腺炎病毒、肠道病毒、艾滋病病毒等感染,近年来有报道水痘后迟发性脑卒中发生在小儿水痘后数周至数月,梗死部位多在基底核和内囊,脑皮质较少;其次为细菌感染,如结核杆菌、脑膜炎双球菌、流感杆菌、肺炎双球菌等感染,此外,脑型肺吸虫、钩端螺旋体、新型隐球菌等感染也可引起小儿急性偏瘫,其中钩端螺旋体病是我国长江以南地区引起小儿急性偏瘫的较常见原因。病毒或细菌可直接侵犯脑血管而引起脑血管炎,也可在感染后或接种牛痘、狂犬病、乙型脑炎等菌苗或疫苗后发生免疫反应而引起免疫性脑血管炎。

2. 颅内病变及颅脑创伤　颅内动静脉畸形、颅内肿瘤、脑脓肿等,出于出血、压迫或血管闭塞而致偏瘫。咽后壁外伤引起的颈内动脉损伤、脑挫裂伤、硬膜下或硬膜外血肿、脑实质出血及伴脑水肿等均可引起偏瘫。现认为小儿脑动脉自发性夹层动脉瘤比想象的多见,可无明显外伤史而致偏瘫,预后较差。

3. 心脏病　青紫型先天性心脏病可因血液黏稠而形成脑血栓或心内膜炎赘生物脱落成栓子引起脑梗死。

4. 血液病　凝血功能异常如特发性或继发于肾病、肝病、发热、脱水的蛋白 S 和蛋白 C 缺乏、抗磷脂抗体综合征、缺铁性贫血等可引起脑栓塞。白血病、血友病、血小板减少性紫癜可发生脑出血。

5. 结缔组织病　如系统性红斑狼疮、多发性大动脉炎、结节性动脉周围炎等侵犯脑动脉均可发生偏瘫。

6. 遗传性疾病、代谢紊乱　如同型胱氨酸尿症、有机酸血症、高氨血症、糖尿病、线粒体脑肌病-乳酸酸中毒-卒中样发作、神经皮肤综合征等均可发生偏瘫。水电解质紊乱特别是严重脱水时颅内静脉窦血栓等也可致偏瘫。有人认为晚发维生素 K 缺乏性颅内出血是 3 个月以下婴儿急性偏瘫的主要原因。

7.发作性疾病 如癫痫或偏头痛发作可出现急性偏瘫,该病的病理改变主要是脑动脉病变,即脑动脉血栓形成、栓塞、血管炎,引起脑血管闭塞性病变,其中以脑血栓多见。梗死部位各不同,最常见的是颈内动脉及其分支(大脑前、中、后动脉),其中大脑中动脉受累58.3%～100.0%,少数为基底动脉,内囊深部较少见。

(二)发病机制

迄今为止,CAT确切的发病机制尚不清楚,门前认为与下列因素有关:

1.各种病原微生物或非感染因素累及脑血管壁,从而导致CAT。

2.各种感染或非感染炎症诱发体内细胞免疫及体液免疫紊乱,诱发免疫反应,致使脑血管发生免疫损伤,血管内膜增厚或血栓形成。

3.小儿脑血管发育不完善,侧支循环尚未完全建立,自主神经调节功能较差,尤其当交感神经兴奋性降低,血压下降,周围血管阻力降低,血流缓慢,容易血栓形成。脑血栓形成后,脑组织供血中断,迅速发生缺血、缺氧性变化,神经细胞由于兴奋性氨基酸产生,钙超载,能量耗竭,酸中毒,氧自由基和一氧化氮生成,脑血管自主调节机制障碍等原因致使缺血区域缺血4～6h后出现脑水肿,12h后脑细胞坏死,在2～5d侧支循环建立,水肿减轻,组织坏死、液化、梗死形成,出现临床症状。

外伤性脑梗死是儿童CAT的一个特点,由于CT、MRI、MRA的临床使用,使其确诊率明显提高,但发病机制不清,目前认为可能与以下因素有关:

1.脑微循环障碍 脑外伤后脑血管痉挛、狭窄、闭塞,导致继发性脑缺血改变而致脑栓塞。

2.血流变学异常 脑外伤后血液纤维蛋白原水平增高,血小板黏附性及聚集性增强,红细胞黏度增高等使血流缓慢,在脑血管痉挛的基础上易形成CAT。

3.解剖学特点 外伤性脑梗死多发生在基底核内囊区,该区属于脑血管供血的交界区,其血运来源于豆纹动脉和脉络丛前动脉,这些动脉属于终末分支,走行迂曲,发出的角皮近似直角,颅脑外伤时这些血管由于受剪切力的作用易产化扭曲、破裂或血管壁损害,加之血管侧支循环差,容易发生外伤性脑梗死。

二、临床特点

CAT的临床表现取决于病因、病变部位、受累区域的大小。

1.按CAT发病形式分

(1)卒中型:突然出现惊厥、偏瘫、失语、昏迷和高热,症状在24h之内达高峰。病情重,发病前可无任何临床症状。

(2)急性型:突然偏瘫、短暂意识障碍,1～2d临床症状达高峰。

(3)亚急件型:偏瘫逐渐发生,3～7d达高峰。

(4)间歇型:短暂性脑缺血发作,多次发作后症状固定。

2.按血栓形成的部位分

(1)颈内动脉CAT:颈内动脉供应大脑半球外侧面及部分内侧面的血流,包括额叶、顶叶、部分颞叶、基底核、间脑前半部及眼球。轻者可无临床症状或一过性单眼失明,重者可出现急性颅高压、昏迷,甚至死亡。

(2)大脑中动脉CAT:临床常见偏瘫、偏盲、偏身感觉障碍,左半球受累时可出现失语。

(3)大脑的动脉CAT:相对少见。偏瘫表现为下肢重于上肢,偏身感觉障碍表现为下肢明显或稍有下肢感觉障碍,可有大小便失禁。精神障碍表现为反应迟钝、易忘事或表现为莫名的兴奋。

(4)大脑后动脉CAT:大脑后动脉与大脑前动脉、中动脉有广泛的吻合,发生血栓时一般不易出现全部供血区的临床症状。大脑后动脉的中央支出现梗死时可出现脑干上部缺血的一些综合征。典型的大脑后动脉CAT症状为急性起病,深度昏迷,清醒后有短暂的遗忘,复视、垂直凝视麻痹、视野缺失同向偏盲或皮质盲,可有轻瘫和对侧肢体深感觉障碍。

(5)椎-基底动脉系统CAT:椎动脉受累最常见的是出现小脑下动脉血栓形成,表现为眩晕、恶心、呕吐、眼球震颤、吞咽困难、饮水呛咳、声音嘶哑、咽反射消失、软腭麻痹、身体平衡障碍,基底动脉血栓形成表现为急剧发生时患儿突然昏迷、四肢瘫痪,甚至猝死。缓慢起病时常见闭锁综合征或强哭、强笑、四肢中枢性瘫痪、皮质盲或偏瘫。

3.根据CAT典型的症状和体征 如运动障碍、感觉障碍、失语、脑神经受累、血管舒缩功能异常、惊厥以及行为智能异常等,有人也将CAT分为偏瘫型、四肢瘫痪型、延髓瘫痪型和脑瘤型。应当指出:血栓形成的脑动脉部位不同,临床表现也不尽相同。因此,掌握脑解剖知识及功能定位,对正确的判定受累部位十分必要。

另外,外伤性脑梗死患儿常有以下特点:发病前的2h～9d多有轻微的外伤史;多发生于婴幼儿,临床症状较轻,多无意识障碍,少数表现为嗜睡,梗死部位多在基底核区,常伴有基底核钙化。

三、诊断及注意事项

当急剧发生局部脑功能障碍时,医生首要应当详细询问病史,并仔细地进行全面的体格检查,根据前驱病交,运动障碍、失语、惊厥或昏迷等症状与体征做出初步的诊断。在CAT的诊断过程中,注意合理地运用以下检查。

1.头部CT 发病6h内做CT检查大多正常,24～48h后水肿梗死区域出现低密度灶,1周后可出现液化性坏死,2～3周后随着水肿消退,侧支循环建立,吞噬细胞活跃,原来的低密度区变为等密度区。因此,CT诊断CAT有一定的局限性。

2.MRI 由于MRI对于较小的病灶、CT难于分辨清楚的解剖结构以及良好的组织对比度,如果经济条件允许,MRI检查优于CT。在梗死发生的2～6h,MRI可以显示长T_1、长T_2信号,并可被Gd-DTPA增强。因此,目前认为,MRI在早期诊断脑梗死方面优于CT,但由于价偏贵,不适合对病情进行连续性观察,且长T_1长T_2信号在一段时间内不再发生显著变化,像CT有顺序性密度下降的过程。

3.MRA及DSA MRA作为一种新的无创性血管成像技术广泛地应用于脑血管疾病的诊断中,其优点为不需注射含碘的对比剂,无放射性损害,无损伤及痛苦,检查快捷方便,可同时行MRI检查,费用相对较低。MRA脑梗死表现为动脉血流中断,其远端不显影。动脉狭窄表现为动脉管腔节段性狭窄,其远部动脉分支减少或显影差,由于婴幼儿脑血管发育不完善,小血管与成人相比较细,MRA对1mm以下血管显示不清,有时存在跨大动脉狭窄现象,即所显示的血管狭窄超过实际严重程度。

4.其他检查 为明确病因,进行必要的鉴别诊断,还可以进行下列检查。①一般检查:血、尿常规,凝血功能、血沉、抗"O"、抗核抗体测定,血培养、病毒分离及脑脊液检查,X线胸片、ECG 检查等有助于查找病因。②脑电图:受累半球脑电波幅减低,弥漫性慢波或局限性慢波或癫痫波发放。③脑血流图:受累半球呈脑缺血改变,血流量减少,血流速度异常。④脑部 SPECT:血栓形成后 2 周时可见闭塞的血管供血区内出现异常放射性浓聚。

四、治疗

闭塞血管供应的中心区发生缺血性坏死及软化是 CAT 的主要病理变化,周围区因小动脉及毛细血管供血不足,使组织缺氧引起毛细血管扩张,渗透性增强而发生充血。因此,CAT 治疗的目的是扩张脑血管,减低血管阻力,增加脑血流,改善缺氧状态,缩小坏死及软化范围,使其周围组织恢复功能,预防血栓再发。

1.病因治疗　针对引起 AHS 的病因进行治疗,以防止脑缺血的加重并预防复发,如控制感染、纠正代谢紊乱及脑外科治疗等。肾上腺皮质激素适用于结缔组织病、自身免疫性血管炎等。

2.对症治疗　小儿卒中时常并发脑水肿或颅内压增高,尤在发病 24h 后明显,需积极控制,及时给予甘露醇、地塞米松或呋塞米等脱水治疗。有惊厥发作者,应及时给予苯巴比妥等止惊剂,必要时口服维持治疗以防惊厥复发。发热者用退热药等。

3.改善循环及脑保护　给予低分子右旋糖酐或羟乙基淀粉每次 10～15mL/kg,1 次/d,连续 10～15d 可有效抑制红细胞和血小板凝聚,维持血浆胶体渗透压以改善脑循环。近年来研究认为钙通道阻滞剂可扩张脑血管,阻止钙离子过多内流而造成的脑细胞损伤,故较常用于缺血性脑血管病的治疗,如予尼莫地平 15～30mg/次,每天 3 次,连用 2～4 周,但钙拮抗剂在急性期的作用有限。此外,还有多种称为脑保护剂的药物,理论上认为可减少脑组织损伤,如维生素 E、苯巴比妥、纳洛酮等,但其疗效尚待进一步研究。

4.溶栓治疗　对于发病 6h 之内的患儿可考虑使用溶栓剂,常用药物有尿激酶、链激酶、组织型纤溶酶原激活物、重组纤溶酶原激活剂以及乙酰基纤溶酶原激活剂复合物。儿童患者由于就诊、确诊时间较晚,溶栓治疗药物价格昂贵,且易引起出血,临床上多不使用。近年来,介入技术的发展,使血管内溶栓成为可能。

5.抗凝治疗　因有出血危险,其应用也有争议。主要为防止血栓继续进展,适用于进展型 CAT。目前国内多用蝮蛇抗栓酶治疗脑血栓、脑梗死,一般 0.01～0.02U/(kg·d),用 5%～10%葡萄糖注射液或 0.9%氯化钠注射液 250mL 稀释后缓慢静脉滴注,有出血者不宜用。

6.血管扩张剂　对于疑有出血、占位或发病 24h 至 2 周的患儿不适合使用血管扩张剂,现已不主张应用,特别在急性期为禁用,因其疗效不肯定,且可导致脑内盗血现象和扩大出血灶等不良反应。脑梗死 2～3 周后,脑血管自动调节功能恢复时可考虑慎重使用,常用的血管扩张剂包括地巴唑、钙通道阻滞剂、烟酸等。

7.康复治疗　病情一旦稳定即应进行康复训练,包括被动运动和功能锻炼等。还可辅以针灸、药物注射、推拿、理疗、特殊教育等,最大限度地发挥患儿的代偿恢复潜力,减轻神经损伤后遗症。

(闫宝锋)

第四节　颅缝早闭

颅缝早闭又称狭颅症或颅缝骨化症。是由一条或者数条颅缝早期闭合引起的头颅畸形。

一、诊断要点

1.头颅畸形

(1)尖头畸形:又称塔头畸形,系因全部颅缝过早闭合,头颅从前囟部位向上生长。

(2)扁头畸形:又称短头畸形,冠状缝早期闭合,颅骨前后方向生长受限,只能向两侧生长,头型增宽,前额和鼻根宽广,眶间距离增加,眼球突出。

(3)舟状头畸形:矢状缝早期闭合,头颅不能向两侧生长,前后径增大,前额和枕部凸出。

(4)斜头畸形:一侧冠状缝、鳞状缝过早闭合生长受限,而对侧正常生长,头颅不对称。

2.颅内压增高症状。

3.智力低下,发育迟缓,癫痫发作。

4.头颅平片显示颅骨缝处密度增高,钙质沉着,甚至颅缝消失。同时可发现后床突脱钙,脑回压迹增多等。

二、治疗要点

早期手术治疗:出生后 6~12 个月手术,预后较好,也有人主张 1~3 个月施术。

1.颅缝再造术　要求咬除颅骨宽度不少于 1cm 宽,切开的颅缝边缘包以聚乙烯薄膜,同时切除颅缝边缘骨膜 0.5cm。

2.颅骨切除减压术　对减低颅内压效果好。

(闫宝锋)

第五节　颅裂、脊柱裂

一、颅裂

颅裂是由于胚胎期发育障碍,神经管闭合不全所致。可分为隐性颅裂(无颅内容物膨出,局部可有毛发分布异常,有时枕部皮肤上有窦道通过枕骨裂隙与脑膜相连)和变性颅裂(有颅内容物膨出)。临床上按膨出内容分为:脑膜膨出,脑膜脑膨出,少见的有脑囊状膨出,脑膜脑囊状膨出。本节将重点介绍囊性颅裂。

(一)诊断要点

1.膨出部位　出生后即见中线部位囊性肿物,枕部、鼻根部常见,其次为顶部、额部、眼眶、鼻腔、口腔等处。

2.肿块柔软,大小不一,皮肤薄,毛发少,脑膜膨出时肿物透光,随哭闹而波动,基底部可宽广或呈蒂状,有时可触及颅裂的边缘。皮肤条件差时,肿物表面可溃破。

3.常有脑发育不全、智力低下、脑积水、脊柱裂及其膨出部位脑相应的定位体征等。

4. X 线平片可发现患处有颅骨缺损。

5. CT 扫描可显示颅裂部位,膨出内容及脑畸形等。

6. MRI 对膨出内容物的分辨力明显高于 CT。

（二）治疗要点

为避免肿物迅速长大破溃,影响神经系统发育,主张早期手术治疗,切除膨出物,修补颅裂处缺损。

二、脊柱裂

本病和颅裂一样为胚胎发育异常引起。临床上分为隐性脊柱裂和囊性脊柱裂。

（一）隐性脊柱裂

1. 诊断要点

大部分无症状,有症状患者其轻重也有很大差异。表现有：

（1）可有脊柱侧弯,骨盆不对称。

（2）患处可有皮肤、毛发分布异常,表现为多毛或细软毛发。皮肤色素沉着可见毛细血管瘤,皮肤窦道,局部有黏液或豆渣样物。

（3）主要症状为下肢无力,皮肤凉,营养性溃疡。足内翻或外翻畸形。

（4）如排尿困难或遗尿长时间存在,CT 扫描或 MRI 检查发现脊髓圆锥下移,变粗变短,终丝紧张,横径在 2mm 以上则诊断脊髓栓系综合征（也可和囊性脊柱裂同时发生）。

（5）脊柱 X 线片可见椎弓根增宽,椎板发育异常等。

2. 治疗要点

（1）无症状者不需手术治疗。

（2）神经症状进行性加重可手术治疗。目的是尽可能使硬脊膜下结构恢复正常的解剖关系,切除纤维索及皮肤窦道、骨刺,分离神经、脊膜和周围软组织间粘连。如有脊髓栓系综合征可同时切断终丝。

（二）囊性脊柱裂

本病分为脊膜膨出；脊髓脊膜膨出,脂肪脊膜膨出和脂肪脊髓脊膜膨出（囊内伴发脂肪瘤）；脊髓脊膜囊肿膨出（伴发局部脊髓中央管扩大畸形）,脊髓外翻（脊髓中央管裂开直达体表）。

1. 诊断要点

（1）出生后常在背部中线上出现大小不等圆形椭圆形囊性肿物,多位于腰骶部,其次为颈和胸部。其表面皮肤正常或菲薄,甚至溃破感染。肿物基底较宽,有的有细颈或蒂,膨出基底部可触到骨缺损。

（2）肿物随年龄渐大,哭闹时张力增高。透光试验阳性,甚至可透见脊髓及脊神经根影。穿刺可抽出脑脊液。

（3）神经系统体征主要表现为肢体不同程度的瘫痪,肌张力低下,腱反射消失,肌萎缩,鞍区感觉障碍,大小便失控。

（4）常伴有其他畸形,如足内、外翻、下肢不等长、脑积水等。

（5）脊髓前方或侧方脊膜膨出少见。膨出至盆腔、腹腔、胸腔或腹膜后方。

（6）脊柱平片表现椎板缺如,椎弓根间距增宽等。

（7）CT 扫描显示椎骨发育异常及膨出之低密度改变的脑脊液和较低密度的脊髓。并发脂肪瘤为低密度改变。

（8）膨出内容物 MRI 检查，T_1 图像上囊液为低信号，脊髓信号较高，T_2 图像上囊液信号增高而脊髓信号较低。

2.治疗要点　手术治疗。

（1）严重的神经功能障碍合并脑积水，局部感染、皮肤条件极差，二便完全失控，智力严重低下者手术无益。

（2）手术治疗。切除膨出的包块，保存神经组织，分离粘连，修补缺损。

（3）术后置患儿俯卧位 1 周左右，臀部略抬高，严防大小便污染伤口。避免哭闹，必要时给镇静剂。加强支持疗法。以上措施对患儿预后有着重要作用。

（闫宝锋）

第六节　小儿癫痫

癫痫不是一种特异的疾病，而是由多种病因引起的脑功能障碍综合征，是脑细胞群异常的超同步放电而引起的发作性的、突然的、暂时性的脑功能紊乱。根据过度放电的神经元群的部位和传导范围的不同，脑功能障碍的性质也不同，其临床表现也随之不同。癫痫的临床表现可以呈各种形式，最常见的是意识改变或意识丧失，限局性或全身性肌肉的强直性或阵挛性抽搐，感觉异常，也可有行为异常、情感和知觉异常、记忆改变，或植物神经功能紊乱等。

癫痫综合征虽然可由于各种静止的或进行性的病因而引起，但在发病机制上有共同的特点，就是都能引起脑的某些神经元的过度兴奋状态，并有复发倾向，是阵发性大脑节律紊乱。这种神经元的过度的异常放电在脑电图上表现为阵发性癫痫波形，在临床上的表现就是各种类型的发作。

根据国外文献记载，癫痫的发病率较高，在日本为 3‰～5‰，在欧洲为 5‰～7‰，在美国为 5‰～10‰。小儿的惊厥发病率约为成人的 10 倍，有 5‰～6‰的小儿有过一次或多次惊厥。癫痫在我国的发病率尚无较详细的统计，根据几个地区的调查，在 0.78%～1.75%。

一、病因

癫痫是综合征，有多种病因和诱因。由于研究技术的进展，神经元和细胞膜的结构、化学、电生理等方面都有新的发现。简单地将癫痫分为原发性和症状性已经不能反映癫痫发病的复杂性质。每一癫痫患儿都受几种不同的原因的影响。癫痫的致病因素有三个方面：遗传倾向、脑内有癫痫性病理改变、诱因（促发因素），即生化或电生理改变作用于癫痫性病变而触发临床发作。上述因素中若有一种非常突出和显著，则其他因素不必起很大的作用就可以引起发作。例如有明显遗传性癫痫倾向的患儿，当有发热、闪光等诱发因素存在时，就很容易出现发作。同样，当脑内有致癫痫性病变存在时，再加上遗传的背景就易于出现发作。

年龄或脑的成熟程度不仅能影响发作的倾向，也影响发作的类型。研究证明，小儿癫痫比成人多见，由婴儿、年长儿到成人的成长过程中，发作的倾向逐渐减少。但青春期是例外，因为该年龄阶段有各种复杂的内分泌改变，增强发作的倾向。

（一）遗传因素

大量研究证明,癫痫和遗传因素有关。遗传可以影响神经元放电,降低惊厥。无论从双胎的癫痫符合率的研究或从家系中脑电图的研究都提示癫痫性素质是属于常染色体显性遗传。并且也证明,遗传性癫痫(或称特发性癫痫)主要是在5～15岁表现出来,其发作类型以全身性大发作或单纯失神为主。因此,在癫痫的病因中需要注意遗传因素,而且遗传因素是在小儿的特定年龄阶段才明显地表现出来。有遗传倾向的癫痫小儿遇到各种一般的、轻微的外因时就可以引起发作,即使不出现明显的临床发作,也可以证明有发作阀的降低,即脑电图出现棘慢波或多棘波慢波放电。

（二）获得性因素

获得性因素引起脑的结构性或代谢性病变,产生癫痫灶。病变可以是限局性或弥漫性,静止性或进行性。这类癫痫有时称为症状性(器质性)癫痫。在症状性癫痫的病因中,遗传因素也可能起重要作用,在小儿时期尤其如此。

小儿癫痫的获得性病因很多,可以分为以下几种:

1.脑疾患

（1）脑发育异常、变性、脱髓鞘病:脑发育畸形、脑积水、神经皮肤综合征(结节性硬化、脑三叉神经血管瘤等)、弥漫性硬化等。

（2）中枢神经系统感染:病毒性脑炎或脑膜脑炎、细菌性脑膜炎、结核瘤、脑脓肿、破伤风、传染后脑炎、脑原虫病和脑寄生虫病(如囊虫、血吸虫、钩端螺旋体、疟疾、肺吸虫、包囊虫、弓形体病、阿米巴病等)、脑霉菌感染等。

（3）脑血管病:颅内出血、慢性硬膜下血肿、动脉、静脉或静脉窦血栓形成、脑血管炎、血管栓塞、动静脉畸形、动脉瘤、高血压脑病、出血性疾病。

（4）脑水肿、中毒性脑病、颅内压增高。

（5）颅脑外伤:产伤(脑挫伤、硬膜撕裂、颅内出血)、急性颅脑外伤、硬膜下或硬膜外血肿或积液、外伤后瘢痕。

（6）脑瘤:包括脑膜白血病。

2.缺氧性疾病

（1）心、肺疾患。

（2）窒息。

（3）休克。

（4）严重贫血。

（5）惊厥性脑损伤。

3.代谢、营养、内分泌紊乱

（1）蛋白质、氨基酸代谢异常:先天性氨基酸代谢病(如苯酮尿症等)、尿素循环代谢异常、卟啉病等。

（2）脂质代谢病:脑脂质沉积症、白质营养不良、粘脂质病、黏多糖病等。

（3）糖代谢病:低血糖(半乳糖血症、糖原病、肾上腺皮质功能低下、垂体功能低下、亮氨酸敏感性低血糖、果糖不耐症、酮病性高甘氨酸血症等)。

（4）水、电解质紊乱:低钠血症(水中毒、抗利尿激素分泌失调综合征)、高渗血症(高渗性脱水、尿崩症、盐入量过多)。

(5)低血钙、低血镁:高磷酸血症、早产儿、维生素 D 缺乏、脂肪泻、甲状旁腺功能低下、假性甲状旁腺功能低下,新生儿低血镁。

(6)维生素缺乏症和依赖症:维生素 B_6、维生素 B_{12}、叶酸。

(7)肝、肾病:肝性脑病、肾功能不全、核黄疸。

4. 中毒

(1)金属中毒:铅、汞等。

(2)药物中毒:吩噻嗪类、安定剂、抗组胺药、阿托品、柳酸制剂、皮质类固醇等,停药综合征(突然停用抗惊厥药物)。

(3)食物中毒。

(4)一氧化碳中毒。

(5)其他:有机磷或其他杀虫剂中毒、变态反应(异性蛋白)等。

Chao 等(1977)将小儿癫痫的病因按照产前、围产期、产后来区分,比较清楚明确,特介绍如下:

1. 产前因素

(1)遗传:遗传性癫痫、先天性代谢异常(糖类:糖原病、低血糖,蛋白质:苯酮尿症、枫糖尿症,脂肪:脑脂质沉淀症、白质营养不良)、家族遗传性疾病(肌阵挛癫痫)。

(2)先天性脑结构性异常:脑穿通畸形、血管畸形、神经皮肤综合征、脑发育缺陷(脑积水、脑膨出、脑小畸形、巨脑畸形)。

(3)宫内感染:病毒性脑病(风疹、巨细胞病毒感染、单纯疱疹)、原虫性脑膜脑炎(弓形体病)、疟疾、细菌性感染(结核等)。

(4)母亲疾病:妊娠毒血症、慢性肾炎。糖尿病、妊娠期放射、药物应用或中毒、外伤。

2. 围产期因素

(1)产伤。

(2)缺氧。

(3)黄疸。

(4)感染。

(5)早产。

(6)代谢异常。

(7)停药。

3. 产后因素

(1)中枢神经系统原发性感染。

(2)小儿传染病伴脑病。

(3)颅脑外伤。

(4)循环系统疾病:血管畸形、血管闭塞性疾病、出血性疾病、高血压脑病。

(5)中毒:铅、铊、致惊厥药。

(6)变态反应性脑病:疫苗接种反应、药物反应。

(7)物理性和代谢性脑病:发热及高热惊厥、缺氧、伴有青紫的长时间惊厥、电解质紊乱、急性卟啉病、低血糖、低血钙、低血镁、低钠血症及高钠血症、维生素 B_6 依赖症、肝功能不全、肾功能不全。

(8)脑变性病。

(9)肿物。

根据起病年龄,可以推测病因:

1.新生儿期开始之癫痫

(1)产伤、缺氧、颅内出血。

(2)代谢紊乱:低血钙、低血镁、低血糖、低血钠、高血钠、高胆红素血症、维生素 B_6 依赖症。

(3)感染:败血症、脑炎、脑膜炎、破伤风、宫内感染(风疹综合征、弓形体病、巨细胞病毒感染)。

(4)先天性脑发育畸形。

(5)先天性代谢异常:高甘氨酸血症、高氨酸症、丙酸血症、半乳糖血症。

2.2～6个月开始之癫痫

(1)脑炎、脑膜炎。

(2)代谢紊乱:低血钙、水电解质紊乱、先天性代谢异常(苯酮尿症等)。

(3)产伤。

(4)先天性脑发育缺陷、变性病。

3.7个月～3岁开始的癫痫

(1)高热惊厥。

(2)脑炎、脑膜炎。

(3)中毒性脑病。

(4)脑畸形、先天性代谢异常、变性病、产伤。

(5)特发性癫痫。

4.3岁以上至学龄期开始的癫痫

(1)特发性癫痫。

(2)脑炎、脑膜炎、中毒性脑病。

(3)代谢紊乱、高血压脑病。

(4)惊厥性脑损伤后遗症。

(5)脑瘤、变性病。

(三)诱因(促发因素、触发因素)

癫痫发作多系突然发生,无明显诱因。但也有不少发作确有促发因素存在。这种促发因素可能周期性出现,如发作可与内分泌因素或月经期有关,另一些促发因素则系不规则地发生。诱因可以是正常生活中的自然性感觉性刺激,也可能是突然出现的刺激,或由病儿自己诱导的刺激。

1.非感觉性诱因　如发热、过度换气、代谢紊乱、身体之应激反应、情感和精神紊乱、睡眠(困倦、缺少睡眠、入睡、睡醒)、饥饿或过饱等。

2.感觉性诱因　视觉刺激(光、阅读、电视)、听觉刺激(声音、音乐、巨响)、前庭刺激、嗅或味觉刺激、触觉或本体觉刺激。

有时诱因是特异性的。若癫痫发作只有当一定的诱因存在时才表现出来,就称为反射性癫痫。

二、病理

癫痫并无一致的病理改变,癫痫的病变也并非癫痫所特有。有些癫痫找不到组织学病变,但多数的癫痫病例可有脑的癫痫灶。必须指出,所见到的病理改变有些是引起癫痫的原因,有些可能是癫痫发作的后果。

在所谓特发性癫痫时,常常没有可见的病变。有些病变可能是继发于发作时由于脑缺氧、缺血、脑水肿等所造成的脑损伤,例如颞叶内侧硬化,皮层或皮层下神经细胞脱失等。

限局性癫痫常有癫痫灶。癫痫灶的结构改变可由实验性癫痫和手术切除的标本的研究结果得到阐明。与癫痫灶部位相应的头皮电极上常可描记到限局性癫痫波形,该部的脑组织可见组织学的或代谢的异常。癫痫灶的组织是由异常的和正常的两种成分组成。在实验动物中,异常的组织可能是坏死灶,含有变性组织,或为限局性胶质细胞增生及瘢痕形成(如手术灶)。在人的癫痫灶中,神经病理改变主要为限同性硬化(如颞叶内侧硬化),或限局性细胞改变(如新生物、错构瘤、感染后瘢痕、脑膜粘连等)。各种组织改变皆可致局部组织崩解,局部供血紊乱,细胞外液成分改变,神经元细胞与胶质细胞间的比例关系失调等,从而引起细胞的生理、生化和代谢的异常。细胞损伤的程度各有不同,重者细胞死亡,代之以瘢痕组织和胶质细胞增生,轻者只有局部供血障碍或组织结构紊乱。

很多癫痫灶有自病灶中心向周围逐步过渡的、由重到轻的病理改变。神经系的过度兴奋状态常与病灶周围区域的病理特点有关。并非所有的病灶或瘢痕都能引起癫痫。典型的皮质层癫痫灶具有中心区,该处神经元或完全消失或严重损伤,不能出现兴奋性,没有电活动。中心区的外围有中间带,这是引起癫痫放电的区域,该区神经细胞数目减少,且处于不同程度的变性过程之中。再向外是正常脑组织。与正常细胞相邻接,并围绕着中心区的环形中间带,由于处在变性之中,并有供血不足和代谢紊乱,所以这些细胞具有过度的兴奋性。换句话说,不稳定的、呈部分性损伤的活细胞是产生异常放电的主要成分。瘢痕区域可能有局部血脑屏障通透性的改变,也可能是造成过度兴奋的原因。

人的癫痫由额叶病灶引起者较多见,可占 30%～40%。颞叶癫痫约 80% 可见病理改变,常发生于颞叶内侧面,侵及海马、钩、杏仁核,故称颞叶内侧硬化或海马硬化。颞叶对于各种病因的损害最为敏感,包括颅外的病因如低血糖、缺氧等。颞叶内侧结构的供血特点以及其解剖部位的特点都可以说明该部位易于发生缺氧或器质性损伤。产伤(产时缺氧、头颅变形、限局性缺血)、其他原因引起之缺氧、高热惊厥(惊厥性缺氧)、脑水肿(星形细胞肿胀影响局部供血)等皆可引起颞叶内侧灰质的组织学变化,以后变为癫痫灶。

颞叶内侧硬化是癫痫的原因还是结果,是一个重要的问题。近来提出,高热惊厥和癫痫持续状态可引起颞叶内侧硬化并成为以后颞叶癫痫的原因,说明颞叶硬化是长时间癫痫发作的结果,而不是引起发作的原因。Meldrum(1975)根据临床和实验研究的结果指出,颞叶硬化既可以由严重癫痫引起,而实验性颞叶硬化又可以是癫痫的原因。

关于癫痫灶的神经元的组织学改变,近来也有一些研究。神经元的树突可见到各种改变,如树突棘消失,表面变光滑,树突分支减少,出现曲张等。这些改变使树突上的突触数目明显减少,从而进入神经元的冲动减少(传入神经阻滞)。颞叶硬化灶的神经元细胞就可以见到这种改变。有传入神经阻滞时,突触受体的敏感性加强,从而神经元自发性电活动增加,产生重复放电。有的作者认为树突的改变可能是反复癫痫发作的结果,小儿癫痫可以使树突发生进行性病变。

星形胶质细胞与癫痫的发生可能有一定的关系，这是近来提出的一个新概念。在限局性癫痫时，胶质细胞增生是很常见的病理改变。但是胶质细胞增生并不一定伴有癫痫。Brotchi 等(1978)应用组学化学方法显示星形胶质细胞的酶活性时，发现在皮层癫痫灶有一种反应特殊的星形细胞，其特点是所含的某些脱氢酶(谷氨酸脱氢酶、葡糖－6－磷酶脱氢酶、乳酸脱氢酶)的同 I 酶的活性皆比正常明显增高，作者们将这种异常的胶质细胞称为活化型星形细胞。凡是能引起癫痫的病灶就有活化型星形细胞，而在非癫痫性活体标本中，就从未找到过这种细胞，可见这种异常细胞与癫痫的发生有连带关系。进一步用动物实验(大鼠的半慢性癫痫模型)也得到相同结果，凡是发生运动性发作的动物都在其皮层找到活化型星形细胞。以后又发现，活化型星形细胞在惊厥发作尚未发生之前，在异常放电(棘波或尖波)刚开始出现时就已经可以找到。对照的大鼠虽然可以有神经胶质瘢痕，但从未发现有活化型星形细胞，可见活化型星形细胞与正常的星形细胞是有区别的。由以上研究结果可以认为，活化型星形细胞与癫痫灶之间有密切关系。活化型星形细胞并不是由惊厥本身或异常放电所引起。许多作者认为正常星形细胞有控制神经元内钾离子浓度的作用，可以对神经元的代谢物起缓冲作用。活化型星形细胞可能失去了正常功能而使病灶具有癫痫的性质，但其作用机制尚需进一步探求。

三、诊断

小儿癫痫的诊断必须靠全面分析，并且要根据个例特点来进行。病史要详尽，发作症状的描述要确切。过去史要包括生前、围产期、新生儿期的详细情况，以及婴儿期的发育。要详问关于脑损伤的病史，特别注意外伤、感染、中毒史。家族史特别是着重于发作性疾病的遗传特征。

体检应包括全身检查和神经系统检查。实验室检查应尽可能包括脑电图、X 线及必要的脑脊液检查。力求找出病因，特别不可忽略脑肿瘤、中枢神经感染等疾病。

(一)现病史

1.开始发作年龄

2.发作的症状

先兆：腹部症状、头痛、特殊感觉等。

发作类型：全身性、限局性、半身性等。

发作时症状的演变和进展：发作由一部分进展至另一部分，发作持续时刻(清晨、醒后、睡时、饭后，不定时等)、发作频繁程度、发作后表现(意识朦胧、麻痹、失语、遗忘、头痛、入睡等)。

3.发作诱因 发热、感染、饮食过度、外界刺激(声、光、味、气候)、过劳、情绪激动。

4.治疗经过 用药种类、剂量、方法、疗效、效果。

(二)过去史

1.产前史 母亲孕期健康情况(有无发热性疾病、病毒感染、风疹)、宫内感染，母亲在孕期的饮食、营养、呕吐、高血压、低血压、贫血、心脏病、手术、麻醉、糖尿病、阴道出血、异常宫缩、胎盘早期剥离、胎儿缺氧。

2.分娩经过 胎次、产程、出血、妊娠毒血症、胎位、产钳、脐带脱出、早破水、早产以及麻醉药和镇静药的应用。

3. 新生儿期　有无脑损伤、窒息、缺氧、颅内出血、重症黄疸、脱水、电解质失衡、败血症、畸形、肌肉抽动、肌张力改变、哺乳情况、新生儿期颅内颅外之感染、外伤、中毒。

4. 一般儿科病史　各系统(神经、心、肺、肝、肾、消化)疾患、佝偻病或营养不良、细菌性或病毒性感染、寄生虫病、预防接种、颅脑外伤、中毒。

5. 发育史　运动、语言、行为、学习、性格、适应能力、智力等方面的发育过程。

(三)家族史

父母、兄弟姐妹及其他亲属有无惊厥性疾病(高热惊厥、癫痫)、其他发作性疾病(偏头痛、精神病、屏气发作等)、神经皮肤综合征(神经纤维瘤病、结节性硬化、三叉神经血管瘤等)、智力低下等,父母是否血缘结婚。

(四)体格检查

1. 全身检查　有无发热、感染。除常规检查外,注意生长发育情况、能力和语言能力、意识和精神状态。

2. 异常特征　寻找与癫痫发作的病因有关的特征如神经皮肤综合征(皮肤色素斑、头面部血管瘤、皮脂腺瘤、皮下纤维瘤)、毛发(色淡、扭曲)、气味(特殊气味见于氨基酸代谢异常)、指趾过长、肝脾肿大、头颅及脊柱畸形、头围大小、外伤及皮肤瘢痕。

3. 神经系统检查　有无脑的进行性疾患(肿瘤、变性病),有无颅内压增高征或颈强直,观察行为、语言、步态。眼底检查(乳头水肿、视网膜脉络膜炎、黄斑变性)、颅透照、颅叩诊和听诊、自门、颅神经、运动、感觉和反射系统的检查。

4. 发作时的直接观察　医生最好能亲自看到发作,详细记录发作症状和类型。发作后的一过性限局性神经系统体征对于决定异常放电的神经元的部位有很大价值。小发作或精神运动型发作的病儿可用过度换气 2～3min 的方法诱发发作。

(五)实验室检查

根据个体特点选作必要的化验。

1. 血常规及红、白细胞形态学检查。

2. 尿　有无肾疾患。三氯化铁试验可以测吩噻嗪类药物、酮体、苯丙酮酸等。尿的特殊气味检查。

3. 血或尿的生化检查　血糖、尿素氮、电解质、钙、磷、镁,必要时测氨基酸、药物或其他化学物质。

4. 颅骨 X 线片　有时对癫痫的诊断有价值。骨缝裂开见于颅内压增高,颅骨不对称见于一侧性脑萎缩,注意有无骨折。颅骨板变薄见于脑穿通畸形、脑积水;增厚见于脑萎缩。颅内异常钙化见于宫内感染、动静脉畸形、脑瘤、寄生虫、结节性硬化、脑三叉神经血管瘤病等。

5. 脑脊液　疑有中枢神经感染时,特别是脑炎或脑膜炎时需做腰椎穿刺。

6. 脑电图　对癫痫的诊断帮助很大,因可发现异常的阵发性放电。在限局性脑病变引起的癫痫,脑电图可以帮助定侧、定位。脑电因还可以提示脑瘤等疾病。发作时做脑电图,可以记录到阵发性节律紊乱,立即明确诊断,同时有助于判别发作的类型。但正常脑电图不能排除癫痫的诊断。

一般皆在发作的间歇期检查。先在清醒状态下检查,约 1/2 的患者可以查出阵发性节律紊乱。若清醒时脑电图正常,可以用闪光刺激、过度换气、自发或药物性睡眠等方法以诱发异常放电。加用上述方法可使 75%～85% 的癫痫小儿显出异常图形。

脑电图异常的类型和程度可判断预后。多灶性的严重异常伴有背景波的改变预后不良,多有智力、行为障碍。脑电图判定治疗效果也有一定价值,例如失神发作的脑电图转为正常与临床发作的消失常是一致的。也有的病例虽然临床已停止发作,但脑电图仍有异常。

7.其他检查 当癫痫发作的类型有改变,程度加重,或有行为、人格及学习的衰退时需要进一步检查。出现一侧性或限局性体征,如一侧腱反射亢进,肌张力增高或一侧感觉改变时,出现颅内压增高时或脑电图由棘波变为慢波图形时,都提示可能存在进行性病变,如脑瘤、脑变性病,或代谢性疾病等。进一步检查有下列方法:

(1)脑血管造影可以帮助诊断脑脓肿、脑肿瘤、动静脉畸形、硬膜下血肿等。

(2)气脑或脑室造影用于诊断脑萎缩、脑肿瘤、脑穿通畸形等。

(3)脑超声波检查在一侧占位性病变时可出现中线波之移位。

脑扫描在浸润性胶质瘤、脑血管畸形、脑脓肿、硬膜下血肿或积脓、脑梗死等皆可有阳性结果。有时在长时间惊厥之后,由于血脑屏障通透性改变,也可能有脑扫描的异常。

在各种检查技术中,电子计算机 X 线断层扫描(CT)对颅内异常病变的检出率居首位。脑电图最适于诊断癫痫放电的部位和波形,从生理功能上做出诊断;CT 最适于检查癫痫灶的部位和性质,从形态学上做出诊断,为癫痫的治疗和研究提供了新的工具。根据 Gaslaut (1977)和 Janz(1978)等的研究,原发性全身性发作(大发作或失神)的病例用 CT 发现约 10% 有萎缩性病变。在婴儿痉挛约 80% 的病例可以发现脑部病变,lennox 氏综合征时约 50% 可以发现病变,主要是脑的萎缩性病变、畸形、异常钙化、肿瘤、囊肿等。特点是皮层和皮层下的弥漫性脑萎缩。简单性限局性癫痫时,用 CT 可以在 60%～70% 的病例发现异常,复杂性限局性发作(精神运动型癫痫)约 50% 可以查出病变。在癫痫持续状态的小儿,用 CT 曾发现惊厥后脑水肿和以后的脑萎缩。Gaslaut 认为 CT 可以使癫痫病因的检出率由原来的 30% 增加到 55%,对于形态学异常、定位、病变大小的诊断都有提高。用 CT 可以诊断脑瘤、脑的各种畸形、外伤后脑萎缩、囊肿、产伤后的脑实质病变、感染后的脑改变。用 CT 还可以早期发现颅内异常钙化灶。在一般 X 线尚不能发现的时候,CT 就可以早期诊断结节性硬化、脑三叉神经血管瘤,有利于早期进行遗传咨询。

总之,小儿癫痫的诊断可以分两个步骤。第一步要确定有癫痫的存在(与其他发作性疾病相鉴别,如呼吸暂停症),判断发作类型、发作的严重程度。第二步要确定癫痫的病因,是遗传性的还是获得性的,病变是结构性的还是代谢性的。这两步诊断都需要详尽的病史、全面的体格检查和实验室检查。

四、鉴别诊断

小儿的发作性疾病除了癫痫以外,还有其他类似的疾病如晕厥、偏头痛、呼吸暂停症以及各种功能性紊乱,必须通过详细询问病史,全面检查,根据发作症状来仔细鉴别。

1.晕厥 常见于年长儿,常有晕厥家族史。发作前可有精神性诱因,如疼痛、恐惧、看到血迹等,也可在空气闷热、用力过度的情况下发生。晕厥几乎都发生在站立的体位时。发作前多有自觉症状,如感到耳鸣、眼花、眼前发黑、热感或冷感。先有面色苍白、出汗,然后肌肉无力,跌倒在地。可有摔伤。若脑缺氧的程度较重时,偶可发生四肢抽动。一般无大小便失禁。数秒钟或数分钟后恢复,感到疲倦,但不嗜睡。神经系检查正常,脑电图正常。

2.呼吸暂停症(屏气发作) 青紫型呼吸暂停症起病于婴儿期。在精神刺激时发生,如疼痛、不如意、要求未能满足等皆可为诱因。开始发作时小儿大哭一声或几声,然后呼吸停止于呼气相,逐渐出现青紫,20～25s以后意识丧失,角弓反张,甚至抽搐,可有尿失禁。1～3min以后呼吸恢复,青紫消失,全身肌肉放松,意识恢复。这类发作在4～5岁以后自然消失。苍白型呼吸暂停症较少见,婴儿和儿童都可发生,诱因多为疼痛与惊恐。发作短暂,先大哭一声,面色苍白发灰,数秒钟以后意识丧失,呈角弓反张体位,然后很快恢复正常。此类发作是由于迷走神经过度兴奋而引起心搏暂停所致。呼吸暂停症病儿的脑电图正常。

3.小儿偏头痛 小儿偏头痛的症状不典型,诊断较困难。发作时苍白无力,感头痛或腹痛,可有恶心、头晕,休息或睡眠后恢复正常,发作持续半小时至数小时不等,仍有视觉先兆。年长儿偏头痛可有各种感觉和运动症状,如一过性偏盲、偏瘫、动眼神经麻痹等。症状之发展较缓慢,不似癫痫之突然发生。头痛的轻重程度不等,可发生于上述症状之前、之中或其后。常伴恶心、呕吐。偏头痛常有家族史。发作间期脑电图正常,但在发作后数小时内可有慢波,可能由于大脑半球缺血所致。

4.交叉擦腿发作 常于1岁以后发病,可以持续至年长儿,女孩多见。多在卧床准备入睡或在醒后不久时发作。卧位多见,也可于立位时发生。发作时两下肢交叉内收,上下移擦,会阴部肌肉收缩,有时面色发红,出汗、呼吸粗大、眼发直。本病与癫痫的主要不同之处是意识不丧失,对周围环境反应正常。发作持续数分钟或更长,可由意志支配。本病属于儿童神经症一类,没有神经系统异常。

5.癔病性发作 偶见于年长儿,发作的特点是有明显的精神因素作为诱因。无先兆,发作时意识不完全丧失,慢慢倒下,并不受伤,无舌咬伤或尿失禁,抽搐动作杂乱无规律不定型,瞳孔反射存在,面色正常,无神经系统阳性体征,脑电图正常。常可用暗示疗法使发作停止,发作后无嗜睡。

6.夜惊 多发生于入睡后1～2h。特点是从睡眠中坐起,呈恐惧状,甚至颤抖,可能有幻视或幻听,意识混浊,不认识父母。数分钟后安静下来,恢复正常,然后继续入睡。自己对发作情况可能部分有记忆,也可能完全遗忘。常常在白天有情绪激动或兴奋,入睡后发生夜惊。常有家族史。本症应与精神运动型癫痫进行鉴别。后者也可能出现类似夜惊的症状,但常合并其他发作类型,如失神、大发作等,发作时间不限于入睡后,醒时也有发作,脑电图常有颞叶癫痫波形。

7.入睡前的梦幻状态 正常小儿在困倦时常有感知方面的紊乱,特别是在卧床以后将入睡时容易发生。可能自觉一肢变长或缩短,头变大或变小,或感到声音变远或变近,物体太大或太小。这种现象一般皆在青春期以前消失。

8.心源性脑缺氧综合征 小儿心源性脑缺氧可以表现为慢性反复发作性晕厥、抽搐、尿失禁,有时可误诊为癫痫。特别是有些病儿在平日并无明显心源性脑缺氧症状,所以要提高警惕。

五、治疗

1.药物治疗的开始 小儿癫痫何日开始药物治疗,目前尚无一致规定。严重的癫痫必须尽早开始,一旦诊断成立,就应长期服药,以避免进一步发生惊厥性脑损伤。对于一些没有明显器质性脑病变,找不到任何病因的癫痫,在首次临床发作以后是否立即治疗,则要根据具体情况决定。由于现有的抗癫痫药物都不是绝对安全有所效,所以在用药之始就应衡量服药带来的毒性反应与发作的危险性之间的利害关系。若通过全面分析认为以后癫痫复发的可能性很小,或至少不会有严重发作,则在首次发作以后可以不开始长期服药,只进行密切观察,若有反复发作,再开始长期服药。如果认为复发的危险性很大,并可能带来严重后果,就不必等待而尽早开始治疗,因早治比晚治的预后要好。

2. 根据发作类型选药 根据发作类型选用效高、毒性小、价格便宜的药物。例如苯巴比妥就是小儿癫痫大发作最常选用的药物。

3. 治疗先由一种药物开始 以往治疗癫痫时,常数种药物联合应用,近年来许多作者都提倡单一用药。药物的种类多,慢性毒性反应的危险性也随之增加,因此联合用药的主要缺点是可能使患者长期处于抗癫痫药物的不良反应影响之下,甚至精神、神经活动也受到影响。两种药物比一种药物的疗效要好的说法并无科学根据。近来有不少报道,在作血中药物浓度监测的同时,用单一药物治疗成人癫痫取得很好的效果。因此认为,合理、有效地应用一种药物可以使人多数患者在毒性较少的情况下完全控制发作。

混合型发作(如大发作和小发作)以及顽固的耐药病例(小运动型或精神运动型)有时必须服用两种药物。当第一种药物无效而加入第二种药物有效,可以逐渐停用前一种药。已经服用数种药物时,可逐渐减去不起作用的药物,因毒性反应常是相加的,药物种类越多,不良反应也越大。

4. 小量开始,调整药量 注意年龄差异,当按照体重公斤计算药量时,婴幼儿的药量要比年长儿相对较大。要注意个体差异,有效且常需摸索,应自小量开始。可先试用 $1/3 \sim 1/2$ 维持量以减少早期的毒性反应,必要时逐渐加量,直到发作完全控制。若达到最大耐受量仍得不到满意疗效,则可加用或换用另一种药物。除了观察临床效果以外,测定血中药物浓度是调整药量的可靠指标。

5. 服药要规律 要长期、不间断地规律服药,以保证必需的有效药物浓度。也应尽量简化服药方法以保证正常生活,一般可将全日量分两次服。较轻的发作时药量不必太大,半衰期较长的药物可以每日服药一次。服药不规律可能引起不良后果,使发作加重。甚至有人认为完全不用药物比不规律服药还要安全些。

6. 疗程要长,停药过程要慢 小儿癫痫的疗程应较长,一般需在停止发作后再继续服药数年,以减少复发,巩固疗效。停药要有一个较长的过程,使机体得到适应,不可突然停药,以免诱发严重的癫痫持续状态。

小儿癫痫服药的时间长短要根据年龄、发作类型、发作频率、病因、诱因、神经系体征、脑电图改变等方面做出具体决定。一般说,服药持续时间越长,复发的可能性越小,所以多倾向于长疗程。但是也要考虑到药物的毒性作用,因此在保证满意疗效的情况下,应避免不必要的、过长的疗程。

多数作者主张,小儿癫痫在发作停止以后(而不是用药开始以后)药物剂量不减少,再服 $2 \sim 4$ 年,然后经过 $1 \sim 2$ 年的减药过程,再最后停药。在实践中还要根据病儿特点制定具体计划,比如在婴幼儿,发作频率较少、用较小药量即能控制发作者,可以在末次发作以后再继续服药 $2 \sim 3$ 年;而在年长儿,发作严重、用较大药量才能控制发作者,疗程则需更长,应在末次发作后继续服药 $3 \sim 4$ 年,再逐渐减药。此时减药期也要相对延长,再经 $2 \sim 3$ 年才完全停药。若停药时正遇青春期,最好延长用药至青春期以后,以减少复发。若数药合用,应先停用毒性较大的药物。此外,减药和停药必须有充分的临床根据,单独脑电图正常一项不是停药的充分理由。

在各种发作类型,疗程也不一样。单纯失神发作在发作停止 1～2 年以后,脑电图转为正常,即可逐渐减量。先减去抗小发作的药物,于 6～12 个月减完。若同时服用抗大发作药物(如苯巴比妥),则要继续小量服用数年。精神运动型癫痫、症状复杂的限局性癫痫、发病年龄较晚或有慢性器质性脑病变者,疗程均应较长,在发作完全控制以后至少再服药 4 年,必要时(例如有持续的脑电图异常)应连续服药到成人期。肌阵挛性发作、小运动型发作等,在发作完全控制以后再足量服药 3～4 年。急性病(脑炎、脑挫伤)伴发的癫痫,疗程可以稍短,发作停止 1～2 年后即可逐渐减量。复杂性高热惊厥的预防性服药的疗程 2～3 年。

如果在减药过程中或在停药以后又有发作,应立即重新服用足量的有效药物。这时,疗程为 3～5 年。

7. 注意药物毒性反应　医生应熟知抗癫痫药物的作用和其毒性作用。要定期观察病儿,进行血、肝、肾等各项功能的检查,必要时还要进行骨、血液生化、内分泌、免疫等方面的检查。定期测定血中药物浓度,以减少毒性反应并提高疗效。

8. 健全诊疗制度　小儿癫痫的药物治疗是长期的工作,因而必须有健全的观察和随访制度,以保证有较好的疗效和用药的安全,在开始服药时每 2～3 周检查 1 次,半年至一年以后可以根据情况 3～6 个月复查 1 次。复查时要判定疗效,调整剂量,注意毒性反应,指导生活安排,并继续寻找癫痫病因。

(闫宝锋)

第七节　小儿急性偏瘫

小儿急性偏瘫(acute hemiplegia ininfancy and childhood)是一种获得性神经系统综合征,往往在健康状态下突然发生一侧肢体瘫痪,通常伴有惊厥、神志异常或昏迷、发热等症状。本病的病因较多,主要为感染性(病毒感染、细菌感染)和非感染性疾病(颅脑损伤、红斑狼疮、血液疾病、血肿、血瘤)两大类。

一、临床表现

发病形式多种多样,主要有以下三种:①急性发病,毫无预兆,同时伴有惊厥,神志异常,发热等症状,起病特点为一开始即呈持续抽搐,一般局限于一侧,呈痉挛性发作,有时可扩展到另一侧,1～2d 偏瘫达到极致,病情在早期时伴有中枢性休克,偏瘫呈弛缓性,惊厥后可出现颜面和上肢,或上下肢瘫痪。②急性起病只见偏瘫而无惊厥,神志不会出现异常或仅暂时不清,偏瘫发展较慢,于 3～7d,甚至 10d 达高峰。③起病症状较轻,仅出现一侧肢体暂时无力、在数小时内即可恢复,可多次地在肢体一侧间歇性发作或左右侧交并发作,通常见于颅内或颈内动脉程度不同的栓塞。有时偏瘫另一侧的颈内动脉搏动减弱,有诊断意义,这种病情见于钩端螺旋体病并发的烟雾病。临床上可出现运动功能障碍,也有其他神经功能障碍:

(一)运动功能障碍

运动障碍的程度与惊厥的严重程度及持续时间的长短密切相关。发病 2～3 周,偏瘫从弛张性转化为强直性,2～3 个月出现痉挛,轻者一周内较快地痊愈,也可较长时间才能恢复,下肢比上肢更早得以恢复,半数以上可遗留轻重程度不等的后遗症。①皮质性偏瘫:主要是皮质运动区—中央前回区域,多为中枢性偏瘫或单瘫,上下肢瘫痪程度不一,远端较近端重,肢体瘫痪较躯干瘫痪重,可伴有邻近皮质或其他皮质病征,如运动性失语、意识障碍等。旁中央小叶病变时下肢瘫痪较上肢重,并有小便障碍。②脑干性偏瘫:出现交叉综合征(交叉性偏瘫和交叉性感觉障碍),即同侧脑神经麻痹,对侧上下肢瘫痪。③内囊性偏瘫:出现三偏综合征(对侧完全性中枢性偏瘫、对侧下半部面瘫、对侧偏身感觉障碍)。④脊髓性偏瘫:一侧高位(颈$_1$～颈$_4$)颈髓病损出现同侧上下肢硬瘫,颈$_5$～胸$_1$脊髓病损时出现病灶同侧上肢软瘫和同侧下肢硬瘫。

（二）其他神经功能障碍

如病变累及顶叶,可致感觉出现障碍,在较大儿童中可测出实体觉和两点鉴别觉障碍,血管运动功能也有异常的变化,在弛缓性瘫痪期患肢较温暖,水肿或充血,数日内消失。出现强直性瘫痪后,患侧温度常低于健侧。较常见的眼功能异常为双侧同向偏盲,集合性斜视及屈光不正,同时可以出现中枢性面瘫,偶有吞咽困难,流涎及语言等困难,年长儿较多见,出现性格和行为异常,如过分激动,注意力不集中,学习困难,与他人不合作等病态,甚至严重的智力不足。

二、诊断依据

小儿急性偏瘫的病因较多,有待于鉴别,应首先结合临床表现及特征,还要结合以下几种检查加以分析。

1.脑脊液检查　白细胞、蛋白质增高见于脑炎、脑膜炎,中性粒细胞增高,提示细菌感染。淋巴细胞增高提示病毒和结核杆菌感染。

2.脑电图　两侧不对称或局限性慢波灶提示颅内占位性病变。

3.脑扫描　同位素或脑 CT 扫描通常都能确诊。

三、治疗

（一）一般治疗

根据病因及症状的不同对症治疗,急性发病首先要解除惊厥等危急,预防或减少并发症和后遗症。发病初期,要积极治疗感染性、外伤性等原发病,如细菌性脑膜炎的药物治疗,颅内血肿的手术治疗,脑血栓的抗凝药物的治疗等。若抽搐不止应用较大剂量的镇静药物,如苯巴比妥、地西泮、副醛、水合氯醛等来控制症状,以后还要长期服用维持剂量。对于严重惊厥患者可静脉给药,对持续性癫痫,地西泮为首选药物,其静脉给药量为每次 0.3mg/kg,不稀释,速度不超过 1mg/min,必要时 20～30min 重复应用一次,最大量 2～4mg(2 岁以内者)或 5～10mg(年长儿)。也可选用苯巴比妥静脉注射,每次 6～10mg/kg,必要时 20～30min 后重复注射 1 次。地西泮与苯巴比妥如同时联用,可发生低血压和抑制呼吸,应尽量避免。为长期控制发作,常口服苯巴比妥,每天 2～5mg/kg 或苯妥英钠每天 5～8mg/kg。

（二）急性颅压高者

急性颅压高者可应用甘露醇等强脱水剂急救。病毒性脑炎用肾上腺皮质激素 7～10d 可减少脑水肿。脑血管栓塞可选用肝素或活血化瘀的中药,如丹参注射液、脉络宁注射液等。偏瘫从弛缓性变为强直痉挛之后宜多作按摩、针灸、理疗、体疗等辅助治疗。

（三）脑功能恢复药物的应用

急性偏瘫都是颅内多种疾患所致，除以上处理外，对于重症者，还可给予有利于脑功能恢复的药物，常用的有胞磷胆碱、三磷酸酰肝、辅酶 A、大剂量维生素 C、脑活素。每日 1 次，15 次为 1 个疗程，可连用 1～2 个疗程或更长，视病情而定。

小儿急性偏瘫中年小者，以惊厥起病者，常发生不同程度的智力低下与肢体运动功能障碍、癫痫发作。较大儿童缺乏惊厥。智力可接近正常儿童，但也可遗留癫痫，往往在一年内开始出现，或延长到许多年后发生，可为局限性或全身性，可为大发作或其他类型的发作，有少数患儿癫痫持续发作或由于原发病严重而死亡，幸存者可遗留严重的后遗症。

（闫宝锋）

第十一章 神经外科疾病护理

第一节 颅内压增高的护理

颅内压增高是神经外科常见临床病理综合征,是颅脑损伤、脑肿瘤、脑出血、脑积水和颅内炎症等疾病引起颅腔内容物体积增加,导致颅内压持续在 2.0kPa(200mmH$_2$O)以上,并出现头痛、呕吐、视神经乳头水肿等相应的综合征,称为颅内压增高。如不能及时诊断和解除引起颅内压增高的病因或采取相应的缓解措施,患者将因意识丧失、呼吸抑制等脑疝综合征而死亡。

一、病因与发病机制

颅内压(intracranial pressure,ICP)指颅腔内容物对颅腔壁所产生的压力,通常以侧卧位时腰段脊髓蛛网膜下隙穿刺所测得的脑脊液压为代表。成人的正常颅内压为 0.7~2.0kPa(70~200mmH$_2$O),儿童的正常颅内压为 0.5~1.0kPa(50~100mmH$_2$O)。颅内压还可以通过采用颅内压监护装置,进行持续的动态观察。病理情况下,当压力超过 2kPa(200mmH$_2$O)时,即颅内压增高。

1.脑体积增加　各种因素(物理性、化学性、生物性等)导致的脑水肿形成颅内压增高的原因。临床上常将脑水肿分为血管源性脑水肿和细胞(毒)性脑水肿,其发生机制与血脑屏障破坏和脑细胞代谢障碍有关。根据累及范围,脑水肿可分为局限性和弥漫性两型:前者常见于颅内肿瘤、局限性脑挫裂伤或炎症灶周围;后者则常因全身系统性疾病、中毒、缺氧等引起。

2.颅内血容量增加　呼吸道梗阻或呼吸中枢衰竭引起的二氧化碳蓄积和高碳酸血症,或脑干部位自主神经中枢和血管运动中枢遭受刺激,可引起脑血管扩张,脑血容量增加,导致颅内压增高。

3.颅内脑脊液量增加　常见的原因:①脑脊液分泌过多,如脉络丛乳头状瘤。②脑脊液吸收障碍,如颅内静脉窦血栓形成等。③脑脊液循环障碍,如先天性导水管狭窄或闭锁。

4.颅内占位病变　为颅腔内额外增加的内容物,包括肿瘤、血肿、脓肿等。病变本身使颅内空间相对变小,加之病变周围的脑水肿,或因阻塞脑脊液循环通路所致的脑积水,使颅内压进一步增高。

5.其他　先天性畸形如颅底凹陷症、狭颅症;或大片凹陷性骨折,颅腔狭小也可引起颅内压增高。

影响颅内压增高的因素包括:①年龄:婴幼儿及小儿的颅缝未闭合或尚未牢固融合,或老年人由于脑萎缩,使颅内的代偿空间增多,均可使颅腔的代偿能力增加,从而缓和或延长了病情的进展。②病变的进展速度:Langlitt 1965 年用狗做颅腔内容物的体积与颅内压之间的关系的实验。得出颅内压力与体积之间的关系是指数关系,两者之间的关系可以说明一些临床现象,如当颅内占位性病变时,随着病变的缓慢增长,可以长期不出现颅内压增高症状,一旦由于代偿功能失调,颅内压急骤上升,则病情将迅速发展,往往在短期内即出现颅内高压危象或脑疝。③病变部位:在颅脑中线或颅后窝的占位性病变,容易阻塞脑脊液循环通路导致颅内压增高症状；颅内大静脉窦附近的占位性病变，由于早期即可压迫静脉窦，引起颅内静脉血液的回流或脑脊液的吸收障碍，使颅内压增高症状亦可早期出现。④伴发脑水肿的程度：脑寄生虫病、脑脓肿、脑结核、脑肉芽肿等由于炎症性反应均可伴有明显的脑水肿，早期即可出现颅内压增高的症状。⑤全身系统性疾病：其他系统的严重病变如尿毒症、肝昏迷、毒血症、肺部感染、酸碱平衡失调等都可引起继发性脑水肿而导致颅内压增高。高热可加重颅内压增高的程度。

颅内压持续增高，可引起一系列中枢神经系统功能紊乱和病理变化。主要病理改变是脑血流量的降低和脑疝。脑血流量的降低造成脑组织缺血缺氧，加重脑水肿，使颅内压增高。脑疝主要是脑组织移位，压迫脑干。两者均导致脑干衰竭(呼吸、循环衰竭)。

二、临床表现

头痛、呕吐、视神经盘水肿是颅内压增高的"三主征"。但出现时间并不一致，也可以以其中一项为首发症状。

1. 代偿期　颅腔内容尚未超过代偿容积，颅内压可保持正常，临床上也不会出现颅压增高的症状。代偿期的长短，取决于病变的性质、部位和发展速度等。

2. 早期　病变继续发展，颅内容增加超过颅腔代偿容积，逐渐出现颅压增高的表现，如头痛、呕吐等。此期脑血管自动调节功能良好，脑血流量相对稳定，如能及时解除病因，脑功能容易恢复，预后良好。

3. 高峰期　病变迅速发展，脑组织有较严重的缺血缺氧。患者出现明显的颅内压增高"三主征"。头痛是颅压增高最常见的症状，以早晨或晚间较重，部位多位于额部及颞部，可从颈枕部向前方放射至眼眶，性质以胀痛和撕裂痛为多见，当用力、咳嗽、喷嚏、弯腰或低头活动时常使头痛加重。头痛剧烈时，常伴恶心、呕吐，呈喷射状，虽与进食无关，但较易发生于饭后。视神经盘水肿是颅内压增高的重要客观征象，因视神经受压、眼底静脉回流受阻引起。表现为视神经乳头充血，边缘模糊不清，中央凹陷消失，视网膜静脉怒张，严重者可见出血。若长期不缓解，则出现继发性视神经萎缩，表现为视神经乳头苍白，视力减退，甚至失明。

此外，患者可出现不同程度的意识障碍。慢性颅内压增高的患者可出现嗜睡，反应迟钝等。病情急剧发展时，常出现血压上升、脉搏缓慢有力、呼吸深慢等生命体征改变。此期脑血管自动调节反应丧失，主要依靠全身血管加压反应。如不能及时采取有效治疗措施，往往迅速出现脑干功能衰竭。

4. 衰竭期　病情危重，患者深昏迷，双侧瞳孔散大，去大脑强直，血压下降，心率快，脉搏细速，呼吸不规则甚至停止。此时脑组织几乎无血液灌流，脑细胞活动停止，脑电图呈水平线。即使抢救，预后极差。

三、实验室及其他检查

1. 头颅CT及MRI　目前CT是诊断颅内占位性病变的首选辅助检查措施。可见脑沟变浅，脑室、脑池缩小或脑结构变形等，通常能显示病变的位置、大小和形态。在CT不能确诊的情况下，可进一步行MRI检查。

2. 脑血管造影或数字减影血管造影(digital subtraction angiography，DSA)　主要用于疑有脑血管畸形或动脉瘤等疾病的检查。

3.头颅 X 线片　颅内压增高时,可见脑回压迹增多、加深,鞍背骨质稀疏及蝶鞍扩大,颅骨的局部破坏或增生等,小儿可见颅骨骨缝分离。X 线片对于诊断颅骨骨折,垂体瘤所致蝶鞍扩大以及听神经瘤引起内耳道孔扩大等具有重要价值。

4.腰椎穿刺　可以直接测量压力,同时获取脑脊液作化验。但对颅内压明显增高的患者作腰椎穿刺有促成脑疝的危险,应尽量避免。

5.颅内压监护　是将导管或微型压力传感器探头置于颅内,导管或传感器的另一端与颅内压监护仪连接,将颅内压力变化转为电信号,显示于示波屏或数字仪上,并用记录器连续描记,以随时了解颅内压的一种方法。根据颅内压高低和波形,可及时了解颅内压变化,判断病情,指导治疗,估计预后。

四、诊断要点

头痛的原因很多,大多并非颅内压增高所致。头痛伴有呕吐者,则应高度警惕颅内压增高的存在。出现头痛、呕吐、视神经乳头水肿,颅内压增高的诊断即可成立。如果需要,且病情允许,可作上述辅助检查,以利早期诊断。

五、治疗要点

1.病因治疗　病因治疗是最根本和最有效的治疗方法,如切除颅内肿瘤、清除颅内血肿、穿刺引流或切除脑脓肿、控制颅内感染等。病因一旦解除,颅内压即可能恢复正常。

2.对症治疗—降低颅内压

(1)脱水治疗:①限制液体入量:颅内压增高较明显者,摄入量应限制在每日 1500～2000mL,输液速度不可过快。②渗透性脱水:静脉输入或口服高渗液体,使脑组织内的水分向血循环转移,从而使脑水肿减轻,脑体缩小,颅内压降低。常用 20% 甘露醇溶液,125～250mL,静脉快速滴注,紧急情况下可加压推注,每 6～12h 一次;甘油果糖,250mL,静脉滴注,每 8～12h 一次。③利尿性脱水:常与渗透性脱水剂合用。氢氯噻嗪(双氢克尿塞),25mg,每日 3～4 次,口服。呋塞米(速尿),20～40mg,每 8～12h 一次,静脉或肌内注射。

(2)激素治疗:肾上腺皮质激素能改善血脑屏障通透性,减轻氧自由基介导的脂质过氧化反应,减少脑脊液生成。常用地塞米松 5～10mg,静脉或肌内注射。在治疗中应注意防止并发高血糖、应激性溃疡和感染。

(3)冬眠低温治疗:是应用药物和物理方法降低患者体温,以降低脑耗氧量和脑代谢率,减少脑血流量,改善细胞膜通透性,增加脑对缺血缺氧的耐受力,防止脑水肿的发生和发展;同时有一定降颅内压作用。临床上一般采用轻度低温(33～35℃)和中度低温(28～32℃)治疗。适应证:中枢性高热、原发性脑干损伤或严重脑挫裂伤的患者;脑血管疾病脑缺氧及脑室内手术后高热及自主神经功能紊乱的患者;各种原因引起的严重脑水肿导致颅内高压居高不降时。禁忌证:全身衰竭、休克、老年、幼儿及严重心血管功能不良禁用此法。

(4)辅助过度换气:目的是使体内 CO_2 排出,增加血氧分压,减少脑血流量,使颅内压相应下降。

(5)施行手术减压:包括侧脑室穿刺引流、颞肌下减压术和各种脑脊液分流术等。

六、常见护理诊断/问题

1.疼痛　与颅内压增高有关。

2.脑组织灌注量改变　与脑血流量持续增加有关。

3.体液不足/有体液不足的危险　与颅内压增高引起剧烈呕吐及应用脱水剂有关。

4.有受伤的危险　与意识障碍、视力障碍有关。

5.潜在并发症　脑疝与颅内压增高有关。

七、护理措施

1.一般护理

(1)体位:抬高床头 15°~30°,以利于颅内静脉回流,减轻脑水肿。

(2)吸氧:持续或间断吸氧,改善脑缺氧,使脑血管收缩,降低脑血流量。

(3)适当限制入液量:补液量应以能维持出入量的平衡为度,一般每天不超过 2000mL,且保持尿量在 600mL 以上。注意补充电解质并调节酸碱平衡,防止水电解质紊乱。

(4)生活护理:做好口腔、皮肤的护理工作,注意饮食调整,适当限制钠盐。保护患者防止受伤。

2.病情观察　密切观察患者的意识状态、生命体征、瞳孔等变化,持续监测颅内压及其波型变化,警惕脑疝的发生。

3.防止颅内压骤然升高的护理

(1)休息:劝慰患者安心休养、避免情绪激动,以免血压骤升而增加颅内压。

(2)保持呼吸道通畅:及时清除呼吸道分泌物和呕吐物。舌根后坠者可托起下颌或放置口咽通气道。对意识不清的患者及排痰困难者,行气管切开术。以避免呼吸道梗阻引起的胸腔内压力及 $PaCO_2$ 增高所导致脑血管扩张、脑血流量增多、颅内压增高。

(3)避免剧烈咳嗽和便秘:避免并及时治疗感冒、咳嗽。颅内压增高引起的头痛致自主神经功能紊乱,抑制规律性排便活动,恶心、呕吐及脱水药物的应用,导致患者不同程度的脱水,引起便秘。鼓励患者多吃蔬菜与水果预防便秘,对已形成便秘者可用开塞露 1~2 支射肛,或用少量高渗液(如 500g/L 甘油盐水 50mL)行低位、低压灌肠,禁止大量灌肠,以免颅内压骤然增高。

(4)及时控制癫痫发作:癫痫发作可加重脑缺氧及脑水肿,遵医嘱定时定量给予患者抗癫痫药物;一旦发作应协助医师及时给予抗癫痫及降颅内压处理。

(5)躁动的处理:对手躁动患者应寻找并解除引起躁动的原因,如颅内压增高、呼吸道不通畅、尿潴留、大便干硬、冷、热、饥饿等,勿盲目使用镇静剂或强制性约束,以免患者挣扎而使颅内压进一步增高。适当加以保护以防外伤及意外。若躁动患者变安静或由原来安静变躁动,常提示病情发生变化。

4.用药护理　应用脱水药物时注意输液速度,观察脱水治疗的效果。尤应注意儿童、老人及心功能不良者;为防止颅内压反跳现象,脱水药物应按医嘱定时、反复使用,停药前逐渐减量或延长给药间隔时间。应用激素治疗时注意观察有无因应用激素诱发应激性溃疡出血、感染等不良反应。

5.辅助过度换气的护理　根据病情按医嘱给予肌松剂后,调节呼吸机各项参数。过度换气的主要副作用是脑血流量减少,有时会加重脑缺氧,应及时进行血气分析,维持患者 PaO_2 在 12~13.33kPa、$PaCO_2$ 在 3.33~4.0kPa 水平为宜。过度换气持续时间不宜超过 24h,以免引脑缺血。

6.冬眠低温疗法护理　①调节室温18~20℃,室内备氧气、吸引器、血压计、听诊器、水温计、冰袋或冰毯、导尿包、集尿袋、吸痰盘、冬眠药物、急救药物及器械、护理记录单等,由专人护理。②根据医嘱首先给予足量冬眠药物,如冬眠Ⅰ号合剂(包括氯丙嗪、异丙嗪及哌替啶)或冬眠Ⅱ号合剂(哌替啶、异丙嗪、双氢麦角碱),待自主神经被充分阻滞,患者御寒反应消失,进入昏睡状态后,方可加用物理降温措施。否则,患者一旦出现寒战,可使机体代谢率升高、耗氧量增加、无氧代谢加剧及体温升高,反而增高颅内压。物理降温方法可采用头部S冰帽,在颈动脉、腋动脉、肱动脉、股动脉等主干动脉表浅部放置冰袋等,降温速度以每小时下降1℃为宜,体温降至肛温33~34℃,腋温31~33℃较为理想。体温过低易诱发心律不齐、低血压、凝血障碍等并发症,且患者反应极为迟钝,影响观察;体温高于35℃,则疗效不佳。冬眠药物最好经静脉滴注,以便调节给药速度及药量,以控制冬眠深度。③严密观察病情。在治疗前应观察并记录生命体征、意识状态、瞳孔和神经系统病症,作为治疗后观察对比的基础。冬眠低温期间,若脉搏超过100次/分,收缩压低于13.3kPa,呼吸次数减少或不规则时,应及时通知医师停止冬眠疗法或更换冬眠药物。④保持呼吸道通畅,预防肺部并发症;搬动患者或为其翻身时,动作要缓慢、轻稳,以防发生体位性低血压;防止冻伤。⑤缓慢复温,冬眠低温治疗时间一般为2~3d,可重复治疗。停用冬眠低温治疗时应先停物理降温,再逐步减少药物剂量或延长相同剂量的药物维持时间直至停用。为患者加盖被毯,让体温自然回升,必要时加用电热毯或热水袋复温,温度应适宜,严防烫伤;复温不可过快,以免出现颅内压"反跳"、体温过高或酸中毒等。

7.脑室引流的护理　脑室持续引流是经颅骨钻孔行脑室穿刺后或在开颅手术中,将带有数个侧孔的引流管前端置于脑室内,末端外接一无菌引流瓶,将脑脊液引出体外的一项技术。是神经外科常用的急救手段,尤其对于高颅压的危重患者,实施脑室引流术可以避免或减缓脑疝的发生,挽救生命。

(1)密切观察引流是否通畅:①肉眼观察:在引流通畅状况下,脑室引流调节瓶内玻璃管中的液面可随患者的心跳与呼吸上下波动。波动不明显时,可采用按压双侧颈静脉方法,证明引流是否通畅。②仪器监测:脑室引流连接颅内压监测仪时,应定时观察监测仪上颅内压力的波形和参数。正常的波形是在一个心动周期内由3个脉搏波组成,波幅为0.40~0.67kPa,并随心跳与呼吸上下波动,若波形近似直线,证明引流管腔已阻塞,应寻找原因并及时处理。

(2)观察引流液的量、颜色:①引流液量,每24h测量并记录一次:正常脑脊液的分泌量是每24h分泌400~500mL。在颅内有继发性感染、出血及脑脊液吸收功能下降或循环受阻时,其分泌量将相对增加。②引流液颜色:正常脑脊液是无色、清亮、透明的。若脑室内出血或正常脑室手术后,脑室液可呈血性,但此颜色应逐渐变淡,直至清亮;若引流液的血性程度突然增高,且引流速度明显加快,可能为脑室内再出血,应尽早行头颅CT检查,以查清病因;密切观察脑脊液有无混浊、沉淀物,定时送常规检查。如患者出现体温升高、头痛、呕吐及脑膜刺激征等颅内感染征象时,应作脑脊液细菌培养与药物敏感试验,给予抗生素治疗。

(3)脑室引流速度的调控:①脑室引流调节瓶悬挂的高度应高于侧脑室平面10~15cm,以维持正常的颅内压。②根据患者颅内压监测数值随时调节引流瓶的高度,使颅内压逐渐下降到正常水平。术后第一日,应保持颅内压不低于原高颅压水平的30%~50%,以后使之逐渐降至0.98~1.47kPa,若颅内压大于3.92kPa者,引流瓶悬挂的高度应以保持颅内压在

1.96~2.45kPa 为宜,防止因颅内压骤降而发生小脑幕切迹疝或颅内出血。③严格遵守无菌操作,更换引流瓶(袋)时,应先夹闭引流管以免管内脑脊液逆流入脑室,注意保持整个装置无菌。

(4)引流管的拔除:开颅术后脑室引流管一般放置 3~4d,拔管指征:患者意识好转,自觉头痛感减轻;颅内压<1.96kPa;原血性脑脊液的颜色变淡,红细胞<20×10^9/L;或原脓性脑脊液的颜色已转为清亮,白细胞<20×10^6/L;脑脊液细菌培养证实无菌生长;置管时间超过第 7d,如需继续引流则需重新更换部位。拔管前一天应试行抬高引流瓶(袋)或夹闭引流管24h,以了解脑脊液循环是否通畅,有无颅内压再次升高的表现。若患者出现头痛、呕吐等颅内压增高症状,应立即放低引流瓶(袋)或开放夹闭的引流管,并告知医师。拔管时应先夹闭引流管,以免管内液体逆流入脑室引起感染。拔管后,切口处若有脑脊液漏出,也应告知医师妥善处理,以免引起颅内感染。

8.脑脊液分流术后的护理 严密观察病情,判断分流术效果。警惕有无分流管阻塞和感染等并发症。观察有无脑脊液漏,一旦发现,应及时通知医师并协助处理。

八、健康指导

1.饮食应清淡,不宜过多摄入钠盐。

2.保持乐观情绪,维持稳定血压。

3.保持大便通畅,防止便秘,避免用力排便。

4.防止呼吸道感染,避免剧烈咳嗽。

5.癫痫小发作时应积极治疗,防止癫痫大发作。

(姜傲)

第二节 脑损伤的护理

脑的被膜自外向内依次为硬脑膜、蛛网膜和软脑膜。硬脑膜坚韧且有光泽,由两层合成,外层兼具颅骨内膜的作用,内层较坚厚,两层之间有丰富的血管和神经。蛛网膜薄而透明,缺乏血管和神经,与硬脑膜之间有硬膜下腔,与软脑膜之间有蛛网膜下隙,充满脑脊液。脑脊液为无色透明液体,内含各种浓度不等的无机盐、葡萄糖、微量蛋白和淋巴细胞,对中枢神经系统起缓冲、保护、运输代谢产物及调节颅内压等作用。软脑膜薄且富有血管,覆盖于脑的表面并深入沟裂内。

脑损伤是指由于暴力作用使脑膜、脑组织、脑血管以及脑神经的损伤。根据伤后脑组织与外界是否相通,将脑损伤分为开放性和闭合性两类,前者多由锐器或火器直接造成,有头皮裂伤、颅骨骨折和硬脑膜破裂,常伴有脑脊液漏;后者由头部接触较钝物体或间接暴力造成,脑膜完整,无脑脊液漏。根据脑损伤机制及病理改变分为原发性脑损伤和继发性脑损伤,前者指暴力作用于头部时立即发生的脑损伤,且不再继续加重,主要有脑震荡、脑挫裂伤及原发性脑干损伤等;后者指受伤一定时间后出现的脑受损病变,主要有脑水肿和颅内血肿,颅内血肿往往需要开颅手术。

一、病因与发病机制

颅脑损伤的程度和类型多种多样。引起脑损伤的外力除可直接导致颅骨变形外,也可使头颅产生加速或减速运动,致使脑组织受到压迫、牵张、滑动或负压吸附等多种应力。由于暴力作用部位不同,脑在颅腔内产生的超常运动也各异,其运动方式可以是直线性也可以是旋转性。如人体坠落时,运动的头颅撞击于地面,受伤瞬间头部产生减速运动,脑组织会因惯性力作用撞击于受力侧的颅腔内壁,造成减速性损伤。大而钝的物体向静止的头部撞击时,引起头部的加速运动而产生惯性力。当暴力过大并伴有旋转力时,可使脑组织在颅腔内产生旋转运动,不仅使脑组织表面在颅腔内摩擦、撞击引起损伤,而且在脑组织内不同结构间产生剪切力,引起更为严重的损伤。惯性力引起的脑损伤分散且广泛,常有早期昏迷的表现。由于颅前窝和颅中窝的凹凸不平,各种不同部位和方式的头部损伤,均易在额极、颞极及其底面发生惯性力的脑损伤。

二、临床表现

1.脑震荡的临床表现　受伤后立即出现短暂的意识障碍,可为神志不清或完全昏迷,持续数秒或数分钟,一般不超过 30min,较重者出现皮肤苍白、出汗、血压下降、心动徐缓、呼吸微弱、肌张力减低、各种生理反射迟钝或消失。清醒后大多不能回忆受伤当时乃至伤前一段时间的情况,临床称为逆行性遗忘。可能会伴有头痛、头昏、恶心、呕吐等症状,短期内可自行好转。神经系统检查无阳性体征。如做腰椎穿刺,显示颅内压力正常和脑脊液检查无红细胞。CT 检查颅内无异常。

2.脑挫裂伤的临床表现　脑挫裂伤包括脑挫伤及脑裂伤,前者指脑组织遭受破坏较轻,软脑膜尚完整;后者指软脑膜、血管和脑组织同时有破裂,伴有外伤性蛛网膜下隙出血。两者常同时存在,临床上不易区别,合称为脑挫裂伤。可单发,也可多发,好发于额极、颞极及其基底。

(1)意识障碍:是脑挫裂伤最突出的临床表现。伤后立即出现,其程度和持续时间与脑挫裂伤程度、范围直接相关。多数患者在 0.5h 以上,严重者可长期持续昏迷。

(2)局灶症状和体征:受伤时出现与伤灶区功能相应的神经功能障碍或体征,如运动区损伤出现锥体束征、肢体抽搐、偏瘫等;若仅伤及"哑区",可无局灶症状和体征出现。

(3)头痛、恶心、呕吐:与颅内压增高、自主神经功能紊乱或外伤性蛛网膜下隙出血有关。后者还可出现脑膜刺激征,腰穿脑脊液检查有红细胞。

(4)颅内压增高与脑疝:因继发颅内血肿或脑水肿所致,使早期的意识障碍或偏瘫程度加重,或意识障碍好转后又加重,同时有血压升高、心率减慢、瞳孔不等大以及锥体束征等表现。

(5)脑膜刺激征:严重脑挫裂伤合并蛛网膜下隙出血,患者有畏光、颈项强直。

(6)生命体征变化:伤后早期可有血压偏高,脉搏变快,呼吸浅而快。如有颅内压增高时,可产生血压升高,特别是收缩压升高,脉压加大,脉搏浅慢,呼吸深大。体温可中度升高,持续升高者多因下丘脑或脑干损伤所致。

3.弥漫性轴索损伤的临床表现　伤后即刻发生的长时间的严重意识障碍是弥漫性轴索损伤的典型临床表现。损伤级别愈高,意识障碍愈重,严重者多呈严重失能或植物状态或数小时内即死亡;若累及脑干,患者则出现一侧或双侧瞳孔散大,对光反应消失,或同向凝视等。

4.原发性脑干损伤的临床表现

(1)意识障碍：伤后立即出现，多较严重，持续时间长。损伤严重者呈深昏迷，所有反射消失，四肢软瘫。较轻者对疼痛刺激可有反应，角膜和吞咽反射尚存在，躁动不安。

(2)瞳孔变化：较常见。表现为双瞳不等、大小多变，或双瞳极度缩小，或双瞳散大。

(3)眼球位置和运动异常：脑干损伤累及动眼、滑车或展神经核，可导致斜视、复视和相应的眼球运动障碍。若眼球协同运动中枢受损，可出现双眼协同运动障碍。

(4)锥体强直：脑干损伤早期锥体束征和去脑表现为软瘫，反射消失，以后出现腱反射亢进和病理发射。严重者可有去脑强直，此为脑干损伤的特征性表现。强直可为阵发性，也可呈持续性，或由阵发转为持续。

(5)生命体征变化：伤后立即出现呼吸功能紊乱是脑干严重损伤的重要征象之一，表现为呼吸节律不整，抽泣样呼吸或呼吸停止。同时，循环功能亦趋于衰竭，血压下降，脉搏细弱。常伴高热。

(6)其他症状：常见的有消化道出血和顽固性呃逆。

5.颅内血肿的临床表现　　颅内血肿是颅脑损伤中最多见、最危险、却又是可逆的继发性病变。其严重性在于引起颅内压增高导致脑疝危及生命，早期发现和及时处理可改善预后。根据血肿的来源和部位可分为：硬脑膜外血肿、硬脑膜下血肿和脑内血肿。根据血肿引起颅内压增高及早期脑疝症状所需时间分为：①急性型：72h 内出现症状。②亚急性型：3d 至 3 周出现症状。③慢性型：3 周以上才出现症状。

(1)硬脑膜外血肿：是指出血积聚于颅骨与硬脑膜之间。与颅骨损伤有密切关系，症状取决于血肿的部位及扩展的速度。

1)意识障碍：可以是原发性脑损伤直接导致，也可由血肿本身导致颅内压增高、脑疝引起，前者较轻，最初的昏迷时间很短，与脑疝引起昏迷之间有一段意识清醒时间。后者常发生于伤后数小时至 1～2d。经过中间清醒期，再度出现意识障碍，并渐次加重。如果原发性脑损伤较严重或血肿形成较迅速，也可不出现中间清醒期。少数患者可无原发性昏迷，而在血肿形成后出现昏迷。

2)颅内压增高及脑疝表现：出现头痛、恶心呕吐剧烈，烦躁不安、淡漠、嗜睡、定向不准等症状。一般成人幕上血肿大于 20mL，幕下血肿大于 10mL，即可引起颅内压增高症状。幕上血肿者大多先经历小脑幕切迹疝，然后合并枕骨大孔疝，故严重的呼吸循环障碍常发生在意识障碍和瞳孔改变之后。幕下血肿者可直接发生枕骨大孔疝、瞳孔改变、呼吸骤停几乎同时发生。

(2)硬脑膜下血肿：是指出血积聚在硬脑膜下腔，是最常见的颅内血肿。急性硬脑膜下血肿症状类似硬脑膜外血肿，脑实质损伤较重，原发性昏迷时间长，中间清醒期不明显，颅内压增高与脑疝的其他征象多在伤后 1～3d 内进行性加重。由于病情发展急重，一经确诊应尽早手术治疗。慢性硬脑膜下血肿好发于老年人，大多有轻微头部外伤史，有的患者伴有脑萎缩、血管性或出血性疾病。由于致伤外力小，出血缓慢，患者可有慢性颅内压增高表现，如头痛、恶心、呕吐和视神经乳头水肿等；血肿压迫症状，如偏瘫、失语和局限性癫痫等；有时可有智力下降、记忆力减退和精神失常。

(3)脑内血肿：有两种类型：①浅部血肿，出血均来自脑挫裂伤灶，少数与颅骨凹陷性骨折部位相应，好发于额叶和颞叶，常与硬脑膜下和硬膜外血肿并存。②深部血肿，多见于老年人,血肿位于白质深部,脑表面可无明显挫伤。临床表现以进行性意识障碍为主,若血肿累及重要脑功能区,可出现偏瘫、失语、癫痫等局灶症状。

三、实验室及其他检查

一般采用 CT、MRI 检查。

1.脑震荡无阳性发现。

2.脑挫裂伤可显示损伤部位、范围、脑水肿的程度及有无脑室受压及中线结构移位。

3.弥散性轴索损伤可见大脑皮质与髓质交界处、胼胝体、脑干、内囊区域或三脑室周围有多个点状或小片状出血灶。

4.硬脑膜外血肿 CT 检查可见颅骨内板与脑表面之间有双凸镜形或弓形密度增高影,常伴颅骨骨折和颅内积气。

5.硬脑膜下血肿 CT 检查示颅骨内板下低密度的新月形、半月形或双凸镜形影;脑内血肿 CT 检查在脑挫裂伤灶附近或脑深部白质内见到圆形或不规则高密度血肿影,周围有低密度水肿区。MRI 能提高小出血灶的检出率。

四、治疗要点

1.非手术治疗

(1)脑震荡:通常无需特殊治疗。一般卧床休息 1~2 周,可完全恢复。适当给予镇痛、镇静等对症处理,禁用吗啡及哌替啶。

(2)脑挫裂伤

1)一般处理:①静卧、休息,床头抬高,宜取侧卧位。②保持呼吸道通畅。③维持水、电解质、酸碱平衡。④应用抗生素预防感染。⑤对症处理。⑥严密观察病情变化。

2)防治脑水肿:是治疗脑挫裂伤的关键。可采用脱水、激素或过度换气等治疗对抗脑水肿、降低颅内压;吸氧、限制液体入量;冬眠低温疗法降低脑代谢率等。

3)促进脑功能恢复:应用营养神经药物,如 ATP、辅酶 A、细胞色素 C 等,以供应能量,改善细胞代谢,促进脑细胞功能恢复。

2.手术治疗　常见手术有开颅血肿清除术、去骨瓣减压术、钻孔探查术、脑室引流术、钻孔引流术。

(1)脑挫裂伤:重度脑挫裂伤经非手术治疗无效,颅内压增高明显甚至出现脑疝迹象时,应作脑减压术或局部病灶清除术。

(2)硬脑膜外血肿:一经确诊,立即手术,清除血肿。

(3)硬脑膜下血肿:多采用颅骨钻孔冲洗引流术,术后引流 48~72h。

(4)脑内血肿:一般经手术清除血肿。

五、常见护理诊断/问题

1.意识模糊/昏迷　与脑损伤、颅内压增高有关。

2.清理呼吸道无效　与脑损伤后意识障碍有关。

3.疼痛　与颅内压增高和手术损伤有关。

4.体温调节无效　与脑干损伤有关。

5.潜在并发症 颅内压增高、脑疝、出血及癫痫发作。

六、护理措施

1.现场急救 及时而有效的现场急救,在缓解致命性危险因素的同时(如窒息、大出血、休克等)为进一步治疗创造了有利条件,如预防或减少感染机会,提供确切的受伤经过。

(1)维持呼吸道通畅:脑损伤患者常有不同程度的意识障碍,失去正常的咳嗽反射和吞咽功能,呼吸道分泌物不能有效排除,舌根后坠可引起严重呼吸道梗阻。应及时清除口咽部分泌物、呕吐物,将患者侧卧或放置口咽通气道,必要时行气管切开,保持呼吸道畅通。

(2)伤口处理:开放性颅脑损伤应剪短伤口周围头发,伤口局部不冲洗、不用药;外露的脑组织周围可用消毒纱布卷保护,外加干纱布适当包扎,避免局部受压。若伤情许可宜将头部抬高以减少出血。尽早进行全身抗感染治疗及破伤风预防注射。

(3)防治休克:有休克征象者,应查明有无颅外部位损伤,如多发性骨折、内脏破裂等。患者平卧,注意保暖,及时补充血容量。

(4)做好护理记录:准确记录受伤经过、初期检查发现、急救处理经过及生命体征、意识、瞳孔、肢体活动等病情,为进一步处理提供依据。

2.病情观察

(1)意识状态:意识障碍是脑损伤患者最常见的变化之一。通过意识障碍的程度可判断脑损伤的轻重;意识障碍出现的迟早和有无继续加重,可作为区别原发性和继发性脑损伤的重要依据。

意识分为清醒、模糊、浅昏迷、昏迷和深昏迷五级。①意识清醒:正确回答问题,判断力和定向力正确。②意识模糊:为最轻或最早出现的意识障碍,能简单回答问题,但不确切,判断力和定向力差,呈嗜睡状态。③浅昏迷:意识丧失,对疼痛刺激有反应,角膜、吞咽反射和病理反射尚存在。④昏迷:痛觉反应已甚迟钝、随意运动已完全丧失,可有鼾声、尿潴留等表现,瞳孔对光反射与角膜反射尚存在。⑤深昏迷:对痛刺激无反应,各种反射消失,呈去大脑强直状态。也可采用Glasgow昏迷评分法(表11-1),通过评定睁眼、语言及运动反应,以三者积分表示意识障碍程度,最高15分,表示意识清醒,8分以下为昏迷,最低3分表示深昏迷。

表11-1 Glasgow昏迷评分法

睁眼反应	语言反应	运动反应
自主睁眼 4	回答正确 5	遵命运动 6
呼唤睁眼 3	回答错误 4	定痛运动 5
痛时睁眼 2	吐词不清 3	肢体回缩 4
不能睁眼 1	有音无言 2	异常屈曲 3
	不能发音 1	异常伸直 2
		无运动 1

(2)生命体征:生命体征紊乱是脑干受损征象。为避免患者躁动影响准确性,应先测呼吸,再测脉搏,最后测血压。颅脑损伤患者以呼吸变化最为敏感和多变,应注意节律、深浅。若伤后血压上升,脉搏缓慢有力,呼吸深慢,提示颅内压升高,应警惕颅内血肿或脑疝发生;伤后,意识障碍和瞳孔变化的同时出现心率减慢和血压升高,提示小脑幕切迹疝;枕骨大孔疝患者可未经明显的意识障碍和瞳孔变化阶段而突然发生呼吸停止。伤后早期,由于组织创伤反

应,可出现中等程度发热;若累及间脑或脑干可导致体温调节紊乱,出现体温不升或中枢性高热。开放性脑损伤的早期可因出血性休克有血压、脉搏的变化。

(3)神经系统症状:有定位意义。原发性脑损伤引起的局灶性症状,在受伤当时立即出现,且不在继续加重;继发性脑损伤引起的则在伤后逐渐出现。神经系统病征包括多种,其中以眼征和锥体束征最为严重。

1)瞳孔变化:可因动眼神经、视神经以及脑干部位的损伤引起。观察两侧眼睑大小是否相等,有无上睑下垂,注意对比两侧瞳孔的形状、大小及对光反射。正常瞳孔等大、圆形,在自然光线下直径 3～4mm,直接、间接对光反射灵敏。伤后一侧瞳孔进行性散大,对侧肢体瘫痪伴意识障碍加重,提示脑受压或脑疝;伤侧瞳孔先短暂缩小继之散大,伴对侧肢体运动障碍,提示伤侧颅内血肿;双侧瞳孔散大、对光反射消失、眼球固定伴深昏迷或去大脑强直,多为原发性脑干损伤或临终表现;双侧瞳孔大小形状多变,光反射消失伴眼球分离或异位,多为中脑损伤;有无间接对光反射可以鉴别视神经损伤与动眼神经损伤。观察瞳孔时应注意某些药物、剧痛、惊骇等也会影响瞳孔变化,如吗啡、氯丙嗪可使瞳孔缩小,阿托品、麻黄碱可使瞳孔散大。眼球不能外展且有复视者,为外展神经受损;双眼同向凝视提示额中回损伤;眼球震颤见于小脑或脑干损伤。

2)锥体束征:伤后立即出现的一侧上下肢运动障碍且相对稳定,多系对侧大脑皮层运动区损伤所致。伤后一段时间才出现一侧肢体运动障碍且进行性加重,多为幕上血肿引起的小脑幕切迹疝使中脑受压、锥体束损伤所致。

(4)其他:观察有无脑脊液漏、呕吐及其性质,有无剧烈头痛或烦躁不安等颅内压增高的表现或脑疝先兆。

3.昏迷护理　中、重型颅脑损伤患者具有不同程度的意识障碍。护理需注意:

(1)保持呼吸道通畅:及时清除呼吸道分泌物及其他血污。呕吐时将头转向一侧以免误吸。昏迷患者应抬起下颌或放置口咽通气道,以免舌根后坠阻碍呼吸。短期不能清醒者,宜行气管插管或气管切开,必要时使用呼吸机辅助呼吸。定期血气分析。加强气管插管、气管切开患者的护理。保持室内空气于适宜的温度和湿度,湿化气道,避免呼吸道分泌物黏稠、不易排除。使用抗生素防治呼吸道感染。

(2)保持正确体位:抬高床头 15°～30°,以利脑静脉回流,减轻脑水肿。深昏迷患者取侧卧位或侧俯卧位,以利于口腔内分泌物排出。保持头与脊柱在同一直线上,头部过伸或过屈均会影响呼吸道通畅以及颈静脉回流,不利于降低颅内压。氧气吸入,做好气管插管、气管切开准备。

(3)营养与补液:创伤后的应激反应可产生严重分解代谢,使血糖增高、乳酸堆积,后者可加重脑水肿。因此,必须及时、有效补充能量和蛋白质以减轻机体损耗。早期可采用肠外营养,待肠蠕动恢复后,逐步过渡至肠内营养支持。当患者肌张力增高或癫痫发作时,应防肠内营养液反流所致呕吐、误吸。定期评估患者营养状况,如体重、氮平衡、血浆蛋白、血糖、电解质等,以便及时调整营养供给量和配方。

(4)预防并发症:昏迷患者意识不清、长期卧床可造成多种并发症,应加强观察和护理。

1)压疮:保持皮肤清洁干燥,定时翻身,尤应注意骶尾部、足跟、耳郭等骨隆突部位,亦不可忽视辅料包裹部位。消瘦者伤后初期及高热者常需每小时翻身,长期昏迷、一般情况较好者可每 3～4h 翻身一次。

2)泌尿系统感染：昏迷患者常有排尿功能紊乱，短暂尿潴留后继以尿失禁，长期留置尿管是引起泌尿系统感染的主要原因。必要导尿时，应严格执行无菌操作。留置尿管过程中，加强会阴部护理，并定时放尿以训练膀胱贮尿功能，尿管留置过长者，可考虑行耻骨膀胱造瘘术，以减少泌尿系感染。

3)肺部感染：加强呼吸道护理，定期翻身拍背，保持呼吸道通畅，防止呕吐物误吸引起窒息和呼吸道感染。

4)暴露性角膜炎：眼睑闭合不全者，给予眼药膏保护，无需随时观察瞳孔时，可应用纱布遮盖眼睑，甚至行眼睑缝合术。

5)关节痉挛、肌萎缩：保持肢体于功能位，防止足下垂。每日2～3次作四肢关节被动活动及肌肉按摩，防止肢体挛缩和畸形。

4. 躁动的护理　颅内压增高、呼吸道不通畅导致缺氧、尿潴留导致膀胱过度充盈、大便干硬导致排便反射，冷、热、饥饿等不适均可引起躁动。寻找并解除躁动的原因，不盲目使用镇静剂及强制性约束，以免导致颅内压增高。适当地加以保护以防意外。若躁动患者变安静或由原来安静变躁动，常提示病情变化。

5. 高热患者的护理　高热可造成脑组织相对缺氧，加重脑损害，故须采取积极降温措施。常用物理降温法有冰帽，或头、颈、腋、腹股沟等处放置冰袋或冰水毛巾等。如体温过高物理降温无效或引起寒战时，需采用冬眠疗法。常用氯丙嗪、异丙嗪各25mg或50mg肌内注射或静脉滴注，用药20min后开始物理降温。降温速度以每小时下降1℃为宜，降至肛温为32～34℃较为理想。可每4～6h重复用药，一般维持3～5d。低温期间应密切观察生命体征并记录，若收缩压低于13.3kPa(100mmHg)，呼吸次数减少或不规则时，应及时通知医生停止冬眠疗法或更换冬眠药物。观察局部皮肤、肢体末端和耳郭处血液循环情况，以免冻伤，并防止肺炎、压疮的发生。停用冬眠疗法时，应先停物理降温，再逐渐停冬眠药物。

（姜傲）

第三节　颅内肿瘤的护理

颅内肿瘤是神经外科中最常见的疾病之一。原发性颅内肿瘤可发生于脑组织、脑膜、脑神经、脑下垂体、血管及胚胎残余组织等。身体其他部位的恶性肿瘤也可转移至颅内形成转移瘤。常见的肿瘤有胶质瘤、脑膜瘤、垂体瘤、听神经瘤、血管瘤、颅咽管瘤等。发病部位以大脑半球最多，其次为鞍区、脑桥小脑角、小脑、脑室及脑干。

据调查，原发性颅内肿瘤的年发病率为7.8～12.5/100000人。颅内肿瘤可发生于任何年龄，以20～50岁年龄组多见，但是有一个突出的特点是某些肿瘤好发于某一年龄组。胶质瘤的综合年龄高峰是30～40岁，还有一年龄高峰是10～20岁，后颅窝及中线部位的肿瘤多发，如髓母细胞瘤、室管膜瘤、颅咽管瘤和畸胎瘤等。老年患者胶质细胞瘤及脑转移瘤多见，60岁以上年龄组内各种肿瘤的发生率明显降低。男女发病机会均等，仅有少数肿瘤发生率男性大于女性。

颅内肿瘤引起的症状有两大类，其一为颅内压增高的症状，另一为局灶性症状，是由于肿瘤压迫或侵犯邻近脑组织所致，常见的有意识障碍、全身性或部分性癫痫发作、进行性运动功能障碍、进行性感觉障碍、各脑神经的功能障碍和小脑症状等。

一、病因与发病机制

颅内肿瘤的发病原因和身体其他部位的肿瘤一样，目前尚不完全清楚。大量研究表明，细胞染色体上存在着癌基因加上各种后天诱因可使其发生。诱发脑肿瘤的可能因素：遗传因素、物理和化学因素以及生物因素等。

二、常见类型及特性

1.神经胶质瘤　来源于神经上皮，多为恶性，占颅内肿瘤的40％～50％。其中，多形性胶质母细胞瘤恶性程度最高，病情进展快，对放、化疗均不敏感；髓母细胞瘤也为高度恶性，好发于2～10岁儿童，多位于后颅窝中线部位，常占据第四脑室、阻塞导水管而引发脑积水，对放射治疗敏感；少突胶质细胞瘤占胶质瘤的7％，生长较慢，分界较清，可手术切除，但术后往往复发，需放疗及化疗；室管膜瘤约占12％，术后需放疗和化疗；星形细胞瘤是胶质瘤中最常见的，占40％，恶性程度较低，生长缓慢，呈实质性者与周围组织分界不清，常不能彻底切除，术后易复发，囊性者常分界清楚，若切除彻底可望根治。

2.脑膜瘤　约占颅内肿瘤的20％，良性居多，生长缓慢，多位于大脑半球矢状窦旁，邻近颅骨有增生或被侵蚀的迹象。彻底切除，可预防复发。

3.垂体腺瘤　来源于垂体前叶，良性。根据细胞的分泌功能不同可分为催乳素腺瘤（PRL瘤）、生长激素腺瘤（GH瘤）、促肾上腺皮质激素腺瘤（ACTH瘤）及混合性腺瘤。PRL瘤主要表现为女性闭经、泌乳、不育等；男性性欲减退、阳痿、体重增加、毛发稀少等。GH瘤在青春期发病者为巨人症，成年后发病表现为肢端肥大症。ACTH瘤主要表现为皮质醇增多症，如满月脸、"水牛背"、腹壁及大腿皮肤紫纹、肥胖、高血压及性功能减退等。手术摘除是首选的治疗方法。若瘤体较小可经蝶窦在显微镜下手术；若瘤体较大需开颅手术，术后行放疗。

4.听神经瘤　发生于第Ⅷ脑神经前庭支，位于脑桥小脑角内，约占颅内肿瘤的10％，良性。可出现患侧神经性耳聋、耳鸣、前庭功能障碍、三叉神经及面神经受累和小脑症状。治疗以手术切除为主；直径小于3cm者可用伽玛刀治疗。

5.颅咽管瘤　属先天性颅内良性肿瘤，大多为囊性，多位于鞍上区，约占颅内肿瘤的5％，多见于儿童及青少年，男性多于女性。主要表现为视力障碍、视野缺损、尿崩、肥胖和发育迟缓等。以手术切除为主。

6.转移性肿瘤　多来自肺、乳腺、甲状腺、消化道等部位的恶性肿瘤，大多位于幕上脑组织内，多发，男性多于女性，有时脑部症状出现在先，原发灶反而难以发现。

三、临床表现

1.颅内压增高　90％以上的患者可出现颅内压增高症状和体征，通常呈慢性、进行性加重过程，若未得到及时治疗，重者可引起脑疝，轻者可引发视神经萎缩，约80％的患者可发生视力减退。主要表现有头痛、呕吐、视神经乳头水肿、脑疝等。

2.局灶症状与体征　因不同部位的肿瘤对脑组织造成的刺激、压迫和破坏不同而各异，如中央前回肿瘤出现中枢性瘫痪和癫痫发作；额叶前部肿瘤出现精神障碍，位于其后部的肿瘤可有对侧颜面、上下肢的全瘫或轻瘫；顶叶肿瘤主要表现为感觉功能障碍；颞叶肿瘤出现某些幻觉；枕叶肿瘤引起视力障碍。

四、实验室及其他检查

1.头颅 X 线片　可观察到正常生理性松果体钙化的移位,间接提示有肿瘤的存在;病理性钙化的发现,能直接明确肿瘤的部位。颅骨内板的增生或破坏,硬脑膜中动脉沟变宽,常是脑膜瘤的特征。

2.CT 扫描　CT 诊断颅内肿瘤主要根据肿瘤病理组织的密度改变和肿瘤对脑室系统的压迫移位来判断。对小脑幕上肿瘤的诊断率可达 95% 以上。对小脑幕下肿瘤的诊断率较低。

3.磁共振检查(MRI)　能观察到脑深部内的肿瘤,有很高的显示率。

4.头颅超声波检查　可观察中线波的位置,判断小脑幕上有无肿瘤的存在。中线偏移 3mm 以上时便有意义,显示以颞叶、顶叶肿瘤偏移为显著。

5.脑电波检查　对小脑幕上肿瘤有一定的定侧和定位意义,但无定性意义,而对小脑幕下肿瘤无帮助。

6.放射性核素脑扫描　利用某些放射性核素能浓集颅内肿瘤部位的特点,在颅外扫描绘出病变图像,以达到病灶定位诊断的目的。

7.脑血管造影检查　颈动脉造影主要用于诊断小脑幕上肿瘤。椎动脉造影主要用于诊断颅后窝病变。数字减影脑血管造影根据脑血管的形态、位置改变来进行定位诊断。对血管性及血管丰富的肿瘤可进行定性诊断。

五、诊断要点

颅内肿瘤的诊断首先要详细询问病史,全面和有重点地进行全身和神经系统查体,得出初步印象,然后选择以上一种或几种辅助性检查方法,以明确诊断。

六、治疗要点

1.手术治疗　手术切除肿瘤是本病最基本治疗方法。对于不能全部切除的病例可采用姑息性手术,如脑脊液分流术、颅减压术等,以暂时缓解增高的颅内压。

2.放射治疗　适用于各种胶质瘤、垂体腺瘤、胚细胞瘤、脊索瘤及部分转移瘤的治疗。近年来采用聚焦大剂量放射(放射外科或 γ 刀治疗)对直径不超过 2cm 的肿瘤,可获得基本治愈。

3.化学治疗　对颅内肿瘤有使用价值化疗药物包括亚硝基脲药物、甲基苄肼(PCB)、羟基脲(HU)等。

七、常见护理诊断/问题

1.焦虑/恐惧/预感性悲哀　与脑肿瘤的诊断、担心手术效果有关。

2.清理呼吸道无效　与意识障碍、延髓肿瘤、颅内肿瘤手术有关。

3.有受伤的危险　与神经系统功能障碍导致的视力障碍、肢体感觉运动障碍、语言功能障碍等有关。

4.疼痛　与颅内压增高和手术伤口有关。

5.体液不足/有体液不足的危险　与呕吐、高热、应用脱水剂等有关。

6.有感染的危险　与手术、留置各种引流管有关。

7.潜在并发症　颅内压增高及脑疝、颅内出血、感染、中枢性高热、尿崩症、胃出血、顽固性呃逆、癫痫发作等。

八、护理措施

1.术前护理

（1）心理护理：给予适当心理支持，使患者及家属能面对现实，接受疾病的挑战，减轻挫折感，耐心倾听患者诉说，帮助患者度过悲伤期。根据患者及家属的具体情况提供正确的通俗易懂的指导，告知疾病类型、可能采用的治疗计划及如何配合，帮助家属学会对患者的特殊照料方法和技巧。

（2）加强生活护理，防止意外发生。

1）因意识障碍或后组脑神经受损致吞咽困难者，应防止进食时误入气管导致肺部感染或不慎咬伤舌头。

2）肢体无力或偏瘫者需加强生活照料，面瘫患者进食时食物易残留于麻痹侧口颊部，需特别注意该侧颊部黏膜的清洁；肢体瘫痪者应防止坠床或跌碰伤。

3）语言、视力、听力障碍的患者，也需加强生活护理。

（3）对症治疗、提高手术耐受力：因颅内高压而频繁呕吐者，除应注意补充营养外，还需纠正水、电解质失调；降颅压处理。

（4）术前常规准备：术前1d剃去头发，术日晨再次剃头，将头洗净，用乙醇或苯扎溴铵消毒头皮后，以无菌巾包扎。经口鼻蝶窦入路手术的患者，需剃胡须、剪鼻毛，并加强口腔及鼻腔护理。术前保持大便通畅，以避免术后便秘，严重颅内压增高者禁忌肥皂水灌肠。

2.术后护理

（1）体位：全麻未清醒的患者，取侧卧位，以利于呼吸道护理。意识清醒、血压平稳后，宜抬高床头15°～30°，以利颅内静脉回流。幕上开颅术后，应卧向健侧，避免切口受压。幕下开颅术后早期宜无枕侧卧或侧俯卧位；后颅脑神经受损、吞咽功能障碍者只能取侧卧位，以免口咽部分泌物误入气管。体积较大的肿瘤切除后，因颅腔留有较大空隙，24h内手术区应保持高位，以免突然翻动时发生脑和脑干移位，引起大脑上静脉撕裂、硬脑膜下出血或脑干功能衰竭。搬动患者或为患者翻身时，应有人扶持头部使头颈部成一直线，防止头颈部过度扭曲或震动。脊髓手术后，不论仰卧或侧卧都必须使头部和脊柱的轴线保持一致，翻身时须防止脊柱屈曲或扭转。婴幼儿脑脊膜膨出修补术后，切口应保持高位或取俯卧位，以减轻局部张力并避免被大小便污染。

（2）营养和补液：一般颅脑手术后1d可进流质饮食，第2、3d给半流饮食，以后逐渐过渡到普通饮食。较大的脑手术或全身麻醉术后患者有恶心、呕吐或消化道功能紊乱时，术后可禁食1～2d，给予静脉补液，待病情平稳后再逐步恢复饮食。颅后窝手术或听神经瘤手术后，因舌咽、迷走神经功能障碍而发生吞咽困难、饮水呛咳者，术后应严格禁食、禁饮，采用鼻饲供给营养，待吞咽功能恢复后逐渐练习进食。术后长期昏迷的患者，主要经鼻饲提供营养，不足者可经肠外途径补充。鼻饲后勿立即搬动患者以免引发呕吐和误吸。

脑手术后均有脑水肿反应，故应适当控制输液量，成人每日以1500～2000mL为宜，其中含盐溶液500mL。此外，由于脑水肿期需使用强力脱水剂，尿量增加，因此，要注意维持水、电解质的平衡。若有额外丢失，如气管切开、脑室引流、呕吐、高热、大汗等更应酌情补足。定期监测电解质、血气分析,准确记录 24h 出入液量。

(3)呼吸道护理:及时清除呼吸道分泌物并保持通畅。注意患者是否有呼吸困难、烦躁不安等呼吸道梗阻的情况,定时协助患者翻身、拍背,必要时给予雾化吸入。呕吐时头转向一侧以免误吸,防止肺部感染。

(4)止痛及镇静:脑手术后患者若诉头痛,应了解和分析头痛的原因、性质和程度,然后对症处理。切口疼痛多发生于术后 24h 内,给予一般止痛剂可奏效。颅内压增高所引起的头痛,多发生在术后 2～4d 脑水肿高峰期,常为搏动性头痛,严重时伴有呕吐,需依赖脱水、激素治疗降低颅内压,头痛方能缓解;脱水剂和激素的使用应注意在 24h 内合理分配。若系术后血性脑脊液刺激脑膜引起的头痛,需于术后早期行腰椎穿刺引流血性脑脊液,这不仅可以减轻脑膜刺激症状,还可降低颅内压,至脑脊液逐渐转清,头痛自然消失。应注意脑手术后不论何种原因引起的头痛均不可轻易使用吗啡和哌替啶,因此类药物有抑制呼吸的作用,不仅影响气体交换,还有使瞳孔缩小的副作用,影响临床观察。

为防止颅内压增高及颅内再出血,必须保持术后患者安静,若发现患者躁动不安,在排除颅内压增高或膀胱充盈的因素后,可遵医嘱使用镇静剂,如氯丙嗪、异丙嗪、地西泮或 10% 水合氯醛等。

(5)病情观察及护理:常规观察生命体征、意识状态、瞳孔、肢体活动状况等。颅前窝手术后常有额眶部水肿,可给予冷敷以减轻不适。注意观察切口敷料及引流情况,加强敷料更换和保持清洁干燥,避免切口感染。分流术后早期应注意观察囟门张力的大小,以估计分流管的流量是否适度,同时警惕有无分流管阻塞和感染等并发症。观察有无脑脊液漏,一旦发现有脑脊液漏,应及时通知医师妥善处理。患者取半卧位、抬高头部以减少漏液;为防止颅内感染,头部包扎使用无菌绷带,枕上垫无菌治疗巾并经常更换,定时观察有无浸湿,并在敷料上标记浸湿范围,估计渗出程度。注意有无颅内压增高症状,保持大便通畅,避免引起颅内压增高的活动。定期观察皮肤状况,预防压疮。

(6)术后并发症的护理

1)出血:颅内出血是脑手术后最危险的并发症,多发生在术后 24～48h 内。患者住往有意识改变,表现为意识清楚后又逐渐嗜睡、反应迟钝甚至昏迷。大脑半球手术后出血常有幕上血肿表现,或出现颞叶钩回疝征象;颅后窝手术后出血具有幕下血肿特点,常有呼吸抑制甚至枕骨大孔疝表现;脑室内术后出血可有高热、抽搐、昏迷及生命体征紊乱。术后出血的主要原因是术中止血不彻底或电凝止血血痂脱落。其他,如患者呼吸道不畅、二氧化碳蓄积、躁动不安、用力挣扎等引起颅内压骤然增高,也可造成再次出血。故术后应严密观察,避免增高颅内压的因素;一旦发现患者有颅内出血征象,应及时报告医师,并做好再次手术止血的准备。

2)感染:脑手术后常见的感染有切口感染、脑膜炎及肺部感染。①切口感染:除因术中无菌操作不严外,也与术前营养不良、免疫防御能力下降和皮肤准备不合要求有关,多发生于术后 3～5d,患者感切口疼痛缓解后再次疼痛,局部有明显的红肿、压痛及皮下积液表现,头皮所属淋巴结肿大压痛。严重的切口感染可影响骨膜,甚至发生颅骨骨髓炎。②脑膜炎:常继发于开放性颅脑损伤后,或因切口感染伴脑脊液外漏而导致颅内感染,表现为术后 3～4d 外科热消退之后再次出现高热,或术后体温持续升高,伴头痛、呕吐、意识障碍,甚至出现谵妄和抽搐,脑膜刺激征阳性。腰椎穿刺见脑脊液混浊、脓性、细胞数增加。③肺部感染:多发生于术后 1 周左右、全身情况差的患者,若未能及时控制,可因高热及呼吸功能障碍导致或加重脑水肿,甚至发生脑疝。

预防脑手术后感染的主要方法:常规使用抗生素,严格无菌操作,加强营养及基础护理。

3)中枢性高热:下丘脑、脑干及上颈髓病变和损害可使体温中枢调节功能紊乱,临床以高热多见,偶有体温过低者。中枢性高热多出现于术后12～48h内,体温达40℃以上,常同时伴有意识障碍、瞳孔缩小、脉搏快速、呼吸急促等自主神经功能紊乱症状,一般物理降温效果差,需及时采用冬眠低温治疗。

4)尿崩症:主要发生于鞍上手术后,如垂体腺瘤、颅咽管瘤等手术累及下丘脑影响血管升压素分泌所致。患者出现多尿、多饮、口渴,每日尿量大于4000mL,尿比重低于1.005。在给予垂体后叶素治疗时,应准确记录出入液量,根据尿量的增减和血清电解质含量调节用药剂量。尿量增多期间,须注意补钾,每1000mL尿量补充1g氯化钾。

5)胃出血:丘脑下部及脑干受损后可引起应激性胃黏膜糜烂、溃疡、出血。患者呕吐大量血性或咖啡色胃内容物,并伴有呃逆、腹胀及黑粪等症状,出血量多时可发生休克。可给予雷尼替丁等药物预防,一旦发现胃出血,应立即放置胃管,抽净胃内容物后用小量冰水洗胃、经胃管或全身应用止血药物,必要时输血。

6)顽固性呃逆:常发生在三、四脑室或脑干手术后患者。膈肌痉挛导致的呃逆影响患者呼吸、饮食和睡眠,严重时可引起胃出血。对呃逆患者,应先检查上腹部,若有胃胀气或胃潴留,应安置胃管抽空胃内容物;其次,可通过压迫眼球或眶上神经、捏鼻、刺激患者咳嗽等强烈刺激,以遏制呃逆。若效果不佳,可遵医嘱使用复方冬眠灵50mg或哌甲酯(利他林)10～20mg肌内注射或静脉注射。

7)癫痫发作:多发生在术后2～4d脑水肿高峰期,系因术后脑组织缺氧及皮层运动区受激惹所致。当脑水肿消退、脑循环改善后,癫痫常可自愈。对拟作皮层运动区及其附近手术的患者,术前常规给予抗癫痫药物以预防。癫痫发作时,应及时给予抗癫痫药物控制,患者卧床休息,保证睡眠,避免情绪激动;吸氧,注意保护患者,避免意外受伤;观察发作时表现并详细记录。

(7)创腔引流:护理中应注意:①位置:术后早期,创腔引流瓶(袋)放置于头旁枕上或枕边,高度与头部创腔保持一致,以保证创腔内一定的液体压力,避免脑组织移位。尤其是位于顶后枕部的创腔,术后48h内,不可随意放低引流瓶(袋),否则可因创腔内液体被引出致脑组织迅速移位,有可能撕破大脑上静脉,引起颅内血肿。另外,创腔内暂时积聚的液体可以稀释渗血,防止渗血形成血肿。创腔内压力升高时,血性液仍可自行流出。②速度:手术48h后,可将引流瓶(袋)略放低,以期较快引流出创腔内的液体,使脑组织膨出,以减少局部残腔,避免局部积液造成颅内压增高。③引流量:若术后早期引流量多,应适当抬高引流瓶(袋)。引流管放置3～4d,一经血性脑脊液转清,即拔除引流管,以免形成脑脊液漏。

九、健康指导

1.指导患者及家属术后早期配合康复治疗和锻炼,提高自理能力。

2.颅内肿瘤手术后患者出现癫痫,或为了预防而服用抗癫痫药物时,指导患者遵医嘱坚持长期服用,并定期进行血白细胞和肝功能检查。有癫痫发作史的患者,户外活动时须有人陪护,以防发生意外。

3.观察有无肿瘤复发及放疗后出现放射性脑坏死的情况,如出现颅内压增高和神经定位症状,应及时到医院检查。

(马瑛)

第四节 颅内动脉瘤的护理

颅内动脉瘤是由于局部血管壁异常产生的囊性膨出,其发病在脑血管意外中居第三位,仅次于血栓形成和高血压脑病。主要见于中老年人。颅内动脉瘤的80%发生在大脑动脉环(Willis环)的前部及其临近的主动脉干上。

一、病因与发病机制

1.先天性动脉瘤 最为常见,占80%～90%,常发生在颅内各动脉的分叉部,主要由于动脉管壁中层缺少弹力纤维,平滑肌较少及血流动力学方面可使动脉瘤形成。

2.动脉硬化性动脉瘤 占10%～18%,常发生于40～60岁年龄段,主要由于动脉壁有粥样硬化,破坏动脉壁的内弹力层和中层,动脉瘤多呈梭形扩张。

3.感染性动脉瘤 占0.5%～2.0%,由于细菌栓子经血液播散停留在脑动脉终末分支或动脉分叉部,动脉周围炎性病灶如颅骨感染、脑脓肿、脑膜炎等侵蚀动脉壁形成感染性动脉瘤。

4.外伤性动脉瘤 占0.5%,是颅脑损伤、手术创伤直接伤及动脉管壁形成假性或真性动脉瘤。

二、临床表现

在动脉瘤未破裂之前,绝大多数患者无临床症状,个别可因体积较大,压迫相邻神经与脑组织产生相应的症状和体征。动脉瘤破裂则引起蛛网膜下隙出血或脑内血肿。

1.蛛网膜下隙出血 颅内动脉瘤最常见的症状是单纯性蛛网膜下隙出血,主要是动脉瘤壁薄,而发生血液渗出,血流入蛛网膜下隙。表现为突然剧烈头痛,头痛部位可局限在前额、枕部或遍及全头,伴有恶心呕吐,烦躁不安,面色苍白,颈项强直,全身出虚汗,有短暂不同程度的意识障碍。一般无肢体瘫痪,感觉障碍和失语等局灶体征。由于动脉瘤部位不同,可发生硬脑膜下血肿、脑内血肿、脑室内血肿。临床还可出现颅内压增高,严重者发生脑疝。动脉囊壁破裂可造成大出血,患者深昏迷,瞳孔散大,呼吸骤停,在几分钟或几小时内死亡。颅内动脉瘤的再出血占15%,而再出血的死亡率为40%～60%。颅内动脉瘤再出血时间为7～10d最多。

2.局部症状

(1)动眼神经麻痹:在颈内动脉－后交通支动脉瘤中有30%～53%患者可出现病侧动眼神经麻痹。其表现为病侧眼睑下垂,瞳孔扩大,光反应消失,眼球固定。

(2)偏头痛:常见于颈内动脉瘤,表现为病侧眼眶或前额部的搏动性疼痛,压迫同侧颈总动脉时,头痛可暂缓解。

(3)单侧眼球突出:多见于病变侧海绵窦内动脉瘤,大型动脉瘤可压迫海绵窦而引起眼静脉回流障碍,眼球结膜充血水肿,常伴有Ⅲ、Ⅳ、Ⅵ脑神经不完全麻痹。小型动脉瘤破裂可形成海绵窦内动静脉瘘,出现搏动性突眼,伴有血管杂音,球结膜水肿,眼底静脉增粗和搏动。

(4)视野缺损:多发生于大脑前交通动脉瘤,可压迫视神经或视交叉,表现病侧不同视野缺损,如单侧颞侧偏盲,单侧鼻侧偏盲,不典型双颞偏盲等。

(5)其他症状:椎动脉、小脑后下动脉、脊髓前后动脉瘤可引起小脑体征及后组脑神经损害,上颈髓压迫症状。

3.脑血管痉挛所致脑缺血　颅内动脉瘤破裂引起的蛛网膜下隙出血可引起脑血管痉挛。严重脑血管痉挛可造成脑缺血,如脑梗死。其发生率占 21%～62%,其中 34%～46% 的患者出现神经系统病理体征。脑血管痉挛使脑组织缺血性梗死而发生脑水肿,颅内压增高,出现不同程度的神经功能障碍,表现为偏瘫、感觉减退、失语、二便失禁、昏迷等症状。

三、实验室及其他检查

1.CT 扫描　CT 扫描显示颅内动脉瘤较低,仅为 10%～30%。

2.脑血管造影　能显示动脉瘤的部位、大小、形态、数目,囊内有无血栓,动脉痉挛程度,侧支动脉供应情况。

3.腰穿　怀疑蛛网膜下隙出血时,可行腰穿检查,脑脊液多呈粉红色或血色。

4.MRI 成像扫描　MRI 检查可显示颅内各部位的动脉瘤与周围重要结构关系,可明确动脉瘤大小,瘤周脑组织情况和动脉瘤内血栓。

四、诊断要点

脑血管造影是确诊颅内动脉瘤必须的检查方法,同时对判明动脉瘤的准确位置、形态、内径、数目、血管痉挛十分重要。以出血为首发征象时,临床怀疑动脉瘤而行血管成像(DSA、CTA、MRA)可证实动脉瘤的存在。

五、治疗要点

目前颅内动脉瘤分非手术治疗、手术治疗和血管内栓塞治疗,手术治疗中以开颅夹闭动脉瘤蒂是最理想的方法。

非手术治疗包括:

1.绝对卧床休息 4 周以上,保持患者安静;

2.适当降低血压,降低脑灌注压,减轻脑血流对动脉壁冲击;

3.应用抗纤维蛋白溶解酶药物;

4.应用脱水药物抗脑水肿,降低颅内压;

5.缓解脑血管痉挛。

六、常见护理诊断/问题

1.焦虑/恐惧　与颅内动脉瘤的诊断、担心手术效果有关。

2.疼痛　与颅内动脉瘤破裂引起蛛网膜下隙出血和手术伤口有关。

3.有受伤的危险　与颅内动脉瘤导致的视力障碍、肢体感觉运动障碍、语言功能障碍等有关。

4.体液不足/有体液不足的危险　与呕吐、应用脱水剂等有关。

5.有感染的危险　与手术、留置各种引流管有关。

6.潜在并发症　颅内压增高及脑疝、颅内出血、感染、中枢性高热、癫痫发作等。

七、护理措施

1.一般护理

(1)急性期绝对卧床休息,避免一切可引起血压或颅压增高的因素,如用力排便、咳嗽、喷嚏、情绪激动、便秘等,尽量少搬动患者,避免震动其头部,保持病室安静,减少探视。避免声光刺激,可适当使用镇静剂,以保证休息质量,以利脑血管修复。

(2)患者常因剧烈头痛而焦躁不安,应鼓励患者保持情绪稳定,创造安静休息的环境,避免一切精神干扰,可适当使用镇痛剂,为明确诊断需行腰穿和脑血管造影检查,患者常因惧怕而失眠,担心操作是否顺利,应向患者耐心解释,放下思想包袱,积极配合检查。

(3)提倡低渣饮食,有助于减少大便次数和大便量,但应富含营养,多食蔬菜和水果,避免辛辣食物,戒烟酒。

(4)定时监测血压、血氧饱和度、中心静脉压,准确记录每天的出入液体量。

2.用药护理

(1)应用止血剂的护理:急性期大量使用止血剂,以阻止纤维蛋白溶酶形成,抑制纤维蛋白的溶解,防止再出血。静脉给药过快时可有低血压、心动过缓,故输液速度不宜过快。用药过程中,注意观察有无胃肠道反应、早搏、皮疹及结膜充血等。

(2)应用钙离子拮抗剂的护理:为了防止出血后的继发性脑血管痉挛引起的缺血性神经损伤,蛛网膜下隙出血后早期应用钙离子拮抗剂,如尼莫地平,该药能优先作用于脑部小血管,改善脑供血,但在治疗过程中可出现头晕、头痛、胃肠不适、皮肤发红、多汗、心动过缓等,少数患者可出现失眠、不安、激动、易激惹等中枢神经系统过敏反应,应注意密切观察。并告知停药后症状很快消失,静脉给药时,应现配现用,并注意控制好输液速度,防止发生低血压。

(3)应用脱水剂的护理:通常采用单独或联合应用脱水剂的方法。常用药物有20%甘露醇、呋塞米、50%葡萄糖、甘油果糖。使用20%甘露醇静脉滴注时,速度宜快,输液肢体不要乱动,以免针头脱出使液体外漏,造成组织坏死。用药期间,严密观察尿量、皮肤黏膜改变,定期检测电解质变化。

3.主要并发症的防治及护理　动脉瘤破裂后2周内是患者死亡和病残的高峰期,主要是颅内血肿、血管痉挛和再出血。因此做好并发症的防治工作对挽救患者生命及提高生存质量有重要意义。

(1)再出血的防治及护理:重点是卧床休息,严密监护、镇静、镇痛、使用轻缓泻剂,保持大便通畅,应用抗纤维蛋白溶解剂等,早期手术能使再出血降到最低程度,护理中尤应保持病室安静,光线柔和,空气新鲜,限制探视,向患者及家属反复讲解再出血的诱因、危害及预防方法,如剧烈咳嗽、用力排便、情绪激动、搬运、没有绝对卧床休息、术前麻醉等,注意观察患者有无突发的头痛、呕吐、意识障碍、脑膜刺激征等再出血征象。

(2)脑血管痉挛的防治及护理:目前,对脑血管痉挛尚无特效疗法,临床中最常用的治疗方法是高血压、高血容量和血液稀释的3H疗法,但3H疗法对重度脑血管痉挛的患者常无效,3H疗法即高血压-高血容量-血液稀释,其目的在于提高灌注压,增加心排血量和增加血管内容量,并降低血黏度,以使血管痉挛引起的脑缺血减至最低程度。3H治疗时间至少维持48~72h,或在经颅多普勒和临床监测下,当血管痉挛消失后才逐渐停止。采用3H动力学疗法可并发心肌梗死、心律失常、再出血、电解质紊乱、动脉瘤破裂等,在使用过程中需严密观察生命体征的变化。蛛网膜下隙出血早期应用钙离子拮抗剂,如尼莫地平会避免钙导致脑血管平滑肌收缩,减轻蛛网膜下隙出血后缺血性神经功能缺失。脑脊液置换也是近年来临床防治脑血管痉挛常用的方法之一,即放出血性脑脊液后,减少蛛网膜下隙的积血,可减少氧合血红蛋白对脑动脉的刺激,因此也能较好地防治血管痉挛。对其他方法治疗不能取得满意疗效的患者,应用血管内治疗可取得较好疗效。常用药物有罂粟碱,一般以 300mg 罂粟碱溶于100mL 生理盐水中,持续灌注 30～60min,滴注速度应根据颅内压、脑灌注压、血压和心率的变化加以调整,同时应注意随着发病时间的延迟和病情加重,血管的顺应性和对罂粟碱的敏感性降低,因此,越早应用越好。

4.术前护理　对神志清醒者讲解手术的必要性及手术中需要患者配合的事项,消除其恐惧心理,对有意识障碍者,术前做好家属的心理护理,使他们了解手术的目的和意义,了解术前准备的内容,以达到配合好手术的目的。

5.术后护理

(1)一般护理:抬高床头 15°～30°,以利静脉回流、减轻脑水肿、降低颅内压;术后绝对卧床 2d,限制体力活动 3～4 周,以防弹簧栓子移位;给予下肢按摩,以防止下肢深静脉血栓形成;保持呼吸道通畅,头偏向一侧,吸尽分泌物,定时翻身、拍背,以利痰液排出;给予高蛋白、高热量、高维生素、易消化饮食,保持大便通畅;做好口腔皮肤护理,按时翻身拍背,按摩受压部位,促进血液循环,防治压疮;留置导尿管者应保持其通畅,按时进行膀胱冲洗和尿道口消毒,防止并发症发生。

(2)病情观察:观察生命体征,尽量使血压维持在一个稳定水平;避免一切可以引起颅内压增高的因素,如情绪激动、精神紧张、剧烈运动、用力排便或咳嗽等;注意观察患者瞳孔的大小、对光反射情况,动态观察意识的变化,并做好记录。

(3)穿刺点的护理:股动脉穿刺术后沙袋压迫穿刺点 6h,制动。并伸髋静卧 2d,定时协助患者翻身,更换卧位,在不影响患者治疗的前提下尽量保持患者的舒适。观察穿刺点局部有无渗血、瘀斑、血肿,肢体皮肤温度、颜色、感觉、足背动脉搏动及腹部情况。颈动脉穿刺术后,沙袋压迫穿刺点 8～10h 后加压包扎,并去枕平卧 2d。如出现异常立即报告医生,及时预防术后并发症的发生。

(4)癫痫的护理:减少刺激,防止癫痫发作,安装好床挡,备好抢救用药,防止意外发生,尽量将癫痫发作时的损伤减少到最小。

(5)介入栓塞治疗并发症的预防及护理:术后予尼莫通 2 周,以防止 TIA 的发生,并注意观察血压的变化;注意观察肢体活动、感觉情况及神经功能缺失症状,以便发现弹簧栓子位置不当,如有异常立即联系医生,以便及时处理。

八、健康指导

1.保持情绪稳定,生活要有规律。

2.避免剧烈运动及咳嗽,保持大小便通畅,防止血压变化。

3.定期接受随访,若有病情变化,立即到医院检查治疗。

(马瑛)

第五节　颅内动静脉畸形的护理

颅内动静脉畸形(arteriovenous malformation,AVM)是先天性脑血管发育异常,发病年龄多在20～40岁,男性多于女性。动静脉畸形是由一团动脉、静脉及动脉化的静脉样血管组成,动脉直接与静脉交通,期间无毛细血管网,畸形周围的脑组织因缺血而萎缩。有时在大脑表面即可看到粗大蜿蜒的血管团、呈楔形,其尖端伸向脑白质深部。

一、临床表现

1.出血　是最常见的首发症状。畸形血管破裂可导致脑内、脑室内或蛛网膜下隙出血,出现意识障碍,头痛、呕吐等症状,但小的出血临床症状不明显。出血多发生在脑内,1/3引起蛛网膜下隙出血。

2.癫痫　是较常见的首发症状。可在颅内出血时发生,也可单独发生。脑AVM诱发癫痫的原因:①AVM盗血,引起局部脑组织缺血缺氧。②由于出血或含铁血黄素沉着,导致AVM周围的神经胶质增生,形成癫痫灶。③AVM的点燃作用,特别是额、颞部AVM,可见远隔部位的癫痫病灶。

3.头痛　一半AVM患者有头痛史。头痛可呈单侧局部性,也可全头痛,间断性或迁移性。头痛可能与供血动脉、引流静脉以及窦的扩张有关,有时与AVM小量出血、脑积水和颅内压增高有关。

4.神经功能缺失　脑AVM可产生一过性或进行性神经功能缺失,约见于40%的病例,其中10%左右为AVM首发症状。7%～12%的患者有进行性偏瘫,其他症状可表现为偏盲、肢体麻木、视野以及语言功能障碍。脑AVM引起神经功能障碍的原因:①脑出血引起的脑缺血发作,常见于较大的AVM病例中,多在患者活动(如跑步、驾车等)时发作。开始时神经功能障碍很短暂,但随发作次数增多,发作时间延长,瘫痪程度越严重。②脑水肿、脑萎缩,继发于脑灌注不足或盗血的缺氧神经元死亡所致的神经功能障碍,见于较大的AVM,特别是当病变有血栓时。③出血引起的脑损害或压迫,当血肿逐渐吸收,肢体瘫痪可逐步减轻甚至完全恢复正常。

5.其他　可出现颅内杂音、智力减退、眼球突出、视盘水肿、心血管系统损害及脑积水。儿童大脑大静脉畸形,也称大脑大静脉动脉瘤,可以导致心力衰竭和脑积水。

二、实验室及其他检查

1.头部CT　经加强扫描AVM表现为混杂密度区,大脑半球中线结构无移位。在急性出血期,CT可以确定出血的部位及程度。

2.头部MRI　因病变内高速血流表现为流空现象,另外,MRI能显示良好的病变与脑解剖关系,为切除AVM选择手术入路提供依据。

3.脑血管造影　全脑血管造影并连续拍片,可了解畸形血管团大小、范围、供血动脉、引流静脉以及血流速度。有时还可见由对侧颈内动脉或椎基底动脉系统的盗血现象。

4.脑电图　患侧大脑半球病变区及其周围可出现慢波或棘波。

三、诊断要点

AVM 的诊断有赖于脑血管造影,头部 MRI 和 CT 扫描也有帮助,且还应结合临床症状及其他检查手段来全面考虑。

四、治疗要点

1.手术切除　为治疗颅内 AVM 的最根本方法,不仅能杜绝病变再出血,还能阻止畸形、血管盗血现象,从而改善脑血流。应用显微手术技术,手术切除效果满意。对 AVM 出血形成血肿的急诊患者,有条件者应在术前完成脑血管造影,以明确畸形血管情况。患者已发生脑疝,无条件行脑血管造影,可紧急开颅手术,先清除血肿、降低颅压,抢救生命,待二期手术再切除畸形血管。未行血管造影切除畸形血管是危险的。对位于脑深部重要功能区如脑干、间脑等部位 AVM,不适宜手术切除。

2.介入神经放射治疗　术前 1～2 周应用 IBCA 胶、球囊栓塞巨大动静脉畸形令其体积缩小,为手术切除提供条件,也可治愈某些小型的 AVM。

五、常见护理诊断/问题

1.焦虑　与对介入方法缺乏认识有关。

2.潜在并发症:颅内压增高　与血管扩张、渗血、脑肿胀有关;颅内出血,与牵拉、撑破 CAVN 有关;癫痫,与原发病灶及栓塞刺激有关。

3.生活自理能力下降　与头痛、癫痫、偏瘫有关。

4.局部神经功能障碍　部分患者可因大脑半球长期供血不足致进行性偏瘫,因引流静脉异常造成颅内压增高、眼球突出等症状。

六、护理措施

1.术前护理

(1)按介入术前护理常规。

(2)心理护理:CAVM 发病高峰在 20～40 岁,患者比较年轻,要求治疗心情迫切,而介入治疗是一项新技术,患者对其手术过程及效果不了解,易产生紧张心理,因此,应耐心向患者讲解手术全过程,并说明手术的配合要点及注意事项,请术后好转的患者亲身讲解,让患者之间相互交流,消除患者紧张恐惧的心理,使之配合治疗。

(3)严密观察病情变化:观察有无 CAVM 破裂出血症状、癫痫发作的先兆,指导患者卧床休息,避免情绪激动,保持排便通畅,以防血压骤然升高导致畸形血管破裂出血,排除一切干扰手术进行和术后康复的有害因素。

(4)观察并记录患者血压、视力、肢体活动及足背动脉搏动情况,以便与术后对照。

(5)术前 30min 留置导尿管,避免术中膀胱充盈影响手术操作。

2.术后护理

(1)按介入手术后护理常规。

(2)控制血压

1)遵医嘱继续给予硝普钠控制血压 24～72h,使血压下降至原水平的 2/3,直到脑血管适应了新的血流动力学变化。

2)硝普钠应现用现配,使用时间不得超过 6h,整套输液装置应避光使用,以免药液遇光分解失效。可根据患者需要,使用静脉微量泵调节硝普钠用量。

3)给予低流量氧气吸入,行心电监护,设置上下报警线,调节药液剂量时,每 5～10min 自动测血压 1 次,在调节过程中要遵循由小量逐渐加大剂量的原则,避免血压波动。

(3)严密观察患者的意识、瞳孔、血压、呼吸及肢体活动情况并与术前相比较,注意患者有无头晕、头痛、呕吐、失语、肌力下降、癫痫发作等局灶性神经症状出现。

(4)有癫痫病史的患者护理:注意患者安全,有专人护理,按医嘱用抗癫痫药,注意观察癫痫发作先兆,一旦发作及时控制。

(5)有偏瘫者做好皮肤护理,按时翻身拍背,预防压疮及呼吸道感染等并发症。

(6)保持排便通畅:便秘者应多食用含纤维多的食物和蔬菜,多吃水果,必要时服用缓泻药,避免用力排便而引起栓子脱落。

(7)记录患者 24h 出入液量。

(姜傲)

参考文献

[1]唐朝芳,毛素芳.神经外科颅脑术后并发手术部位感染患者抗菌药物的应用分析[J]. 中国实用神经疾病杂志,2014(02):16－18.

[2]苏海涛,柳爱军,王志军.早期综合治疗颅脑损伤致颈性眩晕、头痛的临床研究[J].中 国实用神经疾病杂志,2014(06):29－30.

[3]刘玉光.简明神经外科学[M].济南:山东科学技术出版社,2010.

[4]雷霆.神经外科疾病诊疗指南 第3版[M].北京:科学出版社,2013.

[5]杨春伍,刘爱举,顾汉印,丁玉.20例大面积脑梗死临床分析[J].中国实用神经疾病杂 志,2013(22):35－36.

[6]赵世光.神经外科危重症诊断与治疗精要[M].北京:人民卫生出版社,2011.

[7]张宏兵,苏宝艳,王晓峰,李加龙,王军,张坤虎.急性小脑出血伴脑疝53例临床分析 [J].中国实用神经疾病杂志,2014(04):75－76.

[8]蒋宇钢.神经外科手术及有创操作常见问题与对策[M].北京:军事医学科学出版 社,2009.

[9]王国芳,朱青峰.后颅窝手术后颅内感染12例分析[J].中国实用神经疾病杂志,2012 (23):20－21.

[10]陈礼刚,李定君.神经外科手册[M].北京:人民卫生出版社,2011.

[11]杨春伍,刘爱举,顾汉印,丁玉.20例大面积脑梗死临床分析[J].中国实用神经疾病 杂志,2013(22):35－36.

[12]黄焕森,高崇荣.神经外科麻醉与脑保护[M].郑州:河南科学技术出版社,2012.

[13]徐圣君;赵晓平.老年脑卒中患者并发肺部感染60例临床分析[J].中国实用神经疾 病杂志,2013(24):22－24.

[14]赵继宗.神经外科学 第二版[M].北京:人民卫生出版社,2012.

[15]冯毅,蔡冰,白西民,党俊涛,杜春亮.高血压脑出血术后再出血的影响因素分析[J]. 中国实用神经疾病杂志,2014(19):7－9.

[16]张其利,张守庆,王泉相.实用神经外科诊疗指南[M].北京:中医古籍出版社,2009.

[17]李义游.血管栓塞术在脑动脉瘤患者中的综合应用价值研究[J].中国实用神经疾病 杂志,2014(13):33－35.

[18]北京协和医院.神经外科诊疗常规 第二版[M].北京:人民卫生出版社,2012.

[19]李春晖,邸辉,王佳良.神经外科手术治疗学[M].上海:第二军医大学出版社,2010.